카이로프랙틱 상부경추 척추 치료의 근거 중심적 접근

Orthospinology Procedures An Evidence-Based Approach to Spinal Care

카이로프랙틱 상부경추

척추 치료의 증거 중심적 접근

ORTHOSPINOLOGY PROCEDURES

An Evidence-Based Approach to Spinal Care

Kirk Eriksen, DC

President, Society of Chiropractic Orthospinology
Part-time Faculty, Northwestern Health Sciences University
Bloomington, Minnesota
Board Member, College of the Upper Cervical Spine
Private Practice
Dothan, Alabama

Roderic P. Rochester, DC

Secretary and Immediate Past President
Society of Chiropractic Orthospinology
Private Practice
Clarkesville, Georgia

Based on the John F. Grostic Model and Procedure

영 문 출 판 사

■ **번역 참여위원**

이주강, DC 김천대학교, 한방재활학과 교수
변영준 Schroth 척추 운동센터장
최유준, MD 최유준 웰통증의학과 원장
안상용 바른세상병원 스포츠재활센터 실장
안성현 후한의원 포바즈센터 과장
유성용 태암척추재활센터 센터장
김국주 영남대학교의료원 물리치료실
백호진 서울메디안클리닉 척추재활 실장
김민호 프라임재활의학과 센터장
남건우 춘해보건대학교, 물리치료학과 교수

Orthospinology Procedures An Evidence-Based Approach to Spinal Care

by Kirk Eriksen, DC, Roderic P. Rochester, DC

이 책은 미국 LWW사와 협정을 맺어 공동으로 출판되었다.
(Co-Published by arrangement with Lippincott Williams & Wilkins/Wolters Health, Inc., USA)

Translation and adaptation of the first English language edition

카이로프랙틱 상부경추

2013년 6월 19일 초판인쇄
2013년 6월 26일 초판발행

지은이 : Kirk Eriksen, Roderic P. Rochester
옮긴이 : 이 주 강 외
발행인 : 박 병 조
발행처 : 도서출판 영문출판사
등 록 : 1987년 12월 21일 제2-419호
주 소 : 서울시 강남구 삼성동 69-1
전 화 : (02) 514-5590, 776-5590
팩 스 : (02) 756-8943
홈페이지 : www.ymsbook.net
E-mail : yeongmunsa@empal.com
정 가 : 40,000원
ISBN 978-89-7224-330-4 93510

※ 파본은 교환해 드립니다.

헌정

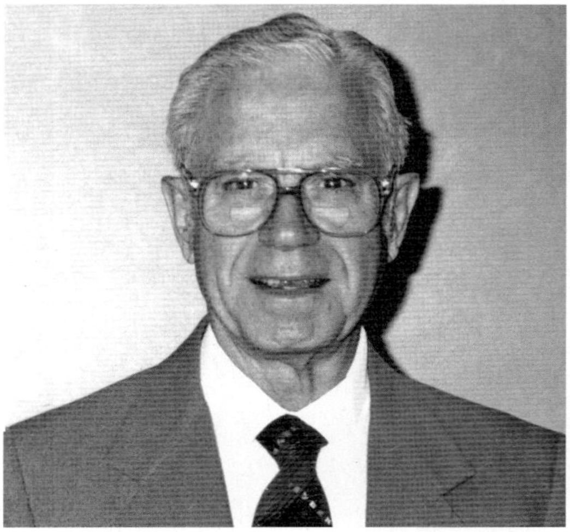

CECIL D. LANEY, DC

Cecil Laney, DC는 1949년 Palmer 카이로프랙틱 대학을 졸업하였다. 카이로프랙틱 임상가가 되기 전, 그는 잠수함을 타고 세계 2차 대전에 참전한 미국 해군출신이다. 전쟁 작전 중 그가 보여준 영웅적 행동으로 미국 대통령으로부터 무공훈장을 받으신 분이다. 카이로프랙틱 임상가로서 그는 미국 알라바마 주를 대표하는 국제카이로프랙틱협회(International Chiropractic Association) 대표위원이었으며 또한 알라바마 주 면허시험 위원직을 지내셨다. 흥미롭게도 그는 Texas 카이로프랙틱 대학에서 카이로프랙틱 방사선학 postgraduate 코스를 수료하였다. 그는 1975년 알라바마 주 카이로프랙틱 협회(ASCA)에 의해 "Chiropractic of Year라는 명예로운 인물로 선정되었으며, Anniston, Birmingham, 그리고 Homewood 3개의 도시에서 37년 동안의 임상활동을 끝내고 1986년 은퇴하셨다. 그러나 은퇴 후에도 20년간을 카이로프랙틱 발전을 위해 활동적인 삶을 사셨다. Dr. Laney는 Orthospinology 학회의 역사 중 가장 중요한 분이시다. 14장에서 그가 기여한 노력들이 자세하게 설명되었다.

Dr. Cecil Laney는 1951년 ASCA 설립를 위해 중추 역할을 담당하셨다. 1950년 대 중반 3년 동안 Dr. Laney는 알라바마 주, 카이로프랙틱 법안을 통과시키기 위해 노력하였던 협회 회원들의 대부분의 경비를 자신이 부담하였다. 1955년 카이로프랙틱 제도화를 위해 알라바마 주 법제위원 앞에서 보여주었던 그의 연설은, 그 후 알라바마 카이로프랙틱 법을 통과 시키는데 매우 중요한 요인이 되었다. 1958년 미국 임상가협회는 Birmingham 도시에서 있는 많은 카이로프랙틱 임상가들을 면허 없는 의료행위라는 이름으로 소송하였다. 그리고 Dr. Laney는 1955년 법제위원 앞에서 보여준 연설문으로 유명해진 이유로 첫 번째로 기소되었다. 다행스럽게도 Dr. Laney는 잘못된 의료정책에 대해 대항할 의지와 경제력이 있었다. 그는 4사람의 변호사를 고용하여 알라바마 주 임상가협회와 법정싸움을 시작하였으며 2사례에서 성공적으로 무효재판 판정을 받게 되었다. 그리고 이 사례가 알라바마 카이로프랙틱 법이 제정된 계기가 되었다.

Dr. Laney는 1954년 경추를 어져스트먼트하는 어져스트먼트기구 개발을 시작하였으며 "경추 어져스트먼트 기구제작의 아버지"라고 알려지게 되었다. 1960년, 손에 들고 사용하는 "Hand held solenoid-powered 경추 치료기"를 발명하게 되었다. 그는 그가 발명한 경추 어져스트먼트기구 600여개를 제조 원가보다 작은 가격으로 40개 주와 몇 외국에까지 보내주었다. 그리고 테이블에 장착된 특수 치료기, Torque Specific Cervial Adjusting Instrument를 개발하였다. 그는 놀라운 열정으로 막대한 액수의 돈과 많은 시간들을 투자하여 개발한 것들을 Life 대학에 기부하였다. 그리고 Dr. Laney는 동료 임상가들에게 주는 도움에 대해 어떠한 이윤도 추구하지 않겠다고 선언하였다. 그는 미국 전국 그리고 일본과 캐나다를 다니면서 수많은 세미나를 주도하였으며 받았던 모든 수강료를 카이로프랙틱 발전에 기부하였다. 그는 의도적으로 그가 발명한 제품에 대해 특허권을 요청하지 않은 것은 다른 사람들도 그의 아이디어를 통해 더 좋은 제품들이 만들어지기를 원했기 때문이다. 그는 평생 Life 대학을 위해 정기적으로 기부하는 삶을 살았으며 1998년에는 최고의 기부금을 대학을 위해 헌납하였다. Life 대학을 위해 "Cecil D. Laney 장학회"를 만들었으며 카이로프랙틱 발전을 위해 200만 달러가 넘는 돈을 기부하였다.

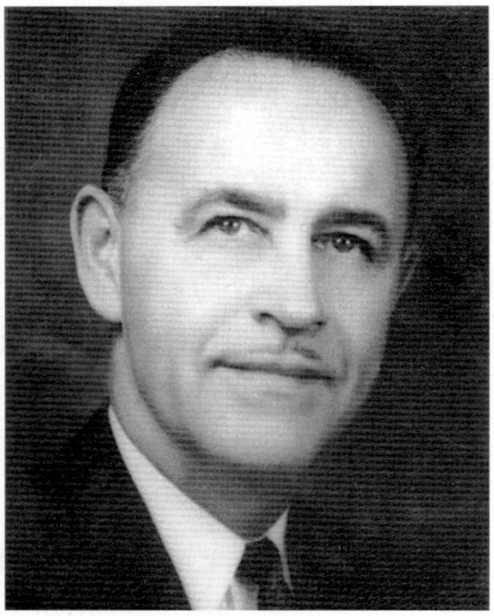

JOHN F. GROSTIC, DC (1907-1964)

연구는 원리와 진실을 탐구하는 활동이다. 한 연구가에 의해 발표되었고 다른 전문가들에 의해 응용되었던 진실과 원리는 모든 사람들에 의해 정확하게 이해되고 응용될 수 있어야 한다. 이러한 생각을 가슴에 품고 우리는 질환에 고통을 받고 있는 많은 사람들은 장조자의 뜻이 담겨있는 이 연구결과를 통해 건강의 혜택을 받을 것이라는 사실을 알고 안심할 수 있다. 카이로프랙틱 임상가로서 당신은 환자들을 위해 더욱 노력하는 자세를 가져야 할 것이다.

한 사람으로서 역사와 건강 그리고 인간의 웰빙에 대해 광범위한 영향을 주는 것은 흔치않은 일이다. 그 중 한 사람이 John Francis Grostic이며 그의 학문적 유산은 지금도 수많은 카이로프랙틱 임상가들과 그들의 환자들을 통해 살아있다. 이 책의 첫 번째 장은 카이로프랙틱 임상가가 되기 전과 후에 대한 그의 삶에 대해 서술하였다. Dr. Grostic은 1933년 Palmer School of College를 졸업하였다. 그는 Palmer Standardized Chiropractors Council의 설립멤버 11중 한 사람이었으며 미시간 주 Palmer 대학동창회 부회장을 역임하였다. Dr. Grostic은 카이로프랙틱을 위해 정치적으로 매우 활동적인 분으로 알려져 있으며1964년 Palmer 대학에서 수여하는 Daniel David Palmer Scientific Award의 첫 번째 수상자이시다. 다음은 Dr. Grostic 께서 사망하셨을 때 당시 Palmer 대학의 총장이셨던 David Daniel Palmer 박사님의 조서는 다음과 같다:

"John Grostic은 고결하게 살아가신 분이시다. 그는 헛된 삶을 살지 않았다. 그 분의 내면에서 쏟아져 나오는 그 무엇은 카이로프랙틱 학문을 위한 매우 중요한 의미를 주는 과학적 원리를 주었다. 그리고 앞으로도 큰 의미로서 남아있을 것이다. 수많은 충실한 그의 친구들과 내가 충격적인 마음과 후회와 함께 그의 죽음 앞에 서있다.

개인적으로서 그는 인류를 위한 용기와 인내 그리고 깊은 통찰력을 가진 열정적인 삶을 사셨다. John과 같은 분들은 역사가 기뻐하는 명예를 위해 사는 사람이며, 마지막 시간에 신의 평가를 기다리는 사람이다. 그리고 John은 훌륭하고 위대한 Palmer 대학 동창 중 한 사람이다".

L. W. Rutherford, D.C.(세계 카이로프랙틱 협회 회장, ICA 회장)는 카이로프랙틱 학문과 인류를 위해 그의 공헌을 다음과 같이 언급하였다:

그가 살았기 때문에 우리의 삶이 지식과 카이로프랙틱 원리의 잠재성으로 더욱 풍요로워졌다. Dr. John Grostic은 카이로프랙틱 삶을 사셨으며 카이로프랙틱 철학에 본이 되는 삶을 살았다. 그는 서블럭세이션을 치료한 후 뇌로부터 몸체로 전해지는 신경신호가 정상화되어 건강을 회복하고 유지할 수 있도록 하는 본유의 지혜(innate intelligent)의 신비로움을 밝혀주는 사실을 폭넓게 실연하여 카이로프랙틱 학문에 큰 공을 세웠다. 그에게 카이로프랙틱 원리는 도전이었다. 그러나 위해한 본유의 지혜는 그를, 우리가 알지 못하고 또한 알아서도 안되는 곳으로 영원한 이별을 고하게 하였다. 우리는 그가 시작한 연구내용이 살아있을 것이고, 또한 더욱 발전될 것이라는 것을 알고 있다. 카이로프랙틱 학문의 발전 과정 중 그의 삶은 이 위해한 학문에 큰 도움이 되었고 또한 앞으로도 철학, 과학 그리고 예술로서의 카이프랙틱 학문을 발전시키는데 도움이 될 것이다. 세계 카이로프랙틱 협회(ICA) 회장으로서 난, 그의 가족들에게 깊은 조의를 표하는 바이다. 우리 모두는 그의 천재성을 잊지 못할 것이다.

차 례

논평자와 기고자 ix
저자에 대해 xi
서론 xiii
머리말 xv
감사의 글 xvii

제 1 장	Grostic/Orthospinology 치료법의 역사 History of the Grostic/Orthospinology Procedure	1
제 2 장	X-ray 장비, 배열과 환자 안전 X-Ray Equipment, Alignment, and Patient Safety	45
제 3 장	경추 방사선 촬영을 위한 환자 자세 Patient Placement for Cervical Radiographs	57
제 4 장	Lateral 경추 X-ray 분석 Analyzing the Lateral Cervical X-Ray	71
제 5 장	Nasium X-ray 영상 분석 Analyzing the Nasium X-Ray	81
제 6 장	Vertex X-ray 분석 Analyzing the Vertex X-Ray	99
제 7 장	높이 요인 Height Factors	107
제 8 장	X-ray 분석 타당도 X-Ray Analysis Validity	113
제 9 장	Supine 단족검사와 자세 평가 Supine Leg Check and Postural Assessment	127
제 10 장	결과 평가와 문헌화 Outcome Assessments and Documentation	141
제 11 장	상부경추 서블럭세이션의 일반적 형태 General Types of Upper Cervical Subluxations	171
제 12 장	테이블 배치 Table Placement	175
제 13 장	도수 어저스트먼트 Hand Adjustment	181

제 14 장	기구를 사용하는 어져스트먼트 Instrument Adjusting	195
제 15 장	신경생리학과 상부경추 서블럭세이션 Neurophysiology and the Upper Cervical Subluxation	209
제 16 장	상부경추의 생체역학 Upper Cervical Biomechanics	243
제 17 장	높은/ 낮은 요인들, 지렛대와 쐐기 High/Low Factors, Levers and Wedges	253
제 18 장	소아 척추 관리 Pediatric Spinal Care	263
제 19 장	어려운 사례 관리와 환자교육 Managing Difficult Cases and Patient Instructions	275
제 20 장	어져스트먼트 후 방사선학적 평가 Postadjustment X-Ray Evaluation	299
제 21 장	상부경추 카이로프랙틱 치료의 타당도에 관한 연구 Review of Studies on the Validity of Upper Cervical Chiropractic Care	307
용어풀이		327

찾아보기 339

논평자와 기고자

논평자
Reviewers

Roger Hinson, DC
Private Practice, Atlanta, Georgia

James K. Humber, Jr. DC
Vice President, Society of Chiropractic Orthospinology
Semi-retired from Private Practice

Cecil D. Lancy, DC
Advisory Board Member, Society of Chiropractic Orghospinology
Designer, Laney hand-held and Torque Specific adjusting instruments
Retired from Private Practice

Melissa Olmsted, MA, DC
Private Practice, Trinity, Florida

동료 논평자 (Other Peer Reviewers)

Dr. Gene Giggleman, DMV
Dean, Parker College of Chiropractic, Dallas, Texas

Dr. Christopher Kent, DC
Co-Founder, Chiropractic Leadership, Alliance, Mahwah, New Jersey

Dr. Thomas Redenbaugh, DC
Chair, Parker College of Chiropractic, Dallas, Texas

Dr. Matthew McCoy, DC
Editor, Journal of Vertebral Subluxation Research, Woodstock, Georgia

Dr. Robert Irwin, DC
Assistant Professor, Clinical Science, Sherman College of Chiropractic, Spartanburg, South, Carolina

Dr. Claudia Seay, DC
Assistant Professor, Clinical Science, Sherman College of Chiropractic, Spartanburg, South, Carolina

기고자
Contributors

Richard J. Grostic, DC (chapter 1)
Private Practice, Kennesaw, Georgia

Julie Mayer Hunt, DC, DICCP (chapter 18)
Board Member, Society of Chiropractic Orthospinology
Diplomate, ICA Council on Chiropractic Prediatrics
Secretary, Academy of Upper Cervical Chiropractic Organizations
Private Practice, Clearwater, Florida

저자에 대해

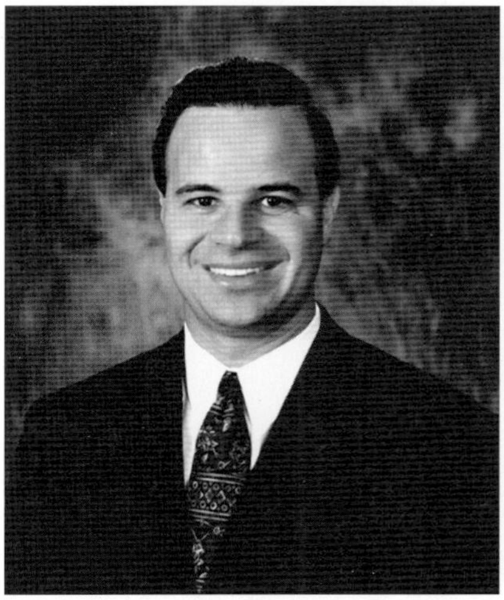

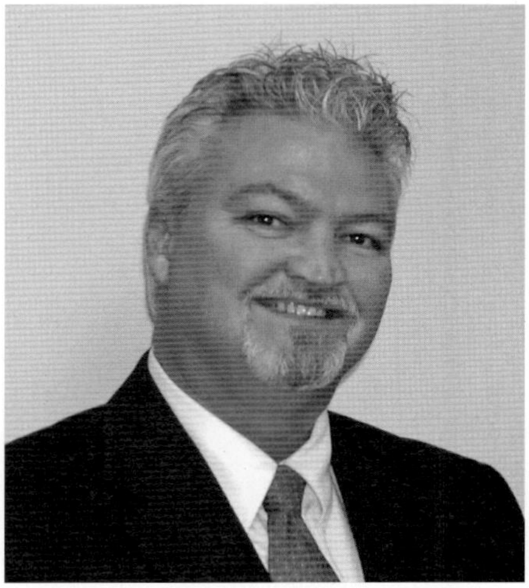

Kirk Eriksen, DC는 Chiropractic Orthospinology 학회 회장이며 "척추 서블럭세이션 연구, Vertebral Subluxation Research" 학술지의 편집위원이며 Orthospinology 테크닉을 강의하고 있는 Northwestern Health Science 대학의 겸임 교수이다. 그는 교육위원으로 위촉된 후 College of Upper Cervical Spine 전문의 코스를 위한 300시간 교육프로그램을 개발하였다. 1997년 Dr. Erikson은 알라바마 주 카이로프랙틱 위원들로부터 "Chiropractor of the Year" 로서 임명되었다. The Society of Chiropractic Orthospinology는 2004년 그에게 명예로운 인물로 추대하였으며, 2006년 World Chiropractic Alliance는 "Researcher of the Year "로서 추대하였다. Dr. Erikson은 저명한 강사로서 다양한 주제로 교육활동을 하였다.

Roderic P. Rochester, DC는 카이로프랙틱 Orthospinology 단체의 사무관이며 전 회장을 역임하였다. 그는 또한 상부경추 학회(Academy of Upper Cervical Organization)의 회원이며 이사를 역임하셨다. Dr. Rochester는 1993년 컴퓨터 엑스레인 분석기인 "The DOC" (Orthospinology를 위한 디지털 방사선 분석 체계)를 고안하고 개발하였다. 1995년 Dr. Rochester는 카이로프랙틱 Spinology 단체로부터 "그 해의 큰 연구업적을 남기신 분이라는, Researcher of the Year"라는 칭호를 받았으며, 2001년엔 탁월한 그의 업적과 봉사정신을 높이 평가하는 명예를 받았다. 그는 Lippincott Williams & Wilkins를 위한 동료심사위원이며 연구학술지의 출판 저자로서 활동하고 있다. Dr. Rochester는 그의 연구내용과 환자관리에 대한 다양한 세미나를 통해 강의 활동을 하고 있다.

서문

North Carolina 주립대학 총장, Dr. Lawrence B. Rosenfeld는 "성문 없이는 혁신을 말할 수 없다"하고 하였다. 포괄적으로 쓰인 이 책은 카이로프랙틱 학문에 관한 매우 중요한 문헌들을 담고 있다. 카이로프랙틱 철학, 예술 그리고 과학에 관해 알려진 모든 것에 대한 기록 보다는 대부분 카이로프랙틱 치료의 특수성에 관한 생각의 혁명이라 할 수 있다. 현실에서 카이로프랙틱 학문이 진정한 의학으로서 존중되기 위해서는 측정 가능해야 하며 재현 가능해야 한다. 이러한 요구조건들을 만족시키는 충분한 연구내용들이 이 책의 페이지 마다 서술되어 있다. Dr. Eriksen의 저서 *"Upper Cervical Subluxation Complex"*는 상부경추 치료에 대한 이유를 자세하게 설명하는데 반하여 이 책은 Dr. John F. Grostic의 상부경추 이론에 근거한 Orthospinology 테크닉의 완벽한 치료방법을 학생들과 임상가들에게 소개한다.

이 치료 테크닉을 통해 매일같이 건강을 회복시키는 능력이야 말로 카이로프랙틱 임상가들은 자신들의 직업에 대한 열정을 갖게 하는 동기이다. 상부경추 전문임상가인 나 자신도 분석과 서블럭세이션 치료의 정확성을 위핸 끊임없이 노력한다. 이 책은 이러한 개념의 정확한 형식을 제공한다. 이 테크닉은 효과성 평가와 각 환자에게 필요한 세심한 어져스트먼트 조절을 확인할 수 있는 완벽한 시스템이다. 공부를 시작하는 학생이던 많은 경험이 있는 임상가던 이 책은 상부경추에 관한 모든 학문적 내용들을 전한다. 역사, 분석, 장비, 어져스트먼트, 연구 그리고 어려운 임상사례들을 포함하고 있으며 저자인 Dr. Eriksen과 Rochester는 우리의 카이로프랙틱 학문에게 Orthospinology이라는 귀한 선물을 주었다.

우수하게 평가받고 있는 이 책을 통해 카이로프랙틱 교육은 한 층 더 발전되었다. Life 카이로프랙틱 대학의 총장으로서 이러한 개념을 학생들에게 제공할 수 있다는 것에 대해 매우 자랑스럽다. Orthospinology에 대한 개념 소개부터 모든 과정을 학습하고 그리고 지속적인 테크닉 트레이닝을 통해 완벽해 질 수 있도록 이 책을 활용하는 노력은 상부경추 임상가들의 임상 능력을 발전시키는데 큰 공헌이 될 것이다.

Guy F. Riekeman, DC
Life 카이로프랙틱 대학 총장
Marietta, 조지아 주.

카이로프랙틱 학문의 역사를 통해 다양한 척추 어져스트먼트 테크닉들은 각 치료 테크닉의 학문적 정당성에 대한 이론적 설명과 함께 발전되어 왔다. 이들 중 가장 존경받는 분야는 상부경추 이론과 관련된 것들이다.

카이로프랙틱 임상가들은 건강과 웰빙을 위해 상부경추의 절대적인 중요성을 인지하고 있었다. 결과적으로 수많은 학자들은 매우 복잡한 이 부분에 대한 해부학과 생리학을 더욱 깊이 이해하기 위해 노력하였다. 그리고 어떻게 하면 이 부위에 적절한 방법으로 치료할 수 있을가 노력하여 왔다.

Dr. Eriksen은 상부경추에 대한 이론을 매우 상세하게 설명하였으며, 환자 치료를 위해 왜 이 부위가 그 토록 중요한 것인가를 이 책*(상부경추 서블럭세이션 복합체, Upper Cervical Subluxation Complex: 카이로프랙틱과 의학문헌 검토)*을 통해 자세하게 설명하였다. 다행스럽게도 카이로프랙틱 임상가와 환자를 위해 Dr. Eriksen과 그의 동료 Dr. Roderic Rochester는 Orthospinology Procedure: 척추치료에 대한 증거 중심적 접근을 공동으로 출판하여 임상적 증거뿐 아니라, 그들의 임상적 통찰력까지 우리들에게 제공하였다.

Dr. Eriksen과 Rochester는 임상적으로 흥미로운 이 분야에 관련된 문헌과 증거들을 직접 그리고 간접적인 방법으로 자세하게 설명하였다. 그 들의 노력은 상부경추 서블럭세이션을 치료하기 위해 Orthospinology와 관련된 모든 개념과 과정들을 더욱 깊게 이해하려 노력하는 임상가들에게 매우 중요한 길이 되었다.

상부경추에 대해 더욱 집중하려 노력하는 임상가들을 위해 이 책은 더 없이 중요하다. 내 소견으로, 상부경추 치료에 대한 이 책은 나의 생애를 통해서 본 가장 소중한 서적이다. Dr. Eriksen과 Rochester가 우리에게 준 이 귀한 지식을 학습하여 여러분들의 환자를 위해 그리고 카이로프랙틱 학문을 더욱 깊이 이해하기를 바란다. 고마움과 축하를 함께 보낸다.

Gerard W. Clum, DC
Life 카이로프랙틱 대학 West Campus 총장
Hayward, California
World Federation of Chiropractic 회장

머리말

이 책, Orthospinology Procedure: 척추치료의 증거중심적 접근은 John F. Grostic 박사의 연구와 교육활동에 관한 역사를 조명한다. 그리고 비영리 단체인 Chiropractic Orthospinology, Inc에 의해 제공된 보수교육에 대해 설명한다.

Orthospinlogy 용어는 다음과 같이 설명될 수 있다:

Ortho- "직선", "수직", "정확한" 이라는 뜻이다.
spin- 척추
ology- 과학, 이론, 학문

근본적으로 Orthospinology는 척추를 회복시키는 학문이며 과학이라고 장의할 수 있다. Orthospinology의 로고는 두개골 기저가 환추와 완벽하게 배열된 모습을 상징한다. 이 로고는 나비 넥타이의 모습이다. 환추 밑에는 환벽하게 배열된 축추이다. 이 로고의 중심부위는 뇌와 인체 사이에 있는 뇌줄기/척추 안에 막힘없이 자유로운 생물학적 대화를 의미하는 연결된 고리를 의미한다.

Orthospinology 로고.

이 책은 "상부경추 서블럭세이션 복합체: 카이로프랙틱과 의학문헌 재검토"라는 책과 동반적인 서적이라고 생각될 수 있다. 첫 번째 책이 상부경추 특수 치료에 대한 "이유"에 관한 것이라면 이 책은 Orthospinology 테크닉에 대한 "어떻게"라는 질문에 답하는 서적이라 할 수 있다. 그러나 새롭게 출판 이 책은 놀랍도록 분석적인 방법을 통해 개발되었는지 이론적인 설명 또한 담고 있다. 또한 임상적 관점에서 어떻게 효과를 발생시키는가에 대한 자세한 설명을 담고 있다. Orthospinology 과정은 3개의 부위로 나누어진다(Basic 1,2 그리고 고급과정). 저자는 학생/임상가들로 하여금 이 치료 시스템을 학습할 수 있도록 논리적인 진행방법으로 교육하려 노력하며 동시에 과거시절에 요구하였던 박사후 교육과정 시간을 줄여준다.

이 과정은 60년 동안 진행되었으며 이 시스템의 임상적 유효성은 100명이 넘는 동료심사위원들에 의해 지지되고 있으며 매우 효과적이며 안전한 시스템이라는 기록을 보여주고 있다. 서블럭세이션 정량과 평가는 한 임상가로부터 다른 임상가에서도 재현될 수 있는 척추 어져스트먼트를 가능하게 한다. 이 치료 시스템의 본질은 각 환자가 필요한 치료를 만족시킬 수 있도록 세밀하게 조절된 테크닉이다. 그리고 치료목적을 달성하기 위해 많은 치료가 요구되지 않는다. 이 책은 Grostic 테크닉과 Orthospinology 교육이사에 의해 현재 어떻게 교육이 진행되고 있는지에 대한 자세한 과정을 보여준다.

Kirk Eriksen, DC
카이로프랙틱 Orthospinology 학회 회장

감사의 글

먼저 이 책이 더욱 깊이 있게 출판될 수 있도록 도와준 동료심사위원들의 전문지식에 감사드린다. Dr. Eriksen은 그의 부인 Cynthia와 아들 Matthew, Kyle, 그리고 Kamren에게 사랑과 고마운 마음을 전한다. 부인의 사랑과 협조 그리고 자녀 양육에 힘써온 그녀의 도움으로 모든 노력의 결과가 가능하였기 때문이다. Dr. Eriksen은 어머니의 무조적 사랑에 감사를 드린다. 또한 그리고 완벽주의를 가르친 그리고 자신의 일에 큰 자부심을 주었던 그의 아버지의 사랑에 감사드린다. 그리고 고등학교 시절 축구코치였던 Richard Kennedy가 자신에게 교육시켰던 강인함과 인내심에 대해 감사함을 표했다. 그리고 자신의 보조인, Cynthia, Beverly 그리고 Jan에게 그들이 보여준 헌신적인 노력에 감사함을 표했다.

Dr. Rochester 역시 자신의 자녀, Ashley, Brittany, Justin 그리고 Kristen들이 보여준 인내, 협조 그리고 격려에 대해 깊은 고마움을 표했다. Dr. Rochester는 또한 헌신적인 사랑을 주신 어머니, Brenda 그리고 좋은 본보기로서 굳건한 모습을 보여주신 아버지, Perry에게 감사하는 마음을 전했다. 또한 기술적인 문제를 도왔던 우주과학자인 동생, Roger에게 감사함을 표했다.

자신에게 끊임없는 지지를 보여주었던 카이로프랙틱 Orthospinology 학회 부회장(후에 회장직을 역임), Dr. Ken Humber에게 특별 감사를 드린다. 그는 20여년간 교육과정에서 매우 중요한 역할을 해왔다.

마지막으로, 이 책의 서문을 장식해준 Dr. Guy Riekeman과 Dr. Gerard Clum에게 감사한다. 이 두 사람은 카이로프랙틱 학계에 주요 지도자이며 그들의 노력을 높이 평가한다.

역자서문

보석과 같은 카이로프랙틱 원서를 번역하며 소개한다는 것은, 대한카이로프랙틱학회(Korean Chiropractic Institute, KCI)의 자존심이자 기쁨입니다. 무엇보다 카이로프랙틱 의학의 중심 철학인 상부경추 이론에 대한 역사적 배경과 함께 신경해부학적 근거를 상세하게 설명하고, Orthospinology Procedure를 성공적으로 정립하는데 비교할 수 없는 영향을 주신, Dr. Ceil D. Laney, DC 그리고 Dr. John F. Grostic, DC, 두 분을 국내 독자들에게 소개할 수 있던 것은 또 하나의 기쁨입니다.

이 책의 앞장에서 표현되었던 것처럼, 카이로프랙틱 학문은 서블럭세이션의 임상적 실체를 근거 중심적 접근보다는 형이상학적 관념과 임상관찰을 통한 경험주의적으로 그 실체를 주장하고 있다는 주류 의학단체들로부터 도전을 받아왔다. 물론, 과학적 접근을 외면한 것은 아니다. 근거 중심적 연구 노력은 카이로프랙틱 임상가 뿐 아니라 순수 근신경학자들에 의해 다각적으로 이루어졌으며, 이러한 연구 결과들은 카이로프랙틱 의학의 임상적 안정성과 효율성을 더욱 더 알리는 기회가 되었다. 그리고 카이로프랙틱 의학은 모든 의료선진국에서 독립적인 의학으로서 제도화되는 목적을 달성하고 있으며, 세계 국민건강을 위해 담당하고 있는 영역이 빠르게 넓어지고 있는 것이다.

Orthospinology Procedure는 카이프랙틱 의학의 과학성, 그리고 근거 중심적 접근을 통해 임상적 효율성, 특히 상부경추의 임상적 실체를 밝히기 위해 노력한 최고의 전문서적이다. 이 책의 제 2, 3, 4, 5, 6, 7, 8장에서 보여준 섬세하고 엄격한 분석과정의 재현성과 신뢰성은 날카로운 동료심사위원들에 의해 평가되었고, 15장에서 보여준 상부경추 서블럭세이션의 신경생리학은 병태생리학을 되돌아보게 하는 강력한 시각을 모든 의료인들에게 제시한다. 그리고 20장에서는 부인할 수 없는 파워풀한 치료 후 결과를 보여주고 있다.

Orthospinology Procedure 번역작업에 격려를 아끼지 않았던 대한카이로프랙틱학회 회원 모두에게 그리고 번역위원 모두에게 감사드립니다. 영문출판사의 편집위원 그리고 카이로프랙틱 의학에 조예가 깊은 박병조 사장님의 도움이 없었다면 이 귀한 번역판 책이 출판되지 못하였을 것이다. 감사드립니다.

Chiropractically yours, 이주강, D.C.
대한카이로프랙틱학회 회장
김천대학교, 한방재활학과 교수

대한카이로프랙틱학회, Korean Chiropractic Institute(KCI)
주소: 서울 강남구 역삼동 706-20, 한화진텍스빌 B102 호
전화, 팩스: 02-556-4838
홈피: www.chiropractic.so

카이로프랙틱 상부경추

척추 치료의 근거 중심적 접근

ORTHOSPINOLOGY PROCEDURES

An Evidence-Based Approach to Spinal Care

제 1 장

Grostic/Orthospinology 치료법의 역사

History of the Grostic/Orthospinology Procedure

학습목표

이 장을 학습한 후 독자들은 아래와 같은 관계에서 Grostic/Orthospinology의 역사와 발전과정에 대해 깊은 이해를 얻을 수 있다:

- 카이로프랙틱 전 시대의 척추치료의 역사를 알 수 있다.
- 카이로프랙틱 학문이 시작되기 전 D.D. Palmer의 삶을 알 수 있다.
- 카이로프랙틱 학문의 공헌과 카이로프랙틱을 발견한 D.D. Palmer를 알 수 있다.
- 카이로프랙틱 발전과 Palmer 대학의 지도자로서의 Dr. B.J. Palmer의 공헌을 알 수 있다.
- HIO(hole-in-one) 테크닉 개발과 B. J Palmer 연구 클리닉 설립에서 Dr. B.J. Palmer의 노력을 알 수 있다.
- John Francis Grostic을 카이로프랙틱 대학으로 인도한 사건을 알 수 있다.
- Dr. Grostic의 초기 연구와 세미나 교육활동 전 카이로프랙틱과의 관련을 알 수 있다.
- Grostic Procedure라고 알려진 교육 프로그램 개발을 알게 될 것이다.
- 카이로프랙틱 전문인들의 연구활동 참여를 알 수 있다.
- Dr. John F. Grostic 박사의 사망과 Grostic Chiropractic Presentation Inc. 그리고 카이로프랙틱 Orthospinology 학회 창립을 알 수 있다.
- 국제 상부경추 카이로프랙틱 협회와 National Upper Cervical Chiropractic Association, Inc(NUCCA) 그리고 Atlas Orthogonality(AO), 상부경추학회(Academy of Upper Cervical Chiropractic Organization(AUCCO) 창립을 알 수 있다.
- Dr. John D. Grostic의 공헌을 알 수 있다.

이 장은 카이로프랙틱 학문의 발전과정과 Grostic 치료법 개발의 역사와 함께 Chiropractic Orthospinology 학회의 설립에 대해 재검토한다. D.D. Palmer와 B.J. Palmer로부터 시작된 최초의 카이로프랙틱 아이디어와 원리를 포함한다. 1장은 Dr. John Grostic에 의해 혁신적으로 발전된 상부경추 서블럭세이션 복합체, upper cervical subluxation complex 분석, 진단 그리고 치료 테크닉에 대해 논의한다. 이 모든 사실들은 오늘날 Orthospisnology라고 알려진 상부경추 치료 테크닉에 귀결된다.

척추어져스트먼트 치료의 역사
History of Spinal Manipulation

척추어져스트먼트치료는 가장 오래되고 가장 폭넓게 사용된 치료법 중 하나이다. 중국, 이집트, 인도, 일본, 폴리네시아, 티베트와 같은 고대 사회에서는 오랜 세월 동안 척추어져스트먼트치료를 해왔다. 유럽의 한 동굴에서는 석기시대에 그려진 벽화에서 척추어져스트먼트치료의 모습을 보여주고 있다. 의학의 아버지라고 알려진 히포크라테스(460-377 BC)는 그의 제자들에게 "많은 질환의 원인이 되는 척추에 대해 공부하라"라는 말을 남겼으며 척추측만증을 치료하기 위한 방법으로서 척추 어져스트먼트 치료법을 사용하였으며 교육시키기도 했다. *Corpus Hippocraticum*이라는 책에서 그는 척추에 견인력을 가할 때 보조자의 역할을 설명하였으며 이 과정 중 돌출된 척부 부위를 회복시키기 위해 임상가가 실행하는 수기적인 방법으로 또는 기구를 사용하는 치료법을 설명하였다. 히포크라테스는 변위된 척추마디를 어져스트먼트하기 위해 Hippocratic ladder와 board라고 하는 2개의 치료기구를 개발하였다. 뿐만 아니라 척추와 내과질환 사이에 임상적 관계를 관찰하기도 했다. 예를 들면, 그는 "척추 만곡이 횡격막 아래쪽에 있는 경우, 때때로 신장과 방광에 문제가 발생할 수 있다"라고 언급하였다.[4]

의학의 왕자라고 알려진 Galen(130-200 A.D.) 역시 척추와 신경계 사이에 관계를 이해하였다. 그는 최초로 중추신경계의 개념을 정립하였다고 알려져 있으며 신경과 건 그리고 인대 구조들을 감별하였다.[5] 또한 경추 어져스트먼트치료를 통해 손이 마비된 유명한 로마의 학자를 성공적으로 치료하였다고 전해진다.[6]

James Cook 선장은 태평양 탐험과 하와이 섬을 발견한 것으로 그의 이름이 알려져 있다. 또한 그는 류마티즘을 심하게 앓고 고생하였다는 사실도 알려져 있다. Cook 선상이 1777년 타이히티 섬에 도착하였을 때 섬의 추장은 Cook 선장의 수발을 위해 12명의 여인들을 보내주었다. 여인들은 Cook 선장을 침대 위에 눕혀놓고 준비된 담요로 그를 쌓았다. Cook 선장은 그들이 제공한 치료법에 대해 다음과 같이 설명하였다:

> "12명의 매우 큰 여인들은 담요에 쌓여 침대에 누워있는 나에게 다가와 사정없이 무거운 몸으로 누르면서 그들의 놀라운 손놀림으로 내 몸의 모든 관절에 소리가 나도록 만져 주었다. 약 15분 정도의 치료 후 그는 모든 근육들이 이완되는 것을 느꼈고, 놀랍게도 벌떡 일어날 수 있었다고 한다. 그러자 그 여인들은 미소와 함께 치료를 더 받겠냐고 물었다. 물론 그는 치료를 원했고, 3번의 치료를 더 받은 후 모든 통증으로부터 해방될 수 있었다.

Schiotz[2]는 1662년 노르웨이에 있었던 주술사 사건에 관해 설명한다. 그녀는 어린 나이 때부터 요통을 치료하기 위해 사용했던 치료법을 설명하였다. 처음에 그녀는 류마티즘으로 인한 요통 환자의 허리를 밟아주었다고 한다. 그러나 그녀는 자신의 손을 사용하여 더욱 효과적으로 치료할 수 있을 것이라고 생각하였다. 척추어져스트먼트 치료는 중세기와 르네상스 시대에서도 "bone setting"이라는 이름으로 이용되었다. 그 당시 척추어져스트먼트 임상가들은 대대로 전해지는 척추어져스트먼트 테크닉들을 실습과정을 통해 습득하였다. 이 치료법은 주로 유럽, 북아프리카, 그리고 아시아 국가에서 사용되어 왔으며 지금도 부분적으로 전해지고 있다.

척추 자극 (Spinal Irritation)

1828년 Thomas Brown은 척추로부터 시작되는 질병이라는 의미로서 "*Spinal Irritation*"이라는 명칭을 학술지, *Glasgow Medical Journal*에서 처음으로 사용하였다. "*Irritation of the spinal nerves*(1843)"의 저자 J. Evans Riadore는 "인체의 모든 장기에 신경의 에너지 또는 혈액의 공급이 부족할 때 그 기능과 구조는 즉각적으로 또는 빠른 시간 내에 병변을 일으킨다고 말하였다" 그리고 신경근에 가해진 유해자극을 감소시키기 위해 척추어져스트먼트 치료를 다음과 같이 주장하였다:

> 척추 subluxation은 질병을 유발시킬 수 있다는 사실을 의심하지 않았으나 그 시대에 의료인들은 질병의 근본적인 원인이라고는 생각하지 않았다. 추간공을 통과하는 신경근이 subluxation에 의해 과도하게 압박을 받게 될 때 그 신경이 지배하는 특정한 장기에 국소적인 자극 또는 구조적인 변화가 발생하게 된다.[9]

Spinal Irritation라는 용어는 결국 Neurasthenia로 바뀌었다, 하지만 최초의 개념은 카이로프랙틱 과학이 발전되면서 Bonesetter의 서블럭세이션 용어와 혼합되었을 것이다. 19세기 유럽에서 Bonesetter의 임상적 성공은 척추어져스트먼트 치료에 대한 관심을 높이는데 도움이 되었다. 이러한 역동적인 치료법은 당대의 임상가들에게 매우 매력적으로 보였다. 이러한 정서는 *Daily가* "*Manipulations therapeutique*"에 아래와 같이 기고한 글에 잘 보여주고 있다:

> 척추어져스트먼트를 위한 수기치료는 내과질환 치료에 임상적 의미가 있다. 대부분 모든 만성질환은 수기치료의 적응증이다. 척추어져스트먼트 치료는 질환이 발생한 부위에 정상적 기능 회복에 집중하여 생리적 과정을 회복시키는 기능치료에 있어서 매우 중요한 부분이다. 질병치료에 있어서 척추어져스트먼트 수기치료는 항상 좋은 결과를 보여주었지만, 최근에 와서야 치료 테크닉들에 대한 효율성을 과학적으로 설명할 수 있었으며 치료법에 대한 이론과 방법을 설명할 수 있었다.[11]

Daily는 다음과 같이 언급하였다:

> Mellet, Bouvier 그리고 Werner는 척추변위의 정도가 심하지 않을 때 손가락을 극돌기에 접촉하여 끌어당기면서 척추변위를 회복시킬 수 있다고 말하였다. 특히, Werner

는 환자를 편안한 자세에서 엎드리게 하여 이 치료법을 반복할 때 유연성이 있는 척추는 순간적으로 회복되어 척추변위를 예방할 수 있다. 그리고 척추변위를 회복시키지 못할 때엔 척추의 인대와 추간판의 높이가 낮아져 병적상태로 진행된다고 주장하였다.

19세기 의학 관리 (Nineteenth-Century Medical Care)

19세기 그리고 1910년, Flexner Report가 출판될 때까지, 많은 의학의 발전과 교육이 갈구되었던 시대였다. 1800년도에 들어와서 건강에 대한 서로 다른 이론을 주장하는 다양한 임상가들이 출현하였다(표 1-1 참조). 19세기에 일반의학을 전공한 사람들을 흔히 "regular"라고 하고 다른 이론을 주장하는 임상가들을 "irregular" 라고 하였다. 그 시대에 대중들에게 폭넓게 알려진 일반 의학의 의료인들은 과감한 의료행위를 시도하였다. 그들의 임상철학은 환자의 증상에 따라 비례적으로 치료를 해야 한다는 철학이었다. 증상이 심한 환자들에게 강력한 약물을 사용하는 것이다. 물론 이러한 치료행위는 심각한 건강문제로 나타났다. 1800년도 임상가들은 잡다한 약물들과 치료법들을 사용하였다(표 1-2 참조). 19세기 후반 Cocaine이 사용되었다. William Halsted는 통증을 차단하기 위해 이 물질을 신경체에 직접 주사하는 방법을 조사한 후, 1898년 최초로 마취효과를 얻기 위해 척수에 직접 주사한 최초의 약물이었다. 1850년 쯤에 와서 과감한 의학행위는 감소되었지만 19세기 전반을 통해 조금씩 사용되어졌다.

표 1-1

19세기 미국에서 존재했던 다양한 치료법

정골법(bone setting)	동종의학(homeopathy)
카이로프랙틱	Magnetic healing
Christian Science	Native American remedies
Eclectic 의학	자연의학(naturopathy)
Electormedicine	Osteopthy
Folk medicine	Patent medicine
Herbalism	Phrenology
Heroic medicine	Thompsonianism

표 1-2

19세기 임상가들이 즐겨 사용했던 약물과 치료법들

목욕	운동법
침대휴식	훈증법(fumigations)
Blistering	마시지법
사혈법	수은법
배변법(cathartics)	미네널/식물에서 축출한 약물 (mineral/plant-derived drugs)
Counterirritation	아편제(opiates)
부황	하제요법(purges)
식이요법	난절요법(scarification)
구토법(emetics)	발한요법(sweating)

1987년 뉴욕 Abradale 출판사, Harry N. Abrams, Inc, Lyons AS, Petrucelli RJ 공동 출판된 "의학의 역사"로 부터 발췌.

정골의학 Osteopathy

Andrew Taylor Still(1828-1917) 그리고 D. D Palmer는 19세기에 척추자극을 치료하기 위한 의학적 치료법을 개발한 당대의 뛰어난 임상가였다. 이 시대에서는 일반의학의 치료법으로서 아픈 부위를 뜨겁게 하는 cauterization 치료법 또는 거머리를 사용하는 것이 고작이었다. Still은 1864년 2월 자신의 4명의 아이들을 감염성 질환으로 잃게 되면서 새로운 치료법 개발에 대한 연구를 하게 되었다. 3명의 아이(9살, 11살, 12살)는 척수수막염으로 인해 3일 만에 모두 잃게 되었다. 그리고 1살 된 딸은 같은 달 폐렴으로 사망하였다. 이런 불행한 일들이 무모하게 사용된 약물로 인해 발생하였다고 느꼈던 Still은 당시 의학에 대한 불신을 갖게 되었고, Osteopathy라고 하는 새로운 개념의 의학을 개척하게 되었다. 자녀들이 사망한 후 10여년 동안 특정한 질환과 관련된 척추반사의 패턴을 관찰하기 시작하면서 연구 활동을 해왔다. 그는 특정한 질환과 함께 나타나는 피부온도의 변화를 예측하였고 척추반사점에 강한 압박을 가하면, 질병이 빨리 회복되는 것을 알게 되었다. Still은 근수축과 신경전도 장애 그리고 혈액순환 장애가 질병발생의 원인이라고 생각하였다.

임상가인 Still은 건강은 신체의 구조적 안정에 의해 크게 영향을 받는다는 사실에 대해 확신을 갖게 되었다. 그리고 혈관과 신경에 가해진 기계적 압박을 회복시키고

"osteopathic lesion"을 치료하기 위해 척추 어져스트먼트치료에 집중하였다. Still은 그의 새로운 건강개념을 교육시키기 위해 1892년 미주리 주에 있는 Kirksville 시에 최초로 Osteophatic 대학을 설립하게 되었다. 그러나 1968년 미국 임상가협회는 osteopathic 의학을 합병하여 대부분 미국 주에서 일반의학과 동일한 면허를 갖게 하였다. 결과적으로 대부분 Osteopathic 임상가들은 더 이상 자신들의 근본적인 임상철학을 유지하지 못하고 일반의학적인 개념으로 진료를 하게 되었다.

Daniel David Palmer

Daniel David Palmer는 1845년 3월 7일 현재 Toronto라고 알려진 도시에 가까운 온타리오 주 Port Perry에서 태어났다. D.D Palmer는 20세가 될 때 캐나다를 떠나 미국으로 이주하였고, 21살 때, 아이오와 주 Muscatine이라는 작은 도시에서 교직생활을 하였다. 6년 동안 교직생활 중 그는 1871년 그의 첫 번째 부인인, Abba Lord와 결혼하였다. 그는 곧 교육 생활을 중단한 후 일리노이 주에 있는 Mercer county, Eliza Township이라는 곳에 있는 농장을 구입하여 과수원을 운영하기 시작했다. D.D. Palmer는 30여 가지의 과일 나무를 경작하였으며, 그 지방에서 나지 않는 다양한 채소를 경작하였다. 또한 양봉을 시작하여 일 년에 5,000달러의 수입을 창출하는 매우 성공적인 농업을 운영하였다. 그러나 농장을 시작한 18개월 후 그의 첫 번째 결혼은 이혼으로 끝이 났다.

6개월 후 D.D. Palmer는 첫 번째 남편으로부터 어린 아들을 갖고 있는 Louvenia Landers와 재혼하게 되었다. Palmer는 2명의 딸(May와 Jessie)이 있었고, 아들(Joshua Barlett)이 있었다. 그의 아들 Joshua는 1882년 아이오와 주, What Cheer에서 태어났으며 후에 Barlett Joshua 또는 B.J.라고 알려진 카이로프랙틱의 입지적인 인물이 되었다. 양봉사업에 실패한 그의 가족들은 What Cheer 시에 정착하였으며 과수원을 매도하였다. 그는 곧 편의점 사업을 시작하였으며, 또 다시 가까이 있는 Lett 도시에서 교직생활을 시작하였다. 1884년 Louvenia 부인이 사망하는 불행한 일이 발생하면서 그는 3명의 자녀들을 키우고, 사업과 교직생활을 유지하였다. 6개월 후 40세가 되었을 때 그는 26세 된 Martha Henning과 재혼하였다.

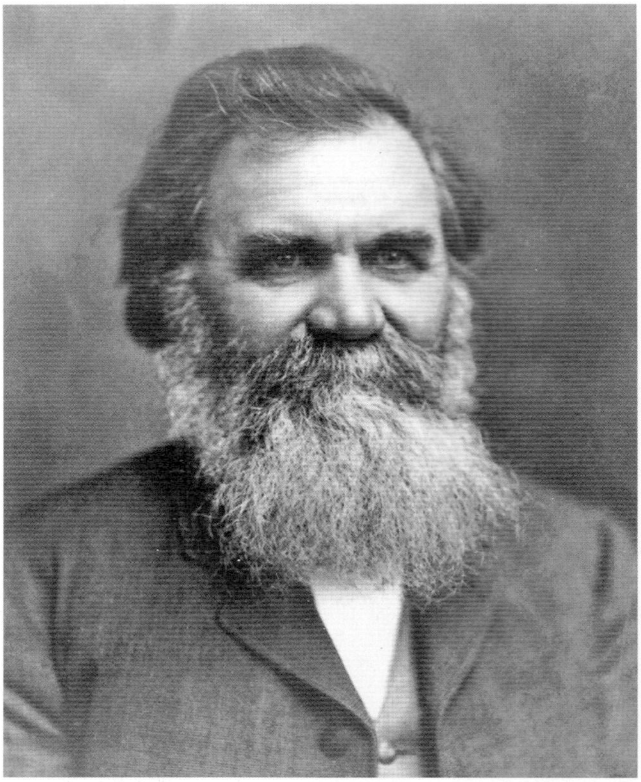

그림 1-1 카이로프랙틱 설립자, Dr. D.D. Palmer. 그가 새롭게 설립한 치료학은 당시 과학적 지식을 근거로 시작되었다. 그러나 생명주의적 그리고 신앙적 믿음에 의해 많은 영향을 받았다(고문서를 소장하고 있는 Palmer 대학 협조).

임상가, D.D. Palmer (D.D. Palmer the Healer)

Palmer는 학문적 호기심이 많은 인물이었으며 놀라운 독서력을 갖고 있었다(그림 1-1). 그가 개인적으로 소장한 책은 아이오와 주 의과대학 대학생들이 읽어야 할 전문 의학 서적뿐 아니라, 유심론, 철학 그리고 다양한 대체의학과 관련된 전문서적들을 소장하고 있었다. 그가 저술한 책들을 보면 그 당시 의학전문가들의 의학적 지식을 능가하는 내용들을 담고 있다. D.D. Palmer는 항상 성경책을 읽는 매우 신앙심이 깊은 사람으로 알려져 있다. 이러한 사실은 그 당시 유심론에 심취되어 있었다는 사실을 말해준다. 유심론은 사람이 죽을 때 영혼은 살아 있어 기도를 통해 영혼과 접촉할 수 있다는 크리스천 교리의 한 부분이었다. 이러한 믿음은 1800년도 후반 시대에 살고 있었던 사람들에게 매력적인 생각이었다. 당대

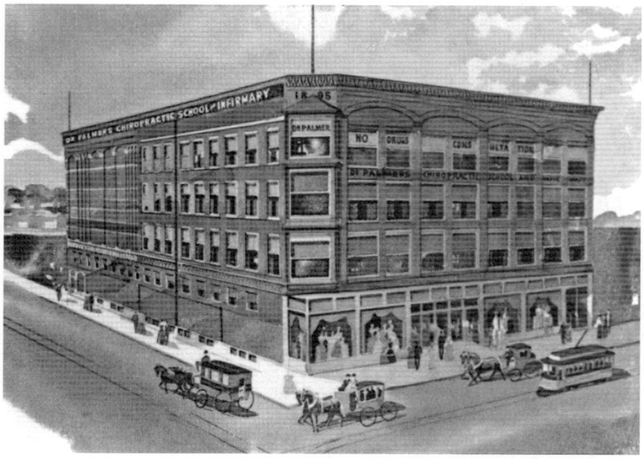

그림 1-2 Dr. D.D. Palmer께서 환자를 보고 카이로프랙틱 이론을 세웠던 Ryan 빌딩 조감도(Paul Norton) (고문서를 소장하고 있는 Palmer 대학 협조).

시민전쟁 또는 다른 불행한 사고를 통해 잃어버린 사랑하는 사람들의 영혼과 다시 만날 수 있기를 바라는 사람들이 많았기 때문이다. Palmer의 신앙적 관심은 Anton Mesmer, MD(1734–1815)가 개발한 magnetic healing에 대해 공부하기 시작하였다고 생각되었다. Mesmer 박사는 우주는 유체 또는 힘으로 채워져 있고 모든 동물들의 신경계과 자석에 집중되어 있다고 믿었다. 1776년에 발표된 그의 박사논문의 제목은 "지구 자력이 주는 인체에 영향(On the influence of the planet upon human body by means of a magnetic force)"이었다. Mesmer 박사는 환자 몸 여러 부위에 손을 올려놓고 치료하는 방법과 생명력이 결여된 환자의 몸에 자석을 사용하는 치료법을 사용하였다.

1830년 Charles Poysen에 의해 magnetic healing 치료법이 미국에 소개되었다. D.D. Palmer는 Paul Caster의 치료법을 공부한 후 magnetic healing 치료법에 대해 매력을 느꼈다. Caster는 아이오와 주에 있는 Ottumwa 도시에서 유명하게 알려진 magentic healing 치료사였다. 1886년 Palmer는 magentic healing 치료법을 사용하는 진료소를 개원한 후 "D. D. Palmer Vital Healer"라는 이름을 붙였으며, 그 다음 해 42세가 된 Palmer는 아이오와 주 데븐포트로 이사한 후 Ryan Block Building에서 새롭게 개원하였다(그림 1-2). 그가 운영하고 있었던 병원은 매우 크게 성장하였으며 4번째 부인인 Villa Amanda Thomas와 결혼하였다. 그녀는 곧 병원 일을 관리하기 시작하였으며 입원환자 관리에 협조하였다.

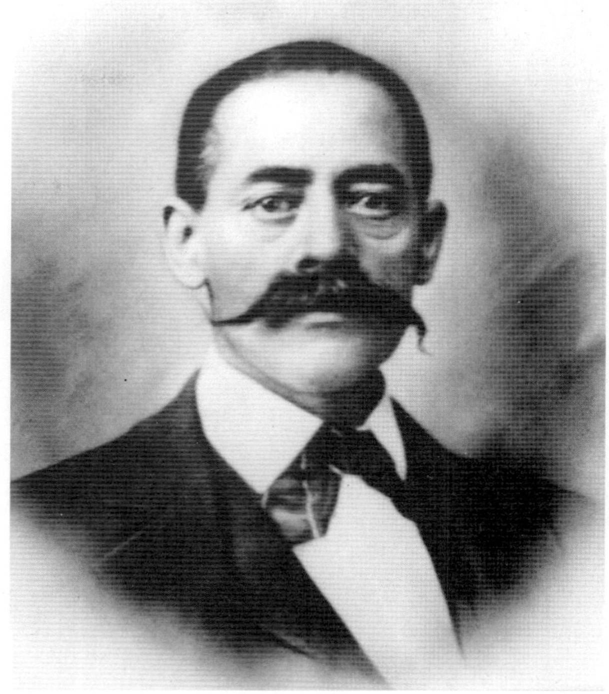

그림 1-3 최초의 카이로프랙틱 치료를 받은 환자, Harvey Lillard (고문서를 소장하고 있는 Palmer 대학 협조)

D. D. Palmer: 카이로프랙틱 설립자
(D. D. Palmer: The Discoverer of Chiropractic)

Harvey Lillard(그림 1–3)는 Palmer 박사로부터 magnetic healing 치료를 받고 있었던 환자였다. D.D. Palmer는 수차례 Harvey Lillard를 치료하는 중 그의 상부 흉추 부위에 특이하게 돌출된 부위를 관찰하게 되었다. Palmer 박사는 그 변위된 척추를 회복시키기 위해 여러 번 노력하였고 마침내 특정한 방향으로 힘을 가하면서 변위된 척추를 정상위치로 회복시킬 수 있었다. Palmer 박사는 1895년 9월 18일에 일어난 사건을 다음과 같이 기록하였다:

> Harvey Lillard는 내 병원 빌딩 청소원이었으며 지난 17년 동안 소리를 내면서 굴러가는 마차의 소리와 시계 소리를 들을 수 없을 정도의 청각장애자였다. 그에게 소리를 듣지 못하게 된 원인을 물었을 때 그는 다음과 같이 말하였다. "어느날 구부린 자세로 힘을 주는 작업중 등 뒤 부위에서 소리가 나면서 갑자기 소리를 잘 들을 수 없게 되었다." 검사한 결과 한 척추마디가 정상적인 위치에서

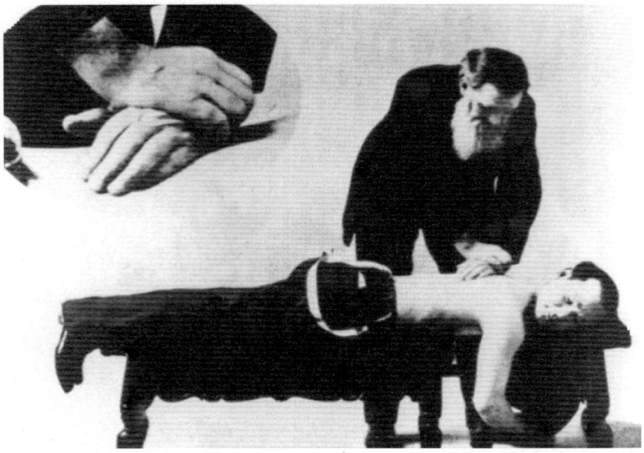

그림 1-4 어져스트먼트를 실연하고 있는 Dr. D.D. Palmer(고문서를 소장하고 있는 Palmer 대학 협조).

> 벗어난 모습을 촉진할 수 있었다. 그리고 나는 그 변위된 척추를 바로 잡아주게 되면 그 사람의 청각이 회복될 수 있을 것이라고 생각하였다. 30분 정도의 대화를 통해 Harvey Lillard는 척추치료를 허락하였고, 나는 극돌기를 접촉하여 변위된 척추를 회복시킬 수 있었고, 환자는 들을 수 없었던 소리를 다시 들을 수 있게 회복되었다. 이 사건은 우연한 것이 아니었다. 나는 확실한 목표를 가지고 척추어져스트먼트를 실행하였고 예상했던 결과를 성공적으로 얻었기 때문이다. 내가 실행한 척추어져스트먼트 치료는 계획된 특정한 방향으로 그리고 힘을 사용하였기 때문에 우연한 결과로 이루어진 것이 아니다.

이 역사적인 척추어져스트먼트 치료는 환자의 청력을 회복시키는 놀라운 결과를 이루었다. 약 2분 정도가 지난 후 Lillard는 한쪽 귀를 막은 상태에서 약 45 cm 정도 떨어진 시계소리를 들을 수 있었다. 그러나 치료한 척추의 정확한 부위에 대해 논쟁이 있었다. B.J. Palmer와 다른 사람들은 그때 어져스트먼트된 척추부위는 상부경추였다고 주장하였다.

척추어져스트먼트 치료를 받은 Palmer 박사의 다음 환자는 심장장애 환자였으며 역시 성공적인 치료결과를 얻었다. D.D. Palmer는 임상경험을 통해 획기적인 치료법을 발견하였다는 놀라운 결과를 얻었다는 사실을 알게 되었다. 그리고 한 동안 이 사실을 비밀로 지키기로 했다. 환자 치료는 창문을 가린 은밀한 치료실에서 진행되었으며, 아무도 그가 촉진하고 치료하는 모습을 보지 못하도록 노력하였다(그림 1-4).

그는 곧 그가 새롭게 개발한 치료법을 뭐라고 불러야 할지 생각하였다. Samuel Weed 목사는 그의 친구이자 환자였다. 그리고 이 새로운 치료법에 대해 몇가지 이름을 제의하였다. D.D. Palmer는 그가 제의한 몇 이름 중 "*chiropractic*"을 선택하게 된 것이다. 그리스 언어인 *cheir*는 "손"을 뜻하는 것이고, *praktos*는 "치료했다"라는 뜻이다. 새롭게 만들어진 *chiropractic* 용어는 1896년 1월 14일 정식 명칭으로 사용되었다. Palmer 박사의 병원은 크게 발전하였다. 오후 1시에 시작되는 치료시간에 대기실에서 기다리는 환자 수가 90명이 넘었다는 기록이 있다. 일주일 치료에 10달러를 받았고 그 후 추가적인 치료가 필요할 때엔 5달러를 받았다고 한다. D.D. Palmer 병원은 매우 성공적이였으며 1898년에 수입이 9,200달러나 되었는데 그 당시 임상가의 연 평균 수입은 1,000~1,500달러였다고 한다.[21]

척추 어져스트먼트치료 (The Spinal Adjustment)

D.D. Palmer는 척추어져스트먼트 치료법은 지난 수천년 전부터 존재하여 왔다는 사실을 알고 있었다. 척추어져스트먼트 치료에 대한 그의 공헌은 특정한 척추어져스트먼트 테크닉과 함께 후에 설립된 새로운 개념의 의학과 임상철학이다. 그는 척추어져스트먼트 치료 테크닉에 대해 다음과 같이 설명하였다:

> 카이로프랙틱의 근본 원안은 새로운 것이 아니다. 우리 몸속에 있는 척추처럼 오래된 것이다. 변위된 척추를 어져스트먼트치료를 통해 회복시킨 것이 내가 첫 번째 사람이 아니라는 사실을 글로서 그리고 말로서 언급하였다. 그리고 나는 지금도 그 사실을 확고하게 말하고 있다. 이 치료법은 수 천년 동안 사용되어져 왔다. 그러나 내가 주장하는 것은 극돌기와 횡돌기를 지렛대로 사용하여 변위된 척추를 회복시켰다는 사실이다. 그리고 이 기본적 사실을 근거로 치료의학의 이론과 치료 테크닉을 혁신적인 새로운 학문으로 발전시켰다.[20]

극돌기와 횡돌기를 지렛대로 사용하여 변위된 척추를 회복시켰다는 Palmer의 주장은 논쟁이 될 수 있다. Dechambre의 1887년 Dictionary는 유사한 주장을 하였다(p. 2 참조). 그리고 이 사실을 D. D. Palmer가 인지하고 있었는지는 알려지지 않았다. Palmer 박사는 척추어져스트먼트 테크닉을 마치 시계 톱니바퀴를 맞추는 것처럼 정교성을 설명하였다. 즉, 제한적인 척추관절을 무작정 척추를 비트는 것이 아니고, 정교한 과정의 테크닉으로서 설명하였다. 뿐만 아니라 D. D. Palmer는 척추의 상부부위의 중요성을 강조하였다:

> 더 많은 카이로프랙틱 환자를 보면서, 더 많은 것을 공부하면서, 카이로프랙틱 학문에 대해 더 깊은 생각을 하면서, 만약 당신이 나에게 5개의 상부흉추와 경추를 나에게 준다면, 당신은 자신의 몸에 대해 원하는 것을 할 수 있을 것이고 난 당신에게 건강을 줄 수 있다고 확신하게 되었다.[20]

카이로프랙틱 철학 (Chiropractic Philosophy)

Dr. A.T. Still은 D.D. Palmer의 유심론과 magnetic healing에 대해 공감하였다. D.D. Palmer는 카이로프랙틱 치료에 관련된 그의 이론을 개발할 때 Magnetic healer로서의 그의 경험을 통해 영향을 받았다. Magnetic healer는 방해받지 않는 에너지의 흐름은 건강을 보호하고 차단된 에너지 흐름은 질병을 유발시킨다고 믿었다. D.D. Palmer는 단지 이 이론들을 신경계와 인체의 자기치료 능력과 같은 본유의 지혜 개념에 접합시켰다. D.D. Palmer는 신경계는 본유의 지혜가 흘러가는 경로의 역할을 한다고 주장하였다. 그의 철학에 의하면, 모든 생물체는 본유의 지혜를 통해 건강을 유지한다고 주장하였다. 카이로프랙틱 치료의 목적은 척추어져스트먼트 치료를 통해 신경계 기능을 방해하는 subluxation을 제거하는 것에 있다. 본유의 지혜는 건강을 유지하고, 질병이 발생할 때 신경계의 경로를 통해 치유작용을 촉진시킨다는 개념을 주장하였다. 다수의 카이로프랙틱 임상가들은 유심론적 생명력, spritual life force 보다는 본유의 지혜가, innate intelligent 인체 내에 존재하는 자연치유력으로 보았다.

이러한 개념은 magnetism 이론을 bonesetter들의 subluxation 개념을 혼합시킨 것처럼 보인다. 그리고 부정배열된 척추는 본유의 지혜의 흐름을 방해하고 질병을 유발시킨다는 새로운 의학이 발생하는 결과를 가져왔다. 또한 D. D. Palmer는 질병의 원인을 다음과 같은 3개의 원인으로 발생한다는 가설을 주장하였다: 신경계의 기계적 자극, 화학적 자극 그리고 정신적 자극. 더 나아가 그는 신경계는 정상적 또는 최적의 상태가 유지되어야 한다는 이론과 함께 신경계의 변화가 질환의 원인이라고 주장하였다. D. D. Palmer의 초기 이론 중 하나는 염증이 인간질병의 근원이라고 하였다. 이 주장은 많은 질병에 대해 현대의학과 일치하는 부분이다.

카이로프랙틱 교육 (Chiropractic Education)

D. D. Palmer가 magnetic 치료사로서 활동하면서 카이로프랙틱 학문을 설립하고 있을 당시에 북미 지방의 의학교육 상태는 매우 보잘 것 없었다. 카네기 재단의 1910년 Flexor 보고서에 의하면, 그 당시 대부분의 의과대학 입학조건은 그야 말로 형편없다는 사실을 지적하였다. 미국과 캐나다에 있는 155개의 의학대학 중 16개의 의과대학만이 2년제 대학교육을 요구하였다. 특히 미 중서부 지방에 있는 의과대학들은 표준 이하였으며 말 그대로 졸업장을 남발하는 의과대학들이었다.

이런 시대에 D.D. Palmer는 그가 새롭게 설립하는 새로운 개념의 의학교육을 시작하기로 결심하였다. 그리고 일리노이주 주, Clinton Junction에서 발생한 대형 사고를 당한 후 그의 결심은 더욱 굳어졌다. Palmer는 그가 사망한다면 카이로프랙틱 발견 역시 함께 사라질 것이라는 생각에 두려움을 느꼈다. 결과적으로 그는 카이로프랙틱 교육을 시작하였으며 그의 첫번째 학생인 LeRoy Bake는 교육과정을 수료하지 못하였다. 공식적인 모든 교육과정을 처음으로 수료한 학생은 1898년 1월 달에 시작된 교육과정을 마친 William A. Seeley였다. Palmer 대학은 아이오와 주에 있는 Davenport 시에 있는 Brady street에 위치하였으며 6개월 교육과정을 위한 교육비는 500달러였다. 교육과정은 척추와 함께 인체의 모든 관절을 치료하는 테크닉을 포함하였으며 화학적 불균형과 함께 정신적 문제를 치료하는 치료법을 포함하였다. 흥미로운 것은 Palmer 대학을 졸업한 첫 번 12명의 입학생들은 모두 medical doctor와 osteopathic 임상가들이였다는 사실이다. Palmer는 1899년 *"The Chiropractic"*이라는 학술지에서 그가 새롭게 설립한 새로운 학문에 대해 다음과 같이 언급하였다.

> 카이로프랙틱 학문은 질병을 치료하는 과학적 방법으로서 이제까지 알려진 모든 치료법과 달리 새롭고 혁신적인 발전이다. 카이로프랙틱은 약물, 화학물질 또는 수술을 사용하지 않고 치료하는 학문이다...
>
> 카이로프랙틱 임상을 위해서는 인체의 해부학적 지식

과 생명력의 흐름을 지배하는 생리학적 현상을 이해하기 위해 학습해야 할 필요가 있다. 카이로프랙틱 치료는 가장 고통스럽고 어려운 질병들을 단순한 방법으로 간단하게 치료할 수 있다. 인체는 매우 예민하고 복잡하고 섬세하게 고안된 기계와 같다. 성경에서도 말했듯이 우리의 몸은 경건하고 놀랍게 만들어졌다. 많은 외적 사고들은 외상을 유발시키고 놀랍게 예민한 신경계의 여러 부위를 변위시킨다.

카이로프랙틱 임상가가 된 B. J. Palmer (B. J. Palmer Becomes a Chiropractor)

1902년 1월 6일 4명의 졸업생이 카이로프랙틱 임상가로서 태어났다. 그 중 한 사람이 D.D. Palmer의 아들인 Bartlett Johsua이다. 그는 대학을 졸업하고 학위를 받기 전에 이미 아이오와, 미시건 그리고 웨스트 버지니아 주에서 카이로프랙틱 임상을 시작하였었다. 그러나 대학을 수료하면서 그는 대학 내에 있는 치료실에서 진료활동을 시작하였다. 그러나 1902년 4월 16일 B. J.는 무면허 진료행위라는 이름으로 기소되었다.

B.J.의 법정 싸움이 시작되는 과정 중에 놀랍게도 D.D. Palmer는 아이오와 주를 떠나 버렸다. 아마도 그는 아들이 당면하고 있는 법적문제가 본인에게도 닥쳐올 것이라는 두려움 때문이었지도 모른다. 그는 Dr. Tom Storey의 가족으로부터 도움을 요청하는 다급한 한통의 편지를 받았다. 그 갑자기 사라졌기 때문이었다. Dr. Tom Storey는 Palmer 대학을 수료한 학생 중 하나였기 때문이었다. D. D. Palmer는 그를 캘리포니아 주에서 찾았다. D. D. Palmer는 캘리포니아 주에 안착하고 Santa Barbara 시에서 카이로프랙틱 대학을 설립하게 되었다. Dr. Oakley Smith(Naprapathy 의학 설립자)와 Dr. Minora Paxson(최초의 여성 카이로프랙틱 임상가)는 D. D. Palmer와 합류하여 설립한 대학의 교수가 되었다. B. J.는 젊고 경험이 부족하였다. 그러나 1903년 후반쯤 D. D. Palmer가 데븐포트 시로 돌아오기까지 대학을 대신하여 운용해야만 했다. 그 후 아버지와 아들은 대학의 경영권을 대등하게 소유하고, 1906년 5월까지 파트너로서 활동하였다.[6]

1905년 Palmer 대학과 병원은 828 Brady street로 이사하였다. 그해 10월 D.D. Palmer는 무면허 의료인으로 기소되었으며 11월에는 사랑하는 부인, Villa가 몰핀 과복용으로 갑작스럽게 사망하는 매우 불행한 시기였다. 부인은 Palmer 박사와 결혼하기 전부터 가지고 있었던 질병으로 아편계통을 복용하고 있었다고 한다. 결과적으로 그녀는 코케인 중독환자가 되었다. 그 시대에 코케인은 불법적인 약물이 아니였기 때문에 이러한 문제는 흔히 발생하였다. Villa는 자동차 사고로 인해 척추에 골절상을 입었으며 통증완화를 위해 몰핀을 사용하고 있었다 한다.[5,6]

이러한 시기에 2개의 카이로프랙틱 대학이 주위 지방에 설립되었다. Palmer 대학을 졸업한 3사람 — Dr. Solon Langworthy, Dr. Oakley Smith 그리고 Dr. Minora Paxson — 은 아이오와 주 Cedar Rapids 시에서 American School of Chiropractic and Natural Cure"대학을 설립하였다. 또 한 대학은 Parker School of Chiropractic이 아이오와 주 Ottumwa시에 세워졌다. Langworthy, Smith 그리고 Paxson은 Modernized Chiropractic 이라는 최초의 카이프랙틱 교과서를 편찬한 교육자였다. 이 교과서는 B.J. Palmer의 저서인 "The Science of Chiropractic"이 출판되기 몇 주 전에 출판되었다. 하지만 B.J. Palmer는 이 사실을 부인하였다. Langworthy는 카이로프랙틱 교육에서 Subluxation이라는 용어를 처음으로 사용하였다. 그리고 추간공의 중요성을 강조하였다.

1904년 5월 30일 B.J. Palmer는 1905년 카이로프랙틱 대학을 수료한 Mabel Heath와 결혼하였다. 그리고 First lady of Chiropractic이라는 칭호를 받았다. 그녀는 해부학에 뛰어난 지식을 가지고 있었고 카이로프랙틱 대학의 교수가 되었다(그림 1-5). 1906년 1월, D.D. Palmer는 Mary Hudler와 5번째 결혼을 하게 되었고 그 해에 B.J.와 Maabel Palmer 사이에 David Daniel이 태어났다. 이 행복한 시기에 D.D. Palmer의 머릿속은 끝나지 않은 법적 문제로 고민하고 있었다. 1906년 3월 27일 재판이 시작되었으며 Willard Carver는 B.J.의 권고로 D.D. Palmer의 변호사로서 고용되었다. 그때 Carver는 Palmer 대학 졸업반에 있었으며 변호사로서 그는 가족들에게 효과적인 변호를 위해 다음과 같은 몇가지 조언을 하였다. 첫째, 대학의 모든 사업을 관리하기 위해 임상가를 고용할 것과 대학 이름으로 공정한 재판을 위한 서한을 보낼 것을 조언하였다. 그리고 대학과 부속 사업체 모두를 B.J. Palmer의 부인, Mabel Heath 앞으로 이전시킬 것을 조

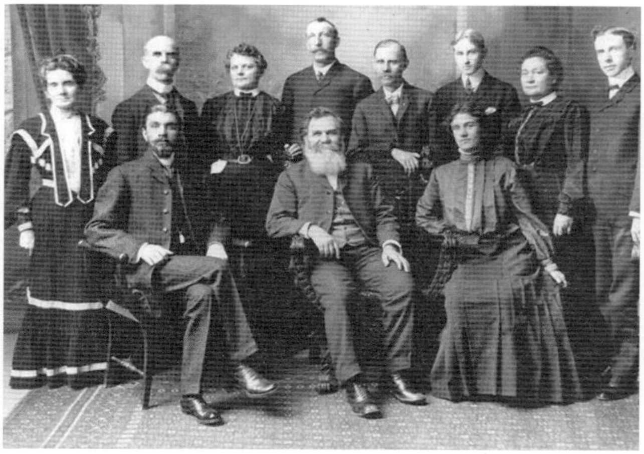

그림 1-5 1906년 Palmer 대학 졸업생들과 B.J. Palmer, D.D. Palmer, Mabel Heath Palmer.

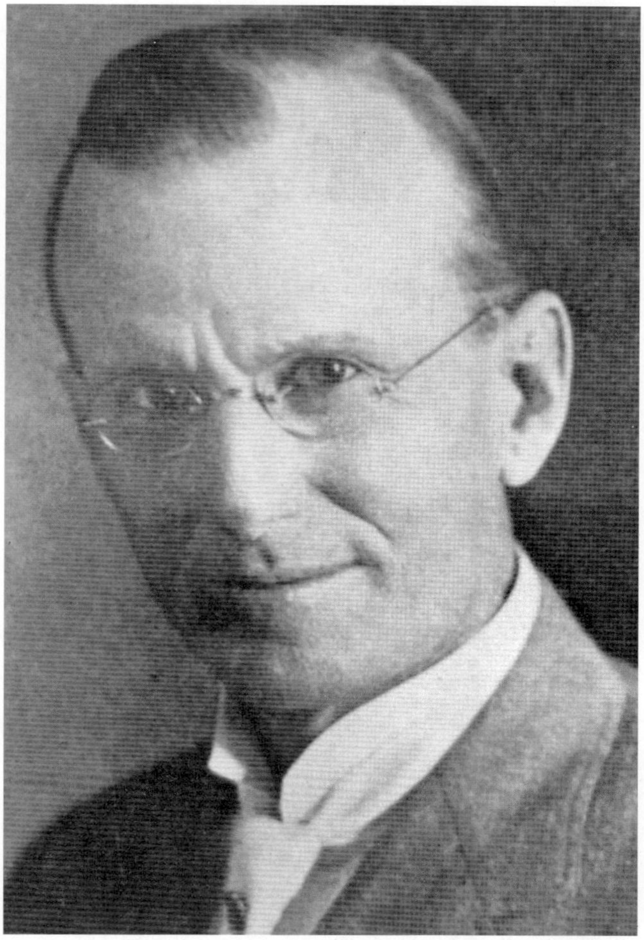

그림 1-6 Dr. Willard Carver는 변호사였으며, 또한 카이로프랙틱을 설립하는데 매우 중요한 인물인 카이로프랙틱 임상가이기도 하다. 그의 강의와 저서는 과학적 지식을 근거로 하였으며 치료 테크닉을 개발하는데 많은 영향을 주었다. Dr. Carver는 오클라호마, 콜로라도, 뉴욕, 그리고 워싱턴 주에 모두 4개의 카이로프랙틱 대학을 설립하였다(고문서를 소장하고 있는 Palmer 대학 협조).

언하였다. 변호사 Carver는 D.D. Palmer의 면죄를 위해서 아이오와 주, 주지사와의 모임을 위해 노력하였으나 성사되지는 않았다. D. D. Palmer가 보낸 서한은 오히려 불리한 상황을 만들었고 결국 유죄판결과 함께 350달러의 범칙금을 물게 되었다. 법정에서 판결을 받기 전 Palmer는 카이로프랙틱의 의학적 우수성을 알리는 놀라운 연설을 하게 되었다. 그리고 현재 의료법은 임상가를 보호하기 위한 법이지 국민의 건강을 위한 법이 아니라는 강력한 주장을 하면서 주위를 놀라게 했다. 실제로 Palmer는 Magnetic healer로서 진료를 하였다고 주장하면 그의 진료활동은 전혀 법적인 문제가 없었던 때였다. 그러나 그는 범칙금을 지불하는 대신에 감옥행을 자원하였다. 감옥 속에서 그는 타자기 사용을 허락받았고 40인치 두께나 되는 카이로프랙틱과 관련된 글을 이어갔다. 그의 모습을 보고 안타까워했던 부인으로 인해 그는 범칙금을 물고 출옥하게 되었다. 그 후 그는 카이로프랙틱 대학으로 돌아와 교육에 열중하였으나 곧, 그가 소유했던 절반의 대학 운영권을 넘겨주고 오클라호마 주에 있는 Medford시로 이주한 후 성공적인 농작물 물류점을 경영하였다.

데븐포트 시를 떠나는 D. D. Palmer
(D. D.' s Departure From Davenport)

1906년 Dr. Willard Carver(1866–1943)와 Dr. L.L. Denny는 오클라호마 주에서 대학을 설립하였다. Carver(그림 1-6)는 "Relatology"라는 카이로프랙틱 테크닉을 개발하면서 척추는 체중 지지와 중력에 저항한다는 구조로서 그 위에 가해지는 무게 스트레스로 인해 subluxation이 유발된다는 개념을 주장하였다. Carver의 개념은 기계역학적 법칙에 근거하였다. 그리고 subluxation에 대한 그의 자세/부위적 시각은 Palmer가 주장하는 subluxation의 마디 이론과 대치되는 모습을 보였다.

교육 목적으로 저술한 서적인 "Carver' s Chiropractic Analysis는 1921년에 출판되었다. Carver는 Palmer가 주장한 본유의 지혜에 대한 철학적 설명보다는 신경기능의 생리적 이론을 앞세웠다. Carver-Denny 카이로프랙틱 대학은 카이로프랙틱 교육과정에 간단한 수술법을 교습시키는 외과학을 처음으로 도입하였다. 그리고 교육과정을 9개월로부터 3년 과정으로 발전시켰다. Carver가 사망한 후 대학은 Logan Chiropractic 대학에 의해 합병되었다.

Medford 시는 오클라호마 시에서 가까운 곳이었기 때문에 D.D. Palmer를 초청하여 강의를 요청하였다. 그러나 D.D. Palmer는 후에 Carver-Denny 카이로프랙틱 대학을 졸업한 Dr. Alva Gregory, MD와 함께 대학설립을 결심하였다. Dr. Gregory는 임상가로서 척추관절의 정상적 운동성을 회복시킬 때 정상적 기능이 회복된다는 사실을 믿었다. 이 믿음은 "척수 배열의 회복은 정상적 기능을 회복시킨다"라는 Palmer의 최초 주장과 대조되는 부분이었다. Palmer-Gregory와의 관계는 3개월 뿐이였고, Palmer는 오클라호마 시에서 D.D. Palmer Chiropractic 대학을 설립하기로 결심하였다. 그는 1908년 10월 "Chiropractic Adjustor"를 출판하였으며 "the most wonderful study of mankind is man. Relieving human suffering and diffusing universal knowledge is humanitarian"이라는 유명한 말을 남겼다. 그러나 그가 설립한 대학은 오래가지 않았고, D.D. Palmer는 1908년 11월 오레곤 주, Portland 시로 이주하여 Dr. Leroy Gordon과 함께 새로운 대학, D.D. Palmer 카이로프랙틱 대학을 설립하였다. 그는 18개월 교육과정을 세웠으며 해부학, 외과학 그리고 산과 과정을 포함시켰다. 일년 등록금은 250달러였다. 활동적인 D.D. Palmer는 1910년 그 곳을 떠나게 되었고 1911년 남부 캐리포니아 주에 안주하였다. 그는 계속적으로 저술활동을 하였으며 *"Text Book of the Science, Art and Philosophy of Chiropractic"*을 출판하였다. D.D. Palmer는 로스엔젤레스에 있었던 "Ratledge 카이로프랙틱 대학에서 강의했었다.

부친 살해범이라는 소문 (Patricide Controversy)

D.D. Palmer는 아들인 B.J.와 끝내 화해하지 않았다. 오히려 아들의 성공적인 활동에 대해 매우 못마땅한 생각을 갖고 있었다. 이러한 사실은 그의 공개강좌에서도 뚜렷하게 보여주었다. D.D. Palmer의 변덕스러운 행동은 수감 생활 중 머리를 다친 후부터 더욱 뚜렷한 모습으로 나타났다고 한다. D.D. Palmer는 Universal Chiropractic 대학 그리고 대학 총장, Dr. Joy Loban과 우호적

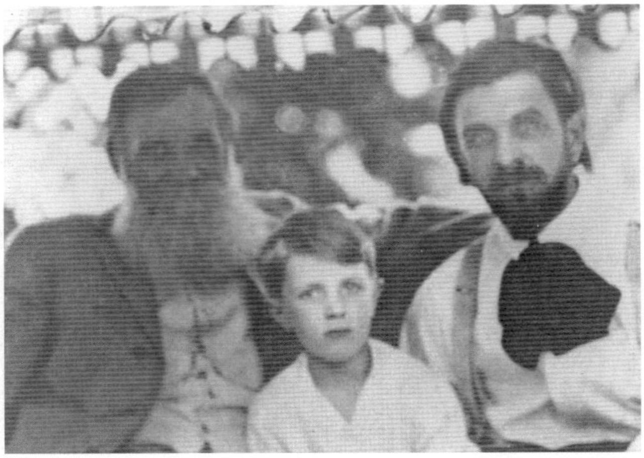

그림 1-7 1913년 여름, 데븐포트 시에서 촬영한 Palmer 가문의 3세대, 할아버지, 아들, 손자(고문서를 소장하고 있는 Palmer 대학 협조).

인 관계를 유지하였으며 "Old Dad Chiro"로서 특강을 하였다. 그 강의 시간에 많은 Palmer School of Chiropractic 학생들이 참석하였는데 B.J.에 대한 D.D. Palmer의 악담을 듣는 순간 모두 일어나 강의실을 떠났다. 그러나 D.D. Palmer는 Palmer School of college을 방문하고 또한 B.J. 가족의 초청에 흔쾌히 수락하였다. 그리고 3세대가 함께 가족사진 촬영한 모습을 보고 두 사람 사이의 관계가 화해했다고 생각하였다(그림 1-7).

1913년 여름 D.D. Palmer의 데븐포트 시 방문은 기괴한 이야기 거리를 만들어 내게 되었다. D.D. Palmer는 데븐포트시에서 정기 학술제가 개최되었을 때 초대받아 참석하게 되었으며, 새롭게 탄생된 학문을 자축하기 위한 자동차 퍼레이드가 있었다. 자동차 퍼레이드는 Brady 스트리트 언덕 위에서 시작하여 미시시피강 제방 가까이에 위치한 시내 중심부로 향하게 계획되었다. D.D. Palmer는 다른 대학의 중요인물들과 함께 오픈카를 타고 시내를 행진하고 B.J. Palmer는 위스컨슨 주 부주지사, Thomas Morris와 함께 탑승하기로 되어 있었다(그림 1-8). 자동차 퍼레이드가 시작되기를 기다리던 D.D. Palmer는 갑자기 흥분하여 자동차에 뛰어 내려 앞쪽으로 가면서 행진음악 연주를 준비하고 있던 밴드에게 연주를 시작하라고 소리를 지르기 시작하였다. Dr. Frank Elliott (PSC 대학의 사무처장이며 Palmer 가족의 친구)는 D. D. Palmer 곁으로 달려가 사태를 진정시키기 위해 노력하였다. Dr. Elliott에 의하면, D. D. Palmer는 "미친놈

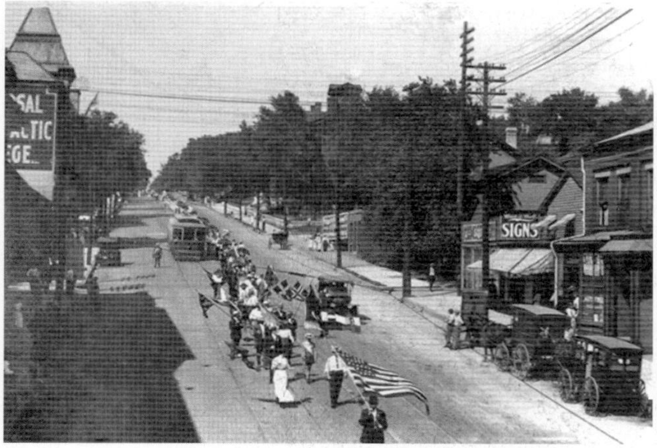

그림 1-8 1913년 아버지를 살해했다는 논란이 시작된 Palmer 대학의 축제 행진 모습. 여러 나라들을 대표하는 Palmer 대학의 학생들이 국기를 들고 행진하는 모습을 볼 수 있다(덴마크, 노르웨이, 영국, 스웨덴, 미국 그리고 프랑스)(고문서를 소장하고 있는 Palmer 대학 협조).

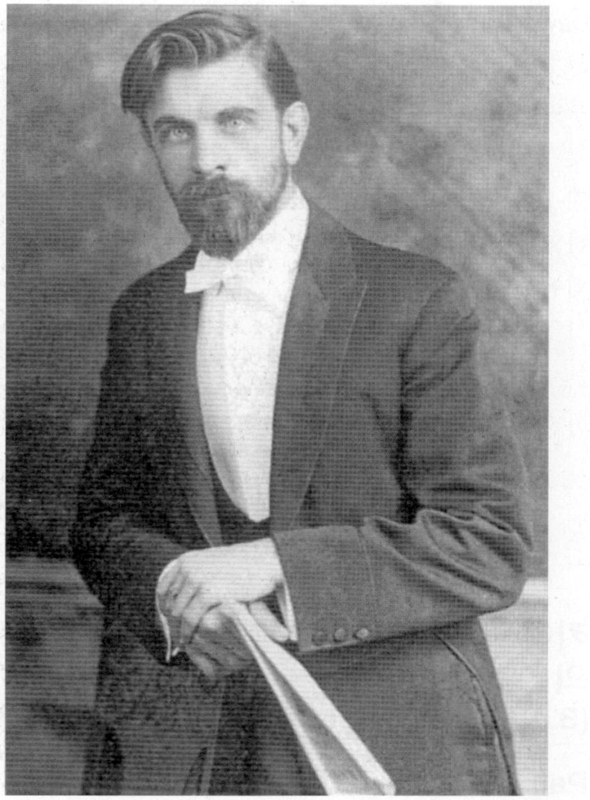

그림 1-9 1910년에 촬영된 B. J. Palmer 박사의 모습(고문서를 소장하고 있는 Palmer 대학 협조).

들, 내가 왜 걷고 싶은 길을 못 걷게 하는건지 경찰을 불러서 알아봐야겠다"라고 소리쳤다고 한다.

이러한 상황을 바라보고 있었던 B.J.는 퍼레이드 위치에 정차하고 있었던 차를 돌려 두 사람 앞으로 몰았다. Elliott는 후에 언급하였지만 B.J.가 몰던 차는 두 사람 가까이 왔지만, 접촉하지 않았다고 한다. D.D. Palmer는 자동차로 돌아가자고 하는 Dr. Elliott의 말을 듣지 않고 Brady street 언덕길을 달려 내려갔다. 자동차 퍼레이드가 Universal Chiropractic College 앞을 지날 때 쯤, D.D. Palmer는 퍼레이드 맨 앞쪽으로 달려가 퍼레이드를 통솔하기 시작하였다. 곧 그는 경찰에 의해 제지되었고, Universal 카이로프랙틱 대학의 임원들은 이 상황을 바라보고 있었다. 그리고 Palmer가 사망한 후 그들은 B.J.가 자신의 자동차로 D.D. Palmer를 치어 사망하게 하였다고 주장하였다. 이 때 발생한 외상이 D.D. Palmer를 쇠약하게 만들었고 결국 사망하게 하였다고 한다. 그러나 다른 목격자에 의하면 B.J.의 자동차는 D.D. Palmer의 몸에 닿지도 않았고 경찰이 달려와 D.D. Palmer를 제지하기 전 스스로 달려와 자동차에 몸을 부딪쳤다고 증언하였다.

Joy Loban는 B.J. Palmer를 상대로 2건의 법정소송을 통해 52,000달러의 손해배상을 청구하였다. B.J.의 삼촌, Thomas J. Palmer(D.D. Palmer의 형제), 계모(Mary Hudler Palmer) 그리고 다른 가족들은 이 민사사건에 합류하였다. 이 사건이 있은 후 B.J.는 후에 "악마가 나에게 친척들을 나에게 보냈다. 그러나 우리가 친구를 선택할 수 있다는 것에 대해 신께 감사드린다. 네가 경멸하는 사촌 형제들에게는 미안하지만 난 상관 안한다"라는 글을 썼다.

3명의 배심원은 B.J.를 기소하는데 반대하였다. 그리고 1914년 12월 모든 고소내용들을 기각시켰다. 하지만 이 사건은 오랫동안 B.J.의 마음속에 고통이 되었다. Loban은 카이로프랙틱 교육과정에서 방사선학을 포함시키자는 B.J.의 생각에 반대하였으며 철학 수업을 수강하는 50명의 학생들과 대학을 떠나 Palmer 대학에서 조금 떨어진 곳에 Universal Chiropractic College를 설립하였다. Logan은 B.J.에 반대하는 중추 세력이었으며 D.D. Palmer의 자동차 퍼레이드 사건은 그에게 기회가 되었다.

D.D. Palmer는 1913년 10월 20일 켈리포니아 주 로스 엔젤레스 시에서 사망하였다. 그는 28일간 투병하였으며 그의 사망진단서에 기록된 사인은 장티프스였다. Daniel

David Palmer의 학문적 유산은 그가 당대의 지식인들의 사고를 뛰어 넘는 선각자로서의 모습과 천재적인 모습을 보여준다. 그는 인간을 괴롭히는 질병의 근본적 원인을 찾기 위해 놀라운 정열을 보여주었다. 그는 죽는 시간까지 그가 창시한 새로운 의학의 과학적 발전을 위해 노력하였다. 이러한 그의 삶은 1910년에 쓰인 글에 잘 표현되어 있다:

> 이 책은 카이로프랙틱 학문에서 각 질병에 따라 특정한 치료 부위 그리고 치료 테크닉들을 과학적 관점에서 또한 예술적인 면으로 교육시키기 위해 준비되었다. 누구든지 학습을 통해 잘못된 척추를 어저스트먼트하여 질병을 치료할 수 있다. 우리 모두 카이로프랙터로서 카이로프랙틱 학문이 과학적이라는 사실을 세상에 알리자.[20]

카이로프랙틱 학문을 성장시킨 사람으로서의 B. J. Palmer (B.J. Palmer: The Developer of Chiropractic)

Palmer School of Chiropractic

B.J. Palmer(1882-1961)는 그의 아버지처럼 카이로프랙틱 치료는 손을 사용하여 300여개 관절, 특히 50여개의 척추관절의 서블럭세이션 치료하는 카이로프랙틱 학문을 이해하면서 삶이 시작되었다(그림 1-9). 그러나 1911년에 와서 그의 견해는 변하기 시작했다. 이 현상은 아마도 1908과 1911년 사이에 구입한 방사선 진단기를 사용하면서부터 영향을 받기 시작하였을 것이다. Palmer 대학은 Schiedel-Western 진단기 모델을 처음 도입하였으며, subluxation의 실체와 촉진결과를 확인하기 위한 목적으로 사용되었다. 1918년서부터 Dr. Ernest A. Thompson은 Palmer 대학의 방사선진단 부서의 초대 부서장이 되어 20여년간 운영하였다.

B.J. Palmer는 아버지 D.D. Palmer가 사망한 해에 분명한 카이로프랙틱 분야의 지도자로서 성장하였다. 그러나 수많은 시련을 격여야만 했다. 그는 대부분의 시간들을 무면허 의료행위라는 명목으로 기소된 수많은 카이로프랙터들을 위해 법적 대응방법을 간구하기 위해 노력하였다. 카이로프랙틱 의학을 방어하기 위한 B.J.의 법적 전략은 새롭게 창시된 학문의 "생명력 철학(vitalistic philosophy)"과 일반의학과의 차이점과 독립성에 대해 집중하는 것이었다. 이러한 과정 중에 카이로프랙틱 임상가들은 계속적으로 기소되었으나 그들은 카이로프랙틱 학문을 지지한다는 의미로 재판결정에 항의하는 의미로 범칙금 보다는 감옥생활을 선택하였다. 실제로 1930년도까지 약 30,000건이 기소되었다고 예상된다. 이러한 사건들은 카이로프랙틱 의학이 미국 내 모든 주에서 제도화되기 전까지 어려운 핵심적인 문제였다. 1913년 캔사스 주에서 처음으로 카이로프랙틱 임상가 면허를 발급하였고 1973년부터 루이지아나 주에서 면허제도가 시작됨으로서 미국 전국에 정식 의료인으로서의 면허제도가 정립되었다.

PSC 대학은 세계 1차 대전이 끝나면서 폭발적으로 발전하기 시작했다. 군복무를 마친 모든 카이로프랙틱 대학 입학생들은 정부로부터 입학 장학금을 받을 수 있었기 때문이었다. 1922년 PSC 대학에 입학생 수는 3,100명에 이르는 기록을 세웠으며, 1924년 라디오 방송국을 경영하면서 B.J. Palmer는 엄청난 부를 창출한 재산가가 되었다. Palmer가 세운 방송국은 미시시피 강 서쪽 지대의 세워졌으며 국내에서 2번째 라디오 방송국이었다. 데븐포트 방송국의 이름은 WOC(World of Chiropractic)이었으며, 1928년 새롭게 합병한 디모인 방송국의 이름은 WHO(With Hands Only)라고 명칭하였다. 50,000와트 WHO 방송국은 국가 방송국(National Broadcasting Company)을 위한 서부지역 중계방송국이 되었으며, 이 방송망을 통해 그는 Palmer의 이름과 카이로프랙틱 메시지를 전국으로 방송하였다. 이 때, 두 방송국에서 아나운서로 활약했던 사람이 헐리우드의 유명배우가 되고 후에 미국 대통령이 되었던 Ronald Reagan이다. B.J.는 미시시피 강 서부지역에 WOC-TV 방송국을 시작하면서 텔레비젼의 역사에서도 개척자의 역할을 하였다. 놀랍게도 이러한 혁신적인 변화 속에서도 카이로프랙틱 학문은 의학계로부터 지속적인 압력을 받았으며 또한 흑인들의 입학을 거부하는 인종차별주의적인 모습을 보여주었다. 카이로프랙틱의 첫 번째 환자가 흑인, Harvey Illard라는 사실에도 불구하고, 이런 차별적인 모습은 실망스러운 사실이었다. 1920~1950년까지 PSC 대학요람 속에는 "흑인은 입학 불가"라는 문구가 있었다. 대학은 흑인 치료를 위해 분리된 클리닉을 운영하였으며, 이러한 사실은 당시 인종차별주의에 대해 반대하던 B.J.의 주장과 상반되는 모습이었다. Palmer 박사와 입학생 사이에 인종 차별에 대한 많은 논쟁이 있었다. 그러나 그는 흑인학생들을 입학시키는 경우, 남부지역에서 오는 학생들이 입학을 거부할 것이라고 설명하면서 대학의 존폐를 걱정하였다. 이러한 문제는 남부지역에서 올라온 학생들이 흑인 여학생, Dorothy Clark의 입학을 허가한다면, 단체로 퇴교하겠다고 하는 상황이 1944년 실제로 발생하였다. 다행스럽게도 이러한 불명예스러운 역사는 뉴저지와 같은 주에서 입법된 법령의 영향으로 1950년부터 점차적으로 사라지게 되었다.[15]

The Neurocalometer

D.D. Palmer는 신경이 압박을 받게 되면 열이 증가되는 현상이 발생한다고 믿었다. 그러나 열을 측정하는 기계는 1924년 Neurocalometer(NCM)가 개발되기 까지는 측정될 수 없었다. 이 기계는 온도를 측정할 수 있는 두 개의 열전기쌍, thermocoules으로 구성되어 있으며 체온을 측정할 수 있는 열전기측정기가 사용되었다. 이 기계는 서로 다른 전선을 합하여 접촉된 점 사이에 발생한 잠재적 차이점이 두 접촉점 사이에 체온의 차이점을 측정하는 것이다. NCM 진단기는 양쪽 척추주위 근육의 체온을 측정하는데 이용되었다(10장 참조). Evin은 새로운 진단기를 PSC 대학에 소개하였다. 이 새로운 진단기는 척추어져스트먼트 치료 전과 후의 피부표면 체온을 측정하는데 매우 성공적으로 사용될 수 있었다. Palmer는 이 NCM 그리고 X-ray 두 진단기를 사용하여 척추 서블럭세이션을 더욱 정확하게 진단하기 위해 사용하기로 결심하였다. 1930년 쯤 Otto Schierneck은 NCM이 검사결과를 그래프로 프린트할 수 있는 기술을 개발하였으며 이 진단기를 "Neurocalograph"라고 명칭하였다(그림 1-10).

새롭게 개발된 진단기 기술에 대한 B.J.의 지나친 열정은 여러 다른 카이로프랙틱 지도자들로부터 불만을 사게 되었다. 그의 논리는 "NCM 진단기 사용없이 카이로프랙틱 진료를 한다는 것은 합당하지 않다"라는 말이었다. B.J.는 1924년 Parker Seminar에서 발표된 PSC 학술지 "The Hour Struck"에서 본인의 주장을 밝혔다. 이 후, 많은 카이로프랙틱 지도자들은 새로운 진단기에 대한 B.J. Palmer의 열정은 경제적 야심때문이라고 생각하고

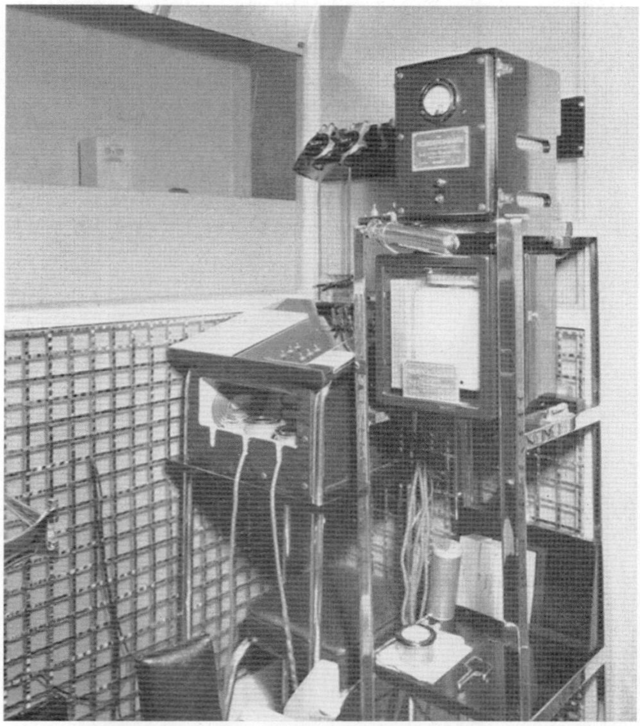

그림 1-10 Neurocalograph 진단기(고문서를 소장하고 있는 Palmer 대학 협조).

그의 곁을 떠나게 되는 사건을 만들었다. NCM 진단기는 PSC(B.J.가 소유하는 카이로프랙틱 대학)를 통해서만이 임대될 수 있었다. 3,500달러나 되는 고가의 장비를 구입하기 어려웠으나 매달 임대료는 5달러였다. 이에 대한 B. J. Palmer의 강경한 주장은 오랫동안 카이로프랙틱 지도자들로부터 신뢰를 잃게 하였다. 그리고 PSC 대학에 중요직을 맡고 있었던 4분의 교수님들이 대학을 떠나고 1926년 Lincoln Chiropractic 대학을 설립하게 되었다. 이 대학은 후에 National Chiropractic 대학과 합병하였으며 최초로 4년 과정의 카이로프랙틱 교과과정을 개설하였다.

Hole-In-One Upper Cervical Technique

1931년 B. J. Palmer는 많은 갈채와 함께 논쟁이 되었던 HIO 상부경추 테크닉을 학계에 소개하였다(그림 1-11).[36] Palmer 박사는 PSC 학술회에서 혁신적인 카이로프랙틱 주장을 그의 유명한 연설 "그 시간이 왔다(The Hour Has

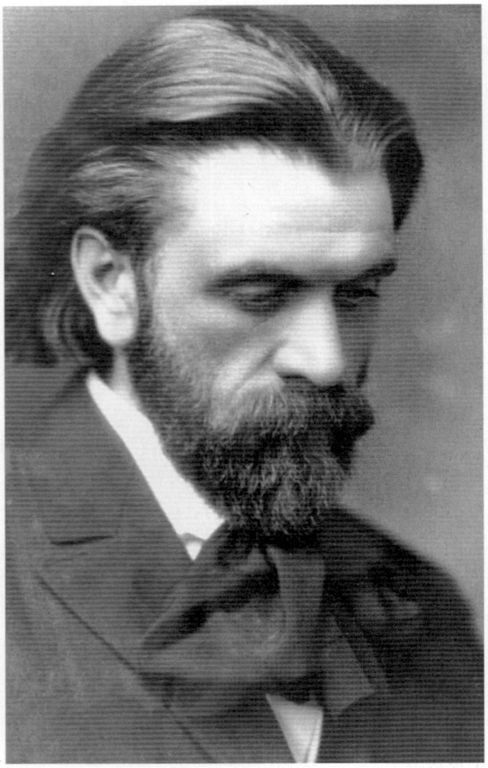

그림 1-11 카이로프랙틱 학문을 발전시킨 B. J. Palmer 박사의 모습(고문서를 소장하고 있는 Palmer 대학 협조).

Arrived)"를 통해 발표하였다.

> 서블럭세이션을 치료하기 위해 특수 진단기를 사용하는 어져스트먼트는 치료효과를 오랫동안 지속시키며 추간공 공간을 유지하게 되며 생명력 신호의 정상적 흐름이 지속적으로 유지하게 하여 치료효과를 촉진시키고 여러 부위를 치료해야 하는 번거로움을 감소시킨다. 그리고 어느 부위를, 언제 그리고 어떻게 "어져스트"해야 하는가를 정확하게 지적할 수 있는 것을 증명하였다. 이 특수한 진단기를 사용하는 어져스트먼트는 다른 부위에 문제점들을 유발시키지 않고 중요한 부위의 서블럭세이션을 해소시킨다. 그래서 나는 이 치료 테크닉을 Hole-In-One 어져스트먼트라고 한다.[36]

B.J. Palmer에 의해 처음으로 HIO 테크닉이 소개된 것은 1930년에 출간된 Fountainhead News에서였다. 최초에 그는 HIO subluxation은 척추의 천골과 미골을 포함해서 어느 부위에서도 발생할 수 있다고 느꼈다. 그러나 Palmer 박사는 중요 HIO 서블럭세이션은 경추, 특히 환추와 축추에서 발생한다고 믿었다. 그는 spinograph와 NCM은 서블럭세이션의 위치를 정확하게 진단하기 위해서는 반드시 사용되어야 한다고 언급하였다. 환추의 수평변위 laterality를 진단은 AP open mouth 영양을 통해 확인될 수 있다. 환추의 대칭점을 찾아(lateral mass의 상부 또는 하부 끝점에 점 그리고 횡돌기의 외측 끝면) 선택하여 수평선을 잇는다. 두개골 선 역시 유사한 방법으로 양쪽 점(양쪽 유양돌기 하부 꼭지점, 양쪽 후두골 과상돌기의 내측점, 경정맥돌기, 안구의 유사점)을 잇는 선을 긋는다. 이 두 선은 평행을 이루어지는 것이 정상이다. 그리고 이 두 선이 평행을 이루지 못하고 벌어지는 쪽으로 환추의 laterality를 지적한다. 환추의 회전변위 rotation은 base posterior view를 통해 진단이 이루어진다. 그러나 HIO X-ray 분석은 시간이 흐르면서 진화되었다는 사실을 알아야 한다.

B.J. Palmer는 척추 서블럭세이션을 다음과 같이 분류하였다: (i) 바로 연결된 척추마디 사이의 부정배열, (ii) 추간공과 척추강의 폐쇄현상, (iii) 척추신경과 척수에 가해진 압박과 긴장, (iv) 뇌신호의 간섭.[36] Palmer 박사는 또한 카이로프랙틱 임상가는 환자의 질병을 치료하는 것이 아니라 척추 서블럭세이션을 어져스트 하는 것이라고 분명하게 설명하였다. PSC 대학에서 다양한 연구활동이 진행되었으며, B. J. Palmer는 서블럭세이션이 발생할 수 있는 유일한 곳은 상부경추라고 선언하였다. 그러나 시간이 가면서 상부경추의 중요성과 이에 집중된 교육에 대한 PSC 대학의 시각은 좀 더 유연한 자세를 취하게 되었다. 1956년 1월 4일 Herbert Himes 박사는 (PSC 대학의 테크닉 부서) "Green Light Speech"라고 알려진 강의를 통해 PSC 대학은 HIO에 집중된 교육 프로그램으로부터 벗어나 척추 전반적인 부분을 어져스트하는 교육을 시작할 것이라고 지적하였다. 하지만 1961년 B.J. Palmer 박사가 사망하기 전까지 PSC 대학 교육의 중심은 HIO에 집중되었다.

Aleck Wernsing 박사의 공헌 (Contributions of Aleck Wernsing)

Aleck Wernsing 박사는 1926년 PSC 대학을 졸업하였고 켈리포니아 오클랜드에서 진료활동을 하고 있었다. 그는 1932년 만성질병을 앓게 되었다. 그리고 환추 횡돌기에 압력을 가할 때 즉각적으로 증세가 사라지는 것을 관철한 후 그 병의 원인은 상부경추 문제로 인해 발생하는 것이라고 확신하였고 그로 하여금 상부경추의 관절역학을 연구하는 동기가 되었으며 서블럭세이션 진단을 위한 방사선 분석법을 발전시키는데 공헌하였다. 그의 초기 연구는 1930~1932년 사이에 이루었으며 "환추 특수분석, 환추 Specific"이라고 불렀다. Wernsing 박사의 연구활동은 환추와 후두골 사이에 발생하는 부정배열에 대해 집중하였다. 그리고 환추가 어떻게 후두골의 과상돌기에서 외측으로 변위될 수 있는가에 대해 연구하였다.[40]

Wernsing 박사는 환추와 후두골 사이에 특수한 해부학으로 인해 환추에서는 회전변위가 발생할 수 없다고 믿었다. 그는 X-ray 검사에서 측정된 환추의 회전변위는 후두골 과상돌기가 상대적으로 전방 또는 후방에 있기 때문이라고 느꼈다. 이것은 base posterior 또는 vertex view를 통해 환추의 회전변위를 분석하는 HIO 테크닉의 이론으로부터 벗어나는 것이었다. Wernsing의 연구는 특히 상부경추의 중요성을 주장하는 카이로프랙틱 임상가들 사이에 잘 알려져 있었다. 그러나 이 주장은 HIO에 대한 B.J. Palmer의 영향력으로 인해 학계에는 큰 영향을 주지는 못했다. 척수나 경막에 가해진 압박이나 긴장력으로 인해 발생하는 서블럭세이션의 신경학적 변화에 대해 Wernsing 박사는 어떻게 생각했는지 매우 홍미롭다.[40]

어떤 역사가에 의하면, B.J. Palmer의 상부경추 개념은 Wernsing 박사로부터 온 것이라고 믿는다. 이러한 사실은 1934년 1월 5일 Wernsing 박사께서 상부경추에 대한 그의 연구결과를 논의하기 위해 Davenport로 갔을 때 Palmer 박사, William "Laddie "Heath 그리고 Herb Hender와의 회의석상에서 있었던 일을 근거로 해 알려진 일이다. Wernsing 박사의 친구 Dr. Glen Loomis는 그의 연구내용을 어느 누구에게도 주지 말라고 하는 조언을 했다. 그러나 Wernsing 박사는 그의 연구내용을 정리하여 PSC 대학의 연구원들에게 제공하였다. 또한 그가 진행하고 있는 연구가 끝나는데로 PSC 대학에 넘겨주겠다는 약속을 하였다. Wernsing 박사는 그가 Palmer, Heath, 그리고 Hender와 회의하는 중 그들은 새롭게 출판될 *"The Atlas Subluxation and the Axis Adjustment"*를 작업하고 있었다고 주장하였다. 이 책은 그 당시 대학에서 교육되고 있는 HIO 원안에 관한 서적이었다. 그러나 1934년 가을, Palmer은 새로운 제목, *"The Subluxation Specific — The Adjustment Specific*으로 책을 출판하였다. Wernsing 박사는 B.J.의 책에 포함된 그의 아이디어가 혼란스럽게 설명되었다고 느꼈다. HIO 치료 테크닉에서 환자를 옆으로 supine side posture 자세를 취하게 하는 것은 Wernsing 박사의 영향이라고 생각된다.

Wernsing의 표준 방사선 검사는 Scout AP, true lateral, true AP, AP 45 그리고 Superior Inferior 영상들을 포함한다. 이러한 영상들은 방사선 검사 결과를 정확하게 측정하기 위해 사용되었다. 1934년 가을 Wernsing 박사는 서블럭세이션의 각도를 측정할 수 있는 첫 번째 orthoprotractor를 개발하였다. 그러나 그는 환추의 변위를 각도로 측정하기 하기 위한 것이라고 주장하지는 않았다. 두 번째로 개발한 orthoprotractor는 후에 개발되었으며 X-ray 상에서 선을 긋는 불필요함을 없앴다. 그는 AP true and AP 45 영상에서 환추의 laterality를 측정하였다. 환추와 축추의 회전변위 역시 AP와 true lateral 영상에서 측정하였다. Wernsing 박사는 초기 어저스트먼트 후에 X-ray 재촬영을 하지 않았다. 하지만 치료효과를 평가하기 위해 주기적인 방사선 검사를 권했다. 그는 상대적인 측정각을 구하는데 있어서 하나의 장점은 치료효과의 정도를 측정하는데 있다고 느꼈다.

1934년 3월, Wernsing 박사는 환추가 후두골의 과상돌기를 중심으로 각도에 따라 어떻게 laterality subluxation이 발생하는가를 시연하기 위한 목적으로 해부학 기계모델을 만들었다. 1935년, 그는 방사선 검사 시 환자의 자세위치를 잡아주는데 사용될 수 있는 다른 모델의 orthoprotractor를 개발하였다. 1937년, X-ray가 잘못 설치됨으로서 발생할 수 있는 분석 오류를 계산할 수 있는 "Atlas slide rule"을 개발하였다. 1939년에는 그의 X-ray 분석 원안 교육을 위해 사용되는 Atlas radiographic demonstrator를 개발하기도 했다. 1936년, Wernsing 박사는 특정한 각도로 테이블의 몸체와 headpiece를 외측으로 조절할 수 있는 Vernier 어저스팅 테이블을 개발하였다. Headpiece 상단 부위는 수평적으로 돌릴 수 있으며 전후 그리고 좌우로 움직일 수 있게 고안되었다. 그리고 양쪽 부위에 장착된 롤은 유양돌기 블록과 같은 기능을 발휘할 수 있도록 고안되었다. Headpiece를 들어 올렸다 내렸다 할 수 있게 하여 환자 어깨 높이에 맞추어 환추가 수평위치에 있도록 한다. 그는 환자 머리 상단부위(두정골 유지)가 지지되는 것을 예방하기 위해 head-piece의 상단부위를 내리고 올리는 것을 설명하였다. 잘못된 위치 선정은 후두골과 환추 사이 관절을 폐쇄시켜 서블럭세이션을 회복시키는데 방해가 되기 때문이다.

환추 specific adjustment 테크닉은 환자를 side 자세를 취하게 한 후 환자의 앞쪽에 서서 실행한다. 그리고 환추의 횡돌기를 촉진한 후 반대쪽 엄지손가락을 접촉점 위에 놓아 환추의 환추 Plane과 평행되도록 한다. 주동손의 엄지와 두 손가락을 함께 모아 보조손 엄지손가락 위에 놓고 환추 횡돌기와 직선을 이루도록 조절한다. 카이로프랙틱 임상가의 episternal notch가 환추 접촉점 바로 위에 갈 수 있도록 환자와 가깝게 자세를 유지한다. 트러스트는 후두골 과상돌기와 환추 횡면의 수직선과 수평이 되도록 실행한다. Wernsing 박사는 트러스트는 가볍게 그러나 빠른 속도로 이루어져야 한다고 설명한다. 그는 또한 환추 접촉이 어렵지 않을 때 piciform을 사용할 수 있다고 설명하였다. 그러나 대부분의 경우 thumb contact이 더 정확한 방법이라고 설명하였다. Wernsing 박사는 희귀한 서블럭세이션인 경우, 축추의 극돌기에 접촉하였다. 치료는 매일 해야 한다고 믿지는 않았다. 그러나 Wernsing 박사는 만성적인 서블럭세이션은 Post X-ray 검사에서 증명될 수 있는 것처럼 서서히 회복된다고 설명한다.

1939년 가을, Wernsing 박사는 PSC 대학을 방문하여 학술 전야제에서 상부경추 테크닉을 소개하였으나 뜨거운 환영은 받지 못했다. 그러나 그의 새로운 연구에 대한 소문은 넓게 펴져갔으며 전국으로부터 많은 카이로프랙틱 임상가들이 그의 병원을 방문하였으며 그에게 교육을 시켜주기를 요청했다. 결과적으로 그는 미국 전역을 다니면서 세미나를 시작하게 되었다. 그는 1940년 9월부터 1941년 1월 사이에 Los Angeles College of Chiropractic의 Chirogram 학술지에 5편의 환추 Specific에 관한 글을 올렸다. 이 글들은 side posture position에서 환추를 치료하는 방법을 서술하였다. 1939년, 그는 다음과 같은 언급이 있었다. "나는 리더로서의 명예와, 대학의 도움으로 여러분 앞에 오지 않았다. 나의 목적은 단지 나의 연구 결과가 과학의 이름으로 죽느냐 사느냐에 대한 관심이 있을 뿐이다." 1941년, Wernsing 박사는 *The Atals Specific*을 출판하였다.[40]

B. J. Palmer 카이로프랙틱 연구소 (B. J. Palmer Chiropractic Research Clinic)

B. J. Palmer 박사는 PSC 대학의 총장으로서 그리고 학계의 영향력으로 그의 상부경추에 대한 그의 이론을 유명하게 만들 수 있었다. HIO는 B. J. Palmer 연구소에서 집중적으로 연구되었다. 새롭게 건설된 연구소는 1935년에 시작되었으며 당시 최첨단의 기술력으로 세워졌다. 그리고 최악의 사례들을 대상으로만 연구하는 곳으로 알려졌다. 이 곳을 찾아오기 위해 먼 여행을 해야 했던 많은 환자들은 대부분 일반 병원에서 희망을 잃었거나 또는 만족하지 못했던 환자들이었다. 그리고 전국의 카이로프랙틱 임상가들은 어려운 케이스 환자들을 이곳으로 보내어 상부경추에 특수 카이로프랙틱 치료를 받게 하였다.

Palmer 연구병원은 상근하는 MD 스탭이 있었으며 카이로프랙틱 치료 전과 후의 결과를 평가하기 위해 최첨단 진단기를 사용하였다. 환자들은 매일 카이로프랙틱 검사와 함께 NCM을 통해 진료기록을 검사하였다. 그리고 MD 스탭은 일주일에 한 번씩 이학검사를 실행하였으며 혈액검사, 소변검사, 혈압검사, 기초대사량 검사, 시력검사 그리고 청력검사와 함께 전반적인 X-ray 검사를 포함하였다. B.J. Palmer는 당대의 모든 첨단적 진단기를 사용하여 환자 건강에 대한 카이로프랙틱 치료의 효과를 확인하고 문서화하였는데 총력을 기울였다. 이러한 노력은 심전도(EKG)와 뇌전도검사계(EEG)의 시조가 되는 electroencephaloneuromentimpograph를 개발하게 되었다(그림 1-12). B.J.는 이 진단기들이 스블럭세이션의 실체와 위치를 확인하고, 어져스트먼트의 임상적 유효성을 확인할 수 있을 것이라고 확신하였다. 이러한 진단기들은 매우 신뢰성이 있다는 사실이 부분적으로 확인되었다. 하지만 당대 진단기의 기술력은 제한되어 진단결과를 정확하게 분석하는 데에는 한계가 있었다.

1930년에 이르러 미국의 경제공황은 황금기를 맞고 있었던 카이로프랙틱 학문과 PSC 대학은 많은 도전을 받게 되었다. 1920년도 PSC 대학의 학생 수는 3,000여 명에 이르렀으나 경제공황을 맞으면서 학생수가 300여 명으로 감소되었기 때문이다. B.J.의 아들인 David

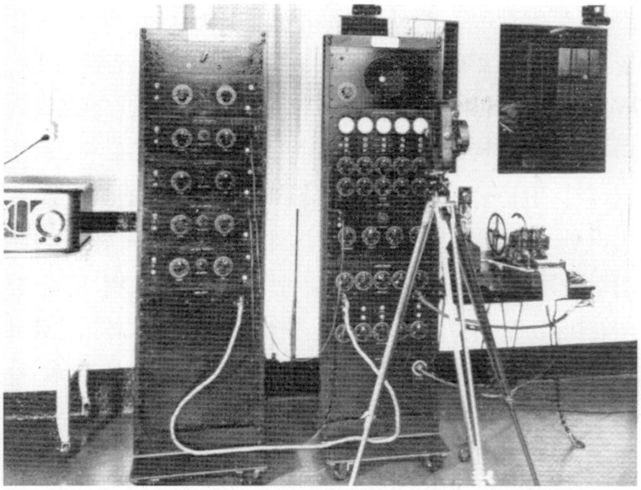

그림 1-12 뇌파도, EEG의 전신인 뇌파측정기(고문서를 소장하고 있는 Palmer 대학 협조).

Daniel Palmer는 Pennsylvania 대학을 졸업하고 돌아왔으나 아버지의 대학이 심각한 경제적인 문제가 있다는 것을 보게 되었다. 카이로프랙틱 대학이 당면하고 있는 이러한 상황에서 John Francis Grostic은 PSC 대학에 입학하여 카이로프랙틱 학자로서 그의 놀라운 업적을 남기게 되는 역사가 시작이 되었다.

카이로프랙틱 임상가가 되기 전 John F. Grostic 박사의 삶 (John F. Grostic Prechiropractic Years)

John F. Grostic은 1907년 10월 9일 미시건 주, Genoa Township시에 살고 있던 아버지 Fred 그리고 어머니 Magdalina 사이에서 태어났다. 그는 농장에서 성장했으며 농장의 삶을 즐겼으나 교육의 중요성을 깨달은 아버지는 아들을 St. Thomas 고등학교에 입학시키기 위해 친척집으로 보냈다(그림 1-13). 1927년 6월에 졸업하였으며, 졸업과 함께 미시건 주에 있는 Holden 회사의 지배인으로 취직하였다. 1929년 그는 Hodgkin's disease 진단을 받게 되었고 2년밖에 살지 못할 것이라는 예후를 받게 되었다(그림 1-14). 그는 재발되는 발열과 목 주위에 임파절 부종으로 고생하였다. Griostic은 직장 주위에 있는 카이로프랙틱 임상가로부터 치료를 받기 시작하였다. 증세가 부분적으로 호전된 Grostic은 그를 치료한 카이로프랙틱 임상가로부터 아이오와 주, 데븐포트 시에

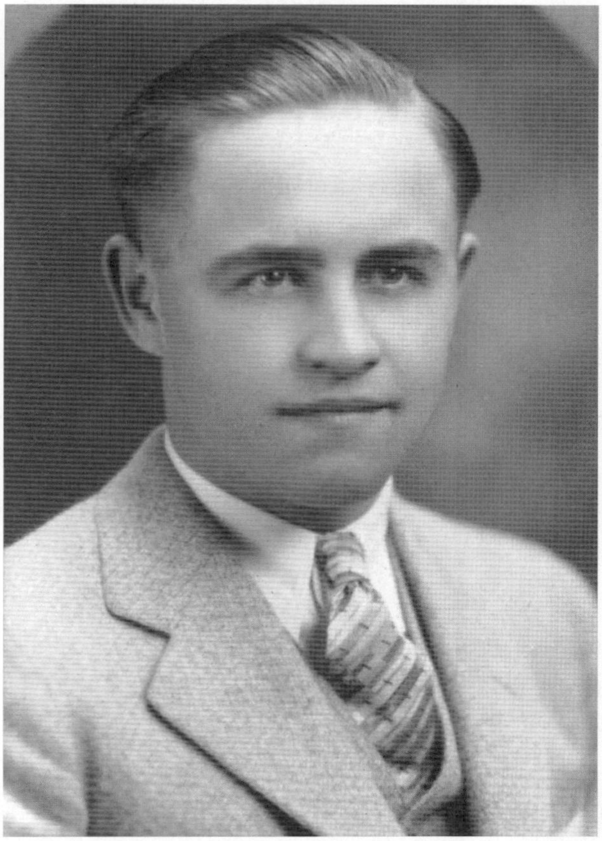

그림 1-13 Dr. John Francis Grostic의 고등학교 시절의 모습(고문서를 소장하고 있는 Palmer 대학 협조).

있는 B. J. Palmer 박사로부터 지속적인 치료가 필요하다는 의뢰를 받게 되었다. 의뢰를 받고 달려온 Grostic에게 B. J. Palmer 박사는 HIO라고 알려진 상부경추 특수치료를 통해 Grostic의 환추와 축추를 중심으로 치료한 후 놀라운 결과를 얻게 되었다. 치료가 시작된 얼마 후 Grostic의 모든 증세가 사라지는 기적과 같은 놀라운 임상결과를 얻게 되었다. 카이로프랙틱 치료가 Grostic의 Hodgkin disease를 치료한 것이 아니라, 그의 건강을 회복시킨 것이다.

John Grostic 카이로프랙틱 임상가가 되기로 결심하다. (Grostic Becomes A Chiropractictor)

카이로프랙틱 치료를 통해 자신의 건강을 회복한 Grostic은 PSC 대학에 입학하기로 결심하였다. PSC 대학은 상부경추의 해부학과 새로운 방사선 검사법에 특별한 관심을 두었다. HIO 상부경추 테크닉이 개발되는 후

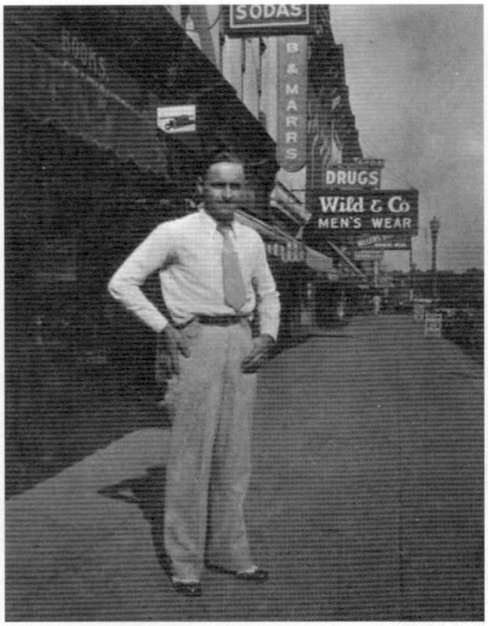

그림 1-14 질병이 시작되었던 시절, 그가 운영하고 있었던 백화점 앞에 서있는 John F. Grostic 박사의 모습(고문서를 소장하고 있는 Palmer 대학 협조).

반기에 Grostic은 PSC에서 학업을 시작하였다. 그는 이 테크닉에 대해 B. J. Palmer의 강의 노트를 정리하여 제작한 노트가 지금도 간직되고 있다. Grostic은 X-ray를 통해 카이로프랙틱 학문의 효율성을 확인한 후 카이로프랙틱 학문에 심취하게 되었다. 상부경추에 대한 그의 정열은 자신의 생명을 구한 경험을 통해 이루어진 것은 의심할 여지가 없었다. John F. Grostic D.C는 1933년 3월 19일 70여명의 학우들과 함께 PSC 대학을 졸업하였다(그림 1-15). 그는 1933년 8월 23일 Grace Johnson과 결혼식을 올렸다(그림 1-16).

졸업 후 미시간 주로 되돌아간 Grostic은 Ann Arbor 시내 중심에 있는 Whitker 빌딩에서 개원하였다. 검진실과 치료실로 구성된 그의 병원은 3개의 방으로 구성되었으며 각 치료실마다 어져스먼트 테이블과 진단기 neuro-calygraph 그리고 간단한 책상으로 설치되었다. 그 시절 미국은 1929년에 시작된 경제 대공항으로부터 서서히 회복되는 단계에 있었으며 그의 병원은 미시건 의과대학이 있는 시내 중심에 개원하게 된 것이다. 카이로프랙틱에 대한 정열과 그의 사업적 능력으로 경제 대공항으로 인한 어려웠던 경제적 환경에서도 불구하고 그의 병원은 성공적으로 발전되었다. Dr. Hollis Westfall은 오랫동안 그의 부원장으로 함께 진료하였다. Dr. Grostic은 월요일, 수요일 그리고 금요일에만 진료하였고 부원장 Dr. Westfall은 화요일, 목요일 그리고 토요일에만 진료하였다. 진료 시간은 아침 9시부터 11시 30까지, 오후 2시부터 4시 30분 그리고 오후 7시부터 8시까지 진료하였다. 이러한 그들의 진료 시간은 그로 하여금 연구하고 다른 임상가들의 방사선 분석을 할 수 있게 하였으며 또한 강의준비를 할 수 있는 여유를 주었다. 그 후 그의 진료시간은 더욱 늘어났지만 목요일과 토요일은 항상 그의 가족들과 함께 하는 시간을 가졌다.

이러한 그의 성공적인 진료활동은 갑자기 떨어진 X-ray 기계에 목을 다친 사건이 발생한 후 중단할 수밖에 없었다. 이 우연한 사건이 있은 후 그의 Hodgkin's like symptoms을 재발시켰다. 그의 증세는 심각한 상태로 악화되었으며 앞으로 2주 밖에는 살 수 없을 것이라는 진단을 받게되었다. 그의 임파절은 심하게 부어올랐으며 그의 체온은 23일 동안 101°F(38.3°C)에서 105.5°F(40.8°C)까지 오르내리는 상황이 계속되었다. 그는 주위 카이로프랙틱 임상가로부터 치료를 받았으나 효과를 보지 못했다. 그의 가족들은 다시한번 B.J. Palmer로부터 직접 치료를 받기 위해 그를 열차에 태워 보냈다. B.J. Palmer로부터 상부경추 치료를 받기 시작한 3일 후부터 그의 증세는 뚜렷하게 회복되기 시작하였다. 그리고 완전히 회복될 때까지 B.J. Palmer로부터 지속적인 치료를 받았으며 그의 치료효과는 오랫동안 추가적인 치료가 필요없을 만큼 지속되었다. DR. Westfall은 Grostic이 치료받은 동안 홀로 진료활동을 지속하였다.

Dr. Grostic은 주위의 동료 카이로프랙틱 임상가로부터 동일한 치료를 받았음에도 효과를 보지 못했으나, B. J. Palmer 치료를 통해 치료효과를 보게 된 것에 대한 흥미로움을 갖게 되었다. 그는 카이로프랙틱 원리에 대해 조금도 의심이 없었다. 그러나 문제는 어떻게 치료하느냐에 달렸다는 것을 깨닫게 되었으며 B. J. Palmer 박사의 환자관리 원안에 대한 공부를 하기 시작하였다. Dr. Grostic은 B. J. Palmer 박사께서 환자를 눕히고 어져스트먼트를 실행하는데 매우 세심한 차이가 있다는 사실을 알게되었다. 그리고 이것은 HIO 임상가들이 이해하지 못했던 부분들이었다. 이러한 세심한 차이점에 대해 Dr. Grostic은 심취하게 되었고, 그가 이 분야에

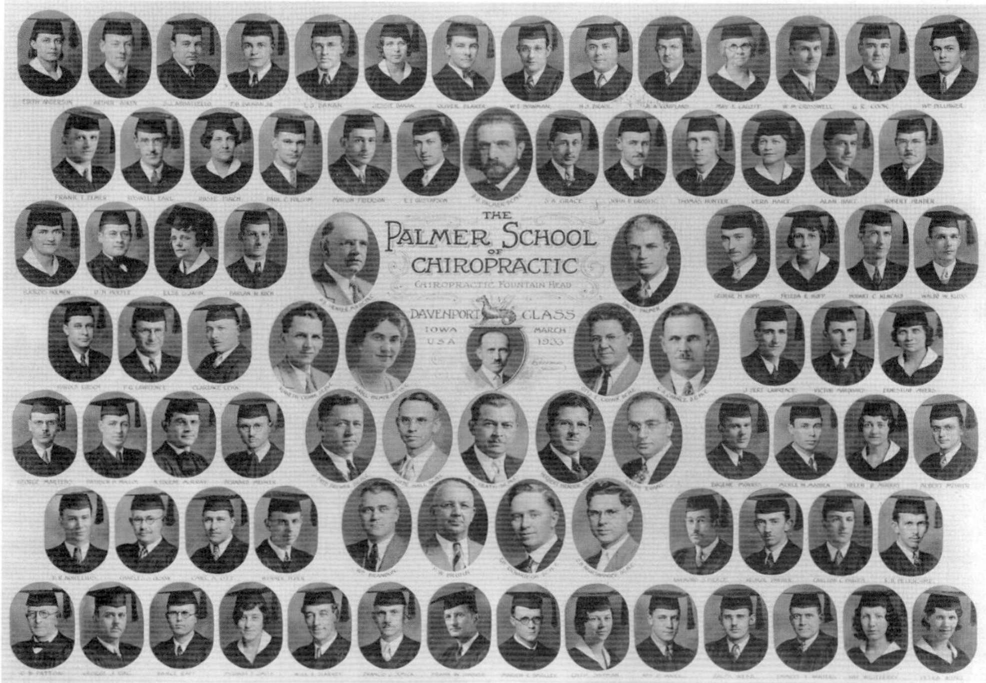

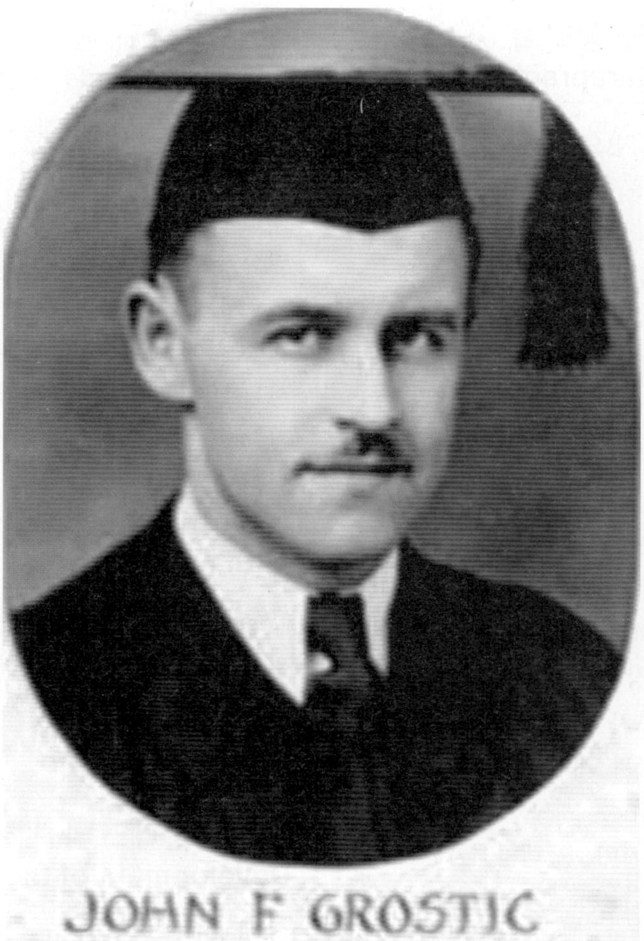

그림 1-15 1933년 Palmer 대학 졸업자 앨범과 John F. Grostic 박사의 졸업식 사진(Dr. Richard J. Grostic의 협조)

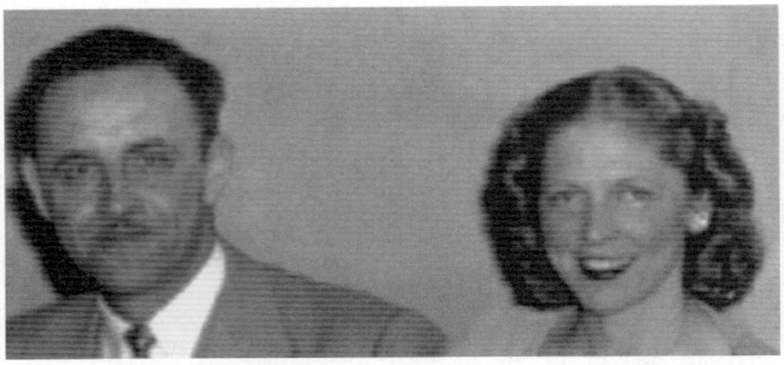

그림 1-16 John F. Grostic 박사와 그의 부인, Grace Grostic (Dr. Richard J. Grostic의 협조).

대해 심도있는 연구를 하게 된 기초가 되었다. Dr. Grostic은 상부경추에 대한 새롭게 학습한 지식을 통해 발전된 모습으로 그의 병원이 있는 Ann Arbor로 돌아왔다. 그리고 동일한 상부경추 분석과 어져스먼트를 사용하는 임상가들의 임상적 성공과 실패에 대해 연구하기 시작하였다.

팔머 표준 카이로프랙터 심의회 Palmer Standardized Chiropractors Council

B.J. Palmer 박사의 치료를 받으며 회복하는 과정 중에 Dr. Grostic은 HIO 임상가로 구성된 Black Tie Organization(BTO)에 정식 회원으로 가입하였다. 그들은 그들의 임상적 성공과 실패의 경험을 서로 나누면서 임상능력을 발전시키기 위해 노력하는 그룹들이었다. 1937년 Dr. Grostic은 학술회에 참석하면서 BTO 동료들과 자신의 생각을 나누었다. 그리고 HIO 테크닉을 발전시키고 표준화시키기 위해 노력하는 그룹을 형성하였다. 이 새롭게 설립된 연구단체를 Palmer Standardized Chiropractic Council(PSCC)이라고 명칭하였다. 11명의 설립 위원 중 Dr. Grostic이 포함되었으며 Dr. B.J. Palmer는 명예회장, Dr. Roy G. Labachotte는 설립자 그리고 Dr. Vic G. Coxon은 초대 회장으로서 추대되었다. 1938년 공식적인 회측과 함께 회보가 만들어졌다. 엄선된 이 엘리트 그룹의 회원들은 미국과 캐나다 그리고 영국을 포함해 70여명으로 성장하였다.

PSCC 단체의 설립목적은 카이로프랙틱 치료의 원안과 방법들을 표준화시키기 위한 새로운 아이디어와 연구결과들을 논의할 수 있는 토론의 장을 제공하는데 목적을 두었다. 이 단체 위원들은 모든 학술회에 참여하여 임상 성공사례와 실패사례를 서로 발표하면서 더욱 성공적인 임상가가 되기위해 노력하였다. Dr. Grostic과 여러 멤버들은 이 단체의 위원으로서 해마다 진행되는 회의에 참여하면서 그들의 임상연구 결과와 자신의 아이디어를 발표하였으며 월간 학술지에 발표하였다. 1937-1942년 사이 주요 위원들에 의해 많은 임상연구 결과들이 발표되었다. 그러나 소수의 멤버들은 모든 연구활동은 B.J. Palmer가 주도해야 한다고 믿었고, B.J. Palmer가 승인하지 않는 연구내용들은 회원들에게 발표되지 말아야 한다고 생각하였다. 1938년 Dr. Labachotte는 B.J. Palmer의 교육 내용과 다른 것들은 교육시키지 말아달라고 Dr. Grostic에게 충고까지 하였다. 그러나 위원 중 다수의 멤버들은 Dr. Grostic의 초기 연구결과를 신뢰하였으며 Dr. Grostic 역시 자신의 연구내용을 강하게 주장하였다.

HIO 테크닉을 사용하는 많은 카이로프랙틱 임상가들은 상부경추 서블럭세이션을 치료하는데 있어서 객관적으로 일관성 있게 실행하는데 많은 어려움을 느끼고 있었다. 이러한 어려움은 환추를 정확하게 치료하면 innate가 모든 것을 해결할 것이라는 신비적인 시각을 갖게 하였다. 상부경추의 진실은 형이상학적 신비가 아니고 순수한 생체역학의 과학적 사고로 접근해야 한다고 믿고 있는 Dr. Grostic에게는 수용할 수 없는 사고였다. HIO 임상가들이 경험하는 일관성 없는 임상결과들은 부분적으로 총괄적인 분석 보다는 Dr. B.J. Palmer의 단편적 사례 분석에만 의존하였기 때문이었을 것이다. Palmer 박사는 HIO 테크닉을 완벽하게 실행할 수 있었다. 그러나 다른 카이로프랙틱 임상가들에게는 HIO 테크닉 구사에 있어서 섬세한 차이점을 극복하기가 어려웠다. Palmer 박사는 좀더 정교한 어져스트먼트 리스팅을 개발하기 위해 노력하였다. 예를 들어, 그의 저서인 *"The Subluxation Specific—The Adjustment Specific"*에서 언급하기를 P x R xx I xxx라고 리스팅을 하였을 때, 이 의미는 P 어져스트먼트는 R에서 2배 정도 그리고 I에서 3배 정도라는 의미이다.[43]

Grostic 테크닉 개발 Development of the Grostic Procedure

1920년도와 1930년도 중 임상연구에 참여했었던 Dr. B.J. Palmer, Aleck Wernsing 그리고 여러 카이로프랙틱

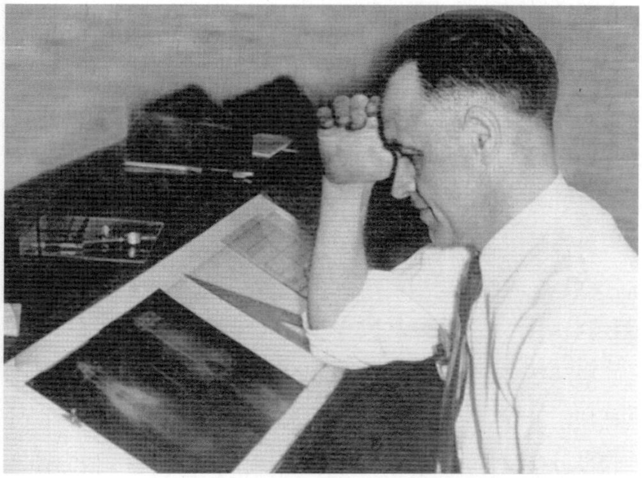

그림 1-17 X-ray 분석에 열중하고 있는 John F. Grostic 박사의 모습 (Dr. Richard J. Grostic의 협조)..

임상가들에 의해 개발된 개념을 바탕으로 새롭게 개발된 Grostic 테크닉은 1939년부터 동료 임상가들에게 소개되었다.

1936년 John F. Grostic은 현재 Grostic Procedure이라고 알려진 상부경추에 대한 심도있는 연구 활동을 시작하였다. 연구 내용의 중요 부분은 환자를 치료하기 전 X-ray 검사를 하고, 치료 후 즉각적으로 X-ray를 재검사하는 방법이었다. Dr. Grostic은 치료 후 X-ray 재검사를 일상적으로 실행한 최초의 카이로프랙틱 임상가였다(그림 1-17). 그의 연구과정은 매우 엄밀하고 세심하게 이루어졌다. 그는 80여명의 환자 Pre 그리고 Post X-ray 분석 내용을 세밀하게 기록하였다. 그리고 그가 가지고 있었던 아이디어는 가치가 없다는 결론을 내렸다. 모든 HIO 임상가들이 어져스트먼트를 실행하기 위해 동일한 리스팅과 동일한 방법을 사용하지 않는다는 사실을 알고 그는 정확한 방향의 벡터 어져스트먼트에 집중하였다. 더욱 표준화된 치료 테크닉을 구사하기 위해서는 더욱 정확한 리스팅과 정교한 어져스트먼트가 요구되었다. Dr. Grostic은 다음과 같이 언급하였다:

> 어져스트먼트는 기계적, 수학적 그리고 물리적 법칙에 의해 조절되는, 극도로 정확하게 이루어져야 한다. 척추는 기계학적으로 구성되어 있으며, 또한 기계학적으로 서블럭세이션이 발생한다. 그리고 척추에 기계학적 힘을 가하여 어져스트먼트가 이루어진다. 그러므로 경추 어져스트먼트의 효과는 기계학적으로 측정 가능한 것이다.[69]

방사선 분석 (Radiographic Analysis)

Dr. Grostic의 연구활동의 주요 부분은 방사선 검사에 있다. 그는 정확한 방사선 검사와 방사선 노출을 감소시키기 위해 헤드클램프, 회전의자, 레드 필터, 그리고 X-ray 기계의 배열을 조정할 수 있는 방법들을 고안하였다. 그는 최소한 80 kVp를 사용하였고 90 kVp까지 사용할 것을 권고하였다(Dr. Grostic 주로 88 kVp를 사용하였다). Lateral view에서 그는 일반적으로 5–6 mAs, nasium view를 위해 10–15 mAs, 그리고 vertex view를 위해서는 20–25 mAs를 사용하였다. 그는 전형적인 방법으로서 치료 전과 후 모두 7장의 X-ray를 촬영하여 방사선 노출량은 0.382 milliroentgens 정도될 것이라고 추측하였다. Dr. Grostic은 central 두개골 line 분석 시 영상의 질을 높이는 동시에 방사선 노출량을 감소시키기 위해 납으로 만들어진 특수 필터를 사용하였다. 그는 많은 임상가들이 사용하는 방법으로서 카세트 내에 종이를 사용하는 방법을 권하지 않았다. 이유는 X-ray가 통과하면서 영상의 질을 감소시키기 때문이다(2장 참조). Dr. Grostic은 동료 임상가들에게 X-ray 장비를 정확하게 설치하는 것이 매우 중요하다는 사실에 대해 집중적으로 교육하였다. 잘못된 X-ray 설치는 마치 목표물 겨냥 없이 발사하는 총과 마찬가지라고 지적하였다. 또한 영상의 정확성과 화질을 최대화시키기 위해 정확한 방법으로 촬영해야 한다는 것을 집중적으로 교육시켰다.

관절면의 기하학 (Geometry of Articulating Surfaces)

Dr. Grostic은 Dr. Wernsing으로부터 occipital condyle circle concept, 후두과의 원형개념(5,7,16장 참조)을 전수받았다고 생각되었으나 실제로는 axis body circle component, 측정 체계와 환추 추체 원형 요소를 개발하였다. 그는 1938년 PSCC에 참석했던 동료들에게 후두과 경사면에 대한 연구내용을 발표하였다. 또한 headpiece를 사용하여 유양돌기를 지지하는 새로운 아이디어를 소개하였다. 그 다음 해에 Dr. Grostic은 그의 axis circle analysis, 환추 원형분석을 소개하였다. 이 분석법은 1940년에 와서야 완성된 것으로 기록되어 있다. 그 후 그는 PSCC 보고서에서 환추 서블럭세이션을 효과있게 치료하기 위해 후두과 경사의 중요한 역할에 대해 설명하였다.[51]

후두골과 환추 그리고 환추와 축추 사이에 관절 기하학을 측정하기 위한 Diarticulometer 형판이 개발되었다. Dr. Grostic은 후두과와 축추의 상관절면의 만곡 분석을 통해 이 개발을 가능하게 만들었다. 이 관절면들은 원형보다는 타원형에 가깝다. 그러나 그는 원형 형태를 사용하는 것이 더욱 유용하다는 것을 발견하였다. 이유는 360°로 나누어질 수 있기 때문이다. Dr. Grostic은 환추의 배열을 측정하기 위해 각도를 사용하는 것이 후두과 주위에 두개골 보다 측정과정에서 X-ray 선이 분산됨으로서 발생하는 오차율을 감소시킬 수 있는 방법이라는 것을 깨닫게 되었다. 이러한 측정법은 영상 확대로 인해 발생하는 오차를 감소시킬 수 있었다. 그는 또한 비교적 작은 후두과를 가진 사람들은 환추의 laterality, 외측변위가 쉽게 발생하고 후두과의 크기가 큰 사람들은 rotation, 회전변위가 쉽게 발생할 수 있다는 사실을 관찰하였다. 후구과가 대후두공에 비교적 앞쪽에 위치하고 있는 경우엔 특히 후자의 경우가 지적된다. 환추의 외측변위가 심한 경우 회전변위는 비교적 가볍고, 반대로 회전변위가 심한 경우엔 외측변위는 비교적 그 정도가 가볍다는 사실을 관찰하였다. Dr. Grostic은 머리의 무게가 환추 외측변위 쪽에 가해지는 경우 환추는 동측에 anterior rotation이 흔히 발견되고, 머리의 무게가 환추 laterality 반대쪽에 가해질 때는 posterior ration이 발견된다고 하였다. 그는 또한 작은 정도의 환추 laterality 그리고 rotaion의 변위이라도 신경학적인 점에서는 임상적으로 매우 중요한 것이며, 환추의 rotation 변위는 neurocalygraph와 다리 길이에 변화를 준다는 것을 관찰하였다. 그러나 환추의 laterality 변위가 주로 rotation 변위보다 더욱 신경학적 장애를 유발시킨다. 환추 laterality는 좀 잘못된 명칭이다. 외측면 후두과를 중심으로 발생하는 환추의 부정배열은 관상면에서 볼 때 오른쪽 또는 왼쪽 laterality 보다는 rotation의 모습으로 나타나기 때문이다.

환추 외측변위, laterality 측정
(Measuring Atlas Laterality)

HIO 분석은 환추의 외측변위를 측정하기 위해 높낮이를 측정하는 wedge 분석법을 사용하였다. 하지만 Dr. Wernsing은 후두과에서 환추가 어떻게 외측으로 움직이는가에 대해 논의하였다. 이것이 Dr. Grostic으로 하여금 환추의 면과 두개골 중심선을 분석하는데 가장 신뢰할 수 있는 방법을 개발하게 된 중요한 이유이다. 이 두 선이 이루는 각도가 환추의 외측변위를 지적하기 때문이다. 그는 환추의 lateral mass, 외측덩이를 가로지르는 후궁의 하위 점을 사용하기로 결정했다. Dr. Grostic은 환추 외측덩이의 하위 점을 사용하는 것보다 더 정확하게 측정할 수 있는 방법이라고 믿었다. 그는 유아기의 환추 외측덩이는 충분히 발달하지 못하는 부분이며 또한 예전에 발생한 외상이나 서블럭세이션은 이 구조의 대칭적 발달을 방해할 수 있다고 지적하였다. Dr. Grostic이 선택한 환추 외측덩이의 부위는 일차적 성장 센터가 있는 곳이라는 사실을 감안할 때 그의 분석법이 옳았다는 것을 확인할 수 있었다. 후궁 위에 누워있는 추골동맥의 박동으로 인해 가능하게 발생할 수 있는 골격변화 때문에 외측덩이의 상위 점보다는 하위 점 사용하는 것이다.

1938년부터 기록들은 Grostic 박사의 X-ray 분석에서 quattitative listing 형태의 모습을 보여주었다(예, C1 L-H1 over wedge L1 A2 with C2 listed Od R2 P2). 그러나 1942년부터는 Grostic X-ray 기록을 통해 "Grostic 리스팅"이 개발된 것을 보았다. 이전까지 Dr. Grostic은 다른 형태의 분석법들과 AP open mouth 영상을 사용한 것처럼 보인다. 1940년도 초기에 그는 Nasium view가 관상면에서 서블럭세이션을 측정하는데 가장 합당한 영상이라는 것을 정립하였다. Dr. Grostic은 빈번하게 2개의 Nasium view를 촬영하였다. 그 중 하나는 S-line 위에서 촬영한 영상이다.[48]

Dr. Grostic은 대후두공의 중심점을 찾기 위해 많은 노력을 하였다. 초기에 그는 후두과 사이를 이등분함으로서 central 두개골/foramen magnum 선을 정립하려고 노력하였다. 하지만 이 방법은 신뢰할 수 없다는 것을 알았다. 이유는 대후두공의 전면 부위와 후두과에서 나타나는 흔한 발육장애 때문이다. 1942년 이런 사실로 인해 만족하지 못한 Dr. Grostic은 환추 외측변위를 정확하게 측정하기 위해 cephlocentroscope라고 알려진 원형을 개발하게 되었다. 이 측정기는 환추 외측변위를 측정하기 위해 환추를 이등분하는 central 두개골 line, 두개골 중심선을 설정하는데 사용되었다. Grostic은 임상연구를 통해 환추의 외측변위 서블럭세이션으로 인해 환자로부터 사인이 나타나기 위해선 최소한 1°의 3/4 정도가 되어야 한다는 것을 발견하였다. 생명을 위협받는 질환으로 투병하고 있을 때 Dr. B.J. Palmer로부터 치료를 받은 후 Dr. Grostic은 건강이 회복되었다. 그러나 HIO 치료를 받고있는 과정 중에서도 그는 여러 건강문제를 가지고 있었다. Dr. Grostic은 근본적인 문제 해결점을 찾기 위해 어져스트먼트 전과 후의 상태를 정확하게 분석하기 위해 자신에게 X-ray 검사를 실행하였다. 그는 자신의 축추 치돌기(axis odontoid process)가 환추와 비교해 완연하게 외측변위된 모습을 보게 되었고 또한 경추 전체가 한쪽으로 변위된 모습을 관찰하였다. 그는 이를 계기로 환추-Odontoid process 관계 요인과 axis spinous process 분석을 시작하였다. 그리고 densmeter 측정기를 개발하게 되었다. 이를 통해 환추와 축추 사이에(5장 참조) 외측 서블럭세이션을 의미하는 하부 각 측정이 개발되었다. 이 개념은 그 시대에 혁신적 것이었고 Dr. Grostic의 명성을 알리게 되었다. 그는 또한 환추 plane line에서 기울어진 환추를 어져스트먼트 하기 위해 약간의 조정이 필요하다는 것을 발견하였다. 최종적인 높이 요인은 C0-C1 그리고 C1-C2 사이에(상부와 하부 각) 외측변위의 측정 차이점과 관련되었다. 이 관계는 어져스트먼트의 각도 방향에 영향을 준다는 사실이 발견되었다.

후두골 - 환추 회전변위(Occipito-Atlantal Rotation)

환추와 후두골 회전변위 분석은 Dr. Grostic의 초기 연구에서 정립되었다. 이것은 HIO 테크닉으로부터 논리적으로 진행되었다. 그는 Base posterior 보다는 vertex를 사용하기로 선택하였다. 이유는 환추를 약 2인치 정도 가깝게 필름에 접근시킬 수 있었기 때문이다. 그러므로 거리로 인해 발생하는 확대현상을 감소시킬 수 있기 때문이다. 또한 nonshcockproff X-ray 장비를 사용하지 않는 임상가들을 위한 안전문제 때문이었다. Dr. Grostic은 환자의 머리쪽이 아니라, 다리 사이에 nonshockproof X-ray 기계를 놓아야 하는 촬영법에 대해 부정적으로 생각하였다. 우연하게 Dr. Grostic은 그리드카비넷의 앞면에 설치되어야 할 표시된 중심선에서 거울을 사용할 것을 생각하였다. 그리고 이 방법은 지금도 vertex view 촬영을 위해 환자의 자세를 잡아주는데 사용되고 있다.

Dr. Grostic은 표준적인 vertex X-ray와 함께 Vertex stereo view를 사용하였다. 그러나 어져스트먼트 전 X-ray 분석을 위해선 stereo view를 전형적으로 사용하였다. 그의 개인적 기록에 의하면 Dr. Grostic은 어져스트먼트 후 평가를 위해서 표준적 vertex view를 사용하였다. Stereo 분석은 X-ray 튜브를 오른쪽 그리고 왼쪽으로 이동하면서 촬영하는 2개의 vertex view가 요구된다. 이에 대한 이론은 X-ray 튜브를 오른쪽으로 이동하여 촬영하였을 땐, 임상가의 왼쪽 눈으로 환자를 관찰한다는 사실에 근거한 것이다. 각 vertex view로 촬영된 필름은 표시되고 특수한 stereo view box에 양쪽에 놓여지게 된다. 특수한 프리즘은 두 영상을 혼합하여 임상가의 왼쪽 눈을 고립시켜 "left eye "필름을 보게 한다. 이것은 두 영상을 3차원적으로 보게 하며 특수한 분석을 가능하게 한다. Dr. Grostic은 동료 임상가들에게 환추 횡돌기 또는 횡돌기공의 발육장애의 가능성에 대해 주의를 준다. 이유는 환추 plane line 분석에 영향을 주기 때문이다. 그는 환추 lateral mass를 사용하여 두 선이 평행이 되는 것을 결정하기 위해 재확인할 것을 권한다.

Stereo 분석은 환추 회전변위, 특히 작은 정도의 회원변위를 측정한다. 이러한 영상들은 X-ray 표시와 위치가 일정하다면 임상가들로 하여금 그것들을 볼 수 있게 한다. 1946년, Dr. Grostic은 vertex view에서 C2 극돌기 변위를 측정한 것을 기록하였다. 그는 이러한 영상들을 nasium view와 비교하면서 이차분석을 위해 사용한 것으로 보인다. 깊이를 볼 수 있었기 때문이다. 횡면(vertex) 분석은 관상면(nasium) 측정만큼 중요하지 않다고 생각하였다. 아마도 vertex x-ray에서 축추의 극돌기를 정확하게 찾을 수 없는 어려움 때문일 것이다. Dr. Grostic은 경추골절 분석을 위해 oblique stereo view를 이차적 평가를 위해 사용할 것을 권했다. 그러나 그가 사망한 후에 vertex stereo view 사용은 더 이상 사용되지 않았다.

Grostic은 스블럭세이션 패턴을 "opposite-angle 또는 into-the-kink 부정배열로 분류하였다. 그는 환자들에게 큰 하부각 또는 kink 현상이 환추의 부정배열보다 더 유해한 상태를 유발시킨다고 느꼈다. 이로 인해 그는 thrust/torque을 사용하여 축추와 하부 경추를 치료하지 않고서는 성공적인 치료라 할 수 없다고 생각하였다. 어떤 사례에서는 후두골-환추 부정배열 보다 하부경추 kink 현상이 먼저 발생했다고 Dr. Grostic은 생각하였다. 그는 외부로부터 침투적인 힘이 척추의 내부 저항능력을 능가할 때 하부 각이 발생한다고 설명하였다. 그리고 머리의 무게로 인해 후두골을 중심으로 환추와 오른쪽 또는 왼쪽으로 부정배열을 일으킬 수 있다고 설명하였다.

바로 누운 자세에서 단족 검사 (Supine Leg Check)

Dr. Grostic은 상부경추 서블럭세이션으로 인한 신경기능장애를 확인하기 위한 "supine leg check"방법을 개발하였다. 이 검사법은 비대칭적인 다리길이를 일시적으로나마 회복시키기 위해 환자의 짧은쪽 다리를 강열하게 흔들던 예전 Osteopthic 임상가들의 아이디어를 사용하지 않았나 생각되었다. 기록에 의하면 Dr. Grostic은 1943부터 supine 자세에서 실행한 단족 결과를 기록하기 시작했지만, 이 검사법은 예전부터 사용되어 왔었다. 그는 평가의 정확성을 높이기 위해 supine leg check 검사를 위한 섬세한 원안을 개발하였다(9장 참조). 이것은 필요 없는 어져스트먼트를 예방할 수 있기 때문에 매우 중요한 검사법이다. 어져스트먼트를 실행하기 위해선 최소한 $^1/_4$ 인치 또는 neurocalograph에서 최소한 2.0 정도의 차이가 있을 때 어져스트먼트가 실행되어야 한다는 그의 보수적인 생각 때문이었다. Dr. Grostic은 어져스트먼트 후 치료 결과를 평가하기 위해 가장 정확한 진단기가 neurocalograph라고 믿었다. 그는 교육프로그램에 참여하고 있는 150명의 임상가를 중심으로 supine leg check 실행 방법을 관찰한 결과 매우 실망스러웠다는 기록을 남겼다. 그 중 20명의 임상가들만이 supine leg check을 정확하게 구사하였다. 81명은 $^1/_{16}$에서 $^1/_8$인치 정도 24명은 $^1/_4$인치 그리고 25명은 $^3/_8$에서 $^3/_4$인치 정도 정확한 모습에서 벗어난 사실을 관찰하였다. 그들은 피검사들의 신발 안쪽에 $^1/_{16}$– $^3/_8$인치 정도의 heel lift를 사용하였다. 일반적으로 임상가들은 하루 9명 정도의 환자 단족을 검사한다. 그리고 그들은 평균 $^1/_{16}$인치에서 25% 정도 정확도가 떨어졌다. Dr. Grostic은 단족 측정 중 임상가들이 골반, 하지 그리고 발목에 가하는 압력을 측정하는 진단기를 개발하였다. 그는 또한 supine leg check 방법이 환자를 이해시키는데 효과적이라고 느꼈다. 저자 역시, 치료 전과 후 단족의 변화를 디지털 카메라를 사용하여 확인시켜 주는 것은 환자교육에 매우 효과적인 방법이라는데 동의한다(9장 참조).

Dr. Grostic은 supine leg check으로부터 얻어낼 수 있는 운동감각 피드백에 대해 논의하였다. 그는 서블럭세이션은 다리와 골반에 근수축현상을 유발시킨다, 하지만 서블럭세이션이 없는 상황에서는 하지 근육은 이완 상태로 유지된다고 언급하였다. 서블럭세이션 상태에 따라 환자의 두 다리를 머리 방향으로 압력을 가할 때 고관절에서 부드러운 스프링과 같은 탄력성 또는 강직현상이 느껴진다고 지적하였다. 흥미롭게도 Dr. John F. Grostic의 아들인 John D. Grostic은 어떻게 기능성 단족이 증가된 근 긴장도로 인해 반대쪽 다리보다 더욱 무겁게 느껴지는 것에 대해 논의하였다. John F. Grostic은 static head rotation을 측정한 quantitiative 자세분석을 개발하였다. 그는 환추의 회전변위가 외측변위보다 강할 때 대부분의 경우, 환추 외측변위가 있는 쪽에 기능성 단족이 나타난다는 사실을 관찰하였다. 환추의 외측변위가 환추의 회전변위보다 강하게 나타날 때 기능성 단족 현상은 반대쪽에서 발견된다. 그러나 뚜렷한 하각변위는 위의 사실들을 변화시킬 수 있다. 그러나 John D. Grostic은 후에 가서 이러한 해석을 더욱 자세하게 정립하여 예측 수치를 높였다. 그는 방향과 정도가 다른 서블럭세이션의 구성요소와 관련되고 있는 다요인적 공식을 개발하였다(환추의 외측변위와 회전변위, 축추 극돌기). John D. Grostic은 다른 서블럭세이션 패턴은 다른 부위의 spinocerebellar tract, 척수소뇌로에 영향을 주어 여러 척추 주위 근육에 근수축을 유발시킨다는 가설을 주상하였다. 그는 다음과 같이 언급하였다:

> 치상인대 견인으로 인해 발생한 척수변형의 생체역학적 모델로부터, 두개골 또는 축추에 관한 환추의 회전변위는 환추의 외측변위보다는 신경학적 장애를 유발시키지 않는다는 것을 알 수 있었다. 그러나 회전변위는 기계적 변형으로 인해 척수의 어느 부위에 영향을 주는가에 대해서는 중요한 요인이 된다. 임상적으로 이 의미는 회전변위 치료는 서블럭세이션을 근본적으로 회복시키지 못하지만 증세를 뚜렷하게 완화시키는 효과는 있다.
>
> 척수의 기계적 변형 모델은 supine leg check을 이해하는데 도움이 되는 이론적 근거를 제공한다. 스블럭세이션의 정도 그리고 양쪽 후두과 만곡의 반경과 축추의 관절면을 이해하면서 최대 척추 변형 부위를 계산하는 것이 가능하다. 27명의 환자를 대상으로 진행된 연구에서 단족 측은 최대 척추변형 부위와 일치한다는 사실이 27명

중 24명의 환자를 통해 밝혀졌다. 0.88의 상호관련요인 수치를 보여준다. 몇 다른 연구를 통해서도 0.9의 상관계수를 보여주었다. 이러한 연구결과들을 통해 어떤 형태의 서블럭세이션이 주요 신경학적 문제를 유발시키는가를 예측할 수 있게 되었다.[54]

어져스트먼트 (The Adjustment)

John F. Grostic 박사는 HIO 치료 테이블과 헤드피스를 개선하였다. 그는 연구를 통해 유양돌기 지지가 필요하다는 사실을 깨닫고 두개골의 이 부위를 지지하기 위한 단단한 헤드피스를 개발하였다. 유양돌기 받침대는 2인치 정도의 넓이 그리고 1인치 정도의 높이를 가진 목재로 만들고 부드러운 제질 표면을 덮었다. 헤드피스는 귀를 위해 새롭게 디자인되었으며, A-P 방향으로 미끌어질 수 있도록 하였다. 1938년 기록은 헤드피스를 경사지게 하여 유양돌기를 효과있게 지지할 수 있게 하는 Grostic 박사의 노력을 보여주었다. 그리고 이러한 개념은 PSCC 회보에 기고되었다. Dr. Alex Politis(1947년 Dr. Grostic 세미나에 참석하였음)는 Travis Utterack이 활동하기 전, Dr. Grostic은 주위 임상가들을 위해 헤드피스를 제작하였다. 스블럭세이션 치료에서 가장 어려운 요인은 high 환추 plane line이라고 느꼈던 Dr. Grostic은 어져스트먼트 시 정확한 방향으로 접근할 수 있도록 치료 테이블의 높이를 약 13인치 정도 낮게 제작하였다. 그러나 이 방법이 충분하다고 느끼지 못했던 그는 테이블 머리부위 주위에 낮은 플랫트폼을 놓아 임상가의 키 높이를 약 5인치 정도 높게 하였다. 이 방법을 통해 테이블 머리부위가 더욱 낮아지게 하였으며 동시에 임상가로 하여금 단족검사를 편안하게 실행할 수 있게 하였다. Dr. Burton Pierce는 기억을 더듬으면서, 어져스트먼트를 정확하게 실행하기 위해 Dr. Grostic은 얼마나 많은 노력을 했는지 말해주었다. 사고를 당해 척골돌기에 골절을 입게 되었다. 그러나 그는 골절 부상을 당했음에도 지속적으로 진료를 계속하였다. 자신의 팔과 손목을 사용하지 않으면 관절들이 경직될 것을 두려워하였기 때문이다.

초기 Grostic 치료 테크닉은 중간급 정도의 힘을 사용하는 테크닉으로서 HIO toggle 테크닉 자세에서 실행되었다. 그러나 가하는 힘의 양과 recoil 사용법은 제거하였다. 그리고 1952년 부터는 다리를 벌리지 않고 가깝게 모은 자세에서, 부드러운 접촉과 가벼운 힘만을 사용하는 테크닉으로서 변화되었다. 1957년에 들어와서는 가벼운 힘을 사용하는 것이 서블럭세이션을 회복시키는데 더욱 효과적이라는 연구결과를 보고 더욱 가벼운 힘만을 사용하는 테크닉으로서 변화되었다. Dr. Grostic은 C2 극돌기와 하부각 서블럭세이션을 회복시키기 위해 toggle을 사용하였다. 그러나 환추의 superiority와 inferiority 치료를 위해 사용하는 HIO toggle과는 다르다. 그는 또한 만성적 사례들과 inferior C2 극돌기 서블럭세이션과 함께 발생하는 opposite angle subluxation 경우에는 더 많은 힘과 때때로 2번 트러스트를 가해야 하는 경우가 있다. 1944년 전 기록에 의하면 Dr. Grostic은 축추에 직접적으로 어져스트했었다. 이것은 놀라운 일이 아니다. Dr. Grostic의 테크닉은 HIO를 기반으로 개발되었기 때문이다. 그 당시 HIO 임상가들이 의뢰한 경우 그들이 받았던 방법으로 치료하는 것이 일반적인 일이었다.

Dr. Grostic은 post x-ray를 촬영하기 전, 주로 한 부위에 한번만 어져스트먼트를 실행하였다. 그러나 특정한 사례에서는 여러번 트러스트하는 것으로 알려져 있다. 그는 특정한 사례의 치료를 위해 어져스트먼트를 실행하기 전, 먼저 adjusting coordinator devise에서 자신을 숙달시켰다. Dr. Grostic은 양쪽 손에 유난하게 돌출된 두상골을 가지고 있었다. 그리고 치료 후 많은 경우 환자에게 접촉한 부위에 작은 붉은 점을 남겼다. 그 시대에 활동했었던 많은 카이로프랙틱 임상가들과 인터뷰를 하였는데 Dr. Grostic의 어져스트먼트 테크닉은 매우 부드럽고 거의 느낌이 없을 정도였다(그림 1-18). 그리고 Dr. Grostic의 상부경추 테크닉은 놀라울 정도로 정교했고 post x-ray 검사에서 증명되는 놀라운 서블럭세이션 회복효과를 보여주었다.

Dr. Lewis MacLellan은 PSCC 정회원이었으며 1949년 Dr. Grostic의 연구 내용들을 공부하기 시작했다. 1953년 기록들은 그와 Grostic 그리고 Dr. Earl Striplin 사이에 기구를 사용하는 테크닉에 관해 서로 나누었던 서신들을 보여주었다. 분명한 것은 Dr. McLellan은 특정한 기, Specific Adjusting Machine(SAM)을 사용하는 Dr. Arden Zimmerman로부터 치료를 받았고 건강을 회복하는 경험을 하였다(14장 참조). McLellan은 Grostic 학회에 열정적인 회원이었으나 그는 언젠가 Dr. Grostic

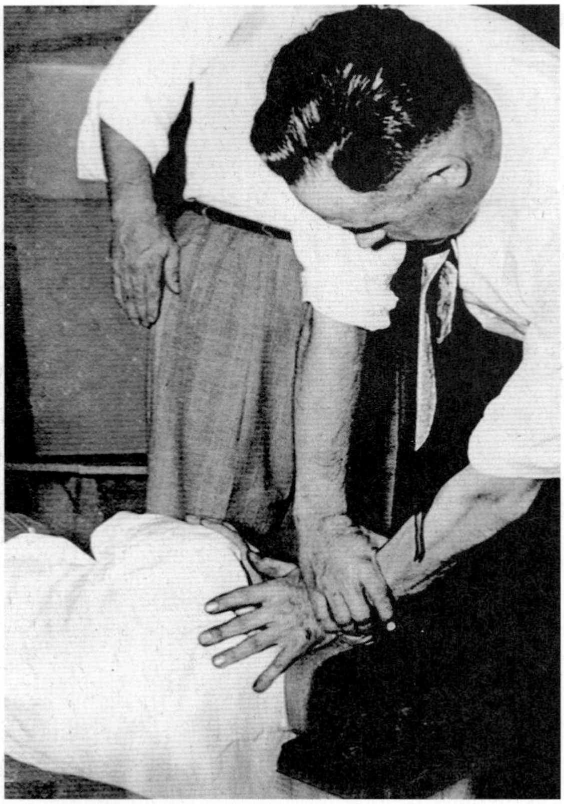

그림 1-18 상부경추를 치료하고 있는 John F. Grostic 박사의 모습(Dr. Richard J. Grostic의 협조)

테크닉은 SAM과 같은 기구를 사용하는 테크닉으로 진화될 것이라고 믿었다. 그리고 Dr. Grostic은 조심스럽게 그런 아이디어에 대해 열린 마음을 가지고 있었다. Dr. Striplin은 이 문제에 대해 큰 관심을 보이지 않았다. Dr. McLellan이 기구를 사용하는 테크닉을 사용했다는 것은 불분명해 보인다. 그러나 그 다음에 Dr. Cecil Laney는 자신의 연구를 통해, 수기치료 과정을 동일하게 반복할 수 있는 어져스트먼트 기구를 개발하기 시작하였다(14장 참조).

John D. Grostic은 아버지의 진료활동을 보면서 첫 번째 어져스트먼트 후에 실행되는 post x-ray 검사와 관련된 흥미로운 데이트를 발견하였다. 그는 1946년부터, 1957, 그리고 1964까지 수백 명 환자들의 데이터를 조사하였다. 그리고 1946년 John F. Grostic이 보고한 70%의 치료효과가 57년 그리고 1964년 조사에 의하면 추가적으로 4% 더욱 증가되었다는 것을 발견하였다. Dr. Grostic은 매해 8%의 사례에선 100% 치료효과가 발생한 사실을 관찰하였다. 그리고 전반적으로 평균 치료효과가 해마다 증가되는 사실을 관찰하였다. 또한 기록에 의하면, 1957년 3개의 케이스 그리고 1964년도인 1개의 케이스에서 서블럭세이션이 악화된 사례도 관찰되었다. 1946년 초기 시절 정립되지 못했던 테크닉을 사용하였을 때에는 서블럭세이션이 악회된 사례가 더욱 많았다. 이러한 통계는 치료과정 중 많은 힘과 적은 힘을 사용했을 때 나타난 결과를 설명해준다. John D. Grostic은 치료과정 중 잘못된 접촉점과 트러스트 방향 그리고 치료테이블로 인해 발생한 저조한 치료결과를 부드러운 적힘을 사용함으로서 감소시킬 수 있었다고 추측하였다. John F. Grostic은 그의 post x-ray 평가에 대해 매우 엄격하였다. 예를 들어, C2의 극돌기가 다른 방향으로 1° 정도 변위되었다면, 그는 모든 치료사례로부터 25% 감소시켰다.

Travis Utterback의 공헌 (Contributions of Travis Utterback)

Travis Utterback은 Grostic 테크닉 개발에 중추역할을 한 사람이다. 그는 인디아나 주 Bedford 시에서 살고있었으며 Bedford Arsenal 회사의 고급관리직으로 있었다. 그는 심각한 건강문제로 고생하였을 때 Grostic 테크닉을 사용하는 Dr. Ralph Dayton으로부터 치료를 받은 후 놀라운 치료 효과를 경험하였다. Dr. Dayton은 God-Patient-Chiropractor라고 불리는 카이로프랙틱 운동을 시작한 주요 인물 중 한 사람이다. GPC는 상부경추 임상가들로 구성되었으며 주로 Grostic 테크닉을 사용하는 카이로프랙틱 임상가들이었다. 이 그룹에 속하는 임상가들은 정해진 진료비를 받지 않고 환자 스스로 자발적으로 지불하는 진료비만 받았다. Travis Utterbeck은 Dr. Dayton 치료를 통해 건강을 회복한 감사한 마음으로 무엇인가를 하고 싶어 했다. 결국 그는 Dr. Grostic에게 소개되었고 Grostic 테크닉을 혁신시키는데 필요한 기구들을 개발하는데 큰 도움을 주었다. Utterbeck은 자신의 직장을 사직하고 Bedfor 시에서 진료를 위해 필요한 기계를 제작하기 위한 활동을 시작하였다. 그는 head clamp와 turntable chair를 포함하는 대부분의 X-ray 장비들을 개발하였다. 그는 Dr. Grostic 테크닉을 사용하는 전국의 임상가들에게 Grostic 특수 X-ray 장비를 설치하기 위해 전국을 다니게 되었다(그림 1-19). 그는 또한 Grostic 어

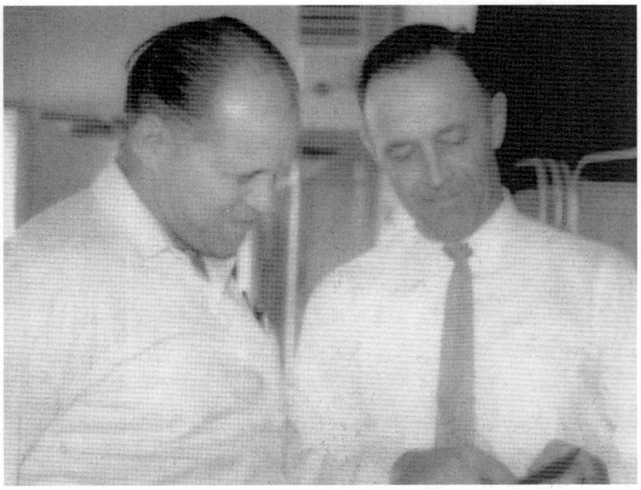

그림 1-19 Dr. John F. Grostic과 Travis Utterback과 함께(Dr. Richard J. Grostic의 협조).

져스먼트 테이블을 개발하였으며 Grostic 임상가들을 위해 자신의 모든 능력을 발휘하였다.

Dr. Ralph Gregory의 공헌
(Contributions of Dr. Ralph Gregory)

Dr. Earl Striplin과 Dr. Ralph Gregory는 Dr. Grostic과 가장 가까운 동료였으며 Grostic 테크닉을 개발하고 교육시키는데 주요 역할을 하였다. Gregory는 1939년 PSC를 졸업하였고 1940s년 Dr. Grostic을 처음으로 만났을 때 그는 미시간 주에 있는 Monroe 시에서 방금 개업한 임상가였다. 그들이 어떻게 처음으로 만났는지는 알려진 것이 없다. 하지만 그들은 그들이 있는 미시간 주에서 함께 카이로프랙틱 정치활동에 참여하였다. Grostic은 미시간 주 Palmer 대학 동창회의 부회장이었다. 초기 시절 Dr. Ralph Gregory는 척추 전체를 치료하는 카이로프랙틱 임상가였기 때문에 상부경추에 집중하는 Dr. Grostic과는 친숙해질 기회가 없었을 것이다. 그러나 Gregory는 Dr. Grostic로부터 교육을 받고 그가 인정하고 신뢰하는 몇 안 되는 상부경추 전문 임상가로 변신하였다. 그 후 그는 성공적인 임상가로 발전하였을 뿐 아니라, 자신의 건강문제 역시 회복되는 역사를 경험하게 되었다. Grace Grostic에 의하면 초기 시절 자기의 남편은 목요일과 토요일엔 새벽 1시 2시까지 연구에 몰두하면서 자신의 연구결과를 교육시키기 위해 노력하였다고 한다.

Dr. Grostic의 연구가 진전되면서 동료들은 부분적으로 참여하였을 것이라 생각된다. Dr. Grostic은 1936년부터 연구활동을 시작하였다. 그의 꼼꼼하고 섬세한 기록들은 Grostic 테크닉의 주요 부분들이 1942년도 쯤 정립되고 PSCC 회보에 출판되었다는 것을 보여준다. Gregory는 다양한 이슈에 대한 그의 아이디어를 Grostic과 함께 나누는 중요한 동료가 되었다. 그리고 대부분 Grostic의 강의활동을 도왔고 환자관리와 같은 특정한 부분에서는 직접 강의를 맡기도 했다. 또한 그는 수강생들 교육을 위해 철저하게 Dr. Grostic의 분석법과 테크닉을 따랐다.

대부분의 인간관계처럼 Dr. Grostic과 Gregory 역시 때때로 논쟁을 벌이는 때가 있었다. 1951년 8월 3일부터 9월 4일 사이 두 사람 사이에 주고받았던 편지내용이 그 예이다. Gregory는 Grostic 세미나 참석 임상가 명단에 자신의 이름이 Dr. Grostic을 보좌한 동료로서가 아니라 단순한 수강생으로 기록된 것을 보고 매우 불편하게 생각하였다. Gregory는 자신의 환자들이 이러한 내용의 출판물을 볼 수 있다는 사실에 불쾌했던 것이다. 그리고 자신의 이름을 지워줄 것을 요청했다. Dr. Grostic은 이 명단은 세미나에 참석한 임상가들을 위한 것이지 일반 환자의뢰를 위한 안내서가 아니라고 답하였다. 그러나 이 문제는 Dr. Grostic으로 하여금 세미나 중 교육과정을 보조한 임상가들 명단 앞에 별표를 붙이게 한 이유가 되었을 것이다. 다음은 1950년 대 Dr. Grostic 세미나 교육과정을 보조한 임상가들의 명단이다: Drs. Clarence Aumann(Indiananpolis, Indiana), J. E. and Mabel Carpenter(Wooster, Ohio), Ralph Gregory(Monroe, Michigan), Harold Scheidt(Cincinnati, Ohio). Earl Striplin(Louisville, Kenturcky), 그리고 Hollis Westfall (Ann Arbor, Michigan).[48]

타주에서 진행되는 세미나에 Gregory를 동반시키지 않을 것이라는 Dr. Grostic의 결정이 두 사람 사이의 관계를 악화시켰다고 Gregory는 생각했을 것이라고 편지는 지적하였다. Grostic은 세미나에 참석하는 임상가들의 수가 충분하지 않아 Gregory와 Westfall를 동반할 수 없었고 또한 한 사람만 동반시킬 수 없다고 설명하였다. 기록을 보면 1950년에서 1953년까지 두 사람 사이의 관계는 거리감이 있었으나 그 후 두 사람은 관계를 회복하고 함께 활동하였다는 것을 보여준다. 분명한 것은

Gregory는 결국 자신이 Grostic 테크닉을 개발하고 발전시킨 것에 대한 충분한 인정을 받지 못했다고 느꼈으며 그에 대한 실망스러워 했다는 것이다. 뛰어난 두 카이로프랙틱 임상가는 그들 환자들을 위한 상부경추 치료와 또한 카이로프랙틱 임상가들을 교육시키는데 뜨거운 정열을 보여주었다. 상부경추 테크닉에 그들의 방법과 아이디어에 대한 그들의 믿음과 결심은 대단했었다. 두 사람 사이에 자존심 충돌은 피할 수 없었으나 그들이 열정적으로 믿는 동일한 목적을 위해선 항상 동료로서의 협조를 잃지 않고 함께 활동하였다. Grostic은 항상 겸손한 사람으로서 알려졌으나 그는 카리스마가 강한 사람이었다. 아마도 그의 바쁜 일정이 특정한 수준에서 Gregory의 필요성을 간과했기 때문이었을 것이다.

1960년도에 들어와 Dr. Gregory의 교육활동이 더욱 활발해지면서 두 사람 사이의 관계는 또 다시 마찰을 일으켰다. Dr. Gregory는 Grostic 테크닉에 대한 원안을 변화시켰으며 이러한 상황은 Dr. Grostic에게 많은 스트레스로 다가왔다. Grace Grostic이 Dr. J.K. Humber에게 보낸 편지에 보면 두 사람 사이의 관계가 급격하게 붕괴되고 있었음을 알 수 있었다. 그녀는 Gregory로부터 걸려온 전화내용을 말하면서 Dr. Humber로부터 조언을 구하였다. 이유는 자신의 남편 Dr. Grostic이 이런 일로 더욱 스트레스를 받는 것을 원하지 않았기 때문이었다. 이러한 상황에서 Dr. Grostic은 자신의 건강을 위해서도 더 이상 Gregory로부터 치료를 받지 않게 된 동기가 되었을 것이다. 훌륭한 이 두 사람도 결국 인간적인 문제로 인해 서로 신뢰하지 못하는 관계가 되었지만, 그들의 관계는 카이로프랙틱 학문을 발전시키는데 큰 역할을 담당하였으며 오늘날까지도 이어지고 있다.

Dr. Earl Striplin의 공헌 (Contributions of Dr. Earl Striplin)

Dr. Earl Striplin은 미시간 주와 캔터키 Louisville에서 매우 성공적인 진료활동을 하였던 카이로프랙틱 임상가였다. 그리고 플로리다 주, Sarasota에서 은퇴하였다. 이 시기에 그는 열정적인 마음으로 Dr. Grostic 테크닉 학습에 열중하기 시작하였으며(그림 1-20), 그의 나이 60이었다. 경제적으로 매우 부유했던 그는 Dr. Grostic의 연구활동에 큰 영향을 받고 이에 참여하기 시작하였

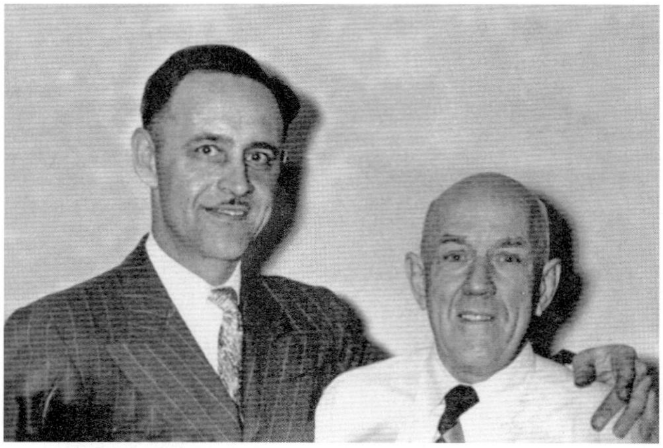

그림 1-20 Dr. John F. Grostic과 Earl Striplin과 함께(Dr. Richard J. Grostic의 협조).

다. 이에 대한 뜨거운 열정으로 그는 캔터키 주에서 파트타임 병원을 개원하여 성공적인 진료활동을 하였다. 그리고 플로리다 주에서 은퇴한 후에도 지속적으로 Dr. Grostic의 연구활동에 참여하였다.

이 두 사람 사이에 역사는 1937년으로 거슬러간다. 두 사람은 PSCC 창립위원이었다. Dr. Striplin은 초기 시절부터 Dr. Grostic의 연구활동에 대해 잘 알고 있었으며, Grostic 연구활동과 치료 테크닉을 대변하는 가장 영향력 있는 협조자가 되었다. 때대로 그는 Ann Arbor시에서 Grostic 세미나가 열릴 때면 보조역할을 담당하면서 수강생들에게 환자관리의 중요성에 대해 "How wonderful the opportunity and How great the responsibility"라는 제목으로 강의를 맡기도 했다. Grostic 테크닉을 사용하는 임상가들은 상부경추 평가와 정확한 어져스트먼트의 중요성을 강조하였다. Dr. John F. Grostic은 다음과 같이 언급하였다:

> 당신이 상부경추의 서블럭세이션을 치료하여 만족스러운 치료효과를 얻기 원한다면, 여러분들은 진실을 바로 보아야 합니다. 이 부위에 관한 임상적 중요성을 알아야 합니다. 당신의 환자를 위해서 위대한 치료를 할 수 있고 환자는 놀라운 결과를 얻게 되고 당신은 자신의 노력에 대한 진실된 즐거움과 함께 더욱 노력하는 사람이 될 것입니다.

Grostic 세미나 Grostic Seminars

1940년에 들어와 Grostic 연구소는 작은 그룹의 임상가

들을 상대로 세미나를 시작하였다. 1944년에 와서 5명의 임상가들이 Grostic 분석법과 치료법을 수료했으며 Pre and post X-ray 검사를 통해 Grostic 연구의 유효함을 확인하기 시작하였다. 이 분들이, Dr. George Benson, Ralph Gregory, Harold Scheidt, Earl Striplin 그리고 Hollis Westfall이다. Dr. Hollis Westfall은 Dr. Grostic의 초기연구 시절 그의 병원에 부원장이였기 때문에 Grostic 연구활동에 흥미로운 역할을 담당하였다. 기록에 의하면, 그는 초기 세미나 시절에 수강생을 모집하고 x-ray를 촬영하면서 그를 보조하였다.

1946년까지 소수의 임상가들만이 교육과정을 부분적으로 수료하였으며, 그들은 Grostic 연구의 전반적인 교육을 요청했다. 이 요청에 응하기 위하여 첫 번째 공식적인 세미나가 1946년 10월 31일~11월 3일 사이에 계획되었다. 그리고 이 세미나에 참석할 수 있는 자격요건은 먼저 Grostic 기초과정을 부분적으로 수료한 임상가들로 제한되었다. 첫 번째 세미나는 미시간 주, Ann Arbor 시에서 이루어졌으며 수강생은 15명으로 시작되었다(그림 1-21). 공식적인 세미나가 시작되기 전 Dr. Grostic은 1946년 *"The Chiropractic Field Research Manual"*을 출판하였다. 첫 번째 세미나는 Allenel 호텔에서 시작되었지만 그 후부터는 Masonic 사원에서 이루어졌다. Dr. Grostic은 세미나에 참석하는 모든 수강생들에게 자신으로부터 직접 어져스트먼트 받기를 권했다. 그리고 모든 수강생들은 토요일 그리고 일요일 수업이 시작되기 전에 도착하여 pre x-ray 검사 후 어져스트먼트를 받고 post x-ray검사를 받게 하였다. 전형적으로 그는 약 50-60여 명의 임상가들과 때로는 그들의 부인들에게 x-ray 검사를 실시하고 치료하였다. 기초 세미나는 월요일 진행되었으며 토요일까지 계속되었다. 매일 이루어지는 학습은 매우 엄격하게 이루어졌다. 아침 9시에 기도와 함께 수업이 시작되며 12시에 점심시간을 갖게 했다. 수업은 다시 오후 2시부터 시작되어 오후 5시 저녁시간을 갖게 하고 수업은 밤 11시까지 지속되었다. Grostic 박사는 최소한 40시간 강의하였으며 모든 수강 임상가들에게 정확한 학습을 위해 노력하도록 강조하였다. 그는 자신의 교육목표를 강조하기 위해 Schiller의 말을 인용하였다: "간단한 일을 완벽하게 실행할 수 있는 인내력을 가진 자만이 어려운 일을 쉽게 배울 수 있는 사람이다"[48]

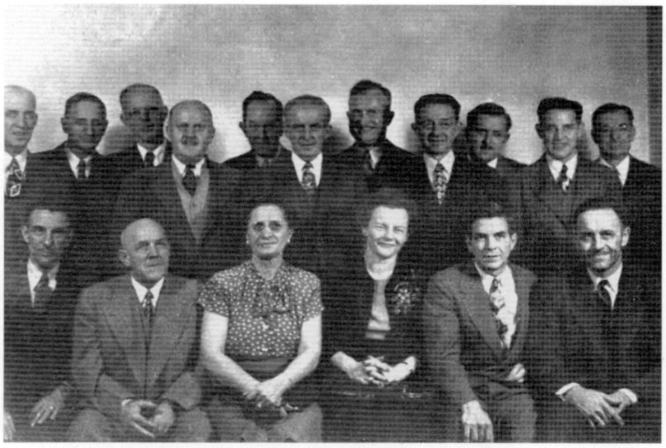

그림 1-21 1946년 Dr. Grostic 세미나에 참석한 수강자(Dr. Richard J. Grostic의 협조)

고급 교육과정은 주로 목요일에서 시작하여 일요일까지 진행되었으며, 교육과정에 참석한 수강생들은 모두 수요일 Dr. Grostic로부터 모든 방사선 검사와 함께 치료를 받게 하였다. Dr. Grostic은 기초반 수강료를 150달러로 하였으나 다음 수강생들에게는 200달러로 증가시켰다. 고급 교육과정을 위한 수강료는 더 적은 액수였다. 교육을 위한 여러 준비과정 그리고 10일 간이나 진료활동을 할 수 없는 Dr. Grostic의 시간투자를 생각해 볼 때 이러한 수강료 액수는 매우 낮았었다. 하지만 세미나 참여로 10일 동안이나 진료할 수 없는 카이로프랙틱 임상가들에게도 시간적, 경제적으로 매우 부담스러운 상황이었다. 카이로프랙틱 임상가로서 상부경추에 대한 학문적 열정 없이는 어려운 교육과정이었다. 기록에 의하면, 그들의 환자들은 자신들의 임상가가 Grostic 교육과정에 참여할 수 있도록 금전적으로 도움을 주었다고 한다. 뿐만 아니라 어떤 환자들은 은행대출을 주선하고 필요한 장비들을 자신들의 임상가에게 제공하여 교육과정을 수료하고 돌아와 자신들을 치료해 줄 것을 요청했다는 기록이 있다. Dr. Grostic은 조지아 주의 Atlanta, 캔터키 주의 루시빌, 텍사스 주의 San Angelo, 버지니아 주의 Roanoke에서 세미나를 개최하였다. 그러나 전국적으로 진행되는 세미나는 1953년에 중지되었고, 그 후부터는 Grostic이 살고 있던 Ann Arbor 시에서만 교육이 이루어졌다.

교육은 일 년에 4개의 교육팀으로만 이루어졌으며 신규 기초과정 수강생들은 9월에 그리고 고급 과정 교육은 10월에 개최되었으며 기초과정을 수료한 수강생만 등록

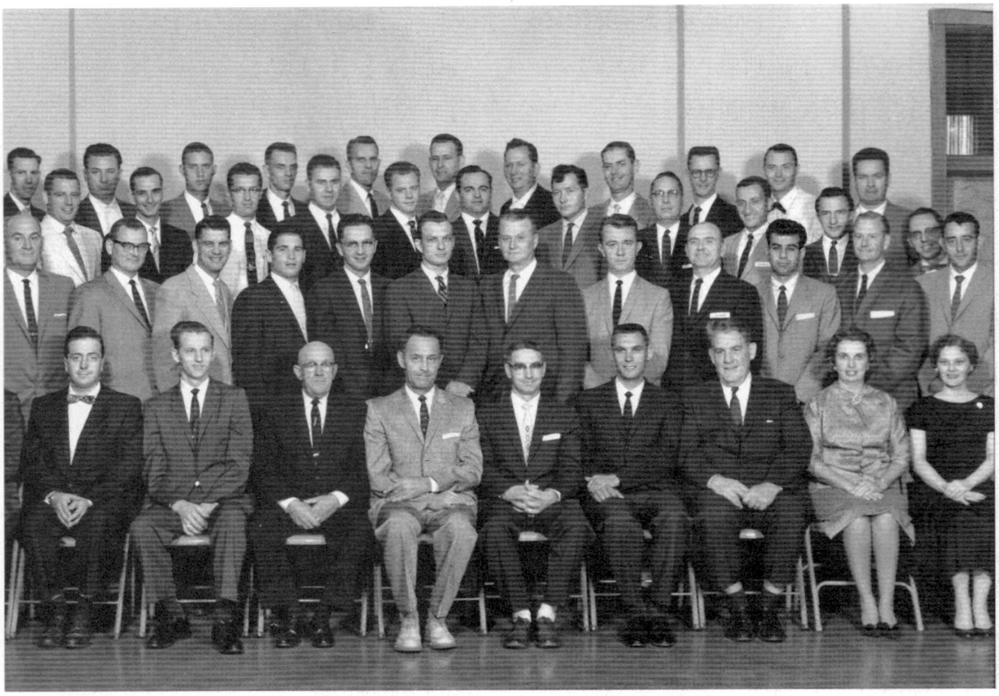

그림 1-22 1958년 Dr. Grostic 세미나에 참석한 수강자(Dr. Richard J. Grostic의 협조).

할 수 있었다. 2개 그룹의 고급과정 반은 4월과 5월에 개최되었으며 심사를 통해 통과한 임상가들만 교육이 허락되었다. 1957년 가을부터 고급 과정을 수강하기 60일 전까지 수강생들은 2세트의 x-ray를 필히 우송해야 했다. Post x-ray 검사를 통해 정확한 분석과 뚜렷한 치료효과가 검증되어야 했다(그림 1-22). 1959년부터 Dr. Grostic은 방사선 기계가 바르게 설치되었는가를 확인하기 위해 nasium 그리고 vertex view 필름을 보내도록 요구하였다.

Dr. Grostic은 세미나 교육을 준비하고 수강생들로부터 보내진 X-ray를 분석하고 성적을 평가하는데 300시간을 할애하였다. Dr. Grostic은 보내진 X-ray에서 임상가의 이름을 지운 후 세미나 시간 중 분석내용을 발표하고 분석 중 무엇이 잘못되었는가를 알려주었다. 그는 각 환자의 자세하고 정확한 리스팅 정보가 담겨진 카드 사용의 중요성을 강조하였다. Dr. Grostic은 세미나 교육 중 사용한 자신이 그린 그림들을 보면 얼마나 예술적인 감각이 있는 사람인가를 알 수 있다. 어저스트먼트와 관련된 다양한 모습, x-ray 분석, 생체역학적 개념 그리고 해부학들을 설명하기 위해 그린 그림들은 매우 섬세하게 작성되었다(그림 1-23). 초기 시절 Dr. Grostic은 자신의 세미나를 레코드에 기록하였으나 그 후 녹음 테이프에 그의 모든 세미나를 기록하였다. 이러한 그의 모든 기록들은 지금까지 보관되어 있으며 당시의 모습을 볼 수 있는 매우 흥미로운 기록이다. 이 기록들을 통해서 알 수 있는 것은 그가 개발한 테크닉 교육을 위해 이와 관련된 모든 분야에 대해 학습한 것을 볼 수 있었다.

Dr. Grostic은 기초 과정 세미나 수강생들에 대해 매우 선택적이었다. 그는 어떤 형태로든 물리치료 기구를 사용하는 카이로프랙틱 임상가들은 기초과정 세미나 등록을 할 수 없게 하였다. 모든 카이로프랙틱 임상가들은 세미나에 참석하기 위해 소정의 양식을 통해 자신들의 임상방법과 철학에 대해 상세하게 기록하게 하였다. 만약, 세미나에 등록하는 카이로프랙틱 임상가 중, Grostic 테크닉을 학습한 후, 물리치료 기계를 사용하지 않겠다는 서문에 서명하지 않으면 기초교육 과정에 등록을 허락하지 않았다. 물론 그는 특정한 환자에게 물리치료의 필요성을 부인하지는 않았다. 그러나 물리치료는 카이로프랙틱 원안에 합당한 것이 아니라고 믿었다. Grostic 테크닉 교육과정을 수료한 카이로프랙틱 임상가들이 일률적인 모습으로 테크닉을 구사하는 것은 매우 중요한 일이다. Dr. Grostic은 교육과정을 수료한 모든 임상가들의 활동에 대한 포괄적인 파일을 유지하고 있었다. 이 파일

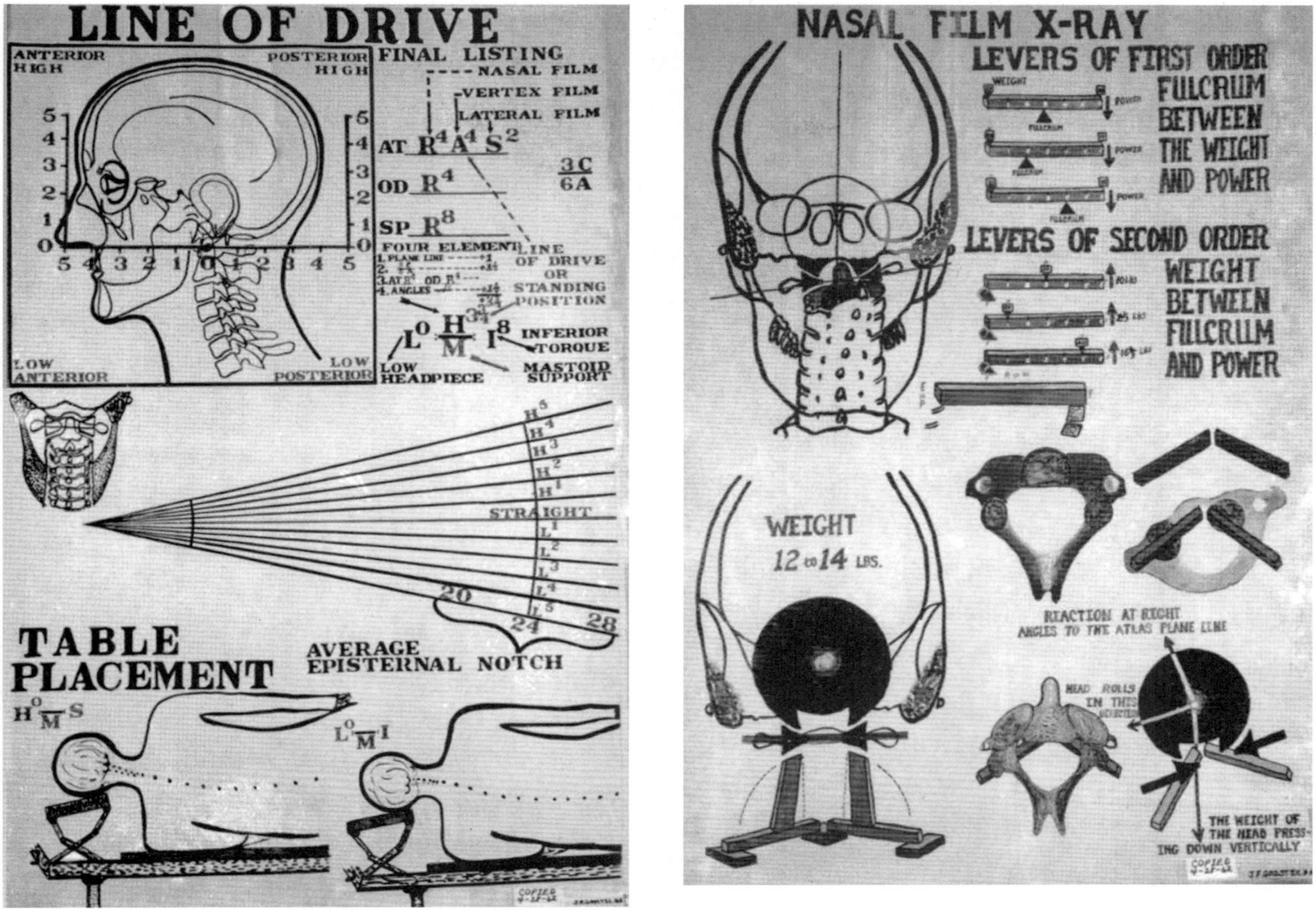

그림 1-23 그의 세미나에서 사용되었던 그림들(Dr. Richard J. Grostic의 협조).

은 자신의 수강생들에게 주었던 다양한 테스트, 그리고 그들이 기제한 임상활동과 카이로프랙틱 철학에 대한 질문지를 포함한다. Dr. Grostic은 세미나에 참석하는 수강생을 60명으로 제한하였다.

Dr. Grostic은 cephlocentroscope를 사용하여 환추 외측변위를 측정할 때, 오차범위를 1°의 1/4 정도까지 허용하였다. 그의 개인적 기록을 보면 pre x-ray에 조심성 없이 분석된 central 두개골 line으로 서블럭세이션이 과장되게 관찰되는 경우 수강생들을 엄하게 꾸짖어 잘못된 치료효과를 post x-ray 분석을 통해 확인시켜 주었다. 그는 또한 x-ray view box를 크게 만들어 pre and post x-ray 두 장을 동시에 관찰하여 비교분석할 수 있도록 권하였다. 소수의 임상가들이 Dr. Grostic의 분석법을 부정적으로 생각하는 모습을 보고 안타까워했다. 그리고 이런 임상가들에게 성공적인 임상을 위한 의지와 긍정적 사고가 필요하다고 조언하였다. 그러나 부정확한 어져스트먼트는 시간이 가면서 부작용으로 나타나며 더 이상 긍정적인 사고가 임상가의 무능력을 보상할 수 없을 것이라고 Dr. Grostic은 말했다.

John F. Grostic은 독해력이 뛰어난 사람이었다. 많은 임상가들은 그가 카이로프랙틱 임상가가 되기 전에 엔진니어였을 것이라 생각했다. 그렇지는 않았다. Dr. Grostic은 당시에 진행되었던 Northwester 대학의 Magoun과 Moruzzi들의 연구내용과 망상체형성에 대해 논의하였다. 1950년도 쯤 그는 상부경추 서블럭세이션이 어떻게 신경학적 장애를 유발시키고 망상체형성과 관련되어 있는가에 대해 논의하였다. 그는 또한 근방추의 기능과 그리고 경추 서블럭세이션과 관련된 신경학적 역할에 대해 설명하였다. 그 당시 근육 수용기에 대한 과학적 지식이 지금에 비해 보잘 것 없는 상태에서 Dr. Grostic의 학문적 안목은 대단한 것이었다. 그는 또한 서블럭세이션은 척추의 자계를 혼란스럽게 하여 신경학적 문제를 유발시킬 수 있다는 흥미로운 이론을 제시하기도 하였다.

Grostic 박사의 임상철학
Grostic' s Practice Philosophy

Dr. Grostic은 때때로 환자가 원하는 필요성에 대해 강의하였다. Grostic 테크닉을 사용하는 카이로프랙틱 임상가들은 자신이 감당할 수 없는 수의 환자를 치료하려 해서는 안된다고 강조하였다. 그리고 그는 서블럭세이션을 효과적으로 회복시킬 수 있는 자신이 없을 때엔 반드시 동료임상가에게 의뢰하는 것이 전문의로서 갖추어야 할 중요한 태도라고 강조한다. 적절하지 못한 방법이라면 환자를 위해서 절대 어져스트먼트해서는 안된다고 강조하였다. 이유는 서블럭세이션을 악화시키기 때문이다. Post x-ray 분석의 목적은 실행된 어져스트먼트에 대한 정확한 결과분석을 위한 것이다. 그리고 실수를 회복시키기 위해 필요한 정보를 임상가에게 제공하는 것이다. 임상가들은 불순한 목적으로 필요 없는 검사나 치료를 통해 과다청구를 해서는 안된다고 경고하였다. HIO와 Grostic 테크닉은 어져스트먼트 그리고 환자관리에 있어서 혁신적인 개념이었다. Dr. Grostic은 다음과 같은 말을 남겼다:

> 몇 년 전 만 해도 카이로프랙틱 전문가들은 척추에 서블럭세이션이 발생하면 환자의 케이스가 회복될 때까지 치료를 계속해야 한다는 것이 일반적인 견해였다.[59]

Grostic 시대(그리고 지금 까지도)에 서블럭세이션 이론에 집중하는 대부분의 카이로프랙틱 임상가들은 척추의 상태는 이분적이라고 믿었다. 간단히 정렬된 척추와 부정열 상태의 척추를 말한다. 그러나 Grostic procedure의 정렬분석은 경추의 상태와 서블럭세이션 회복의 정도는 환자마다 다르다는 사실을 확인하였다. 이 시스템은 임상가들로 하여금 척추치료의 정도와 또한 이것은 치료에 대한 환자의 반응에 대한 관계를 결정할 수 있게 한다. 실제로 그의 연구를 통해 서블럭세이션이 유발시킨 신경장애의 정도, 어져스트먼트 효과를 유지시킬 수 있는 환자의 능력 그리고 각 환자의 건강에 미치는 결과적 효과는 일정하지 않다는 사실을 확인할 수 있었다.

수 년이 지나간 후까지 그가 노력한 연구내용을 Grostic 테크닉 또는 Grostic procedure라고 부르지 않았다. Grostic 교육과정을 이수한 카이로프랙틱 임상가들은 자신들을 서로 Grostic 임상가라고 불렀다. 그러나 John F. Grostic은 자신이 개발한 치료방법을 "the work"이라고 불렀다. 실제로 Dr. Grostic은 자신의 교육과정을 이수한 임상가들이 자신들을 Grostic 임상가라고 자칭하는 것을 원치 않았고 또한 다른 카이로프랙틱 임상가들보다 우수한 그룹이라고 자칭하는 것을 원치 않았다. 또한 그는 카이로프랙틱 임상가들은 임상결과에 근거한 가치에 대해 확신되어야 한다고 믿었다. Dr. Grostic은 성공의 가치는 경제적 부에 있는 것이 아니라고 강력하게 언급하였다. 이러한 그의 철학은 자신의 교육과정을 이수한 임상가들보다 치료비를 저렴하게 받았다는 사실로 알 수 있다. 그는 정해진 진료비 개념을 없앴고, 때로는 경제적 여유가 없는 환자들에게는 물물교환을 제의하였다. Dr. Grostic은 삶을 변화시키는 카이로프랙틱 치료는 가능한 세상의 모든 사람들에게 치료받을 기회가 주어져야 한다고 주장하였다. 그는 가족과 함께하는 곳을 가거나 또는 동료와 친구들을 만나는 곳이든, 어디를 가던 어져스트먼트를 실행할 수 있는 휴대용 치료테이블을 가지고 다녔다. 이유는 모든 사람들은 서블럭세이션 없이 신경기능 장애없는 삶을 살아야 한다고 믿었기 때문이다.

Dr. Grostic의 카이로프랙틱 철학은 3개의 근본적 원안을 포함한다: (i) 창조(creation), (ii) 정보전달(transmission), (iii) 표현(expression). 그는 또한 회복원리의 3가지 구성요인을 지지하였다: (i) 정상적 위치로 척추를 회복시키고(restoring the vertebra to normal position), (ii) 정상적인 신경학적 대화를 회복시키고(restoring normal nerve communication), (iii) 건강회복의 허용(permitting restoration of health). Dr. Grostic은 카이로프랙틱은 환자의 생리를 자극하고 또는 억제시키는 임상활동에서 일반의학과는 분리된 다른 별개의 학문이라고 주장하였다. 그는 일반의학 임상가들이 카이로프랙틱 학문을 도용하는 것에 대해 우려하였다. 카이로프랙틱 임상가들은 그 점에 대해 비판적인 사고를 버리고 자신들의 학문을 더욱 발전시키는데 힘써야 한다고 말했다.

Dr. Grostic은 척추 전체부위를 어져스트먼트하는 임상법에 대해 부정적이었다. 그러나 하부 척추부위에 어져스트먼트하는 특정한 경우, 그 치료의 임상적 가치를 부정하는 것은 아니었다. 그러나 그는 카이로프랙틱 임상가들은 경추 치료 테크닉을 정확하게 실행할 수 있도록 집중해야 한다고 느꼈다. 그러나 그는 흉추를 치료하여 상부경추에 서블럭세이션을 유발시키거나 또는 상부경추의 리스팅을 변화시킬 수 있는 가능성에 대해 우려하였다. Grostic 박사는 경추견인 치료는 하부경추 부위에 증세를 완화시킬 수 있는 가능성은 있다는 것을 부인하지 않았다 하지만, 그는 이 치료법을 권하지는 않았다. 1964년에 다음과 같이 언급하였다. 자신의 지난 29년 간 진료활동 중 상부경추 어져스트먼트에만 집중하였다. 카이로프랙틱 임상가가 된 초기 시절, 하부 척추부위를 치료하였을 것이라는 것은 불분명하다. 하지만 Dr. B.J. Palmer의 HIO 개념에 전념했던 그의 기록을 보아서 그런 가능성은 없어 보인다. BTO와 PSCC의 멤버가 된 후 Dr. Grostic은 그의 진료활동에서 상부경추 어져스트먼트에만 집중하였다. PSCC 회원이 될 수 있는 조건 중 하나는 지원자는 순수한 상부경추에만 집중한다는 다른 멤버로부터 입증을 요구하였기 때문이다. PSCC 학회는 실제로 회원이 된 후에도 B.J. Palmer가 제안한 단체의 엄격한 기준을 따르고 있는가를 확인하기 위해 직접 조사까지 실행하였다. 1947년 Dr. Grostic은 교육 프로그램에 참여할 수강생들에게 보낸 질문서에 앞으로 오직 HIO 치료 테크닉만 사용하겠다고 선서하는 항목이 있었다. 몇 년 후 교육 프로그램에 참여하는 젊은 카이로프랙틱 임상가들에게 그는 이 항목에 대해 좀 더 유연한 모습을 보였다.

Dr. Grostic은 모든 사례에서 환추가 주요 서블럭세이션이라는 사실을 믿었다. 하지만 환추에 외측변위와 회전변위가 없다면 때로는 축추 치료가 필요하다는 것을 언급하였다. 이 치료를 통해 일시적인 증세호전의 결과를 얻을 수 있지만, 다음과 같은 지침을 따라야 한다고 했다. 기능성 단족이 C2 극돌기 변위 반대쪽에 있는 경우, 또는 치돌기와 축추의 극돌기가 중심선으로부터 동측 쪽에 있다면, 축추는 치료하지 말아야 한다고 했다.

Dr. Corbin Fox는 Dr. Grostic가 다음과 같은 2개 진료철학을 강조하는 것을 기억했다. 하나는 최상의 치료에 대한 합리적인 진료비, 그리고 x-ray 영상박스의 빛이 수술실의 빛보다 더 빛나는가? 라는 것이다. Dr. Grostic은 모든 환자들이 최상의 치료를 받을 수 있도록 카이로프랙틱 임상가들이 합당한 교육을 받도록 노력하였다.

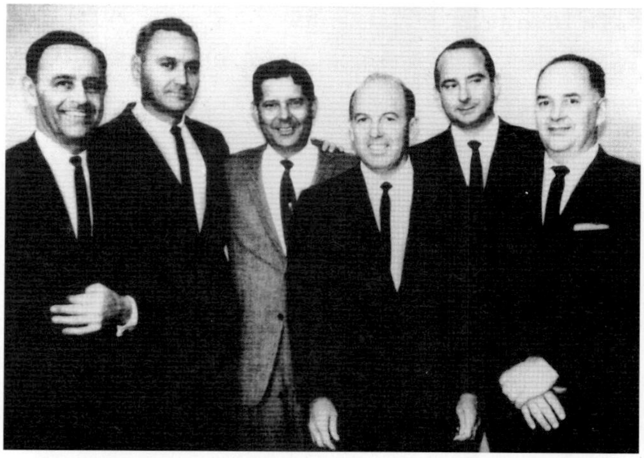

그림 1-24 Dr. John F. Grostic과 그의 수제자들과 함께. Dr. Grostic 왼쪽에서부터; Dr. Roy Sweat, J.K. Humber, T.O. Humber, C.T. Craven, Irving Mathias(Dr. Richard J. Grostic의 협조).

그의 목표 중 하나는 각 주마다 4-5명 정도 최고의 임상가를 배출시켜 빠른 시간 내에 새로운 임상가들을 배출시키는데 도움을 얻는 것이었다. 불행하게도 Dr. Grostic은 이 목적을 달성할 수 없었다. 이유는 Grostic 테크닉을 마스터하여 이 분야에 정통하기 위해 최선을 다하는 임상가들이 없었기 때문이었다. 그는 이 분야를 충분히 학습하고 교육시킬 수 있는 정통한 50명의 임상가만이라도 있으면 하고 애석하게 생각하였다. 그러면 그의 모든 노력이 헛되지 않고 자신의 연구내용이 살아남을 수 있을 것이라 했다. 그는 미숙한 임상가들만 구성된 500명이 된다고 해도 자신의 모든 연구내용을 사라져 없어질 것이라고 믿었다.

Dr. Striplin은 전국을 다니면서 열정적으로 카이로프랙틱 임상가들을 교육시키기 위해 노력했다. Dr. Gregory 역시 대단한 열정으로 교육에 노력하였지만, 그는 주로 미시간 주에서만 활동하였다. 몇 년이 지나면서 Grostic 테크닉을 교육시키는 여러 임상가들이 배출되었다. Dr. Grostic은 최고의 능력으로 교육된 Orthospinology, 상부경추 전문가, Dr. James K. Humber, Tom Humber, Jim Mcalpine 그리고 Roy Sweat을 추천하였다(그림 1-24). 이들은 1960년부터 Dr. Grostic이 돌아가신 1964년까지 세미나 교육에 보조역할을 하였다. Dr. John F. Grostic이 주로 테크닉 중심으로 교육하였고, 보조 강사들은 다른 부분에 보조역할만 했다.

Dr. Grostic의 세미나가 전국적으로 알려지면서 크게 성장하였다. 그리고 그의 전설적인 병원 역시 전국적으로 명성을 알리게 되었다. 그의 마지막 12~15년간의 진료활동을 보면, 하루 평균 100여명의 환자를 보았고 새로운 환자는 일주일에 4명으로만 제한하였다. 대기 환자들이 1주에서 3개월 정도였으며, 10,000여명의 환자 파일을 가지고 있었으며, 그 중 4,000~5,000명의 환자들은 주기적으로 치료받는 환자들이었다. 그의 환자들은 전국으로부터 찾아 왔고, 많은 환자들이 외국에서부터 진료를 받기 위해 찾아왔다.

Grostic 테크닉을 연구한 영향력 있는 카이로프랙틱 임상가들
Influential Chiropractors Who Have Studied the Grostic Work

Grostic 테크닉을 연구한 카이로프랙틱 임상가 중 학계에 영향력이 큰 임상가들이 있었다. Dr. William Harris는 1938년 PSC를 졸업하였으며 Dr. Gregory와 함께 학업을 마쳤다. 그는 조지아 주 Albany 시에서 개업하였으며 1947년 Grostic 세미나에 참여하였다. Dr. Grostic의 기록에 의하면, 그는 많은 카이로프랙틱 임상가들이 Grostic 테크닉 세미나에 참여하게 하는데 영향력을 주었으며 John F. Grostic이 사망하였을 때 그의 John F. Grostic 추모기금을 설립한 후 다음과 같은 말을 남겼다. "이 추모기금은 우리 모두가 사랑하고 존경하는 동료, Dr. John F. Grostic을 오랫동안 기억하기 위함이다. 나는 이 기금 운동에 큰 몫으로 참여할 수 있어 자랑스럽다. 이것은 카이로프랙틱 임상가로서의 큰 의미를 나에게 남겨주셨고 또한 카이로프랙틱 학문에 지대한 공헌에 대한 감사다"

Dr. Harris는 국제 팔머대학 동창회 회장을 역임하였다. B.J. Palmer는 1956년 세계 카이로프랙틱협회 컨벤션에서 Dr. Harris를 동반자로서 높이 세웠으며 그가 저술한 40여권의 책 중 2권만 유일하게 동료에게 헌납하였는데 그 중 한 분이 Dr. Harris였다. Dr. Harris는 카이로프랙틱 교육발전 재단, Foundation for the Advancement of Chiropractic Education(FACE)과 카이로프랙틱 자문회사의 선립자였다. FACE는 비영리 단체로서 카이로프랙틱 연구활동과 교육사업에 5백만 달러 이상의 기금을 기부하였다. Dr. William Harris는 가장 알려진 카이로프랙틱 자선가였다.

Dr. Lorraine Golden은 캔터키 주 Louisville에서 살았으며 1942년 PSC를 졸업하였다. 1957년 그녀는 Kenturkian Children's Center를 설립하여 소아환자를 위한 카이로프랙틱 병원을 설립하였다. 현재 이 비영리 병원의 진료팀들은 카이로프랙틱 임상가뿐 아니라 다양한 의료전문인들로 구성되어 있으며 외래전문 병원으로 운영되고 있다. 환자의 75%는 자폐증 증세를 가진 소아들이며 나머지 소아 환자들은 알레르기, 천식, 뇌성마비, 다운신드롬, 간질, 뚜렛신드롬 또는 다른 증세들을 가진 환자들을 진료한다. 이 병원은 카이로프랙틱 대학을 졸업한 후 카이로프랙틱 소아과 과정을 위한 2년 인턴 프로그램을 운영하고 있다. 이 병원을 설립한 Dr. Golden은 1998년 그녀가 은퇴할 때까지 원장 그리고 대표이사로서 역할을 했다. 그녀의 폭넓은 인도주의적 활동으로 수많은 상을 수여받았다. 1954년 캔터키 주, 최고의 카이로프랙틱 임상가로서 상을 수여받았고 그녀의 인도주의적 활동을 높이 평가한 캔터키 주는 1958년 명예로운 Colonel이라는 명칭을 수여했다. 1988년 그녀는 가장 훌륭한 여성 카이로프랙틱 임상가에게 수여하는 Mabel Heath Palmer 상을 수여받았다.

Dr. Weldon Derifield는 1936년 PSC를 졸업하였으며 1948년 그리고 1952년 Grostic 교육과정을 수료하였다. Dr. Grostic과는 미시간 주의 카이로프랙틱 동료 임상가이며 동시에 그의 환자였다. Dr. Weldon Derifield는 그의 아버지 Dr. Romer Derifield와 함께 현재 Derifield-Thompson Leg Check으로 알려진 진단법을 개발하였다. 이 카이로프랙틱 진단법은 엎드린 prone position에서 실행되었으며 1940년 자신들의 연구결과를 학회에 발표하였다. Dr. Grostic과 Dr. Derifield는 거의 동일한 시기에 기능성 단족 평가에 대한 연구를 한 것으로 보아 두 임상가 사이에 공동연구 활동이 있었는지 추측해보는 것은 매우 흥미로운 일이다. 그러나 두 임상가는 서로 독립적으로 옆으로 supine 자세에서 실행하는 자세분석법(recumbent postural analysis)에 대해 연구하였을 것이라 사려된다. Dr. Weldon Derifield는 카이로프랙틱 임상가로서 활동하던 후반기에 Dr. Frd Vogel과 함께 활동하였으며 그가 사망한 1999년까지 Dr. Roy Sweat의 환추 Orthogonal Technique을 공부하였다. Dr. Derifieled는 Vogel이 2살 때부터 치료했었다. Vogel와 그의 어머니는 소아마비 환자였으며 Dr. Derifield는 거의 매일처럼 그들의 집을 방문하여 치료했다고 한다. 그리고 Vogel의 가족들은 두 환자의 건강회복이 Dr. Derield의 치료 노력으로 가능했다고 한다.[67]

Dr. Richard VanRumpt는 1923년 National College of Chiropractic 대학을 졸업했다. 그리고 졸업 후 PSC에서 대학원 과정을 수료했다. 1948년 그는 Dr. Grostic 교육과정에 참석하였다. John F. Grostic에게 보낸 그의 편지를 보면 그가 얼마나 탐구심이 강한 수강생이었는가를 알 수 있었다. Dr. VanRumpt는 16살 때 뉴욕에서 이미 프로 권투선수생활을 하였다. 권투시합 전에 그의 트레이너가 두 선수의 leg check을 한 후 경추치료를 하는 모습을 보고 놀라움을 금치 못했다. 그리고 카이로프랙틱 임상가가 된 후 상대적 단족 그리고 어져스트먼트 후 관찰되는 단족변화에 대한 연구를 하게 되었다.

Dr. VanRumpt는 Directional NonForce Technique (DNFT)를 개발하게 되었다. 그는 자신의 환자를 촉진할 때 사용한 작은 정도의 압력이 예상하지 못했던 구조적 변화를 주고 증세가 완화되며 생리적 변화를 주는 것을 발견하였다. 그는 어져스트먼트를 위해 작은 힘을 사용하는 것이 오히려 전형적인 방법보다는 더욱 효과적일 수 있다고 생각했다. VanRump는 자신이 개발한 평가법과 어져스트먼트 DNFT 테크닉을 1986년까지 세미나를 통해 교육시켰다. DNFT 테크닉은 최소한의 치료를 통해 오랫동안 치료효과를 유지시킬 수 있다고 주장하였다.

Dr. Burl Pettibon은 1956년 Cleverland Chirorpactic College를 졸업하였다. 그리고 1959년 Dr. Grostic 세미나에 참석하였다. Dr. Pettibon은 자신의 이름을 붙인 Pettibone 테크닉을 개발하였고, 그의 X-ray 분석은 Dr. Grostic 분석법과 유사한 방법을 사용하였다. 초기 시절 Pettibon 테크닉은 상부경추를 치료하기 위해 치료 테이블에 장착된 특수 치료기를 사용했다. 그가 사용한 테이블에 장착된 치료기는 Dr. Cecil ALaney가 개발한 치료기로부터 아이디어를 얻었다(4장 참조). 수년간 Dr. Pettibon은 다른 임상가(Dr. Don Harrison, Dr. Vern Pierce)들과 함께 활동하였다. 그러나 Pettibon 테크닉은 초기에 상부경추에 집중되었던 생각으로부터 서서히 멀어졌다.

Dr. Harrison은 1980년 Dr. Pettibon을 떠난 후, Dr. Dan Murphy(그리고 Dr. Harrison의 부인 Deanne)와 파트너가 되어 Chiropractic biophysics(CBP), 또는 Clinical Biomechanics of Posture라고 알려진 새로운 테크닉을 개발하게 되었다. CBP 테크닉은 척추 전체 부위를 치료하는 테크닉으로서 척추 전체부위의 자세를 회복시키기 위해 어져스트먼트와 견인력 그리고 특정한 운동치료법을 사용하는 재활시스템을 활용하는 테크닉이다. 이 테크닉은 x-ray 분석과 상부경추를 치료하는 특수 치료기를 사용한다, 그러나 치료의 원리는 상부경추에 근거한 원리와는 동일하지 않다. 지금까지 CBP 학자들은 CBP 테크닉과 직접 또는 간접적으로 관련된, 동료심사위원을 통과한 논문 100여개를 발표하였다.

Dr. Lyle Sherman(전 B.J. Palmer 연구소 소장)은 Grostic의 연구내용에 대해 깊은 존경심을 보여주었다. 기록에 의하면, Dr. Sherman은 B.J. Palmer 연구소에서 치료받고 있었던 특정한 환자들을 Dr. Grostic에게 의뢰하였다. 1950년 5월 2일에 보내진 흥미로운 편지는 텍사스 주, Austin시에서 열린 세미나에서 Dr. Sherman을 보조한 한 임상가에 관한 내용이었다. Dr. Sherman은 Dr. Grostic의 연구내용에 관한 여러 슬라이드를 가지고 있다는 내용이었다. 편지의 내용은 Dr. Sherman이 왜 그 슬라이드를 가지고 있으며 어떤 목적으로 사용할 것인가에 대한 궁금증이었다. 그는 PSC가 Grostic 테크닉을 교육목적으로 사용하려 했는지 아니면 Dr. Sherman 자신의 병원에서 사용하려 했는지 알기를 원했다는 것이다.

Dr. William G. Blair는 1949년 PSC를 졸업하였다. 그리고 Blair 상부경추 테크닉을 개발한 임상가이다. Dr. Grostic의 기록에 의하면 1950년 Dr. Blair는 Grostic 기초교육 세미나에 참여하기 위해 참가요청서만 보냈다. Dr. Leon Halsted로부터 치료를 받은 후 그의 만성 기관지 천식이 매우 효과적으로 회복된 경험을 한 후 Blair는 카이로프랙틱 임상가가 될 것을 결심하였다. Dr. Halsted는 1950년 3월, 텍사스 주 San Angelotl에서 Grostic 세미나에 처음으로 참석하였던 상부경추 임상가였다. 그리고 Blair에게 Grostic 테크닉을 공부할 것을 권했을 것이다. 그러나 Blair는 세미나 참석요청서를 보냈을 뿐 교육에 참여하지는 않았다. 1951년 그는 연구활동을 시작하였고 Blair 테크닉을 개발하였다. 그리고 1961년부터

1980년까지 임상가들을 위한 교육활동을 하였다.

Dr. Blair는 상부경추의 비대칭성에 대해 흥미를 가지고 상부경추 치료 테크닉을 개발하였다. 그는 상부경추 관절면을 이미지화 할 수 있는 서블럭세이션의 분석 방법을 개발하였으며 서블럭세이션된 관절의 형태와 상황에 따라 정확하게 맞춤 어저스트먼트를 가능하게 할 수 있다고 주장하는 서블럭세이션 경로의 새로운 개념을 소개하였다. Dr. Grostic 역시 상부경추 비대칭성에 관해 인정하였다. 그리고 이 내용은 그의 연구에서 설명되었다. 또한 많은 사례에서 발달적 적응과정(환추의 외측덩이와 또는 C2 추체가 크게 발달된 동측 짧은 후두과)에서 흔히 나타나는 것이라고 기록하였다. Blair는 이러한 발달과정 중 나타나는 적응현상에 대해 동의하였다. 그러나 그는 상부경추 서블럭세이션은 관절에서 발생하며 분석과 치료에 있어서 새로운 접근법이 요구된다고 믿었다. Blair의 주상은 골격의 비대칭성이 있어도 관절면은 정확하게 맞아지게 되는 경향이 있다는 것이다.

이 시대 마지막 과정에서의 반응
Reflections on the End of Era

Dr. Grostic은 자신의 모든 연구가 완벽하지 않고 아직도 연구되어야 할 부분이 많다는 것을 기록에 남겼다. 그는 근복적인 문제에 집중해야 하는 중요성을 깨달았기 때문에 자신의 연구의 특정한 부분은 시작일 뿐이라는 것을 언급하였다. 그는 각 사례에 따라 치료의 정확한 벡터를 정립하는 시스템을 개발하여 최고의 치료효과를 이루고 동시에 x-ray 검사를 감소시킬 수 있는, 앞으로의 연구내용에 대해 잠깐 언급하였다. 불행하게도, 이러한 모든 연구 목적을 달성하기 전에 그는 타계하셨다. 그는 놀라울 정도의 많은 업적을 이루었다. 하지만 학문발전을 위한 그의 놀라운 열정이 그의 죽음을 재촉하였다. 그는 병원운영, 연구활동 그리고 교육활동으로 짜여진 그의 바쁜 일정을 유지해야 했으며 자신들의 환자를 위해 상담을 요구하는 임상가들로부터 끊임없이 날라 오는 질문에 답변하는 놀라운 열정을 보여주었다. 그는 또한 자신의 연구내용을 변화시킨 후 자신들의 주장대로 교육활동에 뛰어드는 여러 임상가들을 보면서 마음 고생을 많이 했었다. 이러한 상황들은 그가 예전에 있었던 Hodgkin's disease와 관련된 심장혈관 합병증으로 고생한 것으로 보인다. 그는 또한 그 당시에 흔했던 애연가였다.

그의 죽음을 재촉할 수 있었던 사건이 있었다. 1960년 미국 식약청은 그 당시 많은 카이로프랙틱 임상가들에 의해 사용되었던 Microhynameter 진단기를 압수하기로 결정하였던 사건이다. 이 진단기는 인체에서 발생되는 전류를 측정하여 증세변화에 따라 나타나는 인체의 화학적 변화를 측정할 수 있는 검류계, glavanometer이다. 식양청 청장인 George P. Larrick는 이 진단기 사용을 금지하였다. 식양청은 이 진단기는 어떠한 질병도 진단할 수 없고 환자 피부에 있는 땀의 양만 측정할 수 있다고 하였다. 1,000여 개 이상의 Microdynameter가 카이로프랙틱 임상가들로부터 회수되었고, 또한 1,000여 개의 진단기들을 확인되지 않았다는 이유로 수많은 의료인으로부터 압수하였다.

Dr. Grostic이 Microdynameter를 소유했는 지에 대한 정확하게 알려진 바는 없다. 그러나 Cameron Heartometer는 소유하고 있었다. 이 심장진단기는 상완동맥 또는 대퇴동맥으로부터 박동을 측정하여 원형 그래프에 기록하는 진단기이다. 그 시대에 많은 카이로프랙틱 임상가들은 어저스트먼트 후에 발생하는 환자의 객관적 치료효과를 측정하기 위해 흔히 사용하였다. 그들은 당대에 구할 수 있는 진단기를 통해 실험하고 싶었기 때문이다. 이 사건은 1964년 할로윈 날, Dr. Grostic이 사망한 몇 일 후에 발생하였다고 알려졌다. 의학계에 의해 많은 영향을 받는 식약청은 그의 연구소를 방문하여 의학적 목적으로 사용하였다는 이유로 여러 진단기들을 압수하였다. 이 사건은 Dr. Grostic에게 상당한 스트레스를 주었을 것이며 그의 심장마비에 영향을 주었을 것이라 생각되었다. 그의 조기 사망소식은 전 세계적으로 많은 환자와 임상가들에게 충격을 주었다. 그러나 그의 저서는 그의 삶이 헛되지 않았다는 것을 보여주고 그의 연구활동은 지속적으로 살아있을 것이다. Dr. John F. Grostic은 많은 임상가들이 추종한 개척적인 훌륭한 카이로프랙틱 학자였다. 그는 다음과 같은 말을 남겼다:

> 연구는 원리와 진실을 탐구하는 것이다. 한 연구자에 의해 발견된 진실과 원리는 다른 연구자들에 의해 응용될 수 있으며 또한 제공된 모든 것들이 이해되고 정확하게 사용되어야 한다. 이러한 마음가짐을 갖고 연구노력을 통해 질병으로부터 고생하는 수많은 사람들에게 나음을 준다

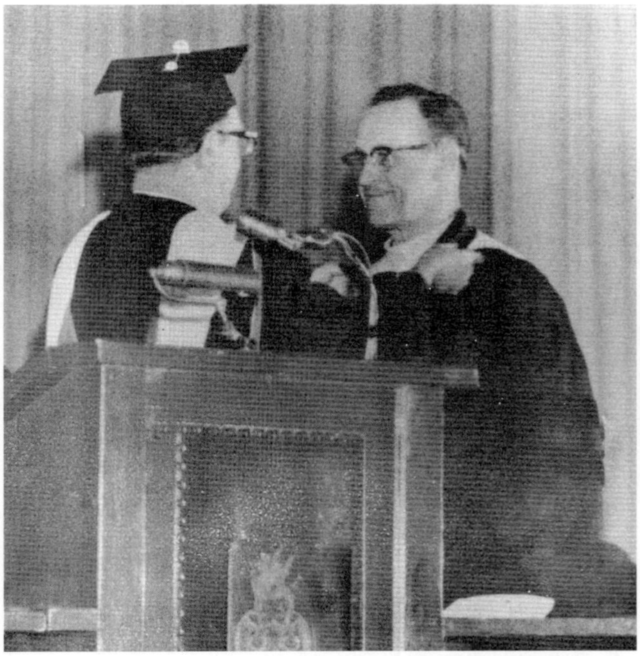

그림 1-25 1964년 팔머 대학으로부터 Daniel David Palmer 과학상을 수여받고 있는 Dr. John F. Grostic(Dr. Richard J. Grostic의 협조).

> 는 확신을 가지고 있어야 한다. 이것은 신의 뜻이고 우리 카이로프랙틱 임상가들은 잘 교육되고 숙련된 두 손으로 힐링을 줄 수 있어야 한다.

1946년부터 자신의 죽음까지, Dr. Grostic은 1,500여 명의 카이로프랙틱 임상가들에게 자신의 연구내용과 치료 테크닉을 소개하였다. 그가 사망하기 전 1964년 3월 21일, 그는 팔머 카이로프랙틱 대학으로부터 최초로 Daniel David Palmer 과학상을 받았다(그림 1-25). 이 명예로운 상은 팔머대학 총장 고문들에 의해 지목된, 카이로프랙틱 과학 분야와 그리고 카이로프랙틱 학문발전을 위해 지대한 노력을 보여준 사람에게 주어지는 최고의 상이다. Dr. Grostic께서 이 상을 수여받는 날, 그는 팔머대학 졸업식에서 특별 연설을 하였다. Dr. Grostic이 카이로프랙틱 임상가로서 그리고 한 인간으로서 성취한 내용들을 한 장에 다 담기에는 너무나 크고 많다. 그러나 그가 노력한 의미를 실천하기 위해 노력하는 많은 임상가들은 그의 학문적 유산을 이어받고 지속시킬 것이다. Dr. John F. Grostic의 삶은 왜, 그렇게 세밀한 분석법과 테크닉을 바르게 실행하기 위해 세심한 노력이 필요한 것을 말해준다. 그는 오랫동안 연구를 통해 이루어진 카이로프랙틱 원안과 치료법을 정확하게 적용 하는데 조금도 양

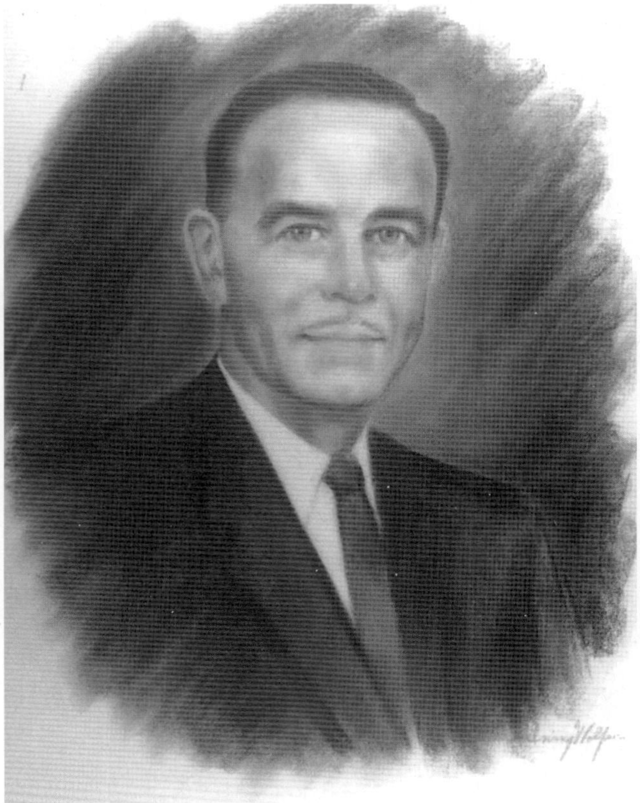

그림 1-26 Dr. Cecil Laney에 의해 주어진 John F. Grostic 박사의 초상화(Dr. Richard J. Grostic의 협조).

보가 없었다(그림 1-26). 그는 다음과 같은 말을 남겼다:

> 인간 삶에서 모든 법의 혜택은 쉽게 이해할 수 있어야 한다. 혼란스러운 삶의 복잡성에서 인간은 지혜로운 지시가 필요하다. 생리적 법칙들이 이런 지혜를 준다. 자연의 법칙과 인간의 긍정적 법칙은 인간으로 하여금 개개인과 사회가 자연의 좋은 점을 얻을 수 있도록 그의 활동을 지시할 수 있게 한다. 자연의 법칙을 관찰하고 순종하는 것은 인간을 바른 길로 인도하는 등대이다. 법이 없는 인간은 피곤하며 목적지 없는 여행자이며 십자르에서 혼란스러워 하며 어둠속에서 그의 눈은 미래를 볼 수 없게 된다. 법이 없는 사람은 어둠속을 여행하는 사람들을 괴롭게 하는 두려움의 노예가 된다. 인간 앞에 놓인 법칙을 따라간다면 그는 안전한 여행자가 될 것이며 밝은 빛을 향하게 되며, 인간삶의 고통을 완화시키는, 밝은 빛으로 표시된, 자기가 원하는 곳을 향하게 된다.

Grostic Chiropractic Presentations, Inc.

Dr. Grostic이 사망 후 그의 추종자들은 2개의 그룹으

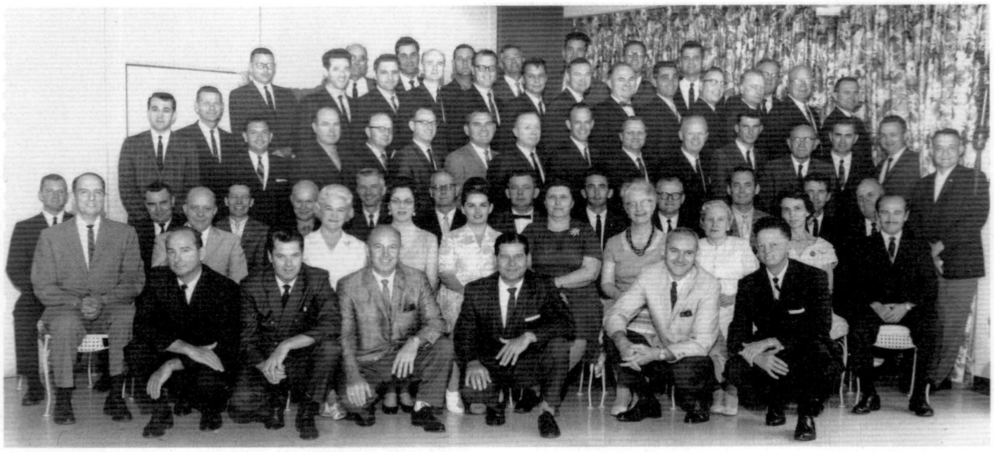

그림 1-27 1965년 5월, 조지아 주 아트란타 시에서 개최된 Dr. Grostic 학술 발표회(Dr. Richard J. Grostic의 협조).

로 나누어졌다. 규모가 큰 그룹은 주지아 주, Atlanta시에 설립되었고 규모가 작은 그룹은 중서부에 설립되었다 (NUCCA, 아래에서 논의된다). 남부에 설립된 그룹은 Grostic Chiropractic Presentation, Inc.가 되었고 더욱 전통적인 Grostic 테크닉을 소개하였다. Dr. T.O Humber, Dr. J.K. Humber 그리고 Dr. Roy Sweater는 Dr. Grostic으로부터 인정받는 수준급 카이로프랙틱 임상가들이었으며 생전에 그의 교육프로그램을 보조하였다.

1965년 5월 Atlanta 시, 중심가에 있는 호텔에서 첫 번째 세미나가 개최되었다(그림 1-27). 그리고 Atlanta Trio라고 불리웠던 3명의 카이로프랙틱 임상가들은 플로리다 주, Winter Park 시에서 온 Dr. C.T. Craven, 캘리포니아 주, Fresno시에서 온 Dr. George Wentland, 미시간 주, Cheasaning시에서 온 Dr. Jim McAlpine과 함께 동참하였다. Grace Grostic, John D. Grostic, Cheryl Grostic 그리고 Travis Utterback은 그 후 학회이사회 회원으로서 합류하였다. 이 단체는 1976년까지 Grostic 박사의 가르침을 존속시키기 위해 노력하였다. Grostic 테크닉을 Metric System으로 변화시키려 했던 사건이 1976년에 있었다. 그러나 학계의 주목을 받지 못하고 사라졌다.

카이로프랙틱 Orthospinology, Inc. 학회
Society of Chiropractic Orthospinology, Inc.

1977년, 카이로프랙틱 Orthospinology 학회는 Dr. Grostic 연구 단체의 예전 이사회 회원들로 결성되었다. Dr. Roy Sweat은 학회의 초대 회장이 되었으며, 1981년 환추 Orthogonality 학회를 결성하기 위해 사임하기까지 회장직을 역임하셨다. Dr. David Amundsen이 후임을 맡았으나 1년 후 사임하였다. 그 후 몇 년간 Dr. Bobby Smith께서 학회를 이끌어갔으며, 그 후 Dr. Jim McAlpine이 회장직을 맡아 학회를 이끌었다. 1980년도 후반 Dr. Bobby Smith는 또 다시 학회회장을 추대되었으며 그 후, Dr. Steven Humber와 Dr. Steve Scheik이 후임으로 회장직을 역임하였다. Dr. Humber의 노력으로 Orthospinology는 Life 카이로프랙틱 대학의 정규 교육과정으로 채택되었다. Dr. Rodericc Rochester는 1996-1998년까지 회장직을 역임하였으며 그가 이룩한 학회의 조직이 지금까지 유지되고 있다. 알라바바 주, Dothan 시의 Dr. Kirk Eriksen은 1998년 회장으로 추대되었으며 학회 부회장, Dr. Ken Humber와 함께 지금까지 회장직을 역임하고 계신다. 학회 부회장 Dr. Humber는 Dr. James Humber의 아들이다. 학회를 이끌고 있는 두 분들은 이 분야의 최고의 교육자로서 알려져 있다.

이 학회가 탄생된 후, Orthospinology 세미나는 atlanta 시 중심가에 있는 Holiday 호텔에서 10년간 지속적으로 진행되었다. 세미나는 5월과 10월 진행되었으며, 기초강의는 학회 교육이사들의 병원에서 개별적으로 이루어졌다. 그 후 세미나 교육장은 Atlanta시에 있는 Sheraton 공항 호텔에서 1990년 초까지 진행되었으나 현재 진행되고 있는 세미나는 주로 Atlanta 공항에 있는 르

네상스 호텔에서 진행되고 있다. 매해 개최되는 정기 Orthospinology 세미나는 2000년부터 택사스 주에 있는 Austin 시에서 개최되었으며 간간히 미시간 주에서도 교육이 진행되었다.

Orthospinology 테크닉은 현재 미네소타 주, Bloomington 시에 있는 Northwestern Health Science University에서 전공 선택과목으로 교육되고 있다. 현재 택사스 주, Dallas에 있는 Life University와 Parker 카이로프랙틱 대학에서도 선택과목으로 채택할 준비를 하고 있다. Orthospinology는 교육은 John F. Grostic 박사가 설립한 최초 교육과정과 매우 유사한 교육프로그램으로 진행된다. 이 학회의 교육과정은 순수한 수기 테크닉과 함께 치료기를 사용하는 테크닉을 교육하고 있다. 14장에서 기계를 사용하는 상부경추치료에 대한 역사적 과정이 상세하게 설명된다.

국제 상부경추 카이로프랙틱 연구협회 National Upper Cervical Chiropractic Association (NUCCA)

1966년 초, Dr. Ralph R. Gregory는 Dr. Grostic과의 관계를 잘 알고 있는 Grostic 임상가들로부터 강의 요청을 받았다. 그 해에 첫째 세미나가 미시간 주, Monroe 시에 있는 호텔에서 개최되었다. 그리고 1966년 4월 16일 NUCCA 학회가 결성되었다. 초대 학회 회장으로서 인디아나 주의 Dr. Irvin Mathias가 추대되었다. 그러나 Dr. Gregory는 이 학회의 지도자로서의 역할을 하여왔다(그림 1-28). 1986년 미국 대통령, Ronald Reagan은 카이로프랙틱 학문 발전과 환자 진료의 질을 높인 그들의 공헌을 축하하기 위해 NUCCA 학회와 Dr. Gregory를 높이 평가하는 연설문을 남겼다.

국제 상부경추 카이로프랙틱 연구협회(National Upper Cervical Chiropractic Research Association, Inc, NUCCRA)는 상부경추 치료에 관한 연구진행과 홍보를 위해 1971년에 결정되었다. 이 협회는 1973년 "Upper Cervical Monograph" 학회지를 발행하였으며 지금까지도 발행되고 있다. 이 학술지는 그들의 연구논문을 발표하는 출판물로서 사용되었다. 그러나 동료심사위원 학술지에는 그리 많은 논문들이 실리지는 않았다. 최근에 과학연구 학술지에 출판될 몇 개의 논문 프로젝트들이 계획 중에 있다.

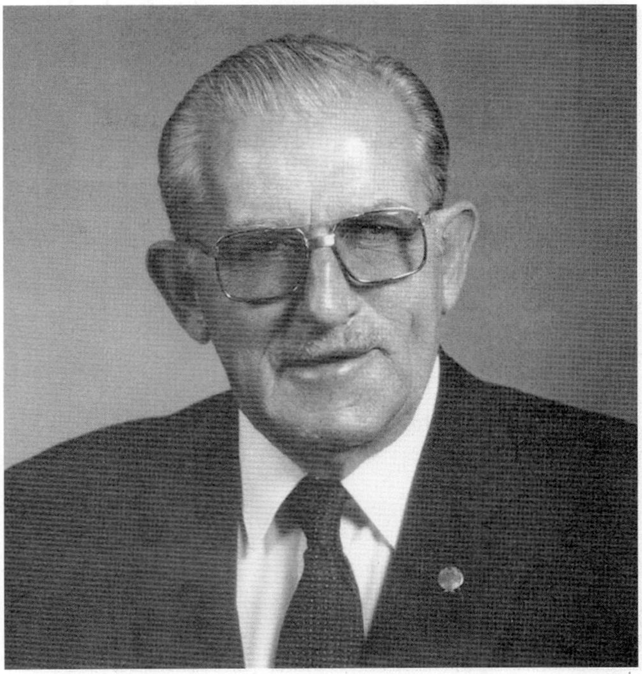

그림 1-28 Ralph Robins Gregory 박사(1912-1990)(Dr. Richard J. Grostic의 협조)

NUCCA 단체들은 Grostic 테크닉을 조금 변화시킨 상부경추 어져스팅 테크닉만을 유일하게 사용한다. 다음은 NUCCA와 NUCCRA, 두 단체가 발전시킨 부분들이다:

(i) Double Pivot Point X-ray 분석법 개발
(ii) 방사선 분석에서 사용되는 다양한 분석기 개발
(iii) Triceps Pull 수기 치료 테크닉 개발
(iv) Anatometer 자세분석 측정기 개발
(v) Multiple Support Headpiece 개발
(vi) 4개의 기본 상부경추 서블럭세이션 패턴 분류법

Dr. Marshall Dickholtz Sr.는 1956년 PSC 대학을 졸업하였으며 NUCCA 발전에 중요한 역할을 하였다. 특히 그가 담당하였던 부분은 방사선 촬영법과 분석법이다. Dr. Dickholtz는 1994년 팔머대학으로부터 Daniel David Palmer 과학상을 받았다. NUCCA는 현재 Life 카이로프랙틱 대학 교육의 중심적인 필수과목이며, 팔머 카이로프랙틱 대학에서는 선택과목으로 되어 있다.

환추 Orthogonality Atlas Orthogonality

Dr. Roy Sweat는 어져스팅 치료기를 더욱 발전시키기 위해 1981년 환추 Orthogonality(AO) 학회를 결성하였다. AO 테크닉은 Dr. Grostic 테크닉을 여러 면에서 변화시켰으며 Cartesian 좌표계로 용어를 변화시켰다. AO 어져스트먼트 테크닉은 금속으로 만들어진 타진기가 장착된 테이블을 사용한다. AO 테크닉은 Life 카이로프랙틱 대학, Life West 대학, 팔머 대학(Davenport와 West 캠퍼스) 그리고 Sherman 카이로프랙틱 대학에서 선택과목으로 포함되었다. AO 전문의 과정 프로그램이 Sherman 대학에서 개설되었다. Dr. Sweat은 1995년 팔머대학으로부터 명예로운 Daniel David Palmer 상을 수여받았다. 그는 상부경추 카이로프랙틱 특수 치료법 발전을 위한 노력으로 명성을 얻게 되었다(그림 1-29).

상부경추 카이로프랙틱 학회
Academy of Upper Cervical Chiropractic Organizations

Orthospinology, NUCCA, 그리고 AO 모두 상부경추 이론을 근거로 발전되었다. 이 테크닉들은 환추 서블럭세이션을 평가하기 위해 사용되는 lateral view, nasium view, 그리고 vertex view를 분석하는 유사한 x-ray 분석법을 사용한다. 각 다른 분석 타입에 대한 해석은 대부분의 경우 유사하지만 미세한 부분에서부터 크게는 뚜렷한 차이점을 보여주는 부분도 있다. 위의 테크닉들의 이론적 근거는 동일한 뿌리를 공유하고 있다. 그리고 다른 상부경추 치료법(예를 들어, Blair, Knee chest 테크닉)과 함께 Academy of Upper Cervical Chiropractic Organization(AUCCO)에 의해 소개되고 있다. 다음은 AUCCO의 선립 목적을 말하고 있다:

> AUCCO 학회는 환추 서블럭세이션 복합체의 임상적 실체를 인정하고 이해하며 임상에 적극적으로 적용시키고 있는 카이로프랙틱 임상가들과 그 단체들을 연합적 단체로 유지하기 위함이다. 이 학회는 상부경추 어져스트먼트 과학을 영구히 보존하고 발전시키기 위해 서로 교류해야 할 것이다.

AUCCO 학회를 결성하기 위한 첫째 모임은 Dr. Hal Crowe에 의해 1994년, 6월 11일 조지아 주, Jekyll Island에서 진행되었다. 이 학회의 선립 위원들은 Dr. Scott Bender, Dr. Julie Brantley, Dr. Hal Crowe, Dr. Hugh Crowe, Dr. Keith Crowe, Dr. Keith Denton, Dr. John Dunn, Dr. Richard Kersey, Dr. John Pinto, Dr. Roderic Rochester, Dr. Steve Sheick, Dr. Matthew Sweat, Dr. Michael Thomas 그리고 Dr. Fred Vogel들로 구성되었다. AUCCO 학회는 Orthospinology, NUUCA 그리고 AO 학회를 연합하여 협의회를 결성하는데 도움을 주었다. 연합 협의회는 매년 애틀란타 시에서 개최되었다. 각 학회들은 개별적으로 세미나를 통해 교육활동을 하였으나 때때로 연합된 모습으로 세미나를 개최하기도 한다. 앞으로 다른 상부경추 그룹들과도 연합하여 이 분야를 발전시켜나갈 계획을 하고 있다.

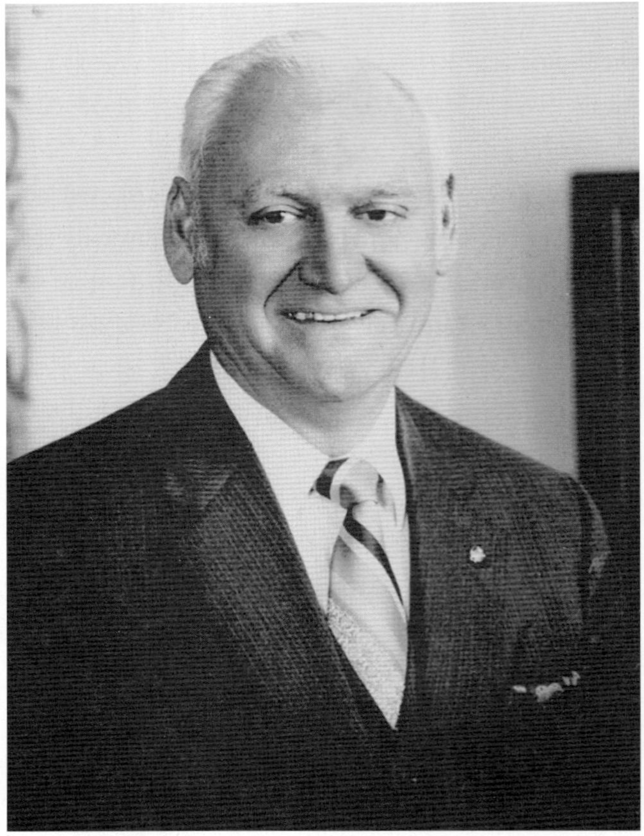

그림 1-29 환추 Orthogonality 설립자 Dr. Roy W. Sweat. (Dr. Dr. Roy W. Sweat의 협조)

상부경추 전문의 과정
Upper Cervical Diplomate

AUCCO와 Sherman 카이로프랙틱 대학의 협조를 통해 상부경추 전문 임상가 프로그램을 개최하였다. 이 프

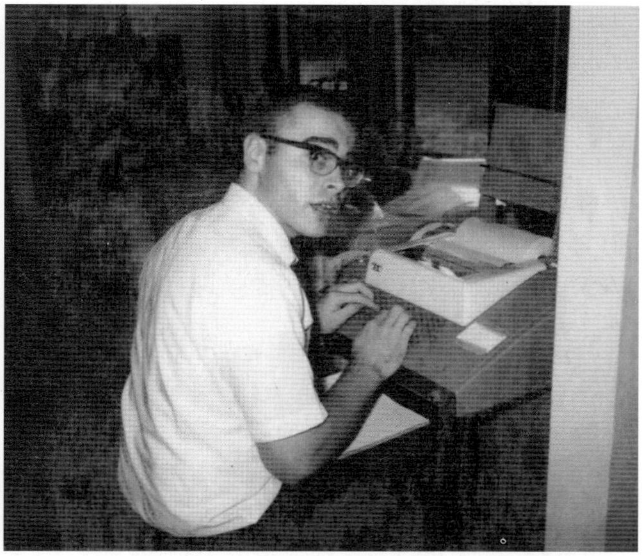

그림 1-30 1970년 4월, 초기 컴퓨터와 작업하고 있는 Dr. John D. Grostic. (Dr. Richard J. Grostic의 협조).

로그램은 카이로프랙틱 임상가를 위한 상부경추 전문의(Upper Cervical Diplomate) 과정이다. 상부경추 전문의 프로그램을 담당하는 단체인 College of the Upper Cervical Spine의 위원들: Dr. Kirk Eriksen(Orthospinology), Dr. Robert Kessinger(Knee Chest), Dr. Susan Brown (Blair), Dr. Edward Owens 그리고 Dr. Jim Palmer (NUCCA). 교육과정은 이론과 실습과정을 포함해 모두 300시간으로 구성되었다. 180시간의 이론과정은 해부학, 신경학, 생체역학, 역사 그리고 철학과정으로 되었으며 다양한 테크닉에 대한 재학습, X-ray 분석법들이 포함되었다. 나머지 120시간의 테크닉 실습과정은 교육과정에 참여하는 임상가들의 선택에 의해 공인된 상부경추 테크닉을 교육받게 된다.

Dr. John David Grostic의 공헌
Contributions of Dr. John David Grostic

Dr. John David Grostic은 John F. Grostic의 아들이다. 그는 아버지의 연구활동과 교육에 적극적으로 참여하였으며 1995년 6월 27일 그가 사망할 때까지 카이로프랙틱 의학계 발전을 위해 많은 활동을 했다. Dr. John D. Grostic이 21살 때 아버지가 돌아가셨다. 그는 아버지가 사망했다는 소식을 추종자들에게 전하기 위해 수없이 전화기에 매달려 있었을 때, 이 소식을 전해들은 많은 임상가들이 혼절하고 또는 눈물을 터트리던 모습들을 생생하게 기억하였다. 그의 사망은 가족뿐만 아니라 카이로프랙틱 임상가 모두들에게 큰 슬픔이었다.

John D. Grostic은 1943년 4월 23일 미시간 주 Ann Arbor 시에서 태어났다. 그는 어린 시절부터 아버지 옆에서 많은 일들을 도왔다. 젊은 Grostic은 18세에 아버지를 위해 X-ray 필름을 현상하였고 이틀 사이에 120장의 필름을 현상하기도 했다고 한다. 아버지 교육 세미나에 참석했던 수강생들의 pre, post x-ray 필름들을 현상했던 것이다. 그는 아버지 세미나 교육 중, 단족분석을 위해 모델이 되기도 했다.

John D. Grostic은 처음엔 카톨릭 신부가 되려 했었다. 하지만 그 후 아버지의 가업을 이어받기 위해 카이로프랙틱 임상가가 되기로 결심하였다. 1969년 그는 PCC 팔머대학을 졸업하였고 Eastern Michigan 대학으로부터 화학전공 학사과정을 수료했다. 1970년 그는 컴퓨터 공부에 집중하면서 아버지의 연구내용과 임상 사례들을 정리하여 후에 출판될 수 있게 하였다(그림 1-30). John D. Grostic은 1975년 국제 카이로프랙틱 협회 선임 회원이 되었으며 1981년 콜로라도 주립대학의 한국인 교수 Chung-Ha Suh 박사와 공동 연구 후, 카이로프랙틱 연구학회(FICR)의 명예 회원이 되었다. Ann Arbor 시에서 개업의로서 활동한 후 1977-1983년까지 팔머 대학에서 교수직을 역임하였다.

Dr. Grostic은 팔머 대학의 교수직을 사직한 후, 부인 Dr. Jill Bradshaw와 함께 개업하기 위해 플로리다 주, Orlando 시로 이주하였다. 그 곳에서 1983-1986년까지 개업의로서 활동하였으며 플로리다 주 동료심사위원으로서 활동하였다. 1986년 그는 Life 카이로프랙틱 대학의 임상과학과 연구교수로서 근무하였으며 1987과 1988년 대학교수들과 학생들에 의해 Teacher of the Year의 명예를 받게 되었다. Dr. Grostic은 카이로프랙틱 국가고시 근골격신경계 질환 위원으로서 활동하였다. 1992년 4월 30일, 카이로프랙틱 군의관 제도 설립을 위한 H.R. 608 법안을 지지하기 위해 국방위원 앞에서 법정선언을 하였으며, 결과적으로 미국 국군병원 내에 카이로프랙틱 임상가로서 군의관 제도가 성공적으로 설립되었다. Dr. John D. Grostic은 또한 세계 보건기관인 WHO에서 요통측정의 표준화를 위한 위원으로서 활동하였다.

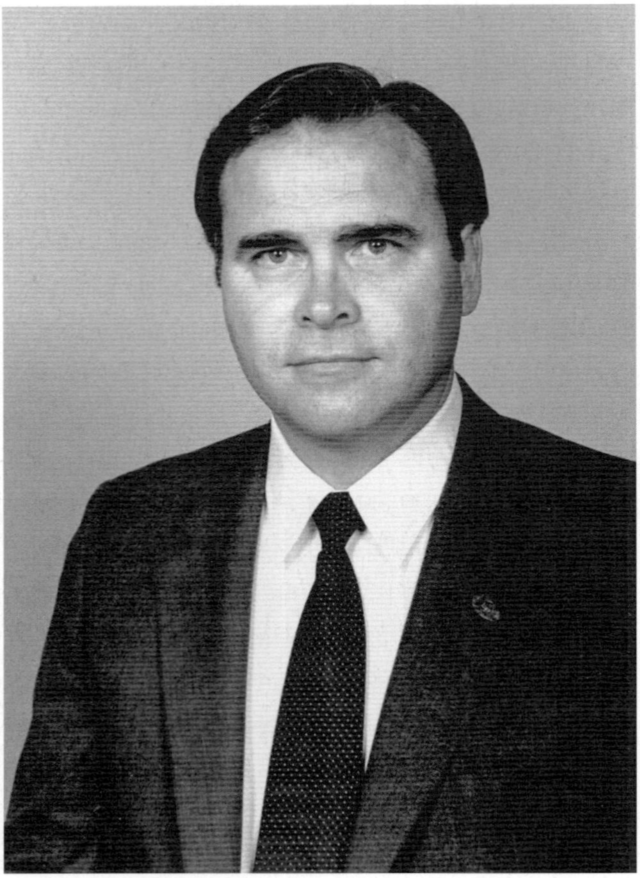

그림 1-31 Dr. John D. Grostic(1943-1995). (Dr. Richard J. Grostic의 협조).

Dr. Grostic은 1987년부터 1995년 그가 사망할 때까지 Life 카이로프랙틱 대학에서 연구소장직을 역임하였다. 그는 또한 Orthospinology 학회에 고문직을 역임하였으며 카이로프랙틱 임상가로서 많은 공헌을 아낌없이 받쳤다(그림 1-31). 그는 20여개의 논문을 발표하였으며 수많은 학술회에 발표자로서 참석하기도 했다. Upper Cervical 학술회의 회장을 역임하였고 1988년에 시작된 카이로프랙틱 연구 학술지(Chiropractic Research Journal)의 편집장 역할을 담당했다. 1993년 그는 훌륭한 논문을 발표한 학자에게 수여하는 Researcher of the Year 상을 카이로프랙틱 단체인 Word Chiropractic Alliance로부터 수여받았다. 국제 카이로프랙틱 협회(International Chiropractic Association)는 1994년 그에게 명예로운 Prestigious Chiropractor of Year 상을 수여하였다. 그리고 1995년 Society of Chiropractic Orthospinology로부터 동일하게 명예로운 상을 수여받았다. 그가 사망한 후, 2002년 6월 21일, 팔머 카이로프랙틱 대학으로부터 명예로운 Fellow in the Palmer Academy of Chiropractic 상을 부인인, Dr. Bradshaw가 대신하여 수상하였다. 그의 부인은 Life 카이로프랙틱 대학 교수직을 맡고 있었으며 Dr. Grostic 테크닉을 교육하였다. Life 카이로프랙틱 설립자이며 총장을 역임하셨던 Dr. Sid William은 그의 죽음 앞에서 다음과 같은 말을 남겼다:

> Dr. John D. Grostic은 총명한 학자면서 가장 인간적인 면을 보여준 나의 동료이다. 그의 친절하고 소박한 인간성은 자신의 삶을 통해 우리에게 보여주었고 Life 대학의 모든 학생과 교직원 그리고 그가 돌보았던 환자들에게 영원히 잊지 못할 기억을 심어주었다. 카이로프랙틱 학계는 훌륭한 학자이며 존경받은 교육자 그리고 성실한 친구를 잃었다.

Dr. John D. Grostic의 아들인 Richard John Grostic은 카이로프랙틱 임상가가 되면서 3대째 가문의 전통을 이었다. 그의 할아버지와 아버지가 카이로프랙틱 학문발전을 위해 보여주었던 것처럼 그 역시 카이로프랙틱 학문을 위한 놀라운 정열과 사랑을 보여주고 있다. 그는 할아버지와 아버지가 남긴 모든 연구 기록과 문헌을 소중하게 간직하고 있다. Dr. Grostic 가문이 남긴 그들의 공헌은 한 인간으로서의 학문적 정열만으로 남겨지는 것이 아니라, 수많은 환자 치유를 위해 노력하는 많은 카이로프랙틱 임상가들과 나누었다. 이 장은 역사적 문헌없이는 가능하지 못했다. 그리고 이 책은 Dr. John Francis Grostic의 학문적 정열과 이 세상을 변화시키려 했던 그의 노력이 없었다면, 존재할 수 없었다.

요약
Summary

이 장을 통해 독자는 카이로프랙틱 역사와 Grostic 테크닉 그리고 Orthospinology와 관련된, 아래와 같은 중요 내용들을 배웠다.

- 카이로프랙틱 전 시대의 척추치료의 역사
- 카이로프랙틱 학문 설립 전, D. D. Palmer의 삶
- D. D. Palmer의 카이로프랙틱 학문 설립과 카이로프랙틱 교육

- 카이로프랙틱 발전 공헌자 그리고 PSC 대학의 지도자로서의 B. J. Palmer 박사의 공헌
- B. J. Palmer 박사의 HIO 테크닉 개발과 B. J. Palmer 임상연구소 설립
- John Francis Grostic이 카이로프랙틱 대학을 입학하게 된 동기
- Dr. Grostic의 초기 연구활동과 교육활동
- Grostic 테크닉 교육과정
- Dr. Grostic 연구와 관련된 그리고 카이로프랙틱 학계의 유명 임상가 소개
- Dr. John F. Grostic 사망, Grostic Chiropractic Presentation, Inc 그리고 Society of Chiropractic Orthospinology, Inc
- NUCCA, AO 그리고 AUCCO 발전
- John D. Grostic 박사의 공헌

참고문헌

1. Hippocrates. *Hippocrates*. 3rd ed. Cambridge: Howard University Press, 1959. Withington ET, translator.
2. Schiotz EH, Cyriax J. *Manipulation Past and Present*. London: W. Heineman Medical Books, 1975.
3. Lomax E. Manipulative therapy: A historical perspective from ancient times to the modern era. In: Goldstein M, ed. *The Research Status of Spinal Manipulative Therapy*. Washington, DC: Government Printing Office, 1975.
4. Withington ET. *Hippocrates, Vol. III*. London: Loeb Classical Library, 1968.
5. Gaucher-Peslherbe PL. *Chiropractic: Early Concepts in Their Historical Setting*. Lombard, IL: National College of Chiropractic, 1993.
6. Peterson D, Wiese G. *Chiropractic: An Illustrated History*. St. Louis: Mosby-Year Book, 1995.
7. Villiers A. Captain Cook: The man who mapped the Pacific. *National Geographic Magazine* 1971;140(3):341–2.
8. Tower D. Chairman's summary: Evolution and development of the concepts of manipulative therapy. In: Goldstein M, ed. *The Research Status of Spinal Manipulative Therapy*. Washington, DC: Government Printing Office, 1975.
9. Gaucher-Peslherbe PL. Chiropractic, an illegitimate child of science? II. De opprobria medicorum. *Eur J Chiropr* 1986;34(2):98–106.
10. Kaptchuk TJ, Eisenberg DM. Chiropractic: Origins, controversies, and contributions. *Arch Intern Med* 1998;158(20): 2215–24.
11. Dailly E. Manipulations thérapeutiques. In: Dechambre A, Lereboullet L. *Dictionnaire encyclopédique des sciences médicales*. Paris: Asselin & Houzeau/G. Mason, 1884.
12. Halsted W. Practical comments on the use and abuse of cocaine suggested by its invariably successful employment in more than a thousand minor surgical operations. *N Y Med J* 1885;42:294.
13. Lyons AS, Petrucelli RJ. *Medicine: An Illustrated History*. New York: Abradale Press, Harry N. Abrams, Inc., Publishers, 1987.
14. Joachims L. Allopathic medicine in Kansas, 1850–1900. *Arch California Chiropr Assoc* 1982;6(1):67–79.
15. Starr P. *The Social Transformation of American Medicine*. New York: Basic Books, 1982.
16. Still CE. *Frontier Doctor Medical Pioneer*. Kirksville, MO: The Thomas Jefferson University Press, 1991.
17. Still AT. *Autobiography*. Kirksville, MO: American Academy of Osteopathy, 1908.
18. Gaucher-Peslherbe PL, Wiese G, Donahue J. Daniel David Palmer's medical library: The founder was "into the literature." *Chiropr Hist* 1995;15(2):63–9.
19. Cooperstein R, Gleberzon BJ. *Technique Systems in Chiropractic*. New York: Churchill Livingstone, 2004.
20. Palmer DD. *The Chiropractor's Adjustor: The Science, Art, and Philosophy of Chiropractic*. Portland, OR: Portland Printing House, 1910.
21. Keating JC. *BJ of Davenport: The Early Years of Chiropractic*. Davenport, IA: Association for the History of Chiropractic, 1997.
22. Montgomery DP, Nelson JM. Evolution of chiropractic theories of practice and spinal adjustment, 1900–1950. *Chiropr Hist* 1985;5:71–6.
23. Keating JC. "Heat by nerves and not by blood": The first major reduction in chiropractic theory, 1903. *Chiropr Hist* 1995;15(2):71–7.
24. Flexner A. *Medical Education in the United States and Canada*. New York: The Carnegie Foundation for the Advancement of Teaching, 1910.
25. Wardwell WI. *Chiropractic: History and Evolution of a New Profession*. St. Louis: Mosby-Year Book, 1992.
26. Smith OG, Langworthy SM, Paxson MC. *Modernized Chiropractic*. Cedar Rapids, IA: Lawrence Press, 1906.
27. Palmer BJ. *The Science of Chiropractic*. Davenport, IA: Palmer School of Chiropractic, 1906.
28. Carver W. *Carver's Chiropractic Analysis*. Oklahoma City: Carver Chiropractic College, 1921.
29. Gielow V. *Old Dad Chiro: A Biography of D.D. Palmer*. Davenport, IA: Bawdin Bros., 1981.
30. Palmer BJ. Correspondence and columns in: *With malice aforethought*, 1915 and 1939, Davenport, IA: PSC Press. Reprints of *Fountainhead News*, 1913, 1914, 1915, and 1939.
31. Gibbons RW. "With malice aforethought": Revisiting the BJ Palmer "patricide" controversy. *Chiropr Hist* 1994;14(1): 28–34.
32. Elliott F. Correspondence and affidavits in *With malice aforethought*. Davenport, IA: PSC Press, 1939.
33. Canterbury R, Krakos G. Thirteen years after Roentgen: The origins of chiropractic radiology. *Chiropr Hist* 1986;6:25–9.
34. Turner C. *The Rise of Chiropractic*. Los Angeles: Powell, 1931.
35. Wiese G. Beyond the "Jim Crow" experience: Blacks in chiropractic education. *Chiropr Hist* 1994;14(1):14–21.
36. Palmer BJ. *The Hour Has Arrived*. Davenport, IA: Palmer School of Chiropractic, 1931.
37. Palmer BJ. Hole-in-one theory absolutely right. *Fountainhead News* 1930;18(3).
38. Himes HM. "Policy talk." Delivered to the PSC student body. January 4, 1956.
39. Wernsing AA. Origins of the atlas specific. *Am Chiropr Assoc J* 1959;1(4):5,11–3.
40. Wernsing AA. *The atlas specific origin, development, and application*. Hollywood, CA: Oxford Press, 1941.
41. Wernsing AA. Origins of the atlas specific. *Am Chiropr Assoc J* 1960;1(5):2,12–3.

42. Nash J, Johnson CD, Green BN. Hole in one: A history of its founding. *Chiropr Hist* 1996;16(2):76–80.
43. Palmer BJ. *The Subluxation Specific-The Adjustment Specific.* Davenport, IA: Palmer School of Chiropractic, 1934.
44. Wernsing AA. Origins of the atlas specific. *Am Chiropr Assoc J* 1961;3:6,7,12–3.
45. Wernsing AA. Specific atlas correction. *The Chirogram* 1940;4(2):23–5.
46. Killinger LZ. The resurrection of the B.J. Palmer clinic research: A personal view. *Chiropr Hist* 1998;18(1):53–8.
47. Notes from lectures of Dr. John D. Grostic.
48. Private collection of research and clinical records of Dr. John F. Grostic.
49. Grostic JF. Palmer College of Chiropractic graduation address. March 21, 1964.
50. Telephone interviews with Dr. Alex Politis, 2002, 2005, and 2006.
51. Grostic JF. Research. *Palmer Standardized Chiropractors Council Bulletin*, June 1941.
52. Telephone interview with Dr. Burton Pierce. June 1, 2006.
53. Grostic JF. *The Chiropractor's Field Research Manual—New Procedures in Scientific Chiropractic.* Ann Arbor, MI, 1946.
54. Grostic JD. The Grostic procedure. *Todays Chiropr* 1987;16(3):51–2.
55. Interviews with Dr. Cecil Laney and Dr. Andrew Mathias, 2002.
56. Thomas MD. *NUCCA Protocols and Perspectives: A Textbook for the National Upper Cervical Chiropractic Association.* Monroe, MI: National Upper Cervical Chiropractic Research Association, 2002.
57. Letter from Mrs. Grace Grostic to Dr. J. K. Humber. May 11, 1964.
58. Grostic JF. Chiropractic and subluxation. *J Mich State Chiropr Soc* 3(1):3–4.
59. *Palmer Standardized Chiropractors Council Bulletin.* September 1937.
60. Coxon VG. Intolerance. In *Palmer Standardized Chiropractors Council Bulletin.* June 1938.
61. Fox CC. The Fox clinic of chiropractic. *Upper Cervical Monograph* 1995;5(6):13–7.
62. Letter from Dr. John F. Grostic to Dr. Lincoln R. Pyles. May 27, 1963.
63. In memoriam: Dr. John Francis Grostic. *Palmer Beacon*, November 1964.
64. Dr. William Harris donates $50,000 in matching challenge grant. *Am J Clin Chiropr* 2002;12(1):1,4.
65. www.kentuckiana.org
66. Telephone interview with Mrs. Mildred Derifield. June 1, 2006.
67. Telephone interview with Dr. Fred Vogel. June 1, 2006.
68. John C. Directional non-force technique. *Todays Chiropr* March/April 2003:20,22–5.
69. Pettibon BR, Beeson DE. Biomechanical research of the spine. *Todays Chiropr* March/April 1977:22–5.
70. Harrison D. Origins of CBP® technique: Part I. *Am J Clin Chiropr* 1999;9(2):3–4.
71. Harrison SO. CBP® performs ground-breaking car crash injury research. *Am J Clin Chiropr* 2005;15(4):17–9.
72. Letter from Dr. Keith L. Brady to Dr. Lyle Sherman. May 2, 1950.
73. Letter from Dr. William G. Blair to Dr. John F. Grostic. September 25, 1950.
74. Blair WG. For evaluation; for progress. *Int Rev Chiropr* 1968;22(9):10–4.
75. Blair WG. A synopsis of the Blair upper cervical spinographic research. *Int Rev Chiropr* 1964;1(1):1–9.
76. Knobel H, Havard LJ, Brit LM, et al. Late medical complications and fatigue in Hodgkin's disease survivors. *J Clin Oncol* 2001;19(13):3226–33.
77. Homola S. *Bonesetting, Chiropractic, and Cultism.* Panama City, FL: Critique Books, 1963.
78. Milstead KL. Quackery in the medical device field. Paper presented at Second National Congress on Quackery. Washington, DC, October 25, 1963. (Cosponsored by the America Medical Association and the U.S. Food and Drug Administration.)
79. Blevins JW, Cureton TK. The Cameron heartometer in industrial medicine. *J Assoc Phys Ment Rehabil* 1967;21 (4):112–21.
80. Grostic JD. The Grostic procedure. *Palmer Beacon*, June 1976.
81. Letter from Ronald Reagan. April 7, 1986.
82. Mission statement developed by the AUCCO founding committee on June 11, 1994. *Vector* 2000;2(5):2.
83. Diplomate of the upper cervical spine. *Vector* 2000;2(5):6,7.
84. Profession and college lose chiropractic great. *Campus Life* 1995:4.

제 2 장

X-Ray 장비, 배열과 환자 안전

X-Ray Equipment, Alignment, and Patient Safety

학습목표

이 장을 학습한 후, 독자들은 다음과 같은 능력을 갖게 될 것이다.

- Orthospinology 임상을 위해 요구되는 X-ray 장비 매매 동의서에 대한 정보를 얻을 수 있다.
- 필요한 X-ray 장비에 대한 특정한 스펙 설명: 발전기 용량, 튜브 높이, 그리드 선 비율, 초점 표시, 노출폭 조절기, 튜브덮개 스펙, 스크린, 블록커, 표시기, 컴퓨터 시스템 X-ray를 알 수 있다.
- Orthospinology 임상을 위해 필요한 x-ray 장비의 스펙에 따른 장비 목록. 기본 배열과정, 레이저 배열, 수직 지침선 장착, 그리드 카비넷 표시, 그리고 최종 배열 검사를 알 수 있다.
- X-ray 현상과정과 이중 표시 시스템에 대한 설명할 수 있다.
- X-ray 장비 배열 조건, 프로젝션 왜곡과 명암대조어 대한 이유 설명할 수 있다.
- 환자 방사선 노출량 최소화에 대한 논의할 수 있다.

X-Ray 용량과 규격
X-Ray Equipment Capacity and Specifications

Orthospinology 테크닉은 카이로프랙틱 학문에서 상부경추 서블럭세이션을 정량화할 수 있는 소수의 테크닉 중 하나다. 이 정량화 과정을 신뢰할 수 있고 가능한 정확하게 분석하기 위해 상부경추 X-ray 촬영은 영상 왜곡화 현상을 최소화하기 위해 정확하게 배열되어야 한다. 이 장은 정확한 X-ray 장비를 선택하고 또한 정열시키는 과정에 대해 자세하게 설명한다. 환자에게 노출되는 방사선량을 최소화하기 위해 필요한 장비와 실천과정 또한 재검토된다. 방사선 노출량을 최소화시켜야 한다는 것을 기억해야 한다.

Orthospinology 임상에서 요구되는 방사선 영상을 위한 기본 장비는 다음과 같은 장비를 포함한다:

- X-ray 제너레이터
- 수직선에서 최소한 60° 정도 움직일 수 있는 그리드 케비넷
- 튜브의 높이 84인치 정도까지 될 수 있는 튜브컬럼
- 방사선 노출폭 조절기(collimator)
- Wall stand
- X-ray 튜브

가장 일반적인 X-ray 용량은 300 mA/125 kvp이다. 선택할 수 있는 다른 모델은 400 mA/125 kVp, 500 mA/150 kVp 그리고 600 mA/150 kVp이다. 고주파 제너레이터는 방사선 과정의 신뢰성이 높고 환자에게 방사선 노출량을 50%까지 감소시킬 수 있다. 300 mA/125 kVp 모델은 개인 임상을 위해 충분한 용량이다.

Grostic 테크닉에 근거한 상부경추 임상에서, X-ray 장비의 바른 배열을 위한 특수 X-ray 부품들이 요구된다. 다음과 같은 부품들이 필요하다:

- 머리 고정기
- 배열 막대
- 회전의자

- 나무나 플렉시 유리로 만들어진 배열 블록
- 구슬로 이어진 체인
- 자전가 바퀴살 정도 길이의 직선 막대

이러한 부품들은 배열과정에서 필요하다. L-frame 또는 이중 L-frame은 매우 유익하며 권고된다. 그러나 절대적으로 요구되는 것은 아니다. X-ray 장비 배열은 환자에게 노출되는 방사선량을 감소시키고, 영상왜곡을 최소화 하며 대조 영상을 호전시킨다. 이 장은 필요한 과정 하나하나에 집중한다. 그러나 테네시 주, Knoxville에 있는 X-ray 장비회사, American X-ray 주식회사는 장비 설치에 요구되는 시간을 줄일 수 있는 레이저 배열법을 사용한다.

자동 현상기를 선택할 때, 가격뿐만 아니라 장비의 질을 검사해야 한다. 이것은 임상가로 하여금 고품질 현상기를 선택할 수 있게 하며 또한 현상액을 자주 바꾸어줄 필요가 없으며 장비유지 계획을 정확하게 알려준다. 자동 현상기는 매 60일 마다 세척해야 한다. 그리고 현상액은 매 30일 마다 교환해야 한다. 현상액이 변해 방사선 노출량을 증가시키는 것은 합당하지 않다. Orthospinology 테크닉은 신뢰할 수 있는 특정한 골격 표시 확인을 요구한다. 이것은 ALARA 철학과 합당하며 고질의 영상을 요구하기 때문이다.

X-ray실 디자인은 매우 중요한 단계이다. 천장 높이는 9피트가 되어야 한다. 그리고 필름거리(FFD) 72인치를 유지하고, 변압기를 놓고 또한 그리드 케비넷을 장착하기 위해 최소한 14-15피트 정도의 수평적 공간이 필요하다. X-ray실 벽은 납으로 보호되어야 한다. 그러나 임상가는 주정부마다 다를 수 있는 규칙을 조사해야 한다. 각 주의 특정한 규정에 합당하게 설치하기 위해 방사선 물리학 기사를 고용할 것을 권한다. 중고 X-ray 장비를 구입할 때, 조심해야 한다. 주정부와 연방정부의 방사선 통제 법규에 합당한 것인가를 체크해야 한다. 의심이 있다면, 공중보건부의 방사선 건강과와 연락하라.

장비배열 과정
Equipment Alignment Process

산적되는 연구를 통해 상부경추 서블럭세이션 복합체는 측정 가능한 골격의 임상적 실체다. 환추는 후두과를 중심으로 오른쪽 또는 왼쪽으로 서블럭세이션된다. 외측 서블럭세이션이 발생한 쪽에 있는 두개골로부터 anterior 또는 posterior 회전변위가 발생할 수 있다. 카이로프랙틱 임상가는 상부경추의 상대적 변위의 방향과 정도를 결정할 수 있어야 한다. 방사선 영상은 삼차원적 물체를 이차원으로 압축하여 많은 정보가 유실되게 된다. 이것이 X-ray 장비를 바르게 배열시켜야 하는 이유이다. 카이로프랙틱 임상가는 상부경추 서블럭세인션을 ¾° 까지 변화를 신뢰성 있게 분석할 수 있어야 한다. 이 정도는 직선적 측정에서 1 mm도 못되는 변화다. X-ray 장비를 구입할 때, Orthospinology 표준에서 맞지 않은 장비에 구입액을 즉각적으로 지불해서는 안된다. 보증금을 지불하기 전에 매매계약서에 조건을 명백하게 서술해야 한다. 표준 조건에 맞지 않은 장비는 정확한 상대적 척추배열을 측정하기가 어렵다.

Orthospinology 테크닉에서 최초의 단계는 x-ray 장비의 배열이다. 임대된 병원빌딩 내에 x-ray 장비를 설치할 때, X-ray 촬영실의 벽은 완벽하게 90° 가 되어야 한다는 것을 확인해야 한다. X-ray 촬영실 벽을 정확하게 규정에 따라 건축할 때, 후에 시간 낭비를 예방할 수 있다.

튜브 스탠드를 위한 천장 트랙과 바닥 트랙 (Ceiling Track and Floor Track for Tube Stand)

분필을 사용하여 벽과 평행이 되는 선을 천장에 긋는다. 천장 트랙은 벽으로부터 약 10인치 정도 되는 곳에 장치한다. 그리고 천장 트랙을 오버헤드 들보에 고정시킨다. 그리고 이것이 선을 따라 직선이 되고 완벽하게 수평이 되는지 확인하라. 이 단계를 완벽하게 달성하기 위해 쐐기가 필요할 수 있다. 만약 들보가 트랙과 평행이라면, 들보에 판을 고정시킨다. 그리고 천장트랙을 판에 고정시킨다. 천장트랙 밑에 바닥트랙을 설치한다. 그리고 튜브스탠드를 천장트랙과 바닥트랙에 끼운다. 바닥트랙을 조절하여 튜브스탠드가 앞 뒤로 움직일 때 정확하게 수직이 유지되게 한다. 쐐기를 사용하여 바닥트랙의 전체 길이가 수평이 되게 한다. 바닥트랙은 카펫이 아니라 바닥 기저부위에 견고하게 연결되어야 한다.

월프레임, 그리드 케리어 그리고 그리드 케비넷 (Wall Frame, Grid Carrier, and Grid Cabinet)

그리드 케비넷은 반듯이 트랙에 수직이 되어 올리고

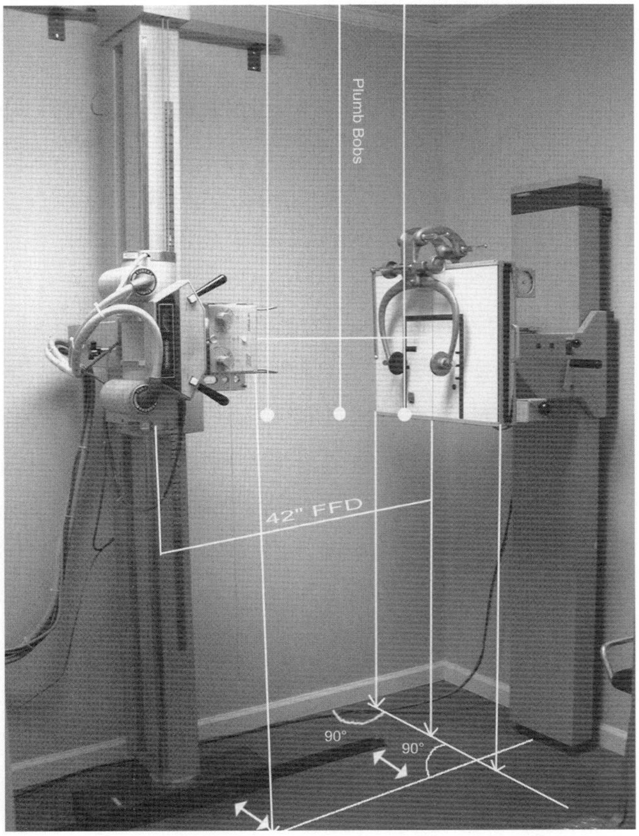

그림 2-1 X-ray 장비 배열.

내릴 수 있어야 한다. 그리드 케비넷을 그리드 케리어에 먼저 설치한다. 그리고 그리고 월프레임이 정확하게 수직이 되었을 때 완벽하게 수평이 되도록 확인한다. 양쪽 월프레임이 벽속에 있는 나무에 정확하게 고정되었는가를 확인하기 위해 대형 나사를 사용하여 나무 플레이트를 벽속에 있는 나무기둥에 고정시켜야 한다. 바닥 트랙에 90°가 되는 수직선을 만들어라. 선을 이을 수 있는 큰 금속판을 사용하라 그리고 트랙에 90°가 되는 수직선을 만들라. 3개의 수직 줄, 플럼밥을 나란히 설치하고 하나는 중심에 있게 하라. 판 또는 프레임은 월프레임과 그리드 케비넷이 모든 움직임에서 90°가 유지되게 한다. 월프레임을 나무 플레이트 상단 하단 부위에 고정시킨다(그림 2-1, 2-2).

버키 또는 그리드 (Bucky or Grid)

Orthospinology는 10:1 또는 12:1 그리드 비율로 된 14″×17″ 또는 10″×12″103-line 그리드를 권한다. 상부 경추 임상가들은 전통적으로 8″×10″ 필름을 사용하여

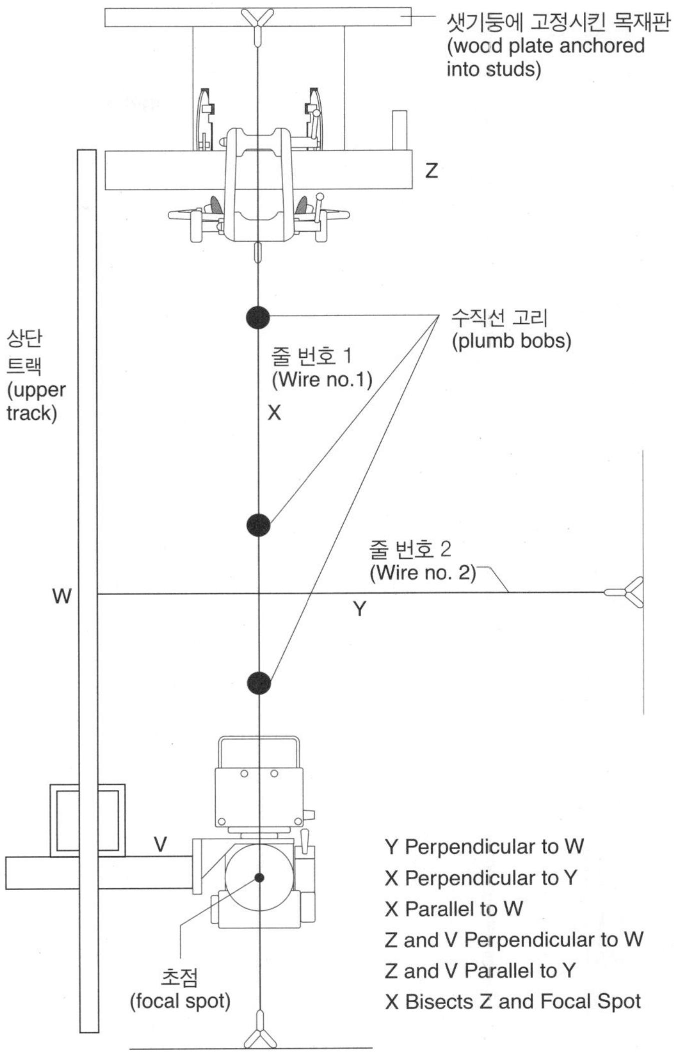

그림 2-2 X-ray 장비 배열, 위에서 보이는 모습.

왔다 그리고 이것은 수용할 만하다. 그러나 lateral, nasium 그리고 vertex 영상을 위해 10″×12″사이즈 필름은 두개골과 경추 부위 전체를 포함할 수 있다. 14″×17″ 그리드는 하부요추와 흉추 영상을 위해 필요하다. 그리드 케비넷 안에 특수 그리드가 장착되어 있다. 최소한 10:1 비율 그리고 인치 당 최소한 103선이 들어 있는 것을 권한다. 그러나 새롭게 개발된 컴퓨터화된 방사선기는 매 인치당 178선이 있는 것이 좋다. 그리드는 40-72인치에서 맞춰진 것을 구매하라. 촬영거리, FFD는 전통적으로 42인치로 한다. 스크린과 필름은 빠른 것으로 하여 환자에게 노출되는 방사선을 감소시킨다. 400 speed와 동일한 Rare-earth Screen은 방사선 이온화 현상을 감소시키면서 영상을 좋게 한다. 움직이는 버키 보다 고정된 그리

드를 권한다.

튜브 암 (Tube Arm)

튜브암은 트랙에 90°가 되도록 설치되어야 한다. 최소한 2개의 플럼밥을 사용하여 이것을 확인해야 한다. 튜브암은 튜브의 무게가 가해지는 상황에서 반듯이 수평이 되어야 한다. 그리고 수평자를 사용하여 반듯이 확인되어야 한다. 튜브암이 90° 각을 이루지 못한다면, 절대로 구입해서는 안된다. 튜브암은 그리드 중심의 중심점에 배열될 수 있도록 조절할 수 있어야 한다.

튜브 (Tube)

튜브는 그리드 면과 평행이 되어야 한다. 방사선 노출폭을 조절하는 컬리미네이터를 제거한 후 튜브를 그리드면 상단부위까지 접근시킨다. 튜브가 그리드 면과 평행이되도록 고정시킨다. 기본 배열작업이 완성된 후 그림 2-1과 2-2과 같은 모습으로 고정되어야 한다.

초점 (Focal Spot)

머리 고정대와 정확한 배열을 위한 배열 막대를 검사하기 전에 튜브의 중심점이 그리고의 수직 중심선과 배열되어야 한다는 것을 기억하라. 중심선의 중앙점을 찾기 위해 작은 구멍 크기의 납 조각을 만들어라. 납 조각으로 3개의 다른 부위를 표시하며 표시점들이 튜브 외장에 연결되도록 확인하라. 이것은 튜브 외장에 정확한 위치에 놓이게 한다. 납 조각의 중심점에 작은 구멍을 만든다. 이 중심점은 납 조각에 호선을 그으면서 찾아질 수 있다. 튜브외장에 납 조각을 바꾸어 놓고 미리 만들어 놓은 표시와 배열되게 하여 정확한 위치에 놓고 테이프로 고정시키라. 구술로 역어진 체인에 추를 달아 그리드 케비넷 수직 중심선에 위에 놓여지게 한다. 그리드 케비넷에 수평선과 동일한 높이로 튜브를 가능한 그리드 케비넷에 가깝게 놓여지게 한다. 검사를 위해 필름을 카셋트안에 밀어 넣을 때, 필름의 오른쪽을 지적하기 위해 필름에 작은 구멍을 내는 것을 확실히 하라. kVp를 약 30° 정도 그리고 10 mA 정도 감소시키고 노출 시간대를 1/10초로 한다.

흑점은 구슬체인이 가르는 필름 중심에 나타나야 한다. 만약 구슬체인이 중심에 있어 흑점을 나눈다면, 튜브외장에 초점의 중심을 표시한다. 체인이 중심에 있지 않다면, 필름 오른쪽에 있는 구멍을 이용하여 납조각 위에 다른 구멍과 맞추기 위해 어느 방향으로 움직이어야 하는지 결정한다. 그리고 재검한다. 초점의 중심을 확인한 후 튜브를 42인치 거리로 움직인다. 그리고 다른 필름을 노출시켜 튜브를 바닥으로부터 항상 일정한 높이로 유지한다. 구슬체인은 흑점을 가로질러야 한다. 중심선이 반듯이 필름 중심과 그리드 중심에 맞추어야 하는 이유는 그리드를 가장 효율적으로 사용하기 위함이다. 그리드는 특정한 촬영거리, FFD에 따라 초점이 맞추어진다. 중심선이 적당한 FFD에서 정확한 중심에 놓여있을 때, mA 노출밀도는 최고치를 이루고 환자에게는 최소한의 mA 노출이 된다. 만약 중심선에 맞추어져 있지 않으면 필름에서 밀도가 고르지 못하게 되어 한쪽은 밝게 나오고 또 한쪽은 어둡게 될 것이다(그림 2-3).

L-프레임을 사용한 레이저 배열 (Laser Alignment with L-Frame)

American X-ray 주식회사는 L-프레임 시스템으로 레이저 배열 중 다음과 같은 원안을 사용한다. 레이저 배열과정은 L-frame 제작으로 시작된다. 이것은 오차범위가 매우 적은 작업을 통해 만들어진다. 결과적으로 X-ray 장비의 배열은 매우 정확하고 신뢰성이 높다. 모든 장비가 병원으로 배달되었을 때, 레이저 배열과정이 시작된다. 기사들은 모든 장비들이 완벽하게 배열되도록 설치하기 위해 최선을 다한다. 오차 범위가 1/10°가 안되는 디지털 방식의 수평 작업이 처음부터 끝까지 이루어진다. 프레임이 일단 설치되면 레이저가 특수 ~~~에 놓여 튜브외장의 구멍 중심점을 통해 레이저가 인도되도록 하여 X-ray 광선의 중심선이 재현되게 한다. 납 평행추는 튜브와 콜리메이터 무게에 균형을 잡아주기 위해 사용된다.

레이저는 튜브 스탠드에 수직으로, 수평적으로 그리고 360°로 놓여지게 하여 L-프레임이 정확한 곳에 고정되기 전에 완벽한 배열이 이루어져야 한다. 이 과정은 받침대 시스템의 배열오차를 제거한다. 레이저를 제거한 후 튜브와 콜리메이터를 장착한 후 콜리메이터는 작은 납구슬이 들어있는 투명한 실린더를 사용하여 초점 중심점에 정확하게 배열시킨다. 콜리메이터으로부터 나오는 방

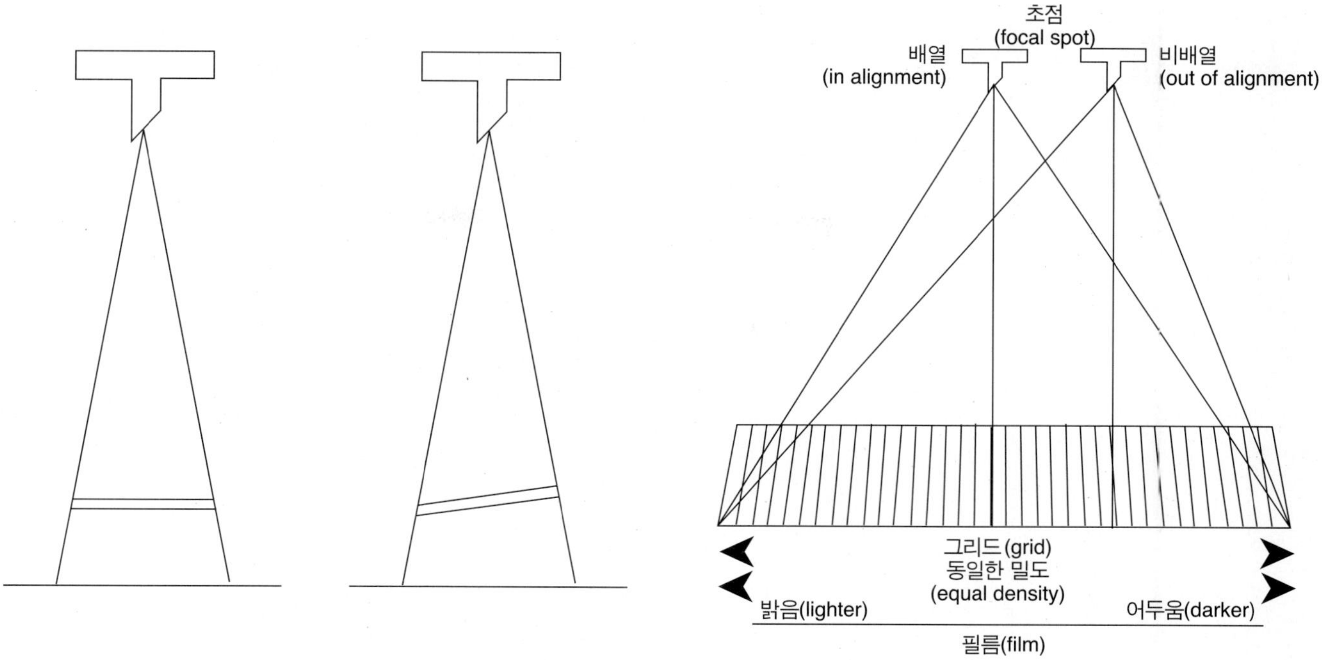

그림 2-3 배열된 초점 vs 비배열 초점.

사선 광선과 빛은 그리드를 사용하여 오차범위가 1% 이상이 안 되도록 배열시킨다. 일단 장비 배열이 끝난 후 정확한 배열의 확인은 이 장 후반에서 설명된 방법으로 실현될 수 있다(X-ray 장비 배열 확인).

머리 고정대 (Head Clamps)

Utterback 머리 고정대는 환자의 자세를 정확하게 잡아 줄 수 있도록 X-ray 중심선을 확인하기 위해 고안되었다. X-ray에 노출되는 물체는 반듯하게 필름 중앙에 위치해야 하며 영상이 왜곡되는 것을 최소화하기 위해 필름을 회전되지 말아야 한다(그림 2-3). $^1/_4$인치 알루미늄이나 또는 $^1/_8$인치 쇠로 제작된 그리드 뒤쪽 면에 머리 고정대가 장착되어야 한다.

머리 고정대는 방사선 중심선과 배열되도록 설치되어야 한다 그리고 lateral, nasium 그리고 vertex 영상을 촬영하기 위해 필름 중앙에 맞추어져야 한다.

배열 막대(미간 막대) [Alignment Rod (Glabella Bar)]

미간막대는 머리 고정대에 반듯하게 설치되어야 한다. 미간막대는 nasium view와 lateral view 촬영 시 머리가 회전되는 것을 방지하여 신뢰할 수 있는 것으로 환자자세를 위해 사용된다. 그리고 AP open mouth view 촬영 시 환자를 중심선에 위치할 수 있게 하는데 사용된다.

중심선 줄 (Central Ray String)

X-ray 튜브 옆, 초점에 줄이나 또는 구슬체인을 달아 놓는다. 그리고 중심선의 선을 지적하기 위해 콜리메이터 중심점 옆에 표시를 한다. 튜브 초점에서부터 41.15인치되는 중심선 줄에 매듭을 만든다. 또는 동일한 길이의 구슬체인을 만든다(그리드 면과 필름 사이에 약 $^3/_4$인치의 공간이 있다). 이 줄은 lateral, nasium 그리고 vertex 영상을 촬영하기 위해 환자의 위치를 잡아주면서 방사선의 중앙선의 흐름을 시각화 하는데 사용된다. Nasium 그리고 vertex 영상은 42인치 거리에서 촬영되어야 한다. Nasium과 vertex view가 정확하게 촬영될 수 있도록 줄이 사용될 수 있다.

X-ray 의자 (X-ray Chair)

X-ray 회전의자는 상부경추 부위 촬영을 필요로 하는 Orthospinology 전문 임상가들을 위해 반드시 필요한 기구이다. 이 X-ray 의자는 lateral, nasium, vertex 그리고 AP open mouth view 촬영 시 환자의 위치와 자세를 정확하게 맞추기 위해 필요하다. 이 특수 의자는 바닥과 평

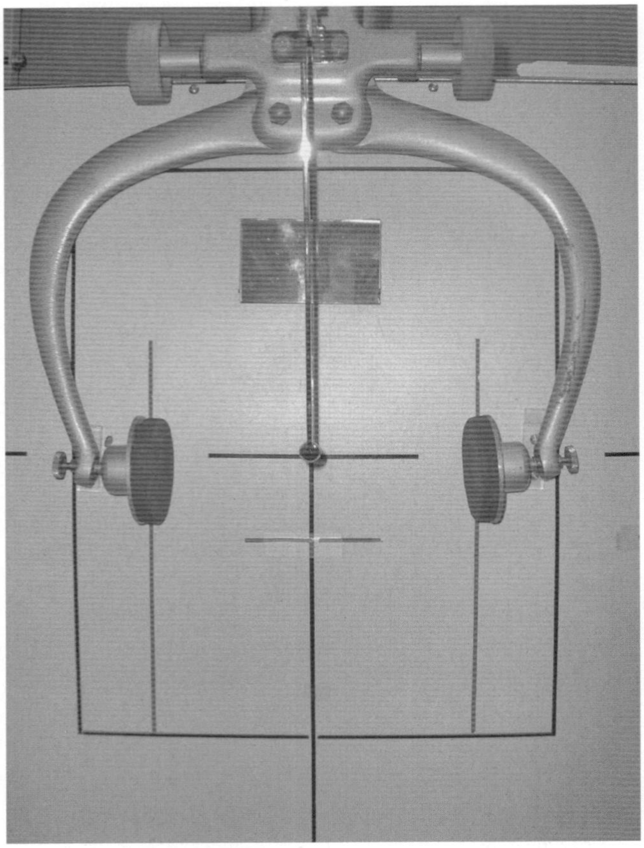

그림 2-4 그리드 상자, 머리 고정기, 정열측정 막대.

행되는 모든 방향으로 움직일 수 있도록 고안되어 있다. 또한 방사선 촬영을 위해 몸집이 매우 큰 환자도 쉽게 앉을 수 있도록 만들어졌다. 그리고 환자가 일단 앉은 후, 의자는 더 이상 움직이지 않도록, 어느 위치에서도 의자를 고정시킬 수 있게 특수 장치가 되어있다. Nasium과 vertex view는 42인치에서 촬영되나 lateral view는 72인치에서 촬영된다(그림 2-5).

암실 작업 (Dark Room Procedure)

Nasium view 촬영 시 X-ray 블록커(blocker)는 반듯이 왼쪽 하단 부위에 수직으로 부착되어야 한다. 두개골 영상과 겹쳐지지 않도록 하기 위함이다(그림 2-6). X-ray 블록커는 방사선이 필름을 통과하지 못하도록 막아주는 작은 금속판이다. 필름을 현상하기 전에 환자의 정보를 담고 있는 명찰이 필름에 인쇄될 수 있도록 하는 작은 공간이다. 환자의 정보는 정확하게 읽을 수 있도록 타이핑해야 한다.

이중 표시 시스템은 임상가로 하여금 명찰이 오른쪽 또는 왼쪽에 있는가를 확인해 준다. 카세트 외부에 금속으로 만들어진 "R"을 항상 사용하라. 이 금속 "R"을 그리드 케비넷 외부에 붙인다면, vertex view 촬영 시 다른 쪽으로 옮겨야 한다. 방향의 혼동을 예방하기 위한 이중 표시 시스템의 중요성을 강조하는 것이다. 실수가 있었다면 X-ray 필름을 분석할 때 빠르게 지적될 수 있기 때문이다. 실수를 예방하기 위해 "R"자를 카세트 외부에 붙이는 것이 좋다. 그리고 vertex view라는 것을 분명하게 표시하라(그림 2-7).

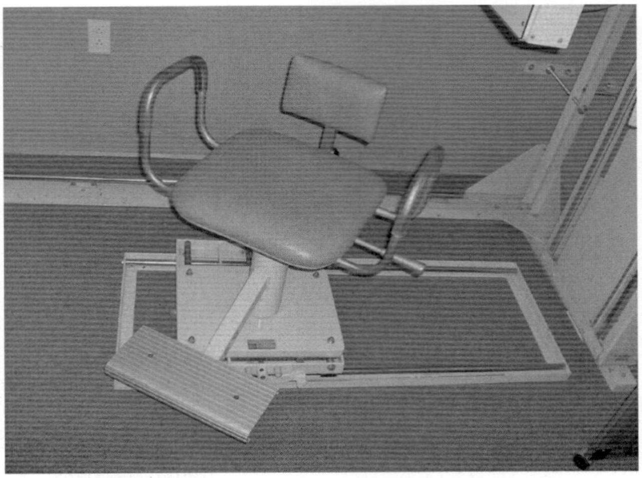

그림 2-5 X-ray 회전의자.

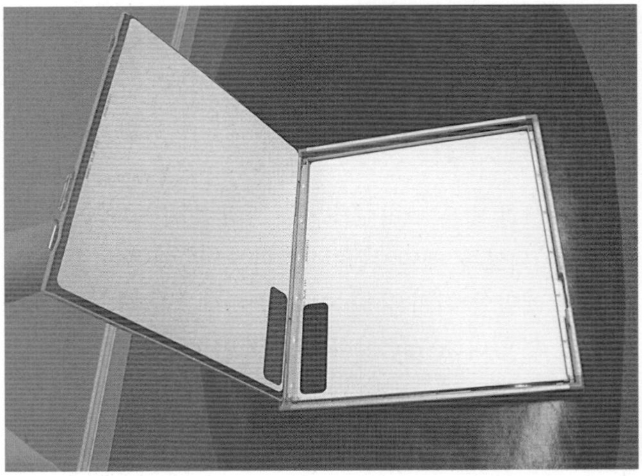

그림 2-6 명찰 위치.

X-Ray 장비 배열 확인 Verifying X-Ray Equipment Alignment

먼저, 필름이 카세트 중앙에 놓여진 것을 확인하라. 다

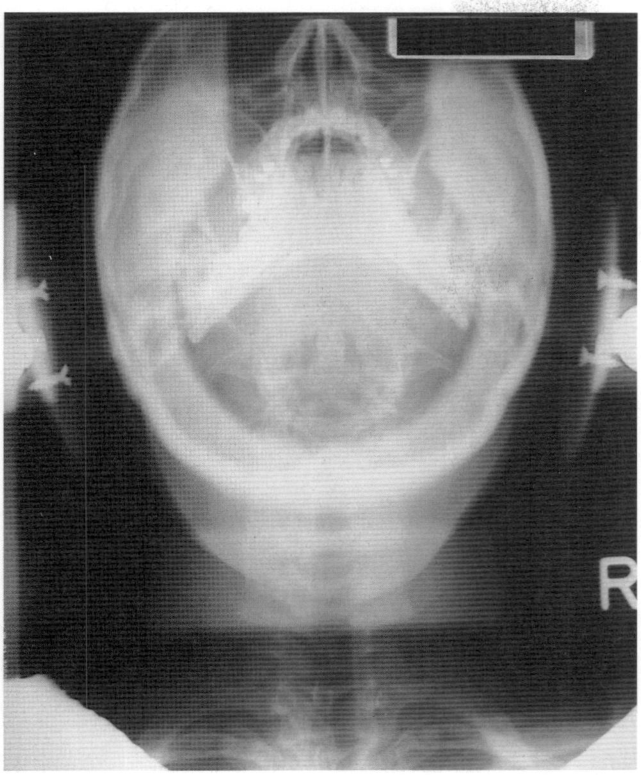

그림 2-7 이중표시 시스템.

음, 카세트를 그리드 케비넷 안으로 밀어 놓고 X-ray를 촬영한다. X-ray 중심부에 금속막대가 보여야 한다. 둘째, 그리드 케비넷이 수직선 위에 고정되고 아래쪽엔 추를 단 구슬체인이 놓이게 한다. 그리드 케비넷 위쪽이 튜브를 향해 약 5° 정도 숙이게 하여 마치 nasium view를 촬영하듯이 한다. 끝에 추를 단 구슬체인이 자연스럽게 내려지게 한다. 에어콘디션 또는 팬 사용을 중지하여 공기순환이 체인을 움직이지 않도록 한다. 그리고 둘째 필름을 노출시킨다. 체인과 금속막대는 X-ray 상에서 겹쳐져 보여야 한다(그림 2-8).

세 번째 단계는 그리드에서 약 4인치 정도 떨어진 머리 고정대 사이에 수평 그리고 수직적 납종와 함께 플렉시글래스를 놓는 것이다(그림 2-9). 불럭은 수평을 이루고 그리드에는 평행이 되게 하는 것을 확인하라. 그리고 세 번째 필름을 노출시킨다. 블록의 수직적 납종이, 케인 그리고 금속막대는 필름의 상단과 하단 끝 부위에 받듯이 평형이 되어야 한다. 넷째, 금속막대를 아래쪽으로 옮기고 볼이 2인치 정도 떨어진 수직 납종이 앞에 있는 블록의 상단 중간부위에 위치하게 한다. 그리고 네 번째 필름을 노출시킨다. 블록에 있는 금속막대, 체인 수직 납종이들과 배열막대는 반드시 겹쳐져야 한다. 마지막으로 그리드 케비넷은 vertex 위치를 위해 위에 모든 단계를 반복한다. 그리드 케비넷의 상단부위를 튜브와 멀어지는 방향으로 약 30° 기울게 한다. 그리고 필름을 노출시킨다. 스포크, 체인, 수직 납종이와 배열막대는 겹쳐진 모습으로 유지되어야 한다(그림 2-9, 2-10).

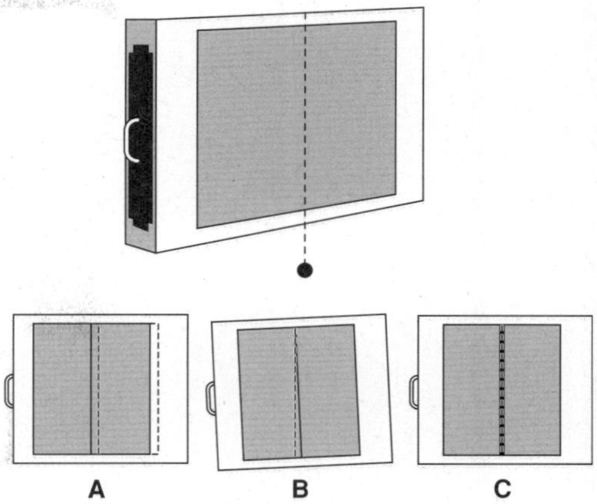

그림 2-8 조정이 필요한 필름 트레이(A); 수직축에 맞지 않는 벽(B); 정확하게 정열된 모습(C).

컴퓨터 방사선
CR: Computed Radiography

방사선학에서 최근 테크놀리지는 컴퓨터를 사용하는 방사선, CR이다. CR은 X-ray 필름 대신에 포스포러스 이미지 플레이트(phosphorus image plate)를 사용한다. 이미지 플레이트는 필름 카셋트와 유사한 모습으로 작동된다. 이것은 그리드 케비넷 안에 장치되며 X-ray처럼 노출시킨다. 촬영 후 이미지 플레이트는 CR 해독기에 넣어 영상을 만들어 내는 것이다. 플렛 스캔 패스 버전의 사용을 권한다. CR 해독기는 레이저로 영상을 해독한 후 디지털로 전환된 영상을 컴퓨터로 보내 방사선 영상을 볼 수 있게 하는 것이다. 이 새로운 테크놀로지는 미래의 진료 활동에 지표가 될 것이다. 해부학적 프로그래밍(anatomical programing)이라고 알려진 새로운 테크놀로지는 X-ray 시스템 컴퓨터에 장착될 수 있다. 이 것은 임상가들로 하여금 인체 부위의 두께 측정 정보를 입력하여 시스템 자체가 적절한 X-ray 테크닉을 선택할 수

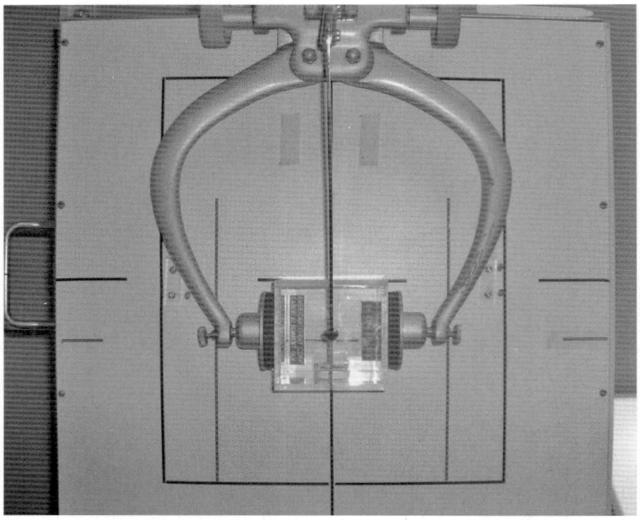

그림 2-9 그리드 상자, 머리 고정기, 정열측정 막대, 배열 블록.

있게 한다.

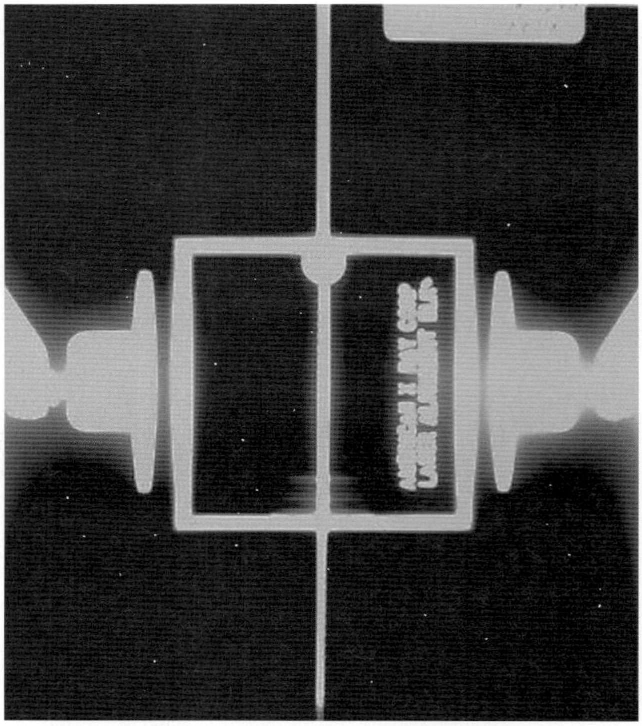

그림 2-10 정확하게 배열된 X-ray.

X-Ray 안전
X-Ray Safty

의료전문인들은 ALARA 규정을 준수하여 환자에게 가능한 최소량의 방사선이 노출되도록 노력해야 한다. X-ray 장비를 정확하게 배열시키는 것이 첫번째 단계이다. 그리고 그리드는 40-72인치에서 초점이 맞추어져야 한다. X-ray 안전에 관한 이슈는 경추 방사선 촬영 시, 고속필름 스피트(400-800), 방사선 노출을 막을 수 있는 방패 그리고 중간급 정도의 (80-88) kVp 사용을 권하며, 이에 대해 많은 것들이 논의되어야 한다. 필름 스크린 스피드를 250에서 800으로 증가시키는 것은 영상의 질을 떨어트리지 않으면서 mA 세팅을 거의 70%나 감소시킬 수 있다. Hellstrom는 800 스피드 필름 사용은 방사선 촬영에 적절하지 않다고 반론을 재기한다.

kVp를 15% 증가시키는 것은 mA를 50% 감소시킬 수 있다. 이것은 80 kVp 그리고 70 kVp에서 촬영한 방사선의 차이점을 뜻한다. 그리고 영상의 차이점을 의미한다. kVp를 증가시키는 것은 방사선 기계로부터 방출되는 저에너지 광자량을 감소시킨다. Rare earth 스크린과 high kV/low mA 테크닉을 사용하는 것은 간단하며 환자에게 노출되는 방사선량을 최소화시킬 수 있는 방법이다. 납치마는 환자를 위해 추가적인 예방효과를 준다. Split screen 사용은 환자에게 두 번씩이나 방사선에 노출시키기 때문에 권하지 않는다. 그리고 ALSRA 철학에 준하는 것이 아니다. X-ray 재촬영 역시 환자의 방사선 노출량을 증가시킨다. 카셋트 트레이는 잠금장치와 함께 자동 중심위치로 되어 있어 14″×17″필름 카셋트까지 맞도록 확인해야 한다. X-ray 촬영 시 환자와 대화는 금물이다. 그렇게 해야 실수를 예방하고 모든 과정에 집중할 수 있다.

필터를 보상하는 레드포일
(Lead Foil Compensating Filters)

X-ray 이미지의 질을 높이면서 환자에게 노출되는 방사선량을 감소시킬 수 있는 레드포일은 지난 50년 동안 Grostic 이론을 근거로 한 상부경추 전문임상가들에 의해 사용되어 왔다. X-ray 분석은 모든 과정의 핵심이며, Dr. John F. Grostic은 카이로프랙틱 임상가들은 환자의 안전과 X-ray의 질을 높이는데 앞장서야 한다고 언급하였다. 그는 LFCFs, high kilovoltage peak(kVp) 테크닉, 납치마 그리고 정확한 X-ray 장비 배열과 같은 방법들을 지지하는 학계의 첫 번째 지도자였다. 그리고 그의 교육과정의 부분으로서 이 방법들을 교육하였다.

LFCFs 사용은 머리로 향하는 방사선량 조절을 통해

두개골 방사선비투과성을 높인다. 이것은 임상가로 하여금 두개골의 외측면을 더욱 뚜렷하게 나타나게 하며, 템플레이트 또는 컴퓨터 분석법을 응용하여 두개골 중심선을 찾는데 도움이 된다(3장, 그림 3-21 참조). 상부경추 특수치료 전문인 카이로프랙틱 임상가는 관상면(nasium), 횡단면(vertex) 그리고 lateral 경추 x-ray 촬영 시 LFCFs를 사용한다. Nasium은 AP 방향으로 촬영되며 중심선은 시상면에서 환추 면을 따라 특정한 각도로 기울게 한다. 결과적으로, 하부 경추는 중심선이 과도하게 꼬리방향으로 기울어져 잘 보이지 않게 될 수 있다.

LFCFs는 인체 부위의 두께와 밀도의 차이를 보상함으로 방사선 영상의 균일함을 호전시킬 수 있다. 예를 들어, 하부경추를 더욱 잘 보이게 하면서 상부경추가 너무 어둡게 보이는 것을 예방하기 위해 nasium 필터가 사용될 수 있다. 많은 상부경추 임상가들은 같은 목적을 달성하기 위해 split screen을 사용한다. 이런 형태의 카셋트는 위에서 언급된 목적을 위해 스피드가 다른 2 또는 3개의 분리된 스크린을 갖고 있다. 그러나 이러한 스크린들은 LFCFs와는 반대로 방사선이 환자를 통과한 후 x-ray 방사선 빔을 감소시킨다. 이것이 Orthospinology 학회가 split screen 사용을 권하지 않는 이유이다.

Vertex 영상의 일차적 목적은(3장, 그림 3-12 참조) 횡단면에서 후두골-환추-축추의 관계를 평가하기 위함이다. 그래서 LFCFs는 머리와 경부에 필요없는 방사선 노출을 감소시키기 위해 사용된다. LFCF는 목이 짧거나 굵은 환자의 경추 lateral 영상을 촬영할 때 사용될 수 있다. 승모근 위 부위에 방사선 노출 조절은 경추의 상단과 중앙부위에 어둡게 하지 않으면서 하부 경추가 잘 보일 수 있도록 하는데 도움이 된다.

이온화 방사선은 원자 또는 분자로부터 전자를 제거시켜 이온화시킬 수 있는 충분한 에너지를 갖고 있는 입자의 방사선으로 정의될 수 있다. 이온화 방사선은 자계선, 자외선, X-ray 그리고 감마선처럼 다양한 형태로 나타날 수 있다. 척추 X-ray 촬영 시, 방사선 노출을 뚜렷하게 감소시키고 필름의 질을 높일 수 있는 중금속 필터가 문헌에 소개된 적이 있다. 이러한 필터들은 콜리메이터 앞쪽에 설치된다. 그리고 기계 안쪽과 튜브 외장에 있는 필터와 혼돈되지 말아야 한다. 보상필터는 저에너지 X-ray 대 고에너지 X-ray 사이에 비율을 높여 환자에게 도움이 된다. 저에너지 광자의 파장은 고에너지 광자의 파장보다 길기 때문에 투과력이 낮다. 대부분의 이러한 광자는 환자에게 흡수량을 증가시킨다. 결과적으로 저에너지 X-ray는 모든 원자 전체부위와 반응하고, 반면에 고에너지 광자는 일반적으로 핵과 반응한다. 저에너지 광자는 또한 방사선이 퍼지게 하여 필름에 작은 정도의 안개와 같은 영상을 유발시켜 방사선 영상을 흐려지게 한다.

Eriksen 박사는 7형태의 LFCF를 사용하여 경추의 nasium, vertex 그리고 lateral view 촬영에서 방사선 노출을 감소시킨 데이터를 출판하였다. 알라바마 주, 보건부에 있는 방사선 물리학자는 각 형태의 경추 촬영 시 발생하는 방사선량계를 측정하는 검사를 진행하였다. 이 연구의 원안은 다양한 체형을 가진 환자를 대체하기 위한 각 형태의 LFCF를 위한 다른 X-ray 촬영 인수를 사용하였다. Nasium LFCF는 평균 65%의 방사선 노출을 감소시켰으며 두개골과 안와 부위는 약 97% 감소시켰다. Vertex LFCF는 평균 78% 감소시켰으며 lateral cervical 필터는 방사선 노출을 75%나 감소시켰다. Hinson과 Brown은 모든 데이터를 수집하여 삼차신경통 환자에게 파이로트 연구를 실행하기 전에 LFCF를 사용할 때 감소될 방사선 노출량을 계산하였다. 고주파 X-ray를 사용하였기 때문에 평가를 위해 70 kVp 테크닉을 사용하였다. 상부경추 카이로프랙틱 전문 임상가들은 경추 촬영을 위해 80-90 kVp를 사용한다. Hinson과 Brown은 nasium LFCF를 사용하여 mR을 89% 감소되는 것을 발견하였다. 필자 역시 nasium 촬영할 때 사용하는 LFCF의 효율성을 평가하기 위해 실험을 진행하였다. 나는 방사선 노출량을 측정 실험을 위해 조지아 주, 안전자원관리 부서의 도움을 요청했다. 평가는 LFCF가 특별하게 검사되는 nasium의 각 부위에 관련되었다. 두개골 주요부위와 안와부위에 방사선을 감소시켜주는 필터의 상단부위는 방사선 노출 mR을 95% 감소시키는 것을 발견했다. 두개골 기저부위에서 경추 중앙부위까지 포함되는 둘째 부분은 방사선을 90%까지 감소시키는 것으로 나타났다. Roentgen은 방사선 노출량의 단위이다. Rad는 환자에게 흡수되는 방사선량을 의미한다. Rem은 작업장에서 노출된 방사선량을 의미한다. 위에서 설명한 3개의 단위는 진단방사선학에서는 서로 유사한 의미가 있지만 작은 차이가 있다. Grostic과 Dickholtz는 nasium LFCF

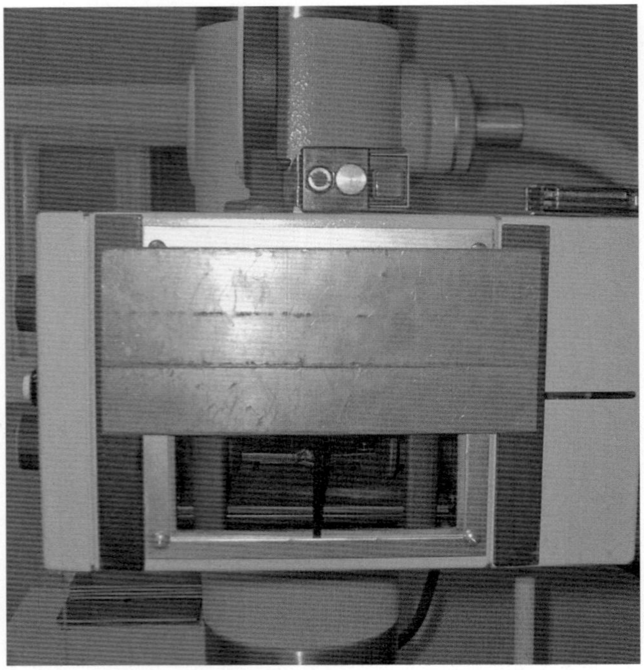

그림 2-11 X-ray 콜리메이터에 장착된 Nasium 필터.

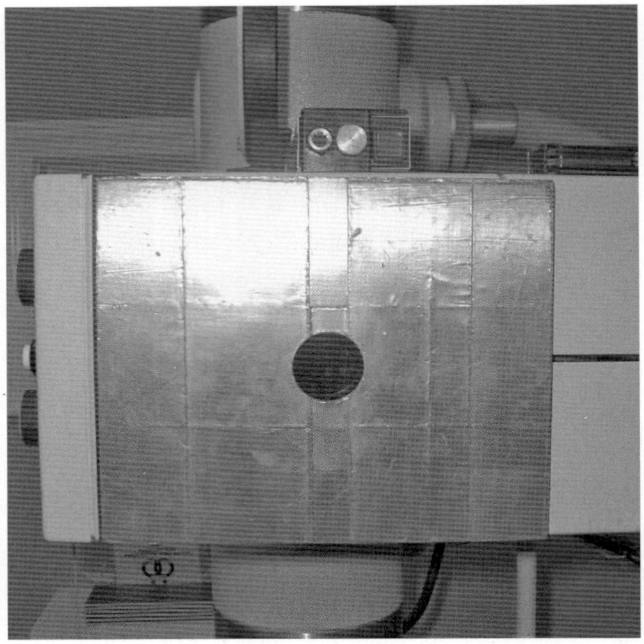

그림 2-12 X-ray 콜리메이터에 장착된 Vertex 필터.

를 사용하면서 각각 90% 그리고 78% 방사선 노출량이 감소되는 것을 발표하였다.

Nasium 필터 (Nasium Filters)

LFCF는 $^{1}/_{8}$인치 짜리 플렉시글래스이며 7×3인치 정도 크기로 만든다(그림 2-11). 필터를 싸는 각 레드포일은 0.003인치 정도의 두께이며 테이프 형태로 3M 회사에서 제작된다. 0.003인치의 레드포일은 3 mm의 알루미늄과 동일한 역할을 하기 때문에 납을 선호한다. 다양한 환자들을 위해 4 종류의 nasium LFCF가 필요하다. 필터의 전체 면은 한 장의 레드포일로 덮어져 있다. 필터 #1은 상단 2인치 부위에 2개의 레드포일이 추가되어 있다. 1인치 하부 필터는 1장의 레드포일로 되어 있어 경추 중앙부위에서 두개골의 두정봉합에 방사선 노출량을 감소시킨다. 이것은 콜리메이터의 수평선 중심 아래 $^{3}/_{4}$인치 부위에 필터를 설치함으로써 이루어진다.

자석테이프는 모든 필터의 외측면 부위에 붙여 콜리메이터의 금속부위 전면에 고정되게 한다. 하부 필터부위는 상부경추의 영상이 잘 보일 수 있도록 한다. 필터 상부에 추가적인 필터는 두개골 부위에 집중되는 방사선을 추가적으로 감소시키는 역할을 한다. 이러한 노력은 방사선 노출로부터 뇌조직과 눈을 보호한다. #2필터와 #3필터는 각 3개와 4개의 추가적인 필터를 가지고 있다. 필터 #4는 필터 전체를 커버하는 2개의 레드포일과 함께 LFCF의 상부경추 부위를 위한 4개의 추가적인 포일을 가지고 있다(그림 2-11).

Vertex 필터 (Vertex Filters)

2타입의 vertex LFCF는 체구가 큰 환자와 작은 환자를 위해 필요하다. 각 타입을 #1 그리고 #2라고 하자. #1 vertex 필터의 크기는 너비 $7^{1}/_{4}$인치 그리고 높이 6인치이다(그림 2-12). 이 필터는 중심부에 대칭적인 작은 구멍이 있으며 구멍의 직경은 1인치보다 조금 크다. 이 작은 구멍은 환추를 보기 위한 작은 구멍이다. 중심 구멍 상단부위에서부터 필터의 상단부위는 두 vertex 필터에 있는 한 장의 레드포일로 된 $^{5}/_{8}$인치 채널이다. 이것은 Orthospinology 분석에서 사용하는 매우 중요한 해부학적 부위인 사골 부위가 검게 나오는 것을 예방하기 위해이다. 이 레드포일은 안와의 내측부위를 보호한다. 그러나 이 채널은 #1 LFCF를 위해 필터의 상단부위에서부터 $1^{3}/_{4}$인치 내려간다. 이 채널의 아래부위는 4개의 추가적인 레드포일을 포함하는 필터의 나머지 부위와 연결된다. #2 필터의 크기는 너비 7인치, 높이 6 $^{3}/_{8}$인치이다. 이 필터의 중심 구멍의 직경은 $1^{1}/_{4}$인치이다. 이 둘째 필터는 매우 체구가 큰 환자에게 사용된다. 모든 LFCF는 손으로부터 포일을 보호하기 위해 투명한 얇은 막으로 덮혀 있다.

외측 경추영상 필터 (Lateral Cervical Filter)

LFCF의 크기는 7인치 넓이와 3인치 높이다. 그리고 한 장의 납종이로 덮혀 있다. 이 필터는 체구가 크고 비교적 목이 짧은 환자의 상부에서 중앙 부위의 경추가 너무 어둡게 나오는 것을 예방하기 위해 사용된다. 이 필터는 방사선 콜리메이터에 약간의 각이 지도록 삽입하여 승모근 위쪽 부위에 방사선이 집중되도록 하는 것이다. 두 장의 납종이로 된 필터는 체구가 매우 큰 환자에게만 사용된다.

Orthospinology 경추 X-ray는 상부경추의 서블럭세이션의 객관적 분석을 위해 정확하고 안전하게 촬영될 수 있다. 조금만 노력하면 방사선 노출을 최대한으로 줄이면서 최고의 X-ray 영상을 얻을 수 있다.

학생들과 임상가는 Orthospinology 치료 테크닉을 사용하기 위해 요구되는 표준화된 장비 매입 계약서에 필요한 정보를 이 장을 통해 배우게 된다. X-ray 장비 구입 시, 각별한 주의가 요구되는 것은 84인치나 되는 튜브 높이와 정확한 배열이 요구되기 때문이다. 발전기 용량, 튜브컬럼의 높이, 그리드 선의 비율, 튜영상의 중심점 표시, 콜리메이터, 튜브 영상 관의 스펙, 스크린, 블록커, 마커, 그리고 디지털 CR을 포함하는 X-ray 장비에 대한 스펙을 정확하게 설명할 수 있어야 한다. 이 장에서 포함하고 있는 또 다른 주요한 것은 X-ray 기계 배열과정, X-ray 현상, 이중 마킹 시스템, 프로젝션 왜곡, 영상대조, X-ray 안전에 관한 것이다. 모든 임상가들은 환자들에게 방사선 검사를 할 때 반드시 아래에 나열된 질문을 물어야 한다.

요약
Summary

학생들과 임상가는 Orthospinology 치료 테크닉을 사용하기 위해 요구되는 표준화된 장비 매입 계약서에 필요한 정보를 이 장을 통해 배우게 된다. X-ray 장비 구입 시, 각별한 주의가 요구되는 것은 84인치나 되는 튜브 높이와 정확한 배열이 요구되기 때문이다. 발전기 용량, 튜브 컬럼의 높이, 그리드 선의 비율, 튜영상의 중심점 표시, 콜리메이터, 튜영상의 관의 스펙, 스크린, 블록커, 마커, 그리고 디지털 CR을 포함하는 X-ray 장비에 대한 스펙을 정확하게 설명할 수 있어야 한다. 이 장에서 포함하고 있는 또 다른 주요한 것은 X-ray 기계 배열과정, X-ray 현상, 이중 마킹 시스템, 프로젝션 왜곡, 영상대조, X-ray 안전에 관한 것이다. 모든 임상가들은 환자들에게 방사선 검사를 할 때 반듯이 아래에 나열된 질문을 물어야 한다.

- X-ray 검사 진행을 위한 충분한 이유가 있는가?
- X-ray 검사 결과가 치료를 위해 또는 환자관리를 위해 영향을 줄 것인가?
- 위험도 낮은 검사 방법이 있는가?

참고문헌

1. Hellström G, Irstam L, Nachemson A. Reduction of radiation in radiologic examination of patients with scoliosis. *Spine* 1983;8(1):28–30.
2. Gray JE, Stears JG, Frank ED. Shaped, lead-loaded acrylic filters for patient exposure reduction and image-quality improvement. *Radiology* 1983;146(3):825–8.
3. Gray JE, Hoffman AD, Peterson HA. Reduction of radiation exposure during radiography for scoliosis. *J Bone Joint Surg Am* 1983;65(1):5–12.
4. Buehler MT, Hrejsa AF. Application of lead-acrylic compensating filters in chiropractic full spine radiography: A technical report. *J Manipulative Physiol Ther* 1985;8(3):175–80.
5. Butler PF, Thomas AW, Thompson WE, et al. Simple methods to reduce patient exposure during scoliosis radiography. *Radiol Technol* 1986;57(5):411–7.
6. Aikenhead J, Triano J, Baker J. Relative efficacy for radiation reducing methods in scoliotic patients. *J Manipulative Physiol Ther* 1989;12(4):259–64.
7. Oishi Y. Study of image quality (contrast) and reduction of patient dose by using heavy metal filters. *Nippon Hoshasen Gijutsu Gakkai Zasshi* 2002;58(1):109–14.
8. Bushong SC. *Radiologic Science of Technologists*. 4th ed. CV Mosby, 1988.
9. Eriksen K. Lead foil compensating filters and their impact on reducing radiation exposure for cervical spine X-rays. *J Vertebral Subluxation Res* (In Press).
10. Hinson R, Brown S. Chiropractic management of trigeminal neuralgia: a preliminary study. *13th Annual meeting of the American public health association*, November 11, 2002.
11. Eriksen K. X-ray safety and quality. In: *Upper Cervical Subluxation Complex*. Baltimore: Lippincott Williams & Wilkins, 2004:191.

제 3 장

경추 방사선 촬영을 위한 환자 자세

Patient Placement for Cervical Radiographs

학습목표

이 장을 공부하고 난 후에, 독자는 다음과 같은 사항들을 할 수 있어야 한다:

- 회전 테이블 의자에 앉아서 경추 X-ray 사진을 찍을 수 있도록 환자를 준비시킬 수 있다.
- 병리학 및 생체 역학 평가를 위한 lateral 경추 방사선 촬영을 위해 환자를 준비시킬 수 있다.
- 적합한 vertex와 nasium X-ray를 촬영하기 위해 환자를 준비시킬 수 있다.
- 경추 사진을 찍는 동안 머리를 고정시키는 head clamp를 사용할 수 있다.
- 가동범위가 큰 환자의 vertex와 nasium 영상 촬영을 위해 환자의 위치를 조절할 수 있다.
- 경추 X-ray가 적절하게 촬영되었는지를 분석할 수 있다.
- 특수 경추 AP, open-mouth 영상을 촬영한다.

적절한 X-ray 촬영 위치는 환자 치료를 위한 정확한 분석에서 필수적인 부분이다. 측정은 $^1/_4°$까지 매우 정확한 각도까지 측정하기 때문에 환자는 방사선 촬영을 위해 정확하고 정밀한 위치에 있어야 한다. 조건에 맞는 영상을 얻는 것은 치료에 이르는 과정의 첫 번째 단계를 표시한다. 그러므로 이러한 목표를 달성하기 위해 상세한 프로토콜이 따라야 한다. 마찬가지로, 이 시점에서 부정확한 내용은 Orthospinology 절차의 나머지 단계에 영향을 미칠 수 있다. 이번 장은 출력된 X-ray의 영상이 기술적으로나 분석적으로 정당하다는 것을 확인하기 위한 절차에 대해 설명한다.

Lateral, Nasium 그리고 vertex 영상은 Orthospinology 분석에서 요구되는 기본 영상이다. 그러나 정밀하게 찍은 AP와 open-mouth 방사선 영상 또한 많이 사용된다. 이러한 X-ray는 상부 경추 서블럭세이션의 구성요소와 경추의 3차원적인 형태를 임상가에게 제공한다. 환자는 방사선 사진 촬영 동안 정상 위치에 편안하게 자세를 취해야 하며 환자의 머리와 목의 자세를 강제로 변화시켜서는 안된다. 모든 경추 X-ray는 그 구조를 쉽게 볼 수 있도록 10×12인치 또는 24×30센티미터 필름에 촬영되도록 해야 한다. 또한 골격구조를 관찰하는데 방해가 되지 않도록 X-ray 카세트의 측면 가장자리 부위에 세로로 마커를 두는 것이 좋다(2장, 그림 2-6 참조). 모든 방사선사진은 다음과 같은 정보를 포함해야 한다 :

- 환자의 이름
- 환자의 연령이나 생년월일
- 환자의 ID 번호
- 병원 또는 임상가의 이름
- 검사 수행 장소
- 필름의 날짜
- 오른쪽 또는 왼쪽 표식
- X-ray 영상이 확실하지 않을 때, 영상을 식별하는 방법 (예, 좌우 방향이 혼동될 수 있는 obliques 영상)

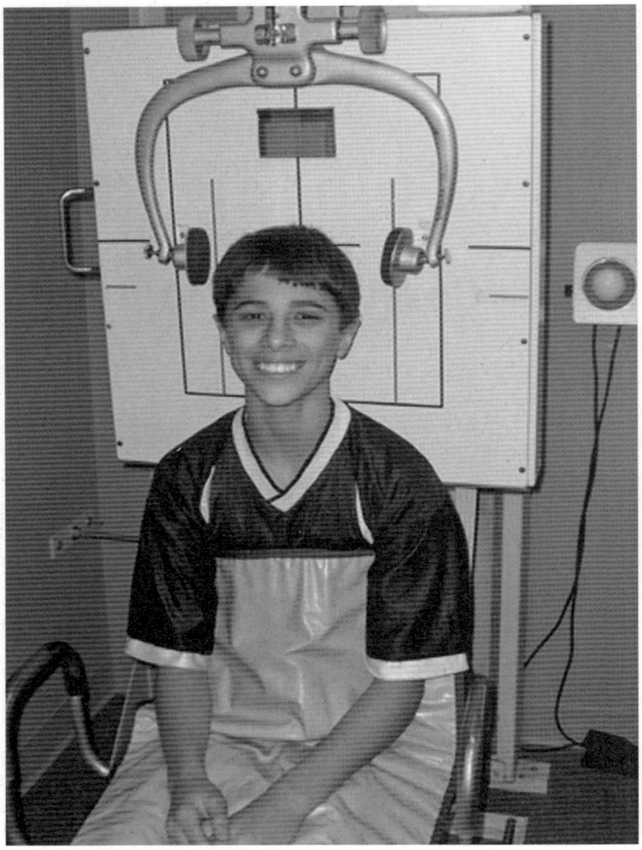

그림 3-1 회전 테이블 의자에 앉아있는 동안 납 앞치마를 입고 있는 환자.

Lateral view 촬영을 위한 환자 배치
Placement for the Lateral View

중립적인 lateral 경추 촬영의 목적 중 하나는 환추 척추의 시상면을 초기에 평가하는 것입니다. 측면 기울기는 nasium view X-ray를 촬영하기 위해 필요하다. lateral view 촬영은 임상가가 유양돌기와 하악지와 관계가 있는 환추 횡돌기를 찾을 수 있게 한다. 이 정보는 어저스트먼트를 시행하기 위한 접촉 지점을 결정하는 데 필수적이다. 임상가는 또한 필름의 병리학적 및 전반적인 생체역학적 무결점을 평가해야 한다. 그러나 첫 번째 단계는 임상가가 정확한 분석을 내릴 수 있도록 하는 고화질의 X-ray를 촬영하는 것을 포함한다. 모든 방사선 촬영의 경우에, 준비하는 동안 환자와 대화하지 않는 것이 중요하다. 이것은 환자가 움직이거나 배치를 바꾸는 것을 방지하고 임상가 또는 촬영기사가 수작업에 집중하고 관심을 유지하도록 도와줄 것이다.

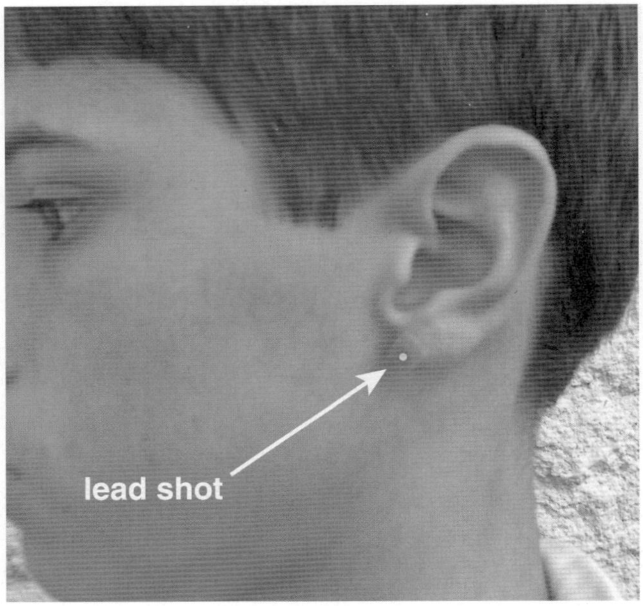

그림 3-2 환자의 귓불에 부착된 납조각.

첫 번째 단계는 X-ray 회전의자에 환자를 조심스럽게 배치하는 것이다. 그리고 환자에게 노출되는 위치에 있는 모든 비투과성 물질(예, 헤어핀, 보석, 의치)들을 제거하도록 요청한다. 납 앞치마는(그림 3-1) 환자의 가슴/유방, 무릎, 그리고 대퇴부를 덮는 것이 좋다. 리드 샷의 한 조각은 그리드 캐비닛에 가장 가까운 환자의 귓불의 앞쪽 아래 구석에 붙인다(그림 3-2). 이 방사선 표식은 환자의 목록 카드(listing card)에 옮겨질 것이며(7장, 그림 7-3), 그것은 임상가가 환자의 환추 횡돌기 축지를 찾을 수 있도록 돕기 위한 기준점으로 사용된다. 환자는 똑바로 앉아서 바닥과 수평이 되는 하드 팔레트를 가지고 편안한 중립 자세를 유지하도록 지시한다. 임상가는 환자의 신체 구조를 관찰하고 필요한 경우, 촬영을 하는데 사용되는 X-ray 계수를 결정하기 위해 캘리퍼를 측정한다. 이러한 계수는 X-ray 장비의 제어판에 설정되고 환자의 목록 카드에 기록된다.

환자는 머리와 목의 윤곽선에 평행하게 설정된 그리드 캐비닛에 약간 기대어 위치한다. 머리의 편향은 환자가 구부리거나 의자를 돌리는 것보다 수동으로 제거시키는 것이 좋다. 이것은 상부 경추뿐만 아니라 하부경추의 필름에 구조들이 일치하도록 도움을 준다. 의자를 돌리는 것은 이러한 구조들이 일치되지 않도록 할 수 있으며, 이것은 병리학적 관점에서 필름 해석의 영향을 미칠 수 있

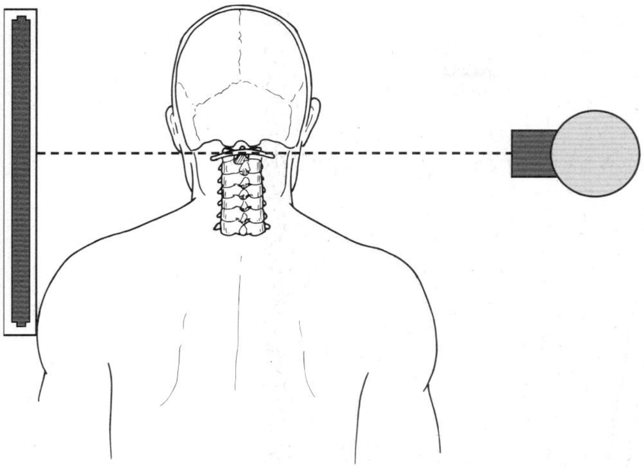

그림 3-3 방사선 중심선이 환추 횡돌기의 중앙을 통과해서 필름의 중앙에 투사되어 표시된다.

다. 또한 경추 전만은 의자를 회전시키는 만큼 왜곡될 수도 있다. 그러나 사경과 같은 상태의 환자는 머리의 경사가 맞도록 그리드 케비넷에 기울여야 하고, 머리가 기울어진 쪽으로 약간 떨어져 기울여야 한다. 이러한 드문 상황에서 의자는 머리회전을 제거하도록 회전한다.

X-ray 튜브는 중심선이 그리드 캐비닛에 직각이 되도록 설정해야 한다. 콜리메이터의 가로 조준점을 사용하여 중심선이 필름의 중심을 통과하도록 튜브를 배치한다(그림 3-3). 이 프로토콜은 광선이 분산되는 자연현상 때문에 환추 횡돌기에 대한 위치의 왜곡을 방지하기 위해 매우 중요하다. 머리 기울기와 회전의 제거는 환추 접촉부의 왜곡을 방지하기 위해 또한 필수적이다. 환추 횡돌기 접촉부의 정확한 위치의 결정은 Orthospinology 어저스트먼트에서 매우 중요하다는 것을 강조해야 한다.

수직 조준점의 빛이 환추 횡돌기 위에 보이도록 환자를 회전의자와 함께 이동시킨다. 이것은 AP 영상에서 초기 설정으로 될 것이다. 이 시점에서, 중심선은 그리드 캐비닛의 중심에 투사되도록 설정해야 한다. 이 규칙의 예외는 환자가 키가 매우 크거나/목이 길 때일 것이다. 이 경우에는 모든 일곱 개 경추의 척추가 보이도록 환추가 필름의 중심에 투사되도록 그리드 캐비닛의 높이가 낮아져야 한다. 중심선은 횡돌기의 왜곡을 방지하기 위해 환추 척추의 레벨에 계속 투사 된다. 이러한 상황에서 콜리메이터 라이트가 필름의 중심에 투사되도록 튜브가 아래로 기울어진다.

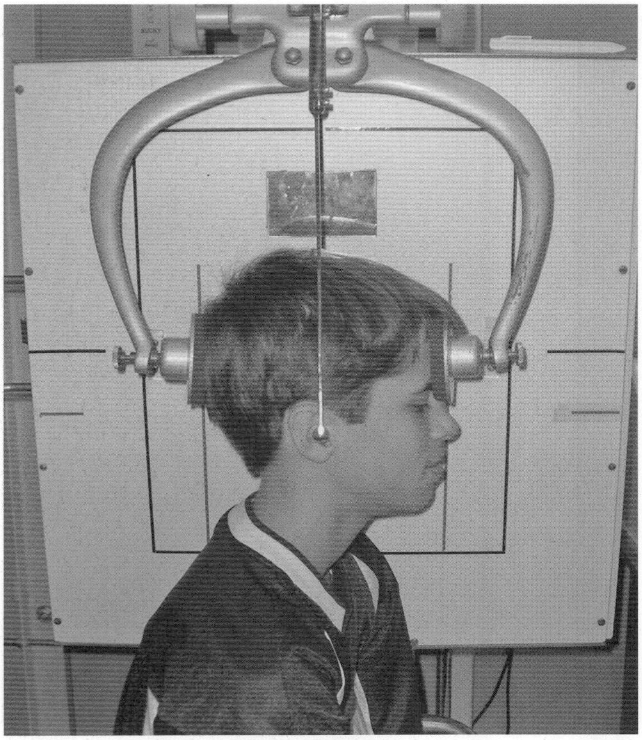

그림 3-4 환추 횡돌기 위에 정렬막대를 위치함.

다른 배치 방법도 이용될 수 있는데, 특히 8″×10″필름이 외측 경추사진에 사용될 수 있다. 그리드 캐비닛은 환추가 필름의 가로 중심선 2인치 위에 놓인 테이프 마커와 일렬이 되도록 수직으로 조정된다. 튜브도 중심선이 환추 횡돌기를 통해서 그리드 캐비닛 위에 2인치 마커에 투사되도록 설치된다. 그러면 튜브가 기울어져서 콜리메이터 라이트가 필름의 중심에 조준된다. 환자의 두개골 상단이 X-ray에 나타나는 것은 중요하지 않지만 거의 예외 없이 모든 경추가 시각화 되는 것이 중요하다.

머리 고정기는 자연스러운 자세에서 내려져 머리 위 3분의 1지점에 있다. 정렬 막대는 X-ray 튜브를 직면하고 있는 측면의 환추 횡돌기 위로 위치해야 한다(그림 3-4). 임상가 또는 기사는 반대편에 있는 정렬 막대와 같은 환추 기준점을 지나고 있는지 확인하기 위해 그리드 캐비닛 거울에 세로 라인을 사용할 수 있다. 이것은 촬영을 준비하는 동안 발생한 머리회전을 제거할 뿐 아니라 AP 상황에서 환자를 중심에 위치하도록 하는데 도움이 된다. 그런 다음 머리 고정기와 정렬 막대는 노출 분야 밖으로 옮겨진다. 그러나 임상가들은 전통적으로 머리를 고정시키고 적절한 배치를 고정하기 위해 헤드클램프를

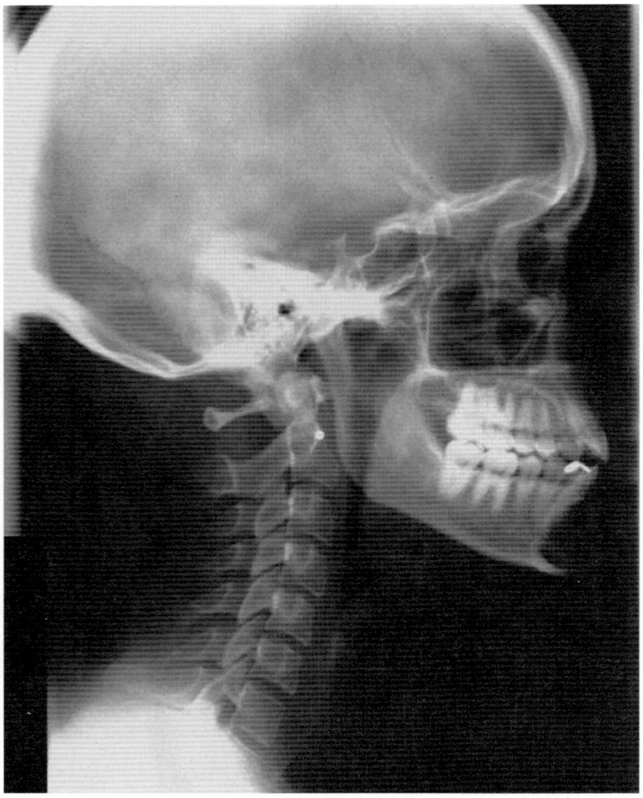

그림 3-5 정확하게 촬영된 lateral 경추 X-ray의 예.

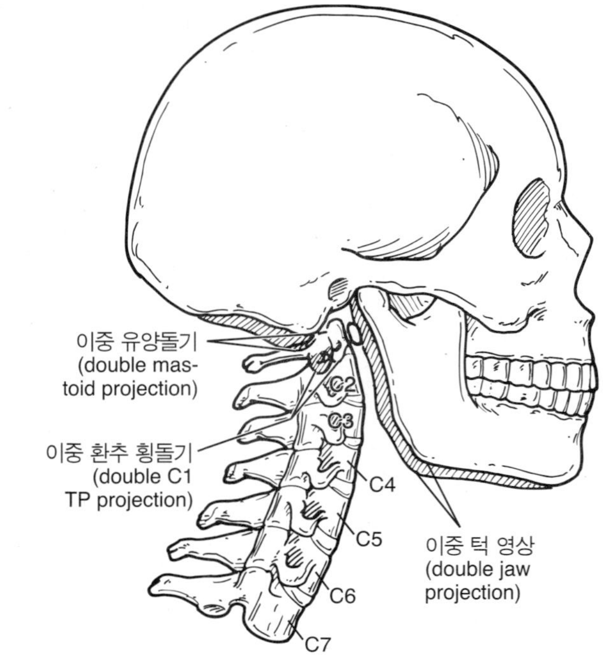

그림 3-6 부정확하게 촬영된 lateral 경추 X-ray의 예.

사용해 왔다. 이 방법을 사용할 때는 헤드클램프가 환자의 머리에 평평하게 맞도록 머리 뒤쪽과 고정기 패드 사이에 스펀지가 놓여 있어야 한다.

Lateral 경추 X-ray는 어깨와 그리드캐비닛 사이의 거리에 의한 해부학적 구조의 확대를 방지하기 위해 72" 초점 필름거리(FFD), 또는 가능한 한 그것에 가까운 것에서 촬영하는 것이 권장된다. 이것은 임상가가 환자의 시상(sagittal) 협착증을 측정할 때와 환추 plane line과 관련하여 Nasium 필름에 축추 극돌기의 꼭지점을 찾으려고 할 때 중요한 문제이다(5장, 그림 5-10 참조). 상대적으로 목이 짧거나 두꺼운 환자를 위해 납종이 보상 필터(2장 참조) 사용이 필요할 수도 있다. 승모근 경사 부위에 빔을 조절하는 것은 중부에서 상부경추 부위가 검게 나타나는 현상없이 하부경추를 시각화하는 것에 매우 도움이 될 수 있다. 마지막으로, 임상가 또는 기사는 하드팔레트가 평평하고 머리를 기울거나 회전이 없다는 것을 확인하기 위해 환자 설정을 다시 확인한다. 조준은 얼굴구조가 잘리는 것을 방지하기 위해 정확한 S-라인을 얻을 수 있도록 AP 상에서 최소화 될 필요가 있다. 그런 다음 X-ray가 촬영되고 현상된다(그림 3-5).

경추 Lateral view 촬영에 대한 잠재적인 배치 오류 (Potential Placement Errors for the Lateral Cervical)

잠재적인 환자 배치 오류들은(그림 3-6) 다음을 포함할 수 있으므로 주의 깊게 피해야 한다.

- 바닥과 평행하게 위치하지 않은 하드팔레트
- 필름 상에서 횡돌기를 찾는데 어려움을 초래하는 머리 기울기나 회전변위와 같은 잘못된 환자 배치.
- 너무 높게 배치된 그리드캐비닛, 7번째 경추가 필름에서 차단되는 원인
- AP 촬영 중, 중심에서 벗어난 환추는 안면구조나 또는 하부 경추의 후면 부위가 필름에서 보이지 않게 된다.

Vertex view를 위한 배치 Placement for the Vertex View

Vertex view의 기본 목적은 후두와 환추 척추 사이의 회전 부정렬을 평가하는 것이다. 부정렬의 수치화는 임상가가 최적의 어저스트먼트를 위해 필요한 회전 요소를 제공하기 위해 필요하다. 이 방사선 촬영은 또한 병적인

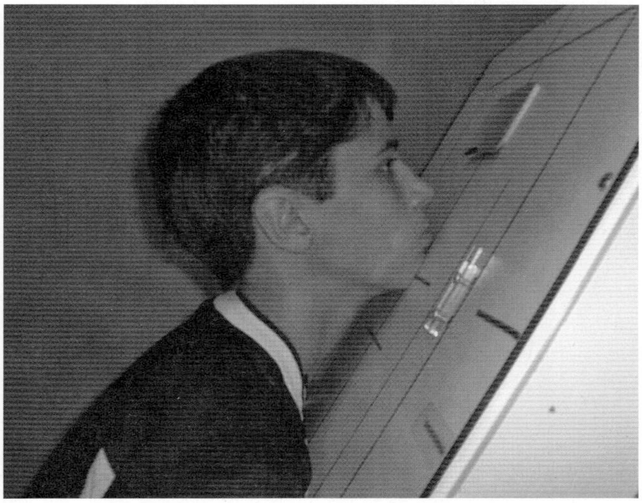

그림 3-7 Vertex view를 위한 그리드 캐비닛에 환자의 턱을 배치.

평가를 위한 환추와 축추의 횡단면에서 볼 수 있다. 환추 척추가 필름에 2인치 정도 더 가까이 위치될 수 있기 때문에 확대와 왜곡을 줄이기 위해 base posterior에서 선택된다. 갑상선에 X-ray 노출은 base posterior 보다는 Vertex view를 사용함으로 감소시킬 수 있다. 역사적으로, John F. Grostic 박사 또한 당시 충격방지 X-ray 장비의 가용성때문에 향상된 안전을 위한 Vertex view를 선호했다.

S-라인이 lateral view에서 측정이 되기 전까지 nasium 필름이 설정될 수 없기 때문에 임상 보조자는 lateral 경추 X-ray를 현상하는 동안 이 영상을 촬영될 수 있다. 환자는 먼저 환자의 목의 유연성에 따라, 25° 와 35° 사이에 기울어져 있는 그리드 캐비닛을 바라보도록 한다. 환자가 평균 이상 목을 넘기거나 그 반대라면 그리드 캐비닛을 더 기울인다. 환자는 가슴이 그리드 캐비닛에서 1인치(가슴이 큰 여성은 더 이동) 정도 떨어지도록 이동한다. 그리드 캐비닛의 수직 치수는 적절한 지점에서 환자 턱의 위치에 가깝게 설정되어야 한다. 이 영상을 위한 배치가 일부 환자에게 약간 불편할 수 있는 것이 언급되어야 한다. 그래서 임상가/기사는 필름의 품질에 영향을 주지 않으면서 그 절차를 신속하게 진행해야 한다. 이것은 X-ray 계수가 컨트롤 패널에 설정되어야 하며, 이 영상을 위한 환자 배치가 완성되기 전에 튜브가 환자의 머리 위에 위치되어야 하는 이유다. 그 다음 임상가는 환자가 머리의 각 측면에 손을 놓고 약간 턱을 들면서 앞으로 기대게 해서 환자를 부드럽게 안내한다. 턱은 10" ×12" 필름(그림 3-7)의 상단에서 3인치 아래의 테이프의 레벨에 배치해야 한다. 환자의 턱이 위치할 그리드 캐비닛에 티슈 한 장을 두어야 한다.

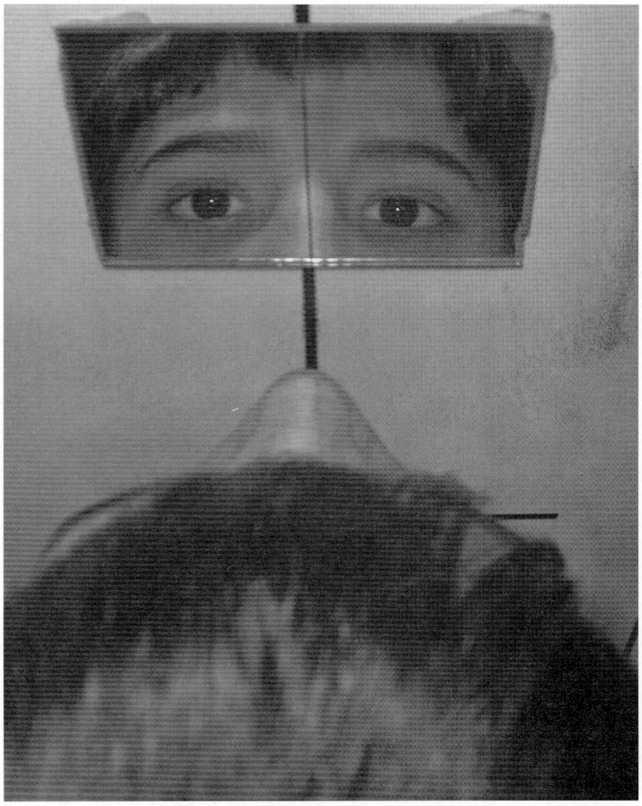

그림 3-8 환자의 배치를 돕기 위한 그리드 캐비닛 거울을 사용.

머리는 미간의 중심이 수직 그리드 캐비닛 라인과 일치되도록 위치한다. 그리드 캐비닛의 상단 부분에 거울은 이런 노력과 함께 매우 도움이 될 수 있다. 임상가/기사는 환자위로 몸을 구부리고 수직선과 관련된 환자의 얼굴 특징을 볼 수 있다(그림 3-8). 머리 회전이 있으면, 환자가 턱으로 그리드 캐비닛에 기대지 않게 지시한 후에 회전의자를 돌려 제거한다. 그리고 나서 임상가는 그리드 캐비닛 수평선과 평행하는지 보기 위해 환자의 귓불의 하부를 관찰해야 한다. 이 평가는 어떤 머리 기울기가 존재하는지 확인하기 위해 필요하다. 임상가/기사는 손으로 약간의 머리 기울기를 신중하게 수정할 수 있다. 심각한 머리 기울기의 경우, 다음 단계를 따라야 한다(그림 3-9).

- 머리 기울기의 측면 쪽 옆으로 의자를 이동한다.

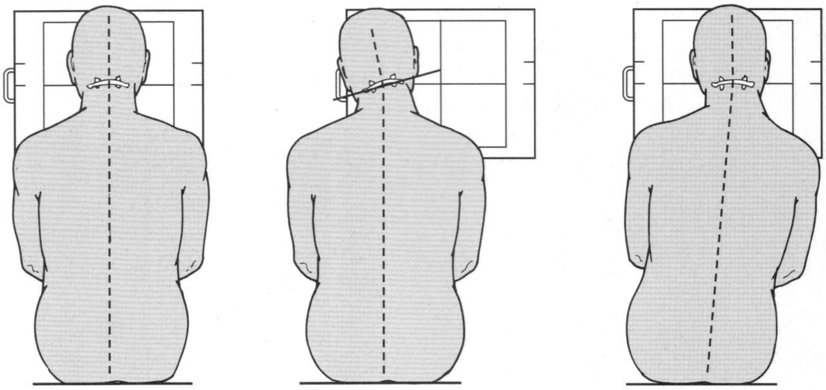

그림 3-9 Vertex view X-ray 촬영을 위한 환자 배치에서 심한 머리 기울기를 수정하는 절차 단계.

- 이 위치에 회전의자를 고정한다.
- 머리가 수평이 되고 그리드 캐비닛의 중심에 있을 때까지 기울어진 머리의 반대쪽으로 기울이도록 환자에게 지시한다.
- 이전에 설명한 단계와 마찬가지로 그리드 캐비닛 위에 환자 턱을 배치하고 머리 기울기 및 회전을 확인하기 위해 따라야 한다.

X-ray 튜브는 중심선의 줄이 환추 횡돌기 위로 지나가고 필름의 중심에 닿도록 배치된다. 그러나 그 줄은 미간과 귓불 중심을 지나는 가상의 라인에 직각이 되어야한다(그림 3-10). 임상가/기사는 중심선 줄의 수직을 확인하기 위해 시각 보조로 사용하기 위해 앞서 언급한 가상의 라인을 따라 환자의 손을 곧게 배치할 수 있다. 줄 끝에 있는 매듭이 팽팽히 당겨질 때 그리드 캐비닛의 필름 마커의 중심에 인접하도록 튜브가 설정되어 있는 경우 FFD는 42인치에 고정되어야 한다. 그다음 머리 고정기는 낮아지고, 패드가 배치되어서 환자 머리의 후외측에 인접한다(그림 3-11). 머리 고정기는 부드럽게 조여서 안전하지만 불편하지 않게 머리를 잡아준다. 임상가가 선택한다면 Vertex LFCF가 이 시점에서 콜리메이터에 배치될 수 있다. 임상가/기사는 필름의 크기에 조준해야 하고, 그러면 X-ray 촬영 준비가 된다(그림 3-12).

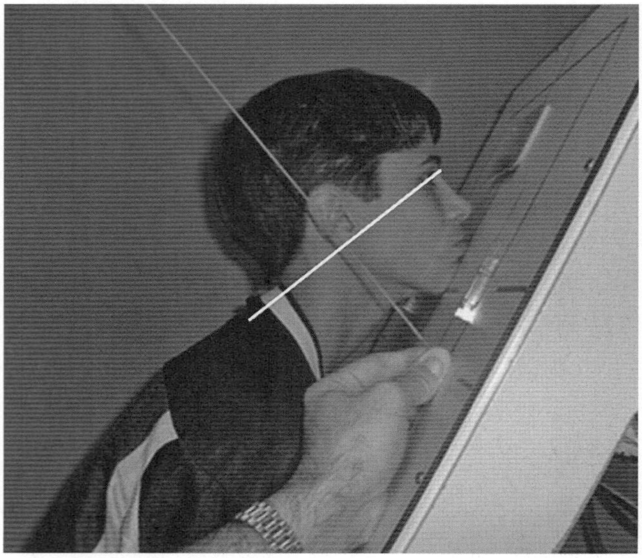

그림 3-10 Vertex view 촬영을 위한 X-ray의 튜브 각도를 설정.

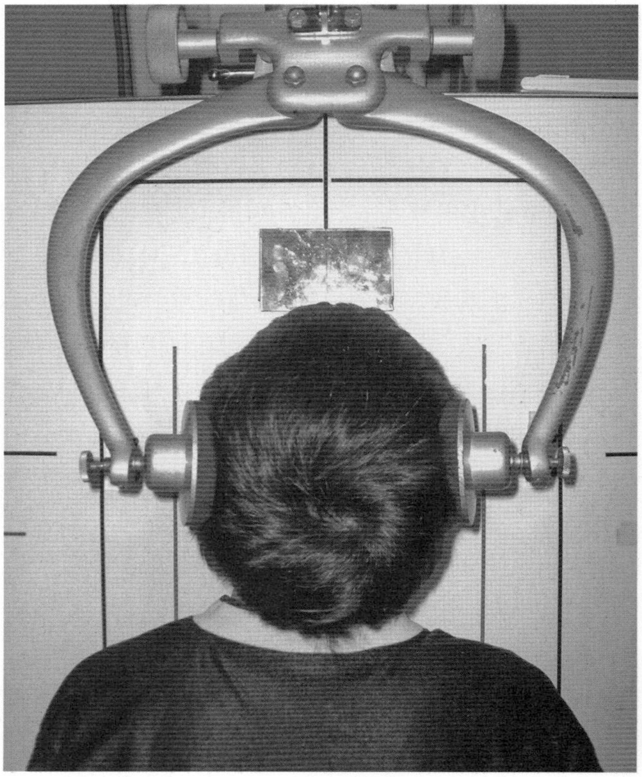

그림 3-11 Vertex viedw를 위한 헤드클램프의 위치.

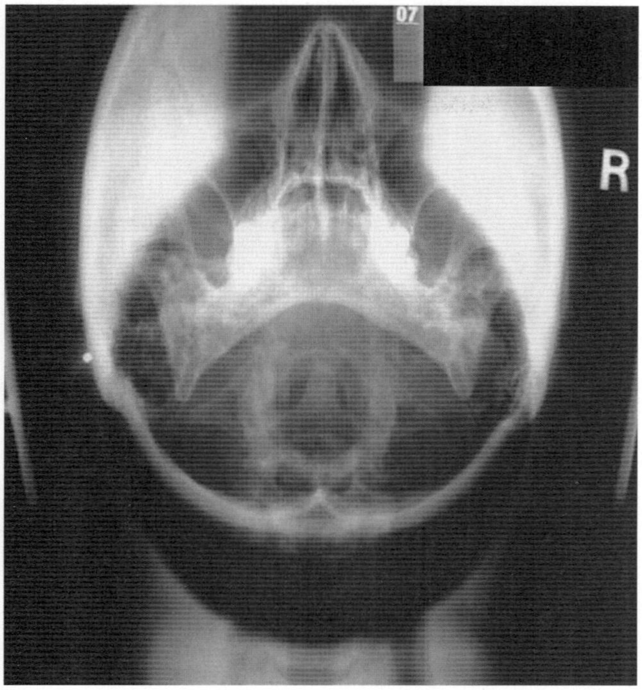

그림 3-12 적절한 Vertex view X-ray의 예.

Vertex 촬영에 대한 잠재적인 배치 오류
(Potential Placement Errors for the Vertex)

그림 3-13은 사용할 수 없는 Vertex X-ray의 예이다. 잠재적인 환자의 배치 실수는 조심스럽게 피해야 한다:

- 수정되지 않은 머리 기울기나 회전이 필름에서 나타난 모습
- 너무 앞쪽에 배치된 튜브는 방사선 이미지를 길게 늘어나 보이게 하고(그림 3-14), 환추와 측두골의 추체 부분을 겹쳐 보이게 할 수 있다.
- 너무 뒤로 배치된 튜브는 이미지를 압축되 보이게 하고(그림 3-15), 후두골이 환추와 겹쳐 보이게 할 수 있다.
- 부적절하게 배치된 턱은 필름에 환추가 너무 높거나 너무 낮게 나타나게 한다.
- 부적절하게 배치된 머리 고정기
- 부적절하게 배치된 LFCF는 환추 횡돌기의 일부분을 희미하게 한다.

Nasium view를 위한 배치
Placement for the Nasium View

Nasium view는 환추와 후두골 사이의 수평 부정렬 뿐만 아니라, 환추와 축추 사이의 수평 및 회전 부정렬을 측정하는데 사용된다. 이 필름은 또한 관절면의 결합구조와 머리, 환추, 경추의 전반적인 공간적 위치를 제공한

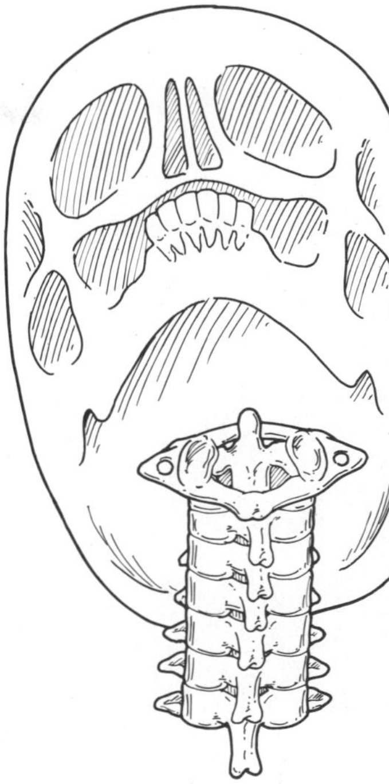

머리 왼쪽 경사 그리고 머리 회전

그림 3-13 Vertex view의 다양한 환자 배치 오류의 예.

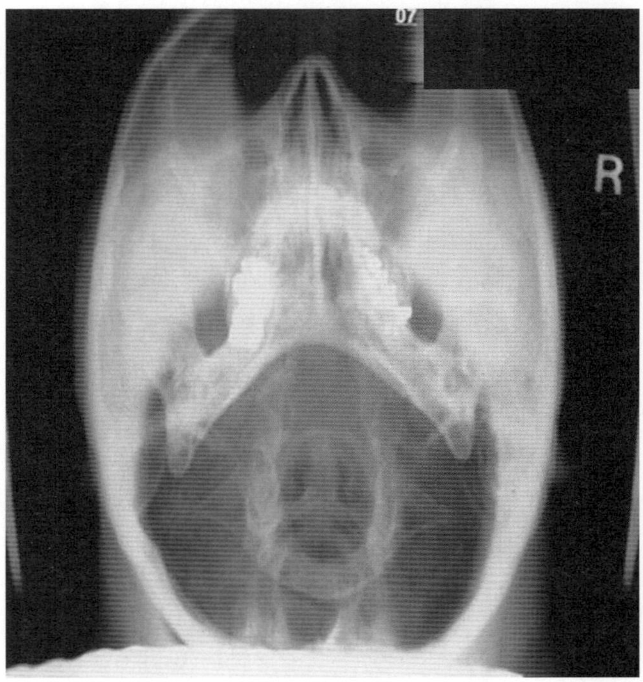

그림 3-14 X-ray 튜브의 잘못된 배치 결과로 늘어난 Vertext view.

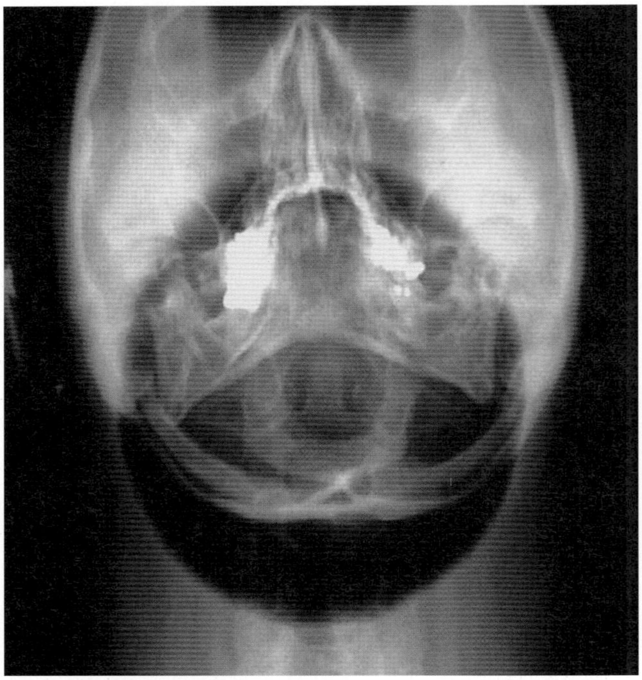

그림 3-15 X-ray 튜브의 잘못된 배치 결과로 압축된 Vertex view.

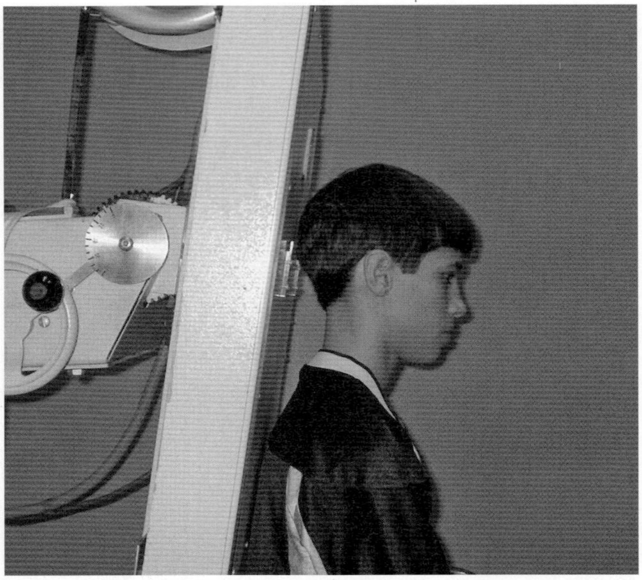

그림 3-16 그리드 캐비닛을 환자의 머리와 어깨의 경사에 맞도록 기울이기.

다. 이 정보는 상부 경추 어져스트먼트를 위한 가장 최적의 높이 벡터를 개발하데 필요하다.

환자는 회전의자 의자에 앉아 X-ray 튜브를 바라보면서 그리드 캐비닛에 등을 대고 위치한다. 환자는 lateral 경추 사진을 위해 제공되었던 납 앞치마를 계속 걸치고 있다. 임상가는 시상면에 있는 S-라인 (또는 I-라인)에 집중된 중심선이 환자를 통과할 때 그것의 통로를 시각화해야 한다. 적절한 X-ray 계수가 결정되어서 제어판에 설정되고 환자의 차트에 기록될 수 있다. 설정을 하는 동안 환자가 자연스러운 자세로 앉아있는 것은 필수적이며 X-ray 설정의 정확성을 향상시키기 위해 환자에게 몇 가지 지침이 제공되어야 한다. 환자는 임상가의 관심을 올바로 이해하며 일반적으로 방사선사진의 필요성에 더 큰 인식을 가지고 더 진지하게 그 과정을 받아들일 것이다. X-ray에서 얻은 정보는 환자의 현재와 미래의 관리에 매우 중요하기 때문에 환자에게 간단하게 지시하는 시간을 가지는 것은 가치가 있다. 지침들의 다음 설정이 제공되어야 한다:

- X-ray의 중요성과 필름을 촬영하는 방법뿐만 아니라 그것이 분석되는 방법의 정확성에 대한 필요를 간단히 설명한다.
- 환자에게 턱을 약간 가슴 쪽으로 당긴 직립 자세로 편안하게 앉으라고 말한다(S3보다 S-라인에 대해 조금 더 많은).
- 측면으로 머리가 기울어지는 것을 인식하지 않고 자연스러운 위치에 머리를 둘 필요성을 설명한다.
- 환자 위치를 재설정하기 위해 의자를 돌리거나 움직일 필요가 있는 경우에 환자에게 그리드 캐비닛에 등을 기대지 말라고 말한다(이 절차를 설명한다).
- X-ray 튜브는 한 각도로 설정되어 있기 때문에, 환자가 구부정한 자세를 하고 머리를 앞으로 움직이거나 턱을 위로 드는 것은 각도 관계를 변경할 수 있으므로 이를 억제해야 한다고 설명한다.
- 헤드클램프와 정렬 막대의 사용에 대해 말하고 눈을 감고 설정을 하는 동안 얼굴에 막대 끝이 닿아도 놀라지 말라고 말한다.

선택적으로, 임상가/기사는 X-ray 설치의 전체 과정 동안 환자에게 눈을 감도록 지시할 수 있다. 이것은 임상가가 환자가 방을 둘러보면서 가만히 있는 것이 힘들다고 느낀다면 특히 중요하다. 또한 눈을 감는 것은 시각 정위반사를 제거한다. 자세 분석은 서블럭세이션에 기반한 실행에서 척추 환자를 위한 심사의 중요한 부분이기 때문에(9장 참조), X-ray를 촬영하기 전에 이 정보를 손닿는 곳에 두는 것이 바람직하다. 자세 분석 중에 발견된

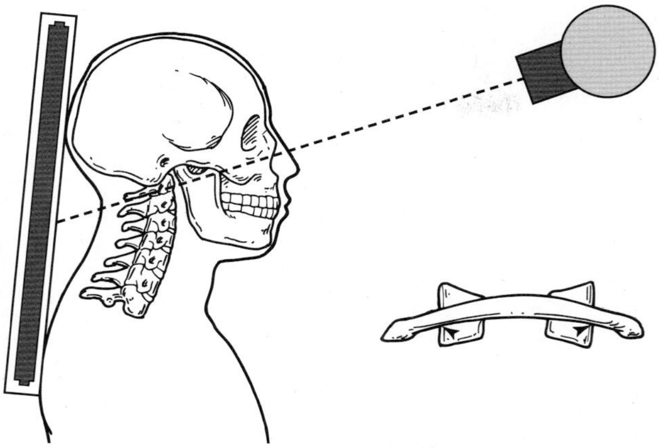

그림 3-17 Nasium view의 올바른 배치, 적절한 환추 후궁의 결과를 가져옴.

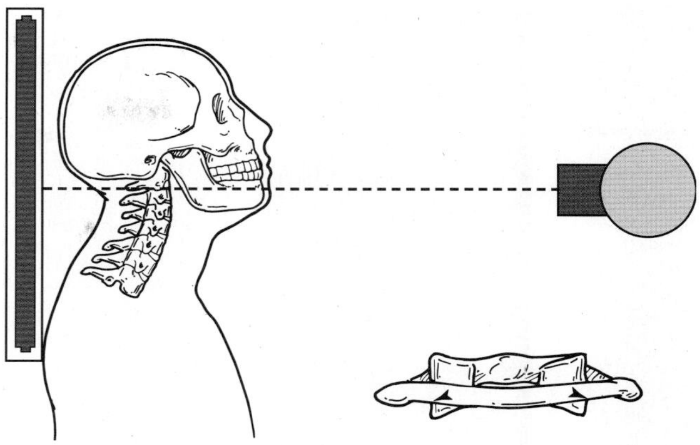

그림 3-18 Nasium view의 잘못된 배치, 낮은 환추 후궁의 결과를 가져 옴. 그리드 캐비닛은 머리와 어깨의 경사에 맞도록 기울어지지 않는다. 턱은 들려 있으며, 중심선은 올바른 S-라인보다 아래쪽으로 투사한다.

측면 머리 기울기의 방향과 크기를 확인하는데 도움이 될 수 있다. 이것은 Nasium 필름 촬영을 위해 설치하는 동안 발견된 머리 기울기의 크기와 비교해야 한다. 상당한 불일치가 발견되면, 환자에게 눈을 감고 머리를 위, 아래, 그리고 양 옆으로 움직이도록 요청해야 한다. 그 다음 환자에게 중립적 위치로 느껴지는 위치에 머리를 두도록 지시한다. 섰을 때와 앉아 있을 때 사이에 머리의 위치에 약간의 차이가 있을 수 있다. 그래서 이 분석은 엄격하고 고정된 규칙과는 대조적인 가이드로 사용된다.

환자의 머리가 그리드 캐비닛의 중심부에 위치할 때까지 의자를 옆으로 이동해야 한다. 이 시점에서, 그리드 캐비닛은 환자의 머리와 등 상단이 후부 측면의 경사에 맞도록 앞으로 기울어져 있어야 한다(그림 3-16). 환자가 그리드 캐비닛으로 다시 이동할 때 머리가 어깨보다 먼저 닿는다. 그러나 배치 중에 환자가 움직여질 수 있기 때문에 이 시점에서 환자는 그리드 캐비닛에 기대지 않게 해야 한다. 환자와 캐비닛 사이에 약간의 공간(약 1/4 인치)가 있어야 한다.

임상가는 Nasium 촬영을 계속하기 위해 lateral 경추 필름 분석에서 얻은 S-라인이 있어야 한다(4장 참조). 튜브는 중심선 줄이 해당 S-라인 얼굴 구조, 환추 횡돌기, 그리고 필름의 중앙을 지나도록 위치해야 한다(그림 3-17). 임상가는 환추 횡돌기와 귓불의 하부 앞쪽의 납구슬 사이의 관계를 결정하기 위해 lateral 경추 사진을 자세히 관찰해야 한다. 이것은 귓불에 관하여 중심선 줄이 환추 횡돌기에 어떻게 투사하는지 임상가에게 보여준다. 임상가/기사는 중심선 면을 조준하면서 환자의 눈이 줄과 동일한 수준에 있는지 확인한다. 이 줄은 엄격하게 보관되고 튜브 덮개의 중심에 정렬되어 있어야 한다. 중심선 투사를 결정하기 위한 끝 지점으로 줄의 끝을 사용하는 것은 튜브를 FFD 42인치까지 설정되도록 한다.

정확한 환추 후궁 영상을 얻기 위해 (Obtaining An Appropriate Atlas Posterior Arch)

정확한 S-라인 아래로 중심선을 투사하는 것은 적절한 Nasium X-ray를 촬영하기 위해 절대적으로 필요하다. 정확한 S-라인 약간 위로 찍은 중심선은 환추 후궁이 "찌푸린(frowning)" 형상으로 나타나게 하며, 이것은 허용되어야 한다. 튜브 각도를 설정할 때 높은 쪽으로 허용되기 때문이다. 적절할 투사의 후궁은 수평형상의 약간 위로 나타난다. 그림 3-17은 적절히 촬영된 환추 후궁의 Nasium 방사선 및 투사결과의 예제를 제공한다. S-라인 아래로 투사된 중심선의 Nasium 영상은 (튜브 및 또는 환자 배치 때문에) 환추 후궁이 "웃는(smiling)" 형상으로 나타나게 한다(그림 3-18). 이것은 연결점을 정확하게 발견하는데 어려움을 준다. 실제로 보이는 것은 환추의 후궁과 외측덩이가 서로 교차되기 때문이다. 이 필름은 다시 촬영되어야 하는데, 왜냐하면 교차되는 부분을 정확하게 찾아내는데 어려움이 있으면 정확한 분석이 어렵기 때문이다.

그리드 캐비닛 높이 조정은 필름 중심에 있는 환추를 투사하는데 필요하다. 참고: 그리드 캐비닛은 줄이 매우

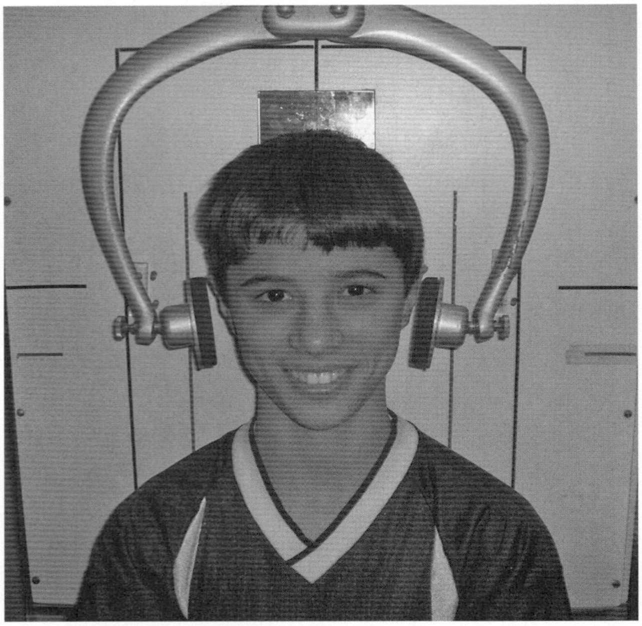

그림 3-19 Nasium view를 위한 머리 고정기의 초기 배치.

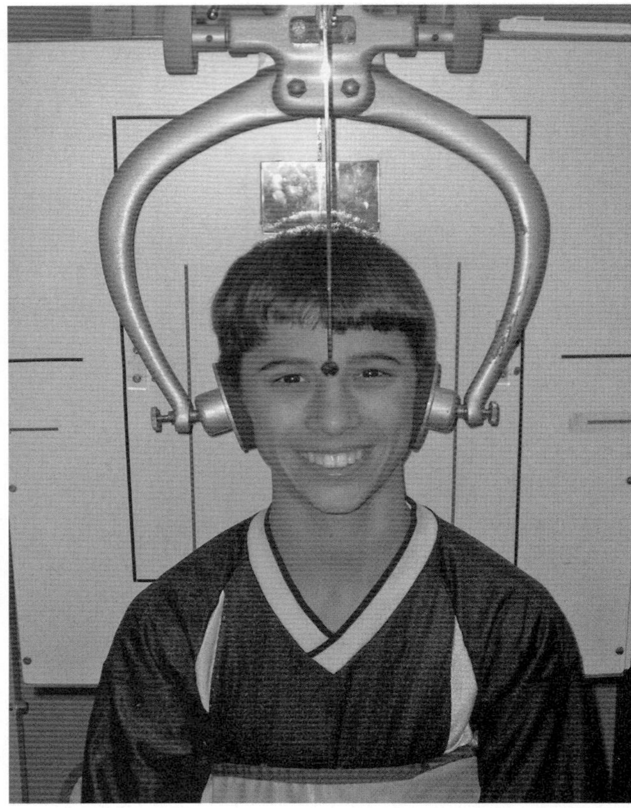

그림 3-20 머리 고정기 및 정렬막대를 사용하여 환자의 위치를 확보.

높은 S-라인을 위한 중심선 약간 위 부위 필름에 닿게 하기 위해 낮아져야 한다(S3 위의 예). 이것은 또한 캐비닛이 머리 부위와 상부흉추 사이에 심한 각도를 맞추기 위해 과도하게 앞쪽으로 기울어져야 되는 경우에도 적용된다. 그리드 캐비닛의 뒷면 1인치 정도에 위치하는 필름에 의해 야기된 시차를 보완하기 위해 캐비닛을 낮추는 것이 필요하다. 튜브의 각도가 정확하게 설정되면, 튜브 스탠드는 고정된 위치(position)에 있어야 한다. 그런 다음 헤드클램프는 환자의 머리 측면 부위에 쉽게 움직일 수 있도록 낮추어져야 하고 초기 위치에 고정되어야 한다. 정렬 막대가 환자의 코 앞 1인치 앞까지 낮춰진다. 헤드클램프는 각각의 패드가 환자의 머리에서 약 1인치까지 조여진다(그림 3-19). 귀마개는 환추의 횡돌기와 같은 레벨에 있어야 한다. 이것은 클램프가 조여질 경우 머리와 목의 위치가 변경되는 것을 예방한다. 상부 경추 서블럭세이션 복합체의 부분을 나타내는 적당한 머리 기울기는 설정되는 동안에 변경되지 않도록 한다. 극심한 머리 기울기가 있는 경우 프로토콜을 아래에서 설명한다.

임상가/기사는 필요한 경우 머리가 헤드클램프의 중앙에 오도록 환자의 위치를 확인하고 의자를 이동해야 한다. 머리 회전은 정렬 막대의 끝이 미간의 정중앙에 오도록 의자를 돌려 제거되어야 한다.

환자 위치가 만족스러우면 환자가 뒤로 조금 이동하면서 머리와 등 상부가 그리드 캐비닛에 닿게 한다. 이 시점에서 헤드클램프는 환자가 불편하지 않으면서 머리를 단단히 고정될 때까지 조여져야 한다(그림 3-20). 헤드클램프가 조여지고 귀마개가 접촉할 때 환자가 움직이지 않도록 주의한다. 환자가 그리드 캐비닛에 기대어 배치되면, 환자는 움직이면 안된다. 환자의 배치를 조정해야 한다면, 먼저 헤드클램프를 느슨하게 하고 환자는 약간 그리드 캐비닛에서 떨어뜨려 움직인다. 필요한 변경이 이뤄지면, 환자는 그리드 캐비닛쪽으로 이동하고 헤드클램프로 고정한다. 적절한 Nasium LFCF는 콜리메이터 면(face)에 배치된다. 튜브 각도는 최종적으로 중심선 string과 재확인되어야 한다. 하부 경추 또는 상부 두개골 부위의 구조가 잘리지 않도록 최소한으로 조정하는데, 측면 두개골 표면이 잘 보이도록 드물게 머리가 큰 환자들을 위해서도 필요하다. 모든 것이 적절하게 확인되면, X-ray를 노출시킨다(그림 3-21).

이것은 심한 머리 기울기(즉, 사경)의 경우에 두 Nasium X-ray를 촬영해야 한다고 지적한다. 첫 번째 필

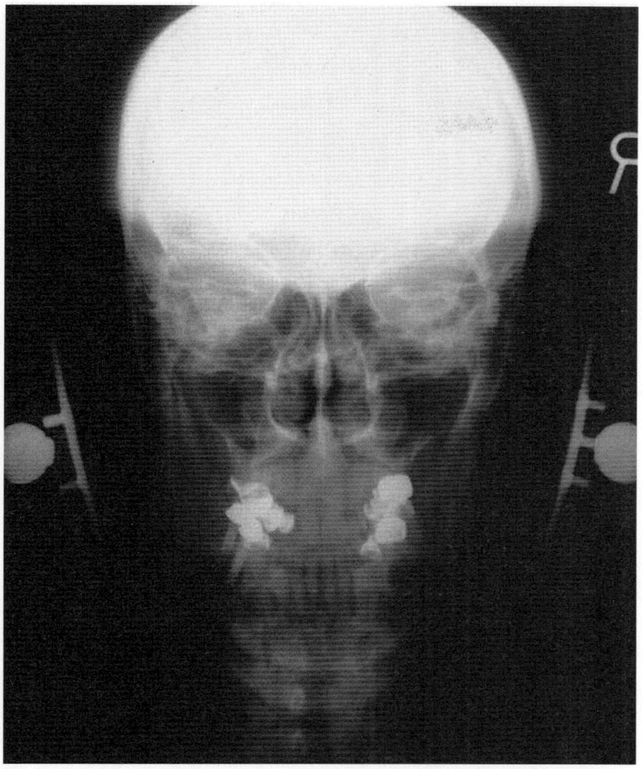

그림 3-21 제대로 촬영된 Nasium X-ray의 예.

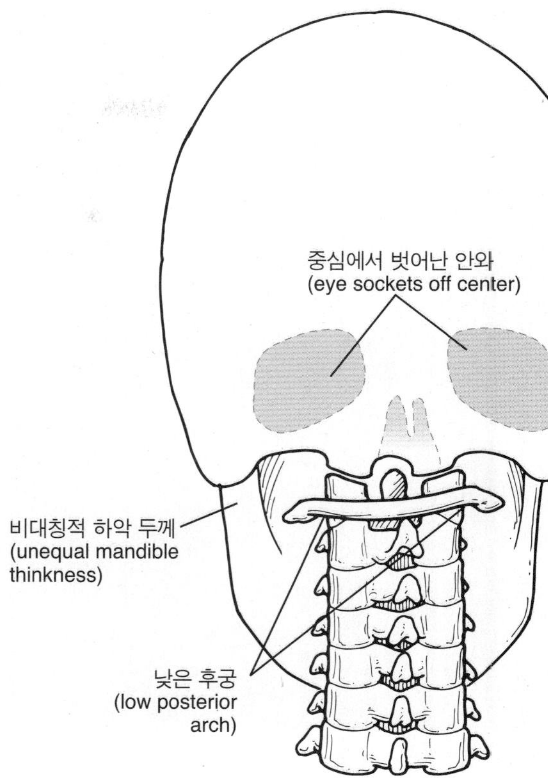

그림 3-22 다양한 환자 배치 오류의 Nasium 영상의 예.

름은 표준 프로토콜로 촬영된다. 임상가가 atlanto-occipital 측면 부정렬(misalignment)을 제외하고 이 필름에서 얻은 모든 방사선 정보를 사용한다. 환자 두개골의 한 측면이 중심선에서 더 멀리 떨어져 있어서 생기는 원래의 모습 때문이다. 필름에 더 가까운 두개골의 측면은 반대편에 비해서 잘 묘사된 면으로 더 선명하게 투사된다. 두 번째 Nasium은 (그림 3-9)의 모습으로 촬영된다. 다른 점은 환자의 등이 캐비넷 그리드로 향하게 하는 것이다. 이 수정된 Nasium view는 환추 외측변위(laterality)의 평가를 위해 사용된다.

Nasium 촬영에 잠재적인 배치 오류 (Potential Placement Errors for the Nasium)

Orthospinology 절차의 효율성은 경추 필름의 정확성에 근거하기 때문에, X-ray를 정확하게 촬영하는 것이 중요하다. 불만족스러운 방사선 사진은 재촬영되어야 한다. 하지만 세부사항에 주의한다면, 거의 발생하지 않는다. 각 필름은 X-ray가 두 번째 또는 후에 촬영된 것 중 하나에서 개선될 수 있는 방법을 결정하기 위해 평가되어야 한다. S-라인의 변화, X-ray 노출 테크닉, 또는 환자의 배치는 환자의 기록 카드에 기록하여야 한다. 일부 환자들은 얼굴 구조가 두개골의 중심에 있지 않다. 이것은 Nasium 필름에서 가벼운 머리 회전을 야기한다. 이러한 경우들에서 사용 가능한 Nasium의 방사선 사진을 얻기 위해 환자 배치에서 약간의 머리회전이 필요하다(배열막대에서 나타나는 데로). 그림 3-22는 사용할 수 없는 Nasium X-ray를 보여준다. 다음과 같은 잠재적인 환자 배치 오류는 주의 깊게 피해야 한다:

- X-ray 튜브의 잘못된 배치는 환추 후궁이 너무 높거나, 낮은 변화를 주게 된다.
- 필름 상에 머리회전
- 충분히 시각화 되지 않은 두개골 또는 잘린 하부 경추의 원인이 되는 필름의 수직 중심에서 벗어난 환추
- 헤드클램프가 너무 높아 두정골에 닿거나 너무 낮아 환추 척추 아래로 접촉하는 경우
- 노출 부분에서 아래로 놓인 정렬 막대
- 콜리메이터 면에서 잘못 배치되거나 벗어난 LFCF
- 올바르지 못한 LFCF 사용은 두개골이나 상부 경추가

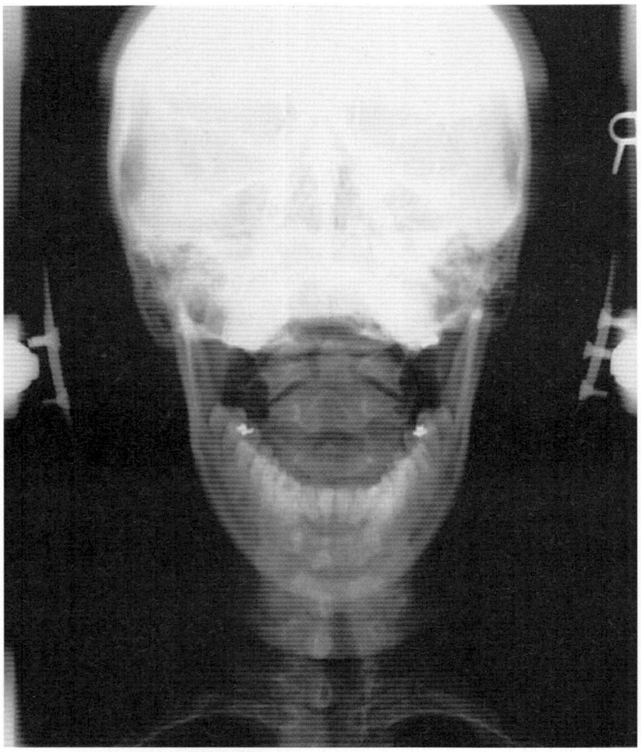

그림 3-23 AP 오픈마우스 X-ray.

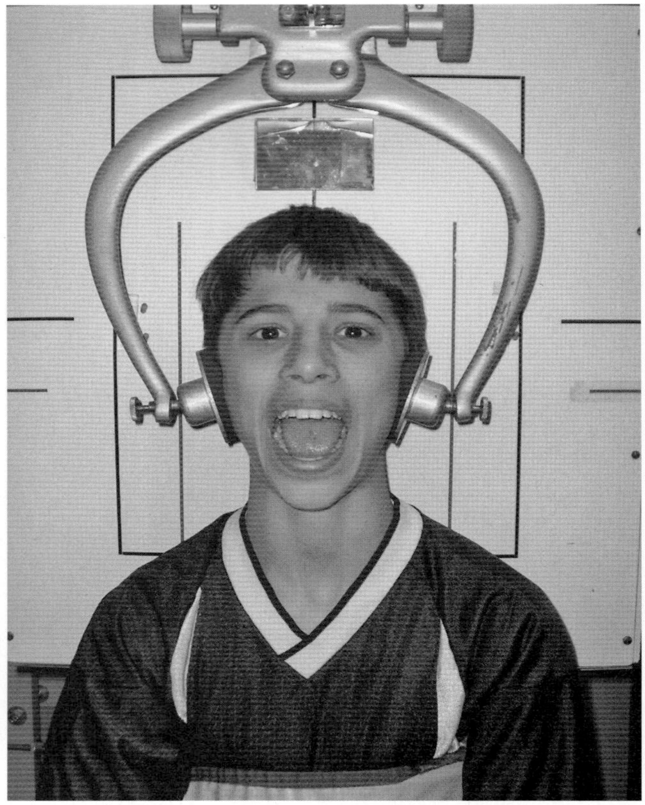

그림 3-24 AP 오픈마우스 X-ray를 위한 환자 배치.

너무 어둡거나 너무 밝게 나타나게 함

오픈마우스 영상을 위한 배치
Placement for Ap Open-Mouth View

AP 오픈마우스(APOM) 영상은 병리학적 평가뿐만 아니라 생체역학적 평가에 대해서도 고려되어야 한다(그림 3-23). 경추와 겹치는 턱의 하악지와 중심선의 각도 때문에 Nasium X-ray가 경추의 병적인 무결점을 평가하기 위해 최적이라 볼 수 없다. APOM 방사선에 설정은 Nasium 필름과 비슷하다. 환자는 무릎과 가슴에 납 앞치마를 걸치고 회전의자 의자에 앉는다. 하드 팔레트는 중립적인 위치에 바닥과 병렬로 배치해야 한다. 그리드 캐비닛은 기울기없이 수직으로 배치되어야 한다.

프로토콜은 헤드클램프를 사용하는 Nasium 필름 같다. 머리의 회전을 제거하고 이 필름의 중심에 있는 머리와 목의 교차점을 유지하는 것이 필요하다. 튜브가 그리드 캐비닛에 직각으로 놓이는 것이 좋다. 환자는 노출되는 동안에 가능한 한 입을 크게 벌리도록 지시받는다(그림 3-24). 필름이 환자의 눈 아래로 조준되는 것이 좋다. 교대로, 표준 콜리메이터는 눈에서 필름 상단으로 가는 광선을 약하게 하는 낮은 밀도 LFCF와 함께 사용할 수 있다. 이 X-ray 영상은 axis body circle의 측정과 axis spinous process를 찾는 것뿐만 아니라, 병리학적인 고찰에 중요한 의견을 제공할 수 있다.

카이로프랙틱 보조
Staff Assistance

바쁜 상부경추 임상생활에서, 효율성을 위해 가능한 모든 이점을 이용하고 양질의 의료 서비스를 제공할 수 있도록 수준 높은 기준을 적용하는 것이 현명하다. 이런 기준이 원활하게 실행될 때 임상가 능력에 대한 환자의 신뢰가 향상된다. X-ray 영상의 질은 임상가의 전문성의 연장선이다. 방사선 사진은 법정에서 사용 될 수 있으며 다른 임상가와 병원에 전송될 수 있다. X-ray를 촬영할 때, 필름을 현상할 수 있는 카이로프랙틱 전문보조 인력을 두는 것이 좋다. 임상가가 필름을 촬영 한 후 보조는 암실로 가서 X-ray를 현상한다. 임상가는 버텍스 필름을 촬영하면서 진행한다. 임상가가 다음 필름을 촬영할 때까지, 보조는 다음 필름을 처리하기 위해 암실로 가기 전, 다음 X-ray 카세트를 들고 카세트를 교환할 준비를 해야 한다. 임상가는 X-ray 촬영에 참여할 필요가 없다면 방사선 기사가 필름을 촬영하는 동안 자유롭게 환자를 볼 수 있도록 하기 위함이다.

Orthospinology 공인 방사선 기술사 (Orthospinology Certified Chiropractic Rad Tech)

카이로프랙틱 Orthospinology 학회는 카이로프랙틱 전문 보조자를 위한 X-ray 촬영 능력과 안전에 대한 인증 프로그램을 제공한다. 이 프로그램은 카이로프랙틱 전문보조사가 10시간 수업을 두 번 참가하도록 한다. 참석자는 Orthospinology 공인 카이로프랙틱 방사선 기술자격(CCRT)을 얻기 위해 두 번째 수업 후 시험을 치른다. 매년 CCRTs는 재인증을 위해서 방사선학 분야의 지속적인 교육을 최소 5시간은 받아야 한다. 미국 카이로프랙틱 방사선 전문의(DACBAR) 과정을 수료한 카이로프랙터에게 Orthospinology 방사선 교육 자격을 인정한다. DACBR의 교육 과정은 방사선 병리학적 평가를 목적으로 하는 X-ray 물리학, 안전, 환자의 자세위치를 포함한다. 상부 경추 프로토콜 X-ray 설정은 Ortho-spinology 학회 구성원에 의해 교육된다. 카이로프랙틱 전문 보조인은 정확한 방사선 촬영을 위한 훈련을 받는다. 그러므로 카이로프랙틱 임상가는 환자 치료에 집중할 수 있다. 카이로프랙틱 임상가는 자신의 보조가 방사선 촬영하는데 있어서 어떤 법적 요구 사항이 필요한지 파악해야 한다.

요약 Summary

이 장에서, 독자는 회전의자에서 경추 X-ray 영상들을 촬영하기 위해 환자를 준비시키는 방법을 배웠다. 그 영상들은 lateral, nasium, vertex, 그리고 APOM를 포함하는 경추 X-ray가 있다. 경추 필름이 설치되는 동안 헤드 클램프의 사용은 정확한 방사선 사진을 얻는 데 도움이 된다. 학생/임상가는 또한 머리가 심하게 기울어진 환자의 Nasium 및 Vertex view를 위해 자세를 수정하는 방법을 배웠다. 경추 X-ray가 제대로 찍혔는지 판단하는 것 또한 검토되었다. 마지막으로, 카이로프랙틱 기사의 역할뿐만 아니라 경추 방사선 사진을 촬영하는데 있어서 임상가에게 도움이 되는 보조자가 될 수 있는 방법도 검토되었다.

제 4 장

Lateral 경추 X-ray 분석

Analyzing the Lateral Cervical X-Ray

학습목표

이 장을 공부하고 난 후에, 독자는 다음과 같은 사항들을 할 수 있어야 한다:

- 정확한 환추 시상면 라인을 그리고 Nasium 필름을 촬영하기 위한 적절한 각도를 결정할 수 있다.
- 환추의 횡돌기를 찾아 환자 차트에 기록할 수 있다.
- S-라인에 상대적인 축추 극돌기의 관계를 결정할 수 있다.
- Lateral 그리고 AP 경추 X-ray의 병리적 상태를 평가할 수 있다.
- 시상 경추 곡선의 임상적 의의에 대한 평가를 할 수 있다.

경추 X-ray는 환자의 치료에 도움이 될 잠재적인 병리 및 생체역학 정보를 임상가에게 제공한다. 이 장에서는 경추 뼈의 구조적 평가를 위한 각 단계에 대한 간략한 개요를 제공할 것이다. Lateral 영상 또한 Nasium 영상을 위한 중심선을 결정하는데 사용될 수 있도록 측정된 환추 시상면에 대한 정보를 제공한다. 이 경사는 하부 부착지점이 Nasium X-ray에 분명히 보이도록 환추 후궁의 이미지를 투사하는데 필요하다. 이 지점들은 환추 평면선을 구성하는데 사용되기 때문에 Nasium 영상에서 중요하다. 또한 lateral 경추 영상은 하악골의 유양돌기와 하악골의 하악지의 관계에서 환추 횡돌기를 찾는데 도움이 된다. 이 정보는 어져스트먼트 중 접촉점을 결정하는데 필수적이다. 이 장에서 lateral 경추만곡의 생체역학과 임상적 의의도 검토될 것이다.

환추 시상면 선
Atlas Sagittal Plane Lines

Lateral 경추 필름은 두개골에 상대적으로 시상면에서 환추의 superior 또는 inferior를 결정하기 위해 분석되어야 한다. 이 환추 시상면선은 두 개의 범주로 나누어진다: 구개골 위로 투사하는 라인은 *S*(또는 superior)이고, 구개골 아래의 라인은 *I*(또는 inferior)이다. 구개골을 통해 투사하는 환추 시상면 선은 S0으로 간주된다. 그러나 환추는 대부분의 경우에서 상부면(superior plane)에 나타나기 때문에 이 라인은 일반적으로 S-라인이라고 한다. 각각의 경우에 적절한 S-라인을 확인하려면, 임상가는 먼저 X-ray가 제대로 촬영되었는지 확인해야 한다(제3장, 그림 3-5, 3-6 참조). 경추의 구조가 적절하게 시각화되어야 하고, 일곱 개 모든 경추가 제시되어야 한다(희귀 환자는 제외). 임상가는 이 필름에 심한 머리 기울기 또는 회전이 없는 지를 확인해야 한다. 병리적 관점에서 필름의 초기 평가는 비정상적인 결과를 찾기 위해 화면으로 나타내야 한다. 임상가는 초기 치료를 시작하기 전에 충분한 시간이 있을 때 더 철저한 병리적 평가를 실시한다. S-라인을 구성하는 첫 번째 단계로 후궁과 lateral mass의 하부 교차점에 작은 점을 찍는다. 두 번째 점은 초기점 뒤 ¼인치에 후궁의 하부에 찍는다(그림 4-1). 이

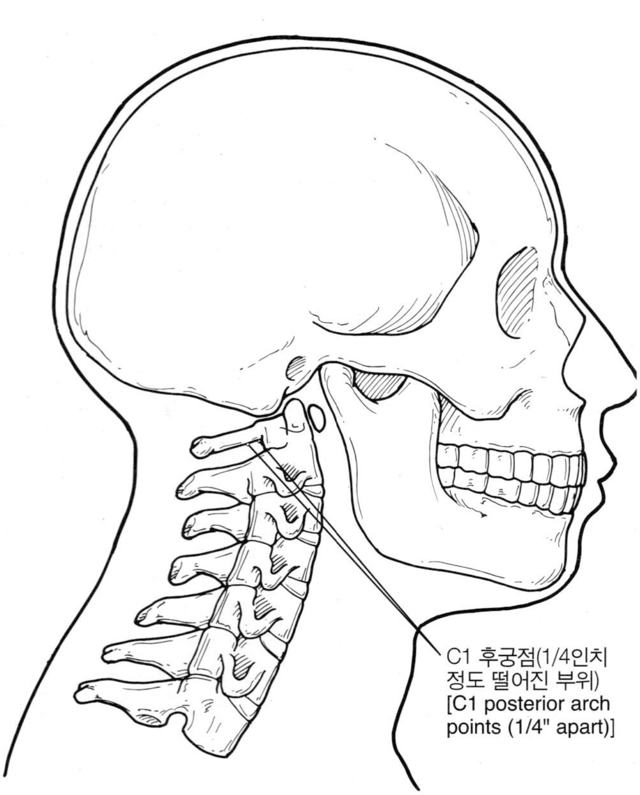

그림 4-1 S-라인을 구성하기 위한 환추 후궁의 표시점.

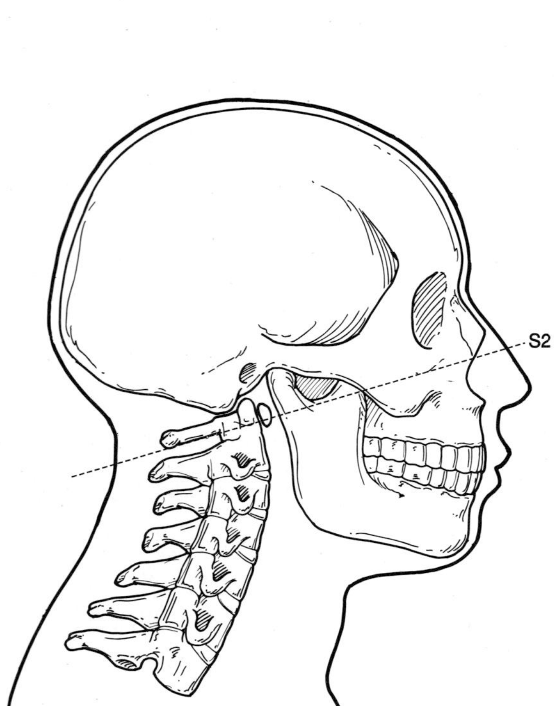

그림 4-2 경추 후부에서부터 얼굴을 지나 S-라인을 그리기.

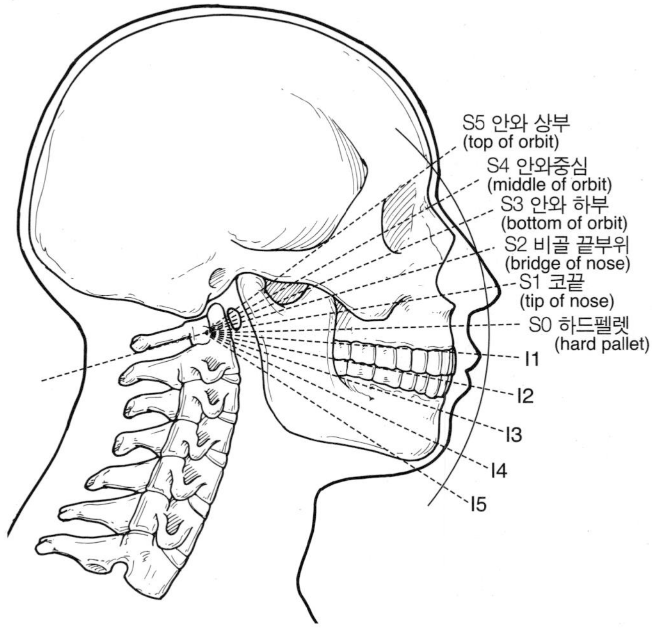

그림 4-3 S-라인 차트.

두 점들을 이어서 직선을 그리고 얼굴 구조를 지나 앞으로 연장한다. 이 선은 또한 축추의 극돌기를 지나 뒤로 연장되어야 한다(그림 4-2). 이것은 임상가가 Nasium 필름에서 C2 극돌기 지점을 찾도록 돕는다(제5장 및 그림 5-10 참조). 이 선이 통과하는 얼굴 구조는 S-라인 차트와 비교해야 한다(그림 4-3). 환자의 구성과 가장 가깝게 일치하는 S-라인은 X-ray에 표시된다. 이 선이 두 개의 S-라인 사이에 있다면 기록되어야 하고, 큰 값을 갖는 S-라인을 사용해야 한다. 그러나 표기법의 플러스 및 마이너스 시스템도 사용할 수 있다(예를 들어, $S2^+$ 또는 $S3^-$).

측면 경추 필름은 S-라인의 경로를 따라 모든 치아가 투사되는지 확인하기 위해 관찰되어야 한다. 이것은 어린이에게 일반적이며, 사랑니는 성인에게서 식별된다. 이 경우, S-라인은 환추 후궁 부착 지점이 Nasium X-ray에서 왜곡되는 것을 피하기 위해 치아 위로 투사되도록 높아져야 한다. 임상가는 환추 시상면 라인이 I1보다 낮게 나타나는 드문 경우에 딜레마에 직면하게 될 수 있다. 이 경우, 대부분은 치아가 환추 척추에 겹쳐지게 보여 정확한 분석을 어렵게 한다. 임상가는 다음 두 가지 중에서 선택해야 한다. 이것은 환추 후궁이 환자의 진짜 I-라인에 따라서 조금 높이 투사하게 할 수 있지만 Nasium은 I1보다 위로 촬영될 수 있다. 또 다른 방법은 입을 열고

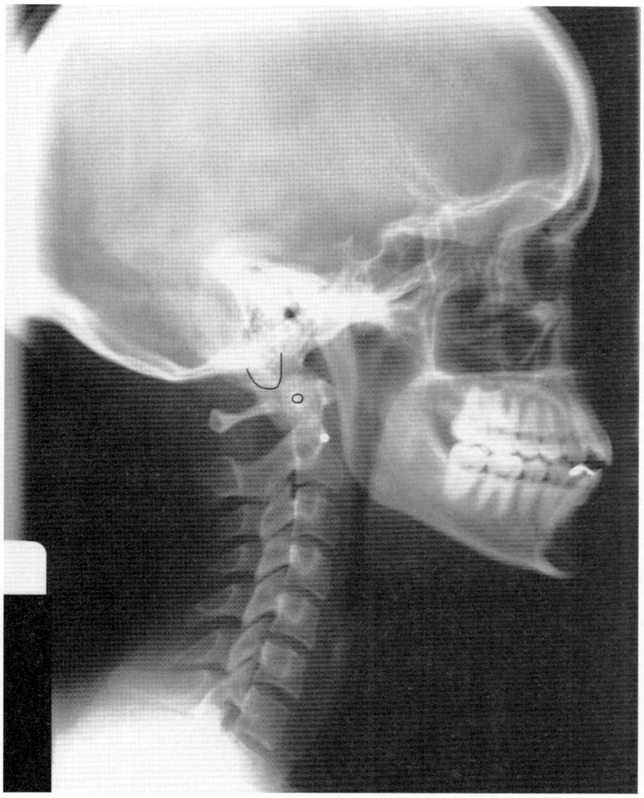

그림 4-4 환추 횡돌기와 유양돌기 그리기.

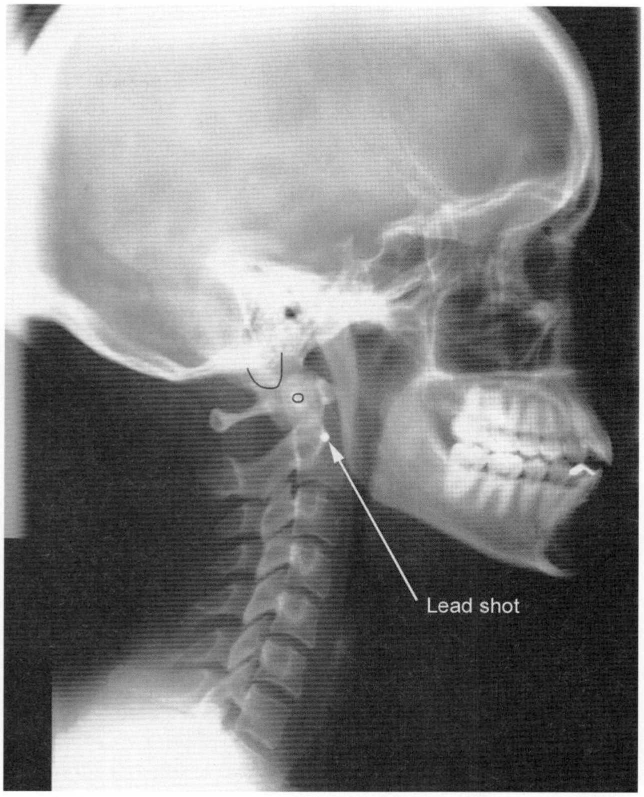

그림 4-5 X-ray에서 보이는 것과 같은 환자의 귓불의 하부/앞쪽 모서리의 납구슬.

환자의 입을 통해 중심선을 투사하도록 X-ray 튜브를 설정한다. 즉, 이런 경우는 매우 드물다.

환추 횡돌기 찾기
Locating the Atlas Transverse Process

환추 횡돌기 위치는 lateral 경추 X-ray에서 결정된다. 유양돌기 위의 결합 조직에 두께와 확대현상 때문에 촉진된 유양돌기 끝 부위가 방사선 투사와 일치하지 않는 것이 지적된다. 추가로, 임상가가 lateral 경추영상을 보기 위해 유양돌기의 끝부분 위에 납구슬 한 조각을 붙일 수 있다. 이것은 환추의 횡돌기를 찾는데 해부학적 구조들을 보다 정확한 영상을 얻는데 도움이 된다. 유양돌기뿐만 아니라 환추 횡돌기도 방사선 사진에서 윤곽이 그려져야 한다(그림 4-4). 환자의 귓불의 하부/앞쪽에 붙여진 납구슬은(3장, 그림 3-2 참조) X-ray에서 다른 표시점을 제공한다(그림 4-5). 이것은 또한 환자의 환추 횡돌기를 찾을 수 있도록 하기 위한 기준점으로 사용된다. 접촉 지점의 정확성은 정확한 상부 경추 어져스트먼트를 위해 필요하기 때문에 이것은 중요한 절차 단계이다.

병리학적 평가
Pathological Assessment

Lateral 영상은 내-외골성(intra- and extraosseous) 결합뿐만 아니라 일반적 구조, 골절, 관절염의 변화를 위한 경추 평가에 사용된다. 임상가는 서블럭세이션의 부정렬 구성요소를 평가하는 것과 함께 카이로프랙틱 치료의 안전성과 적합성을 결정하는데 시도를 해야 한다. Dr. Christpher kent는 표 4-1과 4-2에서 lateral 경추 방사선 사진 평가를 위한 면밀한 체크리스트를 제공한다. 표 4-3부터 4-6은 AP open-mouth와 AP 하부경추 영상의 병적 평가를 위한 세부 체크리스트를 제공한다. 척추 X-ray에 중대한 병리적 결과의 발생은 드문 것으로 보고되고 있으며, 그 결과로, 여러 저자들은 카이로프랙틱과 임상에서 방사선사진의 남용을 보고하고 있다. 그러나 현재의

표 4-1

Lateral 경부 방사선사진을 위한 체크리스트

절차

1. 환추 후궁의 골절, 불유합, 후두골환추유합(occipitalization), 또는 두개저함입(basilar invagination)을 확인한다.
2. 환추치돌기 간격(atlanto-dental interval: ADI) 증가 확인. 성인에서는 3 mm 또는 어린이에서 5 mm 초과된 측정은 손상된 횡인대, 선천성 이형(congenital anomaly), 또는 염증이 있는 돌기를 나타낼 수 있다.
3. 치돌기의 무발생(agenesis), 골절, 또는 불융합이 있는지 확인한다.
4. 다음과 같은 라인을 그린다 (필름을 시각화 하거나 표시).
   a. 추체 전면 선
   b. George' s 선
   c. 추궁판과 극돌기가 만나는, Spinolaminar junction
5. 경추를 3개의 부위로 나눈다:
   a. *전주*(추체 부위): 골절, 탈골, 육소주(trabecular)의 변화, 골밀도 변화와 같은 상태를 관찰하기 위해 추체를 확인한다.
   b. *중주*: George' s 라인과 spinolaminar 라인 사이의 공간을 지적한다. 두 선 사이의 거리는 척추강의 시상 직경을 말하고, 그 거리가 12 mm 이하가 될 때(FFD 72 inches에서), 협착증을 지적한다. 특정한 부위에서 이 직경의 수치가 감소되었다면, 골절을 뜻한다. 중주 부위를 검사할 때, 카이로프랙터는 척추 후관절 부위에 기형적 현상의 가능성을 주의해야 한다.
   c. *후주*: 극돌기 골절을 주의해서 관찰하라. 비정상적 현상이 발견된다면, 그 원인을 규명하라. 항인대 내에 종자골은 흔하게 나타난다. 그리고 골절로 오진해서는 안된다.
6. 척추 디스크의 공간과 척추종판(vertebral end plates)를 자세하게 관찰하라.
7. 인두후공간(retropharyngeal space)을 관찰하라. 이 부위는 C2 추체 앞 부위에서 인두 후면부 경계까지를 말한다. 이 거리는 7 mm를 넘지 않아야 한다. 기관후강(retrotracheal space)은 C6 추체의 앞부분과 기관(trachea)의 후부 경계에서 측정된다. 이 측정은 22 mm를 넘지 않아야 한다. 이러한 거리측정에서 증가현상은 척추 앞 부위에 (prevertebral) 출혈이나 연부조직의 부종을 뜻한다.

FFD, focal film distance: 촬영 거리.

표 4-2

Lateral 경추 방사선 영상에서 관찰될 수 있는 질환들

폰티커스 포스티커스 (ponticus posticus)	파열골절(burst fracture)
후궁 불융합 (nonunion of posterior arch)	척추융합(nonsegmentation)
후궁 골절(fracture of posterior arch)	경추후만(cervical kyphosis)
치돌기 골절(fracture of dens)	전이성악성종양 (metastatic carcinoma)
치돌기 불융합(nonunion of dens)	척추후궁절제(laminectomy)
치돌기 무발생(agenesis of dens)	골다공증(osteoporosis)
다운증후군(Down' s syndrome)	서블럭세이션(subluxation)
류마토이드 관절염 (rheumatoid arthritis)	탈골(dislocation)
강직성척추염(ankylosing spondylitis)	전방전위증(anterolisthesis)
극돌기 골절(spinous process fracture)	후방전위증(retrolisthesis)
압박 골절(compression fracture)	

표 4-3

AP Open mouth 방사선 촬영을 위한 점검해야 할 것들

절차

1. 치돌기의 골절, 무발생, 불융합을 확인한다. 골절로 오진할 수 있는 전치나 후궁의 겹침 현상을 확인한다.
2. 특히 골절이 있는지 환추궁을 확인한다.
3. 치돌기와 외측과(lateral mass) 사이의 거리를 확인한다.
4. 후두환추(occipitoatlanto) 및 환추축추(atlantoaxial) 관절을 확인한다.
5. 연부조직을 확인한다.

표 4-4

AP Open mouth 방사선촬영에서 나타나는 질환들
치돌기 불융합(ununited dens) (os odontoideum or os terminale)
치돌기 골절(dens fracture)
치돌기 무발생(agenesis of dens)
후두골환추융합(occipitalization)
두개저함입(basilar invagination)
서블럭세이션(subluxation)
변위된 제퍼슨 골절[burst (Jefferson) fracture with displacement]
일측성 환추궁 골절(unilateral atlas arch fracture)
측방전위(lateral listhesis)
후궁의 불융합(nonunion of posterior arch)

표 4-5

AP 하부경추 방사선 영상에서 점검해야 할 것들

절차

1. 연부조직의 종양이나 부종을 지적할 수 있는 기관(tracheal)의 편위 현상을 확인한다.
2. 극돌기의 이분척추(spina bifida), 골절(이중 극돌기 사인, double spinous process sign) 및 회전변위를 확인한다.
3. 구상돌기(uncinate processes)의 퇴행성과 골절을 확인한다.
4. 추궁판(laminae)의 골절을 확인한다.
5. 횡돌기 골절을 확인한다.
6. 추궁근(pedicles)의 골용해활동(osteolytic activity)과 회전변위를 확인한다.
7. 척추종판(vertebral end plates)을 확인한다.
8. 육주 패턴(trabecular pattern)을 확인한다.
9. 경추늑골(cervical ribs)을 확인한다.

표 4-6

AP 하부경추 방사선 영상에서 발견되는 질환
골용해성 전이암종(osteolytic metastatic carcinoma)
경늑골(cervical ribs)
횡돌기 골절(fractured transverse process)
극돌기 골절(fractured spinous process)
구상돌기 골절(fractured uncinate process)
라미나 골절(fractured lamina)
서블럭세이션(subluxation)
척추융합(non-segmentation)
후관절 편측탈구(unilateral facet dislocation)
반척추(hemivertebra)
연부조직종괴(soft tissue mass)

연구는 이 주장에 대한 몇 가지 의심을 떨쳐냈다. 카이로프랙틱 뉴질랜드 대학의 외래 진료소에서(1997년과 2001년 사이) 1,004명의 환자를 무작위로 조사한 연구는, 환자 중 68%에서 방사선 영상에서 이상 현상이 발견되었다. 척추어져스트먼트 치료의 절대적 금기증은 다음과 같이 발견되었다: 골절(6.6%), 악성 종양(0.8~3.1%), 복부 대동맥 동맥류(0.8%), 그리고 환추-축추 불안정(0.6%).

의학적 견해에서 일반적 통계는 비특이성 요통과 방사선 상 병리학적 문제 사이에 인과 관계의 여부에 대한 확고한 증거가 존재하지 않는 것이다. 임상 연구에서 x-ray 촬영의 적합성을 결정하기 위해 조심해야 할 점을 포함한 지침선이 개발되었다. 그러나 문헌은 요추와 요통에 주로 초점을 맞춰왔다. 해부학, 운동학 및 생리학적 관점에서 경추와 요추 사이의 임상적인 차이점이 존재한다. 예를 들어, 증상이 없는 환자들의 요추에서 디스크 팽륜과 또는 탈출이 20~50%가 발생한다는 연구들이 있다. 대조적으로, 증상이 없는 환자의 경추에서 이런 타입의 디스크 손상의 발생율은 10% 이하이다.

방사선 분석은 오로지 병리학적 평가에 제한되어서는 안된다. Amevo 그 외. 카이로프랙틱 전문가들의 일부가 이러한 타입의 방사선 평가가 중요하다고 생각하지 않을지라도, 생체역학적 분석과 함께 X-ray 진단의 가치를 향상하는데 의견을 말해왔다. Harger 그 외 연구. 카이로프랙터의 51%가 정기적으로 생체역학적 및 체위평가를 위해 X-ray를 촬영하는 것으로 나타냈다. 또한 카이로프랙틱 임상가의 63%가 척추의 서블럭세이션을 찾기 위해 X-ray 분석법을 사용했던 것이 밝혀졌다. 서블럭세이션의 생체역학적 구성요소를 평가하기 위한 목적으로 X-ray 분석은 카이로프랙틱 전문가의 치료적 표준이며, 추가로 카이로프랙틱 임상위원회(Council on Chiropractic Practice) 국제카이로프랙터임상실습지침(International Chiropractors Association clinical practice guidelines)에 의해 지원된다.

시상 경추 곡선
Sagittal Cervical Curve

Lateral 경추 만곡은 오랫동안 카이로프랙틱 내에서 논쟁이 되어왔다. 일부는 저전만 현상 또는 심지어 경추 후만 환자의 대부분을 일반적인 변형에 불과하다고 주장해왔다. 그러나 다른 일부는 변형된 시상 곡선이 경추 전만의 복원에 초점을 맞춘 치료 프로그램을 정당화하는 유효한 결과의 평가가 된다고 강력히 주장한다. 해리슨 외는 자각 증세가 없는 그룹, 급성 목통증 및 만성 목통증 그룹의 경추 전만을 평가했다. 각각의 그룹들이 34.5, 28.6, 22.0°의 평균 각도를 갖고 있는 것으로 나타났다(C2-C7에서 후면 접점); C2-C7 Cobb's 각도는 26.8, 16.5 및 12.7°이었고, 만곡 반경은 각각 $r=132.8$ mm, $r=179$ mm, 그리고 $r=245.4$ mm였다. 또 다른 연구는 20°의 전만을 가진 환자들에게 있는 경추 통증에서 통계적으로 의미 있는 증가를 발견했다. 그리고 "임상 정상" 범위가 31°과 40° 사이에서 발견되었다.[24]

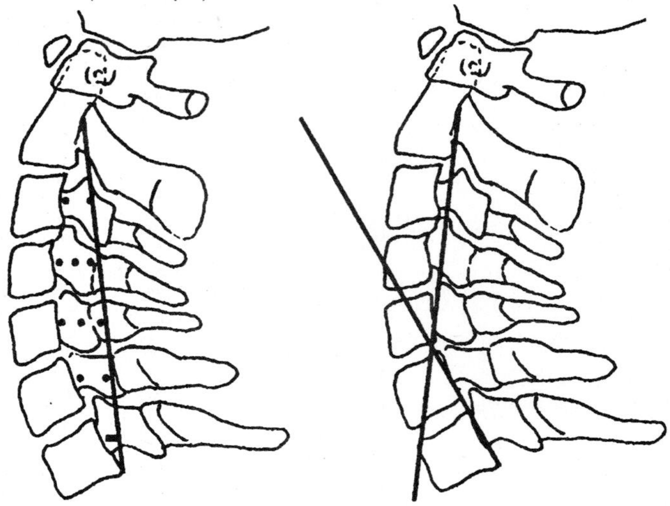

그림 4-6 경추 전만을 평가하기 위한 커브 깊이와 스트레스 각도. (출처: Leach RA. *The Chiropractic Theories*. 4th ed. Baltimore: Lippincott Williams & Wilkins, 2004:218.)

경추 만곡의 기능장애와 퇴행성 관절 (Cervical Curve Dysfunction and Joint Degeneration)

자동차 사고에 의한 외상은 경추의 전만 형태를 변형시키는 것으로 보인다. Norris와 Watt는 경추의 가속-감속(acceleration-deceleration injuries) 부상 이후 경추 전만 변형이 어떻게 부정적인 예후를 가져오는지 언급했다. 다른 연구 역시 유사한 결과를 보인다. 자동차 사고와 변형된 시상 경추 곡선은 향후 경추부 퇴행성 관절 질환의 발생률 증가와 원인에 관계된다. Hohl의 1974년 연구는 환자 39%가 자신의 자동차 사고가 발생한지 7년 이내에 경추에 퇴행성 관절염이 발병한 것으로 나타났다. 이 사실은 외상이 없었던 인구에서 발생하는 퇴행성 변화 6%, 평균 발병률(30~40대)과 비교된다. Lateral 경추에서의 다섯 가지 기하학적 변수는 경추 퇴행성 관절 질환을 79%의 확률로 예측할 수 있는 것으로 발견된다. 이러한 변수는 (i) 하부 경추 만곡의 전방굴곡 각도; (ii) C5의 상부 척추 종판에 중력 하중; (iii) C2의 하부 척추 종판에서 측정되는 수평 각도; (iv) C3의 디스크 각도, 그리고 (v) C5의 후면 디스크 높이. 경추 추궁근, 신경궁, 그리고 관절주는 경추 전만에서 체중부하이다. 정상적인 시상 상부 경추 정렬의 손실은 체중부하 축을 앞으로 이동시키고, 무게의 대부분은 디스크와 척추 추체의 앞쪽에 지탱이 된다. 이 비정상적인 체중 분배는 가골현상과 디스크 퇴행 발생에 기여하는 요인으로 여겨진다. 부동의 근육 수축은 곧은 머리 자세를 유지하기 위해 요구되고, 이것은 경추의 후만을 발생시킬 수 있다. 이 비정상적인 변형은 구조적이고 신경학적인 관점에서 장기적으로 해로운 영향을 미칠 수 있는 것으로 제안된다.

Harrison와 그의 동료들은 lateral 경추영상에서 정상 전만이 무엇인지 평가하는데 광범위한 연구를 수행하였다. 경추의 후만은 태아가 성장하는 동안에도, 비정상적인 변형이 나타난다. Bagnall와 연구 동료들의 연구는 195명 태아의 85%에서 경추전만을 발견했다. 커브는 11%에서 나타나지 않았으며, 6%는 약간의 경추 후만이 발견되었다. 이러한 연구 결과는 아기가 태어나서 머리를 들기 시작한 후 처음 생긴다는 개념을 반박하는 것이다.

연구는 상부 경추의 생체역학적 보전(integrity)이 두개경부(occipitocervical) 수술 후 손상되었을 때, 경추 후만을 포함하는 적응적 변화가 있는지 밝혀낸다. Albert and Vacarro는 경추의 하중 전달의 대부분이 후신경궁(posterior neural arch) 있다고 지적한다. 그러나, 후궁관절복합체(posterior arch-facet)의 손상은 불안정성을 야기할 수 있다.

시상 경추만곡의 회복 (Sagittal Cervical Curve Restoration)

카이로프랙틱 치료의 영향에 대한 연구는 다른 연구에

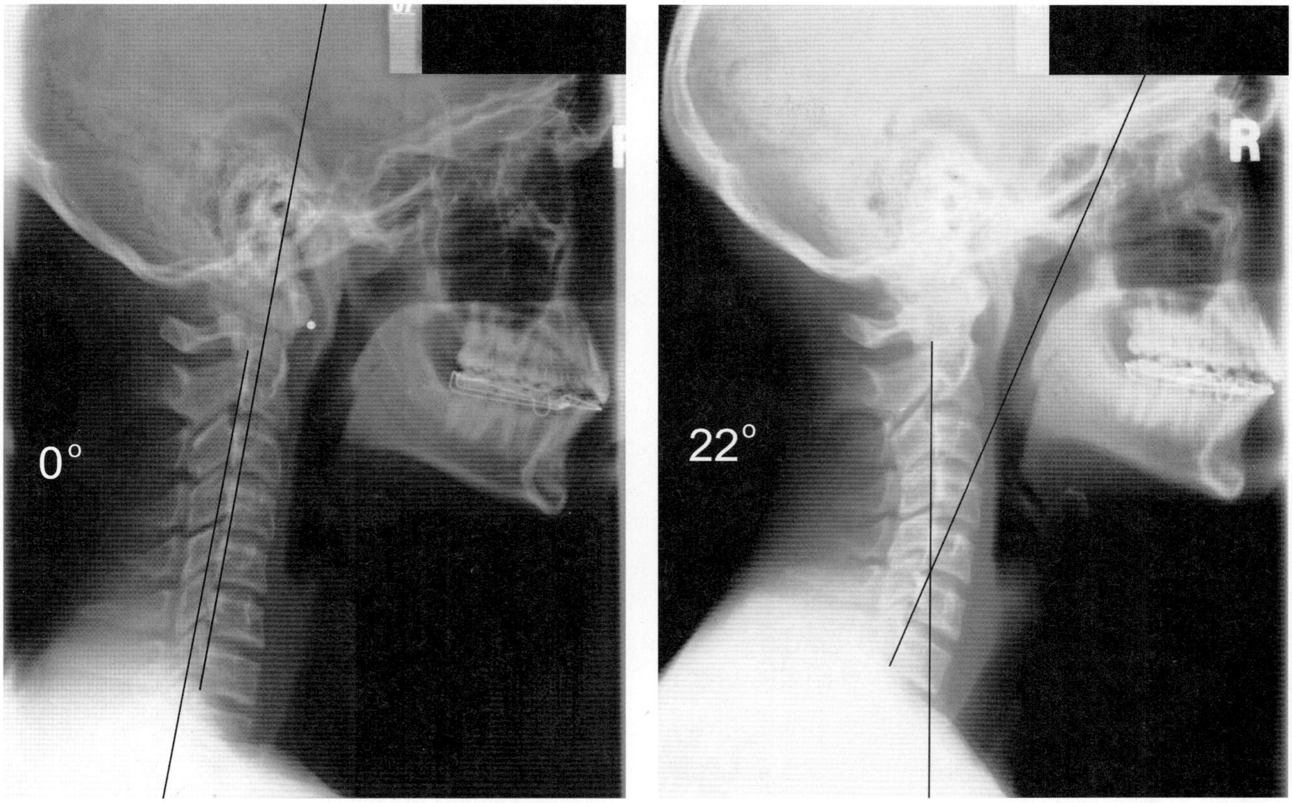

그림 4-7 7번의 Orthospinology 치료 후 경추 전만의 변화 (Courtesy of Dr. Kirk Eriksen).

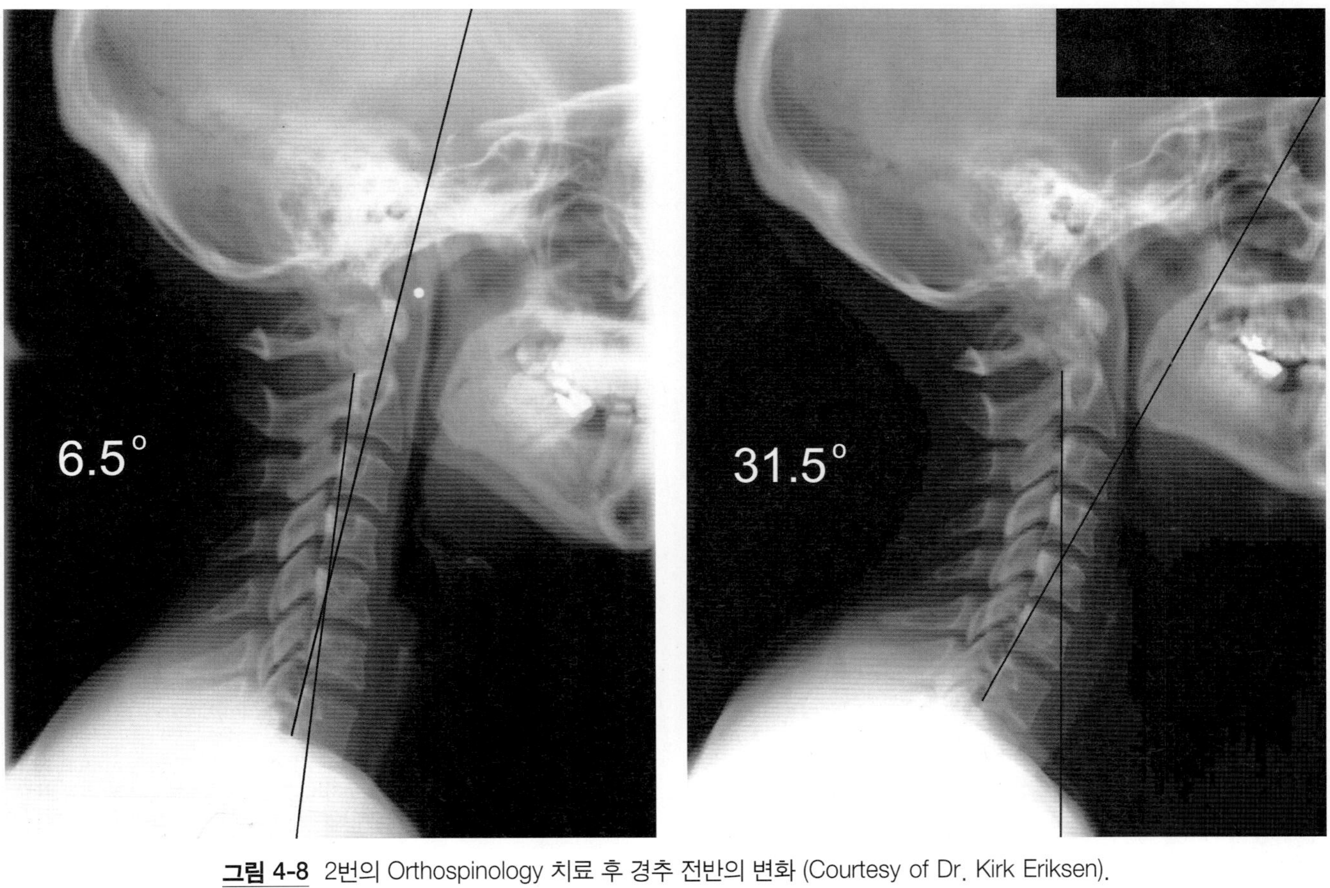

그림 4-8 2번의 Orthospinology 치료 후 경추 전반의 변화 (Courtesy of Dr. Kirk Eriksen).

서 거의 보여주지 못한 경추 전만에서 통계적으로 중요한 변화를 밝혀냈다. McAlpine은 첫번째 Orthospinology 치료 후 평균 7.82°(범위 0.5-17.2°)의 시상 경추 곡선의 변화를 보여주는 연구를 발표했다. Jackson's의 각도(스트레스 각도)가 C2와 C7(그림 4-6)의 후면을 따라 그려진 선들을 포함하는 X-ray에서 측정되었다. 이 선들의 교차점에 의해 형성된 각도를 기록, 측정했다. 이 연구는 비교적 적은 수의 환자이지만 Orthospinology 절차를 사용한 상부 경추 조정 후 어져스트먼트가 이루어진 것을 고려하면, 그 결과는 매우 인상적이다.

이러한 접근 방식은 일부 카이로프랙터 의해 사용되는 신장-압박 견인(extension-compression traction) 방식과 매우 다르다. 견인 방법은 경추 치료를 포함하고 빈번한 관리 세션과 50~70번의 방문 치료로 최소한 10~14주가 필요할 수 있다. 1994년 Harrison의 연구는 경추 신장-압박 견인의 결과로 경추 전만에 큰 변화(평균 13.2°)를 보여주었다. 경추부 어져스트만 받는 환자는 전만의 큰 변화를 보여주지 않았다. 척추 어져스트먼트를 이용한 다른 카이로프랙틱 연구의 결과를 고려하면 이 마지막 발견은 흥미롭다. Leach는 경추 곡선 변화의 부족이 다른 연구에 비해 너무 많은 치료 세션의 결과일지 모른다고 단정한다(약 60 vs. 1-24). 그러나, 카이로프랙틱 생체물리학(자세를 위한 임상 생체역학으로 알려져 있다) 테크닉은 시상면에서 척추만곡 치료에 대한 연구 분야에서 선두이므로 추천된다.

X-ray 설정 중 환자 자세로 인해 얼마나 많은 변화가 생기는지 추측하는 것은 흥미롭다. X-ray 촬영 중 일관된 정확한 위치를 요구하지 않으면 문제가 있을 수 있다. X-ray 전에 환자의 머리를 약간 구부려 편안한 머리 위치를 둘 수 있다. Harrison은 post lateral 경추 X-ray 촬영 환자가 머리를 약간 신전시키면 pre x-ray 영상에서 보였던 경추의 후만 현상이 전만으로 변화될 수 있다는 주장을 정당하게 반박한다. 그러나 논문의 데이터에서 보면 pre x-ray에서 바이트 라인에 약간 신전을 요구받았던 환자의 경추전만 현상에 평균 6.9°의 변화를 밝혀냈다. 저자는 pre x-ray에서 약간의 머리 굴곡을 바이트 라인에 맞추기 위해 요구되었던 0~13.9°까지의 머리 신전이라고 정의하였다. 시상 경추 만곡에서 평균 11°의 변화는 머리를 신전(13.9~27.1°) 시키도록 요구되었던 환자 그룹에서 발견되었다. Orthospinology 절차에 사용되는 pre 그리고 post lateral x-ray 촬영방법은 환자의 자세를 정확하게 하여 구개골은 수평이 되고, 바닥면과 평행이 되게 한 상태에서 촬영하는 것이다. 이것은 McAlpine 연구에서 사용되는 동일한 프로토콜이었다. 독자는 Orthospinology 상부 경추 치료 후 경추 시상만곡의 변화를 보여주는 그림 4-7과 4-8를 참조하라.

요약
Summary

이 장에서, 독자는 Nasium 필름 촬영을 위한 정확한 각도를 결정하기 위해서 lateral 경추 x-ray에 정확한 환추 시상선을 그리는 방법을 학습하게 된다. 환추 횡돌기 위치와 환자의 목록 카드 기록의 중요성도 검토 되었다. 임상가는 Nasium 영상에서 S-라인에 상대적인 축추 극돌기의 관계를 결정하는 방법을 보게 되었다. 시상면에서 경추 만곡의 병리적 그리고 생체역학적 중요성을 위한 경추 X-ray의 평가 역시 포함되었다.

참고문헌

1. Kent C. Diagnostic imaging. In: Anrig C, Plaugher G. *Pediatric Chiropractic.* Baltimore: Lippincott Williams & Wilkins, 1998.
2. Phillips RB. Plain film radiology in chiropractic. *J Manipulative Physiol Ther* 1992;15(1):47–50.
3. Mootz R, Hoffman L, Hansen DT. Optimizing clinical use of radiography and minimizing radiation exposure in chiropractic practice. *Top Clin Chiropr* 1997;4(1):34–44.
4. Ammendolia C, Bombardier C, Hogg-Johnson S, et al. Views on radiography use for patients with acute low back pain among chiropractors in an Ontario community. *J Manipulative Physiol Ther* 2002;25(8):511–20.
5. Espeland A, Albrektsen G, Larsen JL. Plain radiography of the lumbosacral spine: An audit of referrals from general practitioners. *Acta Radiol* 1999;40(1):52–9.
6. Espeland A, Albrektsen G, Larsen JL. Radiography of the lumbosacral spine—do the referrals conform to clinical recommendations? *Tidsskr Nor Laegeforen* 1999;119(15): 2219–23.
7. Werner EL, Laerum E, Ihlebaek C. How is the general practitioner managing the back pain? *Tidsskr Nor Laegeforen* 2002;122(18):1800–3.
8. Beck RW, Holt KR, Fox MA, et al. Radiographic anomalies that may alter chiropractic intervention strategies found in a New Zealand population. *J Manipulative Physiol Ther* 2004;27(9):554–9.
9. van Tulder MW, Assendelft WJ, Koes BW, et al. Spinal radiographic findings and nonspecific low back pain: A systematic review of observational studies. *Spine* 1997;22(4): 427–34.

10. Bigos SJ, Bowyer OR, Braen RG, et al. *Acute low back problems in adults*. Clinical practice guideline number 14, AHCPR publication number 95-0642. Rockville, MD: Agency for Health Care Policy and Research, Public Health Service, U.S. Department of Health and Human Services, December 1994.
11. Clinical Standards Advisory Group. *Back Pain. Report of a CSAG Committee on Back Pain*. London: HMSO, 1994.
12. Royal College of Radiologists. *Making the Best Use of a Department of Clinical Radiology: Guidelines for Doctors*. 4th ed. London: Royal College of Radiologists, 1998.
13. Waddell G, Feder G, McIntosh A, et al. *Low Back Pain Evidence Review*. London: Royal College of General Practitioners, 1999.
14. *ACN Policies*. Guidelines for use of standard plain view spinal radiographs, July 12, 2001.
15. Georgia ASH Networks. *Chiropractic Provider Operations Manual*. Clinical guidelines version 3.0, December 12, 2002.
16. Hitselberger WE, Witten RM. Abnormal myelograms in asymptomatic patients. *J Neurosurg* 1968;28:204–6.
17. Wiesel SW, Tsourmas N, Feffer HL, et al. A study of computer-assisted tomography. I. The incidence of positive CAT scans in an asymptomatic group of patients. *Spine* 1984; 9(6):549–51.
18. Boden SD, Davis DO, Dina TS, et al. Abnormal magnetic-resonance scans of the lumbar spine in asymptomatic subjects: A prospective investigation. *J Bone Joint Surg Am* 1990;72A(3):403–8.
19. Jensen MC, Brant-Zawadzki MN, Obuchowski N, et al. Magnetic resonance imaging of the lumbar spine in people without back pain. *N Engl J Med* 1994;331(2):69–73.
20. Boden SD, McCowin PR, Davis DO, et al. Abnormal magnetic-resonance scans of the cervical spine in asymptomatic subjects: A prospective investigation. *J Bone Joint Surg Am* 1990;72A(8):1178–84.
21. Amevo B, Aprill C, Bogduk N. Abnormal instantaneous axes of rotation in patients with neck pain. *Spine* 1992;17(7):748–56.
22. Harger BL, Taylor JA, Haas M, et al. Chiropractic radiologists: A survey of chiropractors' attitudes and patterns of use. *J Manipulative Physiol Ther* 1997;20(5):311–4.
23. Council on Chiropractic Practice. Vertebral subluxation in chiropractic practice, number 1. Clinical practice guideline. Chandler, AZ: Council on Chiropractic Practice, 1998.
24. International Chiropractors Association. *Recommended clinical protocols and guidelines for the practice of chiropractic*. Arlington, VA: International Chiropractors Association, 2000.
25. Haas M, Taylor JA, Gillette RG. The routine use of radiographic spinal displacement analysis: A dissent. *J Manipulative Physiol Ther* 1999;22(4):254–9.
26. Morgan L. The routine use of radiographic spinal displacement analysis: A dissent. *J Manipulative Physiol Ther* 1999;22(8):548.
27. Harrison DD, Troyanovich SJ, Harrison DE, et al. A normal sagittal spinal configuration: A desirable clinical outcome. *J Manipulative Physiol Ther* 1996;19(6):398–405.
28. Harrison DD, Janik TJ, Troyanovich SJ, et al. Evaluation of the assumptions used to derive an ideal normal cervical spine model. *J Manipulative Physiol Ther* 1997;20(4): 246–56.
29. Harrison DE, Harrison DD, Troyanovich SJ. Reliability of spinal displacement analysis of plain X-rays: A review of commonly accepted facts and fallacies with implications for chiropractic education and technique. *J Manipulative Physiol Ther* 1998;21(4):252–66.
30. Harrison DE, Harrison DD, Troyanovich SJ, et al. A normal spinal position: it's time to accept the evidence. *J Manipulative Physiol Ther* 2000;23(9):623–44.
31. Harrison DE, Harrison DD, Haas JW, et al. Do sagittal plane anatomical variations (angulation) of the cervical facets and C2 odontoid affect the geometrical configuration of the cervical lordosis? *Clin Anat* 2005;18(2):104–11.
32. Harrison DD, Harrison DE, Janik TJ, et al. Modeling of the sagittal cervical spine as a method to discriminate hypolordosis: Results of elliptical and circular modeling in 72 asymptomatic subjects, 52 acute neck pain subjects, and 70 chronic neck pain subjects. *Spine* 2004;29(22): 2485–92.
33. McAviney J, Schulz D, Bock R, et al. Determining the relationship between cervical lordosis and neck complaints. *J Manipulative Physiol Ther* 2005;28(3):187–93.
34. Norris SH, Watt I. The prognosis of neck injuries resulting from rear-end vehicle collisions. *J Bone Joint Surg Br* 1983; 65(5):608–11.
35. Hohl M. Soft-tissue injuries of the neck in automobile accidents: Factors influencing prognosis. *J Bone Joint Surg Am* 1974;56(8):1675–82.
36. Kristjansson E, Jonsson H Jr. Is the sagittal configuration of the cervical spine changed in women with chronic whiplash syndrome? A comparative computer-assisted radiographic assessment. *J Manipulative Physiol Ther* 2002;25(9):550–5.
37. Jackson R. *The cervical syndrome*. 4th ed. Springfield, IL: Charles C. Thomas, 1977.
38. Cailliet R. *Neck and arm pain*. 2nd ed. Philadelphia: F.A. Davis Co., 1981.
39. Watkinson A, Gargan MF, Bannister GC. Prognostic factors in soft tissue injuries of the cervical spine. *Injury* 1991;22(4):307–9.
40. Taylor JR, Twomey LT. Acute injuries to cervical joints: an autopsy study of neck sprain. *Spine* 1993;18(9):1115–22.
41. Toyama Y, et al. Realignment of postoperative cervical kyphosis in children by vertebral remodeling. *Spine* 1994;19(22):2565–70.
42. Katsuura A, Hukuda S, Saruhashi Y, et al. Kyphotic malalignment after anterior cervical fusion is one of the factors promoting the degenerative process in adjacent intervertebral levels. *Eur Spine J* 2001;10(4):320–4.
43. Wiegand R, Kettner NW, Brahee D, et al. Cervical spine geometry correlated to cervical degenerative disease in a symptomatic group. *J Manipulative Physiol Ther* 2003; 26(6):341–6.
44. Breig A. *Adverse Mechanical Tension in the Central Nervous System: An Analysis of Cause and Effect, Relief by Functional Neurosurgery*. Stockholm: Almqvist & Wiksell International, 1978.
45. Albert TJ, Vacarro A. Postlaminectomy kyphosis. *Spine* 1998;23(24):2738–45.
46. Harrison DE, Cailliet R, Harrison DD, et al. A review of biomechanics of the central nervous system—Part I: Spinal canal deformations resulting from changes in posture. *J Manipulative Physiol Ther* 1999;22(4):227–34.
47. Harrison DE, Cailliet R, Harrison DD, et al. A review of biomechanics of the central nervous system—Part II: Spinal cord strains from postural loads. *J Manipulative Physiol Ther* 1999;22(5):322–32.
48. Harrison DE, Cailliet R, Harrison DD, et al. A review of biomechanics of the central nervous system—Part III: Spinal cord stresses from postural loads and their neurologic effects. *J Manipulative Physiol Ther* 1999;22(6):399–410.
49. Harrison DD, Janik TJ, Troyanovich SJ, et al. Comparisons of lordotic cervical spine curvatures to a theoretical ideal

model of the static sagittal cervical spine. *Spine* 1996; 21(6):667–75.
50. Bagnall KM, Harris PF, Jones PRM. A radiographic study of the human fetal spine. 1. The development of the secondary cervical curvature. *J Anat* 1977;123(3):777–82.
51. McLaughlin MR, Wahlig JB, Pollack IF. Incidence of postlaminectomy kyphosis after Chiari decompression. *Spine* 1997;22(6):613–7.
52. Phillips FM, Phillips CS, Wetzel FT, et al. Occipito-cervical neutral position, possible surgical implications. *Spine* 1999;24(8):775–8.
53. Leach RA. An evaluation of the effect of chiropractic manipulative therapy on hypolordosis of the cervical spine. *J Manipulative Physiol Ther* 1983;6(1):17–23.
54. Plaugher G, Cremata EE, Phillips RB. A retrospective consecutive case analysis of pretreatment and comparative static radiological parameters following chiropractic adjustments. *J Manipulative Physiol Ther* 1990;13(9):498–506.
55. Pederson PL. A prospective pilot study of the shape of cervical hypolordosis. *Eur J Chiro* 1990;38:148–61.
56. McAlpine JE. Subluxation induced cervical myelopathy: A pilot study. *Chiropr Res J* 1991;2(1):7–22.
57. Wallace HL, Jahner S, Buckle K, et al. The relationship of changes in cervical curvature to visual analog scale, neck disability index scores and pressure algometry in patients with neck pain. *Chiro J Chiro Res Clin Invest* 1994;9(1):19–23.

제 5 장

Nasium X-ray 영상 분석

Analyzing the Nasium X-Ray

학습목표

이 장을 공부하고 난 후에, 독자는 다음과 같은 사항들을 할 수 있어야 한다:

- 정확한 환추 선 그리기를 할 수 있다.
- 두개골 중앙선 구축 및 환추 편측변위(환추 laterality) 각도 측정할 수 있다.
- Nasium 필름 상에서 관찰된 머리 기울기(head tilt) 각도 측정할 수 있다.
- Lower angle로 나타난 환추와 축추 사이에 외측변위를 판정할 수 있다.
- 환추의 공간 지남력(spatial orientation) 측정할 수 있다.
- 상부경추 관절면의 기하학적 측정할 수 있다.
- 환추와 두개골에 상대적인 축추 치돌기 회전 및 외측변위 측정할 수 있다.
- 상부 경추 서블럭세이션 분석에 컴퓨터 지원 디지털화 방법 사용할 수 있다.

Orthospinology 테크닉은 후두 환축추 서블럭세이션(occipito- atlanto-axial subluxation) 복합체를 어져스트먼트하는 방법이며, 이는 John Francis Grostic 박사의 선구적인 연구와 교육 내용을 토대로 한다. 이 테크닉의 절차는 실제로 환자를 총체적으로 치료하는데 따른 일련의 단계이므로, 단순한 하나의 척추 치료기술이 아닌 카이로프랙틱 절차이다. 절차는 환추와 축추는 물론, 환추와 후두 사이의 측면 및 회전 정렬의 어긋남의 정도를 측정하는 X-ray 분석방법을 채용한다. 분석 절차는 환추의 공간 지남력(spatial orientation), 관절표면의 기하학적 배열, 효과적인 어져스트먼트 벡터에 필요한 서블럭세이션의 정도를 조사하는 것이다. 방사선 프로토콜에 추가하여, 시스템에는 X-ray 분석의 정확도 확보단계, 방법들의 조정, 조정 후 재평가 절차도 포함된다. 이러한 절차는 임상가가 조정의 효율성을 평가하고, 개별 환자에 대한 미세한 어져스트먼트가 가능하도록 해준다. Orthospinology X-ray 분석은 이 절차의 핵심이며, 60년 넘게 꾸준히 유지되고 있는 한 영역이기도 하다.

이 장에서는 관상면의 상부경추 정렬을 측정하는데 필수적인 단계를 검토한다. 이들 절차에는 영상의 용인 가능도 및 측정 목적에 대한 구조 (체계) 확인을 위한 프로토콜의 결정이 포함된다. 최적의 어져스트먼트 벡터를 계산하기 위해서는 이 절차를 엄격하게 고수해야 한다. Nasium view는 후두 환축추 서블럭세이션 복합체의 신체 역학적 구성요소에 대한 정보를 제공한다. 여기에는 환추의 편측변위(환추 laterality), 축추 치돌기 편위(axis odontoid deviation), 축추 극돌기 (axis spinous process) 회전, 저각(lower-angle) 편위, 관상면에서의 환추 공간 지남도, 상부 경부관절의 기하학적 배열이 포함된다.

환추 평면선
Atlas Plane Line

Nasium X-ray는 분석에 이 필름이 가용한가를 판정하는 첫 번째 평가 수단이다. 이 과정은 3장과 8장에 설명되어 있다. 평가에는 방사선 영상이 적절히 노출되고 현상되었는지, 모든 구조들이 적절히 배치되었는지, 환추 후궁은 용인될 수준인지, 이미지 회전이 1° 이하인지

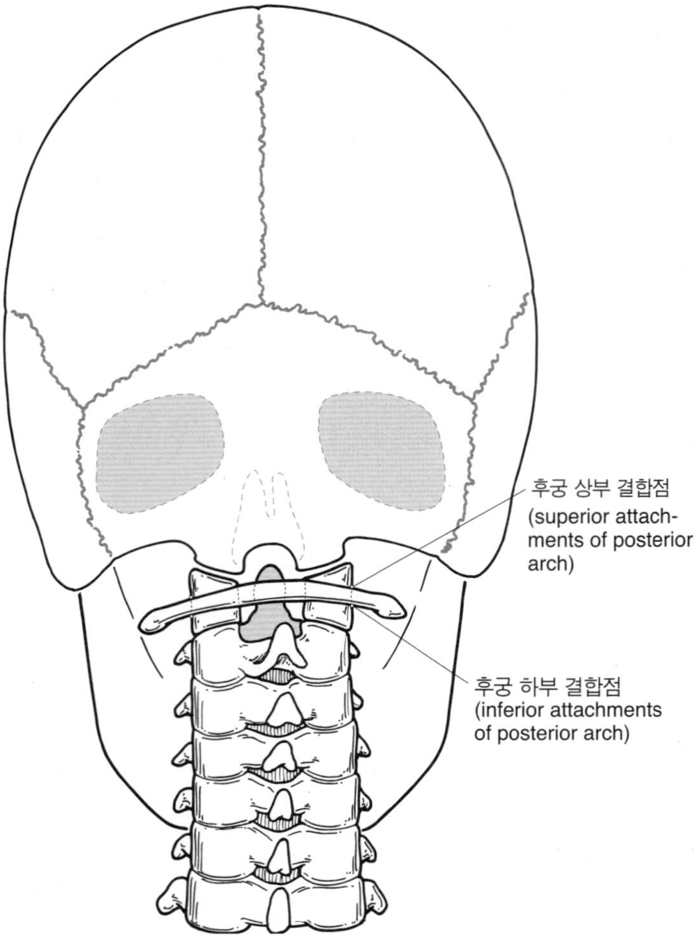

그림 5-1 환추 후궁 결합점.

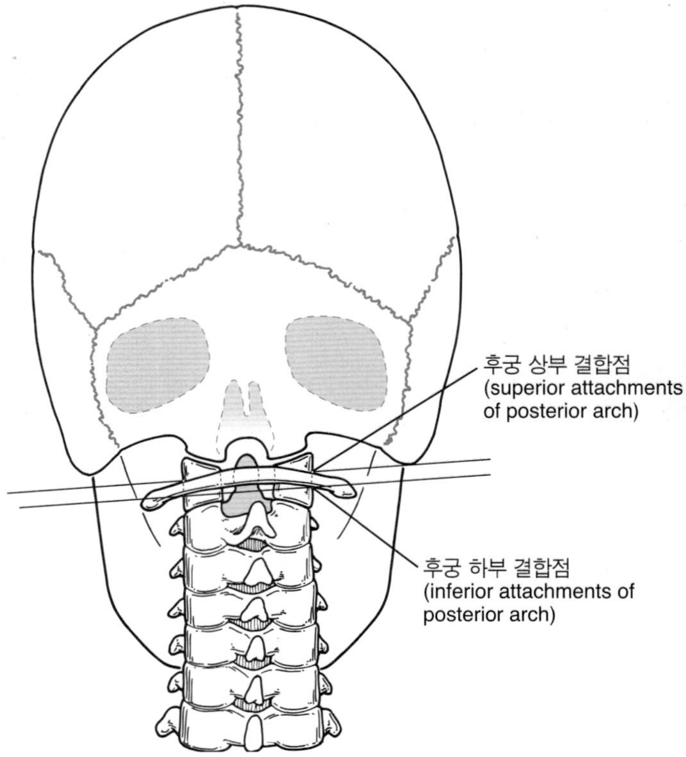

그림 5-2 하부 및 상부 환추 평면선 그리기.

를 확인하는 것도 포함된다. Nasium 분석의 첫 번째 단계는 환추 후궁의 하부결합 위치를 알아내는 것이다. Grostic은 이들이 환추의 공간 지남도를 판정하는데 사용될 수 있는 가장 신뢰할 수 있는 점이라는 것을 발견했다. 이들 중요한 결합점들은 후궁 하부면과 환추 외측괴(lateral mass)와의 연결점에서 발견된다(그림 5-1). 이것은 중앙 면으로부터 측면까지의 후궁을 따라 만들어진다. 이들 결합점들을 횡돌기 뿌리(transverse process root) 결합점과 혼동하지 말아야 한다. 그 다음, 환추 후궁 결합점을 조심스럽게 두 줄로 표시해야 한다.

Orthospinology 분석에서 그리는 모든 연필 표시는 가는 X-ray 연필을 사용해야 하며, 표시하는 점은 측정의 정확도를 높이기 위해 가능한 작게 찍어야 한다는 것을 유의해야 한다. 각 뒤쪽 결합점을 삼각형 혹은 직선의 모서리 끝으로 연결하여 환추 평면선을 그린다. 이 선은 전체 필름을 수평으로 가로 질러야 한다(그림 5-2). 그런 다음, 연필 점을 상부 후궁과 양쪽 환추 외측괴의 교차점에 만들어야 한다. 삼각형은 이들 점에 정렬되어야 하며, 선은 각 외측괴로부터 필름 가장자리를 향하여 바깥으로 그려져야 한다. 이 상부 선은 하부 선에 대한 이중 확인을 나타낸다. 이들 두 선은 후궁이 두 줄 비대칭이 되거나, 점들이 부적절하게 선정되지 않는 한, 대부분의 경우에 평행선이 된다. 실제로 선들이 평행하지 않는 경우, 후궁 점들이 정확하게 표시되었는지를 확인해야 한다.

두개골 중앙선과 환추 편측변위
Central Skull Line and Atlas Laterality

두개골 중앙선(CSL)은 탬플릿(template)을 사용하거나 컴퓨터로 지원된 디지털 분석으로 그려야 한다. 첫 번째 단계는 두개골의 양쪽에 짧은 대각선으로 측두–두정 봉합선(temporal–parietal sutures)의 위치를 찾아 표시하는 것이다. 이들 봉합점 위의 두개골 부분은 두개골의 중앙 축을 결정하는데 사용될 것이다. 이 거리는 대개 1인

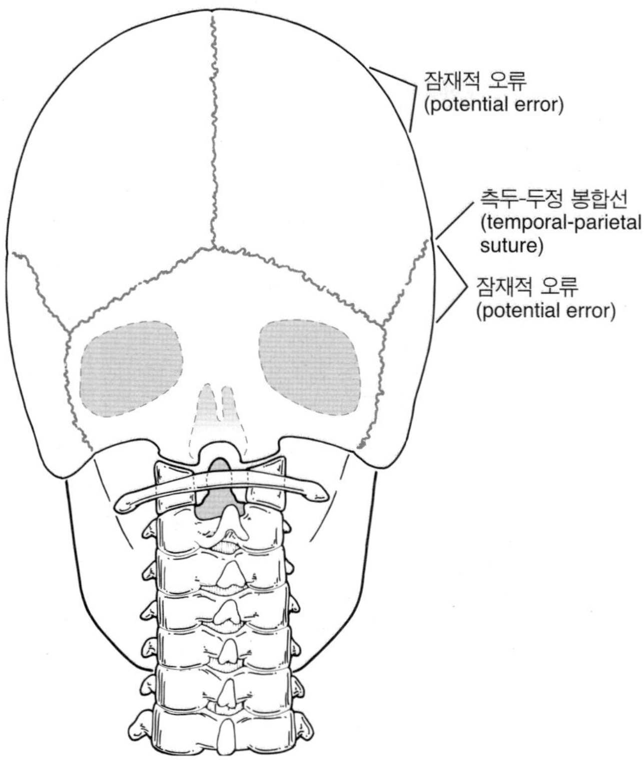

그림 5-3 두개골 중앙선 구축에 사용되는 측두의 적절한 부위 및 부적절한 부위.

치에서 2인치 사이이며, 머리 모양새에 따라 좌우된다. 꼭대기로 갈수록 가늘어진 두개골 부분은 분석에 시용되어서는 안된다. 측두-두정 봉합선 표시 아래 측면부와 두개골의 꼭대기 부위는 구조적 비대칭으로 인해 신뢰할 수 없는 것으로 간주되고 있다(그림 5-3).

Nasium X-ray 위에 Orthospinology 분석 도구(OAI)(그림 5-4)를 위치시켜, 도구의 상응하는 호(arcs)를 두정골 표면의 봉합선 위 1-2인치 정도에 가깝게 맞춘다. 이것은 측두-두정 봉합선 표시 바로 위 필름 상에 포개어진 일단의 OAI 상 기준점과 호를 처음으로 찾음으로써 완료된다. 이들 호는 두개골 양쪽에 동등하게 부합되어야 한다. 그 다음, 부합된 호를 따라 다른 기준점들이 두개골에 쌍방으로 등거리가 될 때까지 도구를 회전한다. 탬플릿이 측두정골을 정확하게 짜 맞추었다고 임상가가 만족하는 경우, OAI 중앙 긴 홈에 예비선을 긋는다. 이 첫 번째 선은 APL 위 약 1인치로부터 그어져야 한다. 두 번째 선은 위쪽 홈에 2인치 정도 길게 그린다. 중앙 홈의 폭이 연필심보다 넓은 경우, 표시 연필을 인도하기 위해서는 각 중앙 홈의 동일한 쪽을 항상 사용해야 한다.

CSL은 새로운 기준점 세트가 두개골의 각 측면과 부합하는 것을 확실히 하기 위해, 이들 예비선을 따라 OAI가 오르내림으로써 재확인되어야 한다. 가장 좋은 곡선이 맞아 떨어질 때까지 OAI를 첫 번째 기준점 주위로 회전시켜라(그림 5-5). 그 다음, APL로부터 필름 꼭대기까지 마지막 선을 긋는다. 환추 수평축을 CSL의 교차점에서 APL과 정렬시켜 환추 외측변위를 측정하는 데는 각도기를 사용하라(그림 5-6). 두개골과 관련된 환추 외측변위는 예각쪽에서 측정되어야 하며, 90°로부터 변화된 각도만큼 계량되어야 한다. 환추 외측변위는 예각 쪽의 필름 상부 1/4면에 눈에 띄는 글씨로 **At L** 혹은 **At R**과 각도를 기록한다. 그림 5-6은 3°의 환추 외측변위를 보여주고 있다.

머리 기울기 (Head Tilt)

관상면에서 머리 기울기를 측정하는 것은 환자 치료관리 면에서 유용한 평가방법이다. 머리 기울기의 방향과 정도는 서블럭세이션에 대한 정보와 환자에게 어떻게 헤드피스(headpiece)를 착용시킬 것인지에 대한 정보도 제공해준다(12장 참조). X-ray 촬영 전 후의 두개골 편위에 얼마만큼의 변화가 발생했는지를 측정할 수 있다는 것도 중요하다. 이는 조정 혹은 환자 정치(placement)가 APL의 변화와 관계가 있는지를 판정하는데 도움을 줄 것이다(8장과 20장을 참조). CSL의 교차점에서 필름의 꼭대기 끝자락과 각도기의 수평축을 정렬시킴으로써 측정이 이루어질 수 있다(그림 5-7). 머리 기울기의 양은 둔각 쪽에 의해 결정되며, 90° 보다 큰 각으로 측정된다. 이 측정치는 필름 꼭대기에 CSL를 기준으로 두부가 기울어진 쪽에 **R** 혹은 **L**로 기록해야 한다. 그림 5-7은 왼쪽으로 1°의 두부 기울기를 보여주고 있다.

저각
Lower Angle

환추와 축추간 외측 부정렬은 제7경추 가운데를 통하여 축추 중앙으로부터 선을 그어서 측정한다. 이러한 측정방법은 저각으로 알려져 있다. 이 분석의 첫 번째 단계는 C7의 오른쪽과 왼쪽 면관절의 측면 가장자리 위에 표

그림 5-4 Orthospinology 분석 도구.

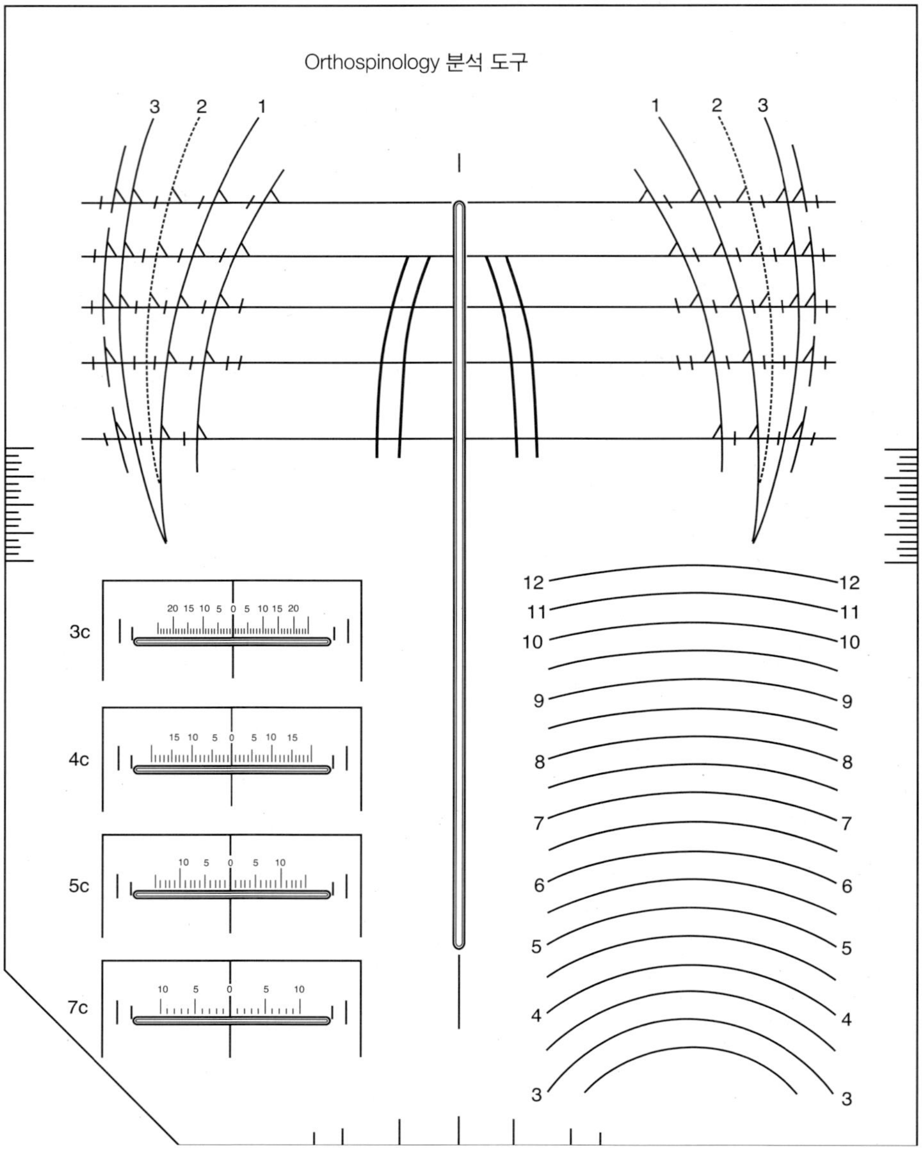

시를 하는 것이다. 제7경추의 중앙을 찾기 위한 두 지점 2등분을 위해 OAI의 밑변 자(ruler)를 사용할 수 있다(그림 5-8). 중앙을 연필 점으로 표시한다.

그 다음, C2의 추체 상부 외측 면 가장자리에 점을 찍는다(그림 5-9). 축추 추체의 중앙을 찾기 위해 이들 두 지점을 양분한다. 환자들의 80~90%에서 치돌기 기저 중앙에 이 점이 위치하게 된다. 만약 축추 중앙 표시가 축추 중앙과 일치하지 않는 경우, 축추 측면 경계 찾기를 돕기 위해 환추 외측괴(lateral mass)의 측면 끝자락 아래쪽을 따라가면서 세심하게 측면의 점들을 재확인 한다. 만약 치돌기 기저의 중심이 여전히 C2 괴의 중심과 일치하지 않을 경우, 임상가는 비정상적으로 발달된 축추 치돌기를 의심해야 한다. **Abnormal Od Right** 혹은 **Left of Center**이라는 큰 글씨로 기록이 필요하다. 그런 다음 C2 추체의 중심으로부터 변위 정도를 기록해야 한다. 이들은 환추 외측변위 쪽 반대편 상부 1/4면에 기록해야 한다. 이들은 약어로 기록해도 된다(예: **ABN Od R3**).

다음 단계는 축추 극돌기의 상부 끝에 점을 찍는 것이다(그림 5-9). 이는 lateral 경부 X-ray를 살피고, 환추 시상면 선(sagittal plane line)과 관련된 극돌기 끝(spinous tip) 부위의 위치를 비교하기 위해 필요하다(그림 5-10). Lateral 영상에서 나온 측정치를 Nasium 필름 위에 환치

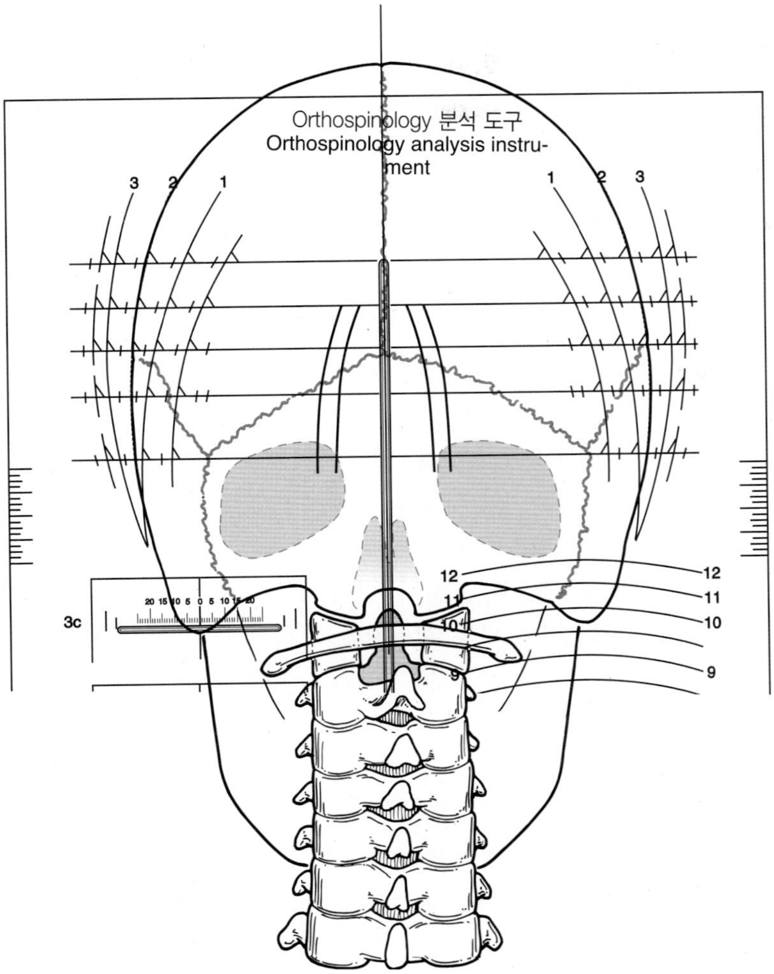

그림 5-5 두개골 중앙선 구축을 위해 Orthospinology 분석도구 사용하기.

하면, 임상가가 APL과 비교하여 극돌기를 어디서 찾아야 하는지를 알 수 있게 해준다. 그러나 lateral 영상으로부터 나온 이 측정치는 X-ray가 72인치 초점거리에서 촬영된 것 보다 42인치 초점거리에서 촬영되었을 때 확대된다. 축추 극돌기의 위치를 찾는데 도움이 되는 또 다른 방법은 C7부터 C2까지 극돌기를 육안으로 추적하는 것이다. 대부분의 경우, 지속적인 패턴으로 해야 한다(그림 5-10).

치돌기(비정형적이 아닌 것으로 추정하고)와 극돌기점 사이 중심점을 찍음으로서 둘 사이의 거리를 2등분한다(그림 5-9). 치돌기 점은 축추의 전면을 뜻하고 극돌기점은 축추의 후면을 뜻하기 때문에, 중간점은 척추관의 중앙점을 말하게된다. 마지막으로 C2와 C7의 중간점을 통하여 선을 구축한다. 이 선은 APL과 교차해야 한다(그림 5-11). 각도기를 사용하여 저각 선과 APL에 의해 형성된 각도를 측정한다(그림 5-12). 하부 $^{1}/_{4}$의 예각 면에 **R** 혹은 **L** 다음에 90° 눈금으로부터 멀어진 측정 도수를 기록한다. 그림 5-12는 왼쪽으로 4°의 저각 편위를 보여주고 있다.

환추 평면선 측정
Atlas Plane Line Measurement

방법 1 (Method One)

절차의 다음 단계는 APL을 어떻게 nasium X-ray 상수평면과 비교할 지를 결정하는 것이다. 이 단계를 완료하는 데에는 두 가지 방법이 있으며, 둘 다 신뢰할 만하다. 대부분의 임상가들은 첫 번째 방법을 사용하는데, 그 이유는 약간 더 빠르기 때문이다. 두 번째 방법은 계산기를 사용해야 한다.

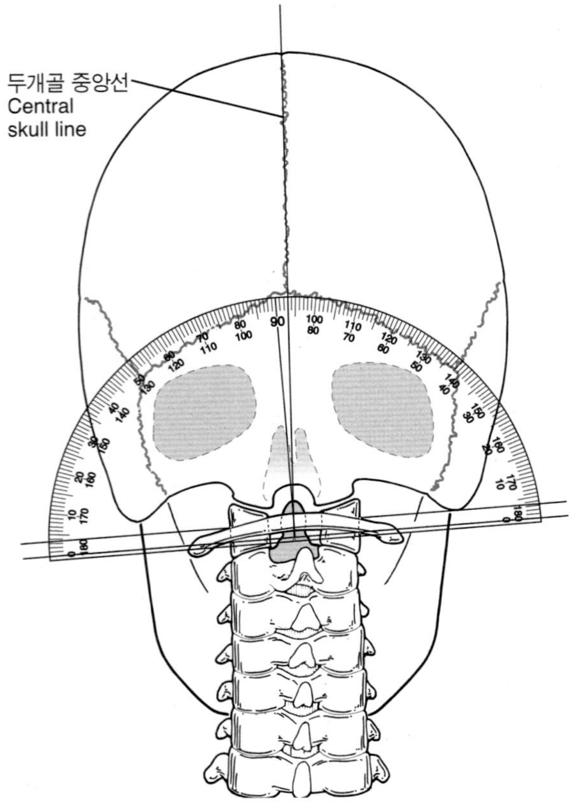

그림 5-6 각도기로 환추 외측변위를 측정하기.

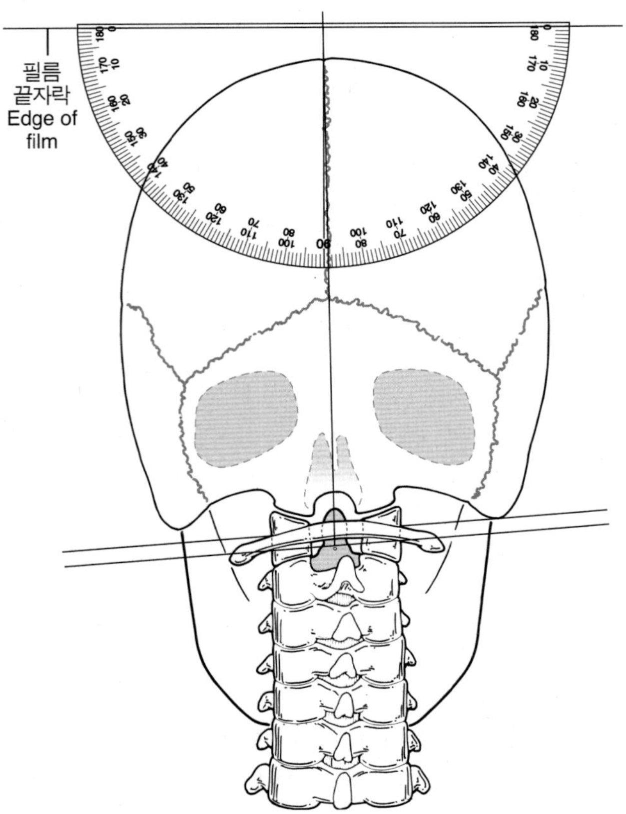

그림 5-7 관상면에서 머리 기울기 판정하기.

첫 번째 방법을 사용하여 APL에 대한 경사각을 판정하기 위해서는 삼각자의 밑변을 환추 편측쪽의 반대편 필름 가장자리에 위치시켜야 한다. 그런 다음, 임상가는 삼각자를 움직여 그것의 수평축이 환추 편측쪽 반대편의 하악골의 바깥 돌출부를 가로 지르며 APL과 교차되도록 한다.

그 다음, 환추 편측이 있는 쪽, 삼각자가 하악골의 바깥 돌출부와 교차하는 곳에 $^1/_2$인치 길이의 수평선을 긋는다(그림 5-13). OAI 측면 눈금을 사용하여 수평선과 APL 간의 거리를 $^1/_{16}$인치 단위까지로 측정한다(그림 5-14). 위쪽 측정을 완료하고 그것을 수평선 바로 밑 바깥쪽에다 기록한다. 만약 APL이 수평선 밑으로 떨어지는 경우, 측정치를 음의 분수로 기록한다. 이와 마찬가지로, APL이 수평선 위로 올라오는 경우, 양의 분수로 기록한다. 예를 들어, 만약 APL이 수평선 $^5/_{16}$인치 위에 있다면, 그것을 $+^5/_{16}$으로 기록한다. 이 측정치는 높이 인수를 계산할 경우, 평면선 인수를 결정하는데 사용될 것이다.

방법 2 (Method Two)

두 번째 방법은 수평면과 비교한 APL의 경사각을 결정하는데 이용 가능하다. APL이 X-ray 필름의 가장자리와 각도를 만들며 교차하는 경우, 이 방법으로 그 형성되는 각을 측정한다. 이 방법이 약간 더 정확할 수도 있다. 각도기의 밑변을 외측변위 반대편 바깥 가장자리를 따라 이동시켜 각도기의 밑변 원점을 APL이 필름 가장자리와 교차하는 점에 정확하게 위치하도록 만든다(그림 5-15). APL과 각도기의 90° 표시점 사이에 만들어진 각을 측정한다. 만약 APL이 90° 표시점 위로 올라오면 이 각은 양각이며, 90° 표시점 아래로 내려가면 이각은 음각이다. 즉, 각도 측정을 하여 90°를 빼는 것이다. 이 측정치를 환추 외측변이가 있는 필름 측면인 APL과 필름 가장자리가 교차하는 곳에 기록한다. 소수점은 올림하여 가장 근접한 전체 도수를 기록한다. 예를 들면, 만약 APL이 90° 표시점보다 4° 위에 있는 경우, 각도기의 측정치는 94°가 될 것이다. 그러면 임상가는 94°에서 90°를 빼서, +4°로 기록해야 할 것이다. 이 측정치는 높이 인수를 계산할 경우, 평면선 인수를 결정하는데 사용될 것이다.

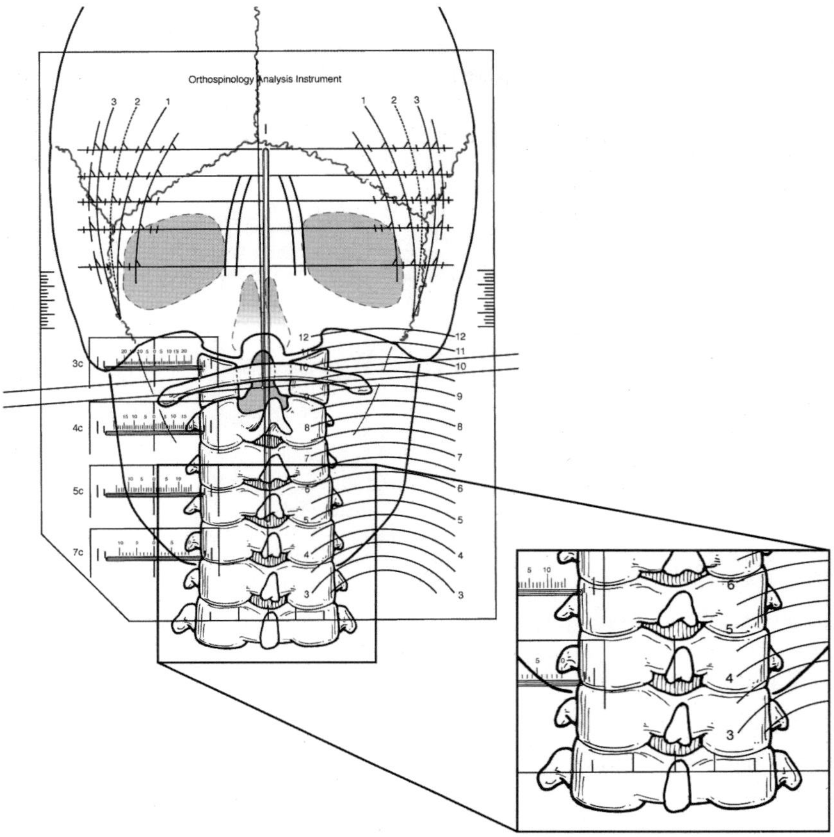

그림 5-8 제7경추의 중앙을 Orthospinology 분석도구로 2등분하기.

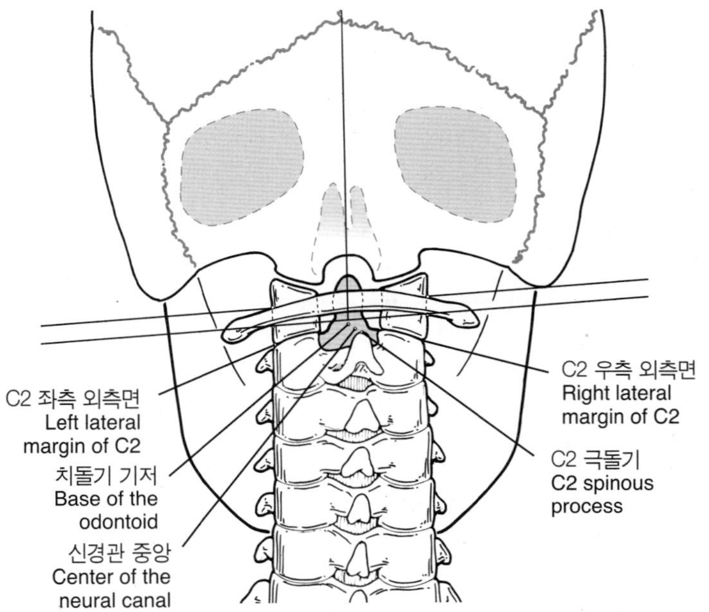

그림 5-9 C2의 추체 상부 외측점, 치돌기의 중앙, C2 극돌기 상부 끝 부위 표시하기. 신경관 중앙 지점도 표시한다.

관절구 및 축추 곡률도 측정
Condylar and Axial Curvature Measurements

상부 경추의 정렬 측정에 부가하여, Orthospinology 절차는 C0–C1과 C1–C2 사이 관절 표면의 기하학적 배열을 측정하는 방법을 제공한다. 이 절차는 후두과와 축추 상위 관절면의 곡률도를 판정함으로써 완료된다. 이 관절면들은 원형보다 타원형에 약간 더 가깝지만, 360°로 나누어질 수 있기 때문에 원의 이점을 살릴 수 있다. 환추의 정렬을 후두과를 둘러싸고 있는 두개골과 비교하여 측정한 도수를 사용하는 것은 여러 가지 X-ray로 인한 측정과정의 오류를 감소시키는 방법을 제공해 준다. 또한 이런 형태의 분석은 확대오류의 영향을 덜 받는다.

후두과 곡률도 측정을 위해서는 좌우 관절면의 바깥쪽 $^{1}/_{3}$의 윤곽을 파악해야 한다. OAI의 diarticulometer 부

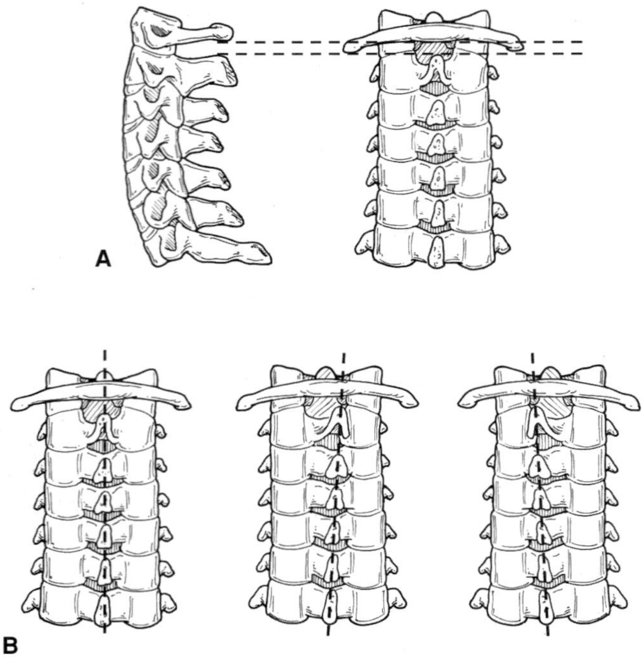

그림 5-10 **A:** Lateral 경추 영상과 nasium view 상에 유사한 거리가 존재하는지를 판단하기 위해 환추 후궁과 축추 극돌기 간의 수직거리 비교하기. **B:** 축추 극돌기의 위치 찾기를 돕기 위해, 육안으로 C7로부터 C2까지 극돌기를 추적한다. 지속적인 패턴으로 해야 한다.

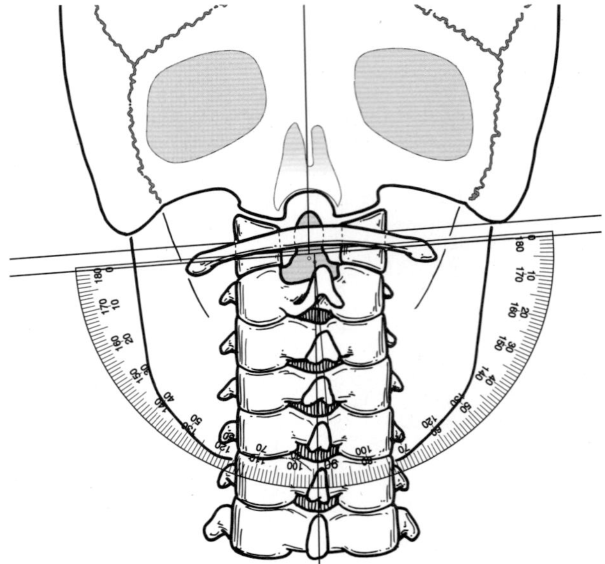

그림 5-12 각도기로 저각 측정하기.

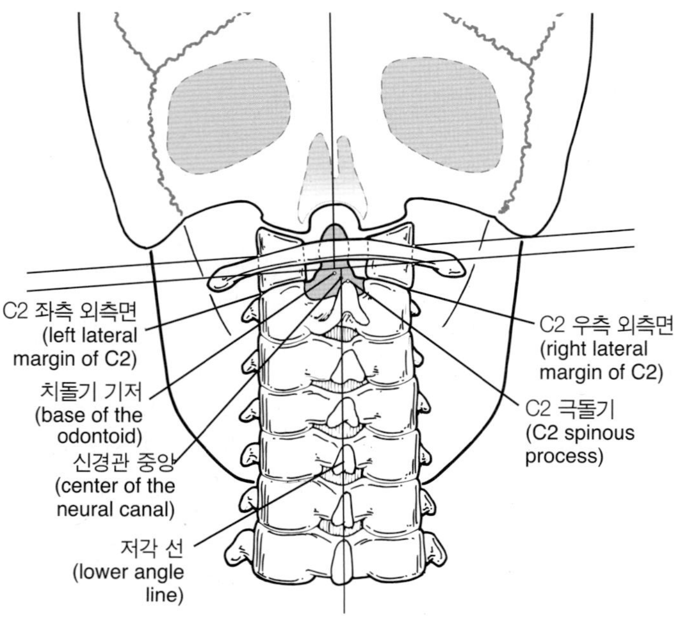

그림 5-11 저각 선 구축

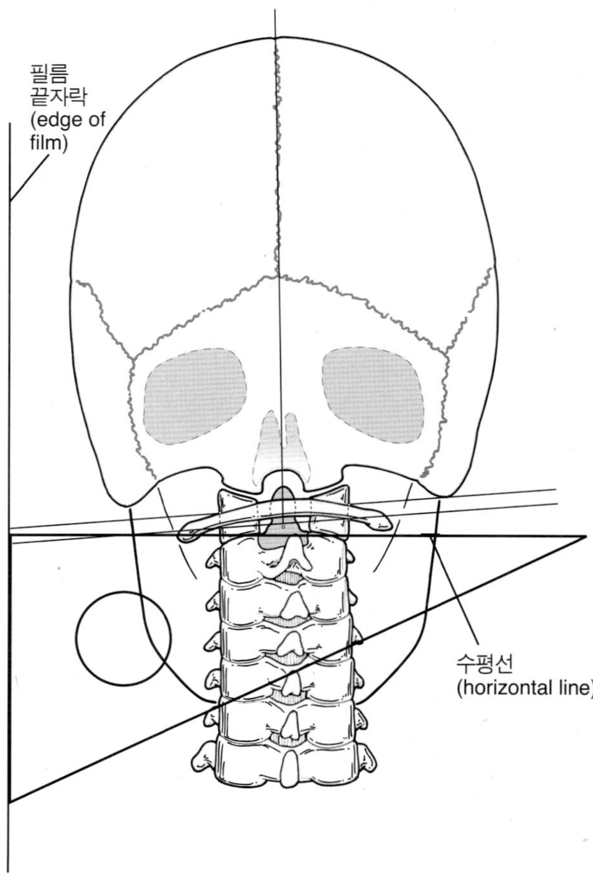

그림 5-13 환추 평면선의 기울기 판정을 위한 수평선 구축하기.

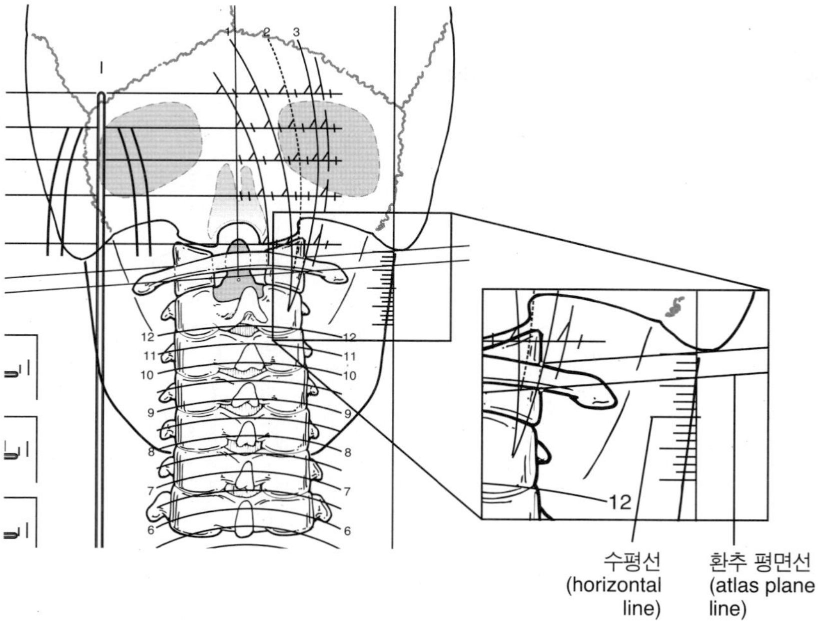

그림 5-14 관상면에서 환추 평면선의 기울기 측정하기.

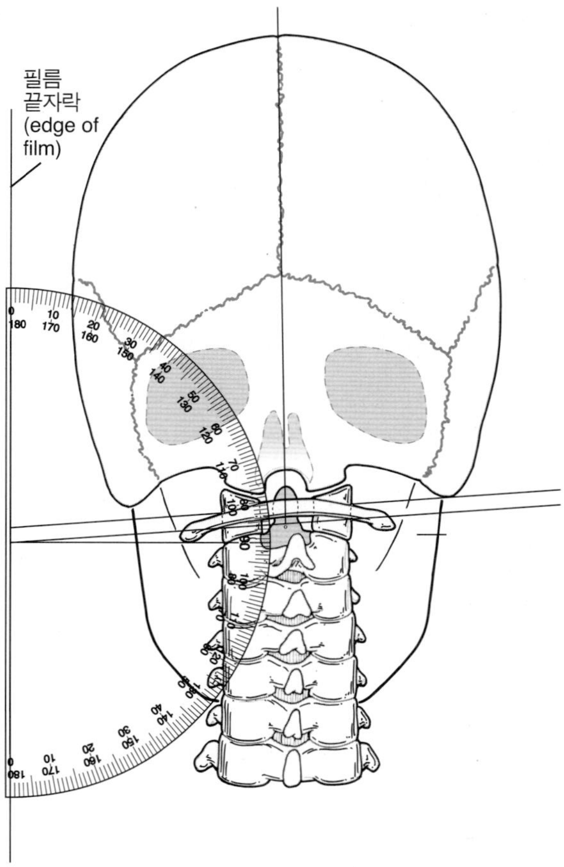

그림 5-15 관상면 환추 평면선 기울기 측정의 대안적 방법.

분을 사용하여 후두과의 윤곽부분에 가장 잘 맞는 호를 결정한다(그림 5-16). 자연수 간의 중간 수치가 측정될 경우에는 소수점을 버리고 작은 숫자의 자연수를 항상 기록한다. 예를 들어, 최상의 곡선이 $3^1/_2$인치 지름 측정치에 부합한다면 3으로 하여, **3C**로 기록한다. **C**는 후두과면 측정치를 나타내며, 이것은 C/A 높이 인수를 결정하는데 사용될 것이다.

상위 축추 본체의 곡률도 측정을 위해서는 먼저 대부분의 측면, 좌우 표면 상위 $^1/_4$인치의 윤곽을 파악해야 한다. 케이크에 아이싱하는 것처럼, 상위 표면에 연필 표시를 해야 한다는 것을 기억하라. 그 다음, 환추의 우측면 괴의 중간 가장자리를 찾아서 축추 상위 관절면으로 내려간다. 선($^3/_{32}$인치 길이)을 아래쪽 중앙으로, C2의 오른쪽 관절면에 대하여 대략 수직으로 내리 긋는다(그림 5-17). 왼쪽도 이 과정을 반복한다. Diarticulometer를 사용하여 축추 관절면 상의 상위 및 측면 연필 표시에 가장 잘 맞는 호를 결정하고, 그려진 중앙 C2 본체 선 양쪽 아래 가장자리에 살짝 닿도록 한다(그림 5-18). 이 측정치는 소수점의 경우, 큰 숫자로 절상하여 자연수로 기록한다. 예를 들면, 측정치 $6^1/_2$인치는 7인치로 절상하여 **7A**로 기록한다. **A**는 축추면을 의미하며, 이 측정치는 C/A 높이 인수를 결정하는데 사용될 것이다.

특정 사례에서 축추 본체 원을 측정하는데 AP open-mouth(APOM) 방사선 사진이 사용될 수 있다는 점을

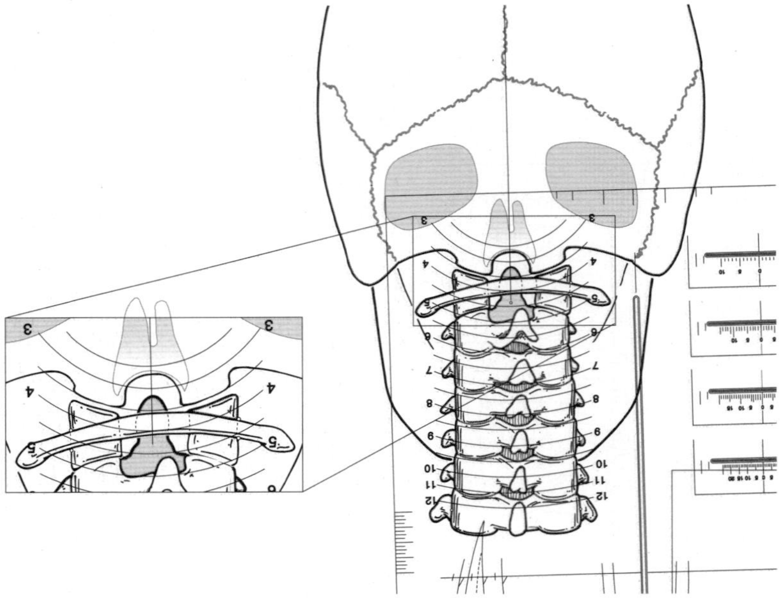

그림 5-16 후두과 호 결정하기.

유의해야 한다. 이것은 특히 Nasium을 높은 S-라인에서 찍어야 할 경우와 축추 본체면이 필름 상에서 명료하지 않을 경우에 지시된다. APOM X-ray는 일반적으로 축추 본체의 상위면, 치돌기, 극돌기를 선명하게 보여준다. 이것이 바로 헤드 클램프(head clamp)와 정렬막대(alignment rod)를 사용 중에 정확한 방법으로 촬영할 수 있는 것으로 권고되는 이유이다. 그러나 결점으로는 nasium과 APOM 영상 사이에 중심 방사선의 각도 차이 때문에 축추 원의 측정치가 약간 왜곡될 수 있다는 점이다. 이것이 중앙 방사선을 머리 쪽이 아닌 90° 입 방향을 통하여 출사할 것을 권고하는 이유이다. Grostic은 자신의 원래 기록에서 축추 본체를 측정하는데 APOM 사용을 논의하긴 했지만, 가능한 많은 사례에서 nasium을 사용하도록 권고했다. APOM은 축추 극돌기 서블럭세이션 평가에서 이중 확인 방법으로 사용될 수도 있다.

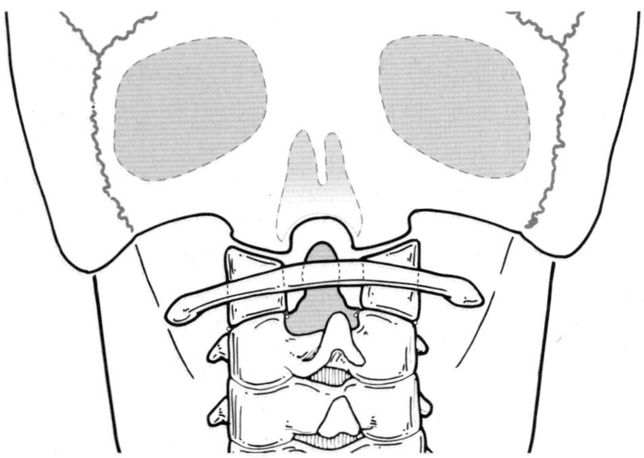

그림 5-17 축추 원 측정을 위한 축추 본체 상의 표시 만들기.

치돌기와 축추 극돌기 측정
Axis Odontoid and Spinous Process Measurements

Orthospinology 절차는 두개골이 후두과 주위를 회전하는 정도와 비교하여 환추와 축추의 정렬을 정량화하는 것이다. 절차는 축추 측정을 치돌기와 축추 극돌기 측정으로 구분하고 있다. 이런 구분이 중요한 이유는, 축추가 회전하는 자체 축추와 관련하여서만 회전한다면, 환추와 비교한 C2의 정렬 및 두개골과 비교한 축추의 정렬을 판단할 수 있기 때문이다. 이들 측정치는 필름의 환추 외측변위쪽 상부 1/4면에 기록된다. 환추 외측변위는 수직 칼럼에 처음으로 기록된다. 그 다음 치돌기 외측변위가 기록되고, 그 바로 밑에 축추 극돌기 외측변위가 기록된다.

첫 단계는 먼저 결정된 관절구 원 지름에 부합하는 척도(scale)를 선택함으로써 환추 위에 densmeter를 위치시킨다. Densmeter를 위치시켜 후궁 결합부에서 환추 외측괴의 측면 경계선을 이등분하게 한다(그림 5-19).

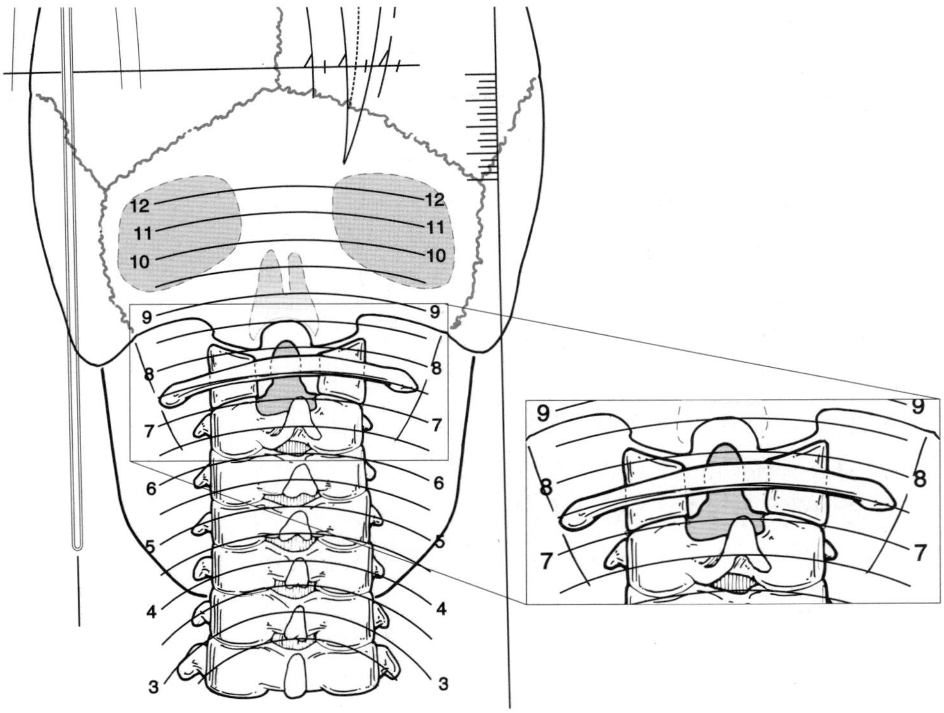

그림 5-18 축추 본체의 호 결정하기.

Densmeter의 0점 표시는 이제 환추의 중앙에 위치하고 있다. 이것이 중요한 이유는 환추 외측변위가 이미 측정되었으므로, 그것이 치돌기 및 축추 극돌기와 환추 및 두개골과 어떻게 비교되는지를 판단할 수 있도록 해주기 때문이다. 0점 표시와 비교하여 치돌기 점의 편위를 측정한다.

치돌기 점이 0점 표시에 있는 경우, 그 측정치는 환추 외측변위 측정치와 동일하다. 치돌기 점이 환추 외측변

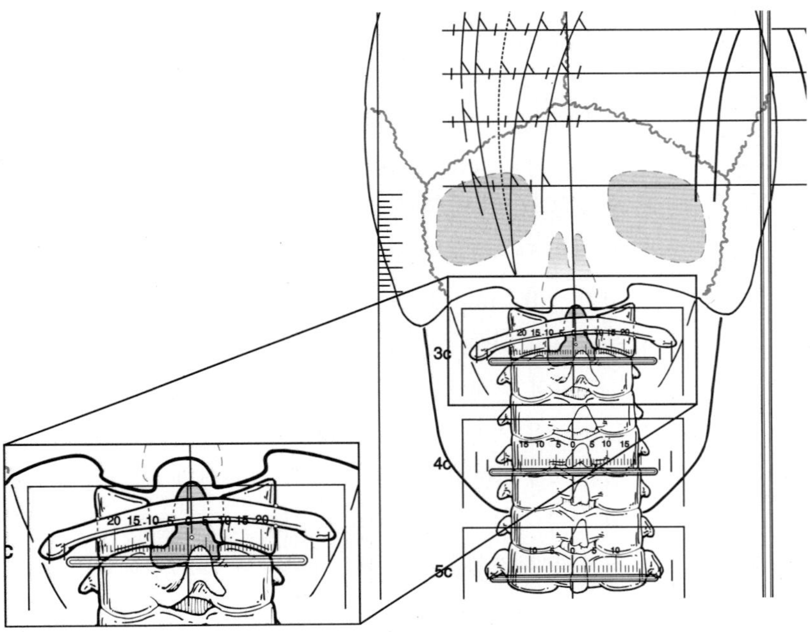

그림 5-19 축추 극돌기와 치돌기 편위를 측정하기 위한 densmeter 사용하기.

위와 동일한 쪽으로 편위된 경우, 그 측정치는 환추 측정치에 더(+)해져야 한다. 치돌기 점이 환추 외측변위의 반대편으로 변위된 경우, 그 측정치를 환추 외측변위 수치에서 빼야(−) 한다. 예를 들면, 환추 외측변위가 우측 3°이고 치돌기 점 측정치가 0에서 1°이며 환추 외측변위와 동일한 쪽이라면, 치돌기 측정치는 우측 4° 혹은 **Od R4**로 기록된다(그림 5-20). 치돌기 측정치는 저각(7장 참조)이 3° 이상이 아니라면, 환추 외측변위와 동일하다고 일반적으로 인식되고 있다. 이 편위는 치돌기가 저각 반대편으로 1° 이동되는 원인일 수도 있다. 이 측정치는 4개의 높이 인수들 중의 하나인 치돌기 인수를 계산하는데 사용하게 된다. 치돌기 인수는 대저각 인수(large lower angle)로도 알려져 있다.

축추 극돌기 측정은 환추 위 중앙에 치 계측기를 위치시키는 동일한 방법으로 행해진다. 축추 극돌기 편위는 0점으로부터 측정된다. C2 극돌기가 0점 표시에 있는 경우, 그 측정치는 환추 외측변위 측정치와 동일하다. 축추 극돌기 점이 환추 외측변위와 동일한 쪽으로 편위된 경우, 그 측정치는 환추 측정치에 더해진다. 마찬가지로, 축추 극돌기 점이 환추 외측변위와 반대쪽으로 변위된 경우, 그 측정치는 환추 외측변위에서 감해진다. 예를 들면, C2 극돌기가 영점 표시 오른쪽 3°이며 C1 외측변위가 오른쪽 3°로 측정되는 경우, 축추 극돌기는 오른쪽으로 6° 혹은 **Sp R6**으로 기록된다(그림 5-20). 이는 축추 극돌기가 후두과 주위 오른쪽으로 6°라는 것을 가리킨다. 그림 5-20은 nasium X-ray로부터 나온 척추 Orthospinology분석 측정 요소들의 기록을 보여주고 있다.

컴퓨터 지원의 디지털화된 X-ray 분석
Digitized Computer-Aided X-ray Analysis

인간 척추에 대한 분석을 지원하기 위해 컴퓨터를 사용한 역사는 사람들이 예상하는 것보다 훨씬 더 이전으로 거슬러 올라간다. John D. Grostic 박사는 상부 경추 정렬과 높이 인수와 관련된 것을 측정하고 계산하는데 컴퓨터가 사용될 수 있다는 사실을 오래 전에 깨달았다.[1] 그는 1970년대 중반에 벌써 두개골 중앙 축추 알고리즘 프로그램에 대하여 연구했던 것으로 알려졌다. 콜로라도 대학의 저명한 연구자인 서정하 박사는 1974년에 컴퓨

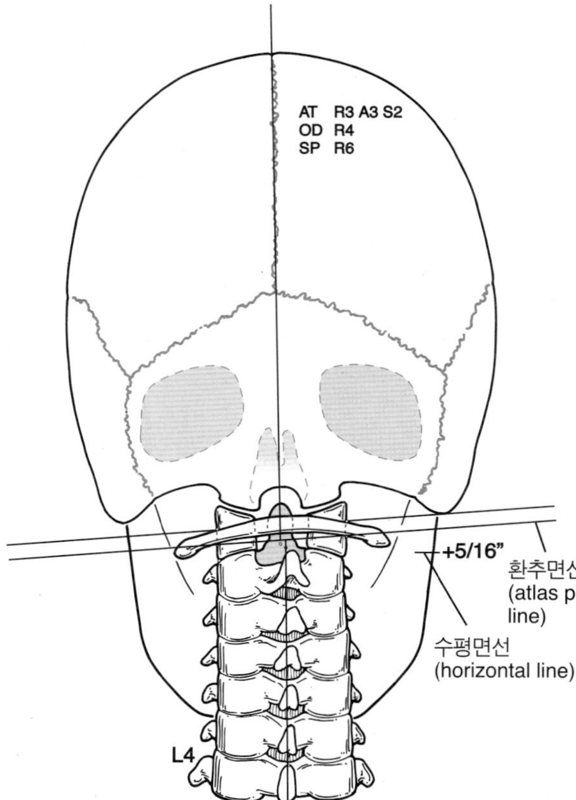

그림 5-20 Orthospinology nasium 분석 리스팅.

터 지원 방법을 사용하여 X-ray로부터 정렬을 측정하는 시스템을 개발했다.[2] 서 박사에 따르면, Jacob Kuhn 박사가 1956년에 상부 경추에 대한 X-ray 분석 방법을 지닌 "각도기 스코프(protractor-scope)"라 불리는 도구를 개발했다고 한다.

그것은 신뢰할 만한 컴퓨터 지원 X-ray 분석이 가능한 기술이 생기기 몇 년 전의 일이었다. 1980년대의 음파 디지타이저(sonic digitizer)는 0.5-0.01 mm의 정확도만을 가졌으며, 컴퓨터 지원 방사선 사진 분석에 사용되었다. 1985년에 Roy Sweat 박사는 일부 정렬 구성요소에 대하여 0.5 mm의 정확도로 1°의 오류까지를 해석하는 음파 디지타이저를 사용하는 것에 대해 논했다.[3] 목표는 ¼° 내의 정확도를 가진 프로그램을 개발하는 것이었다. Grostic은 계산을 위해 X-ray로부터 나온 점들의 좌표를 컴퓨터에 입력하는데 이 기술을 사용했다. 이것은 Grostic의 상부 경추 서블럭세이션 모델의 구성요소를 측정하는 최초의 시스템을 대표했다. 이것은 1987년에 Grostic이 조지아 주 매리에타의 Life College에 있는 동안 개발되

었다.[4]

1990년대에 이르러 0.001 mm까지의 정확도를 보이는 자기(磁氣) 디지타이징 태블릿(magnetic digitizing tablets)의 사용으로 측정 과정의 신뢰성이 크게 향상되었다. 이러한 정확도는 디지타이징 태블릿로부터의 오류 원천을 감소시키고, 임상가들이 입력을 위해 좌표점들을 선정하는 것이 오류의 주요 원천이 되게 만들었다. Roderic P. Rochester, DC,와 Jeff Howard, BS, ChE,는 1993년에 카이로프랙틱 Orthospinology 임상가를 위한 디지털화된 방사선 사진 분석(DOC)을 소개했다. DOC의 주요 이점은 객관성을 향상시키고, 수동 방식에 비해 분석을 수행하는데 시간이 덜 든다는 점이다. 이 시스템에 대한 측정자 사이에 신뢰도(inter- and intraexaminer reliability)를 시험한 결과, 매우 양호하다는 것이 입증되었다(8장 참조). DOC 시스템이 도입된 이래 미국, 캐나다, 한국, 호주에서 이 시스템이 사용되고 있다.

DOC 시스템과 Grostic의 프로그램은 서로가 완전히 별개로 운용되었다. 실제로 DOC의 디자이너들은 DOC가 완성된 후까지 Grostic 시스템과 Sweat이나 Suh의 프로젝트가 존재하는 것조차도 알지 못했다. Grostic과 Rochester/Howard의 두개골 중앙선 알고리즘이 아주 유사하다는 점이 흥미롭다. Grostic이 적절한 두 개골 양면의 24개 지점을 사용한데 반해, Rochester의 프로그램에서는 단 8개 지점만이 필요하다.

DOC 사용절차 (Procedures for Using the DOC)

DOC 시스템은 십자선(crosshair) 영상을 구비한 마우스(그림 5-21)와 역광을 비춰주고 영상 박스와 유사한 뉴모닉스 디지타이징 태블릿(Numonics digitizing tablet)을 사용하여 임상가가 lateral, nasium, vertex 영상으로부터 컴퓨터에 입력한 점들을 사용한다. 마우스의 십자선은 X-ray 상의 정확한 점 위에 위치시키며, 각 점들을 선정하기 위해서는 버튼을 누른다. 이 점들의 좌표는 모든 Orthospinology 측정치를 계산하는데 사용된다. 신속한 참조를 위해 이들 정보를 출력하여 환자의 차트에 입력할 수도 있다. 검색을 위해 환자 정보를 데이터베이스에 저장한다. DOC는 디스크 운용 시스템(DOS)으로 설계되었지만, Windows XP와 호환된다. 설계자들은 X-ray 필름 없이 이미지를 직접 컴퓨터에 입력하는 디지털

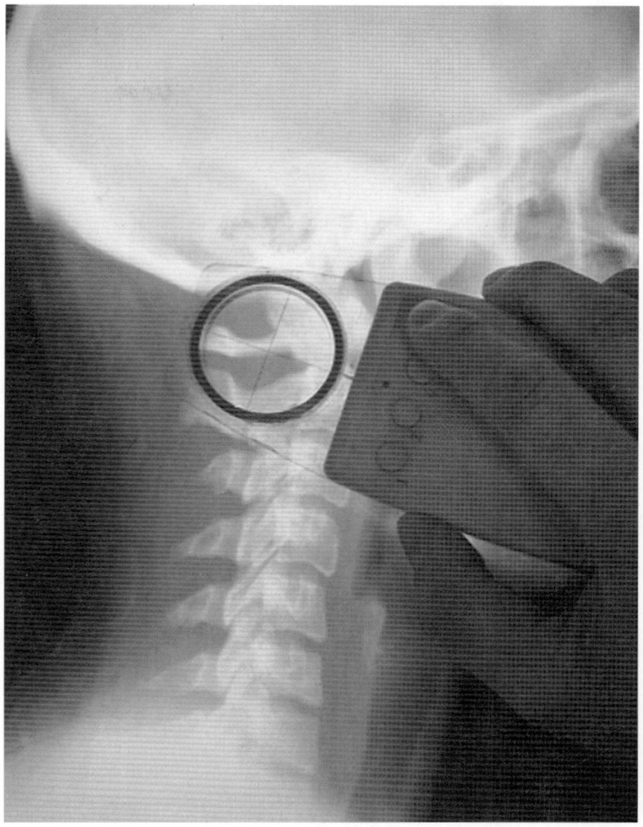

그림 5-21 뉴모닉스 디지타이징 태블릿과 함께 사용되는 crosshair 영상과 함께 구비된 컴퓨터 마우스.

X-ray 시스템의 사용을 예상했다(2장 참조).

DOC를 사용한 lateral 영상 분석 (Lateral View Analysis Using the DOC)

Lateral X-ray를 디지타이징 태블릿에 불이 켜진 부분의 맨 아래쪽과 평행으로 위치시키고, 양면 테이프로 고정한다. 일단 환자의 기본 정보가 갖추어지면, 컴퓨터는 측면 영상에 대한 점 데이터를 필요로 한다. 점들을 디지털화 하기 위해 마우스의 십자선을 각 점의 중앙에 정조준하고, 마우스의 8-버튼을 눌러 좌표를 입력한다. 스크린 상의 커서는 자동적으로 디지털화 할 다음 점으로 이동하게 된다. 디지털화 되는 첫 번째 점은 환추 외측괴에서 약 1/4인치 뒤쪽에 있는 환추 후궁의 두 점들 중에서 가장 뒤쪽 점이다.[5] 그 다음, 보다 앞쪽 후궁 점이 선정된다. S-5부터 I-5까지 안면구조의 각 점을 디지털화한다(그림 5-22). I-5점이 디지털화 된 후, 스크린은 자동적으로 nasium 필름 분석으로 이동하게 된다. 측면 경부

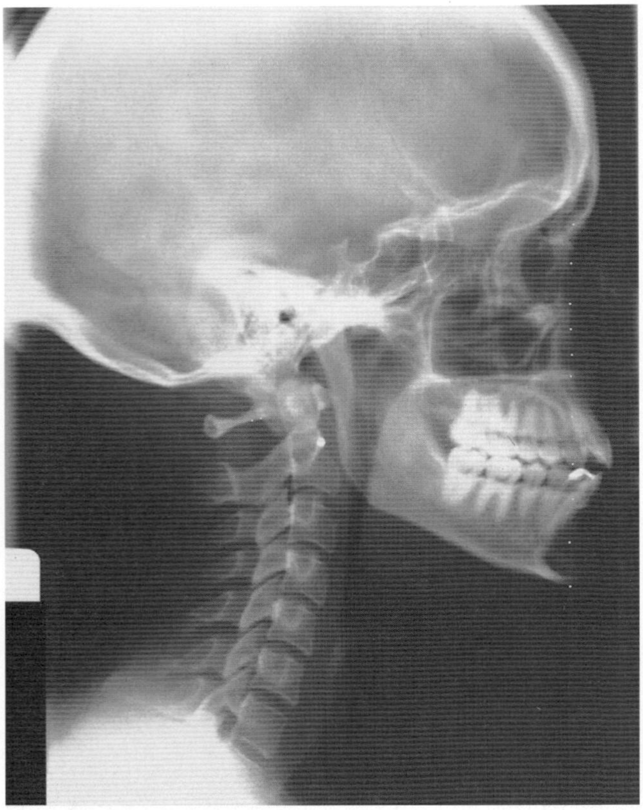

그림 5-22 디지털화 될 점들을 보여주는 측면 영상.

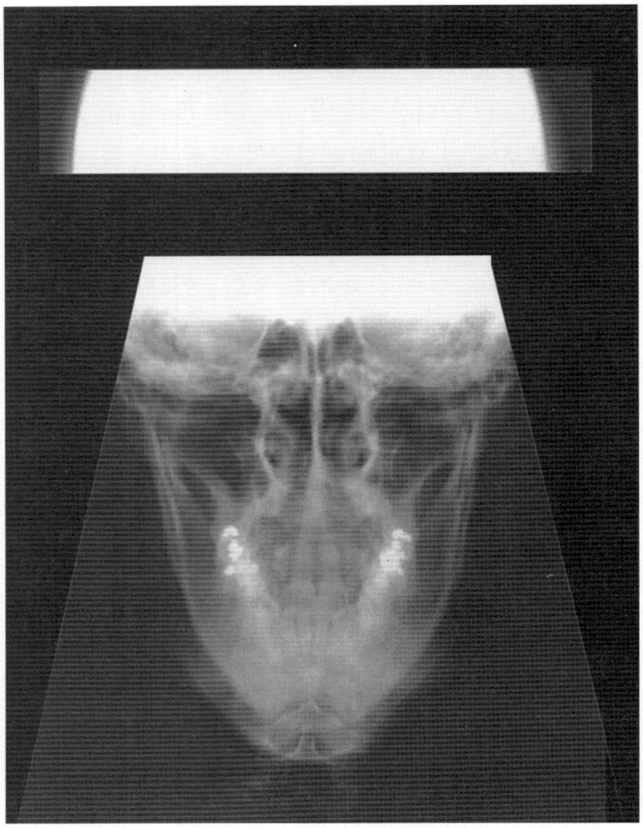

그림 5-23 필름 디지털화를 위해 사용되는 탬플릿을 보여주는 nasium X-ray.

방사선사진을 제거하고 대신 nasium 영상을 정치하는데, X-ray의 맨 밑 가장자리가 디지타이징 태블릿의 불켜진 모서리와 정확하게 평행을 이루었는지를 확인한다.

DOC를 사용한 nasium 필름 분석 (Nasium Film Analysis Using the DOC)

신뢰성을 향상시키기 위해, 두정봉합 선위 처음 1.5인치 두개골 표면에 창을 만들도록 투명한 플라스틱 탬플릿이 설계되었다(그림 5-23). 양면테이프로 그것을 nasium 필름에 붙이고, 그 X-ray를 태블릿에 부착한다. 일단 점 선정 과정이 시작되면 방사선 사진이 움직이지 않도록 하는 것이 필수적이다. X-ray가 움직인다면, 분석 프로토콜을 다시 시작해야 한다. 방사선 사진 위의 점들은 특정 순서대로 디지털화되어야 하며, 컴퓨터가 임상가에게 이 점들의 이름을 일러 줄 것이다. 임상가는 오류를 방지하기 위해 컴퓨터가 요청하는 동일한 점을 확실하게 디지털화 해야 한다. 봉합선 위 좌측 두 개 표면부터 시작하여 8개점을 입력한다. 점들은 표면 거리상 균등하게 퍼져 있어야 한다. 좌측 하부 후궁 점 뒤로는 우측 두개골 표면 8개 점이 따르고, 우측 하부 후궁 부착점에서 끝나게 된다. 한 점이 선정될 때마다, 컴퓨터가 삐 소리를 낸다. 삐 소리가 두 번 울리는 경우, 두 개의 데이터 포인트를 받았다는 것을 의미한다. 8-버튼을 너무 길게 누르면, 선정된 점이 이중 입력되어 오류가 발생한다. 버튼을 빠르게 누르는 것이 가장 좋다.

다음 스크린이 컴퓨터 프로그램 상에 나타난다. 상부 후궁 접합점이 입력될 수 있다. 그러나 건너뛰기를 원하는 경우, 키보드의 아래화살 표시를 눌러 그렇게 할 수 있다. 표면의 바깥쪽 $^1/_3$상의 좌측 후두과 2개 점들은 측면으로부터 중앙으로 입력한다. 그런 다음, 두 개의 우측 후두과 점들을 동일한 방법으로 선정한다. 좌우 축추 본체 표면점들은 측면에서 중앙으로 입력되지만, 중앙점은 nasium 영상에서 치돌기 옆의 꺼진 곳 바로 다음 표면상에 위치한다. 컴퓨터가 분석에서 요구한대로 $^{1.5}/_{16}$($^3/_{32}$)인치 선을 자동적으로 생성한다. 프로그램은 축추 원 결정에 대한 이 방법을 사용하여 다른 오류의 원천을 제거한다. 스크린 영상은 평면선 계산 스크린에 대한 축추 표면점들의 입력에 따라 자동적으로 변한다. 그 다음 환추와 대략 동일 수준에 있는 좌측과 우측 턱 돌출부의 점을 입력한다.

이제 nasium 분석의 마지막 스크린이 나타나고 임상가가 저각 계산, 치돌기와 축추 극돌기 측정을 하도록 만든다. 처음 두 가지 선정은 왼쪽과 오른쪽 C7 척추돌기(zygapophyseal) 외측면 경계이다. 좌우 외측면 축추점들은 축추 표면과 외측면 경계의 교차점에서 선정된다. 이들 둘은 세심하게 선정되어야 하는데, 그 이유는 프로그램이 이들을 사용하여 At/Od 인수를 계산하기 때문이다. 키보드의 아래화살표 버튼을 두 번 누르면 이 점들을 건너뛸 수 있고, Grostic이 기술한 큰 저각 인수와 매우 유사한 방법을 사용할 수 있게 된다. 점들을 건너뛰어 두 번째 방법을 사용하는 것은 조사 연구들을 통하여 보다 신뢰할 만한 것으로 입증되었다. Nasium 필름의 마지막 점은 축추 극돌기 상부면이다(그림 5-24).

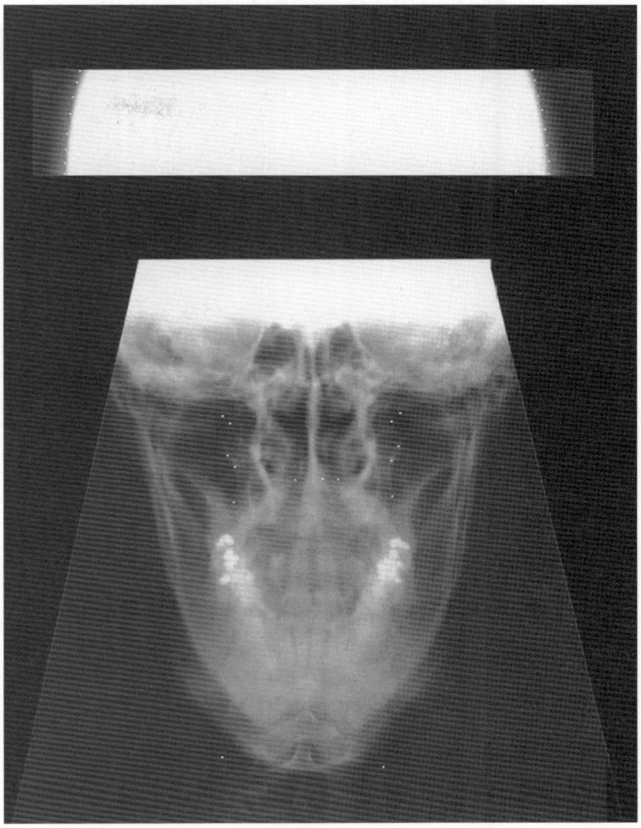

그림 5-24 디지털화 될 점들을 보여주는 nasium 영상.

DOC를 사용한 vertex 필름 분석 (Vertex Flim Analysis Using the DOC)

Vertex 필름 분석 스크린은 축추 극돌기가 선정된 후 나타난다. 횡돌기 공의 좌우 중앙이 디지털화 된 후 좌측 2개, 그 다음에 우측 2개 사골 교차점들이 뒤따라 디지털화 된다. 치돌기 중앙은 마지막에 디지털화 된다(그림 5-25). 정점 영상의 표준 분석에 대한 상세한 검토 내용은 6장을 참조 바란다.

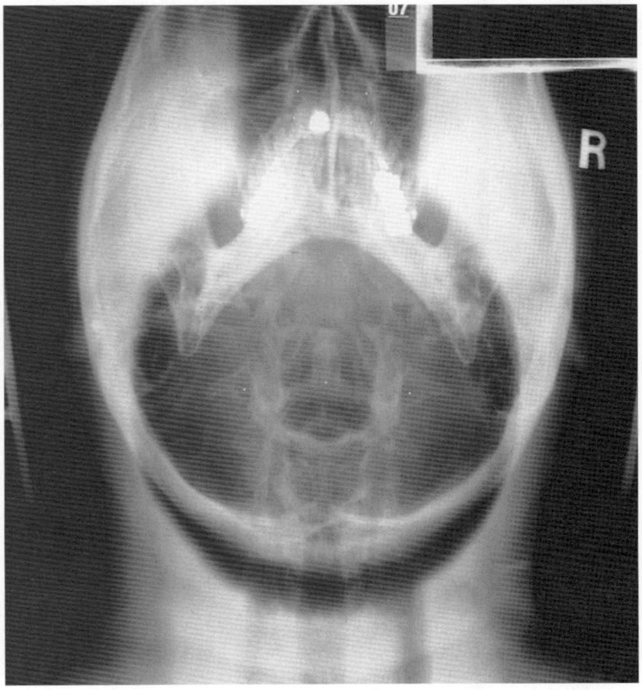

그림 5-25 디지털화 될 점들을 보여주는 Vertex 영상.

서블럭세이션 리스팅 (Subluxation Listing)

마지막 스크린은 모든 측정 요소를 담고 있는데, 아래의 사항들이 포함된다.

- 환추와 치돌기 외측변위
- 축추 극돌기 회전 서블럭세이션
- 저각 서블럭세이션
- 두개골에 상대적 환추 회전변위
- 환추 S-라인
- APL 인수는 물론, 과(顆: condylar)와 축추 원 직경을 포함한 4가지 높이 인수
- 인치로 표시된 총 높이 인수

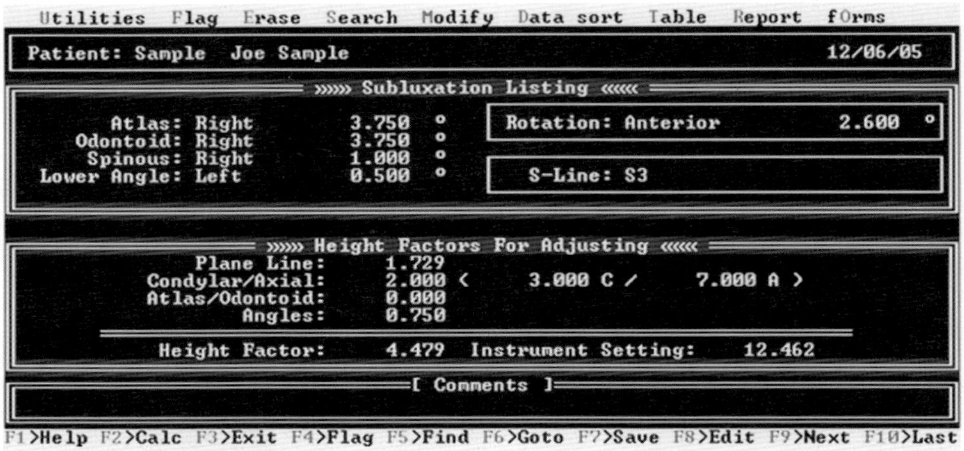

그림 5-26 DOC프로그램 기록 페이지의 스크린 사진.

- 휴대용 도구와 함께 사용하기 위한 합성각(合成角: resultant angle)

최종 계산을 위해 F2 버튼을 누른다. 만약 점들이 정확하게 올바른 차례대로 입력되었다면, 신뢰할 수 있는 기록들이 계산된다(그림 5-26). CTRL 버튼을 누른 채, 글자 *o*를 누르면, 기록양식을 프린트할 수 있다. 기록란 아래 코멘트 부분은 환자 정치 정보를 기록하는 용도로 사용할 수 있다. *주(note):* 평면선 인수에 인치 당 2.4°를 곱하고 환추 외측변위로부터 나온 값을 빼면, 머리 기울기의 도수를 계산할 수 있다. 양(+)수는 머리 기울기가 외측변위와 같은 쪽이라는 것을 가리킨다.

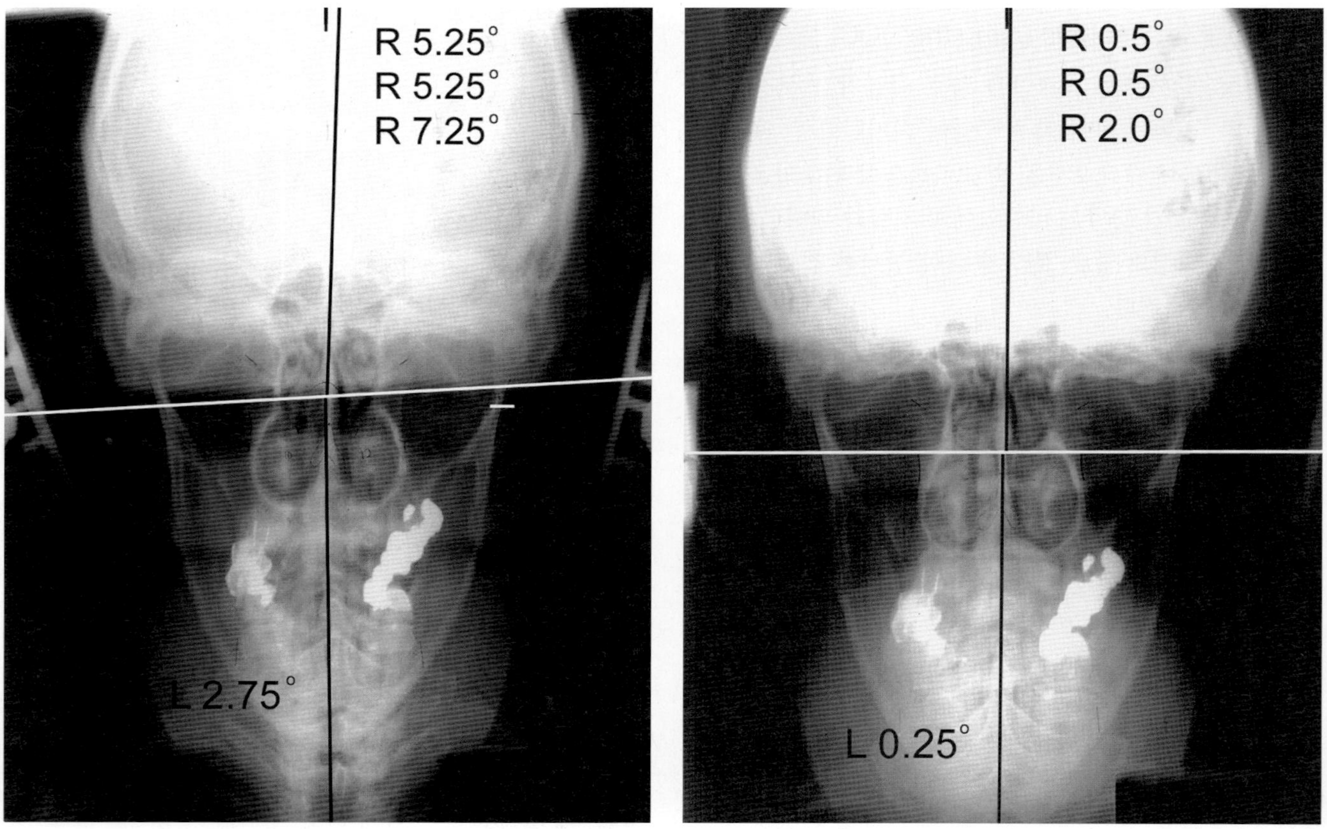

그림 5-27 Orthospinology 치료 후, 관상면에서 관찰되는 경추 치료효과(사진협조: Dr. Kirk Eriksen).

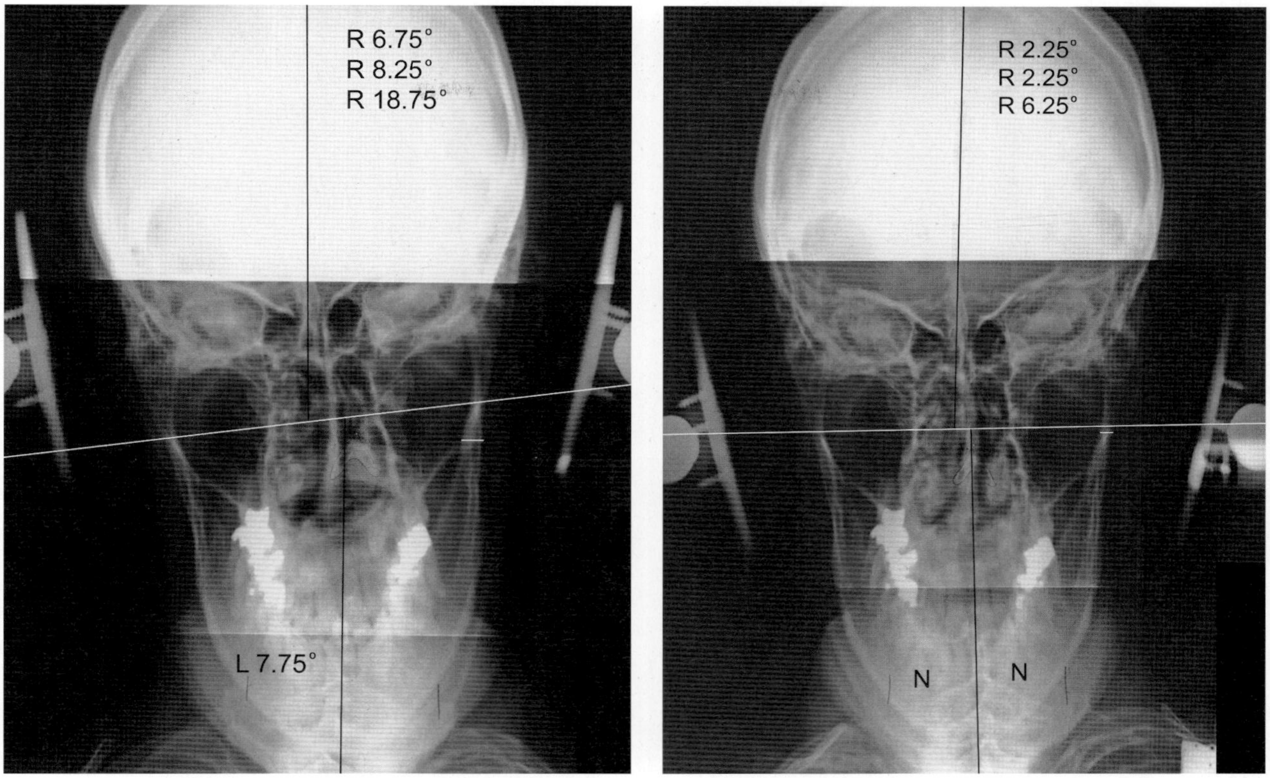

그림 5-28 Orthospinology 치료 후, 관상면에서 관찰되는 경추 치료효과(사진제공: Dr. Mark Baker).

요약
Summary

이 장에서 정확한 APL을 어떻게 그리고, 환추 외측변위를 측정하기 위해 OAI를 사용하여 어떻게 CSL을 구축하는지를 배웠다. Nasium 필름 상에서 드러난 머리 기울기 측정 방법도 다루었다. 임상가와 학생은 환추의 공간 지남력은 물론, 환추와 축추 간의 외측면과 회전 서블럭세이션을 측정하는 방법도 배웠다. 또한 상부 경추 관절 표면의 기하학적 배열을 측정하는 방법도 배웠다. 마지막으로 상부 경추 서블럭세이션 분석의 컴퓨터 지원 디지털화 사용에 대한 프로토콜을 검토했다.

참고문헌

1. Grostic JD. Some observations on computer-aided X-ray analysis. *ICA Int Rev Chiropr* 1979;33(3):38–41.
2. Suh CH. The fundamentals of computer aided X-ray analysis of the spine. *J Biomech* 1974;7(2):161–9.
3. Sweat RW. Computerized atlas orthogonal programs, reducing the margin of error. *Todays Chiropr* 1985;14(2): 28,64.
4. Grostic JD, Owens EF. Computer aided analysis of upper cervical radiographs. Paper presented at: 6th Annual Conservative Health Science Conference; October 9–11, 1987; Old Brookfield, NY.
5. Rochester, RP. Orthospinology X-ray procedures, the DOC! *DOC Procedures Manual*, 1993.

제 6 장

Vertex X-ray 분석

Analyzing the Vertex X-Ray

학습목표

본 장을 공부한 후, 독자는 vertex view를 가지고 다음을 할 수 있어야 한다:

- 정확한 환추 선 그리기를 할 수 있다.
- 두개골 중앙선 설정할 수 있다.
- 후두골에 대하여 환추의 전방 또는 후방 회전 정도 측정 및 결정할 수 있다.
- 제2경추 치돌기 위치에 대한 2차 평가 및 상부 경추에 대한 한정적인 병리학적 고찰할 수 있다.

Vertex view의 1차 목적은 환추-후두관절의 회전 요소를 측정하기 위함이다. 임상가에게 최적 벡터 조정 에 필요한 높이 계수와 함께 회전 계수(RF)를 제공하기 위해서는 오정렬 정도의 계량화가 필요하다. RF는 두 선을 비교해 결정된다: 하나의 선은 두개골 중심면을 나타내며, 다른 한 선은 환추의 중심면을 나타낸다. 본 장은 독자가 단계별 과정을 거쳐 본 평가의 정확성을 확인하도록 도와줄 것이다. 두개골 중앙선(CSL)과 환추 평면선(APL)을 찾는 2가지 방법에 대해 알아본다. 본 필름에 대한 2차 평가의 일환으로 경추 극돌기를 관찰할 수 있다. 본 방사선 사진에서 환추 상부면과 제2경추 치돌기를 볼 수 있기 때문에 이 방사선 사진 또한 병리학적 평가를 제공할 수 있다.

환추 평면선
Atlas Plane Line

필름이 분석에 알맞은지 여부를 결정하기 위해 먼저 vertex X-선을 평가해야 한다. 이 분석을 실시할 때 해야 할 일 가운데 첫 번째 단계는 먼저 펜을 가지고 횡돌공과 제1경추 돌기의 위치를 확인하고 그 윤곽을 표시하는 일이다(그림 6-1). 근골격계 분석 도구(OAI)의 바닥에서 자를 이용해 횡돌공들이 제2경추 치돌기와 떨어져 있는 거리를 측정하고 그 거리가 거의 일정한 지를 확인한다. 이중 확인 결과가 제2경추 치돌기의 편차에 따라 가끔 부정확할 수도 있다. 그런 다음, 연필로 각 횡돌공의 중심에 점을 표시한다(그림 6-2). 곧은 자를 이용해 이 두 점을 이은 다음 필름 전체 폭을 가로질러 선을 긋는다(그림 6-3). 그러나, 임상가는 환추면선(APL)이 각 횡돌기의 정 중앙을 관통하는지를 확인해야 한다.

이 선이 환추면선을 의미한다고 생각해야 한다. 선천성 비대칭으로 인해 드물게 이 목적이 바뀔 수 있음에도 불구하고, 횡돌공이 이런 노력을 함에 있어서 하나의 도우미 역할을 한다. 치료사가 조심해서 선을 긋지 않으면, 한쪽은 횡돌공 상부로 반대쪽은 횡돌공 아래쪽으로 선이 지나갈 수 있다. 필름을 적당히 판독하면 이것을 눈치챌 수 없지만, 어떤 경우에는 이렇게 선을 긋는 것을 피할 수 없다. APL이 환추 횡돌기와 대칭으로 있지 않는 것으로 보이면, 각 횡돌공의 중심뿐만 아니라 환추 횡돌기의 외곽선을 확인해야 한다. 횡돌기공의 중심은 좀더 대칭

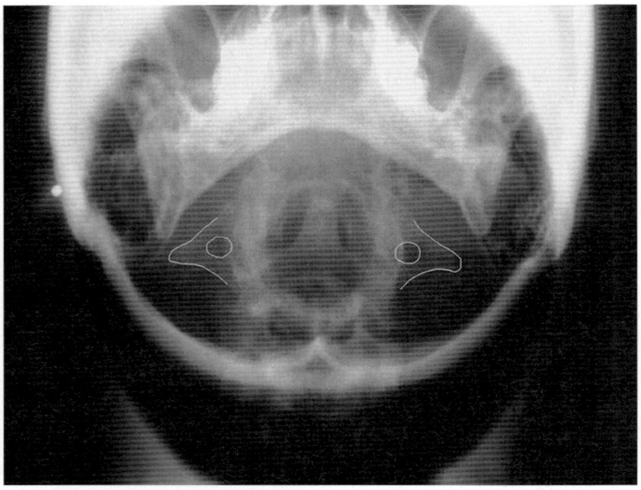

그림 6-1 환추 횡돌공과 횡돌기의 윤곽 그리기.

적이고 신뢰할 수 있어야 하지만, 그렇지 않은 경우, 횡돌기를 이용해 2차 검증을 할 수 있다.

시상면 환추 평면선 (Sagittal Atlas Plane Line)

Vertex view에서 시상 환추 평면선을 이용할 수 있는지 여부를 결정하는 2번째 방법을 이용해 제2경추 치돌기를 측정한다.

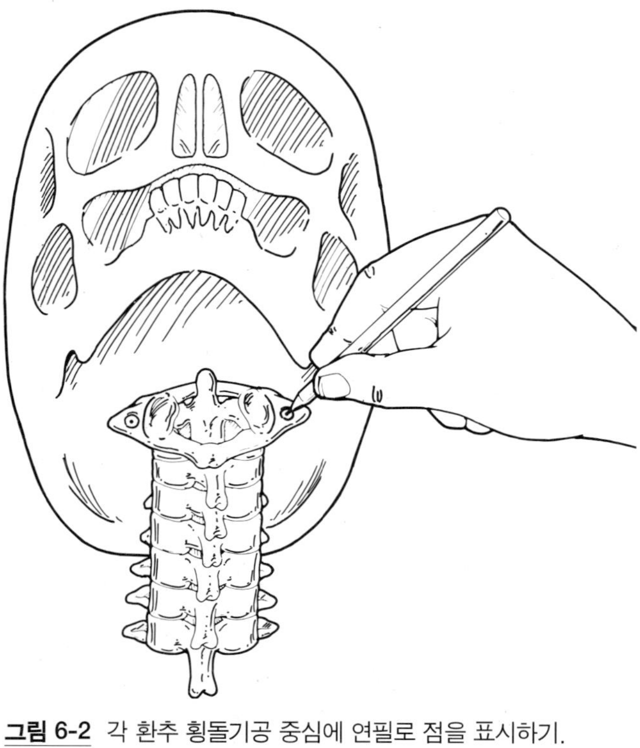

그림 6-2 각 환추 횡돌기공 중심에 연필로 점을 표시하기.

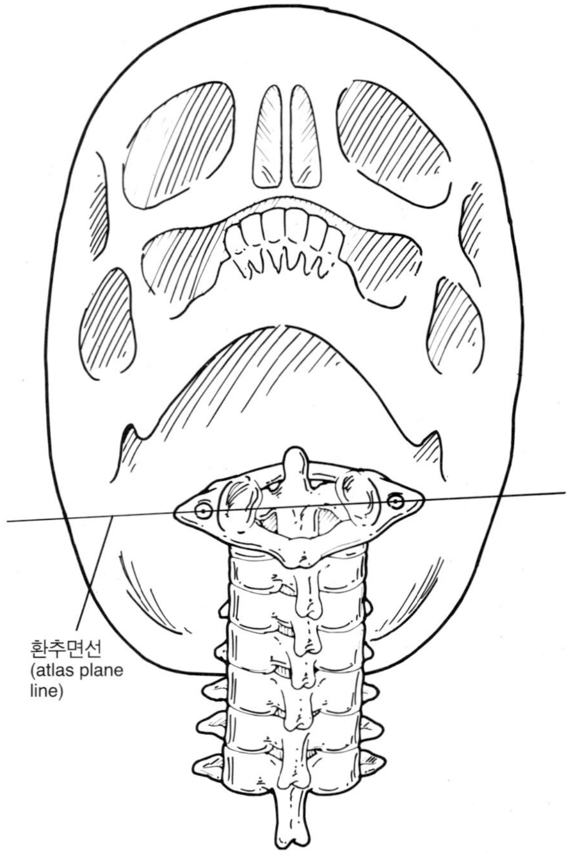

그림 6-3 대칭적으로 위치한 횡돌기공을 관통하는 환추 평면선 그리기.

이 방법을 이용하기 위해서는 컴퍼스를 가지고 환추 각 횡돌공 주위의 환추 전방과 후방에 원호를 그린다. 그런 다음, 이것과 함께 다음 단계들을 밟아 분석을 실시한다:

- 횡돌공 중심에 컴퍼스를 맞추어 필름을 눌러 박은 후 다음 컴퍼스를 벌려 연필을 꼽고, 환추 위와 아래에 반경 $2\frac{1}{2}$–3인치 정도의 원호를 그린다.
- 컴퍼스 벌림 상태를 바꾸지 않은 상태로, 환추의 전방과 후방에 원호를 긋는다.
- 컴퍼스의 벌림 상태를 그대로 유지한 채, 이 과정을 다른 환추 횡돌공에 반복한다.
- 환추 전방과 후방에 그은 2개의 호 교차점을 작은 점으로 표시한다.
- 2호의 교차점을 선으로 잇는다. 이 결과로 나타나는 시상 환추 평면선은 위에서 설명한 관상 APL과 정확히 직각을 이루며, 두개골에 대한 환추의 회전 요소들을 결정하기 위해 분도기를 이용해 CSL(본 장 뒤 부

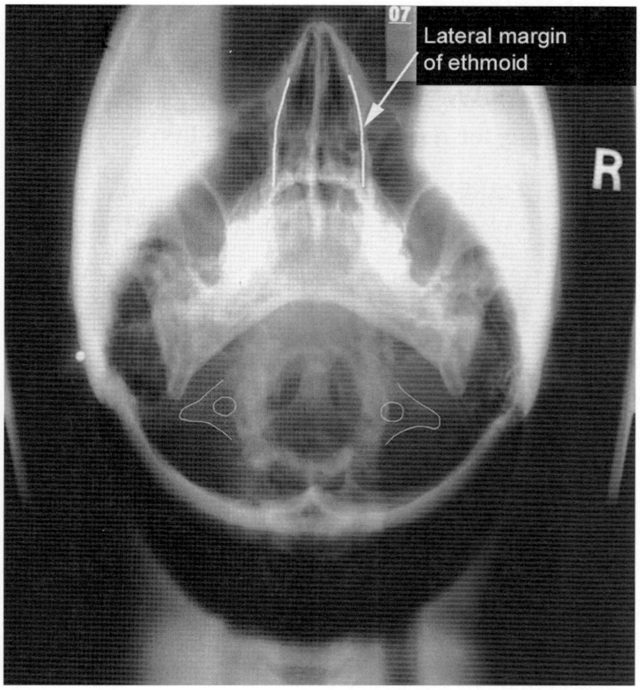

그림 6-4 사골의 외측연 윤곽 그리기.

분에서 설명된)과 비교할 수 있다.

두개골 중심선
Central Skull Line

이 vertex view에서, 두개골 중심면 상에 있는 2 점을 이용해 두개골 중심선(CSL)을 긋는다. 사골을 양분하여 전방 지점의 위치를 결정하고, nasium 상(view)에서 측정한 것과 결합된 환추 또는 제2경추의 해부학적 구조를 이용하여 후방 지점의 위치를 결정한다.

사골 양분하기 (Bisecting the Ethmoid)

CSL을 긋는 첫 번째 단계에는 사골의 외측연 윤곽 그리기가 포함된다(그림 6-4). 2가지 방법을 이용해 이 두개골 구조를 양분한다. OAI 제일 밑에서 자를 이용해 사골 외측연을 따라 비슷한 지역들 간에 3개의 작은 점을 찍는다(그림 6-5). 치료사는 외측연을 비대칭적으로 양분하지 않도록 조심해야 한다(즉, 사골의 상부), 비대칭적으로 양분되면 중심점이 약간 바뀔 수 있다. 또 다른 방법은 OAI 중간에 있는 두정 브라켓을 이용하는 방법이다. 원호를 이용해 사골 윤곽을 그리기에 가장 적합한 것

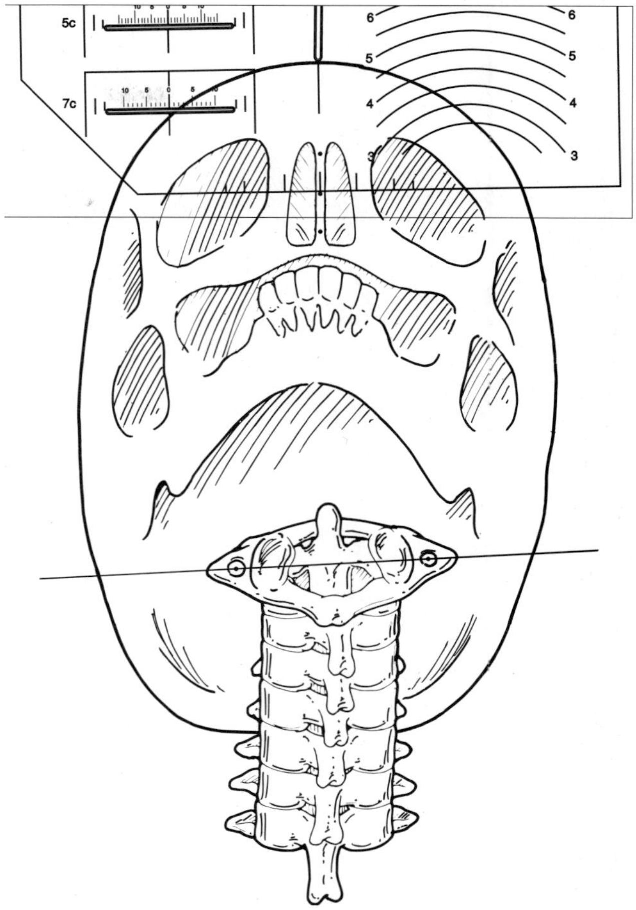

그림 6-5 OAI인 자를 가지고 사골을 양분하기.

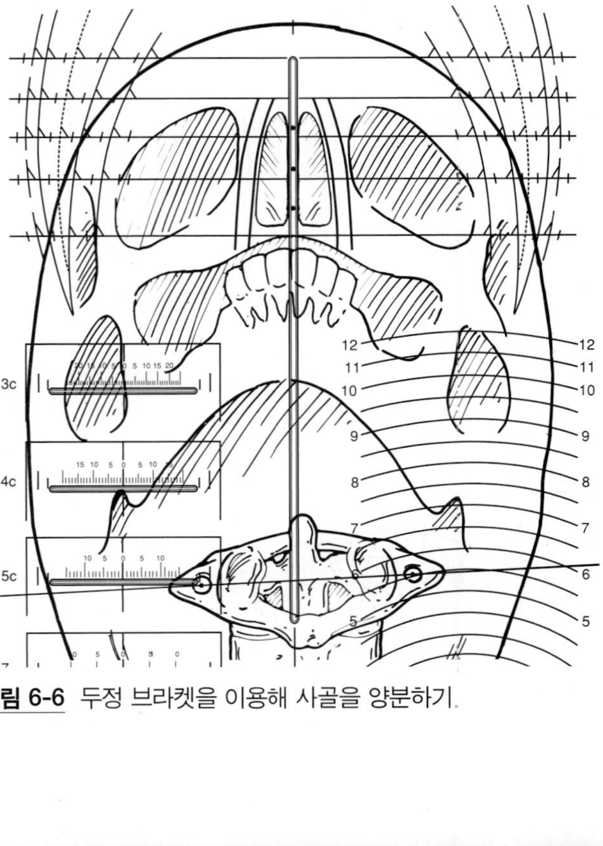

그림 6-6 두정 브라켓을 이용해 사골을 양분하기.

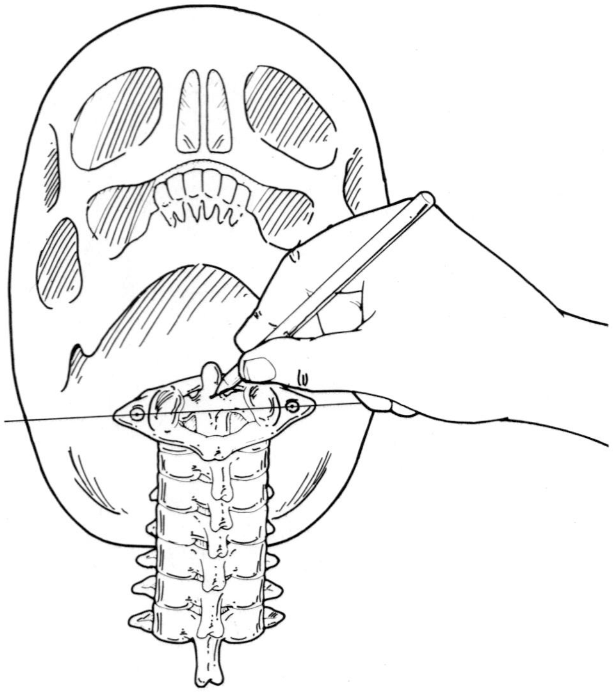

그림 6-7 제2경추 치아돌기 기저부 중심 표시하기.

을 찾아 중앙 슬롯에 3점을 만들 수 있다(그림 6-6).

제2경추 편측성 수정하기 (Correcting for Axis Odontoid Laterality)

제2경추 치돌기 기저부 중앙에 점을 그린다(그림 6-7). 만약 기저부 중앙이 비정상적인 경우(5장 참조), 그 점을 적절한 밀도계의 도움을 받아 제2경추부(C2 body)의 실제 중심 쪽으로 이동시켜야 한다. 분석하려고 하는 X-선에는 상부 경추 서블럭세이션 있는 환자들의 X-선이 포함되기 때문에, 경추 돌기의 중심점을 수정해야 할 필요가 있으며, 그렇지 않으면, 이 척추골이 두개골 중심에서 벗어난다. 제2경추 편측성 수정 시에는 제일 먼저 nasium 분석(nasium analysis)을 통해 작성된 제2경추 목록과 과두상 고리를 파악해야 한다(5장 참조). 예를 들면, 과두상 고리의 크기가 3인치로 측정되면, 3번 밀도계를 분석작업에 이용한다.

제2경추 중심점을 근골격계 분석 도구(OAI)인 적절한 밀도계를 이용해 한쪽으로 치우친 정도만큼 반대편으로

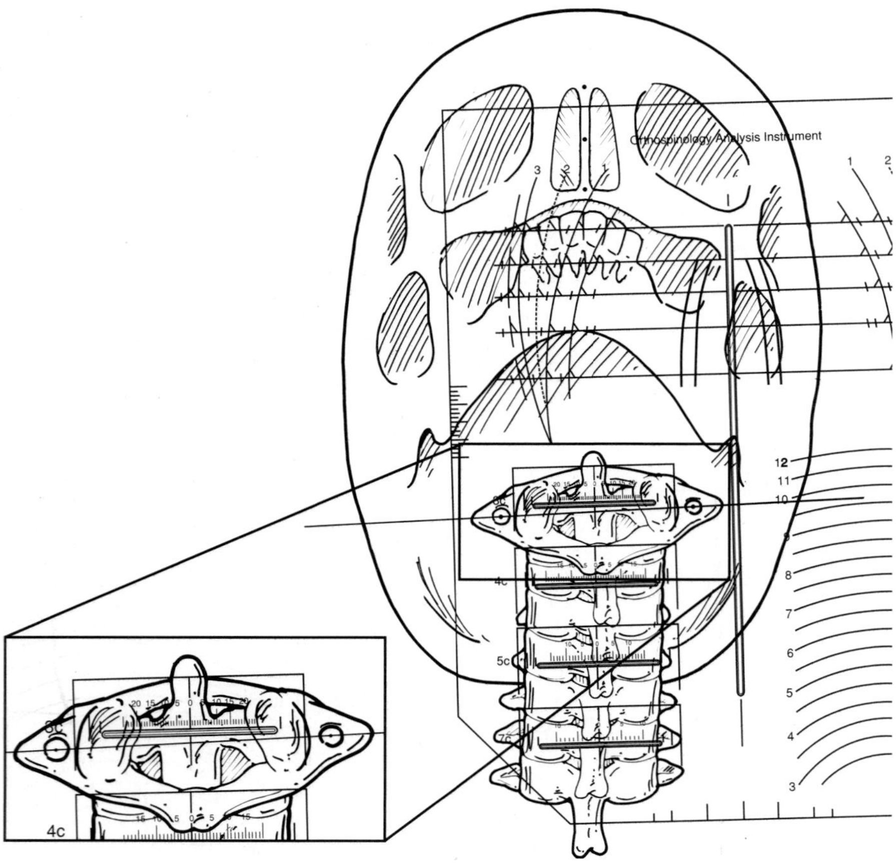

그림 6-8 밀도계를 이용해 제2경추 중심을 두개골의 대략적인 중심 쪽으로 옮기기.

옮겨 두개골의 대략적인 중심을 정한다(그림 6-8). 그런 다음에 치료사는 nasium X-선에 나타난 대로 반대편에 적절한 정도 표시를 위해 연필로 점 표시를 한다.

밀도계 수평 슬롯이 있는 OAI 보조기를 가지고 있지 않은 치료사들은 전통적인 방법으로 후방 CSL을 찾는다. 이 분석을 하기 위해서는 X-선 상 판독대에 OAI를 올려 놓은 후 vertex view를 이 OAI 위에 올려놓아야 한다. 제2경추 중심점을 과두상 고리에 맞춰져 있는 밀도계 0지점에 올려놓는다. X-선 필름이 투명하기 때문에 이렇게 할 수 있다. 제2경추가 한쪽으로 치우친 정도를 필름에 직접 표시를 한 후 제2경추 중심점을 그만큼 반대편으로 옮겨 대략적인 두개골 후부위 중심을 정한다. 예를 들면, nasium 필름 상에서 제2경추가 오른쪽으로 4° 치우쳐 있다면, 제2경추 중심점을 왼쪽으로 4° 옮긴다. 2번째 방법을 이용해 CSL 후방점을 결정할 수 있다. 먼저, 환추 횡돌공의 2중심점들을 양분한 후 중간 지점에 점을 찍는다. 이 점이 환추의 중심이다.

적절한 밀도계를 이용해 nasium 필름에서 환추 편측성을 측정하여 환추 중심점을 한쪽으로 치우친 만큼 반대쪽으로 이동시킨다. 그 결과로 생긴 새로 생긴 위치가 CSL 후방점이다. 이 방법을 이용하면 비정상적 제2경추 측정을 예방하는 이점이 있으나, 약간의 부정확성이 발생해 영상 왜곡으로 인한 환추 측면 부정렬이 초래되는 단점이 있다.

환추-후두 회전 부정렬 상태 측정하기 Measuring Atlanto-Occipital Rotatory Misalignment

수정된 제2경추 점 또는 환추 점과 사골의 정중시상면을 연결하는 CSL을 직선으로 긋는다(이 선은 3점을 균일하게 나누어야 한다). APL에서부터 필름 꼭대기까지 선을 긋는다(그림 6-9). 그런 다음, 분도기를 이용해 APL과 CSL간에 형성된 각도를 측정한다(그림 6-10). 이 각도는 환추와 후두 간 회전 부정렬을 의미하며, 환추가 한쪽으로 치우친 쪽에서 이 각도를 측정한다.

환추가 치우쳐져 있는 쪽의 환추 전방(A) 또는 후방(P)에서 각각 환추 회전 방향을 기록한다. 만약 이 각도가 치우쳐져 있는 쪽에서 예각이고 90°보다 작으면, 환

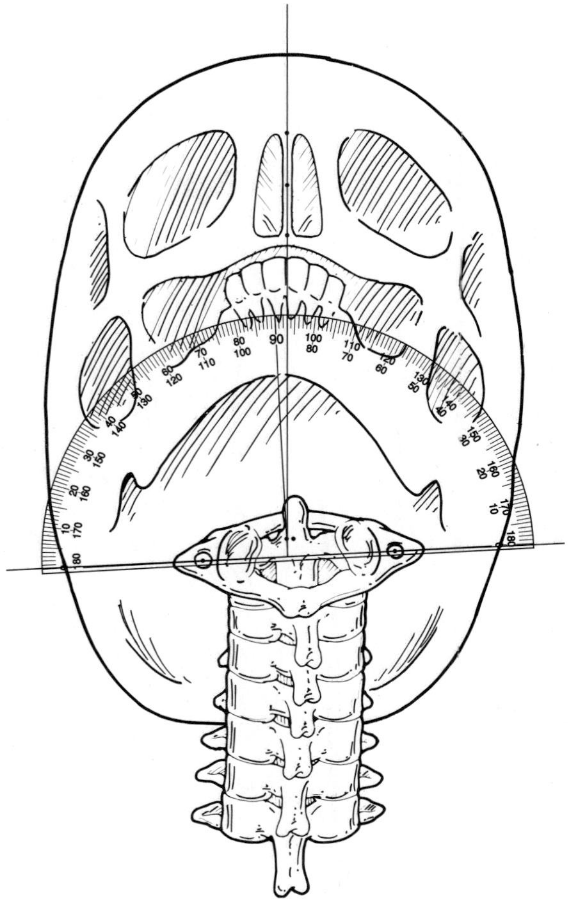

그림 6-9 두개골 중심선 만들기.

추는 전방 쪽으로 회전되고, 마찬가지로, 각도가 치우쳐져 있는 쪽에서 둔각이고 90°보다 크면, 환추는 후방 쪽으로 회전된다. 환추가 90° 이하 또는 90° 이상 회전된 정도를 X-선 필름에 기록한다. 예를 들면, APL과 CSL 사이의 각도가 87°면, 전방 3° 또는 A-3으로 기록한다(그림 6-10). 전방으로 치우친 경우에는 회전 오정렬을 APL 위에 기록하고, 후방으로 치우친 경우, 치우친 쪽의 APL 밑에 기록한다. 또한, nasium 필름 위에 있는 환추 편측성 점수 옆에 회전의 치우침 크기를 기록해야 한다(7장 참조, 그림 7-1).

2차 평가 Secondary Evaluations

제2경추 치아돌기 치우침을 결정하는 첫 번째 방법은 nasium 필름 분석을 통해 결정된다(5장 참조). 그러나,

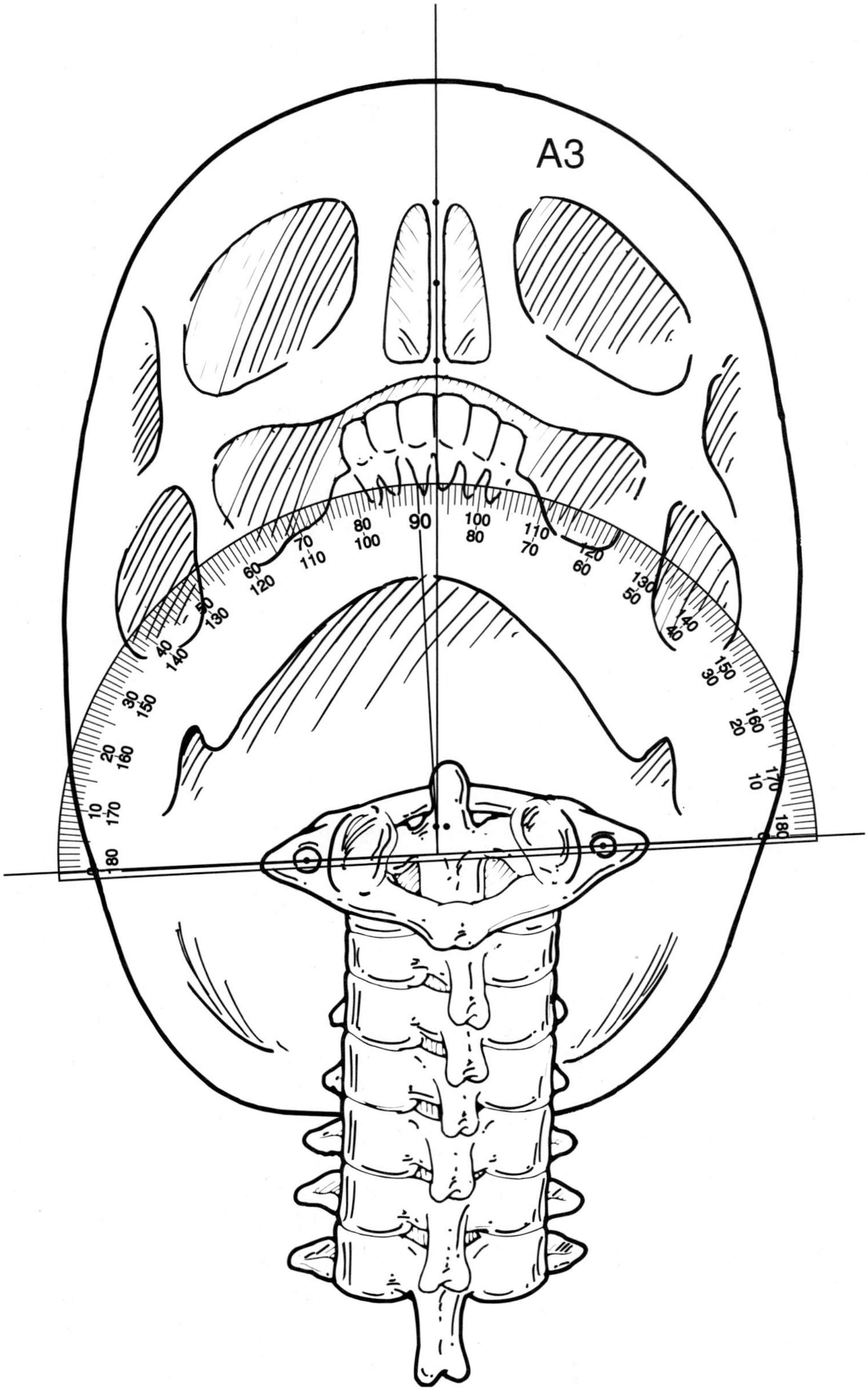

그림 6-10 Vertex필름 상에서 분도기를 이용해 환추 회전을 측정하고 기록하기.

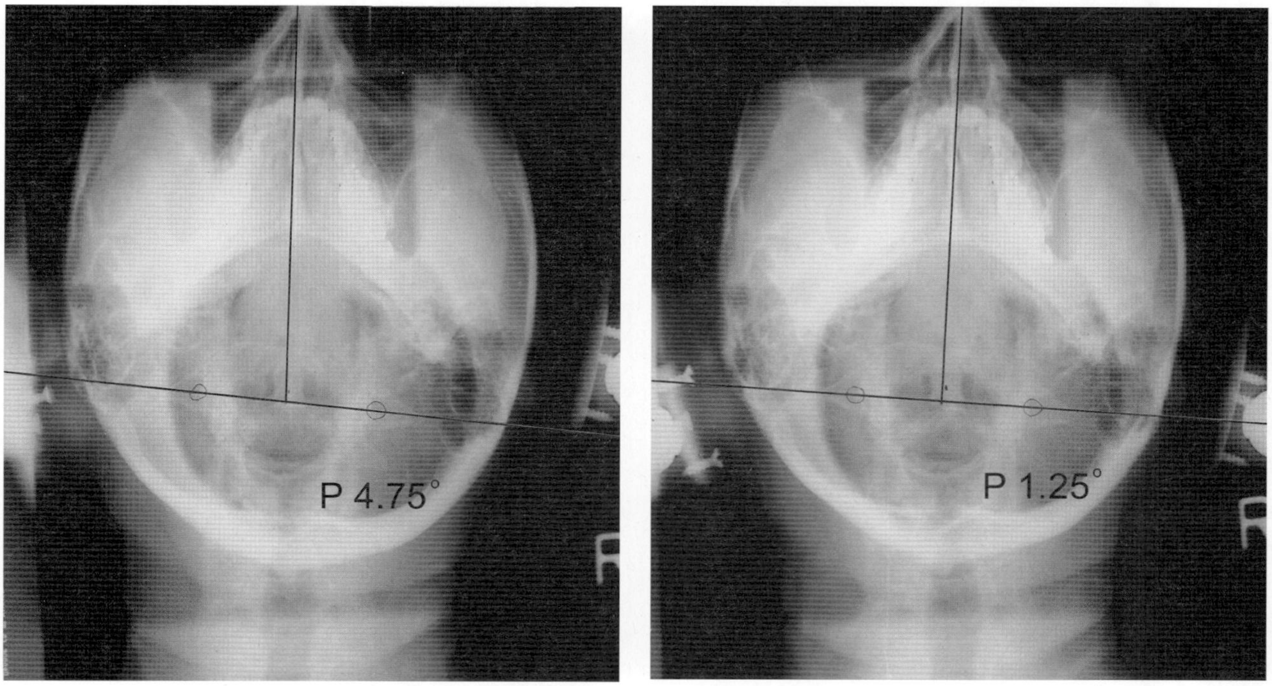

그림 6-11 1차 근골격계 조정 후에 제2경추-후두 횡단면의 수정(Dr. Roderic Rochester 제공).

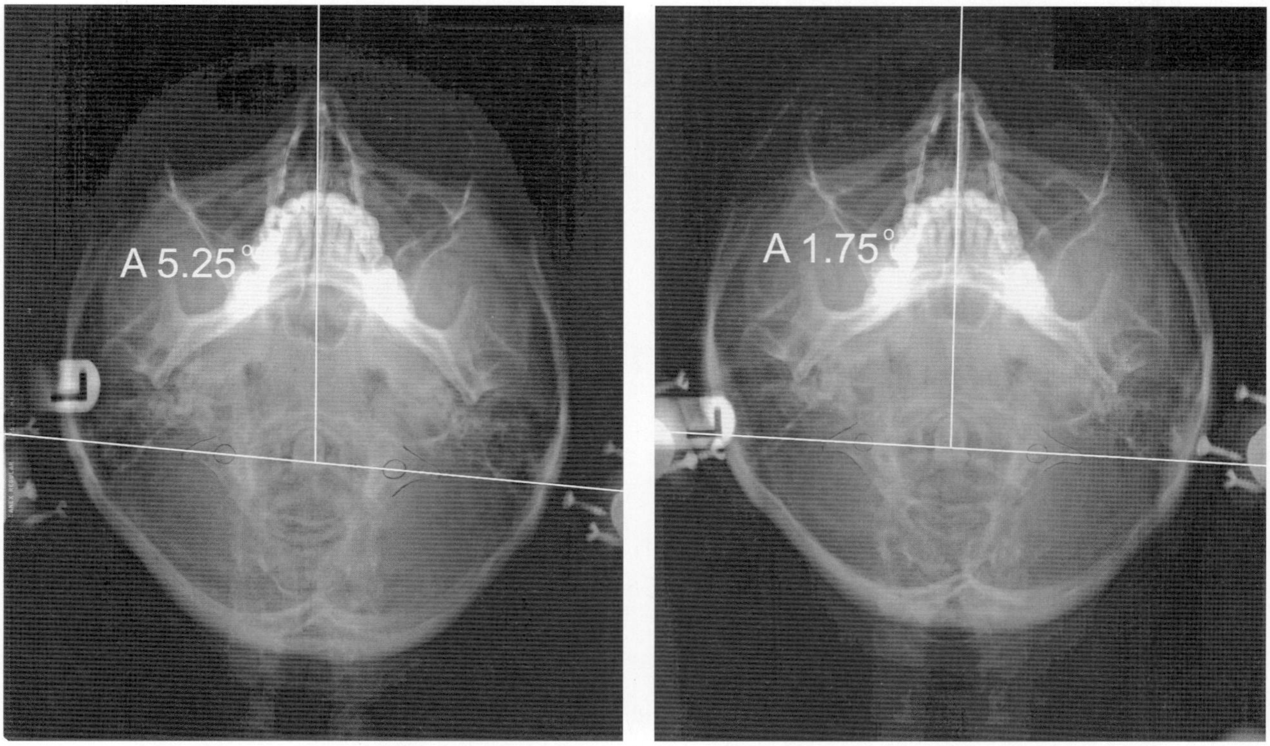

그림 6-12 1차 근골격계 조정 후에 제2경추-후두 횡단면의 수정(Dr. Mark Baker 제공).

치료사는 vertex view을 이용해 제2경추 치아돌기의 회전 부정렬에 대한 2차 평가를 할 수 있다. 이 평가의 문제점은 제2경추 치돌기가 경우에 따라서는 X-선 필름에서 찾아내기가 쉽지 않다는 점이다. 이유는 후부가 이 부위에 겹쳐져 나타나기 때문이며, 틈새가 아주 작은 보정 필터를 사용해야만 그 모호한 형상을 잘 볼 수 있다. vertex view X-선은 제2경추 치돌기에 대한 정량 측정이 아니라 일반적인 평가만을 위해서 사용해야 한다고 알려졌다. 이 방사선 사진을 이용해서도 병리학적 평가를 할 수 있는데, 그 이유는 이 사진을 통해 환추와 제2경추 치돌기의 상부면을 볼 수 있기 때문이다. 모든 경부 X-선에 있어서, 임상가들은 서블럭세이션 분석을 하기 전에 시간을 들여 두개골과 경추의 골 무결성을 평가하는 것이 필요하다.

요약
Summary

본 장에서, 독자는 vertex view에서 정확한 APL을 긋고 CSL을 정하는 방법을 배웠다. 환추와 후두 간 전방 또는 후방 회전 부정렬을 측정할 목적으로 APL을 긋고 CSL을 정한다. 2차 평가를 통해 제2경추 치돌기 위치를 볼 수 있다. 치료사는 이 방사선 사진을 이용해 특히, 환추와 제2경추 치돌기의 상부면에 대한 병리학적 평가를 할 수 있다.

제 7 장

높이 요인
Height Factors

학습목표

이 장을 공부하고 난 후에, 독자는 다음과 같은 사항들을 할 수 있어야 한다:

- Height factor 공식의 4요소 리스트를 작성할 수 있다.
- 각 factor들의 목적 설명할 수 있다.
- 각 factor 및 총 height factor 산출할 수 있다.
- Height factor 목적 설명할 수 있다.
- 목록 카드 사용 실례를 들어 설명할 수 있다.

근골격계 절차의 주요 특징들 가운데 하나는 이 절차가 여러 개의 부정렬을 비율적으로 감소시키도록 설계된 제1경추에 힘을 가하는 벡터 또는 경로를 결정한다는 것이다. 조정 벡터는 2개의 요소를 가지고 있다: 높이 factor와 회전 factor. 본 장에서는 height factor 산출 공식을 만드는 4가지 요소를 검토하고, 각 값을 결정하는 규칙들에 대해 알아본다.

평면선
Plane Line

근골격계의 첫 번째 요소인 height factor는 평면선 factor라고도 불린다. 평면선 factor의 목적은 치료사로 하여금 자기 몸 또는 조정 기구를 환추와 함께 동일한 평면에 올려놓을 수 있게 하기 위함이다. 기본적으로, 이 평면선 factor는 nasium 필름 상에서 관찰되는 환추 평면선(APL)의 수학적 기울기이다. 일단 평면선 factor를 계산한 다음에, nasium 필름 상 한쪽으로 치우친 쪽의 오른쪽 윗부분에 있는 환추, 제2경추, 그리고 치돌기 바로 밑에 또는 그 안쪽에 PL이라는 기호를 써서 이 계수를 기록한다(그림 7-1).

평면선 factor 계산법에는 2가지가 있다.

방법1 (전통적) [Method 1 (Traditional)]

Nasium 필름 분석 시(5장 참조), 평면선을 긋고 $^{1}/_{16}$인치 단위로 측정한 후 턱뼈 가지의 외측연을 가로지르는 짧은 수평선 밑에 그 값을 기록한다. 이 측정 치수를 이용할 때, 다음 규칙을 적용한다:

- APL이 환추가 치우쳐 있는 쪽의 수평선 보다 위에 있는 경우, 매 $^{3}/_{16}$인치마다 height factor에 1인치를 더한다.
- APL이 환추가 치우쳐 있는 쪽의 수평선보다 아래에 있는 경우, 매 $^{3}/_{16}$인치마다 height factor에서 1인치를 뺀다.

정확히 말하자면, 평면선 factor의 $^{1}/_{4}$인치를 반올림 또는 반내림한다. 예를 들어, 측정치가 $^{2}/_{16}$인치이면, 위의 규칙을 적용해 위에서 말한 대로 경사진 "PL" 기호 옆에 $^{3}/_{4}$인치라고 적는다. 마찬가지로, 평면선이 $^{1}/_{16}$인치 이상이면 평면선 계수를 $^{1}/_{4}$인치로 적는다. 이는 전통적 방식

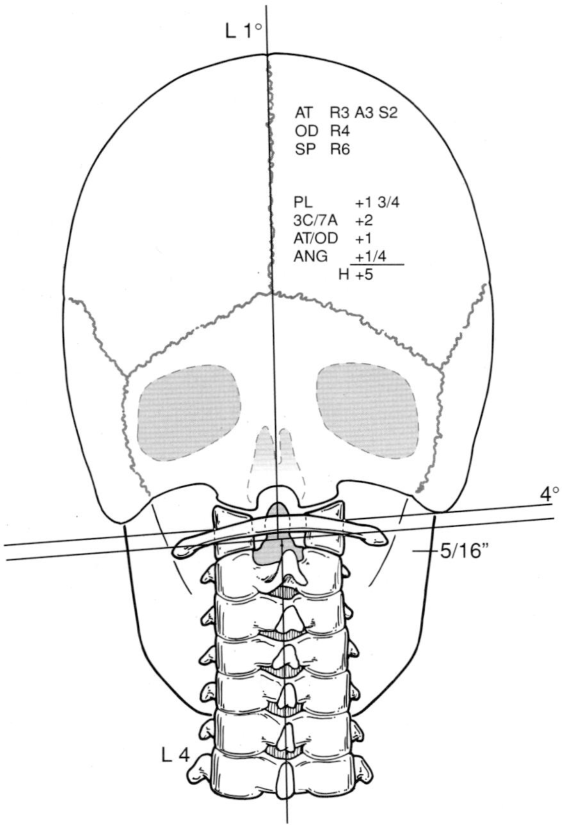

그림 7-1 높이 factor와 회전 factor를 nasium X-선 필름에 적은 최종 분석.

이며, 방식 2는 빠른 계산을 위해 계산기를 필요로 하기 때문에 수년 전부터 이용하지 않고 있다.

APL이 환추가 치우쳐져 있는 쪽의 수평선 위에 있을 때 매 3/16인치마다 height factor에 1인치를 더하는 이유는 기울기 또는 오름(rise/run)에 기반한 수학적 계산이기 때문이다. 바꿔 말하면, APL이 환추가 치우쳐 있는 쪽의 측면 턱 가지에서 수평선보다 3/16인치 위에 있다면, 치료사는 환자가 옆으로 누워 있고 치료사의 두상골이 환추 횡돌기 위에 있을 때 자기 팔을 환추와 동일한 평면으로 옮기기 위해 상흉골 패임을 머리 쪽으로 1인치 움직여야 한다. 다음 질문에 대한 답이다. 만약 환추 평면선이 턱 가지 끝에서 수평선보다 3/16인치 위에 있다면, 수평선은 24인치에서 얼마나 위에 있는가?

다음 방정식으로 구할 수 있다:

$$Y/24 \text{ 인치} = Z/4.5 \text{ 인치}$$

여기에서, 24인치는 조정 자세를 취하고 있는 동안 양어깨 중간점과 두상골 사이의 거리이며, 4.5인치는 턱의 평균 폭이다. 만약 Z가 0.1878인치(3/16인치)이면, Y는 1인치이다.

다음 방정식을 이용해 등가도(equivalent in degree)를 계산할 수 있다:

각도 S = 아크탄젠트 (H/X) (그림 7-2)

만약 H가 1이고 X가 24이면, 각도 S는 2.39°이다. 따라서, APL이 턱 가지에서 3/16인치 위에 있으면, 24인치에서는 1인치에 해당하고 기울기 각도는 2.39°이다.

방법 2 (Method 2)

이 방법은 APL과 X-선 필름 끝의 교차점에 분도기를 대고 수평축에 대한 경사도 또는 기울기를 측정한다. nasium 필름 판독 중에 측정치를 도(°)로 기록한다(5장 참조). 기록된 도를 이용해, 그 도에 0.4인치를 곱한다. 그 도를 서로 상쇄하고 인치로 표시된 높이 계수만 그대로 둔다. 이 곱셈 값을 1/4인치까지 반올림한다. 이때, 허용치가 항상 높은 쪽에 있음을 명심해야 한다. 다시 말해서, 의심되는 경우, + 방향으로 숫자를 반올림한다. 최종 숫자가 평면선 계수인데, 이 factor를 위에서 말한 대로 "PL" 옆에 적는다.

C/A Factor

C/A는 A에 대한 C, 또는 환추 관절면 곡률원에 대한 후두골 과상돌기 곡률원을 의미한다. nasium 필름 판독 중에 이 숫자를 기록한다(5장 참조). 환추가 2차원 형태의 구 또는 원의 호와 아주 가까운 경로에 있는 후두골 과상돌기 주변에서 서블럭세이션되었다는 것이 근골격계의 1차 개념이다. 마찬가지로, 환추가 비슷한 방법으

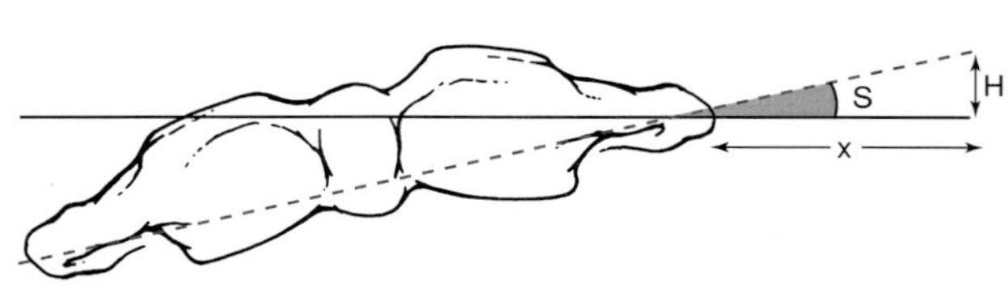

그림 7-2 환추 평면선 기울기(Eriksen K. 평면선과 과두상/제2경추 분석 계수들로부터 인용. In: *경부 상부 서블럭세이션 복합체*. Baltimore: Lippincott Williams & Wilkins, 2004:172).

로 제2경추에서 옆으로 서블럭세이션될 수 있다. 이 원의 직경을 아는 것이 C/A factor를 계산하는데 도움이 된다. C/A factor의 목적은 환추 편측성의 정도를 비율적으로 낮추고 각도를 낮추기 위해 힘의 방향과 크기를 결정하는데 있다. 다음 방법으로 C/A factor를 산출한다:

- 제2경추 원의 직경이 과상돌기 원의 직경보다 큰 경우, 매 인치마다 ½인치를 더한다.
- 제2경추 원의 직경이 과상돌기 원의 직경보다 작은 경우, 매 인치마다 ½인치를 뺀다.

제2경추 원이 과상돌기 원보다 작은 경우는 매우 드물다. 최종 C/A 계수는 인치로 표시된 height factor이며, nasium 필름에 있는 평면선 factor 바로 밑에 이 factor에 + 또는 −를 붙여 적는다(그림 7-1).

환추 치돌기 계수 또는 큰 하부 각도 요인 Atlas-Odontoid factor or Large lower-angle factor

환추 치돌기(A/O) 관계 또한 큰 하부 각도 factor로 알려져 있다. 이 factor의 목적은 환추를 중심으로 제2경추가 큰 하부 각도로 움직이는 것을 설명하기 위해 합력에 높이 또는 각도를 더하거나 빼기 위함이다. nasium 필름 판독 시 치돌기 또는 OD를 측정한다(5장 참조). 치돌기 측정치를 이용하고 다음 규칙들을 적용해 이 factor를 산출한다:

- 치돌기 편측성이 환추 편측성보다 큰 경우, 1° 마다 1인치를 더한다.
- 환추 편측성이 치돌기 편측성보다 큰 경우, 1° 마다 ¼인치를 뺀다.

2번째 방법은 이 factor 산출에 이용된다. 1976년, John D. Grostic, DC,는 이것을 환추 치돌기 factor라고 부르지 않고 큰 하부 height factor(large lower-angle factor)라 불렀다. Grostic은 이 factor를 "수정 factor들의 비-선형성을 수정하는 방법 그리고 이것들이 평균 범위를 벗어나 부정렬되어 있는 환자들의 비-선형성을 수정하는 방법"이라고 설명했다.[1] 이 설명은 적절한데, 그 이유는 하부 각도가 직각에서 3° 벗어나 있을 때, 추가 수정 factor가 필요하기 때문이다. 만약 환추 편측성의 반대편이 하부 각도인 경우, height factor에 1인치를 더한다. 환추가 치우쳐져 있는 쪽의 반대쪽 하부 각도 부정렬이 3° 더 부정렬되어 있는 경우, height factor에 ½인치를 더한다. 예를 들면, 만약 하부 각도가 7°인 경우, 7°를 3으로 나누고, 나머지는 버린다. 그 결과 값은 2이며, 이 숫자를 사용해 다음 규칙들을 적용한다:

- 대각 부정렬인 경우, 1°당 0.5인치를 곱한 후, 0.5인치를 더한다. 본 사례에서, 최종값은 1.5인치이며, 이 값을 돌기 계수 대신에 큰 하부 각도 factor에 더한다.
- 환추가 치우친 쪽 또는 "휘어져 있는 안"쪽에 하부 각도가 있는 경우, 1°당 -0.25인치를 곱한다. 본 사례서 최종값은 -0.5인치이고 이 값을 환추 추돌기 factor 대신에 큰 하부 각도 factor로 이용한다.

평가들은 A/O 설명이 치돌기가 전두면에서 환추를 기준으로 측면으로 움직이는 측면 운동과 관련된 생체 역학을 정확하게 반영하지 않을 수도 있으며, A/O 계수 산출 시, 바람직한 결과를 달성하기 위해 height factor를 적절하게 수정할 수도 있다고 주장한다. 일부 의사들은 모든 사례에서 환추의 측면 테두리가 표면들을 이어주는 것을 보기 어렵다는 이유로 A/O factor 측정 방법의 신뢰성에 문제가 있다고 보고하고 있다. 임상 응용에는 어떤 방법도 가능하다; 그러나, 2번째 방법이 약간 더 신뢰할 만하고 타당하다. 일단 계산이 끝나면, 인치 단위의 height factor를 숫자 앞에 "+" 또는 "-"를 붙여 nasium 필름 위에 있는 C/A factor 또는 큰 하부 각도(LLA) 밑에 적는다(그림 7-1).

각도 factor Angle Factor

약자로 ANG라고 쓰며 환추 편측성 정도와 낮은 각도와의 관계 때문에 height factor에 더해진 인치 단위의 높이를 의미한다. 이 각도 계수들의 목적은 이 관계를 설명하기 위해 추가 높이 또는 각도를 벡터 힘에 더하거나 빼기 위함이다. nasium 필름을 통해 환추 편측성과 하부 각도를 측정한 후 기록한다(5장 참조). 이 숫자들을 이용하고, 다음 규칙들을 적용한다:

만약 대각인 경우:

- 하부 각도가 상부 각도(upper angle) 또는 환추 편측성보다 큰 경우, 1° 마다 1/4인치를 더한다.
- 상부 각도가 하부 각도보다 큰 경우, 1° 마다 1/4인치를 더한다.

만약 각도들이 같은 쪽에 있거나 "휘어져 있는 안(into the kink)"쪽에 있는 경우:

- 상부 각도가 하부 각도보다 큰 경우,
- 하부 각도가 상부 각도보다 큰 경우, 1° 마다 1/4인치를 뺀다.

이 내용을 기억하기는 좀 어려울 수 있지만, 마지막 규칙만이 1/4인치를 빼는 것이고, 나머지 규칙들은 각도 factor에 1/4인치를 더하는 것이다. 일단 이 숫자를 계산한 후에 이 숫자 앞에 "+" 또는 "-"를 붙여 A/O factor 또는 ANG 바로 밑에 적는다(그림 7-1).

높이 요인
Height Factor

이 4가지 factor 모두를 nasium 필름 위에 나란히 적어야 한다. 마지막 height factor아래 선을 긋고, 4가지 계수를 모두 더한다. 총계가 양의 값인 경우 이 총계 앞에 "H 또는 +"를 표시하고, 음의 값인 경우 "L 또는 －"라고 표시한다. Height factor의 목적은 치료사가 모든 서블럭세이션의 height factor들을 동시에 비율적으로 낮추기 위해 벡터 힘을 마지막 횡돌기에 전달하는 것을 도와주기 위함이다. 이 개념을 기계적 관점에서 생각하는 것도 도움이 될 수 있다. 평면선 factor는 치료사가 환추 평면을 제자리에 배열하는 것을 도와준다. 이것 외에, C/A 계수는 상부 각도와 하부 각도를 비율적으로 감소시킨다. 이 2개의 factor들이 대부분의 경우에 height factor의 약 90%를 차지한다. 환추를 중심으로 한 치기의 배열 상태를 설명하는 데는 이 2개의 factor 이외에 추가 높이 또는 레버리지(leverage)가 있다. 마지막으로, 이 3가지 계수 외에, 상부 각도와 하부 각도의 크기 및 방향 간 관계성을 설명하는데는 약간의 높이 변화가 있다.

리스팅 카드
Listing Card

근골격계 X-선 판독을 통해 얻은 정렬 측정치 및 height factor들을 환자 리스팅(listing)이라 부른다. 이 리스팅을 환자 파일에 있는 1장짜리 카드에 기록할 수 있으며, 임상 실무의 기준 자료로 사용할 수도 있다. 또한, 환자가 여행할 때 훈련된 카이로프랙터가 추가로 X-선 촬영 없이 근골격계 절차를 진행할 수 있도록 환자에게 리스팅 카드를 줄 수도 있다. 정렬 측정치를 우측(R) 또는 좌측(L) 표시를 하여 도수(°) 앞에 적는다. 글씨 M은 유양돌기를 의미한다. "휘어져 있는 안쪽(into the kink)"과 날카로운 헤드피스(sharp headpiece)를 표시하기 위해 M자 밑에 반원을 그린다. 둥그런 머리와 날카로운 헤드피스를 표시하기 위해 반원을 M자 위에 그린다. M자에 원을 그려 유양돌기가 날카롭고 두개골이 둥글고 "휘어져 있는 안 쪽" 타입 부정렬을 표시하기 위해 M자에 원을 그린다. 사경을 도(°)로 표시한다. 치우쳐져 있는 쪽의 수평 축 위(H) 또는 아래(L)에 평면선 경사를 1/16인치 단위 또는 도(°) 단위로 적는다.

우측 및 좌측 유양돌기-턱 영상 다이어그램이 리스팅 카드에 포함된다. 영상 속에 나타난 유양돌기와 횡돌기의 위치, 턱 위치, 그리고 귓불의 전하방면에 올려 놓은 납조각의 위치를 이 리스팅 카드에 기록할 수 있다. 작은 원을 이용해 납탄을 표시하고, 외측에서 찍은 경추 X-선에서 보이는 횡돌기 끝을 검정 원으로 표시한다. 30% 확대한 횡돌기의 위치를 밀리미터 단위를 써서 카드에 적는다. 두개골을 중심으로 한 환추 회전을 환추 편측성과 같은 줄에 적는다. S-라인은 환추 회전 바로 위 또는 옆에 있다. 과두상 고리와 제2경추 고리의 직경과 다리 검사 내용은 해당 위치에 적는다. 수작업 소형 조정 기구 또는 Laney Torque Specific 테이블을 사용할 때 필요한 최종 각도에 대한 정보를 주어진 공란에 적는다. 수 조정 또는 테이블에 장착된 기구의 토크가 약할 때는 I 그리고 강할 때는 S라고 적는다. I 또는 S를 height factor 리스팅 우측에 적고, 그것을 낮추어 수평선 중간에 맞춘다. 조정을 하기 전 조정 테이블에 누운 환자의 자세와 의사가 평평한 헤드피스(FHP), 날카로운 헤드피스(SHP)를 선택했는지, 어깨 아래 부분을 내리라고(LSD) 했는지,

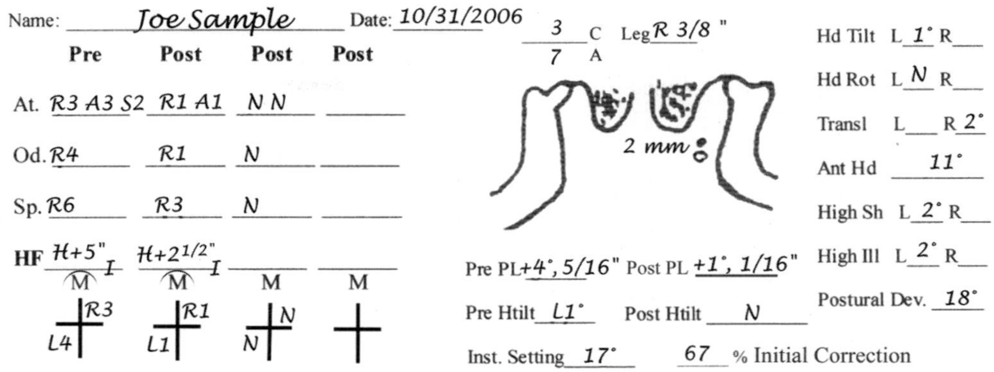

그림 7-3 리스팅 카드

그리고 어깨 아래 부분을 올리라고 (LSLJ) 했는지 여부를 표기법을 이용해 카드에 적는다. 그러나, 이 표기법들은 원래 수작업 소형 기구를 이용해 조정하는 작업을 위해 개발되었다. 전통적으로, 어깨는 거의 모든 경우에 중간 위치에 있었으며, M자를 둘러싸는 원호 표기법을 이용해 헤드피스 각도를 기록하였다. 환자의 자세 편위를 체크 표시를 하거나 또는 컴퓨터 기반의 자세 분석을 통해 얻은 측정치를 도(°) 단위로 표시해 카드에 기록한다. 수정 비율, 후두 기울기, 측정 후 리스팅, 그리고 하부 각도 후를 위한 공란이 마련되어 있다(그림 7-3).

요약
Summary

본 장에서, 독자는 height factor 공식을 구성하는 4계수들을 작성하는 방법을 배웠다. 총 높이 계수와 각 개별 height factor들의 목적과 계산을 설명하였다. 환자가 여행할 때 환자에게 주거나 근골격계 절차를 실시하는 다른 의사들에게 보내기도 하는 리스팅 카드의 사용법을 학생들에게 보여주었다.

참고문헌

1. Grostic, JD. X-ray analysis and biomechanics. Lecture: August 4, 1992. Life Universty, Marietta, GA.

제 8 장

X-ray 분석 타당도

X-Ray Analysis Validity

학습목표

이 장을 공부하고 난 후에, 독자는 다음과 같은 사항들을 할 수 있어야 한다:

- 타당성의 의미를 설명할 수 있다.
- 신뢰성과 타당성 사이의 차이점을 논할 수 있다.
- 타당성의 다른 형태를 설명할 수 있다.
- Orthospinology X-ray 분석의 기초를 제공하는 많은 개념을 언급할 수 있다.
- X-ray 분석에서 내재하는 오류의 근원을 논하고 그것들의 관련성이나 제거를 설명할 수 있다.
- 방사선 사진술 절차의 타당성에 대한 다양한 형태와 영향을 논할 수 있다.
- 이미지 회전을 측정할 수 있다.
- 타당성에 대한 연구 결과와 그들의 관계를 언급할 수 있다.

John F. Grostic 임상가 모델의 상부 경추의 카이로랙틱 복합성 서블럭세이션에 기초를 두고 상부 경추에서 상대적인 척추 정렬 편위에 영향을 주는 Orthospinology은 기계적 자극, 신경세포의 저산소증, 그리고/또는 신경학적 반사때문에 신경학적 기능장애를 초래한다. Orthospinology X-ray 분석은 상부 경추에서 상대적인 척추 정렬을 측정하기 시도한다. X-ray 분석을 통한 정보는 방향성 수정(vectored adjustment)을 어떻게 산출할 지를 결정하기 위해 사용되지만 수정할 때 필수적이진 않다. 이 장에서는 3차원의 척추의 2차원적 측정을 이용할 때, Orthospinology의 X-ray 분석의 타당성과 초래되는 도전에 대해서 논의한다.

타당도와 신뢰도
Validity and Reliability

임상 절차가 타당하다는 생각은 때때로 이해하기 어렵다. 타당한 체계에 대하여 측정하기 위하여 시도하는 것이 무엇인지 측정해야만 하고 신뢰될 수 있다. 측정체계의 *시도 타당성(trial validity)*은 중재에 따라 예상될 수 있는 측정 대상에서의 변화를 발견하기 위한 능력을 설명한다. 체계성은 동등한 결과를 얻는 동안에 여러 번 반복될 수 있을 때 신뢰할 만하다. *실험자내(intraexaminer)*는 같은 사람이 반복적으로 체계성을 이용할 때 할당되고, *실험자간(interexaminer)*은 같은 과정을 이용한 다른 사람의 결과를 비교할 때 이용된다.

신뢰도와 타당도는 같지 않다. 예를 들어, 야구 투수는 신뢰할 수 있고 매번 같은 장소로 던지지만 만약 그가 던진 그 장소가 스트라이크존이 아니라면 그의 투구는 그의 의도가 스트라이크를 던지는 것인지 아닌지 타당하지 않다. 이 예에서 그는 신뢰도를 설명하지만 타당도는 설명할 수 없다. 그가 스트라이크를 던지려고 시도하고 매번 같은 위치에 투구를 던지고 그 위치가 스트라이크존 이내라면 그는 확실하고 타당한 투수이다.

절차는 임상적으로 타당하다고 고려되거나 타당도와 신뢰도를 설명할 때 확립된다. 측정 규모가 후두와 비교하여 환추의 상대적인 정렬을 나타낸다면, 환추 외측변위를 위한 Orthospinology X-ray 분석은 타당하다. 여러 번 측정한 결과가 같거나 매우 유사하다면 신뢰할 만하다고 간주된다. 만약 동일한 임상가가 같은 X-ray로 환추 외측변위의 다양한 시간을 결정하고 그 결과가 동등하거나 매우 유사하다면 환추 외측변위에 대한 분석은 실험자내 신뢰도를 보여준다. 실험자내 신뢰도는 여러 임상가가 환추 외측변위에 대해 같은 X-ray를 측정하고 동등한 답을 얻을 때 설명될 수 있다.

예측, 동시, 판별 타당도
Predictive, Concurrent, and Discriminant Validity

타당한 체계는 다른 형태의 타당도로 나타날 것이다. 어떤 모델은 예측 타당성으로 알려진 예측 가능성이 단지 적당한 만큼이다. 위의 야구 투수의 예를 들면, 투수의 투구는 신뢰할만하고 타당하기 때문에 그가 원할 때 스트라이크를 던질 수 있는 매우 높은 정도의 자신감이 예측될 수 있다. 그러므로 그는 예측할 수 있는 타당성이다. 이것처럼 Orthospinology의 개념은 카이로프랙틱 치료 후에 예측되는 환추의 외측변위는 정형학적 정렬에 따라서 의도된 방향으로 변화된다. 또한 상부 경추 변화에 따라서 건강, 가동화, 가동범위, 그리고/또는 통증의 측정결과가 향상될 것이다. 부가적으로, 상부 경추의 배열 회복 비율은 예측 타당성을 설명하는 호전된 결과의 정도를 예측한다.

동시 타당성은 두 가지의 다른 방법이 같은 결과를 나타내고 그 방법 중에 하나가 타당하고 신뢰할 만하거나 좋은 기준으로 간주될 때 발생한다. 야구 투수는 빠른 공과 커브 공은 의지에 따라 스트라이크로 던져질 수 있다. 카이로프랙틱에서 문제점은 척추 서블럭세이션 진단에 절차과정을 비교할 수 있는 표준이 없다는 것이다. 환추 외측변위에 대한 Orthospinology 분석과 컴퓨터 활용 X-ray 분석은 그것들이 서로 일치되고 또한 신뢰성과 정당성이 있다고 생각된다면, 공존하는 타당성을 설명할 수 있다. X-ray 분석이 supine leg check와 의견이 일치하고, 이 평가는 인정된다고 생각된다.

타당한 절차는 또한 다른 그룹 사이를 구별하기 위한 능력을 보여줄 것이다. 이것은 판별 타당성으로 알려져 있고, 기능적 단족 현상, 질병 또는 통증이 있거나 없는

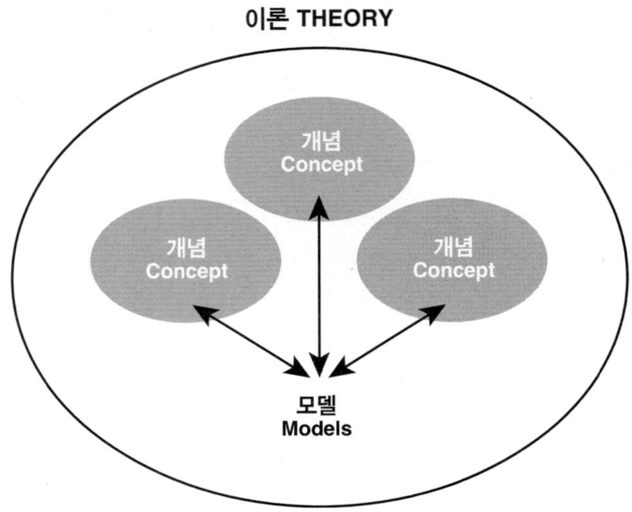

그림 8-1 이론 모델은 개념들을 통해 정립된다.

환자들 사이에서의 차이점을 설명하기 위한 X-ray 분석의 능력으로서 설명될 수 있다. Supine leg check에서 어느 쪽 다리가 단족이 될 것인지 예측할 수 있고 또는 좋은 결과를 가질 것인지 아닌지를 구별할 수 있다. Orthospinology X-ray 분석이 인정될 만큼 받아들여지기 위해서는 시도 타당성, 예측 타당성, 동시 타당성, 판별 타당성뿐만 아니라 신뢰성을 설명해야만 한다. 이 주제를 조사하기 위한 유일한 방법은 목차에 출판된 조사, 관련된 학자 사이에서 충분히 검토된 조사 논문을 이용하는 것이다.

X-ray 분석 개념
X-ray Analysis Concepts

이론은 모델을 이용한 특정 현상의 관찰을 설명하기 위해 구성된다. 모델은 개념으로부터 만들어진다(그림 8-1). 객관적인 연구자는 사실성을 추구하기를 원하고, 알려지지 않은 현실에서 발생하는 것을 기꺼이 인정한다; 그러나 모델이나 이론의 개념은 과학적인 과정을 이용하여 테스트 될 수 있다. 이것은 검증 가능한 가설을 정하고, 가설을 관찰하고 테스트하고, 결과에 바탕을 둔 이론을 받아들이고, 제거하거나 수정하는 것을 포함한다(그림 8-2). Orthospinology X-ray 분석은 아래에서 언급된 것들을 포함하는 많은 개념으로 구성된다.

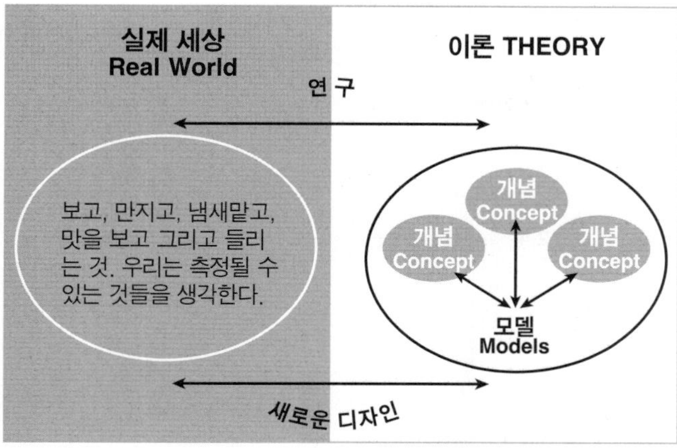

그림 8-2 가설을 검증하기 위한 연구를 위해 사용하는 방법을 보여주고 있다.

- 환추는 관상면에서 두개골에 상대적으로 우측이나 좌측으로 외측변위가 발생할 수 있다. 이것은 환추의 축에 의해 정의되며 후두과를 중심으로 3차원 그리고 2차원에서 각 측정을 가능하게 한다.
- 환추는 주로 수평면에서 두개골 중심으로 회전될 수 있다.
- 환추는 축면을 중심으로 축추 위에서 아주 적은 정도 우측 또는 좌측으로 변위될 수 있다.
- 두개골, 축추 그리고 하부 경추에서 환추의 위치는 X-ray 영상을 통해 측정될 수 있으며, 이것은 상대적 배열관계를 뜻한다. 그러나 Cartesian coordinating system의 3개의 축과 비교하는 3차원에서 정확한 위치는 아니다.
- 이러한 X-ray을 통한 측정은 높이와 회전 요인들을 사용함으로서 상대적인 상부 경추 정렬을 변화시키는 벡터 힘을 결정하기 위해 이용될 수 있다.
- 경추에서 상대적인 정렬 변화는 카이로프랙틱 치료 전과 후 방사선 검사를 통해 분석될 수 있다.
- X-ray 분석 체계의 목적은 긴 시간동안 신경학적 기능 장애의 임상학적 징후를 회복시키는 상대적 상부 경추 정렬 분석을 가능하게 하기 위함이다.

신뢰성과 타당성에 영향을 미치는 오류의 원인
Sources of Error Affecting Reliability and Validity

X-ray분석에 영향을 미치는 오류의 원인 조사는 시스템의 타당성을 잘 판단하도록 도움을 준다. 오류는 2개의 주요 카테고리로 나눠질 수 있다: X-ray 분석과 방사선 촬영을 이용한 환자의 자세. X-ray분석에 있어서의 잠재적인 문제는 주관적 분석, 측정, 높이 요소의 추가, 실수 기록, 그리고/또는 오류 지점 선택/표기와 같은 오류를 포함한다. 환자위치 문제에 대한 세부 카테고리는 촬영거리와 자세변화에 대한 상대적인 환자의 자세와 위치에 있다. 필름 오류에 대한 상대적인 환자의 문제는 원인은 nasium 영상에서 남아있는 이미지 회전과 X-ray에서의 영상이 너무 높거나 낮은 상항을 포함한다. 치료 전과 후 분석을 위해 방사선 촬영할 때, 환자의 자세 오류는 머리 회전, 측방굴곡 그리고 흉부에서의 머리 위치의 변화를 포함한다(그림 8-3).

카이로프랙틱 임상가가 전과 후 X-ray에 대해 무관심할 때 주관적 분석이 발생하며 이것은 의도적이지 않은 편견을 갖게 한다. 임상가들은 치료 후 환자의 상태가 호전된 것을 보여주기 위해 post x-ray 촬영을 원한다. 기록 실수의 예로서 각도측정기를 읽었으나 잘못 기록 하는 경우다. 추가적인 오류로 임상가는 모든 것을 정확하게 측정하였지만, 치돌기와 극돌기 외측변위 값을 환추 외측변위 값에 더하는 것을 잊는 수학적 실수가 있다. 이러한 형태의 오류는 신뢰성과 타당성에 영향을 준다. 그러나 컴퓨터 X-ray 분석법 발달과 함께 뚜렷하게 감소하였다. 해부학적 지점을 디지털화시키는 컴퓨터 측정은

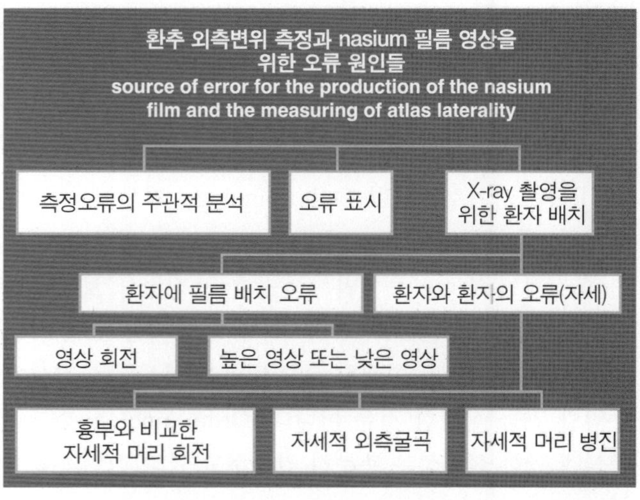

그림 8-3 Nasium 영상을 위한 환자배치 측정의 잠재적 오류 원인을 보여주는 플로차트.

객관성에서 상당한 향상을 이끌어 낼 수 있게 하고 기록, 측정, 추가적인 오류를 제거할 수 있게 한다.

표시 오류는 다른 모습에서도 발생한다. 그러나 일차적으로는 잘못된 해부학적 표시점을 선택하는 것이다. 표시점 선택은 실험자 사이에 차이가 있다. 차이점의 정도는 신뢰성 검사를 통해 연구된다고 알려져 있다. Grostic과 DeBoer가 1982년에 발표한 논문은 523개 케이스의 평균을 기초로 한 각각의 회전과 환추의 외측변위에 대한 것으로 0°에서 2.75°와 2.63°의 오차 편위를 설명하고 있다. 상부 경추 치료 후 해당값은 1.43°와 1.40°로 통계적으로 상당한 변화가 있다. 이것은 환추의 외측변위에 대하여 1.23° 또는 47%, 그리고 회전 변위에 대하여 48% 변화를 나타낸다. 그들은 경추 어져스트먼트가 이러한 변화의 차이가 발생한 것이라고 결론지었다.

Sigler와 Howe는 1985년에 상위 경추 X-ray 표시체계의 실험자내와 실험자간 신뢰성에 이의를 제기하는 연구를 발표했다. 그들의 연구는 환추 외측변위 측정에서 표준 편위 1.9-°와 2.8°로서 실험자간 오류가 95% 신뢰구간에서 41~71%라고 입증했다. 이 연구가 발표된 후 15년 전반에 걸쳐서 발표된 몇 논문은 이 연구결과에 대해 반박했고, 신뢰도 95%에서의 상위 경추 X-ray 분석과 0.66~0.94에서 표준오류의 신뢰성이 우수하다고 결론 내렸다. 한 연구는 Sigler와 Howe를 제외한 맹검에서 13명의 임상가 중 12명이 신뢰도 95%에서 1.23°의 변화를 발견할 수 있었다. 오류 표기의 이런 형태의 신뢰성은 많은 시간동안 과학적 방법을 이용하여 실험되었고, 환추, 치돌기, 극돌기, 낮은 각도의 측정, 그리고 전체 높이 요소에 대하여 우수한 신뢰도를 보여주었다. 회전 요인에 대해선 보통에서 훌륭한 정도의 신뢰성을 보여주었다. DOC(카이로프랙틱 Orthospinology 전문가들이 사용하는 디지털 방사선 분석법)를 사용하는 컴퓨터 분석과 수기적인 X-ray 분석법은 동등한 측정값을 보여주었고, 모두 신뢰할 만했다. 측정체계에 있어서는 오류 가능성들이 존재하지만, 이러한 오류 비율은 분석법 신뢰성이 부인할 만큼 심각한 것은 아니다. Orthospinology X-ray 분석에 관한 신뢰성은 충분히 입증하고 있다(그림 8-4).

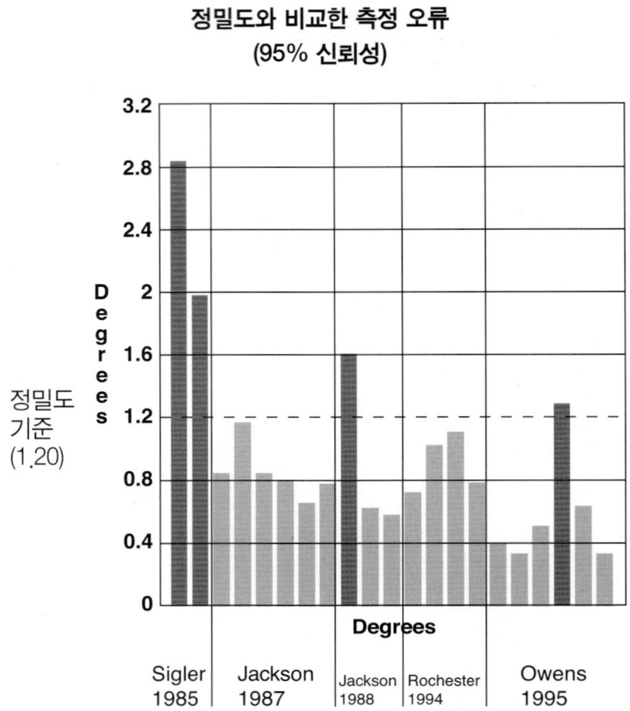

그림 8-4 정밀도 기준에 관련된 다수 의사들의 신뢰성 맹검 검사 결과를 보여주는 차트.

X-ray 분석 타당성에 대한 과제 Challenges to the Validity of the X-ray Analysis

여러 문제점들은 X-ray 측정의 신뢰성에 영향을 준다. 그 이유는 척추는 3차원적 존재이고 방사선 사진은 척추 그림자의 2차원적 표현이기 때문에 많은 정보가 소실된다. 측정과정 오류를 최소화하기 위해 타당성을 높이기 위한 매개변수들이 설정되어야 한다. 시스템은 단지 측정한다고 말했던 것을 측정하는 지를 확고히 함으로써 받아들여질 수 있다.

이미지 회전 (Image Rotation)

X-ray 분석 타당성에 대한 첫 문제는 이미지 회전의 결과이다. 해부학적 표시점의 투사왜곡 현상은 Nasium 영상에서 회전 이미지가 나타날 때 발생한다. 이것은 구조들 사이의 직선 측정이 상당히 왜곡될 수 있지만, 작은 정도의 이미지 회전에서 각 측정엔 최소한의 영향을 미친다. Orthospinology는 이러한 이유로 각 측정을 이용한다. 하지만 측정의 수치는 각 측정을 사용할 때에도 여

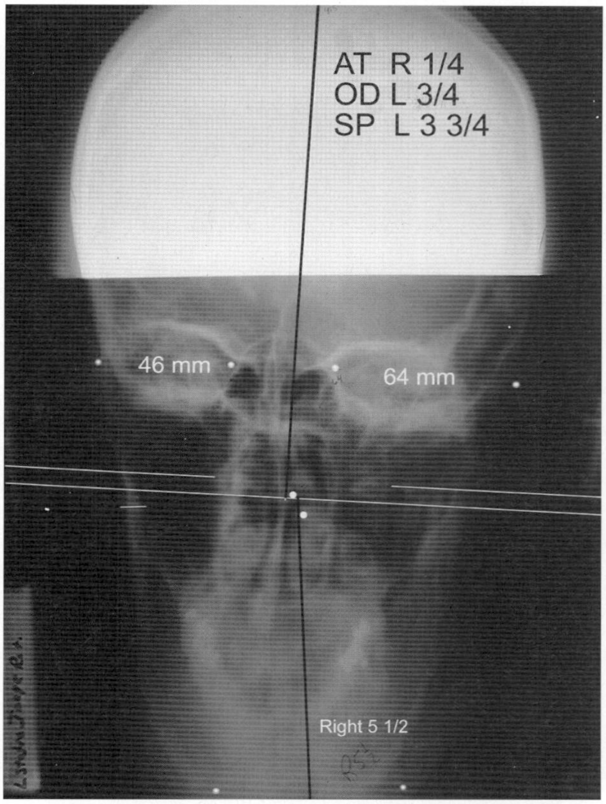

A

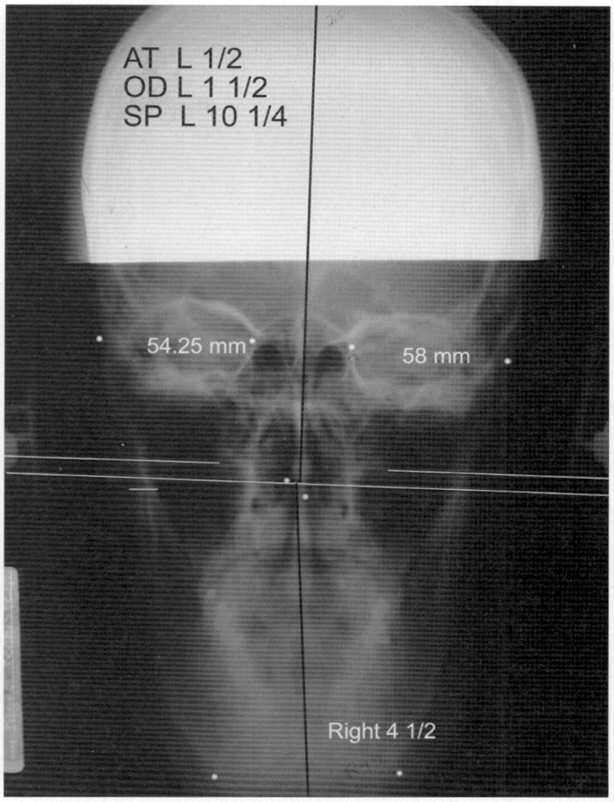

B

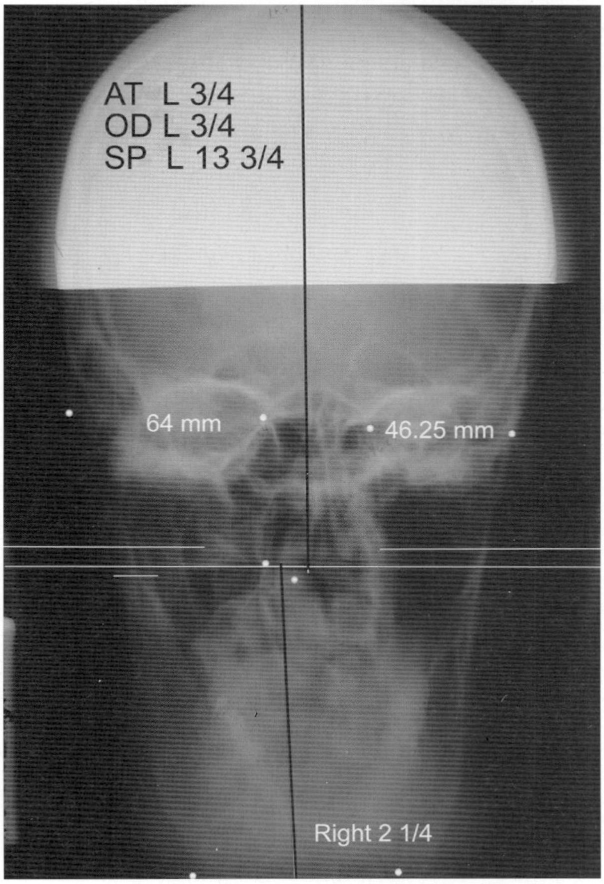

C

그림 8-5 중간 S-line과 길게 신장된 두개골의 배열 측정에서 회전 영상효과를 보여주는 X-ray. **A**: Nasium에서 4.2° 영상 회전을 보여준다. 머리는 오른쪽으로 4.5° 기울어져 있으며 4.25° 각에서 평면선은 오른쪽이 높다. **B**: 동일한 환자에서 0.88° 왼쪽 영상 회전. 머리는 오른쪽으로 2.5° 기울어져 있다. 그리고 평면선각은 왼쪽에서 3° 높다. **C**: 동일한 환자에서 4.2° 오른쪽 영상 회전. 머리 기울기는 왼쪽 0.5° 그리고 평면선은 왼쪽에서 1.25° 높다. A와 C 사이에 8.4° 영상 회전 차이가 있으며 모든 리스팅에 영향을 미친다는 것을 인지하라. 두개골이 길게 신장된 형태이기 때문이며 두개골 중심선 측정이 왼쪽으로 4.75° 기울어져 있음으로서 변화되었으며 Nasium 영상에서 영상회전은 증가된다. 평면선은 영상회전이 발생하는 쪽에서 3° 높아진다(이 경우엔 오른쪽이다). 이러한 형태의 두개골에서 최종 효과는 오른쪽 영상 회전이며 환추 외측변위 측정이 왼쪽으로 이동되게 한다. 이것이 측정에서 변화는 영상회전 오류가 아니라는 사실을 확신하기 위해 영상 회전은 치료 전과 후 X-ray에서 감시되어야 할 필요가 있다는 것을 보여준다.

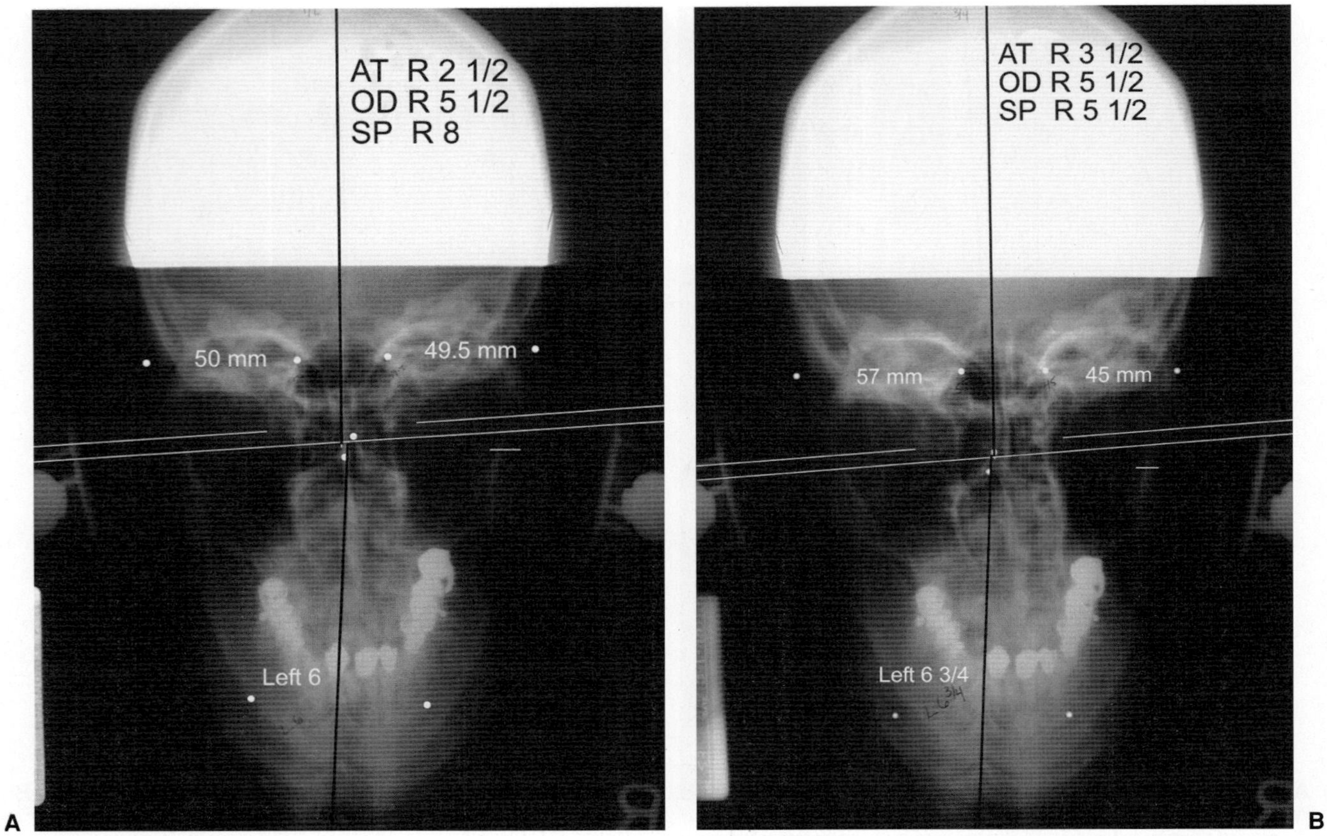

그림 8-6 X-ray 들은 higher s-line과 동일한 환자에서 영상 회전과 복합된 둥근 두개골의 관계를 시연하는 것을 보여준다. 두개골 중심선은 둥근 두개골 형태로 인해 평면선 보다 적게 영향을 받는다 그리고 오른쪽 영상 회전과 오른쪽 환추 외측변위를 증가시키는 최종 효과 결과를 준다. **A**: 이 영상은 0.14° 오른쪽 영상 회전 그리고 0.5° 머리가 왼쪽으로 기울어진 현상을 보여준다. 평면선은 3° 오른쪽이 높다. **B**: 3.3° 오른쪽 영상 회전, 0.75° 왼쪽 머리 기울기, 평면선은 오른쪽에서 4.25° 높다.

전히 잘못 이해될 수 있다(그림 8-5). 외측변위 측정에 대한 논쟁은 S-선의 각, chord 각도(lateral 영상에서 나타나는 대로 흉부에 대한 머리/환추/치돌기 전방 이동), 그리고 두개골 모양과 연관된다(그림 8-6). 이런 형태의 왜곡으로 초래된 결과 오류는 두개골 중심선, 환추 평면선, 축추 극돌기 회전, 그리고 낮은 각도 측정에 영향을 미칠 수 있다.

S-선이 높아지거나 또는 두개골이 더 길게 늘어지면 질수록 큰 오류에 대한 잠재성은 높아지게 된다. 이러한 오류는 개인적으로 시행한 3차원의 컴퓨터 모델과 방사선 투과사진을 이용하여 연구되어왔다. 작은 각도의 이미지 회전과 X-ray 관점에 대한 구조적 랜드마크의 잘못된 표시는 비례적으로 왜곡되고, X-ray분석으로부터의 각도에서 기록된 측정은 이용되는 모델의 좋은 표시라고 설명했다(그림 8-7). Orthospinology X-ray 분석은 사진에 남아있는 이미지 회전의 제한된 한도 이내에서 타당성의 몇몇 각도를 보여준다. 이 연구의 결과는 이미지 전후 사이에 1°나 그 이하로 설정된 nasium 상에서 남아있는 이미지 회전의 한도를 필요로 한다. 평균 이미지 회전을 밝혀내는 동안 개인적으로 시행함에 있어서 무작위로 테스트한 20개의 X-ray는 0.56°였다(표 8-1). Grostic은 이러한 주제를 잘 인식하고 있었고, 양쪽으로 약 1°인 두개골의 가장자리에서 안와의 외측 안각으로부터 얻어진 회전 측정 사이에 단지 3 mm 정도의 차이에 불과하다고 권하였다. 표 8-2는 Orthospinology 이미지 회전 방법의 산출을 입증하고 있고, 그림 8-8은 그 예를 제공한다.

많은 해부학적 표시점은 이미지 회전을 위해 표시되어 질 수 있지만 신속한 평가를 위해 안와 내측면에서 누골의 내측면이 사용될 수 있다. 두개골 중심선에 수직으로 직선면을 놓으면, 이 선은 유양돌기를 통과하는 두개골

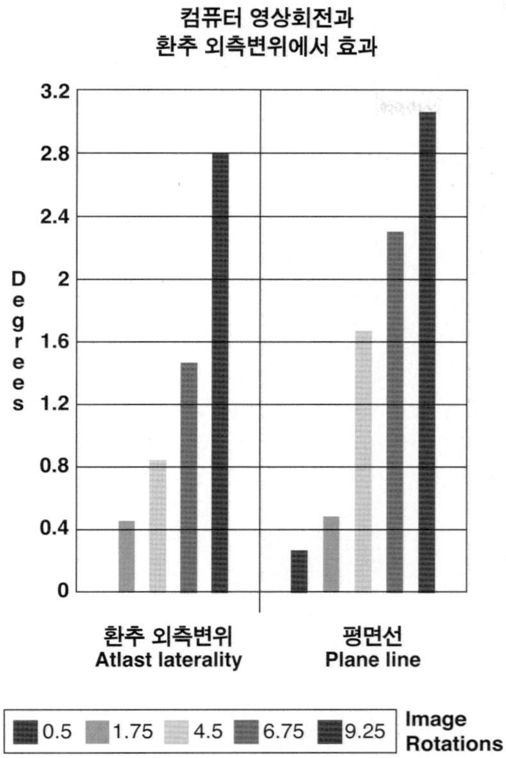

그림 8-7 환추평면선과 환추 외측변 위에 효과를 뜻하는 5개의 회전된 연구 nasium 모델의 결과를 보여주는 그래프.

표 8-1

20개의 무작위적 nasium 엑스레이에서 영상회전의 측정 테이블

Film #	Image Rotation in Degrees
1	0.42
2	1.04
3	0.00
4	2.55
5	0.43
6	0.00
7	0.43
8	0.43
9	0.43
10	0.50
11	0.50
12	0.00
13	0.25
14	0.63
15	0.84
16	1.10
17	0.73
18	0.00
19	0.40
20	0.61
평균	0.56
표준오차	0.55

외측면을 지나간다. 두개골과 누골의 양쪽면에 점을 찍고 측정한다. 각각의 측면 측정을 비교하였을 때의 차이는 4 mm 미만이 되어야 한다. 상당히 신뢰할 수 있는 또 다른 위치는 비늘봉합 위치에서 외측 두개골선과 비교하여 두개골의 내측이다. 그러나 가끔 이 영역은 정확하게 발견하기 어려울 수 있다. 이미지 회전을 발견하기 위한 다른 장소는 하악골의 너비, 하악골과 유양돌기의 교차 지점, 유양돌기의 너비, 관골궁과 관련한 외측 두개골 가장자리, 그리고 치돌기와 관련한 비골막 부분(가장 비신뢰적인 위치)이다. 두개골은 완벽하게 대칭적인 구조가 아니기 때문에 이미지 회전의 존재와 규모를 결정하기 위해 다양한 영역을 확인하는 것이 권고된다.

임상가들은 해부학적 구조 위치가 작은 정도의 환자 위치 오류로 어떻게 변화할 수 있는지에 대해 친숙하게 되어야 할 의무가 있다. 우측 이미지 회전은 이미지 회전 없는 nasium 영상 상의 구조와 관련하여 평면선(plane line)의 오른쪽에 올라가게 하며 두개골이 왼쪽으로 기울어지게 한다. 이미지 회전과 함께 증가된 평면선의 각도는 튜브각과 S-선과 직접적으로 관련된다. 본질적으로 이미지 회전에 따라 S-선이 더 깊게 경사질수록 올라간 평면선을 더욱 커지게 한다. 유사한 방법으로 두개골 중심선 경사의 각도는 두개골의 모양과 이미지 회전의 규모와 직접적으로 관련된다. 환자의 두개골이 더욱 길어질수록 이미지 회전과 관련해 두개골 중심선은 더 빠르게 기울어진다. 환추의 외측변위가 이미지 회전에 의해 어떻게 영향을 받을 것인지를 예측하는 것은 어렵지만 환자의 S-선과 두개골 모양의 결합과 관련이 있다. 평균 S-선은 대다수의 경우 S0보다 위에 있기 때문에 1.75를 초과하는 우측 이미지 회전은 우측에서 평면선 경사를 증가시킴으로서 비틀림의 원인이 될 수 있다. 이것은 환추의 외측변위를 증가시키고 왼쪽 하각 측정을 증가시킨다.

특히 두개골이 둥글고 S-선이 높은 경우에, 반면에 평평한 S-선이나 S0, 그리고 길게 늘려진 모양의 두개골을 가진 환자의 오른쪽 이미지 회전은 평면선과 왼쪽 하각

표 8-2

Lateral과 Nasium 영상에서 취해진 측정으로부터 영상회전의 예측

	0	1	2	3	4	5	6	7	8	9	10	11	12	13	14	15	16
90.0	0.0°	0.3°	0.6°	1.0°	1.3°	1.6°	1.9°	2.2°	2.5°	2.9°	3.2°	3.5°	3.8°	4.1°	4.5°	4.8°	5.1°°
91.0	0.0°	0.3°	0.6°	0.9°	1.3°	1.6°	1.9°	2.2°	2.5°	2.8°	3.1°	3.5°	3.8°	4.1°	4.4°	4.7°	5.0°
92.0	0.0°	0.3°	0.6°	0.9°	1.2°	1.6°	1.9°	2.2°	2.5°	2.8°	3.1°	3.4°	3.7°	4.1°	4.4°	4.7°	5.0°
93.0	0.0°	0.3°	0.6°	0.9°	1.2°	1.5°	1.8°	2.2°	2.5°	2.8°	3.1°	3.4°	3.7°	4.0°	4.3°	4.6°	4.9°
94.0	0.0°	0.3°	0.6°	0.9°	1.2°	1.5°	1.8°	2.1°	2.4°	2.7°	3.0°	3.4°	3.7°	4.0°	4.3°	4.6°	4.9°
95.0	0.0°	0.3°	0.6°	0.9°	1.2°	1.5°	1.8°	2.1°	2.4°	2.7°	3.0°	3.3°	3.6°	3.9°	4.2°	4.5°	4.8°
96.0	0.0°	0.3°	0.6°	0.9°	1.2°	1.5°	1.8°	2.1°	2.4°	2.7°	3.0°	3.3°	3.6°	3.9°	4.2°	4.5°	4.8°
97.0	0.0°	0.3°	0.6°	0.9°	1.2°	1.5°	1.8°	2.1°	2.4°	2.7°	3.0°	3.3°	3.5°	3.8°	4.1°	4.4°	4.7°
98.0	0.0°	0.3°	0.6°	0.9°	1.2°	1.5°	1.8°	2.0°	2.3°	2.6°	2.9°	3.2°	3.5°	3.8°	4.1°	4.4°	4.7°
99.0	0.0°	0.3°	0.6°	0.9°	1.2°	1.4°	1.7°	2.0°	2.3°	2.6°	2.9°	3.2°	3.5°	3.8°	4.1°	4.3°	4.6°
100.0	0.0°	0.3°	0.6°	0.9°	1.1°	1.4°	1.7°	2.0°	2.3°	2.6°	2.9°	3.2°	3.4°	3.7°	4.0°	4.3°	4.6°
101.0	0.0°	0.3°	0.6°	0.9°	1.1°	1.4°	1.7°	2.0°	2.3°	2.6°	2.8°	3.1°	3.4°	3.7°	4.0°	4.3°	4.5°
102.0	0.0°	0.3°	0.6°	0.8°	1.1°	1.4°	1.7°	2.0°	2.2°	2.5°	2.8°	3.1°	3.4°	3.7°	3.9°	4.2°	4.5°
103.0	0.0°	0.3°	0.6°	0.8°	1.1°	1.4°	1.7°	1.9°	2.2°	2.5°	2.8°	3.1°	3.3°	3.6°	3.9°	4.2°	4.5°
104.0	0.0°	0.3°	0.6°	0.8°	1.1°	1.4°	1.7°	1.9°	2.2°	2.5°	2.8°	3.0°	3.3°	3.6°	3.9°	4.1°	4.4°
105.0	0.0°	0.3°	0.5°	0.8°	1.1°	1.4°	1.6°	1.9°	2.2°	2.5°	2.7°	3.0°	3.3°	3.5°	3.8°	4.1°	4.4°
106.0	0.0°	0.3°	0.5°	0.8°	1.1°	1.4°	1.6°	1.9°	2.2°	2.4°	2.7°	3.0°	3.2°	3.5°	3.8°	4.1°	4.3°
107.0	0.0°	0.3°	0.5°	0.8°	1.1°	1.3°	1.6°	1.9°	2.1°	2.4°	2.7°	2.9°	3.2°	3.5°	3.8°	4.0°	4.3°
108.0	0.0°	0.3°	0.5°	0.8°	1.1°	1.3°	1.6°	1.9°	2.1°	2.4°	2.7°	2.9°	3.2°	3.5°	3.7°	4.0°	4.2°
109.0	0.0°	0.3°	0.5°	0.8°	1.1°	1.3°	1.6°	1.8°	2.1°	2.4°	2.6°	2.9°	3.2°	3.4°	3.7°	3.9°	4.2°
110.0	0.0°	0.3°	0.5°	0.8°	1.1°	1.3°	1.6°	1.8°	2.1°	2.3°	2.6°	2.9°	3.1°	3.4°	3.6°	3.9°	4.2°
111.0	0.0°	0.3°	0.5°	0.8°	1.0°	1.3°	1.5°	1.8°	2.1°	2.3°	2.6°	2.8°	3.1°	3.4°	3.6°	3.9°	4.1°
112.0	0.0°	0.3°	0.5°	0.8°	1.0°	1.3°	1.5°	1.8°	2.0°	2.3°	2.6°	2.8°	3.1°	3.3°	3.6°	3.8°	4.1°
113.0	0.0°	0.3°	0.5°	0.8°	1.0°	1.3°	1.5°	1.8°	2.0°	2.3°	2.5°	2.8°	3.0°	3.3°	3.6°	3.8°	4.1°
114.0	0.0°	0.3°	0.5°	0.8°	1.0°	1.3°	1.5°	1.8°	2.0°	2.3°	2.5°	2.8°	3.0°	3.3°	3.5°	3.8°	4.0°
115.0	0.0°	0.2°	0.5°	0.7°	1.0°	1.2°	1.5°	1.7°	2.0°	2.2°	2.5°	2.7°	3.0°	3.2°	3.5°	3.7°	4.0°
116.0	0.0°	0.2°	0.5°	0.7°	1.0°	1.2°	1.5°	1.7°	2.0°	2.2°	2.5°	2.7°	3.0°	3.2°	3.5°	3.7°	4.0°
117.0	0.0°	0.2°	0.5°	0.7°	1.0°	1.2°	1.5°	1.7°	2.0°	2.2°	2.4°	2.7°	2.9°	3.2°	3.4°	3.7°	3.9°
118.0	0.0°	0.2°	0.5°	0.7°	1.0°	1.2°	1.5°	1.7°	1.9°	2.2°	2.4°	2.7°	2.9°	3.2°	3.4°	3.6°	3.9°
119.0	0.0°	0.2°	0.5°	0.7°	1.0°	1.2°	1.4°	1.7°	1.9°	2.2°	2.4°	2.6°	2.9°	3.1°	3.4°	3.6°	3.9°
120.0	0.0°	0.2°	0.5°	0.7°	1.0°	1.2°	1.4°	1.7°	1.9°	2.1°	2.4°	2.6°	2.9°	3.1°	3.3°	3.6°	3.8°
121.0	0.0°	0.2°	0.5°	0.7°	0.9°	1.2°	1.4°	1.7°	1.9°	2.1°	2.4°	2.6°	2.8°	3.1°	3.3°	3.6°	3.8°
122.0	0.0°	0.2°	0.5°	0.7°	0.9°	1.2°	1.4°	1.6°	1.9°	2.1°	2.3°	2.6°	2.8°	3.1°	3.3°	3.5°	3.8°
123.0	0.0°	0.2°	0.5°	0.7°	0.9°	1.2°	1.4°	1.6°	1.8°	2.1°	2.3°	2.6°	2.8°	3.0°	3.3°	3.5°	3.7°
124.0	0.0°	0.2°	0.5°	0.7°	0.9°	1.2°	1.4°	1.6°	1.8°	2.1°	2.3°	2.5°	2.8°	3.0°	3.2°	3.5°	3.7°
125.0	0.0°	0.2°	0.5°	0.7°	0.9°	1.1°	1.4°	1.6°	1.8°	2.1°	2.3°	2.5°	2.8°	3.0°	3.2°	3.4°	3.7°
126.0	0.0°	0.2°	0.5°	0.7°	0.9°	1.1°	1.4°	1.6°	1.8°	2.0°	2.3°	2.5°	2.7°	3.0°	3.2°	3.4°	3.6°
127.0	0.0°	0.2°	0.5°	0.7°	0.9°	1.1°	1.4°	1.6°	1.8°	2.0°	2.3°	2.5°	2.7°	2.9°	3.2°	3.4°	3.6°
128.0	0.0°	0.2°	0.4°	0.7°	0.9°	1.1°	1.3°	1.6°	1.8°	2.0°	2.2°	2.5°	2.7°	2.9°	3.1°	3.4°	3.6°
129.0	0.0°	0.2°	0.4°	0.7°	0.9°	1.1°	1.3°	1.6°	1.8°	2.0°	2.2°	2.4°	2.7°	2.9°	3.1°	3.3°	3.6

이 차트는 Nasium 영상에 남아있는 영상회전의 정도를 결정하는데 사용된다. 첫째 컬럼 수치는 내측안와면(MOR)과 MOR 레벨에서 수평면 치돌기 중심점 사이를 mm로 측정한 값이다. 첫째 줄 수치는 좌우 MOR에서 외측 두개골(유양돌기)면 사이 측정의 수학적 차이를 mm로 계산한 수치이다. 영상회전의 각을 측정하기 위해 이 수치를 사용하라. 영상회전은 X-ray 분석의 타당성을 호전시키기 위해 1° 이하가 되어야 한다. 그림 8-8은 lateral x-ray로부터 105 mm, nasium 영상으로부터 차이점 12.5 mm(66 mm 왼쪽 - 53.5 mm 오른쪽)을 보여주며 예측된 오른쪽 영상회전은 3.4° 이다.[19]

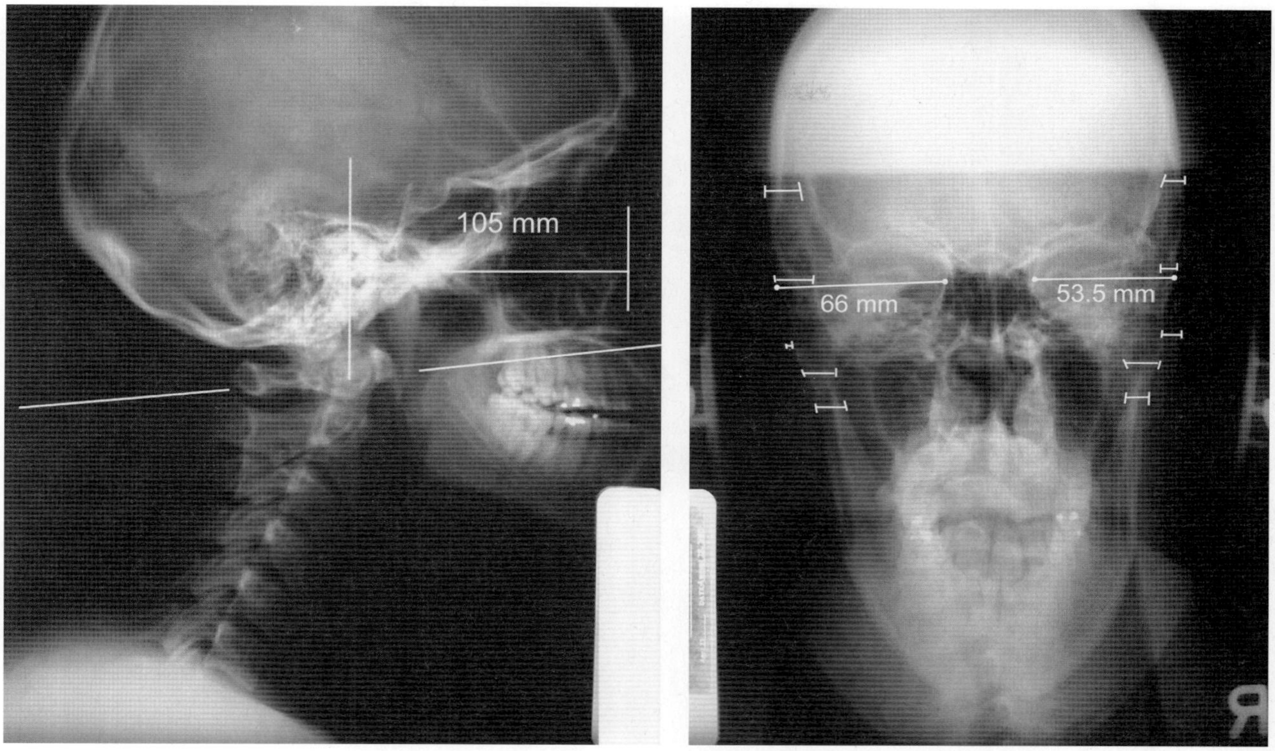

그림 8-8 Nasium 영상에서 영상회전의 측정을 시연하는 X-ray.

을 약간 왜곡되게 한다. 그러나 두개골 중심선은 왼쪽으로 기울게 되며 왼쪽 외측변위가 증가되는 방향으로 왜곡된 측정의 요인이 된다. 이미지 회전이 prenasium 영상에서 1° 또는 그보다 작을 때, 연구는 환추 외측변위에서 측정할만한 뒤틀림 효과는 없지만 훨씬 더 타당한 측정을 나타내는 ½° 미만까지 아래쪽 각은 변화될 수 있다는 것을 보여준다. 이 회전 분석 정보는 사례에 따라, 치료 전과 후 작은 정도의 부정배열의 측정의 타당성을 결정하기 위하여 시도를 할 때 임상가에게는 매우 가치 있는 정보가 된다. 임상가는 전과 후 nasium 영상에서 남아있는 이미지 회전을 측정하고, 그 차이의 크기와 방향을 결정하며, 후의 영상이 머리 경사, 평면선, 환추 외측변위, 그리고 낮은 각도의 외측 변위에 대하여 측정된 변화가 과대평가 또는 과소평가되었는지를 입증한다. 이 방법을 이용하는 것은 X-ray 분석 과정의 타당성을 향상시킨다.

X-ray 상에서 너무 높거나 낮은 이미지 (Image too High or Low on the X-ray)

Nsium 영상이 S-선과 관련하여 적절하게 환추를 통하여 방사선의 중심을 예측하는 것이 받아들여지지만, 사진에 대해 구조가 너무 낮다고 예상된다면, 사실상 이 오류의 원인으로부터의 측정에 대한 영상왜곡은 없다. 그러나 이것은 중요한 구조를 볼 수 없게 할 수도 있다. 이것은 높은 S-선의 경우에 대하여 경험이 적거나 학습 중인 상위 경추 전문의들에게 나타날 수 있는 흔한 오류이다(그림 8-9). 또한 주로 하부 S-선의 경우에 대하여 이미지는 사진에서 예측될 수 있는 것보다 더욱 높게 예측되고, 너무 많은 두개골 표면은 생략되지만, 이러한 경우는 매우 드물다. 튜브에 부착된 중심선 끈의 사용은 해부학적 구조의 사진에서 예측되는 위치를 시각화하는데 도움을 줄 것이다. 중요한 부분들을 볼 수 없는 영상은 재촬영되어야만 한다.

흉부에 상대적인 머리의 자세적 회전 (Postural Head Rotation Compared with the Thorax)

흉부와 비교해 볼 때 나타나는 머리 회전자세는 Orthospinology X-ray 측정의 타당성에 대한 또 다른 잠재적인 어려움이다. 비틀림 오류의 원인의 영향을 제거하는 것은 복잡하지만 불가능한 것은 아니다. 연구결과는 환

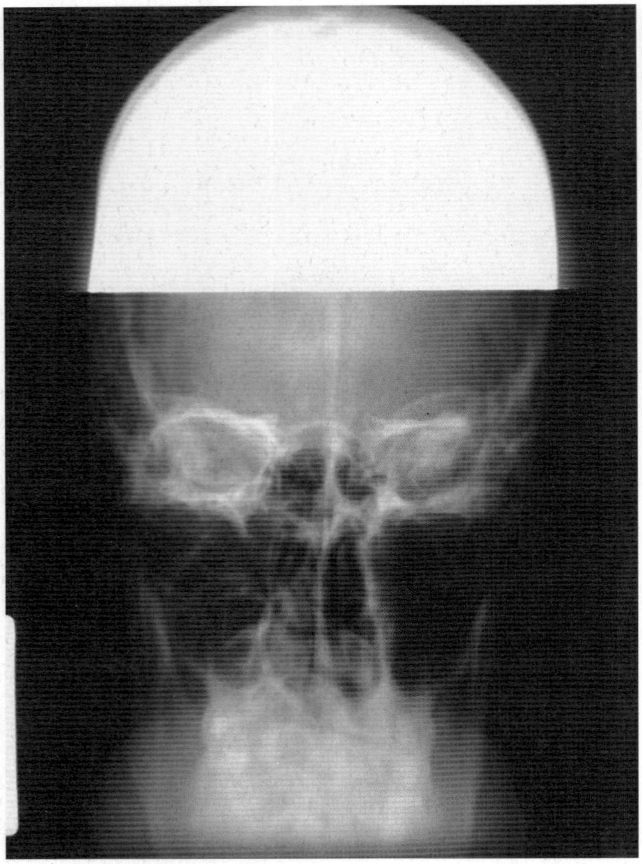

그림 8-9 위 X-ray에서 환추가 너무 낮게 돌출되며 오른쪽 영상 회전을 보여준다.

추 외측변위에 대한 평균 오차는 0° 와 0.60° 사이라고 말한다. 이러한 왜곡현상은 흉부와 비교해 볼 때 나타나는 머리 회전자세가 나타날 때 발생하고, 그 회전 현상은 축추 상에 있는 환추에서 발생한다. S-선과 흉부에 상대적인 머리의 전방 이동 각도가 복합된 이 현상은 환추 외측변위, 하부 각, 축추 극돌기 측정, 그리고 평면선 요인 타당성에 영향을 미칠 수 있다(그림 8-10). 머리가 어깨 면에 비교해 오른쪽으로 회전되었다면, Nasium 영상을 위해 환자가 자세를 취했다면, 문제점들이 발생할 수 있다.

Orthospinology X-ray 촬영법에서 환자의 머리가 카비넷에 상대적인 회전 현상을 피하기 위해 손으로 환자의 머리를 돌리는 것이 아니라, 환자가 앉아 있는 의자를 회전시켜 발생할 수 있는 오류를 예방한다. 결과적으로 필름 상에서 두개골이 중심에 있게 한다. 그러나 두개골 하부에 있는 해부학적 구조들은 왜곡되며 두개골은 C7에 비교해 이동된 모습으로 투시되며 수직축을 왼쪽 관상면에서 투시되게 할 수 있다. 실제상에 이것은 3차원 공간이 아니다. 이것이 생체역학적 분석에서 2차원적 방사선 필름에서 나타난 3차원적 수직축에 비교한 특정한 측정법을 사용하지 않고 있는 이유다. 그러나 이 대신에 상대적 각 측정을 관찰한다.

일반적으로, 축추 상 환추에서 회전과 함께 흉부와 비교한 우측 머리 회전은 Nasium 영상에서 남아 있는 X-ray 필름에 상대적인 좌측 이미지 회전과 같은 유사한 영향을 줄 것이다. 이것은 좌측에 평면선, 좌측 환추 외측변위, 그리고 우측 낮은 각의 증가를 나타내는 왜곡된 측정 결과를 초래할 것이다. 그러나 하부 경추에서 외측굴곡에 대한 척추의 회전과 연관되는 연계운동이 나타난다. 외측굴곡을 유도하는 하부 경추 근육의 변화 그리고 하부경추의 추체 회전은 흉부에 대한 머리의 자세적 회전의 원인이 될 수 있지만, 축추 상에 환추가 아니라는 것으로 가정된다.

이 개념의 추론은 Nasium 영상에서 축추 극돌기 측정의 약 75%가 환추 외측변위와 동일한 방향이라는 관찰에 기초를 두고 있다. 흉부와 비교한 머리의 자세적 회전이 축추 상에 환추에서 발생한다면, 정반대되는 현상이 기대될 것이다. 이 경우, 회전 변화는 축추 상에 환추에서 발생하지 않는다. 그리고 환추 외측변위를 위한 상부 경추 측정은 영향을 받지 않을 것이다. 그리고 이것은 이론적으로 타당하다. 흉부와 비교한 활동적 머리 회전과 머리의 자세적 회전은 생체역학적으로 매우 다른 것 같다. 비평가들은 전과 후에 실행된 X-ray 분석 사이에 자세 변화는 상부경추 분석 체계를 타당하지 않다고 주장한다. 그러나 이 이론이 타당하지 않다고 결론 내릴 수도 없는 것이다. 정확한 결론이 내려지기 전에 더 많은 연구가 필요하다.

흉부와 상대적인 머리의 자세적 외측굴곡 (Postural Head Lateral Flexion Compared with the Thorax)

상부 경추 분석에 대한 비평으로서 흉부와 상대적인 외측굴곡을 지적한다. 만약 환추 외측변위가 신경계에 영향을 미친다면, 머리의 외측굴곡 역시 카이로프랙틱 서블럭세이션과 같은 역할을 할 것이라고 그들은 제의한다. 후두골-환추 관절은 두개골에 상대적인 환추의 상대

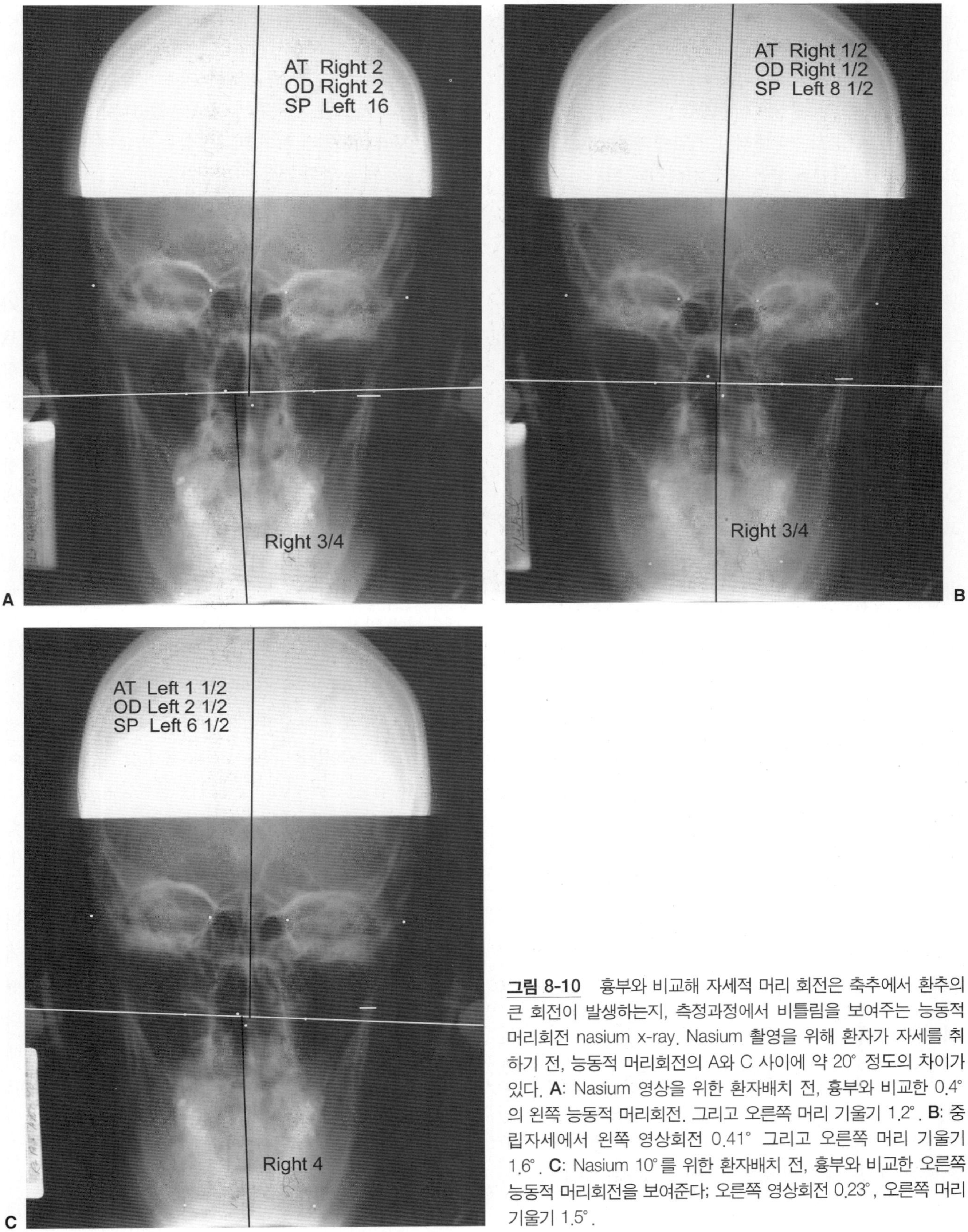

그림 8-10 흉부와 비교해 자세적 머리 회전은 축추에서 환추의 큰 회전이 발생하는지, 측정과정에서 비틀림을 보여주는 능동적 머리회전 nasium x-ray. Nasium 촬영을 위해 환자가 자세를 취하기 전, 능동적 머리회전의 A와 C 사이에 약 20° 정도의 차이가 있다. **A**: Nasium 영상을 위한 환자배치 전, 흉부와 비교한 0.4° 의 왼쪽 능동적 머리회전. 그리고 오른쪽 머리 기울기 1.2°. **B**: 중립자세에서 왼쪽 영상회전 0.41° 그리고 오른쪽 머리 기울기 1.6°. **C**: Nasium 10°를 위한 환자배치 전, 흉부와 비교한 오른쪽 능동적 머리회전을 보여준다; 오른쪽 영상회전 0.23°, 오른쪽 머리 기울기 1.5°.

적 배열은 지속적으로 변화시키는 매우 넓은 중립 범위(1.5°의 가동범위)를 가지고 있기 때문이라는 주장으로 비평을 계속한다. Nasium X-ray는 순간적인 촬영이다 그리고 만약 또 다른 Nasium 영상을 촬영한다면 자연적인 관절 움직임으로 상대적인 배열에 변화가 올 것이라고 말한다. 이러한 도전은 매우 건설적인 비판이지만, 연구결과는 이러한 비평을 반박하고 상부경추 부정배열은 안정되고, 환자 자세에서 작은 변화는 측정체계에 영향을 거의 주지 않는다는 것을 지지한다. Jackson과 그의 동료 연구자들은 38명의 대상자에 실행된 위약적 어져스트먼트를 통해 치료 전과 후 X-ray 측정 사이에 환추에서 약 ½° 그리고 하부 각에서 약 ⅔° 정도의 변화를 보여주는 연구결과를 발표했다. Seemann, Dickholtz 그리고 Gregory에 의한 다른 연구결과들은 환추 외측변위 5°와 외측굴곡 9°의 안정적인 결과를 보여주었다. 그러나 Cockwill은 환추는 외측굴곡과 작은 변화를 보여주었다고 설명했다.

후두골과 환추 사이에 외측굴곡의 정상 가동범위는 각 방향에서 3°와 6° 사이라는 것을 시연했다. 그러나 후두골-환추의 상대적 배열은 흉부와 비교한 머리의 극단적인 활동적 외측굴곡에서 변화되는 경향이 있다. 이것은 촬영 시 환자가 취하는 일반적 자세로부터 완전히 벗어난 위치이다. 촬영 위치에서의 변화는 환추 외측변위의 감소를 설명할 수 없다는 것이 Grostic과 DeBoer에 의해 시연되었다. 머리의 중립 위치 그리고 활동적 외측굴곡에서 흉부 편위와 상대적인 머리의 자세적인 외측굴곡의 관찰은 상부경추의 생체역학과 다르다는 것이 의심되어진다. 자세나 환자 위치에서 약간의 변화는 상위 경추 X-ray 분석을 무효화하지 않는다. 하지만 큰 변화는 뚜렷한 오류를 만들어 낼 수 있다. 세심한 주의는 정확한 상부 경추 측정을 위해 필요하다.

뼈의 비대칭 (Osseous Asymmetry)

후두골과 후두과의 비대칭은 상부 경추 X-ray 분석의 타당성에 대한 또 다른 위협적인 존재이다. 두개골과 하부 경추에 상대적인 환추의 정확한 위치 개념은 뼈의 비대칭 현상에 의해 영향을 받는다. Gottlieb와 Febbo는 상부 경추에 비대칭적 현상이 존재하는 것을 발견했다. 사람들은 비대칭 현상이 존재할 수 있다는 것을 의심한다. 그리고 양쪽 해부학적 구조가 정확하게 항상 일치하지 않을 수 있다. 그러면 Grostic 모델에 영향을 미치는 정도는 무엇인가? 비교를 통해 얻어진 정보를 무효화하는 해부학적 구조 변화를 주는 외상이 없었다면, 환자의 전과 후 X-ray를 통해 뼈의 비대칭성을 비교할 때, 두 영상은 정확하게 동일할 것을 기대한다.

후두과를 중심으로 환추가 움직이며 신경계에 영향을 준다는 개념은 골격의 비대칭에 의해 위협이 될 수 있어 보인다. 이것은 초기 어져스트먼트에서 비대칭성이 매우 크고 두개골에 상대적인 환추의 움직임과 방향과 정도가 큰 경우 영향을 줄 수 있다. 그러나 이것은 어져스트먼트 후 X-ray에서 보여진 것처럼 변화의 크기와 방향에 영향을 미치지 않을 것이다. 구조적 비대칭이 있다고 하여도 분석의 개념을 무효화시키지 않는다. Orthospinology X-ray 분석은 정상적인 정렬에 영향을 미치지 않지만 상부 경추에서 정렬을 평가하기 위하여 측정의 체계를 제공한다. 이것은 오랜 시간동안 임상적 문제점들을 치료하는데 척추의 상대적 위치를 결정하기 위해 이루어진다. 이 특수 치료법은 정상적 정열을 정의하는 점에서 대칭성에 의존하지 않는다.

결과연구 (Outcome Studies)

Grostic 방사선 분석방법에 근거한 상부경추의 서블럭세이션 정도에 따라 다른 정도의 초기 호전현상을 보여준 2그룹의 환자 사이에, 증세의 호전현상이 통계적으로 뚜렷한 것인가를 조사하기 위해, 1997년 연구 보고서는 458명의 환자 파일로부터 얻어진 정보로 표를 만들었다. 이 논문은 첫 번째 상부경추 어져스트먼트를 통해 서블럭세이션이 최소한 50% 호전된 후, 증세가 호전되고 더 이상 추가적인 치료의 필요성이 감소되었던 사례를 근거로 종결되었다. 이러한 보고에 기초하여, 첫 어져스트먼를 통해 최소한 50%의 상부경추 부정배열이 회복되었다는 것이 확인 된 후, 어져스트먼트 후 X-ray 검사가 권해졌다. 그러나 치료 후 X-ray 검사의 유용성에 대해 Gary Knutson, DC는 이의를 제기하였다.

여기에서 중요한 개념은 척추에서 상부경추는 매우 중요한 역할을 한다는 사실이다. 중요한 변수는 언제 어져스트먼트가 이루어져야 하는가를 결정하기 위한 supine 자세에서의 단족분석 그리고 X-ray 분석을 통해 어떻게 어져스트먼트가 이루어져야 하는가를 결정하는 것이다. Orthospinology X-ray 분석은 적절한 신뢰도와 타당도를 보여준다. 앞으로 무작위로 통제된 실험을 통해 이전에 출판된 임상적 결과, 그리고 기초 과학적의 조사의 성공과 실패를 통해, Grostic 모델에 기반을 둔 상부 경추 카이로프랙틱 개념을 평가하는데 집중되어야 한다. Orthospinology 치료 테크닉은 카이로프랙틱 학문의 중요성을 보여주고 있지만 앞으로 더 많은 연구가 필요하다.

요약
Summary

이 장은 학생들로 하여금 타당성의 의미 그리고 이에 대한 다른 형태를 설명할 수 있게 한다. 타당도와 신뢰도 사이에 차이점에 대해 잘 설명되었다. Orthospinology 테크닉의 기초를 제공하는 많은 개념들이 목록화되었으며 X-ray 분석에서 나타날 수 있는 문제점들이 논의되었다. 독자는 방사선 분석법과 nasium 영상으로부터 이미지 회전 측정의 타당성에 대한 다양한 문제점들을 이해할 수 있어야 한다. 연구결과들과 함께 모든 과정들의 타당성 결정에 대한 영향에 대해 논의되었다.

참고문헌

1. Grostic JD, DeBoer KF. Roengenographic measurement of atlas laterality and rotation: A retrospective pre- and post-manipulation study. *J Manipulative Physiol Ther* 1982;5(2):63–71.
2. Sigler DC, Howe JW. Inter- and intra-examiner reliability of the upper cervical X-rays marking system. *J Manipulative Physiol Ther* 1985;8(2):75–80.
3. Jackson BL, Barker W, Bentz J, et al. Inter- and intra-examiner reliability of the upper cervical X-ray marking system: a second look. *J Manipulative Physiol Ther* 1987;10(4):157–63.
4. Jackson BL, Barker WF, Gambale AG. Reliability of the upper cervical X-ray marking system: A replication study. *J Clin Invest Res* 1988;1(1):10–3.
5. Rochester RP. Inter- and intra-examiner reliability of the upper cervical X-ray marking system: A third and expanded look. *Chiropr Res J* 1994;3(1):23–31.
6. Rochester RP, Owens EF. Patient placement error in rotation and its effect on the upper cervical measuring system. *Chiropr Res J* 1996;3(2):40–53.
7. McAlpine JE. Nasium and vertex X-ray survey. *Todays Chiropr* 1986;42(2):37–9.
8. Panjabi CG, Dvorak J, Duranceau J, et al. Three-dimensional movements of the upper cervical spine. *Spine* 1988;13(7):726–30.
9. Jackson BL, Barker WF, Pettibon BR, et al. Reliability of the Pettibon patient positioning system for radiographic production. *J Vertebral Subluxation Res* 2000;4(1):3–11.
10. Seemann DC, Dickholtz M. Range of motion at the atlanto-occipital joint: Lateral flexion and sideslip. Paper presented at: Twelfth Annual Upper Cervical Spine Conference; Nov. 1995; Life College, Marietta, Georgia.
11. Cockwill RG. Angular measurement of the upper cervical spine in the neutral and laterally flexed positions. *Upper Cervical Monograph* 1996;5(7):10–4.
12. Seemann DC, Gregory RR. A critique of a critique of vectored adjusting. *Upper Cervical Monograph* 1981;3(1): 8–9.
13. Gottlieb MS. Absence of symmetry in superior articular facets on the first cervical vertebra in humans: Implications for diagnosis and treatment. *J Manipulative Physiol Ther* 1994;17(5):314–20.
14. Febbo T, Morrison R, Bartlett P. A preliminary study of occipital condyle asymmetry in dried specimens. *Chiropr Technique* 1990;2(2):49–52.
15. Febbo TA, Morrison R, Valente R. Asymmetry of the occipital condyles: A computer-assisted analysis. *J Manipulative Physiol Ther* 1992;15(9):565–9.
16. Eriksen K, Owens EF. Upper cervical post X-ray reduction and its relationship to symptomatic improvement and spinal stability. *Chiropr Res J* 1997;4(1):10–7.
17. Knutson GA. Upper cervical post X-ray reduction and its relationship to symptomatic improvement and spinal stability [Letter]. *Chiropr Res J* 1997;4(2):42–3.
18. Owens EF, Rochester R. Using simulated radiographic images to test the accuracy of an upper cervical X-ray analysis system. Eleventh Annual Upper Cervical Spine Conference, Marietta, GA. Nov. 1994.
19. Owens EF. Using simulated radiographic images to test the accuracy of an upper cervical X-ray analysis system. In Conference Proceedings of the Chiropractic Centennial Foundation, Washington, DC, July 6–8, 1995.

제 9 장

Supine 단족검사와 자세 평가
Supine Leg Check and Postural Assessment

학습목표

이 장을 공부하고 난 후에, 독자는 다음과 같은 사항들을 할 수 있어야 한다:

- 기능성 골반 비틀림에 대한 임상적 중요성의 대한 이해를 높일 수 있다.
- Supine 자세에서 단족분석을 정확하게 실행할 수 있다.
- 자세 비틀림에 대한 임상적 중요성에 대한 이해를 높일 수 있다.
- 객관적 방법으로 자세 평가를 수행할 수 있다.

상부 경추 서블럭세이션은 임상적으로 다양한 형태의 자세변형을 나타낸다(예, 기능적 단족 현상, 골반변위, 머리와 어깨 경사, 머리 위치변화, 비대칭적 체중분배). 임상적으로, 이것은 기능적 단족(LLI)과 상부 경추 서블럭세이션은 같이 수반되어 발생한 것으로 발견되어왔다. Supine 상태에서 시행한 단족검사(SLC)는 50년 이상 상부경추 전문의들의 초기 평가로 사용해왔다. 기능성 골반변위(functional pelic distortion, FPD)라는 용어는 이미 소개되었다. 정확히 표현하자면, 임상가는 실제로 근육의 긴장도 불균형을 측정하고 그 결과로 발생한 골반변위를 측정하는 것 일 것이다 — LLI와 대조되는.

FPD는 해부학적 단족과는 다르다. 해부학적으로 5 mm 또는 그 이상으로 짧아진 단족 현상은 성인 인구 중 50%에게 나타난다고 연구결과는 말한다. 인구의 90%는 어느 정도의 단족 현상이 발견되고, 평균 차이는 약 5 mm이다. 그러나 이 관찰에서 몇 측정상 오류발생이 가능하다. 서블럭세이션과 그 결과로 인한 자세변위는 골반과 대퇴골두 높이 측정에 중요한 영향을 줄 수 있다. 이것은 빈번한 논란이 되었지만, 해부학적으로 단족이 존재한다는 것은 인정한다. 하지만 발생률에 대한 것은 논쟁적이다. 임상 실험에서 상부경추 전문의들이 서블럭세이션을 치료한 후, 환자의 90% 이상이 단족의 균형을 이루게 된다(SLC에서 정상). 그러나 supine 또는 prone 자세에서 이루어진 단족검사가 정상이라 해도, 환자에게 해부학적 불균형 현상이 없다고 말할 수는 없다. 이 두 현상은 많은 사례에서 동시에 발생하기 때문이다.

SLC에 대한 연구결과는 검사자 사이에 매우 높은 (>0.9 그룹에 상관관계 계수) 신뢰성을 보여준다. 그리고 바로 누운 자세에서 단족분석은 중간 정도의 신뢰성을 보여주었다. Hinson and Brown의 연구는 단족 사례에서 80%는 ¼인치 이내 그리고 실험군의 60%는 ⅛인치 내로 신뢰성 있는 측정결과를 발견하였다. Cooperstein과 그의 동료들은 인위적 단족 현상을 prone 자세에서 평가하는 맹검을 통해 훌륭한 실험-재실험 신뢰성(ICC = 0.85)을 보여주었다. 상부경추 어저스트먼트를 실행한 후, 기능성 골반변위에 대한 치료 전과 후의 예비검사가 진행되었다.

이런 형태의 연구들은 여러 임상 가들로부터 SLC 검사를 이미 맡은 환자그룹들을 대상으로 이루어졌다. 그리고 환자들은 상부경추 어저스트먼트를 받은 그룹, 위

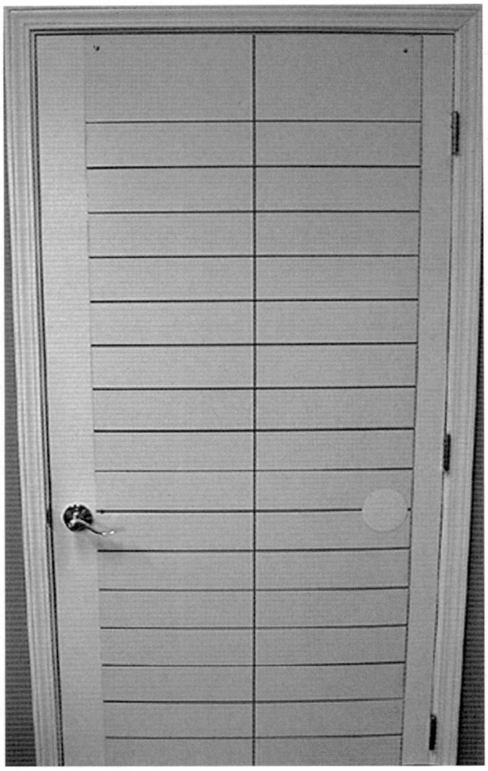

그림 9-1 자세 분석판.

약 어져스트먼트를 받은 그룹 그리고 어져스트먼트를 전혀 받지 않은 그룹으로 나누어졌다. 이 연구의 목적은 FPD의 변화가 Chiropractic 치료 결과인지, 반대로 임상가들의 편견인지를 평가하는데 있었다. 예비실험 연구결과는 매우 만족스러웠지만 더 많은 연구가 필요하다. LLI는 각 임상가들에게 다른 임상적 의미로 주어진다. 어떤 임상가들에게 ½인치 또는 그 이상으로 관찰되는 단족이 아니라면 중요한 의미가 없다고 생각한다. 많은 저자들은 몇 mm의 미세한 단족일지라도 다양한 근골격계 증상을 유발시킬 수 있는 중요한 요인이라고 주장한다. 뚜렷한 증거를 보여주는 보고서들이 출판되었다:

- 요추, 골반 그리고 무릎에 스트레스를 가해주는 LL1 그리고 생체역학적 현상.[24-32]
- LL1과 척추측만증[33-43]
- LL1과 요통[44-55]
- LL1과 좌우양측 체중 편위의 효과[56-60]
- 생체역학적 뒤틀림과 방사선 분석 그리고 대퇴골두 높이 변화[61-64]

수직 자세평가는 매우 중요한 결과이며 상부경추 임상가들에 의해 관찰되어진다. 신뢰성 있게 평가될 수 있는 안정된 자세가 확인되었다. 목표는 자세분석을 객관화하는 것이다. 벽에 장착된 그리드서부터 컴퓨터화된 기술력까지 이러한 평가를 위해 사용되었다(그림 9-1). Grostic/orthospinology 어져스트먼트는 척추 전체부위를 치료하는 것이다. 이것은 연역적 가정으로 고려되어진다. 그러나 이것은 지난 60여 년 전부터 축적된 임상데이터를 통해 지지된다. 연구결과는 상부경추 어져트먼

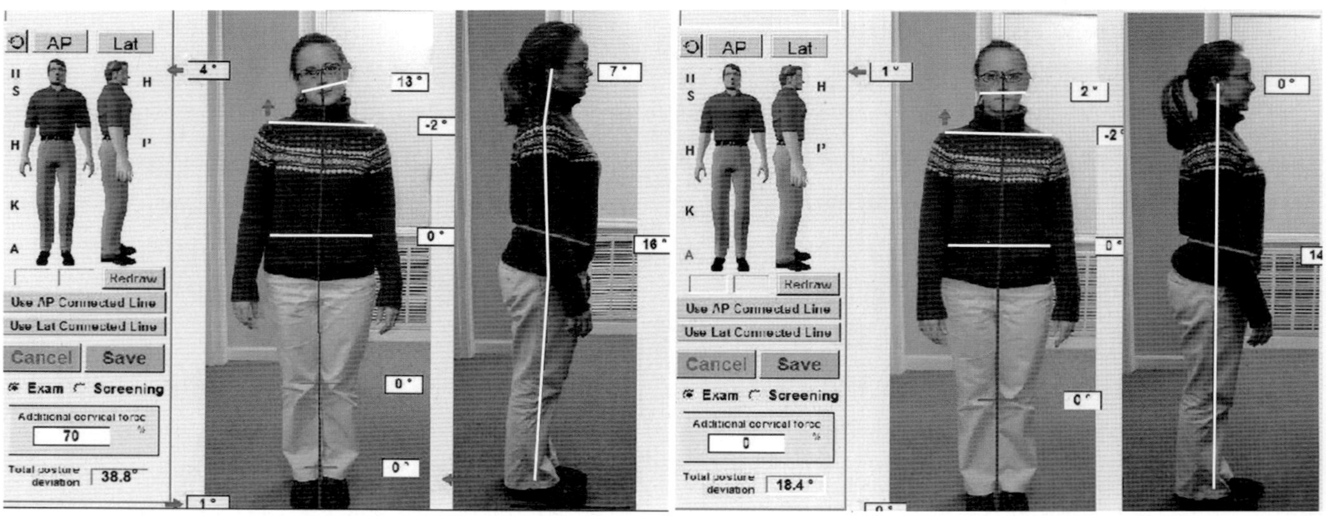

그림 9-2 Orthospinology 치료 직 후, 자세가 정상화된 모습이 Posture Pro software(Dr. Roderic Rochester 제공) 시연된다.

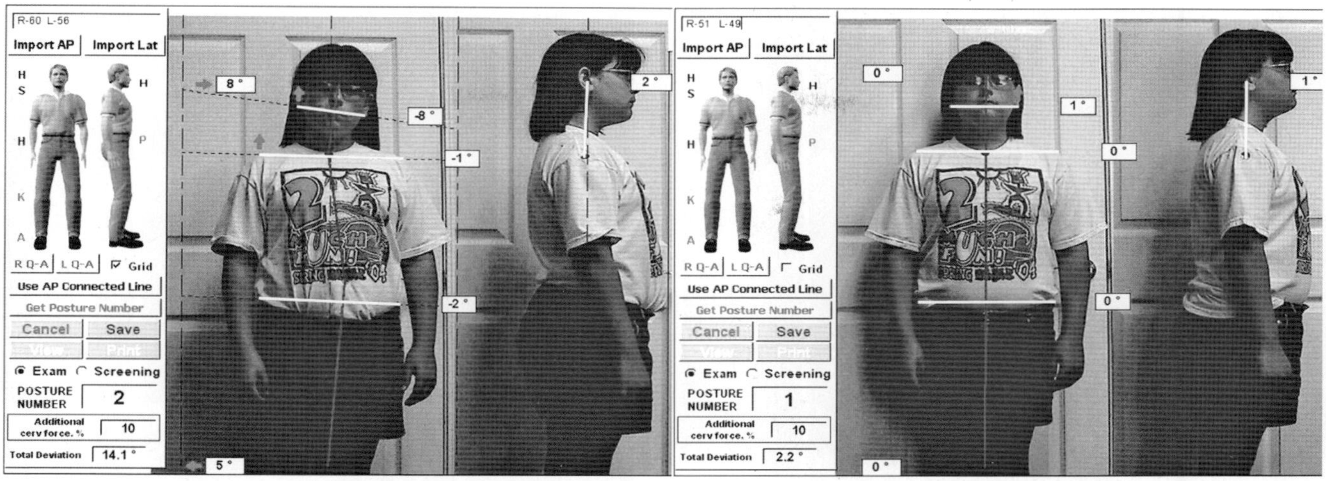

그림 9-3 Grostic 1회 치료 후, 변화된 자세. Posture Pro sofeware를 통해 증명되어졌다(Dr. Kirk Eriksen 사용 허락).

트를 받은 후, 뚜렷한 자세변화 그리고 대칭적 체중 분배와 같은 결과를 보여주었다.

자세평가, FPD 그리고 흉요추 방사선 검사에 뚜렷한 변화에 대한 논문들이 출판되었다. 이 장의 마지막 장은 자세변화의 놀라운 결과를 보여준다(그림 9-2부터 9-4), FPD(그림 9-5부터 9-7) 그리고 흉요추 방사선(그림 9-8 그리고 9-9). 몇 백 명 환자들로부터 축적된 예전의 데이터들은 Orthospinology 치료가 얼마나 효과적인가를 보여주었다. 척추의 가동범위, 자세호전, 척추근육의 근전도 결과 그리고 적외선 체열진단기에서 보여준 뚜렷한 효과들은 초기 치료과정에서 나타났다. 유사한 결과 역시 동일한 환자들의 목과 허리 통증에서도 변화가 나타났다.

자세가 개인의 건강에 중요한 역할을 하는 것 처럼 구조는 기능을 지시한다. 저서 *"상부경추 서블럭세이션 복합체(Upper Cervical Subluxation Complex)"*는 잘못된 자세와 관련된 다양한 건강상태를 주제로 한 논문들을 자세하게 재검토하였다. 머리가 앞쪽으로 기울어진 현상 역시 포함하였다. Cailiet[88]는 머리가 앞쪽으로 기울어진 자세에서, 머리의 무게는 머리가 중력의 중심에서부터 앞쪽으로 기울어진 거리를 머리 무게와 곱한 만큼 무거워진다고 언급하였다(예, 3인치 = 30파운드, 4인치= 40파운드). Lenon 등[89]에 따르면, 자세평가는 매우 중요한 평가가치가 있다고 한다. 자세는 호르몬의 생산에 호흡

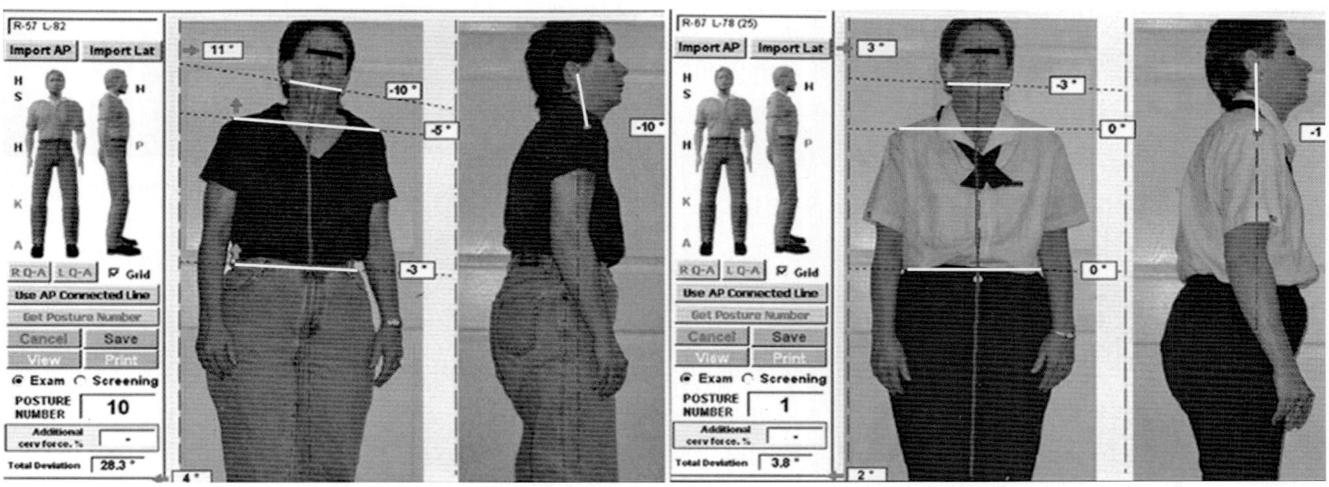

그림 9-4 6주 간의 Orthospinology 치료 후, 자세변화. Posture Pro software를 통해 증명되어졌다(Dr. Kirk Eriksen 사용 허락).

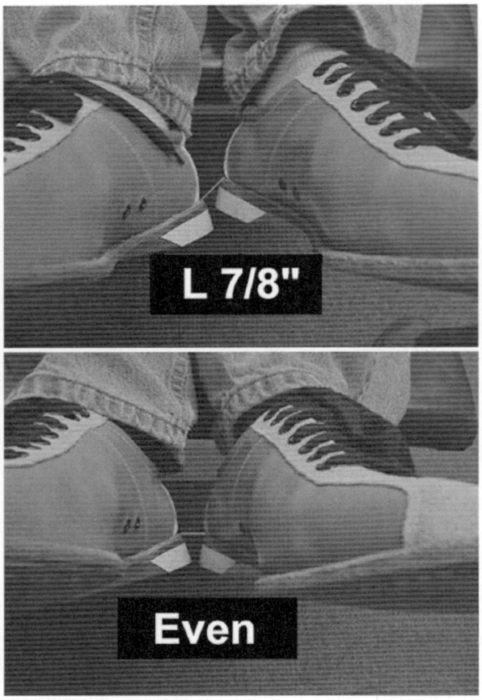

그림 9-5 기구를 사용한 1회 치료 후, 기능성 골반 장애가 회복된 모습.

과 같은 작용을 하여 모든 생리적인 기능에 영향을 미치고 조절시키는 호흡부터 호르몬 생산까지 모든 생리적 기능을 변화시킨다고 한다. 또 하나의 연구는 과후만 현상을 가진 노인들은 사망률이 높다고 발표하였다.

척추는 몸의 직립자세 유지를 도와준다. 관상면에서 정상적인 자세라는 의미는 척추가 수직적이고 두개골, 흉곽 그리고 골반의 무게 중심이며 이 두 발 사이의 중심에 위치하는 것이라고 정의한다. 머리, 어깨 그리고 골반은 수평이 되어야 한다. 시상면에서 자세는 정상적인 척추의 만곡이 유지되어야 한다. 흉부와 천골의 후만은 일차적 만곡이며 경추와 요추의 전만은 이차적 만곡이다. 제2 경추 치상돌기의 중심과 어깨는 골반과 발목관절을 둘로 나누는 중심선과 정열되어야 한다(그림 9-10).

Supine 단족 검사
Supine Leg Check

어져스팅 테이블은 SLC 검사에 사용된다. 그리고 패드가 충분히 견고하다면 분리된 테이블도 사용될 수 있다.

전통적인 치료 테이블이 SLC 목적으로 사용된다면, 키가 큰 환자들을 위해 길이가 긴 테이블이 사용되어야

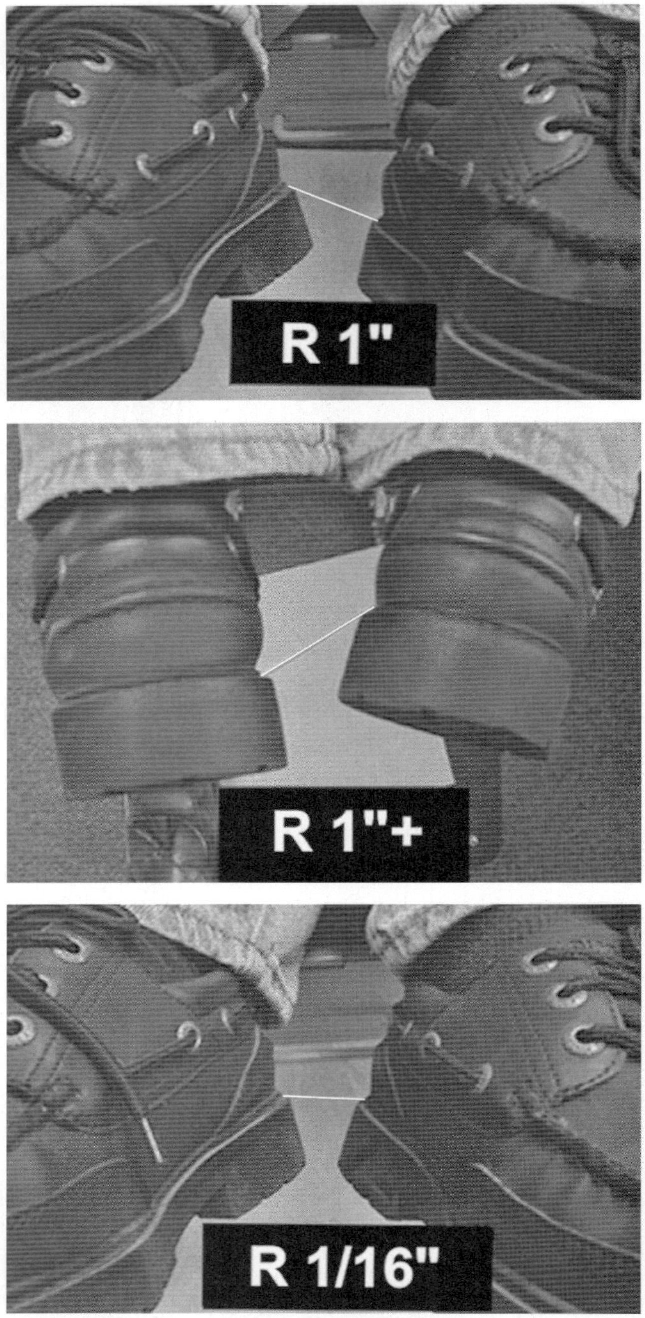

그림 9-6 첫 번 Grostic 수기치료 후, 기능성 골반 비틀림이 회복된 모습

한다(그림 9-11). 치료 테이블은 환자가 바로 누운 자세에서 몸이 쉽게 미끌어지듯 움직일 수 있도록 커퍼가 매끄러운 것이어야 한다. 치료 테이블은 치료실 벽과 평행이 되게 위치할 것을 권한다. 이것은 임상가가 SLC를 수행할 때 오류를 목격하고 예방하는데 도움이 될 것이다. 환자는 바지 뒷주머니에 있는 모든 내용물을 꺼내야 한

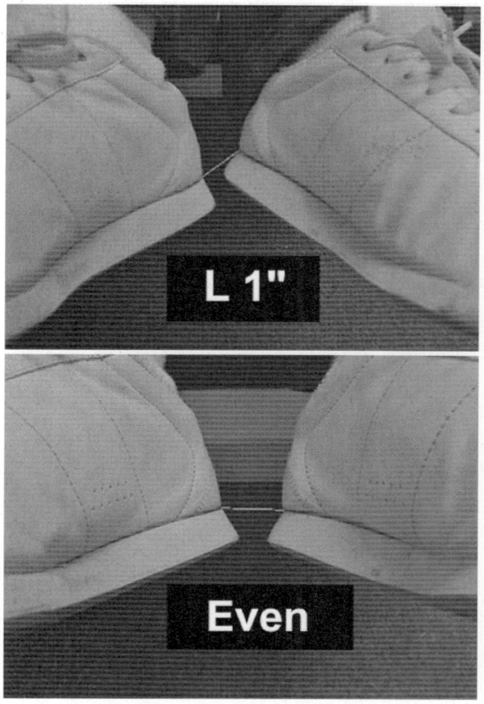

그림 9-7 기구를 사용한 1회 치료 후, 기능성 골반 장애가 회복된 모습.

다. 임상가는 환자를 위해 여러 사이즈의 볼링슈즈를 준비시키는 것이 추천된다(그림 9-12). 이 타입의 슈즈는 임상적으로 검증되어 정확한 FPD 환자 평가에 유익하게 사용된다. 위생 절차로, 환자를 위해 일회용 스타킹이 제공되어야 한다.

환자 자세 (Patient Position)

환자는 치료 테이블에서 그들의 발이 테이블과 평면이 되도록 자세를 취하도록 요구한다. 그 다음 환자를 앉도록 하고 테이블 옆 부분을 손으로 잡는데 최소한 6인치 정도 뒤쪽을 잡도록 지시한다(그림 9-13). 환자는 45° 각도로 뒤로 기대며 테이블 중심으로 몸을 끌어 당겨 종아리 끝부위가 테이블 끝 면까지 가도록 한다. 임상가는 환자가 테이블에서 뒤로 움직일 때 골반이 뒤틀리지 않도록 주의를 주어야 한다. 환자는 똑바로 눕고 머리는 배게에 위치하도록 한다(그림 9-14). 필요한 경우, 임상가 또는 보조는 환자가 누울 때 도와 주어도 좋다.

환자가 supine 자세를 취할 때, 헤드피드를 약간 들어 올려 목이 약간 굴곡된 자세를 취하게 한다(약 20° 정

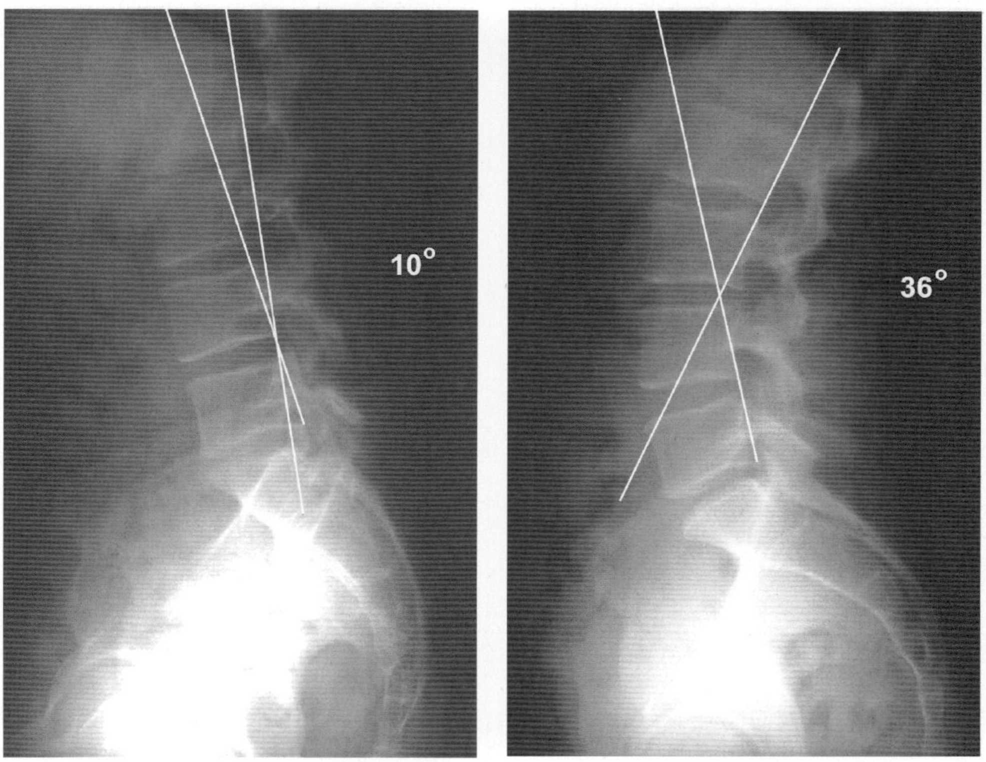

그림 9-8 Orthospinology 치료 후, 회복된 요추(Dr. Kirk Eriksen 사용 허락).

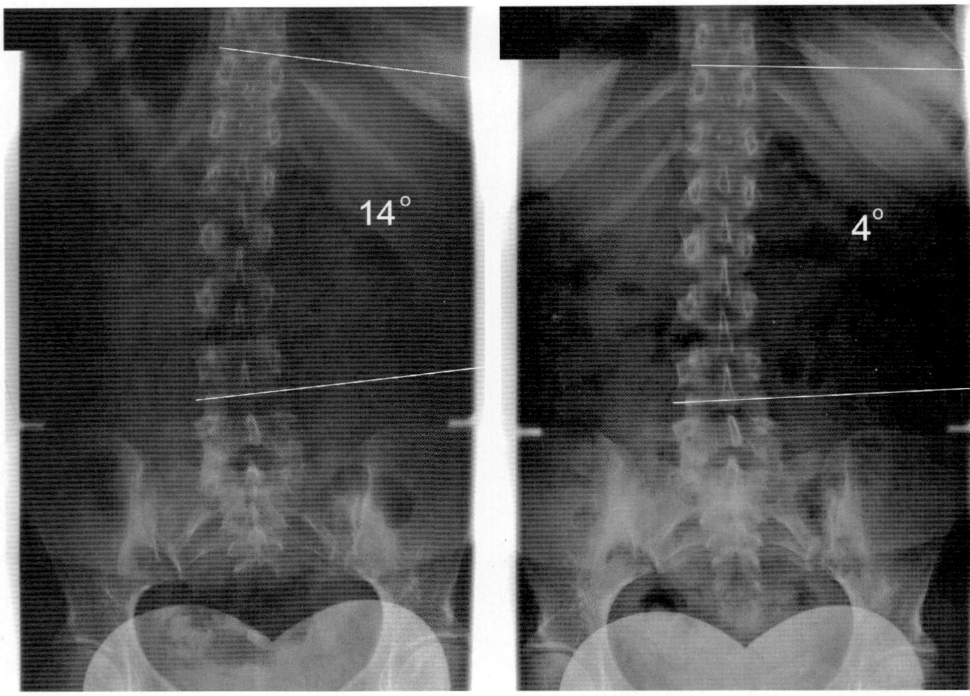

그림 9-9 Orthospinology 치료 후, 흉요추 측만증이 감소된 모습(Dr. Kirk Eriksen 사용 허락).

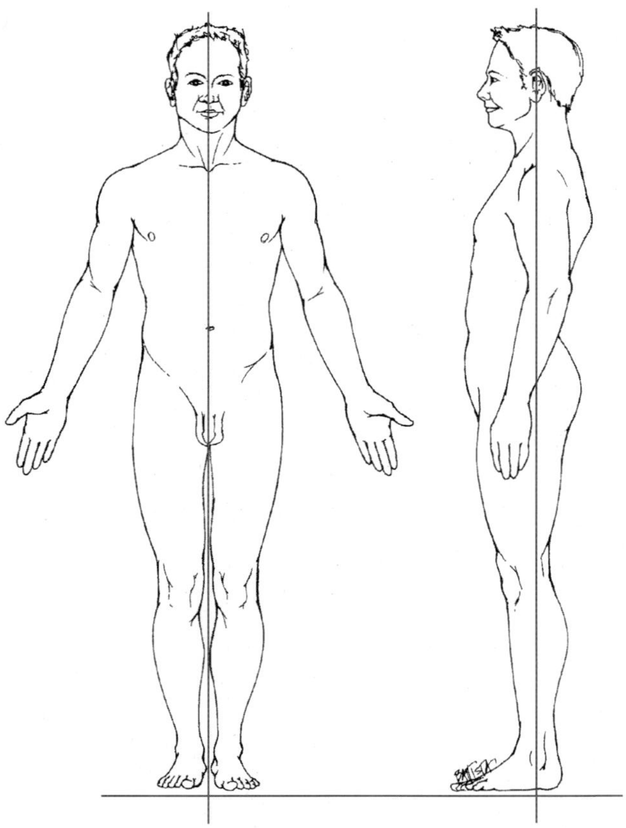

그림 9-10 생리적으로 효율적인 자세(From Eriksen K. *Upper Cervical Subluxation Complex*. Baltimore: LippincoU Williams & Wilkins, 2004:8).

도). 전두 부위가 턱보다 약간 더 높아지게 한다. 만약 머리가 한쪽 방향으로 기울어져 있거나 회전되었다면 검사자는 부드럽게 머리를 들어 적절한 위치에 놓여지게 한다. 하지만, 자세를 취하는데 오류가 있으면, 환자는 다

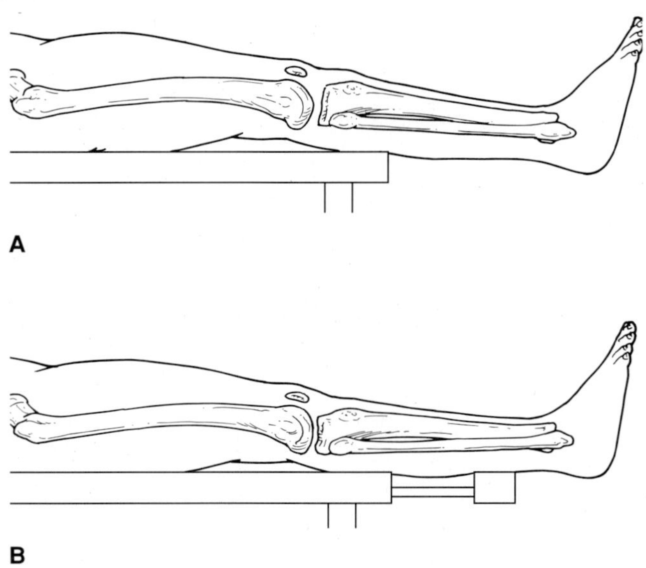

그림 9-11 다리를 신전한 모습으로 Hand-adjusting table 위에 누워있는 모습. **A:** 환자의 발이 테이블의 끝 부위에서 너무 멀리 있는 모습. **B:** 발판을 길게 하여 이루어진 적절한 발 위치.

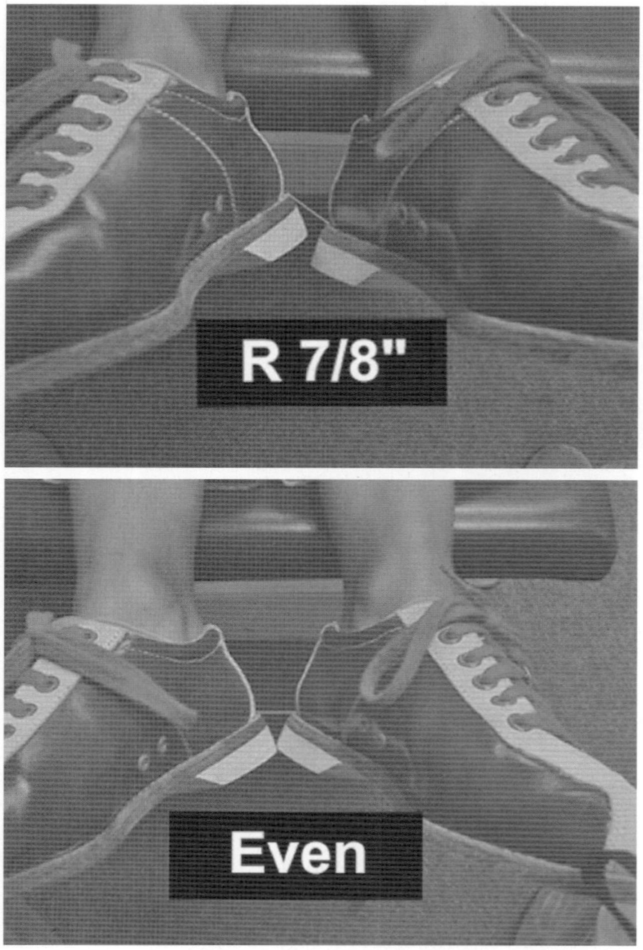

그림 9-12 Supine 자세에서 단족분석을 위해 사용하는 볼링 신발(Orthospinology 치료 직 후, 전과 후의 모습).

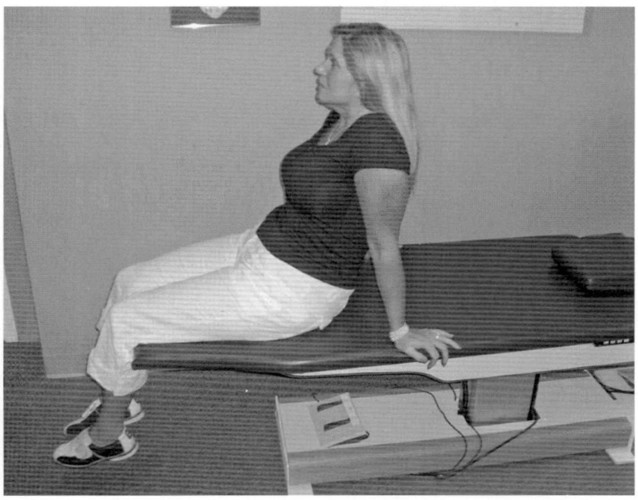

그림 9-13 환자가 치료 테이블 위에 적절한 모습으로 자세를 취하기 위해 준비하는 모습.

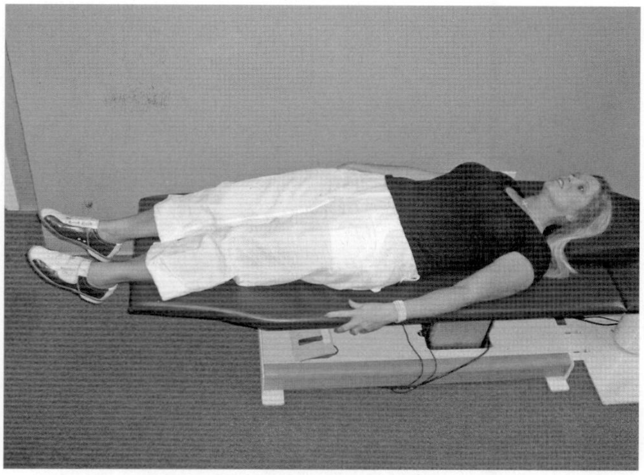

그림 9-14 SLC 분석을 위해 누워있는 환자의 모습.

시 일어나 적절하게 환자가 눕게 해주어야 한다. 환자가 높은 어져스팅 테이블 위에 누워있다면, 작은 배게를 사용하여 환자의 머리와 목을 지지해 주어야 한다. 이유는 이 치료 테이블은 낮은 치료 테이블보다 길기 때문이다. 환자의 발목은 테이블 끝 부위를 약간 넘어가는 자세가 되도록 테이블 위에 눕게 한다. 하지만, 환자의 발목이 테이블로부터 너무 멀어지게 해서는 안된다(그림 9-11). 임상가가 환자의 다리를 무릎을 똑바로 하기 위해 들어 올려야 하기 때문이다. 그리고 이것은 오류를 범하게 되기 때문이다. 또 하나의 이유는 신발이 테이블에 접촉되지 않는 것이 중요하기 때문이다.

가끔 심한 통증 때문에 테이블에 적절한 자세로 누울 수 없는 환자들이 있을 수 있다. 팔이 짧고 과체중 환자들은 몸을 움직이기 힘들고 자신의 몸을 끌어당길 힘이 부족하다. 이러한 환자들은 가능한 낮은 치료 테이블을 사용할 필요가 있다. 그리고 무릎을 굽히고 테이블 위에 발을 놓으라고 지시한다. 그리고 골반을 잠시 들어 올리고 테이블 위에 다시 놓게 한다(그림 9-15). 이 과정은 SLC 측정을 정확하게 실행할 수 없다고 생각이 들 때 실행할 수 있다.

임상가의 위치와 자세 (Doctor' s Position)

높은 치료 테이블에서 SLC를 시행할 때, 임상가는 바퀴달린 의자를 사용할 것을 권한다. 의자는 테이블 끝 부위에 놓아 두어 환자의 중앙 시상면과 정렬되게 한다. 그러나 낮은 치료 테이블에서 환자를 검진할 때에 임상가

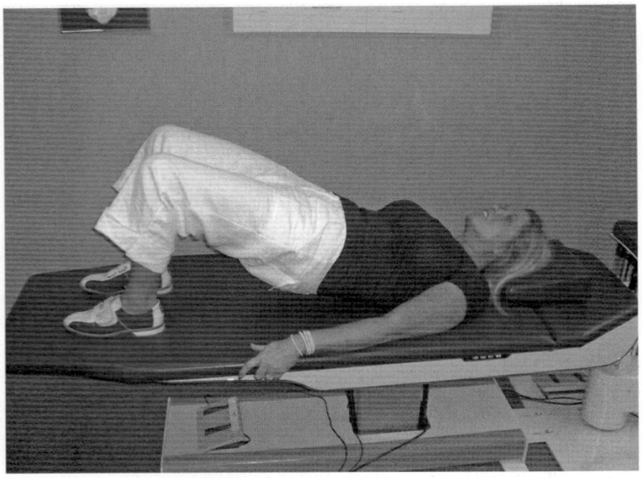

그림 9-15 환자는 SLC 분석을 위해 골반을 살짝 들어 올렸다 다시 놓는다.

는 의자에 앉을 수 없다. 이 경우 임상가는 테이블 끝 쪽에 서야 하며 환자의 중앙 시상면에 배열되도록 한다(그림 9-16). 검사자의 양쪽 발은 어깨 너비 정도 벌리고 발을 약간 밖으로 돌려야 한다. 검사자는 서있는 자세에서 웅크리는 자세로 바꿀 때 체중이 앞쪽으로 가게하며 상체를 환자쪽으로 약간 숙인다. 이 과정은 골반을 약 15~20° 정도 기울어지게 한다(그림 9-17). 이 과정 중 요추는 반드시 직립자세로 유지되어야 한다. 무릎은 골반보다

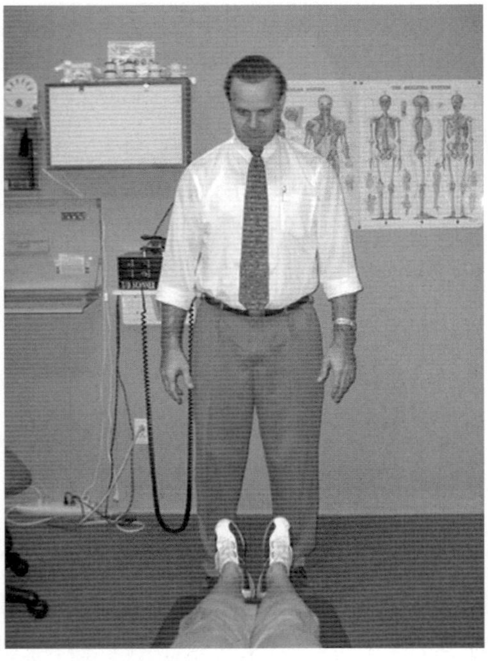

그림 9-16 임상가는 테이블 끝에 위치하며 환자의 중심시상면과 배열된 자세를 취한다.

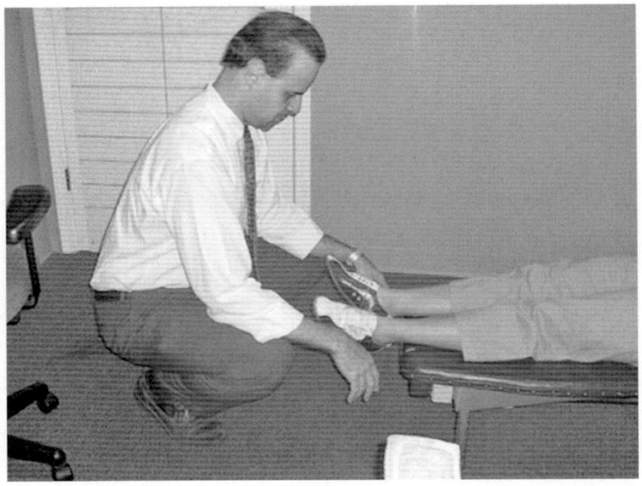

그림 9-17 임상가는 SLC를 수행하기 위해 움추린 자세를 취한다.

약간 아래쪽에 있게 하며 임상가의 허벅지는 양쪽 발과 평행되게 해야 한다.

환자의 발의 위치는 임상가가 얼마나 환자와 가까이 서야 하는지를 결정하기 위해 기록되어져야 한다. 환자의 발목이 배측굴곡(dorsiflexion)되어 있다면, 임상가는 환자에게 좀 더 가까이 다가갈 수 있다. 마찬가지로, 발목이 저측굴곡(plantarflexion)되어 있다면, 검사자는 뒤로 더 멀리 서야 한다. 환자의 신발을 만지거나 신발의 위치를 변화시키지 않은 상태에서 FPD 초기 평가가 이루어져야 한다. 이 과정에서는 시각적으로 신발의 바닥면을 보면서 단족의 상황을 검사하는 것이다. 하지만 이 검사는 단족의 결정적 검사는 아니다. 임상가는 자신의 체중이 발 앞쪽에 집중되어 있고, 몸의 중심이 약간 앞쪽으로 숙여져 있는 것을 확인한다. 이것은 임상가가 자신의 체중이 환자로부터 멀어지지 않도록 하는 것이다. 임상가는 자신의 몸을 환자 쪽으로 약간 숙일 때 자신의 뒤꿈치가 바닥으로 약간 떨어지게 해야 한다.

환자가 테이블 위에 적절하게 supine 자세로 누운 후, 검사자는 환자의 양쪽 발을 부드럽게 들어 올린다. 그리고 몸의 중심선으로 두 발을 모은다(그림 9-18). 다리가 너무 높게 들려지지 않게 주의해야 하고, 다리는 테이블에서 끌려져서는 안된다. 이것은 평가에 오차를 발생시킬 수 있기 때문이다. 그리고 나서 환자의 자세가 여전히 테이블 위에서 바르게 되어 있는지를 결정하기 위해 체크되어야 한다. 임상가는 자신의 손을 슬링형태로 하며 환자의 양쪽 발을 부드럽게 그러나 견고하게 잡는다(그

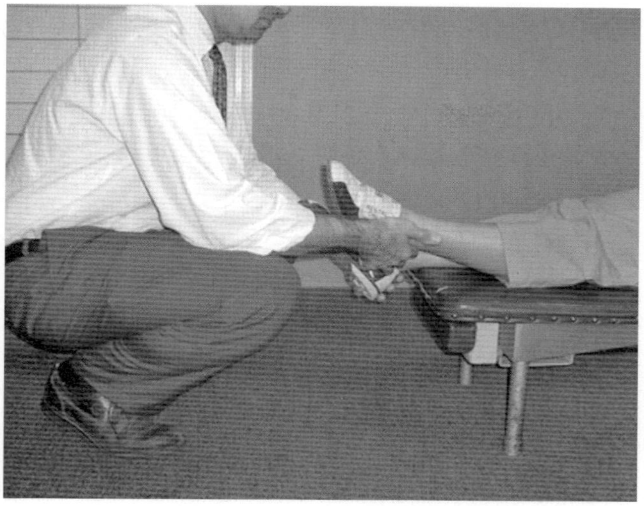

그림 9-18 임상가는 환자의 다리를 들어올리면서 중심선으로 가져온다.

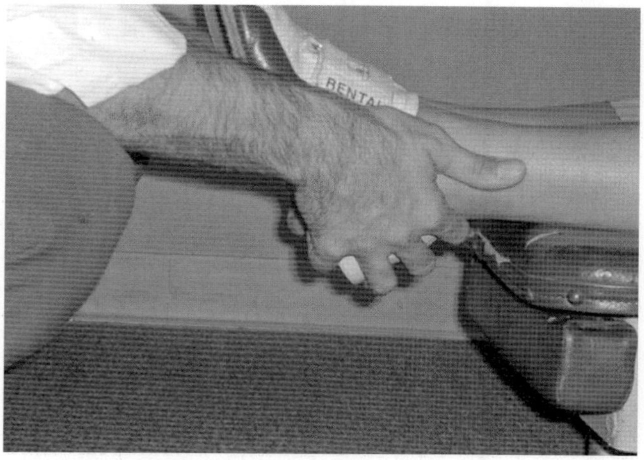

그림 9-20 환자의 신발에 접촉하는 임상가의 손.

림 9-19).

처음 두 손가락은 신발의 뒤쪽 윗부분에 접촉하고, 넷째 손가락은 신발의 뒤축 쪽에 접촉한다(그림 9-20). 새끼손가락은 신발의 뒤축 바닥부위에 접촉하고 약간 압력을 준다. 이것은 신발이 환자의 발에 맞게 하기 위함이다. 엄지손가락의 저면은 발의 외측면을 감싸고 있는 신발의 윗부분에 접촉한다. 엄지는 발이나 족관절에 거의 압력을 가하지 않은 상태에서 외측 복사뼈의 앞부분에 접촉한다. 검사자는 엄지손가락에 힘을 주어서는 안된다. SLC 검사에 오류를 범할 수 있기 때문이다.

SLC 실행 절차 (Conducting SLC)

양쪽 다리는 들지 말고 중심선으로 모아야 한다. 만약 필요하다면, 관절을 바르게 펴기 위해 살짝 다리를 들어올린다. 무릎이 과신전되지 않도록 하며 테이블로부터 다리가 들어 올려지지 않도록 한다. 왜냐하면 SLC를 수행함에 있어 상당한 오류를 범하게 되기 때문이다. 그러나, 적절한 환자 배치는 이러한 절차를 방지할 수 있다. 그리고 나서 임상가는 뒤꿈치의 횡단면과 환자의 쇄골 중심선이 직각을 이루도록 해야 한다(그림 9-21). 그리고 나서 환자의 다른 쪽 다리도 모든 단계를 수행한다.

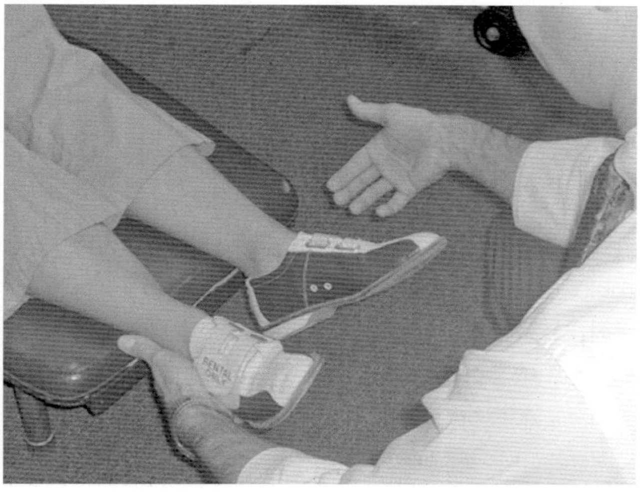

그림 9-19 SLC를 수행하기 위해 양쪽 손을 슬링 형태가 되게 한다.

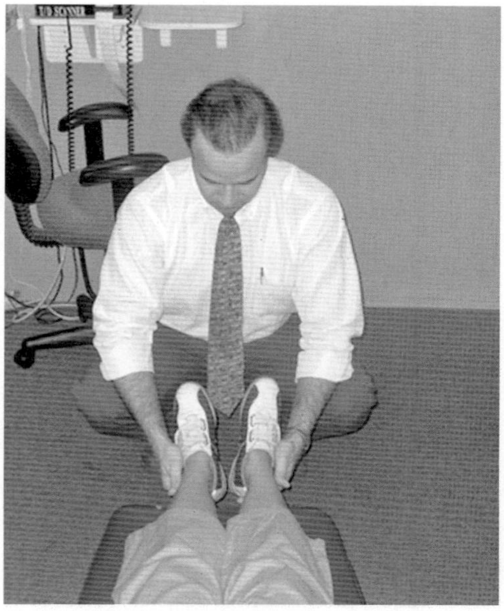

그림 9-21 환자의 쇄골 중앙선과 뒤꿈치의 횡단면이 수직이 되게 하면서 기능성 단족의 정도를 관찰한다.

임상가는 SLC 말아 넣기, roll-in 단계 중 환자의 뒤꿈치를 외측으로 당기지 않도록 주의해야 한다. 검사자의 팔은 환자의 대퇴와 약 90°를 이룬 자세가 되어야 한다. 각 신발은 굴곡이나 신전 또는 외번이나 내번 현상이 발목에서 나타나지 않도록 해야 한다. 그러나, 신발을 mid-clavicular line과 직각으로 만들기 위해 조절하는 힘이 필요하다면, 임상가는 가능한 만큼 족관절의 뒤틀림을 바로 잡아주어야 한다. SLC를 수행하기에 앞서 발과 발목이 대칭으로 정렬되어야 하는 것은 필수적이다.

어떤 환자들은 검사자에게 도움을 주려고 두 다리와 발을 스스로 모으려한다. 이것은 금지되어야 한다. 검사자는 환자에게 구조적 검사를 하고 있는 것이 아니라 척추 양쪽 근육의 긴장도를 측정하는 것이라는 사실을 알려줘야 한다. 환자가 편안한 자세로 누워있고 두 다리나 발목을 긴장하지 않게 하는 것이 매우 중요하다. 그러나, 한쪽 또는 양쪽 다리가 긴장되어 있는 것은 서블럭세이션 때문일 수 있으며 환자가 어떻게 할 수 있는 것이 아니다. SLC 평가는 뒤꿈치와 신발의 안창이 만나는 부분을 관찰하여 기능적 골반 뒤틀림의 정도를 측정하는 것이다. 필요하다면, 보조자는 SLC 실행 동안 측정과정을 돕기 위해 측정자를 잡고 있어야 한다. 그리고 임상가는 1/16인치까지 세밀하게 단족의 차이를 기록할 것이다. 보조자는 FPD(기능적 골반 뒤틀림)의 정도를 기록하는 것은 필수적이다. 이것은 치료과정에 있는 환자의 회복상태에 관한 가치있는 정보를 제공한다.

시각적 평가와 함께, SLC로부터 얻을 수 있는 또 다른 정보도 있다. 임상가는 서블럭세이션 상태에 있는 환자를 검사할 때 체크할 것인가에 대한 느낌을 길러야 한다. 환자의 다리는 정상일 때와 비교해 더 긴장된 느낌을 느낄 것이다. 서블럭세이션이 있을 때 단족은 더 무겁게 느껴진다. 이것은 신경계의 스트레스로부터 오는 경직성 수축의 결과로 생각된다.

검사자는 환자의 신발에 접촉하여 머리방향으로 약간의 압력을 가한다. 일반적으로, FPD 쪽에 스펀지같은 느낌을 갖게 되며 장족쪽 다리는 경직된 느낌을 갖게 된다. 상부경추에 성공적인 치료를 받게 되면 이러한 저항감이나 경직된 느낌이 감소되거나 사라진다. 환자가 균형잡힌 SLC라면, 이것은 앞으로 발생할 수 있는 서블럭세이션을 지적할 수 있다. 경험 많은 임상가들은 눈을 감고 운동감각성 피드백을 통해 서블럭세이션을 감지할 수 있다. 그러나 이러한 이차적인 검사는 표준적 방식으로 SLC를 실행하고 FPD가 기록되어진 후 실시할 것을 강조해야 한다.

정확한 SLC 실행을 위해서 다음과 같은 것들이 관찰되어야 한다:

- 환자의 뒷주머니에 있는 지갑이나 다른 물건
- SLC 검사를 위한 부적절한 신발 착용
- 환자의 신발이 테이블에 닿거나 다리가 너무 멀리 걸려있는 상황
- 환자의 어깨가 Headpiece에 닿아 있는 상황
- 치료 테이블은 치료실 벽과 평행되어 있는지
- 임상가의 자세는 환자와 바르게 정렬되어 있는지
- 환자와 함께 단족검사를 위한 준비과정.
- 단족검사 시, 다리 들어 올리는 실수.
- 두 다리를 동시에 힘주어 모으는가?
- 쇄골 중앙선과 발뒷꿈치의 수평면에 직각을 이루는지
- 환자 신발의 좌우균형을 바르게 배치하지 했는지
- 발로부터 신발을 끌어당기는 실수
- 신발 또는 발을 돌리면서 뒤꿈치를 외측으로 끌어당기는 모습.
- 임상가가 1파운드 이상의 힘으로 신발을 밀어 올려 환자의 머리가 약간 신전되는 현상.
- 발과 발목의 외측 부위를 엄지로 밀기.
- 어떻게 검사해야할지 오히려 환자로부터 부탁을 받는 모습

자세평가 Postural Assessment

자세 분석은 직립 위치에서 안정적으로 자세를 유지할 수 있는 환자에게 실시되어야 한다. 환자는 정면에서 그리고 외측면에서 관찰되어야 한다. 환자가 맨 벽에 가까이 서있는 상태에서 자세는 시각적으로 평가될 수 있다. 그러나 분석은 자세판이나 차트를 이용할 수 있다(그림 9-1, 자세판). 이것은 다양한 재료로 만들어 질 수 있다. 그러나 한 개의 수직선과 4인치 정도 벌어져 있는 몇 개의 수평선으로 구성되어야 한다. 자세 판이나 차트는 치료실의 벽이나 문 뒤면에 장치할 수 있다. 정확한 수직

선을 확보하기 위해 plump line을 사용할 수 있다. 자세판이나 차트의 선은 시각적 평가를 위해 큰 도움이 된다.

자세분석을 위한 소프트웨어 프로그램 (Posture Pro Software)

자세 분석은 컴퓨터 기술을 통해 더욱 객관화 될 수 있다. 자세분석 프로그램(VenturaDesigns)은 다양한 Orthospinology 임상가에 의해 매우 유용하다는 사실로 분석되었다. 소프트웨어는 디지털 카메라를 사용하여 환자의 정면 그리고 측면 자세를 분석하는데 사용된다. 사진 촬영 전, 환자의 특정한 부위에 해부학적 표시를 달아 자세 분석을 더욱 효율적으로 하게 된다. 자세분석 소프트웨어 안에 장착된 마우스포인트는 해부학적 점(자동 모델은 옵션이다)을 입력시키는데 사용된다. 자세분석 소프트웨어를 통해 다음과 같은 정보를 얻을 수 있다.

- 머리 기울기
- 어깨 기울기
- 골반 기울기
- 머리와 골반의 AP 변위
- 머리와 목의 측면 변위
- 외측 수직선

소프트웨어는 각도 측정기를 사용하여 왜곡된 자세를 계산한다. 그리고 그 찾은 값을 환자 차트에 기록할 수 있다(제7장, 그림 7-3 참조). 초진 시 분석되었던 서블럭세이션 패턴의 변화를 평가하기 위해, 초기 자세 평가로 찾은 값을 치료받을 때마다 측정하여 비교분석할 수 있다. 간단한 시각적 평가로서 충분하며 자세판 사용도 도움이 될 수 있다. 그림 9-2에서 9-4는 Posture Pro 시스템을 사용하여 환자 자세가 향상되는 예를 제공한다.

Posture Pro 프로그램 소프트웨어는 환자의 중력중심(COG)을 예측하기 위해 AP 그리고 lateral 중심선을 검사기능에 포함하였다. 이 기능은 양측성 체중계와 유사하지만 체중이 앞 그리고 뒤로 분배되는 상황도 측정할 수 있는 기능이 있다. 양측성 체중계에서 관찰되는 이상현상은 두 디지털 정보를 사용하여 측정될 수 있다. 체중을 측정한 후, 체중값이 고정되는 고급형의 체중계 사용을 권한다. 환자는 대칭적으로 놓인 두 체중계에 각 발을 올려 놓는다. 결과 값은 Posture Pro 리포트에 기록될 수 있다. 모든 긍정적인 검사 결과와 마찬가지로, 이 결과의 평가는 적절한 시기에 다시 평가되어야 한다. 치료를 시작 후 2주에서 2개월까지일 것이고, 환자의 호전기록과 임상가의 자신의 관리 프로토콜에 따라 한다. 주기적 평가뿐 아니라, 치료 때마다 객관적 검사가 필요할 수 있다.

자세 분석기 (Anatometer)

Anatometer는 상부경추 서블럭세이션으로 인해 발생하는 자세문제를 측정하는데 사용되는 자세 분석기다. 이 분석기는 상부경추 척추 카이로프랙틱 협회(NUCCA, national upper cervical chiropractors assciation)에 의해 개발되었다. Anatometer Ⅱ 분석기는 플랫폼에 탑재된 두 발판을 가지고 있습니다. 튜브의 직경은 약 4 인치이며 5피트 정도 수직 확장된다. 수직 튜브는 조절될 수 있는 측정 팔이 달려 있고 장골능에 놓여진다. 그리고 관상면에서 수평적 변위, 횡단면에서 회전 변위 그리고 고정된 점에서 수직적 변위를 측정한다. 고정점 튜브에 달려 있는 프롭을 사용하여 수직 중력선과 비교하는 C7을 측정한다. 자세 변위는 각도로서 기록되어진다. 발판에 장착된 센서는 환자의 양쪽 체중 분배의 차이를 1/10파운드까지 민감하게 측정한다. Anatometer 신뢰도 검사는 연구와 검사되는 변수에 따라 0.30에서 0.953의 상관계수를 보여주었다.[60,91,92]

요약 Summary

이 장에서, 독자는 단족 현상과 자세 변위에 대한 임상적 중요성을 알았을 것이다. 임상가/학생들은 정확한 SLC 검사법과 객관적 방법을 통한 자세평가 법을 배웠을 것이다.

참고문헌

1. Eriksen K. *Upper Cervical Subluxation Complex: A Review of the Chiropractic and Medical Literature*. Baltimore: Lippincott Williams & Wilkins, 2004.
2. Okun SJ, Morgan JW, Burns MJ. Limb length discrepancy: A new method of measurement and its clinical significance. *J Am Podiatr Med Assoc* 1982;72(12):595–9.
3. Friberg O. Leg length asymmetry in stress fractures. *J Sports Med Phys Fitness* 1982;22(4):485–8.
4. Friberg O. Clinical symptoms and biomechanics of lumbar spine and hip joint in leg length inequality. *Spine* 1983;8(6): 643–50.
5. Gross RH. Leg length discrepancy in marathon runners. *Am J Sports Med* 1983;11(3):121–4.

6. Knutson G. Anatomic and functional leg-length inequality: A review and recommendation for clinical decision-making. Part I: Anatomic leg-length inequality: prevalence, magnitude, effects and clinical significance. *Chiropr Osteopat* 2005;13:11.
7. Hinson R, Brown SH. Supine leg length differential estimation: An inter- and intra-examiner reliability study. *Chiropr Res J* 1998;5(1):17–22.
8. DeBoer KF, Harmon RO, Savoie S, et al. Inter- and intra-examiner reliability of leg-length differential measurement: A preliminary study. *J Manipulative Physiol Ther* 1983;6(2):61–6.
9. Fuhr AW, Osterbauer PJ. Interexaminer reliability of relative leg-length evaluations in the prone, extended position. *Chiropr Technique* 1989;1(1):13–8.
10. Nguyen HT, Resnick DN, Caldwell SG, et al. Interexaminer reliability of activator methods' relative leg-length evaluation in the prone extended position. *J Manipulative Physiol Ther* 1999;22(9):565–9.
11. Cooperstein R, Morschhauser E, Lisi A, et al. Validity of compressive leg checking in measuring artificial leg-length inequality. *J Manipulative Physiol Ther* 2003;26(9):557–66.
12. Hinson R, Pfleger B. Pre- and postadjustment supine leg-length estimation. *J Chiropr Education* 2000;14(1):37–8.
13. Eriksen K, James KA. Pilot study: Electromyography, temperature differential device, supine leg length deficiency and their correlation with the occipito-atlanto-axial subluxation complex. Paper presented at: *11th Annual Upper Cervical Spine Conference*; November 19–20, 1994; Life College, Marietta, Georgia.
14. Blair WG. Research/for evaluation/for progress. *Int Rev Chiropr* 1968;22(12):14–6.
15. Pre and post supine leg length evaluation after upper cervical adjustment: A prospective double-blind crossover trial. (Submitted for IRB approval)
16. Woerman AL, Binder-Macleod A. Leg length discrepancy assessment: Accuracy and precision in five clinical methods of evaluation. *J Orthop Sports Phys Ther* 1984;5:230–9.
17. Nichols PJR. The short leg syndrome. *Br Med J* 1960;1:1863.
18. Ingelmark BE, Lindstrom J. Asymmetries of the lower extremities and pelvis and their relations to lumbar scoliosis. *Acta Morphol Neerl Scand* 1963;5:221–34.
19. Leading article: Short leg syndrome. *Br Med J* 1971 Jan 30;1(5743):245.
20. Gofton JP. Studies in osteoarthrosis of hip and leg length disparity. *Can Med Assoc J* 1971;104:791–9.
21. Beal MC. The short-leg problem. *J Am Osteopath Assoc* 1977;76(10):745–51.
22. Heilig D. Principle of lift therapy. *J Am Osteopath Assoc* 1978;77(6):466–72.
23. Peter J. Short leg and sciatica. *JAMA* 1979;42(11):1257–8.
24. Travell JG, Simons DG. *Myofascial Pain and Dysfunction: The Trigger Point Manual.* Vol. I. Baltimore: Williams Wilkins, 1983.
25. Friberg O. Clinical symptoms and biomechanics of lumbar spine and hip joint in leg length inequality. *Spine* 1983;8(6):643–51.
26. Friberg O. The statics of postural pelvic tilt scoliosis: A radiographic study on 288 consecutive chronic LBP patients. *Clin Biomech* 1987;2:211–9.
27. Aspegren DD, Cox JM, Trier KK. Short leg correction: A clinical trial of radiographic vs non-radiographic procedures. *J Manipulative Physiol Ther* 1987;10(5):232–8.
28. McCaw ST, Bates BT. Biomechanical implications of mild leg length inequality. *Br J Sports Med* 1991;25(1):10–3.
29. McCaw ST. Leg length inequality, implications for running injury prevention. *Sports Med* 1992;14(6):422–9.
30. Cummings G, Scholz JP, Barnes K. The effect of imposed leg length difference on pelvic bone symmetry. *Spine* 1993;18(3):368–73.
31. Hung SC, Kurokawa T, Nakamura K, et al. Narrowing of the joint space of the hip after traumatic shortening of the femur. *J Bone Joint Surg Br* 1996;78(5):718–21.
32. Beaudoin L, Zabjek KF, Leroux MA, et al. Acute systematic and variable postural adaptations induced by an orthopaedic shoe lift in control subjects. *Eur Spine J* 1999;8(1):40–5.
33. Giles LGF. Lumbosacral facetal 'joint angles' associated with leg length inequality. *Rheumatol Rehabil* 1981;20(4):233–8.
34. Papaioannou T, Stokes I, Kenwright J. Scoliosis associated with limb-length inequality. *J Bone Joint Surg Am* 1982;64(1):59–62.
35. Gibson PH, Papaioannou T, Kenwright J. The influence on the spine of leg-length discrepancy after femoral fracture. *J Bone Joint Surg Br* 1983;65(5):584–7.
36. Walker AP, Dickson RA. School screening and pelvic tilt scoliosis. *Lancet* 1984;2(8395):152–3.
37. Giles LGF, Taylor JR. The effect of postural scoliosis on lumbar apophyseal joints. *Scand J Rheumatol* 1984;13(3):209–20.
38. Manganiello A. Radiologic findings in idiopathic scoliosis: Etiopathogenetic interpretation. *Radiol Med (Torino)* 1987;73(4):271–6.
39. Hoikka V, Ylikoski M, Tallroth K. Leg-length inequality has poor correlation with lumbar scoliosis, a radiological study of 100 patients with chronic low-back pain. *Arch Orthop Trauma Surg* 1989;108(3):173–5.
40. Specht DL, DeBoer KF. Anatomical leg length inequality, scoliosis and lordotic curve in unselected clinic patients. *J Manipulative Physiol Ther* 1991;14(6):368–75.
41. Potrafki B. Orthopadische erkrankungren im kindesalter und ihre biologische therapie. *Biologische Medizin* 1994;23(6):335–40.
42. Borenstein DG, Wiesel SW, Boden SD. *Low Back Pain, Medical Diagnosis and Comprehensive Management.* Philadelphia: WB Saunders Co., 1995:216.
43. Morrissy RT, Weinstein SL, eds. *Pediatric Orthopaedics.* Vol. I., 4th ed. Philadephia: Lippincott-Raven Publishers, 1996:635.
44. Rush WA, Steiner HA. A study of lower extremity length inequality. *Am J Roentgenol Rad Ther* 1946;56(5):616–23.
45. Redler I. Clinical significance of minor inequalities in leg length. *New Orleans Med Surg J* 1952;104:308–12.
46. Sicuranza BJ, Richards J, Tisdall LH. The short leg syndrome in obstetrics and gynecology. *Am J Obstet Gynecol* 1970;107(2):217–9.
47. Clarke GR. Unequal leg length: An accurate method of detection and some clinical results. *Rheumatol Phys Med* 1972;11(8):385–90.
48. Giles LGF, Taylor JR. Low-back pain associated with leg length inequality. *Spine* 1981;6(5):510–9.
49. Gofton P. Persistent low back pain and leg length disparity. *J Rheumatol* 1985;12(4):747–50.
50. Helliwell M. Leg length inequality and low back pain. *Practitioner* 1985;229(1403):483–5.
51. Lawrence DJ. Chiropractic concepts of the short leg: A critical review. *J Manipulative Physiol Ther* 1985;8(3):157–61.
52. Rothenberg RJ. Rheumatic disease aspects of leg length inequality. *Semin Arthritis Rheum* 1988;17(3):196–205.
53. Steen H, Terjesen T, Bjerkreim I. Anisomelia: Clinical consequences and treatment. *Tidsskr Nor Laegeforen* 1997;117(11):1595–600.

54. Ten Brinke A, van der Aa HE, van der Palen J, et al. Is leg length discrepancy associated with the side of radiating pain in patients with a lumbar herniated disc? *Spine* 1999; 24(7):684–6.
55. Knutson GA. Incidence of foot rotation, pelvic crest unleveling, and supine leg length alignment asymmetry and their relationship to self-reported back pain. *J Manipulative Physiol Ther* 2002;25(2):110E.
56. Lawrence D. Lateralization of weight in the presence of structural short leg: A preliminary report. *J Manipulative Physiol Ther* 1984;7(2):105–8.
57. Mahar RK, MacLeod DA. Simulated leg-length discrepancy: Its effect on mean center-of-pressure position and postural sway. *Arch Phys Med Rehabil* 1985;66(12):822–4.
58. Seemann D. A comparison of weight differential between a group that had a history of spinal problems or had been under care and a group that had neither a history of spinal problems nor been under care. *Upper Cervical Monograph* 1991;5(2):17–9.
59. Seemann DC. Bilateral weight differential and functional short leg: An analysis of pre and post data after reduction of an atlas subluxation. *Chiropr Res J* 1993;2(3):33–8.
60. Seemann DC. Anatometer measurements: A field study intra- and inter-examiner reliability and pre to post changes following an atlas adjustment. *Chiropr Res J* 1999; 6(1):7–9.
61. Lawrence D, Pugh J, Tasharski C, et al. Evaluation of a radiographic method for determining short leg mensuration. *Am Chiropr Assoc J Chiropr* 1984;18(6):57–9.
62. Plaugher G, Lopes MA. *Textbook of Clinical Chiropractic.* Baltimore: Williams & Wilkins, 1993:186–7.
63. Jepsen L, Oestreich AT, Bolton JE. The effect of phantom rotation on apparent difference in femur head height on a standard AP-lumbopelvic radiograph. *Eur J Chiropr* 1990; 38(3):108–13.
64. Weinert DJ. Influence of axial rotation on chiropractic pelvic radiographic analysis. *J Manipulative Physiol Ther* 2005;28(2):117–21.
65. Smidt GL, Day JW, Gerleman DG. Iowa anatomical position system, a method of assessing posture. *Eur J Appl Physiol Occup Physiol* 1984;52(4):407–13.
66. Braun BL, Amundson LR. Quantitative assessment of head and shoulder posture. *Arch Phys Med Rehabil* 1989;70(4): 322–9.
67. Bullock-Saxton J. Postural alignment in standing: A repeatability study. *Aust J Physiotherapy* 1993;39(1):25–9.
68. Refshauge K, Goodsell M, Lee M. Consistency of cervical and cervicothoracic posture in standing. *Aust J Physiother* 1994;40(4):235–40.
69. Le Clair K, Riach C. Postural stability measures: What to measure and for how long. *Clin Biomech* 1996;11(3): 176–8.
70. Van Maanen CJ, Zonnenberg AJ, Elvers JW, et al. Intra/interrater reliability of measurements on body posture photographs. *Cranio* 1996;14(4):326–31.
71. Grimmer K. An investigation of poor cervical resting posture. *Aust J Physiother* 1997;43(1):7–15.
72. Swinkels A, Dolan P. Regional assessment of joint position sense in the spine. *Spine* 1998;23(5):590–7.
73. Swinkels A, Dolan P. Spinal position sense is independent of the magnitude of movement. *Spine* 2000;25(1): 98–104.
74. Dunk NM, Lalonde J, Callaghan JP. Implications for the use of postural analysis as a clinical diagnostic tool: Reliability of quantifying upright standing spinal postures from photographic images. *J Manipulative Physiol Ther* 2005;28(6): 386–92.
75. Vernon H. An assessment of the intra- and inter-reliability of the posturometer. *J Manipulative Physiol Ther* 1983;6(2): 57–60.
76. Adams AA, Lopez D, Loucks JA, et al. Intra- and interexaminer reliability of plumb line posture analysis measurements using a three dimensional electrogoniometer. *Res Forum* 1988;4(3):60–9.
77. Garrett TR, Youdas JW, Madson TJ. Reliability of measuring forward head posture in a clinical setting. *J Orthop Sports Phys Ther* 1993;17(3):155–60.
78. Taylor BA, Ellis E, Haran D. The reliability of measurement of postural alignment to assess muscle tone change. *Physiotherapy* 1995;81(8):485–90.
79. Davini MA, Arnould JF, Savoie SM, et al. The reliability of the poloroid healthcam system for the measurement of shoulder tilt. *J Am Chiropr Assoc* 1995;32(12):29–32.
80. McLean IP, Gillan MGC, Ross JC, et al. A comparison of methods for measuring trunk list, a simple plumbline is the best. *Spine* 1996;21(14):1667–70.
81. Peterson DE, Blankenship KR, Robb JB, et al. Investigation of the validity and reliability of four objective techniques for measuring forward shoulder posture. *J Orthop Sports Phys Ther* 1997;25(1):34–42.
82. Jonson SR, Gross MT. Intraexaminer reliability, interexaminer reliability, and mean values in nine lower extremity skeletal measures in healthy naval midshipmen. *J Orthop Sports Phys Ther* 1997;25(4):253–63.
83. Smith MB, Osborne J, Long-Crawford B, et al. Reliability of cranio-vertebral relationships in normal head posture using modified lateral cephalometrics. *J Man Manipulative Ther* 1998;6(4):186–90.
84. Hickey ER, Rondeau MJ, Corrente JR, et al. Reliability of the cervical range of motion (CROM) device and plumb-line techniques in measuring resting head posture (RHP). *J Man Manipulative Ther* 2000;8(1):10–7.
85. Nomand MC, Harrison DE, Cailliet R, et al. Reliability and measurement error of the biotonix video posture evaluation system—Part I: Inanimate objects. *J Manipulative Physiol Ther* 2002;25(4):246–50.
86. Sherwood KR, Brickner DS, Jennings DJ, et al. Postural changes after reduction of the atlanto-axial subluxation. *J Chiropr Res* 1989;5(4):96–100.
87. Eriksen K. Changes in neck and back pain indices, spinal range of motion, postural distortion, paraspinal surface electromyography and infrared thermometry: A retrospective, practice-based study. (In process of data collection)
88. Cailliet R. *Neck and arm pain.* 2nd ed. Philadelphia: F.A. Davis Co., 1981.
89. Lennon J, Shealy N, Cady RK, et al. Postural and respiratory modulation of autonomic function, pain, and health. *Am J Pain Management* 1994;4(1):36–9.
90. Kado DM, Huang MH, Karlamangla AS, et al. Hyperkyphotic posture predicts mortality in older community-dwelling men and women: A prospective study. *J Am Geriatr Soc* 2004;52(10):1662–7.
91. Addington EA. Reliability and objectivity, supine leg length test, Thermoscribe II, thermograph measurements. *Upper Cervical Monograph* 1983;3(6):8–11.
92. Seeman DC. An evaluation of objectivity and reliability of the anatometer. *Upper Cervical Monograph* 1984;3(7): 1–3.

제 10 장

결과 평가와 문헌화

Outcome Assessments and Documentation

학습목표

이 장을 공부하고 난 후에, 독자는 다음과 같은 사항들을 할 수 있어야 한다:

- 척추주위 온도측정 (이중 탐색자 열전대와 적외선 스캔)
- 표면 근전도
- 가동범위
- 척추 옆 촉진
- 통각측정기
- 체성감각유발전위
- 일상생활 활동 질문지와 통증 등급
- 임상에서 관련된 문서화
- 카이로프랙틱 치료 또는 일반의학적 치료와 관련된 부작용들

이 장은 상부경추 카이로프랙틱 임상가들에 의해 사용된 결과평가법에 대해 설명한다. 이 장에서 검토된 평가는; (i) 온도측정, (ii) 표면 근전도(sEMG), (iii) 가동범위(ROM), (iv) 일상생활 활동(ADLs) 질문서 그리고 통증 등급을 포함한다. 독자들은 이러한 검사들의 사용을 위한 단계별 프로토콜을 접하게 될 것이다. 체성감각유발전위(SSEPs)는 임상에서 보다 연구활동에서 주로 사용되었다. 제9장에서 먼저 상부경추 임상가들에 의해 사용된 누운자세와 기립자세 평가법을 검토하였다. 이 장에서도 서블럭세이션이 근거된 임상에서 사용될 수 있는 문헌들을 설명한다. 카이로프랙틱 치료와 일반 의학적 치료로 발생한 다양한 부작용 또한 설명될 것이다.

Supine 단족 검사, 척추주위 온도측정(이중 탐색자 열전대와 적외선 스캔), 스캐닝 촉진, 자세분석 그리고 통증/건강 등급들은 많은 Orthospinology 임상가들에 의해 일상적으로 사용되고 있는 전형적인 평가법이다. ROM, sEMG, 통증측정, ADL 지수 그리고 다른 평가법들은 초기검사와 간헐검사 중에 전형적으로 사용된다. 하지만 이러한 진단기술들은 일반 임상에서도 사용될 수 있다. 이러한 다양한 결과평가의 목적은 언제 적절한 카이로프랙틱 치료가 필요한 것인지에서 부터 치료에 대한 환자의 반응을 평가하는데 있다. 이러한 진단 기술이 모든 환자들에게 필요한 것이라는 의미는 아니다. 이것은 각 환자에 따른 임상가의 판단에 따른다.

매번 실행하는 평가는 어져스트먼트가 필요한 가를 평가하기 위해 이루어진다. 하지만 평가 결과는 다양한 요인으로 인해 달라질 수 있다. Supine 단족 분석은 상부경추 어져스트먼트의 필요성을 결정하기 위한 중요한 임상소견이다. 그러나 경추 온도측정 분석(thermographic break analysis), 경추 촉진 그리고 자세분석은 어져스트먼트를 통해 성공적으로 회복되었다는 것을 확인하는데 중요하다. 즉, 그날 방문한 환자에게 또 다시 어져스트먼트를 실행할 필요가 없다는 사실을 지적할 수 있다는 것이다. 때때로, 서블럭세이션을 충분히 회복시키기 위해 환자를 2-3번 일으켜 세워야 할 필요가 있다. 상부경추 임상가는 치료의 목적이 달성되었는가를 확인하기 위해

도움이 되는 객관적 피드백이 필요하다. 기술력이 발달되면서 생리적 · 구조적 측정기들이 개발될 것이다 그리고 발전될 것이다. 영국에서 가장 유명한 물리학자 Lord Kelvin는 객관적 측정의 필요성을 강조했다:

> 당신이 말하고 있는 것 그리고 표현하는 것을 측정할 수 있을 때, 당신은 자신이 말하는 것이 사실이라는 것을 안다. 그러나 측정할 수 없고 수치로 표현할 수 없다면 당신의 지혜는 무의하고 불만족스러운 것이다; 지식의 시작일 수는 있지만, 과학적이라고는 말할 수 없다.[1]

이중 탐색자 온도측정기
Dual Probe Thermometry

척추 주위 대칭적 체온은 지난 70여 년간 상부경추 임상가들이 사용한 중요한 평가이다. 이 평가 진단법은 히포크라테스가 언급한 "몸의 한쪽 다른 부위보다 덥거나 또는 차다면, 그 부위에 질환이 발생했다는 것을 지적한다" 그 시대까지 거슬러 간다.[2] B.J. Palmer 박사는 1924년 열을 측정하는 이중 탐색자 열전대(Dual Probe thermocouple)를 개발하여 카이로프랙틱 임상가들에게 소개하였다. 이 온도감지기는 상부경추 서블럭세이션을 확인하는데 혁신적인 진단기로서 환영받았다. 그러나 모든 카이로프랙틱 임상가들은 neurocalograph를 사용해야 한다고 주장하는 팔머 박사의 열정은 카이로프랙틱 학계를 양분화시키는 결과를 주었다(제1장 참조).[3] 50여 년간의 연구를 통해 일반 정상인들에서 각 척추주위 체온의 차이는 매우 작다는 것이 밝혀졌다.[4-7] Uematsu와 그의 동료들[7]은 온도 측정기는 교감신경 기능을 평가하는 방법으로서 사용될 수 있다고 지적하였다. 지각신경 자극과 관련된 교감신경계는 피부의 소동맥/모세혈관의 혈관수축 반사를 유발시킨다고 믿어진다. 그리고 체온의 그래프 패턴을 변화시킨다.

피부체온 변화는 인체가 내적 그리고 외적 환경에 따라 적응하면서 수시로 변화한다는 것이다. 그리고 임상과 실험 상황에서 근거를 보면 체온 차이는 동일한 척추 위치에서 매우 다양하게 분마다 달라진다는 것이 지적된다. 이것이 척추 주위 체온의 대칭성은 값진 임상적 평가법이 될 수 있는 이유이다. 교감신경 체온조절은 중추 자율조절 기전 그리고 척수 각 마디마디의 혈관운동 반사

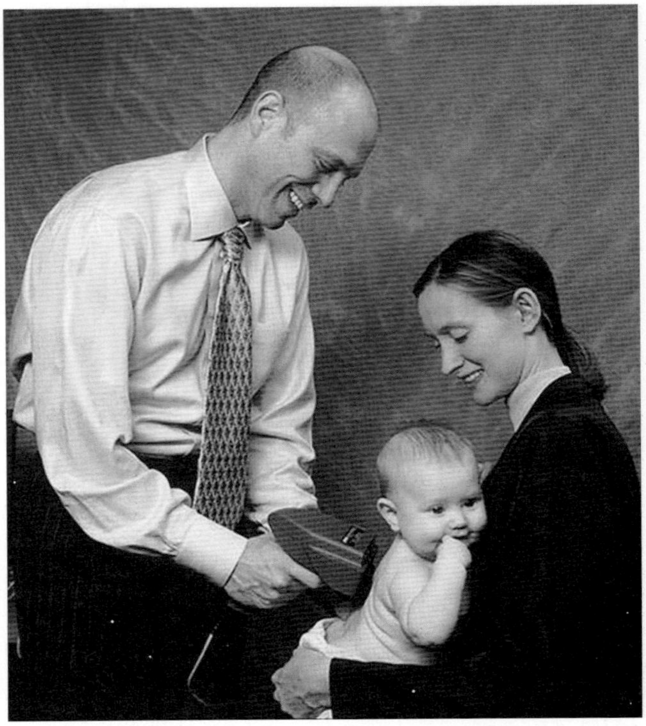

그림 10-1 소아환자에게 Insight dual-probe infrared 스캔을 사용하는 모습. (Courtesy of Dr. Patrick Gentempo, Jr. and CLA)

작용에 의해 일차적으로 통제된다. 이처럼 체온그래프/체온측정기는 피부에서 교감신경이 중재하는 혈관의 긴장도를 측정할 수 있다고 생각된다. 척추주위 체온측정기는 어린아이를 위해 이상적인 평가법이 될 수 있다. 소아환자들은 근골격계 질환보다는 자율신경계 문제로 인해 발생하는 질환으로 카이로프랙틱 병원을 방문하기 때문이다(그림 10-1). 척추 주위 체온측정기(척추 양쪽 주위 조직의 체온을 측정하는 기구)는 인체의 다양한 부위로부터 발생되는 체온을 찾고 측정하며 사진형태로 기록할 수 있는 시각적 신호를 보여주는 체열촬영술과는 대조된다. 척추주위 체온측정기 사용의 일차적 목적은 척추 서블럭세이션 복합체의 신경학적 부분을 평가하기 위함이다.

Break Analysis

체온그래프 측정의 변화 또는 척추주위 체온의 균형은 성공적인 척추 어져스트먼트와 관계가 있다는 것이 임상적으로 관찰되었다. 역사적으로 상부경추 임상가들은 해석에 있어서 2가지 방법을 사용했다: *형태와 break analysis*. John F. Grostic 박사는 상부경추 서블럭세이

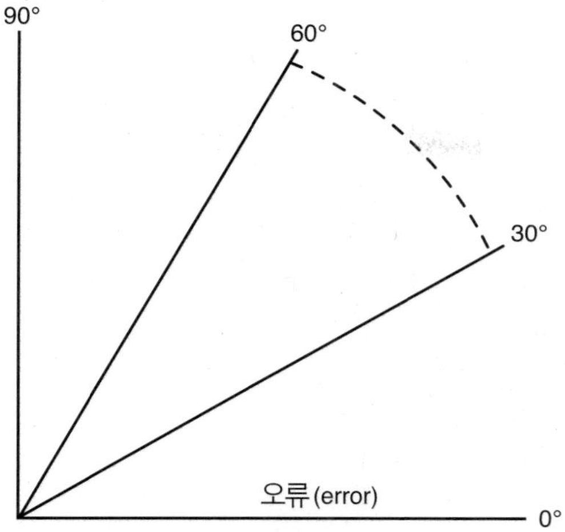

그림 10-2 이중탐색자 그래프 열측정 break의 오차범위.

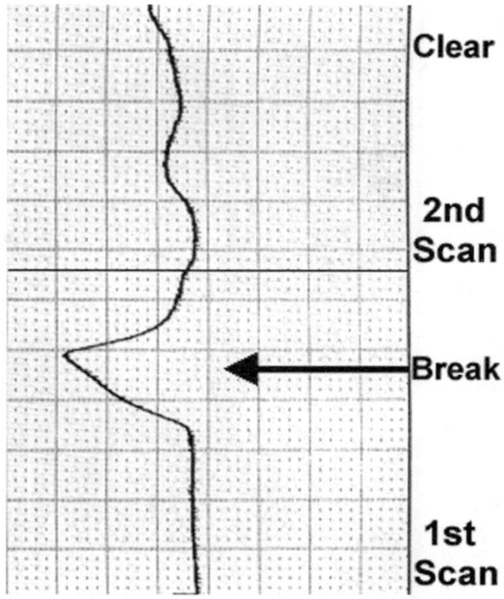

그림 10-3 이중탐색자 체온감지기 그래프가 왼쪽에서 나타난 break 현상과 함께 Orthospinology 어져스트먼트 후 회복된 모습을 보여준다.

션 평가를 위해 break analysis를 선호했다. 여기서 말하는 break 이라는 용어는 체온측정기의 그래프 선이 외측으로 약 45° 정도 또는 30~60° 정도 편위되는 것을 말한다(그림 10-2). Break는 편위의 특정한 역치를 넘어서야 한다(그림 10-3). 이것은 특정한 기구, 글라이딩의 속도, 실내 주위 온도, 그리고 환자의 체온 상태의 기능이다.

다양한 적외선 온도측정 기구들이 훌륭한 가치가 있다는 것을 보여주었다. 그러나 이중 탐색자 온도측정기(예, neurocalometer, nervoscope)들은 상부경추 임상에서 가장 긴 임상기록을 가지고 있다. 체온측정기는 두 개의 서로 다른 금속 줄로 된 2개의 열감지로 구성되어 있다. 이 금속 줄은 2개의 다른 곳에 연결되어 있다 — 하나는 체온측정기, 또 하나는 참조기에 연결됨. 온도측정점에서 서로 다른 금속을 통과하는 2곳의 온도 차이는 전압량으로 측정변화를 찾는다. 이중 탐색자 온도측정기는 그래프 작성기에 연결되어 환자의 스캔결과를 해석한다.

이중 탐색자 온도측정기의 단점은 피부에 접촉되어야 한다는 것이다. 그러나 적외선 기구보다 좋은 한 장점은 기구와 환자와의 접촉으로 매우 정확한 측정가를 얻을 수 있다는 사실이다. 체온측정기 그래프는 먼저 에어콘디션이나 히터가 직접 영향을 주지않는 온도가 일정한 방에서 환자를 기립자세로 앉게한 후 측정한다. T1에서부터 글라이딩을 시작한다. 하지만 Grostic 박사는 C5-6에서 스캔을 시작하는 것을 권한다. 척추주위 스캔은 하항선에서 마친다. 탐색자를 피부의 형태에 따라서 수직으로 유지하며 그러나 너무 강하게 압력을 주지 않도록 주의해야 한다(그림 10-4). 접촉은 양쪽 척추주위 부위에 동일하게 이루어져야 한다.

잘못된 break 결과는 부적절한 테크닉(예, 동일하지 못한 압력, 한쪽 또는 양쪽 탐색자 모두 피부와 접촉을 못하거나)으로 발생한다. 다양한 피부질환 역시 측정에 오류를 범하게 한다. 그러므로 스캔을 하기 전에 오류를 피하고 또한 위생적 문제를 생각하면서 환자를 먼저 평가해야 한다. 상처조직, 사마귀, 주름선 그리고 과도한 체모 역시 측정의 정확도에 영향을 준다. 오진으로 인한 음성 스캔결과는 검사 몇 시간 전 환자의 니코틴, 카페인 또는 특정한 약물 복용으로 나타나기도 한다. Grostic 박사는 환자가 서블럭세이션이 있는 상태에서 정확한 체온분석은 supine 단족분석의 불균형(최소한 3/16인치)과 상관되어야 한다고 생각했다.

형태분석 (Pattern Analysis)

형태분석은 이중탐색자 체온측정기 결과를 분석하는 또 다른 시스템이다. 상부경추 서블럭세이션은 환자의 척추주위 체온 측정이 일정한 형태를 유발시킨다고 가설화 되었다. 이것은 스캐닝 전 3개의 측정값을 몇 번을 통해 구하므로서 정립된다. 이 형태 분석은 상부경추 어져스트먼트의 필요성을 위한 일차적 지표로서 사용된다.

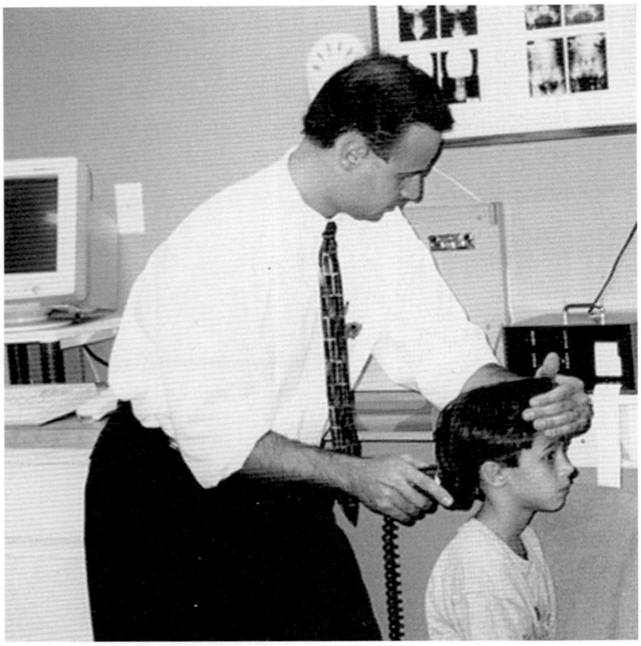

그림 10-4 이중탐색자 체온 스캔 시연.

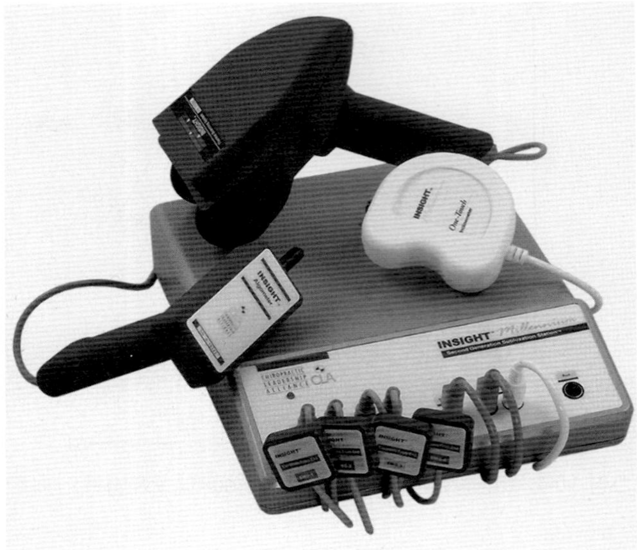

그림 10-5 Insight Subluxation Station: 2 channel 스테틱 그리고 4채널 다이나믹 sEMG 감지기, 롤링 체온 스캐너, ROM 경사측정기, 그리고 연부조직 통증계.

최적의 자율신경계 기능은 인체의 항상성을 유지하기 위해 환경에 적응하면서 상수상태를 유지한다는 가설이다. Hart와 Owens[8]은 환자의 등이 실내온도에 노출되면 척추주위 피부 체온의 형태는 약 16분 후에 안정화된다는 사실을 밝혔다. 형태분석은 Blair, Knee chest, Toggle Recoil을 사용하는 임상가들 역시 흔히 사용하고 있다.

신뢰성 연구 (Reliability Studies)

Owens와 그의 동료[9]는 척추주위 적외선 체온 스캔에 대한 검사자 사이에 신뢰성을 TyTron C-3000을 사용하여 검사하였다. 그리고 0.91-0.98 사이에 상관계수를 발견하였다. 그리고 DeBoer[10]과 그의 동료들은 다른 형태의 적외선 열측정기 검사에서 매우 인상적인 검사자간 신뢰성(0.639-0.998)을 발견하였다. Gonstead nervoscope(체온측정기)는 분절간 그래프에서 break 현상을 관찰하는데 있어서 높은 검사자간 신뢰성을 보여주었다. 모두 중등급에서 훌륭한 검사결과를 보여주었다.[11] James는 경추 후면에 이중탐색자 체온측정스캔에서[12] 그리고 결과 분석에서 높은 신뢰성을 보여준다는 연구 논문을 발표했다.[13] 그는 또한 상부경추 서블럭세이션 평가에서 척추주위 촉진과 체온스캔 사이에 높은 상관관계를 발견하였다.[14] 이러한 동일한 검사는 Orthospinology 어져스먼트 후 호전된 변화를 보여주었다.

롤링 적외선 체온 스캔 프로토콜 Rolling Infrared Thermal Scan Protocol

Chiropractic Orthospinology 학회는 Insight Subluxation Station™ (Chiropractic Leadership Alliance)진단기술을 1996년부터 공식적으로 승인하였다. 최첨단의 이러한 진단기는 sEMG, 척추주위 적외선 체열촬영술, 척추 ROM, 통증측정, 그리고 심박동수 변이성을 측정하는 결과분석의 초석이다(그림 10-5). Insight™ 제어대는 환자의 건강상태를 평가하기 위해 도움을 주는 다음과 같은 부속물들을 사용한다:

- 2채널 스테틱/4채널 다이나믹 sEMG 감지기
- 롤링 체온 스캐너
- ROM 평가를 위한 경사측정기
- 연부조직 과민성을 검사하는 통증측정기
- 심장박동수 변이성 평가를 위한 폴스파동 프로파일러

이러한 기술력들이 사용되는 결과평가 진단기 중 하나는 이중탐색자, 척주주위 적외선 체열촬영술이다. 이 기구는 피부온도 차이를 측정함으로서 자율신경계 기능을 평가하는데 사용된다. Insight™ 스프트웨어는 형태와

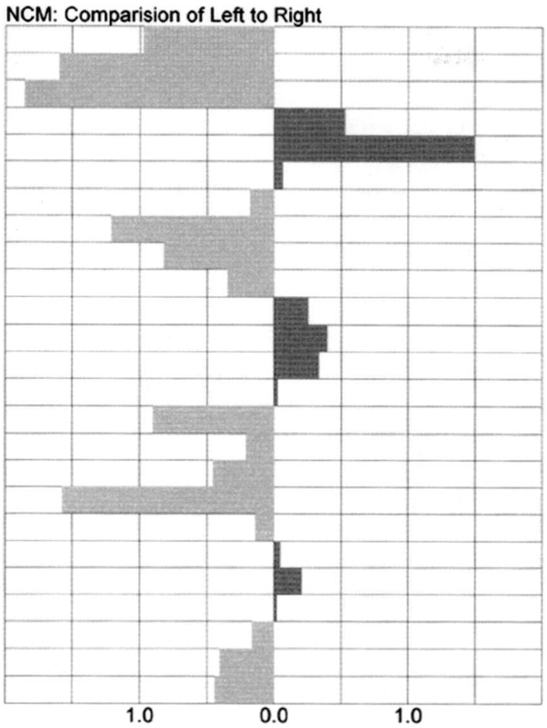

	Left	Right	Shift
C1	93.8	92.8	0.98
C2	94.1	92.5	1.60
C3	94.7	92.9	1.86
C4	92.2	92.7	0.53
C5	90.8	92.3	1.50
C6	91.3	91.4	0.06
C7	90.0	89.8	0.18
T1	90.0	88.8	[illegible]
T2	89.0	88.1	0.82
T3	89.0	88.6	0.35
T4	89.5	89.7	0.26
T5	90.9	91.3	0.39
T6	91.0	91.3	0.34
T7	91.2	91.2	0.02
T8	91.5	90.6	0.90
T9	91.0	90.8	0.21
T10	90.7	90.3	0.46
T11	92.0	90.4	1.58
T12	90.5	90.3	0.14
L1	90.8	90.8	0.04
L2	90.7	91.0	0.21
L3	91.0	91.0	0.02
L4	91.5	91.3	0.17
L5	93.7	93.3	0.41
S1	93.9	93.4	0.44

FAHRENHEIT

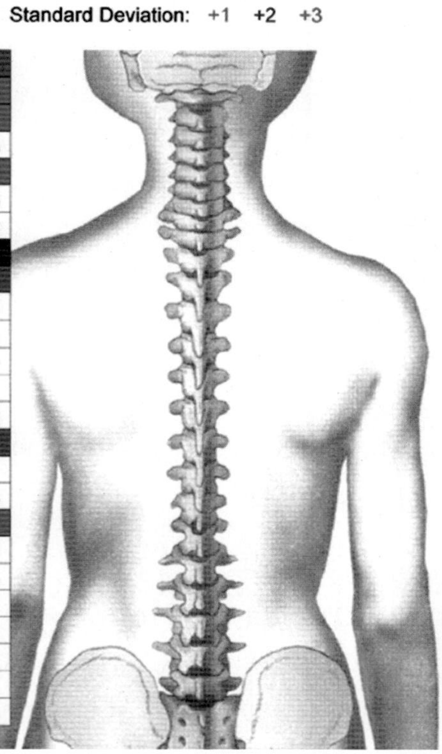

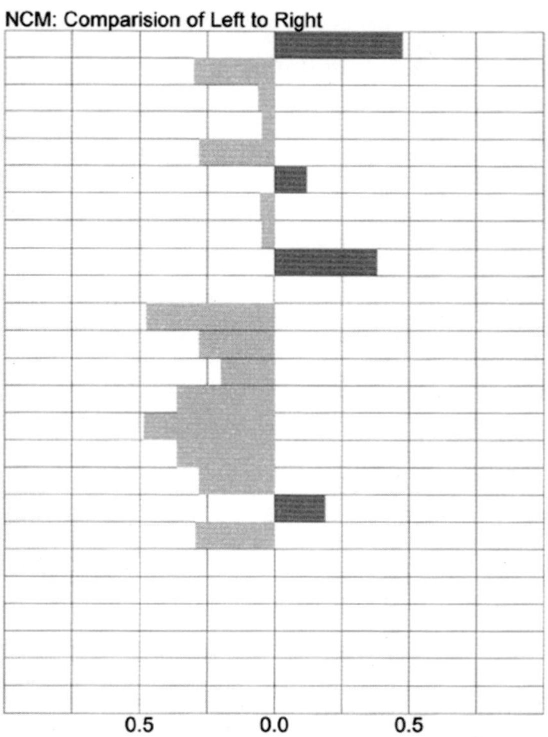

	Left	Right	Shift
C1	92.8	93.3	0.47
C2	92.7	92.4	0.30
C3	92.1	92.0	0.06
C4	91.4	91.3	0.05
C5	91.2	90.9	0.28
C6	90.7	90.8	0.12
C7	89.1	89.1	0.06
T1	88.4	88.3	0.05
T2	87.5	87.9	0.38
T3	88.3	88.3	0.01
T4	88.6	88.1	0.48
T5	88.3	88.1	0.28
T6	87.9	87.7	0.20
T7	88.5	88.1	0.36
T8	88.7	88.2	0.49
T9	88.6	88.2	0.36
T10	89.0	88.8	0.28
T11	90.1	90.3	0.19
T12	88.2	87.9	0.29
L1	-.-	-.-	-.-
L2	-.-	-.-	-.-
L3	-.-	-.-	-.-
L4	-.-	-.-	-.-
L5	-.-	-.-	-.-
S1	-.-	-.-	-.-

FAHRENHEIT

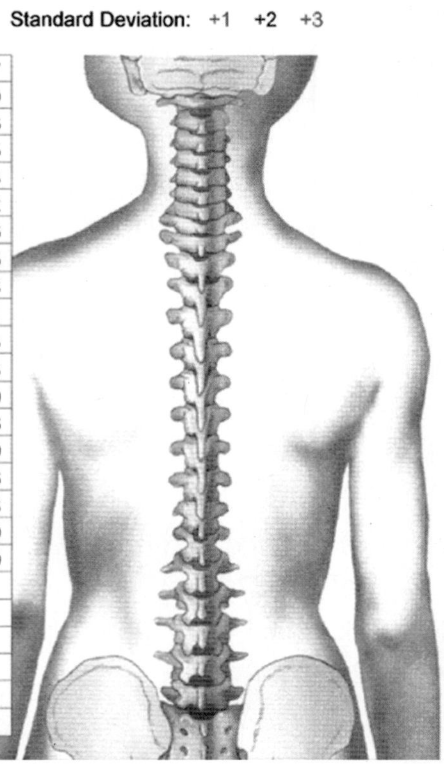

그림 10-6 한번의 Orthospinology 어져스트먼트 후, 전 과 후 적외선 체온 스캔 결과.

분절마디 분석을 보여줄 수 있다. 컴퓨터는 환자의 체온 측정값을 Uematsu와 그의 동료들[7]에 의해 발표된 정상 데이터와 비교하면서 환자의 스캔결과가 정상치에서 벗어났는지를 확인한다. 분절마디 분석 그래프는 녹색, 파랑색 그리고 붉은색으로 보여주며 체온 비대칭성이 어느 정도인가를 보여준다(그림 10-6). 이것은 정상수치를 넘는 1, 2, 3개의 표준편차와 동일하다. 진단기는 적외선 체온 영상 테크놀로지를 사용하는 비접촉 체온감지기를 사용한다. 3개의 체온감지기들이 사용되며 그 중 2개가 스캔을 위해 활동적이 된다. 3개의 가능한 방법(성인, 소아, 신생아)중 한 개에 체온스캔을 세팅하면 롤링 체온감지기가 작동된다.

롤링 체온스캔 준비 과정
(Rolling Thermal Scan Preparation)

롤링 체온스캔 진단은 실내 온도가 70–80° 사이에 안정된 환경에서 최고의 기능을 발휘한다. 진단실로 향하는 모든 문은 닫아져야 하며 햇빛은 직접 체온 스캐너에 닿게 해서는 안된다. 검사실은 난방장치나 에어콘이 직접 영향을 주어서는 안된다. 척추 전체 부위를 검사한다면 여성은 가운을 입혀야 하며 남성 역시 셔츠를 벗어야 한다. 경추 부위만 스캔을 한다면, 이러한 것들은 요구되지 않는다. 목걸이와 귀걸이는 검사 전 반드시 제거해야 하며, 머리가 긴 환자들은 머리를 묶어야 한다. 이 시점에서 환자는 약 5분 동안 실내온도에 환자 피부체온이 적응되도록 한다. 그리고 체온스캔을 시작하기 전에 환자의 척추를 촉진하거나 접촉해서는 안된다.

첫째 단계로서 체온 스캐너를 환자의 척추 S1 위치에 접촉시킨다. 그리고 초기 체온이 안정되도록 약 5초 동안을 기다려준다. 그리고 스캐너를 서서히 척추를 향해 그리고 경추 최상단 부위까지 롤링한다. 경추부위에만 스캔을 한다면, C7에서 시작한다. 임상가는 C1의 양쪽 끝 부위에, 머리카락선과 귀 사이에 접촉함으로서 롤링 체온스캔이 완료된다.

표면 근전도
Surface Electromyography

피부 표면에서 근활동전위의 가중 현상 측정을 위한 진단기 선택은 sEMG이다. 이 진단기는 마이크로볼트로 나타내며 근육이 수축하고 이완할 때 그리고 휴식 자세에서 근육활동과 근긴장 상태를 반영한다. 이 진단기 사용은 1948년부터 시작되었다.[15] 그리고 작은 근육그룹들의 전체적 기능에 대한 운동학적 연구를 위해 매우 적절하게 사용된다. 이 검사는 주변 근육활동의 비정상적 상태를 평가하기 위해 전형적으로 사용하는 바늘 근전도(needle EMG)와는 다르다. 비정상적 현상들은 척수 질환, 신경근 자극, 말초신경 포착 또는 근육 질환 때문일 수 있다. 이 검사는 진단적 평가 목적으로 주로 신경내과 전문의에 의해 사용된다.

sEMG 평가는 정적 그리고 동적 상황에서 사용될 수 있다. 정적 테크닉은 환자가 중립적 자세에서 앉아있는(때로는 기립자세에서도 실행됨)상태에서 진행된다. 그리고 척추 주위 근육 양쪽에 전극을 붙인다. 동적 sEMG는 환자가 다양한 모습으로 움직이는 동안 부착된 전극을 통해 척추주위 근육 활동으로 인해 나타나는 마이크로볼트 측정값을 얻어 내는 것이다. *굴곡-이완 현상*은 요추부위를 검사하는 정상 환자에게서 관찰된다.[16-24] 그리고 경추에서도 사용될 수 있다는 사실이 관찰되기도 했다.[25-26] 이러한 관찰은 척추를 굴곡시킬 때 편심수축을 포함한다. 하지만 굴곡의 제한점에 도착하였 때 척추주위 근육들은 전기적 침묵을 보여주어야 한다(그림 10-7). 척추주위 근육들은 굴곡의 제한 점에 도착하였을 때 척추를 지지한다고 믿어왔다. 척추는 근육활동 보다는 후방 인대구조들에 의해 지지된다. 연구결과는 이러한 현상 소실은 요통 그리고 기능장애와 관련된다는 사실을 밝혔다.[17,18,27-29]

진폭, 대칭성 그리고 *형태*들은 정적 sEMG 데이터 해석에서 사용되는 주 요인들이다. 진폭은 신호수치의 마이크로볼트 정도를 말한다. 신호수치가 높을수록 척추주변 근육활동이 크다는 것을 말한다. 이러한 수치는 다양한 정상 데이터 베이스와 비교한다.[30-32] 물론, 어느 소프트웨어와 프로토콜을 사용하는가에 따라 다르다. 예전에 정립된 정상 데이터는 성인 그룹들을 상대로 정해졌다. 임상관찰에 의하면, 어린이들의 척추주변 근육의 sEMG 전위는 성인들 보다 높다. 그러나 초기 데이터는 카이로프랙틱 케어를 받고 있는 작은 그룹의 무증세적 어린아이들을 대상으로 얻어졌다.[33] 대칭성은 각 위치에서 오른쪽 그리고 왼쪽 진폭의 비교를 말한다. 이것은 척추주위

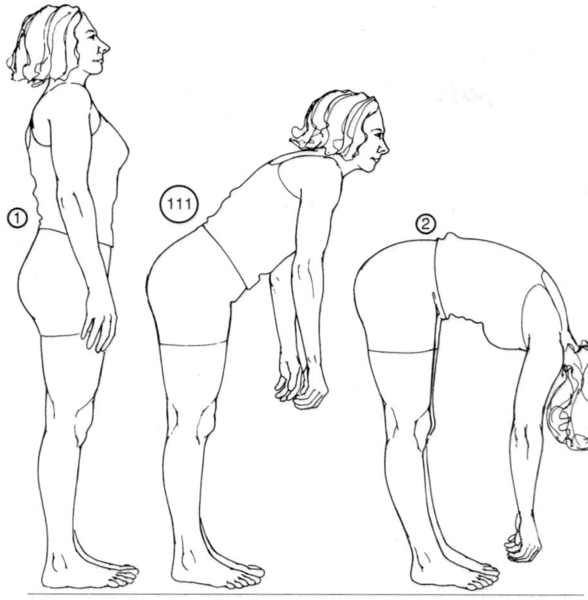

그림 10-7 요추 굴곡-이완 현상. (출처: Eriksen K. *Upper Cervical Subluxation Complex*. Baltimore: Lippincott Williams & Wilkins, 2004:219.)

근육긴장의 균형을 확인하는데 도움이 된다. Donaldson과 Donaldson[34]은 통증을 가지고 있는 환자 97.5%는 20% 보다 높은 비대칭성이 측정되었다. 이 평가는 피부 밑에 있는 지방층이 필터와 같은 역할을 하여 정상 데이터 비교를 위한 신호 진폭이 감소하기 때문에 비만환자 검사에서 특히 유용하다. 형태는 척추 전체 부위의 근 에너지의 상대적 분배를 말한다.

전극을 부착한 sEMG 평가는 훌륭한 검사-재검사 신뢰성을 보여준다. Spector[35]는 0.73-0.97의 상관계수를 발표하였고 Cram[36]은 0.83의 신뢰성을 발표하였다.

연구학자들은 표면전극이 바늘 전극보다 신뢰성이 높다는 것을 밝혔다.[37-40] Komi와 Buskirk[37]는 sEMG 검사법이 바늘을 삽입하는 전극보다 검사-재검사 신뢰성이 높다는 것을 밝혔다(0.88 vs. 0.62). 정적 sEMG 스캐닝은 부착하는 전극 테크닉과 비교될 정도로 라는 것을 밝혔다.[41-42] 그리고 중등급에서 높은 정도의 검사-재검사 신뢰성 계수를 보여주었다.[42]

한 연구는 요추 평가를 위한 sEMG 스캔과 피부분절 체온촬영술에 대한 검사자간 합의는 낮고 임상적으로 수용할 수 없다는 것을 밝혔다.[43] 어느 저자들은 통증이 있는 그리고 무증세적 환자 사이를 감별하는데 있어서 sEMG 스캐닝의 민감도가 부족한 것을 비판하였다.[44,45]

하지만 Jalovaara와 그의 동료들[46]은 sEMG는 요통환자를 평가하는데 타당하다. 그러나 다른 진단 그룹으로 분류하는 데는 타당하지 않다고 결론을 내렸다. Ambroz[47]는 30명의 만성요통환자와 통증이 없는 30명의 대조군을 비교하는 연구를 했다. 정적 sEMG 검사에서 만성 요통환자 그룹은 대조군 보다($p < 0.00001$) 근육활동이 3배나 증가한 것이 밝혀졌다. 동적 sEMG 검사에서 만성 요통 환자 그룹은 근육 활동 평균수치가 대조군 보다 ($p < 0.00001$) 2배나 증가했다. 저자는 신체비만지수(body mass index)의 중요성을 논의했다. 그 이유는 지방조직의 두께는 휴식 근육에서 sEMG 신호를 20% 정도 변화를 주며 활동적인 근육에서는 15% 변화를 주기 때문이다.

척추 치료 전과 후, sEMG 활동을 평가하기 위해 지도분석과 관찰연구가 실행되었다.[48-57] 이러한 연구들은 척추와 관련된 기능장애 평가에서 sEMG 사용을 위한 타당성에 대해 논의하기 위해 이루어졌다. 척추 질환 평가에서 sEMG와 관련된 의학문헌은 수없이 많이 출판되었다. 그러나 이러한 논문들에 대한 논의는 이 장에서 논하려 하는 것이 아니다. 통증을 위한 진단기로서 사용에 관한 다양한 의견이 있다. 그러나 많은 연구를 통한 학문적 증거들은 척추 서블럭세이션 복합체의 근육 부분을 평가하는데 있어서 sEMG 사용을 지지한다. 그리고 국제 카이로프랙틱 지침서에 진단기로서 포함되었다.[58,59] sEMG 스캐닝은 생리적 평가를(혈압, 체온) 위해 일차적으로 사용하는 것을 Orthospinology 학회는 지지한다. 그리고 특정한 질환들을 진단하기 위한 유일한 진단기로서 사용되는 것은 아니다.

표면 근전도 검사 진행을 위한 프로토콜 (Protocol for Conducting a Surface Electromyography Exam)

특정한 상황에서의 과도한 전기소음은 sEMG 데이터를 수집하는데 부정적 영향을 준다. 이러한 문제점들을 유발시킬 수 있는 기구로서 X-ray 뷰박스가 좋은 예다. 그리고 컴퓨터 모니터, TV 스크린, 형광등, 할로겐, 네온라이트, 스테레오워퍼 그리고 압력솥을 포함한다. 이러한 기구들이 검사실 주위에 있다면, sEMG 검사를 실행하기 전에 그것들의 작동을 중지시키거나 또는 검사실로부터 제거해야 한다. 타일 또는 나무장판 바닥을 권한다. 카펫은 환자, 검사자 그리고 검사장비에 정전기를 발생시킬 수 있다. 검사실이 카펫이 깔려있다면, 항정전기 매트를 권한다. 디지털 신호처리를 사용하는 소프트웨어는 원치않는 신호를 여과시키기 위해 사용될 수 있다.

정적 표면 근전도 환자준비 (Static Surface Electromyography Patient Preparation)

sEMG 스캐닝을 위해 환자는 근육활동에 영향을 주는 약물을 복용해서는 안된다(근이완제, 스테로이드), 그리고 검사 전 몇 시간 내에서는 심한 근육활동을 해서는 안된다. 그리고 환자는 자신이 복용하고 있던 약물들을 중지해야 되는 사실을 의사들과 논의하도록 한다. 검사를 위한 준비 중, 남성은 셔츠를 벗어야 하며 여성은 가운을 착용해야 한다. 긴머리는 묶어서 뒤로 하고 목걸이는 제거되어야 한다. 환자의 척추는 알콜로 피부를 청결하게 하며 알콜이 다 마르도록 기다려야 한다. 환자는 앉은 자세를 취하고 양쪽 발은 바닥에 반듯하게 놓고 양손은 손바닥을 위로 하여 자신의 허벅지 위에 가지런히 놓는다. 그리고 정면을 바라본다. 그리고 가능한 움직이지 말아야 한다. 환자는 검사 중 편안한 자세를 유지하도록 지시하여 안정적인 신호를 빠르게 기록한다.

sEMG 스캐너를 사용할 때, 임상가들은 환자의 피부에 충분한 압력을 가해 확실한 접촉이 유지되는지 확인해야 한다(그림 10-8). 임상가는 C1과 C3 부위를 스캐닝할 때 머리카락을 피해야 한다. sEMG 스캐너 끝 부위는 알콜이 적셔있는 스폰지에 잠시 담구어야 한다. 알콜 스폰지는 작은 유리그릇에 있어야 하며 매 부위를 스캔할 때마다 소독해야 한다. 임상가는 손잡이 스캐너가 환자에게 접촉되면서 컴퓨터 모니터에 나타나는 청색과 붉은색 폴리그래프 선을 주시한다. 청색선은 오른쪽 스캐너에서 오는 마이크로볼트 신호를 뜻한다. 그리고 붉은색 선은 왼쪽 스캐너로부터 오는 sEMG 신호를 뜻한다. 모니터 상에서 분절마디 리딩을 기록하기 위해 그래프가 안정될 때까지는 발페달을 사용하지 말아야 한다.

그래프 상에서 선들은 합하지 말아야 한다. 실제로 근육 비대칭이 있다면, 이 선들은 결코 합하지 않을 것이다. 안정적 신호는 두 선은 서로 가깝게 수평을 이루며 상대적으로 부드러운 형태를 보여준다. 환자의 근육이

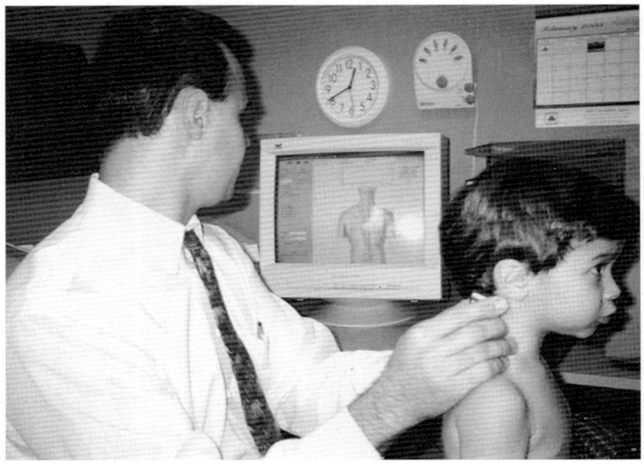

그림 10-8 sEMG 스캔 시연.

심각하게 과긴장되었다면, 이 선들은 증가된 연축현상으로 결코 안정되지 못한다. 이러한 경우에 발페달을 범위의 중심점에서 밟아 주어야 한다. 다음과 같은 부위에 sEMG 활동으로 평가된다: C1, C3, C5, T1,T4, T6, T8, T10, T12, L1, L3 그리고 L5. 환자의 마이크로볼트 측정값은 정상 수치들과 비교하며 정상수치 범위 내에 있는지 확인한다.[32] 만약 측정값이 정상 표준오차범위를 넘어 1, 2, 3이라면 녹색, 청색 그리고 붉은색으로 나타난다. 정상보다 낮은 부분 또는 마이크로볼트 측정이 정상수치를 넘어 >3 표준오차로 나타나면 리포트 상에서 노란색 그리고 검은색으로 나타난다.

소프트웨어는 양쪽 근육수축 양을 측정함으로서 환자의 근육 긴장도의 비대칭성을 평가한다. Orthospinology 임상가의 일상적 평가 중 하나는 supine 단족검사이기 때문에 이 검사는 매우 중요하다. 이 평가는 척추주위 체위성 근육 긴장도의 불균형에 대한 정성평가를 제공한다. 이것에 비해 sEMG는 정량평가를 제공한다. Insight sEMG는 정상 대칭성을 표시하는 백색 스파이크를 보이거나 또는 나타나지 않은 현상을 보여준다; 녹색, 청색 그리고 붉은색은 저등급, 중등급, 그리고 심각한 고등급 수준의 근비칭성을 의미한다. 이 프로그램은 검사소견을 보여주는 칼라그래프로 나타낸다. 그리고 환자를 위해 그리고 파일 기록으로 남겨두기 위해 사본을 제공한다(그림 10-9).

동적 표면 근전도 검사 (Dynamic Surface Electromyography Examination)

Insight 진단기는 환자가 다양한 가동범위로 활동할 때

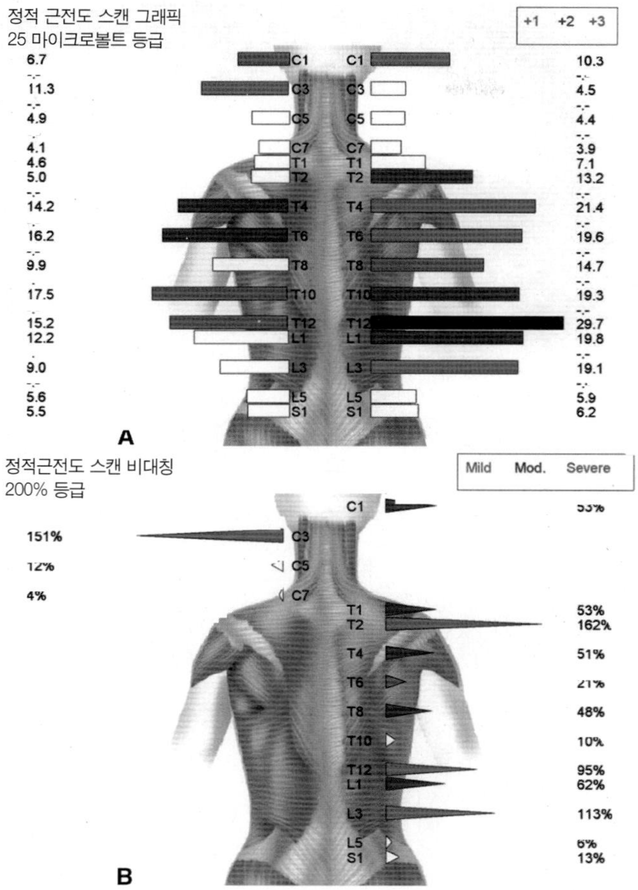

그림 10-9 정적 sEMG 리포트의 예. **A:** 정상수치와 비교하면서 과긴장 근육활동의 위치를 보여주는 디스플레이. **B:** 척추 주위근육의 비대칭성 디스플레이.

나타나는 근육활동을 4개의 채널을 통해 기록할 수 있는 동적 근전도스캔의 기능을 갖고 있다. 전극들은 검사하는 척추주위 부위에 부착될 수 있다. 그리고 환자에게 목과 허리에 굴곡과 신전 또한 양쪽 외측굴곡 그리고 회전시키도록 지시한다. 컴퓨터는 척추주위 근육들의 수축과 이완과정의 정도를 보여주는 그래프 디스플레이를 제공한다. 굴곡-이완 현상은 먼저 설명되었다; 그러나 임상가는 외측굴곡과 회전을 위한 그래프 디스플레이의 좌우대칭성의 각을 확인하는데 집중해야 한다.

척추 가동범위 Spinal Range of Motion

척추 가동범위는 척추 관련된 질환 관리에서 타당한 결과평가로 정립되었다. 이 검사는 제한된 척추 움직임(전체 가동범위 그리고 분절마디 가동범위)은 척추관절의 기능장애와 관련되었다는 사실에 대해 일반의학과 카이로프랙틱 의학에서 신뢰하며 오랫동안 지속되고 있는 평가 방법이다. Edmonton과 그의 연구 동료들[60]은 두개골-경부 체위는 경추 ROM과 정상적 연결운동성에 영향을 준다는 사실을 무증세적 피검사자 30명에서 밝혔다. 몇몇의 연구작업은 경추 매니플레이션 전과 후(순수 매뉴얼 그리고 치료기 사용)가동범위를 평가하였다.[61-72] 그리고 호전된 ROM이 특수 상부경추 어져스트먼트 후에 나타난다는 것을 확인하였다.[73,74] Cassidy와 그의 연구원들[69]은 한 개의 매니플레이션은 기계적 경부통 환자의 통증을 감소시키는데 모빌리제이션 보다 더욱 효과적이라는 사실을 확인했다. 두 치료법 모두 경추 ROM을 유사한 정도로 증가시켰다. 한 연구는 ROM 변화는 경부통 발생과 연관이 있다는 사실을 제시하는 데이터를 밝혔다.[75]

척추 ROM의 시각적 평가는 제한적이다. 그리고 적절하지 않다는 것이 나의 의견이다. 구역적 척추 움직임은 복합적 움직임이기 때문이다. 그리고 검사하고 있는 척추 부위의 양쪽 끝 부위를 동시에 측정하는 것은 필수적이기 때문이다(supine 자세에서 경추 회전검사는 제외적인 경우다). 표준 경사측정기(inclinometer)사용은 경제적이고 시각적으로 달성할 수없는 환자 결과를 측정하는 적당한 방법이기도 하다. 각도기 사용은 척추 ROM을 측정하는데 경사측정기만큼 신뢰성이 없다. 그리고 장애정도를 측정하는데 부적절하다고 사려된다. 경사측정기는 지속적인 참고점으로서 중력의 수직선에 반하는 움직임을 측정하는 기구다. 기계적, 액체가 담겨진, 전자적 그리고 컴퓨터화된 경사측정기들은 의료인들의 사용을 위해 구해질 수 있다. Insight™ 경사측정기는 표준 2포인트 ROM 평가를 시행하기 위해 컴퓨터 신기술을 사용한다. 경사측정기 프로토콜은 저운동성과 과운동성의 비율을 제공하는 정상적인 데이터와 비교하면서 ROM 끝점을 평가한다. 그러나 "정상" ROM은 환자의 연령, 크기 그리고 성별에 따라 상대적인 용어이다.

척추 가동범위 검사 프로토콜 (Spine Range-of-Motion Examination Protocol)

Norotrack 분석기 360 시스템(Myotronics-Noromed,

Inc)는 척추의 동적 움직임을 평가하는데 사용할 수 있는 또 하나의 진단기이다. 이 테크널로지는 ROM, 움직임 조절(부드러움의 데이터를 기록함), 일관성, 협동, 그리고 움직임의 시간대에 관한 중요한 정보를 제공한다. Norotrack 360은 동적 트래킹 기술을 사용하여 척추 2 분절의 움직임을 동시에 기록한다. 그리고 컴퓨터 스크린에 그래프로 보여준다. 이 시스템은 움직임의 정량(정적 ROM) 그리고 질(패턴)을 제공하여 척추의 능동적 움직임을 문서화한다. 각 ROM은 평균치를 얻기 위해 연속으로 3번 측정된다. 평균 측정치가 < 50° 라면 각 3 개의 움직임은 평균치 5° 안에 들어야 한다. 만약 ROM 평균치가 > 50° 라면 3개의 각 움직임은 평균치의 10% 내에 들어야 한다.[76] 이 평가는 *타당성 검사*라 인정할 수 있으며 임상가는 정확한 데이터를 가졌다는 것을 확실히 한다. 그리고 꾀병 환자를 위한 이차적 스크리닝을 한다. 요추천골 굴곡과 신전을 위한 또 다른 타당성 검사는 Straight Leg Raising 각 ROM을 사용한다.

경추 ROM은 벨코 벨트에 부착된 경사측정기를 환자의 머리에 착용시키어 측정한다. 검사자는 경사측정기를 T1 위치에 접촉한다. 이 부위를 위한 벨코 벨트도 있다. 검사자는 경사측정기를 잡고있어 환자의 몸과 함께 ROM을 따라 움직인다(그림 10-10). T1에서 감지기의 기록은 머리에서 측정된 기록 수치를 감산하여 환자 경추의 굴곡, 신전 그리고 외측굴곡의 움직임의 정확한 수치를 뜻하는 감별 기록 그래프를 구하는 것이다. 경추 회전 측정은 환자를 supine 자세에서 경사측정기를 사용하는 방법을 취한다. Insight™ 그리고 Norotrack 테크놀로지들은 흉추와 요추 ROM을 측정할 수 있는 기능이 있다. 상하지에도 사용될 수 있다. 소프트웨어는 환자의 기록을 *Guide to the evaluation of Permanent Impairment*, 영구 손상평가 지침서로부터 발췌된 정상 데이터와 비교한다.[76]

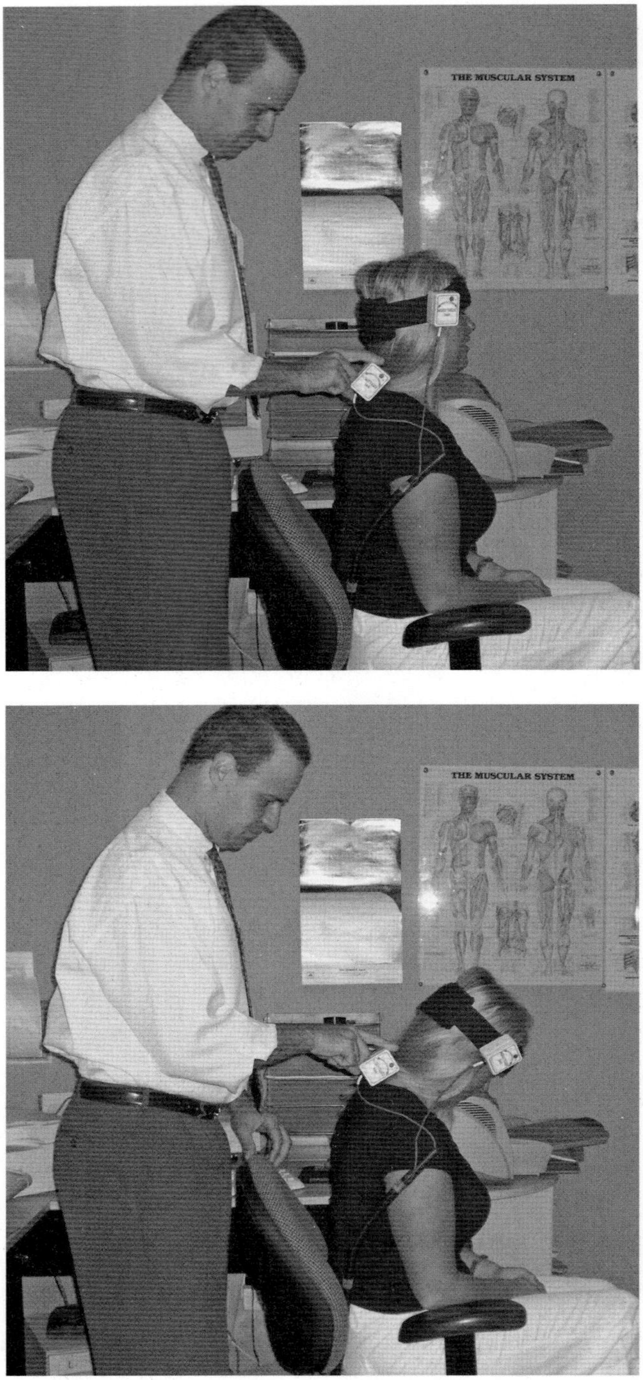

그림 10-10 Norotrack 360을 사용하여 경추굴곡 가동범위 검사 시연.

경추 촉진
Cervical Palpation

정적 촉진은 카이로프랙틱 임상가들에 의해 오랫동안 사용되었던 매우 훌륭한 테크닉이다. 경추 촉진은 상부 경추 어져스트먼트 전과 후 근연축, 통증유발점(trigger point) 그리고 후두골하 압통점의 정도를 시연하는데 사용된다. 척추주변 근육의 상태를 지적하는 피드백은 임상가들에게 환자의 임상적 상태에 관한 정보를 제공한다. 경추 촉진은 Orthospinology 어져스트먼트 전과 후에 실행된다면 매우 유용하다. 경추 어져스트먼트가 정확하게 이루어졌다면 치료 후 촉진감의 변화는 뚜렷하다. 그리고 임상가와 환자에게 어져스트먼트의 효과에 대한 즉각적인 피드백을 갖게된다.

Sweat과 그의 동료들[77]은 2명의 카이로프랙틱 임상가에 의해 진행된 경추 스캐닝 촉진의 검사자간 신뢰성이 매우 높다는 것을 밝혔다. 그러나 치과의사와 일반 의사들의 촉진은 신뢰성이 매우 낮았다는 사실을 밝혔다.[78] Hubka와 Phelan[78]은 경부통 환자의 촉진을 위한 검사자간 신뢰성(kappa=0.68, $p<0.001$, 동의비율 76.6%)이 매우 높다는 것을 밝혔다. 통증이 심한 상부경추 기능장애 촉진에서 검사자간 동의비율 정도는 훌륭한 단계에서 완벽하다는 사실을 밝혔다. 그러나 목 이학검사에서, 2명의 물리치료사와 관련된 한 연구결과에서는 3개의 촉진 중 1개의 촉진만이 수렴할 수 있는 정도라는 사실을 밝혔다.[80] 49연구사례에 관한 체계적인 검토는 검사자간 통증유발 척추 촉진 신뢰성이 인정할 수 있는 정도라는 것을 밝혔다. 또한 부위적 ROM은 분절마디 ROM 보다 신뢰할 수 있다는 것을 밝혔다.[81] 대규모적인 역학조사는 Grostic 방사선 리스팅과 경추 압통점 촉진 사이에 상관관계를 시연하는데 있어서는 실패하였다.[82] 그러나 한 작은 연구를 통해 제공된 데이터를 보면 두 변수 사이에 어떤 연결점을 지적하였다.[83]

스캐닝 경추 촉진
(Scanning Cervical Palpation)

경추 스캐닝 촉진은 임상가의 왼쪽 손으로 환자의 머리를 부드럽게 감싸면서 실행된다(임상가는 오른손잡이라고 전제하면서). 환자 경추의 오른쪽은 임상가 오른쪽 손의 중지 또는 검지의 끝마디, 또는 함께 사용하여 촉진하며, 왼쪽 경추는 오른손의 엄지를 사용하여 촉진한다. 촉진 과정 중 경추에 가해지는 압력은 관절/신경학적 구조 부위 연부조직에 중등급 정도의 힘이 충분히 가해지게 한다. 손가락으로 가하는 촉진 압력은 처음에 후두골 바로 아래 C1 척추신경 부위와 환추 후궁의 후외측 부위에 실행한다. 촉진은 각 한쪽씩 진행하며 환자의 경추 양쪽 부위에 동일한 압력을 사용한다. 다음 촉진 부위는 축추 추궁판 위, 그리고 C2의 후궁측에 있는 척추신경절에 부드러운 압력을 사용하며 진행한다(그림 10-11). 촉진

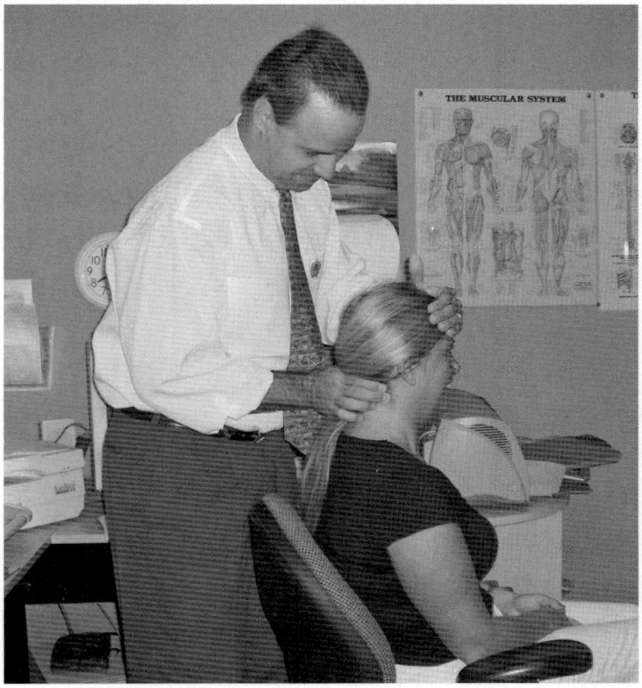

그림 10-11 경추 스캐닝 촉진.

은 아래쪽으로 계속 진행하며 경추의 중앙 부위와 하부 부위로 진행한다. 그리고 촉진은 경추면과 절 부위의 연부조직에 접촉하면서 진행한다. 촉진소견은 정상, 저등급, 중등급 그리고 중증급으로 차트에 기록한다(예, 0, +1, +2, +3). 이것은 환자의 주관적 반응에 근거하며 임상가의 촉진 결과에 근거한다.

경추의 운동 촉진
(Motion Palpation of the Cervical Spine)

Deboer와 그의 동료들[84]은 하부 경추의 분절마디 고착현상 소견, 중앙 경추 부위에서 전반적인 의견 불일치 그리고 상부경추 부위에 중간정도의 신뢰성 또한 다른 촉진 파라미터(예, 근육연축, 통증)에 관한 통계적으로 의미있는 의견일치에 대해 밝혔다. 또 다른 연구는 3개의 경추마디의 수동적 척추간 운동성과 제1번 늑골 운동성을 평가하였다. 경추 치료를 원하는 61명의 환자들이 2명의 물리치료사에 의해 평가되었다. 검사자간 신뢰성은 70-87%의 결과를 보여주었다 그리고 나쁘지 않은 0.28-0.43 범위의 카파계수를 보여주었다.[85] 체계적인 문헌검토를 통해 경추와 요추 운동 촉진에 대한 신뢰성은 낮은 정도에서 중간 정도로서 인상적이지 못했다.[86] 그러나

C1–C2 그리고 C2–C3 사이에 운동성 평가는 지속적으로 괜찮은 정도의 결과를 보여주었다. 다수의 증거들은 경추 운동촉진에 대한 신뢰성은 상대적으로 떨어진다는 것을 지적한다.[87-93] Orthospinology 프로토콜은 상부경추 부위의 운동학적 복합체와 증거에 근거한 견해에서 보는 신뢰성 결여로 경추 촉진을 포함하지 않는다.

통증측정
Algometry

통증과 압력에 대한 과민성 측정을 Algometry라고 한다. 척추주변 촉진의 목적은 algometer라고 하는 압력측정기를 사용하면서 호전될 수 있다. 손잡이용 압력측정기는 킬로그램 또는 파운드로 측정하는 압력 다이알과 1 cm 직경의 고무로 덮혀져 있는 스타일러스로 구성되었다. 압통역치 평가(PPT)는 압박톨러선스(PT)보다 선호된다. PPT는 환자가 불편함이나 통증을 처음으로 느끼는 인체의 특정한 부위에 압력계기를 사용하여 지속적인 압력(약 1 kg/s)을 가하면서 진행한다. PT는 환자에 의해 참을 수 있는 최대치 통증 정도를 algometer를 사용하여 압력을 가하면서 진행한다. PT 검사는 PPT 검사보다 환자에게 더욱 충격적이다. 그리고 검사과정의 본질로 인해 재현성이 감소된다. 카이로프랙틱 검사에서 측정은 주로 척추를 따라 특정한 점에 진행되며 0.1 kg까지 기록한다.

정상 데이터는 상부 승모근, 견갑거근, 중둔근 그리고 요추주변 근육 부위에 정립되었다.[94] PPT 검사는 정상적인 피검사자에서 매우 대칭적이다. 그리고 일반적으로 남성과 비교할 때 여성은 좀 낮다. Fischer[95]는 양쪽 측정 차이가 2 kg을 초과할 때 병적 압통이라고 사실을 밝혔다. Takala[96]는 93명의 남성과 70명의 여성을 대상으로 상부 승모근과 견갑거근에 PPT 평가를 하였을 때 0.71–0.92의 검사자간 신뢰성 계수를 시연하였다. 이 동일한 연구는 수렴할 수 있는 매일의 측정 재현성과 검사자간 신뢰성 계수가 남성에서 0.68–0.79이 된다는 사실을 밝혔다. Reeve와 그의 동료들[97]은 압력측정 신뢰성 계수는 0.71–0.97이라고 보고하였다. 카이로프랙틱 연구에서는 경추 매니플래이션과 상부경추 치료 후,[98-99] PPT가 호전되는 것을 보여주었다.[100] 압력측정기는 Insight™ Algometer 진단기와 같이 컴퓨터화된 평가법을 사용하여 더욱 객관화 될 수 있다. 이 신기술은 정확하게 척추주변 조직의 과민성을 정량화할 수 있다. 그리고 치료과정을 통해 변화되는 모습을 그래프로 보여준다.

연부조직 순응도 측정기(Tissue Compliance Meter, TCM)는 algometer와 유사하게 보인다. 그러나 이 측정기는 주어진 힘으로 고무로 덮혀진 스타일러스의 침투깊이를 측정한다. TCM는 근육연축, 강직 부종 그리고 긴장으로 인한 연부조직의 일관성 있는 변화를 확인하기 위해 사용된다. Algometer와 비교할 때, 연구 활동에서 이 측정기 사용은 선호되지 않는다. 그러나 Nansel과 그의 연구 동료들[101]은 어져스트먼트 전과 후 요추부위와 C2 또는 C7에서 발생하는 연부조직 일관성에 대한 연구를 진행하였다. 상부경추 매니플레이션은 요추부위에 가벼운 연부조직 일관성에 변화($p<0.05$)를 주었다. 하지만 이 현상은 거짓 매니플레이션과 비교하였을 때 뚜렷한 의미가 없었다($p<0.1$). 흥미롭게도 하부경추 매니플레이션에서는 연부조직 순응도($p<0.001$)가 뚜렷하게 증가되었다(근긴장 완화). 상부경추 매니플레이션과 비교할 때 상대적인 뚜렷한 호전현상을 보여주었다($p<0.01$). 기억해야 할 것은 이 연구실험에서 실행된 상부경추 매니플레이션은 무증세 피검사자에게 실행되었다는 것이다. 어느 누구도 상부경추 특수 어져스트먼트 치료를 받은 서블럭세이션 평가된 그룹에 동일한 결과가 나올 것이라는 기대는 하지 않을 것이다.

체성감각 유발전위 검사
Somatosensory Evoked Potentials

유발전위 검사는 감각신경경로 기능을 평가하기 위해 사용된다. 이 검사는 문서화하기 위한 객관적 평가와 그리고 말초신경과 중추신경의 감각신경 전도를 방해하고 지연시키는 위치를 찾는데 있어서 정보를 제공한다. 타당성, 신뢰성 그리고 SSEP 검사의 예민성은 훌륭하게 문서화되었다.[102-103] 이 테크놀로지는 수술과정 중 신경학적 경로의 기능적 통합성을 모니터하기 위해 사용되었다.[104-109] 그리고 치료의 효과를 확인하기 위해 사용되었다.[104,110-113] 기능성 단족검사, 체온촬영술, sEMG와는 다르게 SSEP는 신경계를 직접적으로 평가한다.

Collins 그리고 Pfleger[114]는 93%의 피검사자에서 신경학적 문제를 나타내는 환자그룹에게 SSEP 평가를 실행하였다. 85%의 검진된 감각신경경로 장애환자들이 Grostic 상부경추 어져스트먼트 후, 상완신경과 요추천골 신경총 모두 뚜렷하게 호전된 SSEP 파동을 보여주었다. 이러한 파동의 변화는 다양한 주관적 증세가 호전되거나 완치되는 모습과 일치하였다. SSEP 사용으로 상부경추 어져스트먼트 평가는 먼저 소개되었다.[115-118] Life 대학 연구소 소장으로서 정교수이신 John D. Grostic 박사는 요추환자의 SSEP 검사를 실행한 수많은 연구 사례들을 논의하였다. 그리고 요통환자들이 상부경추 어져스트먼트에 뚜렷하게 반응하는 것을 밝혔다. Post SSEP 에서 나타난 결과는 경추 어져스트먼트 후 즉각적으로 정상화되었다. 일상임상에서 유발전위검사를 사용하는데 어려움은 검사에 요구되는 긴 시간대, 테크니션의 트레이닝, 시험결과 해석 그리고 고가의 진단기들을 포함한다. 이 결과평가는 임상에서 보다는 연구소에서 더욱 효과적으로 사용될 수 있다.

정형검사, 신경섬사 그리고 근력검사
Orthopedic, Neurological, and Muscle Strength Testing

적절한 정형, 신경검사는 초기 검진에서 실행될 수 있다. 환자가 하지나 상지부위에 방사통을 호소한다면 임상가는 적절한 심건반사(deep tendon reflex)와 피부분절 감각검사를 실행해야 한다. 그러나 정형검사는 타당성, 신뢰성, 예민성 그리고 특수성이 부족하다. 그러므로 많은 사례에서 임상적 가치는 모호하다.[119-122] Straight Leg Rasing(SLR)검사는 요추에서 신경근 위치에서의 병변을 감별하는데 사용되었다. 하지만 SLR 검사의 신뢰성, 타당성에 대한 논쟁이 있으며 아마도 다른 정형검사에 비해 과도하게 주장되었다.[123-124] SLR 검사는 의학과 카이로프랙틱계에서 넓게 퍼졌다. 근력검사는 환자의 근저항의 정도에서 양측성 차이와 평가를 확인하는데 사용될 수 있다. 다양한 도수적, 기계적 그리고 컴퓨터화된 근육검사 방법들은 환자의 기조상태를 확인하고 또한 치료과정에서 반응을 확인하는데 사용될 수 있다.

순환 스크리닝 검사
Circulatory Screening Examinations

치료 전 척골기저동맥순환부전(vertebrobasilar insufficiency) 검사를 위한 방법이 개발되었다(George's test).[125] 양측성 혈압과 박동수를 측정하는 George's test는 뚜렷한 차이점을 확인하기 위해 검사한다. 임상가는 청진기를 통해 쇄골하 그리고 경동맥에서 이상음을 검사한다. 환자에게 앉은 자세에서 머리를 한쪽으로 회전시킨 후 신전시킬 것을 지시한다(Maigne's test). 그리고 필요하다면 supine 자세에서도 시행한다(Dekleyn's test). 이 검사는 15-30초 동안 실행하면서 다음과 같은 현상이 발생하는가를 확인한다: 어지럼증, 구토증, 안진현상, 이명현상 또는 현기증. 양성결과는 한쪽 목에 동맥공급(주로 추골동맥)을 방해하는 척추골기저동맥 검사로 인해 뇌줄기 부위에 측부혈관 순환 장애를 지적하는 것이다.

30° 경추회전은 반대측 추골동맥이 축추 횡돌기공에서 꼬이는 현상을 유발시키고 회전이 45°를 넘게되면 양쪽 추골동맥에 이 현상을 유발시키게 된다.[126,127] Mitchell[128]은 경추의 최대 회전은 추골동맥 순환장애를 뚜렷하게 유발시킨다고 보고했다. 특히 혈관질환을 가지고 있는 환자에게는 더욱 그렇다. 그러나 유발검사(예, Maigne's 그리고 Dekleyn's test)를 사용한 여러 연구결과는 순환 스크리닝 검사로서 타당성을 입증하는데 실패하였다.[129-133] 그러므로 뇌졸중의 위험성을 예측하는데 매우 제한적이라는 사실이다. 추골기저동맥 검사가 추골동맥 또는 내경동맥 뇌졸중의 위험이 있는 환자를 성공적으로 스크리닝하는 것보다 혈관장애를 유발시키거나 또는 진행되고 있는 상황을 악화시킬 수 있는 가능성이 더 많다고 주장하는 것은 심각하게 논의되어야 하는 과제다. 2004년 3월 카이로프랙틱 대학 연합회는 이 검사법의 타당성과 신뢰성이 결여되어 있기 때문에 그리고 검사 과정 중 발생할 수 있다는 잠재적 위험성에 대한 유발검사 교육을 중지할 것을 보고하였다.[134]

Orthospinology 테크닉을 사용하는 상부경추 임상가들은 자신들의 어져스트먼트는 상대적으로 작은 힘을 사용하고 또한 회전적 힘을 사용하지 않기 때문에 순환 스크리닝 검사로부터 자유롭다고 생각한다. 그러나 임상가들은 환자가 적절하게 평가되지 않았다면, 기준 이하의 임상을 하고 있다고 논쟁될 수 있다. 성인 환자는 치료 과정 중 필요하다면 자신들의 혈압을 체크하고 평가해야 한다. 임상가는 위험도가 높은 환자(예, ≥40세, 심장혈관 기능, 어지럼증, 만성 흡연자, 연부조직 질환, 당뇨, 가족병력)들의 경동맥과 쇄골하 동맥을 검사하여 심장박동의 이상음을 확인해야 한다. 필요하다면, 초음파 스크리닝을 위해 심장내과의에게 의뢰하는 것이 적절하다. 스크리닝은 이상음과 경추동맥 뇌졸중 사이에 가능한 연관과 관련없이 진행된다.

문서화
Documentation

카이로프랙틱 치료 과정 중, 환자의 상태와 결과를 문서화하는 목적은 무엇인가? 보험회사의 수가에 대한 정당성, 의료사건 예방, 또는 전문의 단체로부터의 불평을 예방하기 위함인가? 물론 이러한 이유는 합당하지만 임상가의 주요 초점은 환자 치료에 질을 호전시키려는 노력에 집중되어야 한다. 카이로프랙틱 임상가는 척추 서블럭세이션과 다른 척추 기능장애 평가 그리고 어떻게 이것이 환자의 근골격계/신경생리 시스템에 영향을 주는지에 대해 가장 객관적 견해를 유지함으로서 진정한 전문 의료인이 되어야 한다. 이 장에서 논의된 결과평가와 검사들은, 만약 카이로프랙틱 치료에 변화를 주어야 할 경우라면, 환자의 진행과정과 귀중한 정보를 임상가에게 제공한다. 이것은 전문 의료인이 되면서 함께 따라오는 의무이다.

임상가들이 보험회사가 요구하는 문서를 피하려고 현금만을 요구하는 임상을 하는 경우도 있다. 그러나, 젊어나 늙었거나 또는 현금환자이나 보험환자이던지 어느 임상가들도 이러한 문제를 피할 수 없다. 문서화는 위험성 높은 환자관리 또는 수가 문제를 위한, 또한 자신을 위한 과정이 아니다. 환자관리와 척추 서블럭세이션이 주는 영향에 대한 환자교육에서 임상가를 바르게 인도하기 위해 필요한 것이다. 카이로프랙틱 치료에 각 환자의 구조적 그리고 기능적 반응을 평가하기 위해 모든 임상가들이 이러한 새로운 진단기를 사용한다면, 모든 카이로프랙틱 전문 임상가 모두가 혜택을 받게 될 것이다. 다수의 환자들에게 디지털화된 x-ray가 사용된다면 또한 객관적 평가를 위해 sEMG, ROM, 그리고 algometer 들을 사용하여 환자들의 삶의 질을 평가한다면 엄청난 정보들이 축척될 수 있으며, 수많은 사례보고서들이 출판되고 더 많은 수준 높은 연구 활동들이 일어날 것이라는 것을 상상할 수 있다. 카이로프랙틱 치료가 우리들이 주장하는 것처럼 임상효과가 있다면 이 주장은 반드시 과학적으로 증명되어야 한다(연구학자/전문의). 그리고 (환자/보험회사) 공동체가 이루어져야 한다.

상담 (Consultation)

카이로프랙틱 임상가는 일차적 의료인이다. 각 환자들이 카이로프랙틱 치료를 받아야 할 케이스라는 것을 결정하는 것은 임상가에 결정에 달렸다. 이것은 사례병력 그리고 검사를 통해 결정된다. 사례병력은 임상가로 하여금 가장 적절한 검사과정을 결정하기 위해 환자의 척추 그리고 일반적 건강상태에 관한 정보를 얻어내는 과정이다. 카이로프랙틱 임상가는 임상가-환자의 관계가 성립되면서 상담 과정 중 환자로부터 신뢰감을 얻기 위해 노력해야 한다. 임상가에 대한 환자의 신뢰감은 이 첫 번째 만남에서 이루어진다. 임상가는 환자가 설명하는 것들을 받아 기록하기 전에 모든 대화가 완료될 때까지 기다려야 한다. 치료할 임상가가 증세에 대해 설명하는 환자의 말을 귀담아 듣고 집중한다는 사실을 환자가 깨닫는 것은 매우 중요하다.

환자로부터 얻어지는 정보는 임상가로 하여금 카이로프랙틱 치료의 안전성과 적절성을 결정하는데 도움이 된다. 환자는 이 과정을 협조하기 위해 다양한 정보를 기입해야 한다. 카이로프랙틱 사례병력은 척추 서블럭세이션의 원인과 임상소견과 관련된 정보를 얻는 것을 강조해야 한다. 임상가는 환자의 주호소뿐만 아니라, 일반적 건강병력을 문서화하는 능력이 있어야 한다. 환자는 아무런 증세 없이 다만 건강유지를 위한 목적으로 카이로프랙틱 병원을 찾아오는 경우가 있다. 하지만 대부분의 환자들은 통증을 갖고 있거나 어떤 형태든지 불편함을 가지고 있다. 환자의 다양한 주호소의 특징을 문서화하는 것은 매우 중요하다. 기억을 돕는 **O**, **P**, **Q**, **R**, **S**, **T**은 환자의 통증을 평가하는데 지침서로서 사용될 수 있다. 하지만 이 순서로 할 필요는 없다:

O: Onset. 발생 시기(급성, 만성, 갑작스럽게, 서행적으로)

P: Provocative. 유발 요인 또는 경감되는 요인(어떤 활동이 증세를 악화시키고 또는 완화시키는가)

Q: Quality. 통증의 종류(쑤신다, 뜨거운, 둔한 통증, 무감각, 예리한 통증)

R: Region. 부위(통증 부위, 오른쪽, 왼쪽, 중앙부위, 확산형, 방사형)

S: Severity. 심한 정도(저등급, 중등급, 중증급)

T: Temporality. 일시적(경우에 따라, 간헐적, 자주, 지속적으로, 하루 중 어느 시간)

환자 상태의 강도는 통증 등급기를 사용하여 평가될 수 있다. 환자에게 자신의 상태를 어떻게 0-10 등급에서 어느 등급에 속하는지 물어야 한다. 0는 *통증이 없는 것*을 말하고 10은 *참을 수 없는 통증*을 의미한다. 이것은 수치적 평가로서 NRS(numeric rating system)이라고 한다. 또 다른 평가법으로서 시각통증등급(visual analog scale, VAS)이 있다. 100 mm 되는 긴 선으로 만들어졌다. 이 선의 왼쪽은 "무통증"이라는 표시가 되어있고, 오른쪽은 "참을 수 없는 통증"이라고 표시되어 있다. 환자는 자신의 통증이 어느 부위에 있는지 간단하게 VAS 선위에 수직으로 표시를 한다. 통증등급에 대한 대체적인 방법으로서 "Global Well-being scale"이 있다. 환자는 0-10으로 등급이 매겨진 등급기에 자신의 통증을 표현한다. 0는 최악의 통증을 말하고 10은 기분이 좋은 무통증을 의미한다. 통증 그리기 역시 임상가로 하여금 환자통증 상태를 시각적으로 묘사되는 정보를 제공받게 된다. 환자 자신이 인체가 앞뒤로 그려진 그림 위에 자신의 통증부위를 표시한다. 연구결과를 보면 통증 그리기는 매우 신뢰성이 높은 것을 나타난다.[135,136]

일상생활 질문지 (Acvitivies of Daily Living Questionnaires)

ADL 질문지는 환자의 요통, 경부통 또는 일반적인 건강상태가 그들의 일상생활에 어떤 영향을 주는가를 평가하는데 기준선으로서 도움이 된다. 가장 일반적으로 사용되었던 2 ADL 지침, Oswestry 만성요통 장애 지침 그리고 경부통 장애 지침은 수정되었다. 각 지침서의 질문 사항들은 요통이나 경부통으로 인한 다양한 일상 활동을 관리하기 위해 할 수 있는 것들 6개의 가능한 답변 중 하나를 환자가 선택하도록 하는 10개의 섹션이 있다. 통증 질문 사항들은 비싸지 않다. 그리고 ADL 조사는 환자와 임상가에게 최소한의 시간을 요구한다. 통증 질문 사항들은 임상가들에게 다음과 같은 정보를 제공한다:

- 환자의 신체적 상태와 건강 상태의 변화를 측정하기 위한 신뢰성 있는 방법
- 환자의 외상병력과 필요한 치료에 대해 문서화하는데 보조
- 치료를 통해 호전되는 환자의 정보
- 환자의 일상생활에서 척추통증의 효과를 정량화하기 위한 신뢰성있고 타당한 방법
- 환자관리의 타당성과 필요성을 모티터링하는데 보조
- 환자의 호전상태와 기능 평가에 대한 재평가에 있어서 법정증언 또는 임상보고서를 준비할 때 유용한 협조

*장애(disability)*라는 용어는 포괄적으로 사용된다. 그리고 질문 사항들이 공식적인 장애 평가와 혼동되어서는 안된다. 그러나 제공된 정보는 외상이 발생하기 전 상태와 비교한 현 환자 삶의 질에서 통증의 효과를 보고하는데 있어서 매우 유용하다. 이러한 질문사항들은 등급하기에 매우 쉽고 1분도 채 걸리지 않는다. 경부통과 요통 ADL 지침은 다음과 같이 평가된다:

- 0%-20% 최소 장애
- 21%-40% 중등급 장애
- 41%-60% 중증급 장애
- 61%-80% 지체부자유 장애
- 81%-100% 침상에서 벗어나지 못하는 완전장애

몇몇의 카이로프랙틱 임상가들은 통증 모니터링이 서블럭세이션에 근거한 통증과 일관하지 못한다고 동감하지 않고 있다. 그러나 통증과 이로 인한 환자 삶에 대한 영향은 카이로프랙틱 임상가들이 모니터링해야 할 중요한 건강 지표가 되어야 한다. 단순형식 -36 또는 -12 사항과 같은 삶의 질에 대한 질문 사항에서 조사하는 것은 환자의 건강과 웰빙을 평가하는데 사용될 수 있다. 이러한 조사법은 Orthospinology 특수 상부경추 치료효과를 평가하는 다양한 연구활동에서 사용되어왔다.[137-139] SF-12 조사는 요통환자에서 훌륭한 내적 일관성, 신뢰성, 타

당성 그리고 반응을 보여주었다.[140] 이러한 형태들의 질문사항들의 문제는 등급하기가 더 어렵고 연구활동에서나 유용하게 사용될 수 있는 것 같다. 통증은 상담과 치료에 있어서 주요 초점 또는 유일한 질문이 되어서는 안된다. 통증은 다른 인체부위의 장애와 같이 모니터되어야 한다. 질문지는 환자의 현재 그리고 과거병력까지 모든 면에 대해 질문되어야 한다. 이것은 두통부터 종양까지 전체적인 검토를 포함해야 한다. 두통인 경우, 임상가는 위치, 빈도수 그리고 두통의 강도를 기록해야 한다. 임상가는 환자가 겪고 있는 다른 질환에 대해서도 자세하게 기록해야 한다(약물복용, 증세의 빈도수). 외상병력에 대해서도 자세하게 기록되어야 한다. 환자의 서블럭세이션과 관련된 병인을 이끌어내는 것도 중요하다. 또한 다른 증세들과 임상소견에 대한 설명도 중요하다(예, 방사선 평가). 환자는 자신의 가족병력에 대해서도 언급해야 한다. 환자는 예전에 있었던 중증의 질환, 수술, 약물복용, 그리고 반응에 관한 과거병력에 대해 언급해야 한다. 환자의 사회적 그리고 직업에 대한 내용도 포함시켜야 한다. 환자 삶의 스타일(예, 취미생활, 운동 수준, 약물복용, 흡연, 다이어트), 정신건강 그리고 직업에 대한 설명도 포함되어야 한다.

그들의 가정의가 누군지가 또한 중요하며, 그들이 다른 전문의 또는 카이로프랙터를 보고 있다면, 그들이 누군지 아는 것은 매우 중요한 일이다. 그들 제공한 치료에 어떤 반응이 있었는가를 기록해야 한다. 환자가 진단검사를 받았다면(MRI, CT 또는 신경검사), 검토를 위해 또한 기록을 보관하기 위해 진단결과를 요청해야 한다. 환자로부터 허락서를 받은 후, 간단한 임상소견서를 환자의 가정의에게 보내 카이로프랙틱적 소견과 함께 치료계획을 보낼 수 있다. 재검사 후 간단한 추후 보고서가 환자 기록과 함께 보내져야 한다(ROM, sEMG, 그리고 ADL 변화에 대한 전과 후 보고서). 이 과정은 오랜 시간이 요구되는 것이 아니다. 그러나 다른 의료전문가들에게 서블럭세이션에 근거한 카이로프랙틱 치료의 효과를 보여줄 수 있고 환자로부터 신뢰성을 얻게 되는 귀중한 노력이 될 것이다. 환자의 임상소견 보고서와 다른 검사결과 사본(자세분석, 기능적 골반비틀림, sEMG, 적외선 체온 스캔, ROM)들은 환자 교육과 기록을 위해 보관되어야 한다.

HIPAA 그리고 ABN 서류 (HIPAA and ABN Form)

환자에게 HIPAA 서류를 제공하여 서명하기 전에 검토하도록 한다. 임상가는 의료변호사나 적절한 전문가를 통해 환자의 서류들이 정확한가를 확인해야 한다. 국회는 소비자 사생활 보호를 위한 HIPAA 법령을 통과시켰다. 이 조례를 따르지 않는 경우 벌금을 물어야 한다. 임상가들이 따라야 할 모든 것들을 설명하기엔 이 장의 공간이 부족하다. 그러나 이에 관한 모든 정보는 다른 곳으로부터 수집할 수 있을 것이다. Medicare(65세 이상되는 환자들에게 주는 연방 의료 보험)환자에게는 Advance Beneficiary Notice(ABN) 서류 또한 주어져야 한다. ABN 서류는 임상가들이 실행한 특정한 검사나 치료에 대해 보험료 지불을 불허할 수 있다는 것을 환자에게 알리는 것이다. 그런 경우 의료비는 자신이 책임져야 한다는 내용이다. ABN 서류는 특정한 검진이나 치료에 대한 금전적 부담을 수렴하거나, 거절할 수 있는 기회를 주는 것이다. 환자는 이 서류에 서명해야 한다. 그리고 병원의 스탭들은 이 과정을 문서화해야 한다.

사전동의서 (Informed Consent)

모든 의료인들에게 사전동의서는 매우 중요한 논제다. 사전동의서 요구는 지역에 따라 또는 의료과실보험 회사 사이에 다양할 수 있다. 그러므로 여기서 권고하는 것은 일반 지침을 따르는 것이다. 각 환자에게 제공되는 사전동의서는 의사의 명확한 설명과 서명된 서류로 되어야 한다. 사전동의서 과정은 상담 시간에 시작되어야 한다. 그리고 임상소견 발표 시에는 완료되어야 한다. 카이로프랙틱 임상가는 카이로프랙틱과 일반의학 치료와의 차이점에 대해 그리고 임상가의 임상철학에 대해 환자에게 설명하는 것이 중요하다. 카이로프랙틱 임상가는 일반의사처럼 질병을 진단하고 치료하는 것이 아니고 척추의 서블럭세이션을 찾고 교정치료를 제공하는데 중점을 둔다는 사실을 포함하는 것이다.

병원에서 제공되는 사전동의서는 카이로프랙틱 어져스트먼트를 정확하게 설명해야 한다. 적용되는 사례에서는 이 병원의 카이로프랙틱 임상가는 목을 단순하게 비트는 교정치료를 하는 것이 아니라는 것이 명확하게 설명되어진다. 사전동의서는 이 병원의 카이로프랙틱 임상가에 의해 사용되는 일차적인 어저스트먼트 테크닉에 대해 언급한다. 그러나 사전동의서에서 언급되는 내용이 자신이 사용하는 특수 치료 테크닉이 다른 카이로프랙틱 임상가들이 사용하는 어져트먼트 테크닉 보다 우월하다는 말을 인용해서는 안될 것이다. 카이로프랙틱 치료를 통해 항상 예상하는 결과를 얻을 수 있다는 것을 약속해서는 안된다.

사전동의서에서 가장 중요한 것은 카이로프랙틱 치료에 있어서 잠재적 위험성이 있다는 내용을 환자에게 알리는 것이다. 그러나 어떻게 이 내용을 알리고 또한 어떤 내용을 담아야 하는 지에 대한 것은 논쟁이 된다. Orthospinology 어져스트먼트의 특징상 현실적인 위험성은 매우 낮다. 그러나 잠재성 위험성에 대한 최소한이라는 언급은 있어야 한다. 특히, 환자에게 외상에 쉽게 노출될 수 있는 어느 특정한 신체적 결함 또는 질환이 있다면, 이것이 환자에 대한 모든 병력을 기록해야 하는 이유이다. 임상가는 또한 환자가 권고된 치료를 받지 않는 경우 어떤 문제가 발생할 수 있는 가능성에 대해서도 알려야 한다. 그러나 환자가 위협을 느껴 치료를 거부하지 않도록 주의해야 한다. 끝으로, 임상가는 다른 대체적인 치료법에 대해서도 알려줄 수도 있다.

카이로프랙틱 치료와 관련된 부작용
Adverse Reactions Related to Chiropractic Care

척추 매니플레이션 치료(Spinal Manipulation Therapy, SMT)의 부작용 발생에 대해 많은 연구가 있었다. 수집된 정보에 의하면, 1/3 - 1/2의 새로운 환자들이 최소한 1개 정도의 SMT 치료에 반응이 있다고 한다. 이 반응은 일반적으로 몇 시간 또는 그 다음날까지 지속된다. 그 반응이란, 주로 매우 가볍고 중등급 정도이며 발생시간대는 매우 짧다(48시간 내에 사라짐). 부작용의 1/4 - 2/3은 척추치료를 한 부위에 발생하는 약간의 불편감이다. 피로감, 치료받은 이외 부위에 불편감, 두통, 방사적 증세들이 부작용의 약 10%를 차지한다. 혼란스럼, 우울증, 어지럼증, 팔다리 무력감, 시각장애, 구토증, 이명 그리고 피부 예민성들은 흔히 발생하는 부작용은 아니다 (<5% 반응). 그러나 이러한 연구활동을 통해 SMT 치료를 통해 발생한 심각한 합병증에 관한 보고는 없다는 것이 반드시 인지되어야 한다.

척추 전반에 걸친 SMT는 상부경추 특수 어져스트먼트와는 치료방법에 있어서 그리고 임상에서 관찰된 모습은 크게 다르다. Kutson은 예상하지 못한 환자에게 일시적인 부작용이 유발된 상부경추 어져스팅에서 발생한 의미있는 오류에 관한 사례 보고서를 발표하였다. 증세들은 두통, 어지럼증, 경부통, 요통, 다리와 발 부위에 통증들을 포함한다. 오류가 분석된 후, 어져스트먼트 방법은 수정되었고, 증세들은 다시 사라졌다. 현재까지 어떤 전향연구도 상부경추 치료의 결과로 발생한 부작용의 정도를 평가한 적이 없다. 그러나 한 연구가 이 분야에 대한 논제와 관련된 데이터를 제공하기 위해 진행되고 있다.[147]

부작용 논제에 관해 *"Kocebo 현상"*을 이해하는 것은 매우 중요하다. *"Nocebo 현상"*은 라틴어로부터 온 말로서 "I will harm"이라는 뜻입니다. 그 의미는 활성적인 약물이라고 환자가 믿는 약물을 주사한 후 나타나는 증세와 생리적인 변화를 말한다. 이것은 "I will please"의 의미를 가진 라틴어인 "placebo effect"의 긍정적 약물 치료효과와는 반대되는 말이다.[148] 몇 개의 가장 흔히 보고된 부작용은 카이로프랙틱 치료에 희귀한 것은 아니다. 어지럼증, 집중하기 어려움, 졸음, 피로감, 두통, 그리고 메스꺼움은 약물부작용에서 발생하는 가장 흔한 증세들이다. 뿐만 아니라, placebo 대조군 그룹에서도 동일한 결과를 보여준다.[148] 이러한 증세 중 한 두 개는 검진이 진행되는 3일 동안 약물복용이 없는 건강한 사람의 약 75%에게도 나타난다.[149,150]

SMT 치료 후 약 1/3의 환자는 통증 또는 불편함이 증가되었다고 보고하였다. 그러나 무작위적 대조군에서 위약 진통제를 복용한 환자 중 12% 또한 통증이 증가되는 것을 보고하였다.[151] 카이로프랙틱 치료에서 관찰되는 특정한 일시적 부작용은 실제로 임상에서 긍정적인 반응이라고 관찰되었다. 초기 치료 후, 1-3일 동안 느껴지는 가볍거나 또는 중등급 정도의 불편감은 성공적인 치료를 통해 구조적 변화와 근육 적응의 결과로서 나타난다. 피로감과 호전된 수면은 초기 치료 과정 중 많은 환자들에게(특히, 어린 아이를 돌보는 부모) 보고된다. 이 현상은 아마도 상부경추 어져스트먼트를 통해 신경계 스트레스가 감소되었기 때문이다. 여하튼 SMT 치료 후 보고된 부작용들은 치료방법이 수정되어야 한다는 것을 지적하는 것이다.

UCLA 대학에서 진행된 경부통 연구 결과는 모빌리제이션 보다 경추 SMT 치료에서 부작용이 더 많이 발생한다고 지적하였다. 조절된 교차비율은 1.44로서 차이점은 매우 낮다. Hurwitz[144]와 그의 연구원들 역시 전반적인 환자 만족도는 부작용이 적은 경추 모빌리제이션에서 더 높다는 것을 지적하였다. 경추 SMT 치료는 모빌리제이션 보다 효과적이라는 것을 증명하는데 실패했다. 그리고 후자를 더 권하였다. Orthospinology 상부경추 어져스트먼트는 일반적인 SMT 와는 정확성, 사용되는 힘의 양에서 많이 다르다. 또한 관절은 ROM 내에서 발생한다는 사실이 다르다. 실제로 특정한 방향의 벡터 어져스트먼트는 모빌리제이션의 특징을 함께 한다. 그러나 Orthospinology 어져스트먼트는 관절의 일반 치료와는 다르다. 이 어져스트먼트의 목적은 구조적 변화을 회복시키는데 있다. 그리고 신경계에 스트레스와 방해현상을 감소시킨다(그림 10-12~10-14).

경추 편타현상과 관련된 질환(Whiplash-Associated Disorder, WAD)에 대한 Quebec 조사팀은 임상실험을 검토한 후, 경추 SMT와 모빌리제이션 모두 편타현상으로 인한 문제를 치료하는데 효과적이라고 결론내렸다.[152] Woodward[153]와 Khan[154] 그리고 그의 동료들은 일반 의학적 치료에 성공하지 못한 만성적 WAD 환자와 관련된 연구를 실행했다. 이러한 환자들은 카이로프랙틱 치료를 받도록 했다. 그리고 각각 93%와 74%의 사례에서 성공적인 결과를 달성했다. 그러나 여러 사례검토는 경부통 치료에서 SMT 치료는 제한적 효과만 있을 뿐이라고 결정했다.[155-158] 특히 운동치료가 함께 이루어지지 않았다면. 카이로프랙틱 치료의 효율성 그리고 두통환자에서의 영향에 대한 심도 있는 검토가 저자의 첫 번째 교제에서 제공되었다.[159] Orthospinology 치료는 질환에 대한 치료가 아니다라는 것을 알아야 한다. 이것은 척추 서블럭세이션과 관련된 신경학적 통합을 회복시키는 목적을 위해 척추 비틀림을 바로잡는 시스템이다. Orthospinology 척추치료는 다양한 통증 증후군 환자에게도 도움이 된다. 하지만 최종 목표는 환자 건강의 잠재성을 호전시키는데 도움을 주면서, 척추의 구조와 기능적 통합을 회복시키는데 있다.

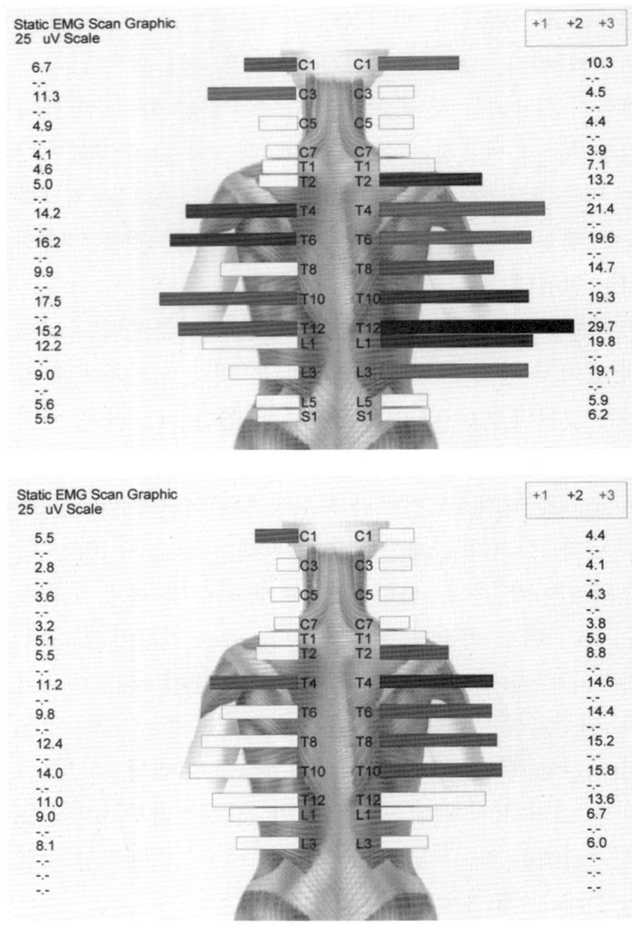

그림 10-12 6주간 Orthospinology 치료 전과 후(2 상부경추 어져트먼트)

뇌혈관 사고 (Cerebrovascular Incidents)

경추 SMT와 뇌혈관 사고(CVI)사이에 빈약한 관계에 대한 검토가 여러 연구를 통해 이루어졌다 그리고 발생율은 300,000-500,000[160,161] 경추 SMT 중 1가지 사례 또는 1.3 백만[162]-5.85백만 경추 매니플레이션 중 1가지 사례로 예측되었다.[163] Myler[164]은 경추 SMT 후, 치명적 뇌졸중 위험성(0.00025%)을 미국 인구에서 동일하게 발생하는 위험도(0.00057%)와 비교했다. 이 데이터들은 경추 매니플레이션 후에 뇌혈관 사고로 사망할 위험도는 일반인들에게 발생하는 치명적 위험도의 절반밖에는 되지 않는다는 것으로 보인다. 자연적으로 발생하는 추골동맥[165-166]과 경동맥[166-168] 박리현상은 100,000명 중 1-1.5명 그리고 2.6-2.9명에게 발생한다. 이 보고서는 경추 SMT 치료 후 발생하는 일시적인 대뇌혈관 사고 발생율

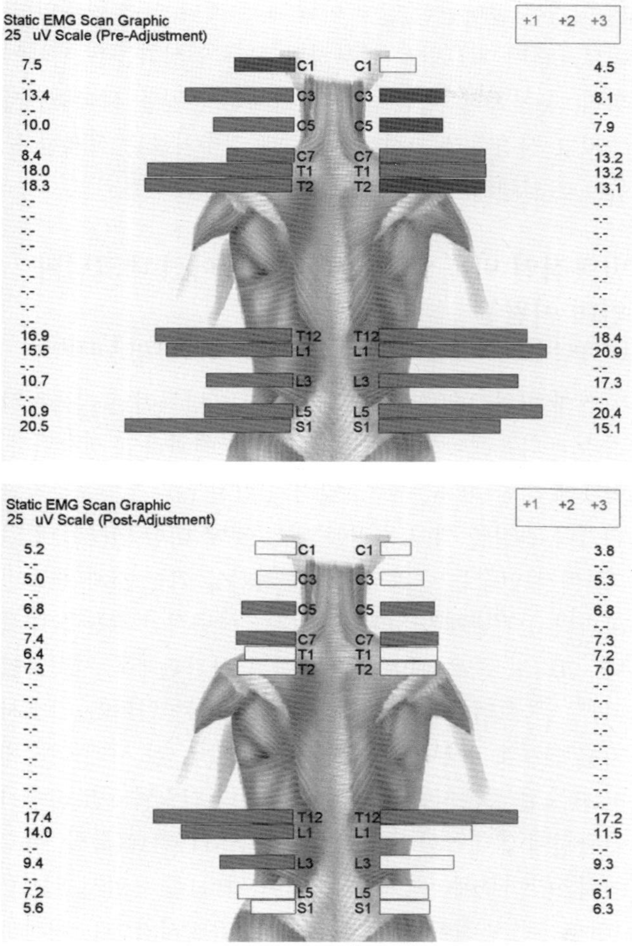

그림 10-13 2개월 Orthospinology 치료 전과 후(1 상부경추 어져트먼트)

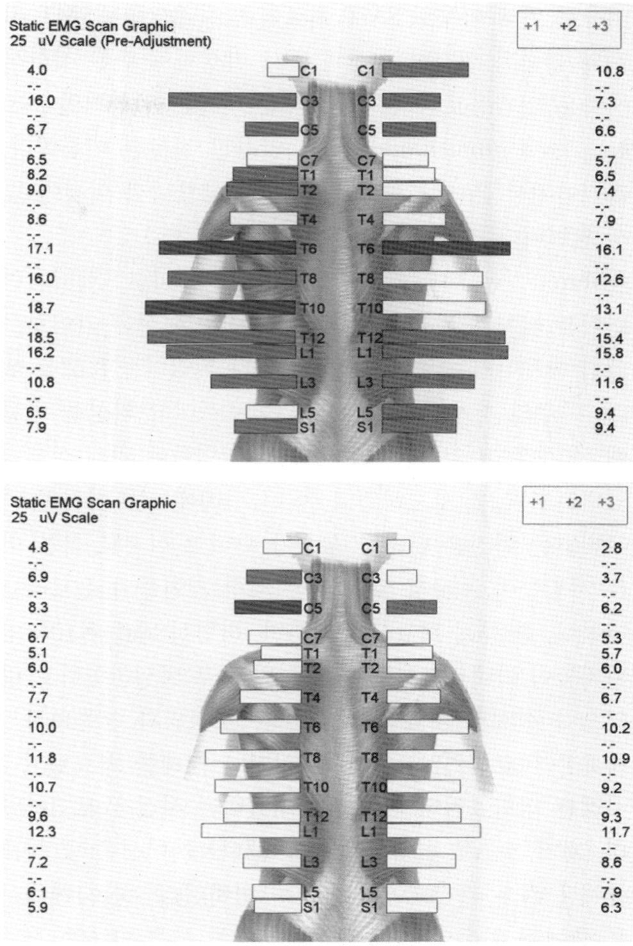

그림 10-14 7주 Orthospinology 치료 전과 후(2 특정한 토크 상부경추 어져트먼트)

보다 훨씬 높다는 사실을 의미한다. 노인 환자의 동맥경화혈관 허혈 보다 위험성은 경추동맥 뇌졸중이 더 흔히 발생한다는 증거는 없다.

경부통과 두통은 자연발생적 CVI과 동반되는 증세라고 알려져 있다. 그리고 이런 증세로 많은 환자들이 카이로프랙터를 찾아가는 이유라는 것은 예전 보고서에서도 서술되었다. 두통과 경부통은 경추동맥 박리의 50-80%의 경우에 나타난다.[176,177] 그리고 절박동맥박리에서 나타나는 유일한 증세이기도 하다. 이러한 두통은 새로운 그리고 평상시와는 다른 형태이며 갑작스럽게 발생하는 예리한 통증 그리고 박리현상이 발생하는 부위에 일측성으로 나타난다. 이러한 증세들은 CVI가 진행되고 있다는 의미가 될 수 있다. 다시말해, 경추 SMT 치료는 뇌졸중과는 상관없다는 것이다. 하지만 환자의 상태를 악화시킬 수 있을 것이라 생각된다.

SMT 치료와 관련될 수 있었던 5사례의 치명적 사건들이 강조된 적이 있다. 이 사례 중 3사례는 사망했다(2명의 뇌졸중, 1명의 심장마비). 첫 번째 환자는 기저동맥동맥류에 출혈이 있었고 다른 환자는 경추 수핵탈출로 인해 한쪽 팔과 다리에 불완전마비 현상이 발생했다. 그리고 한 환자는 하지 불완전마비 현상과 함께 마미신경마비로 인해 요실금 현상이 발생하였다. 이 모든 환자들은 그들이 카이로프랙틱 치료를 위해 예약을 한 시기에 증세들이 발생하였다. 그러나 이 모든 환자들은 실제로 경추 SMT 치료를 받지 않았다. Terrett[179]은 카이로프랙틱 치료를 받고 있는 환자 중 경추동맥박리 현상이 발생한 5명의 사례를 발표하였다. 하지만 이 모든 환자들은 치료예약을 지켰거나 또는 치료를 기다리는 동안 어떤 이유로 인해 아무도 SMT 치료를 받지 않았다. SMT 치료와 관련된 심각한 외상과 CVI 발생과 관련된 복합적 시각은 인과응보의 관계로 본다. 이것은 전형적인 *post hoc, ergo propter hoc*으로서 알려진 잘못된 이론이다. 라틴어에서 온 말로서 "이후에 발생했으니까 이것이 발생 원인이다"라는 의미이다.[180]

Terrett[181]은 여러 의학 학술지에서 카이로프랙틱이란 단어를 마치 모든 SMT 치료와 관련된 외상은 카이로프랙틱 때문이라는 잘못된 의미로 사용되었다는 보고를 했다. 다수의 사례발표를 보면 카이로프랙틱 외상을 말할 때, 실제로 그 외상은 MD 또는 일반인들에 의해 실행되었다는 사실을 보고하였다. 어떤 사례에서는 이러한 터무니없는 편견은 단순한 실수가 아니고 실제로 목을 비튼 사람들이 누군지 알고 있는 의학 저자들의 음모라는 것이다. 한 사례 보고서에 의하면, 허혈성 뇌졸중 10명의 환자들이 카이로프랙틱 치료를 받은 후 발생하였다고 하였으나 실제로 치료를 한 사람은 정형외과 전문의가 7 사례를 치료하였고, 물리치료사가 1 사례를 치료했고 2 사례는 비의료인에 의해 실행되었다는 사실을 보고하였다. 자기 스스로 실행하는 경추 매니플레이션은 몇 사례에서 CVI와 관련되었다는 것이 밝혀졌다. 한 사례에서는 환자가 카이로프랙터에 의해 양쪽 목을 약 60° 정도 빠르게 비틀면서 스스로 치료하는 방법을 하루에 2번 실행하라고 지시받았다고 주장했다.[186] 그리고 이 환자는 이것이 자신의 왼쪽 목에 통증을 유발시켰고 CVI가 발생했다고 보고했다.

이것은 SMT 치료는 경추 동맥을 손상시키는 잠재성이 있다는 것으로 보인다. Symons와 그의 동료들[187]은 경추 SMT 치료는 추골동맥에 기계적인 손상을 유발시키는데 요구되는 힘의 1/9도 되지 않는다는 사실을 밝혔다. 그러나 일시적으로 CVI와 관련된 회전력을 구사하는 SMT 치료는 그들이 사용하는 빈도수를 과도하게 예측했다. 다수의 저자들은 첫 번째로 선택하는 치료법으로서 회전력을 구사하는 상부경추 치료 테크닉 사용에 대해 주의를 경고했다.[188-191] 저자는 Orthospinology 상부경추 테크닉을 사용하면서 직접 또는 간접적으로 CVI과 같은 심각한 부작용을 유발시킨 어떤 사례도 저자는 본 적이 없다. 어져스트먼트의 실체(최소한 힘, 회전력을 사용치 않고, 그리고 신전을 사용하지 않는)를 이해한다면 이것은 놀랄만한 일이 아니다. 그러나 어떤 형태의 카이로프랙틱 치료법을 사용하던 모든 임상가들은 생체역학적, 운동학적, 혈관 조직의 섬세한 본질을 생각하면서 그리고 신경학적 관점에서 볼 때 경추치료는 섬세한 모습으로 실행해야 한다.

반복적인 비특정 척추 매니플레이션 테크닉과 인대 이완증 (Repetitive Nonspecific SMT and Ligament Laxity)

인대 이완증은 관절에 소리를 내는 반복적인 비특정적 경추 매니플레이션으로 인한 장기적 결과라고 생각된다. 이것에 대한 논제는 많이 알려져 있지 않다.[192,193] 하지만 손가락 관절을 꺾어 소리를 내는 것에 대한 연구가 있었다. 예전 연구는 습관적으로 손가락을 꺾는 것과 관절변화와의 상관관계가 있는지에 대한 상충적인 결론을 내렸다. 그리고 주요 데이터는 부정적 상관관계를 지적하였다.[194-196] 그러나 반복적인 손가락꺽기는 악력을 감소시키고 연부조직 부종과 연관되었다.[196,197] 한 사례 연구에서 과도한 중수지관절 꺽기는 환자의 척골쪽 3번 중수지골관절에 인대골화 현상이 적용된 SMT 치료(특히, 특수 어져스트먼트에서 더욱 가능성이 낮다)를 유발시켰고 1, 4번째 중수관절에 연골석회화증을 유발시켰다고 제시하였다. 손가락 관절 꺽기는 급성 외상과 연관되었다. 그러나 여기에서 지적해야 되는 것은 중수관절 꺽기에 관한 다수의 연구는 관절 신연을 사용했다는 것이다. 그리고 척추면관절 공동화는 이러한 형태의 부하와 관련되지 않는다. 결과적으로 2가지 형태의 매니플레이션 사이를 비교하는데 주의해야 한다.

반복적인 미세외상으로 인한 인대 또는 관절 장애가 적절하게 SMT 치료(특히, 특수 어져스트먼트에서 더욱 가능성이 낮다)와 연관되지 않을 것으로 생각된다. 그러나 스스로 실행하는 빈번한 경추 매니프레이션 또는 많은 힘이 가해진 전체적인 SMT 치료가 척추불안정성과 다른 부정적인 결과를 유발시킬 수 있다는 것을 확인하기 위해서는 더 많은 연구가 요구된다. 더 적절한 질문은 매일처럼 또는 빈번하게 자신의 척추를 공동화시키는 필요성의 이유에 대한 질문일 것이다. 반복적인 관절 공동화는 생체기계적으로 불안전한 척추를 지적할 수 있다. 성공적인 상부경추 어져스트먼트는 생체기계적 그리고 신경학적 장애를 감소시키고 척추 안정성을 유지한다고 주장한다. 후자는 서블럭세이션에 근거한 카이로프랙터들은, 어져스트먼트가 환자에게 도움이 되는 치료방법이 아니라고 느끼기 때문에 매우 중요하다. 중요한 것은 환자로 하여금 신경학적 통합과 호전된 건강을 경험하도록 하는 어져스트먼트(정상적인 척추 생체기계학적 재설정) 유지다. 척추와 관련된 통증 호전은 성공적인 카이로프랙틱 치료의 부분적 효과일 뿐이다. 이것은 건강과 힐링 회복과 관련된 카이로프랙틱 철학과 일치한다.

비특정적 SMT 치료와 카이로프랙틱 어져스트먼트는 동일한 것이 아니라는 사실이 인지되어야 한다. 매니플레이션은 관절의 수동적 ROM은 생리적 공간을 넘어가지만 해부학적 제한선을 넘지 않으며 공동화를 유발시키는 것이라고 정의한다. 관절음이 난다는 것이 성공적인 어져스트먼트가 달성되었다는 것이라고 할 수 없다. 다만 관절이 개방되었다는 뜻이다. 관절 공동화로만 EMG 반사 반응을 유도하지 않는다.[201-203] 매니플레이션의 속도는 목표 근육의 EMG 활동을 유발시키는 중요한 요인이다.[203] 그러나 Brodeur[197]은 관절 공동화 과정은 관절주위 근육들의 초기 신장반사를 위한 간단한 방법을 제공하는 것, 그리고 관절음 없이는 적절한 조직에 힘을 생산하기가 어려울 것이라고 주장한다. Flynn[204-205]과 그의 동료들은 방사통이 없는 요통환자의 요추골반 매니플레이션 과정 중 발생하는 관절음과 그리고 호전된 ROM, 통증 그리고 장애 사이에 관계는 없다는 것을 밝혔다. 연구결과는 요추와 흉추에서 관절공화 위치는 SMT 치료를 위한 목표 관절과 일치하지 않다는 것을 또 다시 밝혔다.[206-207]

의학적 의인
Medical Iatrogenesis

카이로프랙틱 치료는 건강관리 안전을 위한 표준규범 내에서 평가되어야 한다: 대중의학적 치료. 병원에서의 의학적 오류로 인한 년 사망률은 44,000-98,000[208]에서 180,000[209,210]이 된다고 추정한다. Leape[209]는 이 사망자수를 2일마다 점보제트기를 가득 태운 후 추락한 사람 수와 같다고 설명했다. 대부분의 환자들이 병원에 입원할 때 이미 심각한 질병이 있고, 죽음의 위험성이 높은 사람들이기 때문에 이러한 사망률에 대해 논쟁이 있다.[211] 어떤 죽음들은 예방될 수 있다고 하지만 대부분의 경우는 수많은 사고들을 피하여도 마찬가지라고 추정된다. 그러나 Leape[212]는 이 숫자는 실제 숫자보다 평가절하되었다고 지적한다. 심각한 질병을 앓고 있는 환자와 마지막 단계에서 죽음을 기다리고 있는 환자는 연구대상으로부터 제외되었다. 연구목적은 비교적 정상적인 환경에서는 환자는 살아서 퇴원할 수 있는 위험도가 낮은 환자를 연구하기 위해서였다. 이 놀라운 수치는 외래환자 병원에서 발생하는 의료사건을 포함시키지도 않았다. 인지되지 않았거나 보고되지 않았던 의료 실수는 계산에 넣지도 않았다. 그러나 후자에서 지적한 점은 카이로프랙틱 치료와 관련된 심각한 부작용이 과소평가되었다고 지적하는데 사용될 수 있다.

1998년 *JAMA* 학술지에서 발표된 광범위한 연구는 일년에 미국병원에서 의료진에 의한 실수가 아닌 약물부작용으로 106,000명이 사망한다고 밝혔다.[213] 이 연구는 약물투여 오류, 불이행, 약물과다 복용, 약물남용 그리고 치료적 실패는 포함하지 않았다. 저자는 이러한 치명적인 약물반응 수가 사망 원인의 4번째 6번째 사이에 해당할 것이라고 지적한다. McGavock[214]은 처방약과 관련된 질병은 세계적인 현상이다. 처방약과 관련된 이환율과 사망률의 이유는; (i) 불필요한 약물 사용(100% 위험 그리고 0% 혜택), (ii) 부정확한 진단으로 인한 잘못된 약물 적용, (iii) 의과대학에서 불충분한 약리학 교육, (iv) 유독한 효과를 유발시키는 약물처방.[214]

Norwegian 연구는 18%의 모든 노인환자의 사망은 처방약과 관련된다고 밝혔다. 그리고 50%의 경우 피할 수 있는 사례들이다.[215] 한 연구에 의하면 '소아환자에게 발생하는 의학 오류는 성인에게 발생하는 것보다 높다' 라고 밝혔다. 약물 부작용 사건은 성인들보다 3배나 높다.[216] 마취로부터 사망할 수 있는 가능성은 30,000명 당 1명이며 수술 중 사망할 수 있는 가능성은 80,000명당 1명이라고 추정한다.[217] 이러한 사실은 적절한 의학적 치료를 부인하는 것이 아니다. 그러나 카이로프랙틱 환자의 위험성을 적절한 견해로 보는 것은 매우 중요한 논제다. 의학적 치료는 혁신적인 역사를 보여준다. 그리고 질병에 대한 이해를 새롭게 바꾸는 발견을 이루었다. 지속된 연구는 더 훌륭한 진단 기술로 이어졌고 새로운 치료법, 약물 그리고 다른 치료법들을 개발하였다. 그러나 의학적 치료의 긍정적 부분은 발전시키고 환자의 위험성을 감소시킬 수 있는 새로운 개혁이 필요하다. 환자로 하여금 복용하고 있는 약물을 중지하라는 것이 카이로프랙틱 임상가들의 생각이 아니다. 환자는 자신들의 의사들과 함께 노력하도록 격려되어야 한다 그리고 다양한 다른 분야의 임상가에 관한 교육에 적극적으로 참여해야 한다.

의학전문인들과 제약회사들 사이에 부적절한 관계를 통해 거래되는 이해상충적 문제를 두고 걱정이 앞선다. 제약산업들은 매년 120억 달러 치의 돈과 선물들을 의사들에게 지불하며 또한 보수교육 경비의 절반을 제공한다.[218] 이러한 상황은 연방정부로 하여금 제약회사들이 따라야 할 지침서라는 "Compliance Program Guidance for Pharmaceutical Manufacturer"라는 초안을 2002년 10월에 발표하였다.[219] 이 초안은 예전에 의사들과 제약회사들의 판단에 맡겼던 많은 관계들, 예를 들어 제약회사들이 제공하는 교육과 연구자금, 상담과 선물에 대해 질문하였다. 우연히, 제약회사들은 약물임상실험 비용의 70%를 제공하였다는 사실을 보고되었다.[218]

비스테로이드성 소염제 약물 부작용 (Nonsteroidal Anti-Inflammatory Drugs: Adverse Reactions)

염증은 미생물, 독성물질, 알레르겐, 괴사조직에 의해 유발된 세포병변에 대한 인체의 보호반응이다. 그러나 만성적 염증은 인체 조직에 유해하며 다양한 통증 증후군과 질환을 유발시킨다. 3000만 이상되는 사람들이 매일같이 비스테로이드성 약물(NSAID)을 복용하는 것으로 추산된다.[220] 한 연구는 수많은 진실된 사례를 통해 경부통을 위한 경추 어져스트먼트는 NSAID 약물 복용보다 안전하다고 밝혔다.[221] 경부통을 위한 NSAID 약물 복용이 경추 어져스트먼트보다 효과적이라는 증거가 없다. 최소 2개월 동안 NSAID 약물을 복용한 환자 1,200명 중 1사람은 위소장 합병증으로 사망한다. 이 사람들은 약물복용을 하지 않았다면 사망하지 않을 사람들이다.[222] 실험적 증거는 NSAID를 자주 복용하는 사람들은 마지막 단계에서 신장질환의 위험성이 증가된다는 사실을 밝혔다.[223]

NSAID 약물을 복용하는 류마티스 관절염과 퇴행성 관절염 환자들 16,500명이 매년 위소장 합병증으로 사망한다고 추정한다.[220] 이 사망률은 HIV/AIDS로 사망하는 수와 유사하다. 그리고 이 사망 수치는 천식, 경부암, 다발골수종으로 매년 사망하는 수보다 높다. 최소한 1300만의 관절염 환자들은 NSAID 약물을 매일 복용한다(류마토이드 환자 2백만명, 3백만명 류마토이드 유사 환자, 800만 명 퇴행성 관절염 환자). 약물 복용 결과는 매년 위소장 합병증으로 103,000명이 병원에 입원하게 된다. 그리고 매년 20억 달러의 의료비가 소비된다.[220] 이러한 수치는 비처방 NSAID(진통제, 외상) 사용으로 인한 잠재적 사망률 데이터를 포함한다면 놀라울 정도로 위협적이다. NSAID 약물 사용은 모든 심각한 약물부작용의 30%나 된다고 영국정부에 보고되었다.[214]

COX-2 억제제 (COX-2 Inhibitors)

Cyclooxygenase-1(COX-1)은 염증부위와 위장을 포함하는 인체 다양한 곳에서 정상적으로 발견되는 효소다. 위장의 COX-1 효소는 prostaglandin 이라고 하는 특정한 화학적 메신저를 생산하여 위산효과로부터 위장 안벽의 자연적 점막을 보호한다. Prostaglandin은 염증, 통증, 발열, 그리고 혈액을 응고시키는데 필요한 혈소판 기능을 지지한다. 일반 NSAID 약물(아스피린, 아이버프린, 네프록신)은 COX-1 효소와 COX-2의 기능을 차단한다. COX-2 효소는 염증을 담당하는 인체 부위에 위치한다. 그러나 위장에는 없다. COX-2 효소를 차단하는 약물은 염증을 감소시킨다. 그러나 이 효소는 위장의 정상적 기능에서의 역할을 담당하지 않기 때문에 이러한 약물들은 COX-1 효소를 차단하는 NSAID처럼 위소장 합병증의 위험성을 주지 않는다.

21세기로 들어서면서 COX-2 억제제는 관절염과 외상에 관련된 통증치료와 근긴장 치료를 위해 새롭고 호전된 약물로서 환영을 받았다. 이 새로운 NSAID는 빠르게 유명세를 타게 되었으며 Bextra(valdecoxib), Celebrex(celecoxib), Dynastat(parecoxib), 그리고 Vioxx(rofecoxib)들을 포함한다. 그러나 몇 년이 지난 후, 이러한 약물들은 심장혈관 위험성을 증가시킨다는 보고서로 인해 조사를 받게 되었다. *New England Journal of Medicine* 학술지는 2005년 편집자에 의해 비판을 받게되었다.[224] 저자는 Merk & Company(Vioxx 개발 제약회사)는 2000

년 11월 23일 출판하여 Vioxx 판매를 허락받은데 사용된 VIGOR(vioxx gastrointestinal outcome research) 원고에서 결론 결정에 영향을 줄 데이터와 정보를 감추었다고 주장하였다.[225]

Vanderbilt 의과대학의 연구는 고용량(> 25 mg) Vioxx 사용은 비복용자보다 관상동맥 심장질환 유발율이 1.70배 증가하고 새로운 복용자는 1.93으로 증가된다는 것을 밝혔다.[226] Bresalier과 그의 동료들[227]은 대장샘종(colorectal adenoma) 병력을 가진 환자들에게 Vioxx는 심장마비, 뇌졸중 그리고 다른 주요 부작용 위험성을 2배나 증가시킨다는 사실을 밝혔다. Solomon과 그의 동료들[228]은 Celebrax는 동일한 심장혈관질환으로부터 사망률이 복용율에 따라 2배 또는 3배까지 증가된다는 사실을 밝혔다. 끝으로 Texas 심장학회는 심장외과 환자들의 Bextra와 Dynabastat 사용을 검사하였다. 이 약이 주어진 환자들의 7.4%가 부작용(심장마비, 신장부전, 궤양, 상처힐링의 합병증)이 나타난다는 사실을 밝혔다. 이 약을 복용한 대조군은 4%였다.[229] Dynastat과 Bextra를 복용한 환자들은 심장마비와 뇌졸중 발생율이 이 약을 복용한 대조군보다 4배나 증가했다는 것을 밝혔다.

COX-2 억제제 약물로부터의 부작용 위험성이 증가된 환자는 그들의 병력에서 다음과 같은 요인들이 발생하는 경향이 있다: 당뇨, 심장질환, 고혈압, 고지혈증, 말초혈관질환, 그리고 흡연. 이 책을 쓸 때쯤엔 미국에서 Vioxx에 의해 유발된 사망자수는 89,000에서 139,000으로 수정될 것이다.[230] 이 수치는 미국 식양청에서 1999 그리고 2003년 사이에 제공된 초기 예측 27,785명의 심장마비와 심장으로 인한 급사 사례보다 뚜렷하게 증가된 것을 보여준다. 이 사실을 통해 이 환자들이 그들의 근골격 관절 통증 치료를 위해 처방약 보다 카이로프랙틱 치료를 선택했다면 얼마나 많은 사람들의 생명을 구할 수 있었는지 알 수 있다. 중요한 영양 보충제 오메가-3 지방산(생선 기름, flax seed)은 소염제 역할을 한다는 사실이 밝혀졌다.[231-236] 오메가-3 지방산은 COX-2 생산을 억제하며 염증반응을 일으키는 cytokine 그리고 prostaglandin 형성을 억제한다. 이 현상은 오메가-3 지방산이 세포 phospholipid 혼합과 COX-2 효소의 결합장소를 위해 오메가-6 지방산과 경쟁하면서 발생한다.[235]

식약청의 자문위원들은 COX-2 억제제 Vioxx, Celebrax, 그리고 Bextra 모두 심장마비와 뇌졸중의 심각한 위험성이 있다고 선언했다.[237] 그들은 식약청은 이 약물들에게 "black box" 경고문을 붙일 것을 요구했다. 놀랍게도 자문위원들은 이러한 약물들에 대한 판매금지를 위한 투표에서 다수의 표를 얻는데 실패했다. 그러나 2004년 9월, Merck & Co. 제약회사는 자발적으로 Vioxx 판매를 금지했다. 2005년 4월, Pfizer 제약회사는 미국 식약청에 요구에 따라 Bextra 판매와 홍보를 중지하였다. 이것은 Pfizer 제약회사의 주사용 Dynastat 판매 허가를 위한 서류를 거절하면서 2005년 9월에 이루어졌다. 그러나 상기해야 할 것은 이러한 제약회사들은 이런 약물들을 또 다시 판매할 수 있도록 식약청과 반복적으로 노력하고 있다는 것이다. 그리고 새로운 COX-2 억제제를 개발하기 위해 노력하고 있다는 것이다.

SOAP 노트

일단 환자가 카이로프랙틱 치료 받을 것에 동의하면, 가장 중요한 기록은 매번 기록하는 노트다. 가장 일반적으로 사용되는 이러한 노트는 다음과 같은 약자다 SOAP. 여기에서 **S**는 subjective, 환자가 임상가에게 말하는 주관적이라는 의미이며, **O**는 objective, 객관적(검사소견과 어져스트먼트의 이유), **A**는 assessment, 평가(환자의 상태에 대한 임상가의 소견), **P**는 plan, 치료계획(임상가의 치료계획)을 뜻한다. 이러한 기록들은 각 환자의 치료의 질을 위해 매우 중요한 역할을 한다. 임상가는 환자가 치료 과정 중 어떻게 호전되고 있는지 상세하고 명료하게 기록하는 것이 중요하다. 이것은 환자의 증세를 모니터링하고 척추 어져스트먼트의 효과를 객관적으로 평가하는 것을 포함한다. 객관적 서블럭세이션 지표가 감소되는 기록과 어져스트먼트를 유지하는 환자의 능력을 포함한다. 치료할 때마다 실제적인 기능적 단족의 길이를 측정하고 기록하는 것이 중요한 이유이다. 어져스트먼트에 대한 환자의 주관적 그리고 객관적 반응을 주기적으로 기록하고 문서화하는 것이 중요하다(기분이 어떤가, 골반비틀림, 촉진 그리고 측정기 결과).

SOAP 노트는 반드시 환자에게 제공된 치료에 대한 정보를 자세하게 기록해야 한다. 특정한 척추 위치 그리고 사용된 형태의 테크닉을 포함한다. 다른 부위에 어져스트먼트(요추, 골반, 천골 그리고 상 · 하지)도 기록되어야 한다. 어져스트먼트 치료기의 형태도 필요하다면 문서화 되어야 한다(특정한 토크, 손잡이용 치료기, 환추 orthogonal, 엑티베이터). 어져스트먼트 기구 세팅 내용 역시 기록되어야 한다. 하지만 동일한 과정들을 매일 기록할 필요는 없다. 만약 물리치료 또는 다른 치료기가 제공되었다면, 이것에 대해 설명해야 하며 치료한 부위를 반드시 기록해야 한다.

매일 기록의 객관적(S) 부분은 다음과 같은 내용들을 포함해야 한다(모든 방문이 필요하지 않다고 말하는 견해가 있다 하더라도):

- 징후 또는 증세의 형태
- 통증의 위치(오른쪽, 왼쪽, 중심부, 확산된, 방사되는)
- 심각도(가벼운, 중등급, 중증급)
- 질(둔한, 쑤시는, 예리한, 뜨거운)
- 기간: 드믄 상태(< 10%), 때때로(10–25%), 간헐적(25–50%), 빈번하게(50–75%), 지속적(75–100%)
- 발생 날짜
- 적용이 된다면, 예전에 비해 어떤 변화(크게 악화, 악화, 약간 악화, 무변화, 약간 호전, 호전, 아주 호전)
- ADL 지표
- VAS 또는 NRS
- 예전에 제공된 치료
- 악화
- 치료에 대한 환자의 주관적 반응

객관적(O) 섹션은 환자검사의 결과 또는 검사를 통한 임상가의 견해 그리고 다음과 같은 것들을 포함한다:

- supine 단족 검사, 체온측정, 자세분석
- 압통, 근연축, 부종, 관절제한을 위한 촉진소견
- ROM, sEMG, 정형/신경 검사
- 방사선 소견
- 치료에 대한 환자의 객관적 반응

평가(A)섹션은 다음과 같은 내용을 포함한다:

- 진단
- 예후
- 진행과정(호전, 동일함, 퇴보, 악화)
- 현상태(급성, 아급성, 만성, 안정)
- 치료에 대한 합병증

계획(P)은 다음과 같은 것들을 포함한다:

- 치료계획: 빈도와 기간
- 치료 형태(어져스트먼트, 테라피, 신연, 마사지)
- 홈케어 검토(운동, 스트레칭, 경추베게의 적절한 사용, 척추 치료와 다이어트 그리고 보충제와 관련된 피해야 할 활동
- 단기 장기 목표
- 권고 그리고 의뢰

다음은 전형적인 SOAP 노트의 예이다:

주관적(subjective): 환자는 엎드린 자세에서 잠을 잔 후, 중등급 정도의 빈번한 통증이 오른쪽 목 부위에 있다고 보고했다. 목 통증은 6/10으로 등급된다. 추가적으로 두통이 간헐적으로 오며 지난 번 보다 허리부위에 약간의 통증을 느낀다.

객관적(objective): 오른쪽 기능적 단족, 1/4인치. 오른쪽 체온 스캐너 양성. 오른쪽 어깨 높다, 척추주위 조직 촉진압통: C1과 C2 오른쪽. C1, C2 왼쪽 부위에 가벼운 불편감. 오늘 어져스트먼트 후, 환자의 골반, 촉진, 그리고 진단기 결과는 모두 음성. 환자 또한 치료 후 호전됨을 느낌.

평가(assessment): 환자는 수면습관으로 인해 악화된 것으로 보인다. 환자의 경부통은 환추-축추 서블럭세이션과 관련됨 그리고 두통이 동반.

계획(plan): 2주 동안 일주일에 2회 치료 계획. 오늘 치료는 Orthospinology 기구 어져스트먼트(low setting)을 상부경추에 실행됨. 스탭들과 나는 다시 한번 집에서 실행할 수 있는 적절한 척추관리법 검토했다.

요약
Summary

이 장에서 독자들은 다음과 같은 결과평가와 검사를 어떻게 사용하는지 그리고 개발하는가에 대해 학습하였다: (i) 체온측정기(이중 탐색자 체온측정기 그리고 적외선 스캐닝), (ii) sEMG, (iii) 척추 ROM, (iv) 척추주위 촉진, (v) 통증측정, (vi) SSEP, 그리고 (vii) 정형/신경

검사 그리고 근육검사. 임상가/학생들은 카이로프랙틱 치료와 의학적 치료에 발생할 수 있는 부작용과 필요한 카이로프랙틱 임상에 관련된 문서를 학습하였다.

참고문헌

1. Quoted in Busch T. *Fundamentals of Dimensional Metrology*. Delmar Publishers, 1966:6.
2. Hippocrates. *The Genuine Works of Hippocrates*. Baltimore: Williams and Wilkins, 1939. Adams F, translator.
3. Peterson D, Wiese G. *Chiropractic: An Illustrated History*. St. Louis: Mosby, 1995.
4. Silberstein EB, Bahr GK, Kattan J. Thermographically measured normal skin temperature asymmetry in the human male. *Cancer* 1975;36(4):1506–10.
5. Feldman F, Nickoloff EL. Normal thermographic standards for the cervical spine and upper extremeties. *Skeletal Radiol* 1984;12(4):235–49.
6. Uematsu S. Thermographic imaging of cutaneous sensory segment in patients with peripheral injury, skin-temperature stability between sides of the body. *J Neurosurg* 1985;62(5):716–20.
7. Uematsu S, Edwin DH, Jankel WR, et al. Quantification of thermal asymmetry, Part 1: Normal values and reproducibility. *J Neurosurg* 1988;69(4):552–5.
8. Hart J, Owens EF. Stability of paraspinal thermal patterns during acclimation. *J Manipulative Physiol Ther* 2004; 27(2):109–17.
9. Owens EF, Hart JF, Donofrio JJ, et al. Paraspinal skin temperature patterns: An interexaminer and intraexaminer reliability study. *J Manipulative Physiol Ther* 2004;27(3): 155–9.
10. DeBoer KF, Harmon RO, Chambers R, et al. Inter- and intra-examiner reliability study of paraspinal infrared temperature measurements in normal students. *Res Forum* 1985;2(1):4–12.
11. Plaugher G, Lopes MA, Melch PE, et al. The inter- and intraexaminer reliability of a paraspinal skin temperature differential instrument. *J Manipulative Physiol Ther* 1991; 14(6):361–7.
12. James KA. Thermocouple scanning device intra-examiner and inter-examiner reliability study. Paper presented at: Tenth Annual Upper Cervical Spine Conference; 1993; Life College, Marietta, Georgia.
13. James KA. Inter- and intra-examiner reliability in interpretations of readings from a thermocouple temperature measuring device. Paper presented at: Fourteenth Annual Upper Cervical Spine Conference; November 22–23, 1997; Life University, Marietta, Georgia.
14. James KA. Correlation of scanning palpation and Grostic cervical X-rays with a thermocouple temperature measuring device. Paper presented at: Thirteenth Annual Upper Cervical Spine Conference; November 16–17, 1996; Life College, Marietta, Georgia.
15. Price JP, Clare MH, Ewerhardt RH. Studies in low backache with persistent muscle spasm. *J Phys Med Rehabil* 1948;19:703.
16. Allen C. Muscle action potentials used in the study of dynamic anatomy. *Br J Physiol Med* 1948;11:66–73.
17. Floyd WF, Silver P. Function of the erector spinae in flexion of trunk. *Lancet* 1951;1:133.
18. Floyd WF, Silver P. The function of the erector spinae muscles in certain movements and postures in man. *J Physiol (Lond)* 1955;129:184.
19. Pauly J. An electromyographic analysis of certain movements and exercises I. Some deep muscles of the back. *Anat Rec* 1966;155(2):223–34.
20. Wolf SL, Basmajian JV, Russe CT, et al. Normative data on low back mobility and activity levels. *Am J Phys Med* 1979;58(5):217–29.
21. Kippers V, Parker AW. Posture related to myoelectric silence of erectores spinae during trunk flexion. *Spine* 1984;9(7):740–45.
22. Sihvonen T, Partanen J, Hanninen O. Averaged (rms) surface EMG in testing back function. *Electromyogr Clin Neurophysiol* 1988;28(6):335–9.
23. Wolf LB, Segal RL, Wolf SL, et al. Quantitative analysis of surface and percutaneous electromyographic activity in lumbar erector spinae of normal young women. *Spine* 1991;16(2):155–61.
24. Neblett R, Mayer TG, Gatchel RJ, et al. Quantifying the lumbar flexion-relaxation phenomenon: Theory, normative data, and clinical applications. *Spine* 2003;28(13): 1435–46.
25. Owens EF, Hosek RS. The flexion/relaxation phenomenon detected in the cervical spine using surface EMG at static end-range of motion. *Chiropr Res J* 1994;3(1):13–8.
26. Meyer JJ, Anderson AV, Berk RJ. The flexion-relaxation phenomenon: Does it exist in the cervical spine? In: *Proceedings of the 1990 International Conference on Spinal Manipulation*. Arlington, VA: Foundation for Chiropractic Education and Research, 1990.
27. Triano JJ, Schultz AB. Correlation of objective measure of trunk motion and muscle function with low-back disability ratings. *Spine* 1987;12(6):561–5.
28. Ahern DK, Follick MJ, Council JR, et al. Reliability of lumbar paravertebral EMG assessment in chronic low back pain. *Arch Phys Med Rehabil* 1986;67(10):762–5.
29. Ahern DK, Follick MJ, Council JR, et al. Comparison of lumbar paravertebral EMG patterns in chronic low back pain patients and non-patient controls. *Pain* 1988;34(2):153–60.
30. Cram J. EMG muscle scanning and diagnostic reference manual for surface recordings. In Cram J, ed. *Clinical EMG for Surface Recordings*, Vol. 2. Nevada City, CA: Clinical Resources, 1990.
31. Kent C, Gentempo P. Protocols and normative data for paraspinal EMG scanning in chiropractic practice. *J Chiropr Res Clin Invest* 1990;6(3):64.
32. Kent C, Gentempo P. Normative data for paraspinal surface electromyographic scanning using a 25–500 Hz bandpass. *J Vertebral Subluxation Res* 1996;1(1):43–6.
33. Kent C, Gentempo P. Paraspinal EMG potentials in pediatric patients: Preliminary observations. *Chiropr Res J* 1992;2(2):48–52.
34. Donaldson S, Donaldson M. Multi-channel EMG assessment and treatment techniques. In Cram J, ed. *Clinical EMG for Surface Recordings*, Vol. 2. Nevada City, CA: Clinical Resources, 1990.
35. Spector B. Surface electromyography as a model for the development of standardized procedures and reliability testing. *J Manipulative Physiol Ther* 1979;2(4):214–22.
36. Cram JR. *Clinical EMG: Muscle Scanning for Surface Recordings*. Seattle: Biofeedback Institute of Seattle, 1986.
37. Komi P, Buskirk E. Reproducibility of electromyographic measurements with inserted wire electrodes and surface electrodes. *Electromyography* 1970;10(4):357–67.
38. Giroux B, Lamontagne M. Comparisons between surface electrodes and intramuscular wire electrodes in isometric and dynamic conditions. *Electromyogr Clin Neuro-*

physiol 1990;30(7):397–405.
39. Andersson G, Jonsson B, Ortengren R. Myoelectric activity in individual lumbar erector spinae muscles in sitting: A study with surface and wire electrodes. *Scand J Rehabil Med Suppl* 1974;3:91.
40. Desmedt JE. New concepts of the motor unit neuromuscular disorders. *Electromyographic Kinesiology*. Basel: S. Karger, 1973.
41. Thompson J, Erickson R, Offord K. EMG muscle scanning: Stability of hand-held electrodes. *Biofeedback Self Regul* 1989;14(1):55–62.
42. Cram JR, Lloyd J, Cahn TS. The reliability of EMG muscle scanning. *Int J Psychosomatics* 1994;41(1–4):41–5.
43. Boline PD, Haas M, Meyer JJ, et al. Interexaminer reliability of eight evaluative dimensions of lumbar segmental abnormality: Part II. *J Manipulative Physiol Ther* 1993;16(6): 363–74.
44. Meeker W, Matheson D, Milus T, et al. Lack of correlation between scanning EMG asymmetries and history of low-back pain: Analysis of pilot data. *Proceedings of the International Conference on Spinal Manipulation.* Washington, DC, 1990.
45. Meyer JJ. The validity of thoracolumbar paraspinal scanning EMG as a diagnostic test: An examination of the current literature. *J Manipulative Physiol Ther* 1994;17(8): 539–51.
46. Jalovaara P, Niinimaki T, Vanharanta H. Pocket-size, portable surface EMG device in the differentiation of low back pain patients. *Eur Spine J* 1995;4(4):210–2.
47. Ambroz C, Scott A, Ambroz A, et al. Chronic low back pain assessment using surface electromyography. *J Occup Environ Med* 2000;42(6):660–9.
48. England R, Diebert P. Electromyographic studies: Consideration in the evaluation of osteopathic therapy. *J Am Osteopath Assoc* 1972;72(10):221–3.
49. Rebechini-Zasadny H, Tasharshki CC, Heinze WJ. Electromyographic analysis following chiropractic manipulation of the cervical spine: A model to study manipulation-induced peripheral muscle changes. *J Manipulative Physiol Ther* 1981;4(2):61–3.
50. Triano JJ. Objective electromyographic evidence for use and effects of lift therapy. *J Manipulative Physiol Ther* 1983;6(1):13–6.
51. Shambaugh P. Changes in electrical activity in muscles resulting from chiropractic adjustment: A pilot study. *J Manipulative Physiol Ther* 1987;10(6):300–4.
52. Brody S. Electromyographic and X-ray evaluation of the lumbar and thoracic spine for the balancing and leveling of the pelvis and correction of scoliosis. *Digest Chiropr Economics* 1987;30(3):68–71.
53. Ellestad S, Nagle R, Boesler D, et al. Electromyographic and skin resistance responses to osteopathic manipulative treatment for low back pain. *J Am Osteopath Assoc* 1988;88(8):991–7.
54. Beal MC, Vorro J, Johnston WL. Chronic cervical dysfunction: Correlation of myoelectric findings with clinical progress. *J Am Osteopath Assoc* 1989;89(7): 891–900.
55. Eriksen K, James KA. A randomized controlled double blind study of specific upper cervical chiropractic care. Paper presented at: Twelfth Annual Upper Cervical Conference; November 18–19, 1995; Life College, Marietta, Georgia.
56. Kelly S, Boone WR. The clinical application of surface electromyography as an objective measure of the change in the chiropractic assessment of patient progress: A pilot study. *J Vertebral Subluxation Res* 1998;2(4):1–7.
57. DeVocht JW, Pickar JG, Wilder DG. Spinal manipulation alters electromyographic activity of paraspinal muscles: A descriptive study. *J Manipulative Physiol Ther* 2005; 28(7):465–71.
58. International Chiropractors Association. *Recommended Clinical Protocols and Guidelines for the Practice of Chiropractic.* 1st ed. Arlington, VA: International Chiropractors Association, 2000.
59. Council on Chiropractic Practice. *Vertebral Subluxation in Chiropractic Practice*, no. 1. Council on Chiropractic Practice Clinical Practice Guideline. Chandler, AZ: Council on Chiropractic Practice, 2003.
60. Edmondston SJ, Henne S, Loh W, et al. Influence of cranio-cervical posture on three-dimensional motion of the cervical spine. *Man Ther* 2005;10:44–51.
61. Howe DH, Newcombe RG, Wade MT. Manipulation of the cervical spine–a pilot study. *J R Coll Gen Pract* 1983; 33(254):574–9.
62. Brodin H. Cervical pain and mobilization. *Int J Rehabil Res* 1984;7(2):190–1.
63. Mealy K, Brennan H, Fenelon GCC. Early mobilization of acute whiplash injuries. *Br Med J* 1986;292(6521):656–7.
64. Nansel DD, Cremata E, Carlson J, et al. Effect of unilateral spinal adjustments on goniometrically-assessed cervical lateral-flexion end-range asymmetries in otherwise asymptomatic subjects. *J Manipulative Physiol Ther* 1989; 12(6):419–27.
65. Nansel DD, Peneff A, Cremata E, et al. Time course considerations for the effects of unilateral lower cervical adjustments with respect to the amelioration of cervical lateral-flexion passive end-range asymmetry. *J Manipulative Physiol Ther* 1990;13(6):297–304.
66. Lopes A, Cassidy D, Yong-Hing K. The immediate effect of manipulation versus mobilization on pain and range of motion in the cervical spine: A randomized controlled trial. Presented at: *Proceedings of the 1991 World Chiropractic Congress*, World federation of chiropractic, Toronto, Canada, April 29, 1991.
67. Nansel DD, Peneff A, Quitoriano J. Effectiveness of upper versus lower cervical adjustments with respect to the amelioration of passive rotational versus lateral-flexion end-range asymmetries in otherwise asymptomatic subjects. *J Manipulative Physiol Ther* 1992;15(2):99–105.
68. Cassidy JD, Quon JA, LaFrance LJ, et al. The effect of manipulation on pain and range of motion in the cervical spine: A pilot study. *J Manipulative Physiol Ther* 1992; 15(8):495–500.
69. Cassidy JD, Lopes AA, Yong-Hing K. The immediate effect of manipulation versus mobilization on pain and range of motion in the cervical spine: A randomized controlled trial. *J Manipulative Physiol Ther* 1992;15(9):570–5.
70. Yurkiw D, Mior S. Comparison of two chiropractic techniques on pain and lateral flexion in neck pain patients: A pilot study. *Chiropr Technique* 1996;8(4):155–62.
71. van Schalkwyk R, Parkin-Smith GF. A clinical trial investigating the possible effect of the supine cervical rotatory manipulation and the supine lateral break manipulation in the treatment of mechanical neck pain: A pilot study. *J Manipulative Physiol Ther* 2000;23(5):324–31.
72. Wood TG, Colloca CJ, Matthews R. A pilot randomized clinical trial on the relative effect of instrumental (MFMA) versus manual (HVLA) manipulation in the treatment of cervical spine dysfunction. *J Manipulative Physiol Ther* 2001;24(4):260–71.

73. Kessinger R, Pfleger B. Changes in cervical flexion/extension following upper cervical specific chiropractic care. Paper presented at: Fifteenth Annual Upper Cervical Spine Conference; November 21–22, 1998; Life University, Marietta, Georgia.
74. Whittingham W, Nilsson N. Active range of motion in the cervical spine increases after spinal manipulation (toggle recoil). *J Manipulative Physiol Ther* 2001;24(9):552–5.
75. Lee H, Nicholson LL, Adams RD. Cervical range of motion associations with subclinical neck pain. *Spine* 2004;29(1): 33–40.
76. American Medical Association. *Guides to the Evaluation of Permanent Impairment.* 4th ed. Chicago: AMA, 1995: 118–30.
77. Sweat RW, Robinson GK, Lantz C, et al. Scanning palpation of the cervical spine interexaminer reliability study. *Digest Chiropr Economics* 1988;30(4):14–8.
78. Hubka MJ, Phelan SP. Interexaminer reliability of palpation for cervical spine tenderness. *J Manipulative Physiol Ther* 1994;17(9):591–5.
79. Jull G, Zito G, Trott P, et al. Inter-examiner reliability to detect painful upper cervical joint dysfunction. *Aust J Physiother* 1997;43(2):125–9.
80. Strender LE, Lundin M, Nell K. Interexaminer reliability in physical examination of the neck. *J Manipulative Physiol Ther* 1997;20(8):516–20.
81. Seffinger MA, Najm WI, Mishra SI, et al. Reliability of spinal palpation for diagnosis of back and neck pain: A systematic review of the literature. *Spine* 2004;29(19):E413–25.
82. Eriksen K. Comparison between upper cervical X-ray listings and technique analyses utilizing a computerized database. *Chiropr Res J* 1996;3(2):13–24.
83. Spano N. Static palpation of muscle imbalance as compared to radiographic evaluation of c-1. *J Straight Chiropr* 1995;1(1):24–7.
84. Deboer KF, Harmon R, Tuttle CD, et al. Reliability study of detection of somatic dysfunctions in the cervical spine. *J Manipulative Physiol Ther* 1985;8(1):9–16.
85. Smedmark V, Wallin M, Arvidsson I. Inter-examiner reliability in assessing passive intervertebral motion of the cervical spine. *Man Ther* 2000;5(2):97–101.
86. van Trijffel E, Anderegg Q, Bossuyt PM, et al. Inter-examiner reliability of passive assessment of intervertebral motion in the cervical and lumbar spine: A systematic review. *Man Ther* 2005;10(4):256–69.
87. Mior SA, King RS, McGregor M, et al. Intra- and inter-examiner reliability of motion palpation in the cervical spine. *J Can Chiropr Assoc* 1985;29:195–9.
88. Nansel DD, Peneff AL, Jansen RD, et al. Interexaminer concordance in detecting joint-play asymmetries in the cervical spines of otherwise asymptomatic subjects. *J Manipulative Physiol Ther* 1989;12(6):428–33.
89. Haas M. The reliability of reliability. *J Manipulative Physiol Ther* 1991;14(3):199–208.
90. Tuchin P, et al. Inter-examiner reliability of chiropractic evaluation for cervical spine problems—a pilot study. Part 1: Graduates from one institution. *Aust Chiropr Osteopat* 1996;5:23–9.
91. Olson KA, Paris SV, Spohr C, et al. Radiographic assessment and reliability study of the craniovertebral sidebending test. *J Man Manipulative Ther* 1998;6(2):87–96.
92. Troyanovich SJ, Harrison DD, Harrison DE. Motion palpation: It's time to accept the evidence. *J Manipulative Physiol Ther* 1998;21(8):568–71.
93. Fjellner A, Bexander C, Faleij R, et al. Interexaminer reliability in physical examination of the cervical spine. *J Manipulative Physiol Ther* 1999;22(8):511–6.
94. Fischer AA. Pressure threshold meter: Its use for quantification of tender spots. *Arch Phys Med Rehabil* 1986; 67(11): 836–8.
95 Fischer AA. Documentation of myofascial trigger points. *Arch Phys Med Rehabil* 1988;69(4):286–91.
96. Takala EP. Pressure pain threshold on upper trapezius and levator scapulae muscles: Repeatability and relation to subjective symptoms in a working population. *Scand J Rehabil Med* 1990;22(2):63–8.
97. Reeves J, Jaeger B, Graff-Radford S. Reliability of the pressure algometer as a measure of myofascial trigger point sensitivity. *Pain* 1986;24(3):313–21.
98. Vernon HT, Aker P, Burns S, et al. Pressure pain threshold evaluation of the effect of spinal manipulation in the treatment of chronic neck pain: A pilot study. *J Manipulative Physiol Ther* 1990;13(1):13–6.
99. Hsieh J, Hong C. Effect of chiropractic manipulation on pain threshold of myofascial trigger point: A pilot study. Paper presented at: International Conference on Spinal Manipulation. 1990. Washington, DC.
100. Sweat RW, Lalka M. Scanning palpation. Paper presented at: Fourteenth Annual Upper Cervical Spine Conference; November 22–23, 1997; Life University, Marietta, Georgia.
101. Nansel DD, Waldorf T, Cooperstein R. Effect of cervical spinal adjustments on lumbar paraspinal muscle tone: Evidence for facilitation of intersegmental tonic neck reflexes. *J Manipulative Physiol Ther* 1993;16(2):91–5.
102. Chiappa KH. Interpretation of abnormal short-latency somato-sensory evoked potentials. In: Halliday AM, Butler SR, Paul R, eds. *A Textbook of Clinical Neurophysiology*. Wiley & Sons, Ltd, 1987:343–81.
103. Synek VM. Role of somatosensory evoked potentials in the diagnosis of peripheral nerve lesions: Recent advances. *J Clin Neurophys* 1987;4(1):55–73.
104. Spielholz NI, Benjamin MV, Engler GL, et al. Somatosensory evoked potentials during decompression and stabilization of the spine: methods and findings. *Spine* 1979;4(6): 500–5.
105. Bunch WH, Scarff TB, Trimble J. Spinal cord monitoring. *J Bone Joint Surg Am* 1983;65A(5):707–10.
106. Nuwer MR, Dawson EC. Intraoperative evoked potential monitoring of the spinal cord: A restricted filter, scalp method during Harrington instrumentation for scoliosis. *Clin Orth Rel Res* 1984;183:42–50.
107. Brown RH, Nash CL, Berilla JA, et al. Cortical evoked potential monitoring: A system for intraoperative monitoring of spinal cord function. *Spine* 1984;9(3):256–61.
108. Machida N, Weinstein SL, Yamada T, et al. Spinal cord monitoring: Electrophysiological measures of sensory and motor function during spinal surgery. *Spine* 1985;10(5):407–13.
109. Keim HA, Hajdu M, Gonzalez EG, et al. Somatosensory evoked potentials as an aid in the diagnosis and intraoperative management of spinal stenosis. *Spine* 1985;10(4): 338–44.
110. Aki T, Toya S. Experimental study on changes of the spinal evoked potential and circulatory dynamics following spinal cord compression and decompression. *Spine* 1984;9(8):800–9.
111. Balasubramanian E, Keim H, Hajdu M. Osteoid osteoma of the thoracic spine with surgical decompression aided by somatosensory evoked potentials: A case report. *Spine* 1985;10(4):396–8.
112. Herron LD, Trippi AC, Gonyeau M. Intraoperative use of dermatomal somatosensory-evoked potentials in lumbar

stenosis surgery. *Spine* 1987;12(4):379–83.
113. Machida M, Asai T, Sato K, et al. New approach for diagnosis in herniated lumbosacral disc: Dermatomal somatosensory evoked potentials (DSSEPs). *Spine* 1986;11(4):380–4.
114. Collins KF, Pfleger B. The neurophysiological evaluation of the subluxation complex: Documenting the neurological component with somatosensory evoked potentials. *Chiropr Res J* 1994;3(1):40–8.
115. Grostic J, Glick D, Burke E, et al. Chiropractic adjustment reversal of neurological insult. *Proceedings of the International Conference on Spinal Manipulation*, May 1992.
116. Glick D, Lee F, Grostic J. Documenting the efficacy of chiropractic care utilizing somatosensory evoked potential (SEP) testing: Post spinal adjustment changes in SEPs duplicating those observed. *Proceedings of the International Conference on Spinal Manipulation*, 1993.
117. Collins KF, Pfleger B. Significance of functional leg length inequality upon somatosensory evoked potential findings. Paper presented at: Eleventh Annual Upper Cervical Spine Conference; November 19–20, 1994; Life College, Marietta, Georgia.
118. Glick DM. The effective utilization of somatosensory evoked potentials in the evaluation and management of upper cervical subluxations: Two case examples. Paper presented at: Eleventh Annual Upper Cervical Spine Conference; November 19–20, 1994; Life College, Marietta, Georgia.
119. Potter NA, Rothstein JM. Intertester reliability for selected clinical tests of the sacroiliac joint. *Phys Ther* 1985;65(11):1671–5.
120. Walsh MJ. Evaluation of orthopedic testing of the low back for nonspecific lower back pain. *J Manipulative Physiol Ther* 1998;21(4):232–6.
121. Maigne JY, Aivaliklis A, Pfefer F. Results of sacroiliac joint double block and value of sacroiliac pain provocation tests in 54 patients with low back pain. *Spine* 1996;21(16):1889–92.
122. Rebain R, Baxter GD, McDonough S. A systematic review of the passive straight leg raising test as a diagnostic aid for low back pain (1989 to 2000). *Spine* 2002;27:E388–95.
123. Troup JD. Straight-leg-raising (SLR) and the qualifying tests for increased root tension: Their predictive value after back and sciatic pain. *Spine* 1981;6(5):526–7.
124. Breen A. The reliability of palpation and other diagnostic methods. *J Manipulative Physiol Ther* 1992;15(1):54–6.
125. George PE, Silverstein HT, Wallace H, et al. Identification of the high risk pre-stroke patient. *ACA J Chiropr* 1981;18:S26–8.
126. Selecki BR. The effect of rotation of the atlas on the axis: Experimental work. *Med J Austr* 1969;1(20):1012–5.
127. White AA, Panjabi MM. *Clinical Biomechanics of the Spine*. Philadelphia: JB Lippincott, 1978.
128. Mitchell JA. Changes in vertebral artery blood flow following normal rotation of the cervical spine. *J Manipulative Physiol Ther* 2003;26(6):347–51.
129. Bolton PS, Stick PE, Lord RS. Failure of clinical tests to predict cerebral ischemia before neck manipulation. *J Manipulative Physiol Ther* 1989;12(4):304–7.
130. Weingart JR, Bischoff HP. Doppler-sonographische untersuchungen der a vertebralis unter berucksichtigung chirotherapeutisch relevanter kopfpositionen. *Man Med* 1992;30:62–5.
131. Thiel H, Wallace K, Donat J, et al. Effect of various head and neck positions on vertebral artery blood flow. *Clin Biomechan* 1994;9:105–10.
132. Cote P, Kreitz B, Cassidy J, et al. The validity of the extension-rotation test as a clinical screening procedure before neck manipulation: A secondary analysis. *J Manipulative Physiol Ther* 1996;19(3):159–64.
133. Licht PB, Christensen HW, Hoilund-Carlsen PF. Is there a role for premanipulative testing before cervical manipulation? *J Manipulative Physiol Ther* 2000;23(3):175–9.
134. Personal communication with Dr. Gerard Clum and various instructors from chiropractic colleges.
135. Uden A, Astrom M, Bergenudd H. Pain drawings in chronic back pain. *Spine* 1988;13(4):389–92.
136. Margolis RB, Chibnall JT, Tait RC. Test-retest reliability of the pain drawing instrument. *Pain* 1988;33:49–51.
137. Hoiriis KT, Owens EF, Pfleger B. Changes in general health status during upper cervical chiropractic care: A practice-based research project. *Chiropr Res J* 1997;4(1):18–26.
138. Owens EF, Hoiriis KT, Burd D. Changes in general health status during upper cervical chiropractic care: PBR progress report. *Chiropr Res J* 1998;5(1):9–16.
139. Hoiriis KT, Burd D, Owens EF. Changes in general health status during upper cervical chiropractic care: A practice-based research project update. *Chiropr Res J* 1999;6(2):65–70.
140. Luo X, Lynn George M, Kakouras I, et al. Reliability, validity, and responsiveness of the short form 12-item survey (SF-12) in patients with back pain. *Spine* 2003;28(15):1739–45.
141. Senstad O, Leboeuf-Yde C, Borchgrevink CF. Side-effects of chiropractic spinal manipulation: Types frequency, discomfort and course. *Scand J Prim Health Care* 1996;14(1):50–3.
142. Senstad O, Leboeuf-Yde C, Borchgrevink C. Frequency and characteristics of side effects of spinal manipulative therapy. *Spine* 1997;22(4):435–40.
143. Leboeuf-Yde C, Hennius B, Rudberg E, et al. Side effects of chiropractic treatment: A prospective study. *J Manipulative Physiol Ther* 1997;20(8):511–5.
144. Hurwitz EL, Morgenstern H, Vassilaki M, et al. Adverse reactions to chiropractic treatment and their effects on satisfaction and clinical outcomes among patients enrolled in the UCLA neck pain study. *J Manipulative Physiol Ther* 2004;27(1):16–25.
145. Hurwitz EL, Morgenstern H, Vassilaki M, et al. Frequency and clinical predictors of adverse reactions to chiropractic care in the UCLA neck pain study. *Spine* 2005;30(13):1477–84.
146. Knutson GA. Case studies of upper cervical adjusting errors: The possibility of chiropractic iatrogenesis. *Chiropr Res J* 1996;3(3):20–4.
147. Eriksen K. Incidence of symptomatic reactions to upper cervical chiropractic care and their effects on satisfaction and clinical outcomes among patients with neck pain. (In process of data collection)
148. Barsky AJ, Saintfort R, Rogers MP, et al. Nonspecific medication side effects and the nocebo phenomenon. *JAMA* 2002;287(5):622–7.
149. Reidenberg MM, Lowenthal DT. Adverse nondrug reactions. *N Engl J Med* 1968;279(13):678–9.
150. Khosla PP, Bajaj VK, Sharma G, et al. Background noise in healthy volunteers—a consideration in adverse drug reaction studies. *Indian J Physiol Pharmacol* 1992;36(4):259–62.
151. Long DM, Uematsu S, Kouba RB. Placebo responses to medical device therapy for pain. *Stereotact Funct Neurosurg* 1989;53(3):149–56.
152. Spitzer WO, Skovron ML, Salmi LR, et al. Scientific monograph of the Quebec task force on whiplash-associated

disorders: Redefining "whiplash" and its management. *Spine* 1995;20(8 Suppl):1S–73S.
153. Woodward MN, Cook JC, Gargan MF, et al. Chiropractic treatment of chronic "whiplash" injuries. *Injury* 1996; 27(9):643–5.
154. Khan S, Cook J, Gargan M, et al. A symptomatic classification of whiplash injury and the implications for treatment. *J Orthop Med* 1999;21(1):22–5.
155. Koes BW, Assendelft WJ, van der Heijden GJ, et al. Spinal manipulation and mobilisation for back and neck pain: A blinded review. *BMJ* 1991;303(6813):1298–1303.
156. Gross AR, Hoving JL, Haines TA, et al. A Cochrane review of manipulation and mobilization for mechanical neck disorders. *Spine* 2004;29(14):1541–8.
157. Gross AR, Hoving JL, Haines TA, et al. Manipulation and mobilisation for mechanical neck disorders. *Cochrane Database Syst Rev* 2004;(1):CD004249.
158. Vernon HT, Humphreys BK, Hagino CA. A systematic review of conservative treatments for acute neck pain not due to whiplash. *J Manipulative Physiol Ther* 2005;28(6): 443–8.
159. Eriksen K. *Upper Cervical Subluxation Complex: A Review of the Chiropractic and Medical Literature*. Baltimore: Lippincott Williams & Wilkins, 2004.
160. Dvorak J, Orelli F. How dangerous is manipulation to the cervical spine? Case report and results of a survey. *Man Med* 1985;2:1–4.
161. Durrett LC. Management of patients with vertebrobasilar ischemia. *Chiropr Technique* 1994;6:3,95–7.
162. Assendelft WJ, Bouter LM, Knipschild PG. Complications of spinal manipulation: A comprehensive review of the literature. *J Fam Pract* 1996;42(5):475–80.
163. Haldeman S, Carey P, Townsend M, et al. Arterial dissection following cervical manipulation: The chiropractic experience. *CMAJ* 2001;165:905–6.
164. Myler L. A risk assessment of cervical manipulation vs. NSAIDs for the treatment of neck pain. *J Manipulative Physiol Ther* 1996;19(5):357.
165. Schievink WI, Mokri B, O'Fallon WM. Recurrent spontaneous cervical-artery dissection. *N Engl J Med* 1994;330 (6):393–7.
166. Schievink WI. Spontaneous dissection of the carotid and vertebral arteries. *N Engl J Med* 2001;344(12):898–906.
167. Schievink WI, Mokri B, Whisnant JP. Internal carotid artery dissection in a community: Rochester, Minnesota, 1987–1992. *Stroke* 1993;24(11):1678–80.
168. Giroud M, Fayolle H, Andre N, et al. Incidence of internal carotid artery dissection in the community of Dijon. *J Neurol Neurosurg Psychiatry* 1994;57(11):1443.
169. Mokri B, Sundt TM, Houser OW, et al. Spontaneous dissection of the cervical internal carotid artery. *Ann Neurol* 1986;19(2):126–38.
170. Lepojarvi M, Tarkka M, Leinonen A, et al. Spontaneous dissection of the internal carotid artery. *Acta Chir Scand* 1988;154(10):559–66.
171. Van Damme H, Martin D, Stassen MP, et al. Spontaneous dissection of the internal carotid artery: Apropos of 7 cases and a review of the literature. *J Mal Vasc* 1990;15(1):14–22.
172. Ast G, Woimant F, Georges B, et al. Spontaneous dissection of the internal carotid artery in 68 patients. *Eur J Med* 1993;2(8):466–72.
173. Plaza I, Diez-Tejedor E, Lara M, et al. Spontaneous dissection of the vertebral artery. *Rev Neurol* 1996;24(126): 163–71.
174. Jankowicz E, Drozdowski W. Spontaneous dissection of carotid and vertebral arteries. II. Vertebral arteries and their branches. *Neurol Neurochir Pol* 1998;32(5):1237–45.
175. Camacho A, Villarejo A, de Aragon AM, et al. Spontaneous carotid and vertebral artery dissection in children. *Pediatr Neurol* 2001;25(3):250–3.
176. Silbert PL, Mokri B, Schievink WI. Headache and neck pain in spontaneous internal carotid and vertebral artery dissections. *Neurology* 1995;45(8):1517–22.
177. Blunt SB, Galton C. Cervical carotid or vertebral artery dissection. *BMJ* 1997;314(7076):243.
178. Leboeuf-Yde C, Rasmussen LR, Klougart N. The risk of over-reporting spinal manipulative therapy-induced injuries: A description of some cases that failed to burden the statistics. *J Manipulative Physiol Ther* 1996;19(8): 536–8.
179. Terrett AGJ. *Vertebrobasilar Stroke Following Manipulation*. West Des Moines, IA: National Chiropractic Mutual Insurance Company, 1996.
180. Keating JC. *Toward a Philosophy of the Science of Chiropractic*. Stockton, CA: Stockton Foundation For Chiropractic Research, 1992.
181. Terrett AGJ. Misuse of the literature by medical authors in discussing spinal manipulative therapy injury. *J Manipulative Physiol Ther* 1995;18(4):203–10.
182. Hufnagel A, Hammers A, Schönle PW, et al. Stroke following chiropractic manipulation of the cervical spine. *J Neurol* 1999;246(8):683–8.
183. Schellhas KP, Latchaw RE, Wendling LR, et al. Vertebrobasilar injuries following cervical manipulation. *JAMA* 1980;244(13):1450–3.
184. Cook JW, Sanstead JK. Wallenberg's syndrome following self-induced manipulation. *Neurology* 1991;41(10):1695–6.
185. Rothrock JF, Hesselink JR, Teacher TM. Vertebral artery occlusion and stroke from cervical self-manipulation. *Neurology* 1991;41(10):1696–7.
186. Johnson DW, Whiting G, Pender MP. Cervical self-manipulation and stroke. *Med J Aust* 1993;158(4):290.
187. Symons BP, Leonard T, Herzog W. Internal forces sustained by the vertebral artery during spinal manipulative therapy. *J Manipulative Physiol Ther* 2002;25(8): 504–10.
188. Klougart N, Leboeuf-Yde C, Rasmussen LR. Safety in chiropractic practice, Part I: The occurrence of cerebrovascular accidents after manipulation to the neck in Denmark from 1978–1988. *J Manipulative Physiol Ther* 1996;19(6):371–7.
189. Klougart N, Leboeuf-Yde C, Rasmussen LR. Safety in chiropractic practice. Part II: Treatment to the upper neck and the rate of cerebrovascular incidents. *J Manipulative Physiol Ther* 1996;19(9):563–9.
190. Assendelft WJ, Bouter LM, Knipschild PG. Complications of spinal manipulation: A comprehensive review of the literature. *J Fam Pract* 1996;42(5):475–80.
191. Ernst EE. Prospective investigations into the safety of spinal manipulation. *J Pain Symptom Manage* 2001;21(3): 238–42.
192. Earl DT, Mercola JM. Cracking down on "neck cracking." *Am Fam Physician* 1992;45(2):452, 459.
193. Protapapas MG, Cymet TC. Joint cracking and popping: Understanding noises that accompany articular release. *J Am Osteopath Assoc* 2002;102(5):283–7.
194. Unsworth A, Dowson D, Wright V. "Cracking joints.": A bioengineering study of cavitation in the metacarpophalangeal joint. *Ann Rheum Dis* 1971;30(4):348–58.
195. Swezey RL, Swezey SE. The consequences of habitual knuckle cracking. *West J Med* 1975;122:377–9.
196. Castellanos J, Axelrod D. Effect of habitual knuckle crack-

ing on hand function. *Ann Rheum Dis* 1990;49(5):308–9.
197. Brodeur R. The audible release associated with joint manipulation. *J Manipulative Physiol Ther* 1995;18(3): 155–64.
198. Watson P, Hamilton A, Mollan R. Habitual joint cracking and radiological damage. *BMJ* 1989;299(6715):1566.
199. Chan PS, Steinberg DR, Bozentka DJ. Consequences of knuckle cracking: A report of two acute injuries. *Am J Orthop* 1999;28(2):113–4.
200. Peterson CM, Barnes CJ, Davis LS. Knuckle pads: Does knuckle cracking play an etiologic role? *Pediatr Dermatol* 2000;17(6):450–2.
201. Suter E, Herzog W, Conway PJ, et al. Reflex response associated with manipulative treatment of the thoracic spine. *J Neuromusculoskeletal System* 1994;2(3):124–30.
202. Herzog W. On sounds and reflexes. *J Manipulative Physiol Ther* 1996;19(3):216–8.
203. Herzog W, Conway PJ, Zhang YT, et al. Reflex responses associated with manipulative treatments on the thoracic spine: A pilot study. *J Manipulative Physiol Ther* 1995; 18(4):233–6.
204. Flynn TW, Fritz JM, Wainner RS, et al. The audible pop is not necessary for successful spinal high-velocity thrust manipulation in individuals with low back pain. *Arch Phys Med Rehabil* 2003;84(7):1057–60.
205. Flynn TW, Childs JD, Fritz JM. The audible pop from high-velocity thrust manipulation and outcome in individuals with low back pain. *J Manipulative Physiol Ther* 2006; 29(1):40–5.
206. Beffa R, Mathews R. Does the adjustment cavitate the targeted joint? An investigation into the location of cavitation sounds. *J Manipulative Physiol Ther* 2004;27(2): e2.
207. Ross JK, Bereznick DE, McGill SM. Determining cavitation location during lumbar and thoracic spinal manipulation: Is spinal manipulation accurate and specific? *Spine* 2004;29(13):1452–7.
208. Institute of Medicine. *To Err Is Human: Building a Safer Health System.* Washington, DC: National Academy Press, 1999.
209. Leape LL. Error in medicine. *JAMA* 1994;272(23): 1851–7.
210. Holland EG, Degruy FV. Drug-induced disorders. *Am Fam Physician* 1997;56(7):1781–8, 1791–2.
211. McDonald CJ, Weiner M, Hui SL. Deaths due to medical errors are exaggerated in Institute of Medicine report. *JAMA* 2000;284(1):93–5.
212. Leape LL. Institute of Medicine medical error figures are not exaggerated. *JAMA* 2000;284(1):95–7.
213. Lazarou J, Pomeranz BH, Corey PN. Incidence of adverse drug reactions in hospitalized patients: A meta-analysis of prospective studies. *JAMA* 1998;279(15):1200–5.
214. McGavock H. Prescription-related illness—a scandalous pandemic. *J Eval Clin Pract* 2004;10(4):491–7.
215. Ebbesen J, Buajordet I, Erikssen J, et al. Drug-related deaths in a department of internal medicine. *Arch Intern Med* 2001;161(19):2317–23.
216. Kaushal R, Bates DW, Landrigan C, et al. Medication errors and adverse drug events in pediatric inpatients. *JAMA* 2001;285(16):2114–20.
217. McCarthy LJ. Blood transfusion and the risks of infectious disease. *Patient Care* 1998;32(16):112–5.
218. Studdert DM, Mello MM, Brennan TA. Financial conflicts of interest in physicians' relationships with the pharmaceutical industry—self-regulation in the shadow of federal prosecution. *N Engl J Med* 2004;351(18): 1891–1900.
219. Chimonas S, Rothman DJ. New federal guidelines for physician-pharmaceutical industry relations: The politics of policy formation. *Health Aff (Millwood)* 2005;24(4): 949–60.
220. Singh G, Triadafilopoulos G. Epidemiology of NSAID induced gastrointestinal complications. *J Rheumatol* 1999;26(S56):18–24.
221. Dabbs V, Lauretti WJ. A risk assessment of cervical manipulation vs. NSAIDs for the treatment of neck pain. *J Manipulative Physiol Ther* 1995;18(8):530–6.
222. Tramer MR, Moore RA, Reynolds DJ, et al. Quantitative estimation of rare adverse events which follow a biological progression: A new model applied to chronic NSAID use. *Pain* 2000;85(1–2):169–82.
223. Perneger TV, Whelton PK, Klag MJ. Risk of kidney failure associated with the use of acetaminophen, aspirin, and nonsteroidal antiinflammatory drugs. *N Engl J Med* 1994;331(25):1675–9.
224. Curfman GD, Morrissey S, Drazen JM. Expression of concern: Bombardier et al., "Comparison of upper gastrointestinal toxicity of rofecoxib and naproxen in patients with rheumatoid arthritis (*N Engl J Med* 2000;343:1520–8)." *N Engl J Med* 2005;353(26): 2813–4.
225. Bombardier C, Laine L, Reicin A, et al. Comparison of upper gastrointestinal toxicity of rofecoxib and naproxen in patients with rheumatoid arthritis. VIGOR Study Group. *N Engl J Med* 2000;343(21):1520–8.
226. Ray WA, Stein CM, Daugherty JR, et al. COX-2 selective non-steroidal anti-inflammatory drugs and risk of serious coronary heart disease. *Lancet* 2002;360(9339):1071–3.
227. Bresalier RS, Sandler RS, Quan H, et al. Cardiovascular events associated with rofecoxib in a colorectal adenoma chemoprevention trial. *N Engl J Med* 2005;352(11): 1092–102.
228. Solomon SD, McMurray JJ, Pfeffer MA, et al. Cardiovascular risk associated with celecoxib in a clinical trial for colorectal adenoma prevention. *N Engl J Med* 2005;352(11):1071–80.
229. Nussmeier NA, Whelton AA, Brown MT, et al. Complications of the COX-2 inhibitors parecoxib and valdecoxib after cardiac surgery. *N Engl J Med* 2005;352(11):1081–91.
230. Jack A. *Financial Times.* January 2, 2005.
231. Calder PC. Polyunsaturated fatty acids, inflammation, and immunity. *Lipids* 2001;36(9):1007–24.
232. Simopoulos AP. Omega-3 fatty acids in inflammation and autoimmune diseases. *J Am Coll Nutr* 2002;21(6): 495–505.
233. Gil A. Polyunsaturated fatty acids and inflammatory diseases. *Biomed Pharmacother* 2002;56(8):388–96.
234. Calder PC, Grimble RF. Polyunsaturated fatty acids, inflammation and immunity. *Eur J Clin Nutr* 2002;56(Suppl 3): S14–9.
235. Adam O, Berringer C, Kless T, et al. Anti-inflammatory effects of a low arachidonic acid diet and fish oil in patients with rheumatoid arthritis. *Rheumatol Int* 2003;23(1):27–36.
236. Cleland LG, James MJ, Keen H, et al. Fish oil: an example of an anti-inflammatory food. *Asia Pac J Clin Nutr* 2005; 14(Suppl):S66–71.
237. Lenzer J. FDA advisers warn: COX 2 inhibitors increase risk of heart attack and stroke. *BMJ* 2005;330(7489):440.

제 11 장

상부경추 서블럭세이션의 일반적 형태

General Types of Upper Cervical Subluxations

학습목표

이 장을 공부하고 난 후에, 독자는 다음과 같은 사항들을 할 수 있어야 한다.

- 상부경추 부정렬 패턴 4가지 형태의 특징을 기술할 수 있다.
- 서블럭세이션 패턴을 아는 것이 왜 중요한가를 토론할 수 있다.
- 각 정렬 패턴의 빈도수를 정리할 수 있다.
- 환추와 축추 사이의 역회전 현상을 설명하고, 발생 빈도수를 설명하고, 영상 왜곡과 타당성에 관계하는가를 설명할 수 있다.

상부경추에서 상대적 관련분절의 패턴과 정도는 각 관절만큼 다양하다. Orthospinology는 서블럭세이션을 측정하며 서블럭세이션의 4가지 기본 형태를 확인하는 특징을 인지하는 방법을 제공한다. 그리고 임상가로 하여금 각 환자를 위한 맞춤 치료를 가능하게 한다. 카이로프랙틱 전문가 사이에 어떤 부류들은 상부경추는 중립 자세에서 척추 정렬은 계속적으로 변화한다고 믿는다. 이것은 비교적 큰 중립 영역 또는 용이한 운동 영역과 움직임의 정도 때문인 것으로 생각된다. 이 이론이 정확하다면, 반복적 정렬의 변화는 한 순간에 포착한 X-ray의 영상일 뿐이다. 패턴이 존재한다는 사실은 서블럭세이션 상태에서 연합화 현상(무작위성과 반대되는)과 안정성을 말한다. 상부경추에 기본 정렬 패턴 형태를 인지하는 것은 카이로프랙틱 임상가에게 매우 유용한 것이다.

변수의 최소화와 분류
Catergorization With Minimization of Variables

카이로프랙틱 모델과 이론의 타당성은 21세기 카이로프랙틱 연구에 가장 중요한 도전이 될 것이다. 카이로프랙틱 치료의 신뢰성과 타당성은 변수들을 최소화시킴으로서 발전될 것이다. 타당성을 유지하기 위해서 상부경추 서블럭세이션의 세부사항, 생체역학 그리고 골격요소를 측정하는 것에 섬세한 균형이 유지되어야 한다. Orthospinology 테크닉에서 서블럭세이션의 분류는 두개골, 환추, 축추 그리고 하부경추와 관련된 위치적 관계로부터 시작된 것이다. 이것은 중력선에 대한 두개골의 관계 또는 C7 또는 T1를 통과하는 수직축에 근거한 것이 아니다. 환추나 축추의 외측변위/회전변위 그리고 하각의 외측변위는 상부경추의 국소적 현상일 것이라고 생각되었다.

수직축에 대한 두개골의 위치는 척추만곡과 골반균형을 변화시키면서 시각적 수평을 유지하려 하는 중추신경의 노력일 수 있다. 즉, 흉추의 수직축에 비교한 두개골의 위치는 후두골-환추-축추 복합체 내에서 발생하는 문제에 대한 신경학적 적응현상일 수 있다는 것이다. 이것은 근본적 원인으로 제시된 이론이다. Orthospinology 개념은 상부경추를 치료하여 신경학적 연합관계를 회복

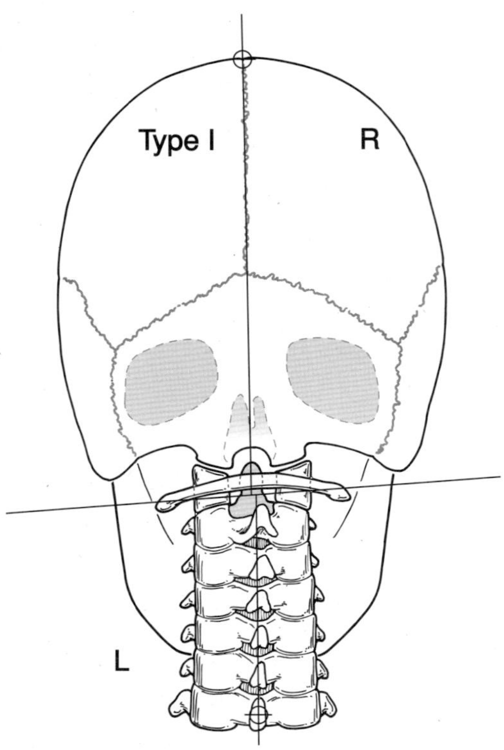

그림 11-1 제1형 부정렬 패턴은 53%의 발생율을 보이며 anterior 회전이 2:1로 높다.

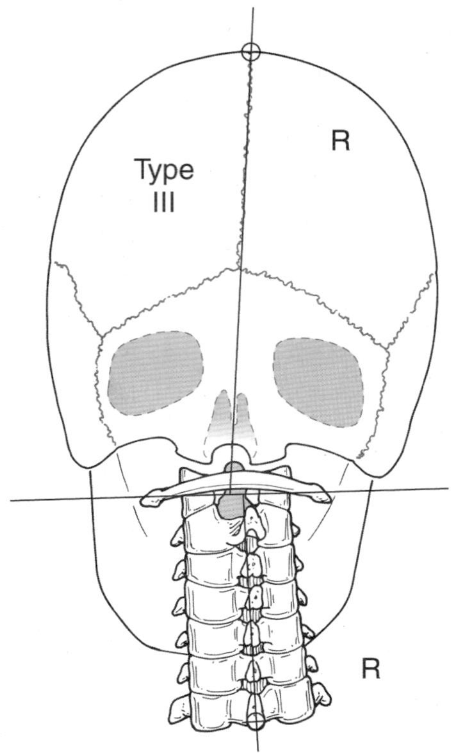

그림 11-3 제3형 부정렬 패턴은 22%의 발생율을 보이며 4:1의 비율로 환추의 anterior rotation이 발생한다.

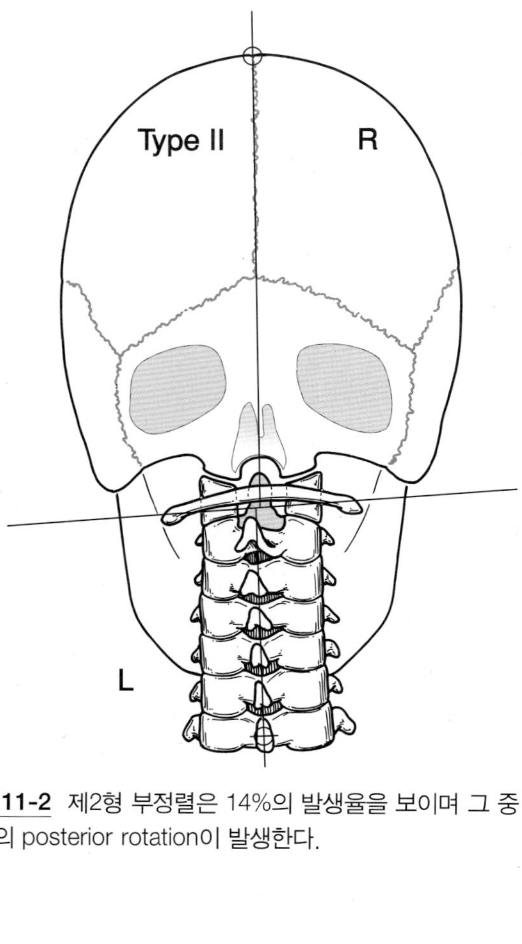

그림 11-2 제2형 부정렬은 14%의 발생율을 보이며 그 중 2/3는 환추의 posterior rotation이 발생한다.

시키고 흉추에 대한 수직적 축에 두개골과 경추를 회복시키려 하는 것이다. 타당한 치료과정은 측정하겠다는 것을 반드시 측정해야 한다는 것을 기억해야 한다. Orthospinolgy의 부정배열의 패턴이 바로 그것이다: 각 다른 척추에 대한 척추분절의 직접 측정의 패턴을 말한다. 이 방법은 3차원적으로 부정렬을 측정하는 것이라고 제안하는 것은 아니다. 신경학적 기능에 대한 측정은 더욱 아니다.

부정렬 패턴에는 2개의 일반적 분류가 있다: "opposite angle"과 "into the kinks"이다. Opposite angle 배열은 환추 외측변위와 하부 외측변위가 서로 반대쪽에 있을 때를 말한다. 이 항목은 축추 극돌기의 반대쪽을 기본으로 2가지로 분류한다: 극돌기가 환추 외측변위와 같은 쪽에 있는 형태 Type-1(그림 11-1), 축추 극돌기가 환추 외측 변위와 반대쪽에 있는 형태 Type-2(그림 11-2). 축추의 극돌기는 어져스트먼트 시 토크의 방향을 나타내며, 환추의 외측변위가 있는 쪽을 위로 해서 어져스트먼트할 때 축추의 극돌기가 움직여야 할 방향과 일치한다. 어져스트먼트를 실행할 때 inferior spinous는 임상가로

표 11-1

부정렬의 4가지의 기본 형태 발생 빈도수

	형태 I	형태 II	형태 III	형태 IV
Burnett (428 사례들)	49%	14%	22%	15%
Patzer (393 사례들)	57%	13%	22%	9%
McAlpine (150 사례들)	53%	13%	25%	9%
평균	53%	14%	22%	11%
표준오차	4%	1%	2%	3%

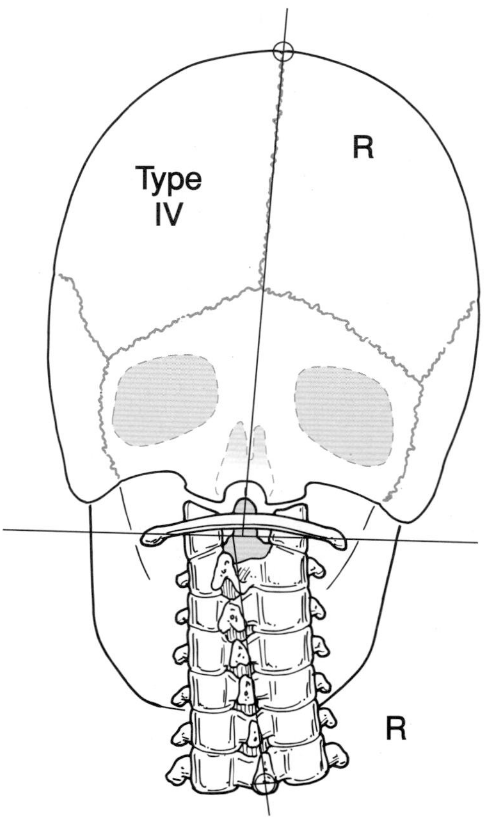

그림 11-4 제 4형 부정렬 패턴은 11%의 발생률과 함께 환추의 anterior 또는 posterior rotation이 동일한 비율로 나타난다.

부터 멀어지는 쪽으로 또는 바닥 쪽으로 움직여야 한다. 예를 들면, 환추의 오른쪽 외측변위 그리고 축추 극돌기의 오른쪽 회전 변위를 말한다. Superior spinous는 어져스트먼트 시, 임상가 또는 천장 방향으로 움직여야 한다. 예를 들면, 환추의 오른쪽 외측변위와 왼쪽 축추 극돌기 부정렬을 말한다.

"Into the kink"에 속하는 일반적 분류는 환추 외측 변위와 lower angle이 동측일 때와 또는 lower angle이 중립일 때 존재한다. "into the kink" 분류는 환추의 외측 변위와 비교할 때 축추 극돌기의 위치에 따라서 분류된다. Inferior 또는 동측 극돌기의 "into the kink" 정렬은 type 3, 그리고 superior spinous는 type 4로 명명했다(그림 11-3, 11-4). 각 부정렬의 형태는 두개골에 대한 환추의 전, 후 회전을 의미한다. 이러한 패턴을 이해한다는 것은 어져스트먼트의 생체역학과 환자가 치료 테이블에 어떤 위치로 자세를 취해야 하는가에 대한 중요한 정보를 임상가에게 제공한다. 이러한 지식은 배열측정의 타당성에 영향을 주는 방사선 필름 상에서 보여주는 영상 왜곡을 가름하는데도 사용될 수 있다.

발생 빈도수
Frequency of Occurrence

4가지 형태의 부정렬을 정의하는 것은 각 형태에 대한 발생빈도를 조사하는데 도움이 된다. 1986년에 발간된 Jane McAlpine, D.C.의 연구는 미국 내 여러 지역에 있는 3개의 클리닉을 통해 집계된 결과를 비교했을 때 매우 유의한 유사성을 발견하였다(표 11-1). 조지아 주의 Thomas Barnett은 428사례를 보고했으며, 미시간 주의 Dr. James McAlpine은 150사례, 텍사스 주의 Dr. Deith Patzer은 393사례, 총 971사례를 제출하였다. Type1 ("opposite angle with an inferior axis spinous)은 가장 일반적인 형태로서 53%를 차지했다. 그리고 표준오차는 4%이다. Type 3("into the kink" with an inferior spinous)는 두 번째 일반적 형태로서 22%를 차지했다. 그리고 표준오차 범위는 2%다.

서블럭세이션이 있는 이 사례들 중 75%는 축추의 극돌기 회전변위가 환추의 외측변위와 동일한 방향이라는 사실이 인지되어야 한다. 반론자들은 흉부에 대한 머리의 회전변위는 X-ray 상에서 상부경추 측정오류를 유발시킬 수 있다고 주장한다. 측정가치는 상대적 척추 배열의 타당성을 뜻하는 것은 아니다 그러나 왜곡된 영상 분석에는 이런 주장에는 의미가 있다. 그러나 임상에서 발견된 사실에 근거한 비판에는 문제가 있을 수 있다. 환추의 외측변위와 동일한 방향으로 나타나는 축추 극돌기의 변위는 대부분의 사례에서 나타나며 환추 외측 변위에서 환추의 anterior rotation 변위는 Type 1에서 2:1의 비율로 나타나며 Type 3에서는 4:1의 비율로 나타난다. 이러한 임상결과들은 반론자들의 주장을 외면한다.

영상왜곡에 대한 비판을 이해하면 흉부(높은 S-line과 두개골 주위)에 대한 뚜렷한 오른쪽 머리 회전, postural head rotation은 두개골과 비교한 환추의 왼쪽 외측변위의 X-ray 영상을 왜곡시킬 수 있다고 주장할 수 있다. 또한 오른쪽 하부각에서도 나타난다. 그러나 왼쪽 환추 횡돌기의 anterior와 오른쪽 축추 극돌기 측정(superior spinous) 또는 환추와 축추의 역방향 회전은 나타나지 않는다. 이러한 모습이 발생하기는 하지만 McApine 연구에 의하면 4.6% 정도일 뿐이다(그림 11-2). 그래서 흉곽에 비교한 머리회전으로 인해 발생하는 영상왜곡은 관찰된 부정배열이 아니라는 사실이 95.4%에 달한다. Type 2 형태("opposite angle" with a superior spinous) 3 사례 중 2개의 사례에서 환추의 posterior rotation 발생 사례는 14% 정도이다. Type 4 형태(into the kink with a superior spinous)는 흔한 사례가 아니며, 환추의 ant/post rotation이 1:1 비율로 11%의 사례에서 발생한다. 생역학적과 환자의 테이블 배치는 이 장에서 다루지 않고 12장에서 다루어진다. Orthospinology 치료과정에서 X-ray를 통해 상부경추 부정렬을 이해하는 것은 필수적이다.

요약
Summary

미국에서 활동하고 있는 카이로프랙틱 전문 임상가들 사이에 일정한 비율로 발생하는 상부경추 서블럭세이션의 패턴을 이해하는 것은 절대적으로 중요하다. 이 장에서는 상부경추에서 관찰되는 4개 패턴의 부정렬 발생빈도를 살펴보았다. X-ray 분석의 측정 타당성은 관련된 부정렬 패턴 발생율에 대해 흉부에 비교한 postural head rotation으로 인해 발생된 잠재적 영상 왜곡에 의해 검진되었다.

참고문헌

1. McAlpine JE. Nasium and vertex X-ray survey. *Todays Chiropr* 1986;15(2):37-8.
2. Harrison DD. Nasium projections, posture, and supine leg check. *Am J Clin Chiropr* 1994;4(1):18-9.
3. Harrison DD. Your legs are even but your posture is worse! *Am J Clin Chiropr* 1994;4(2):22-3.

제 12 장

테이블 배치
Table Placement

학습목표

이 장을 공부하고 난 후에, 독자는 다음과 같은 사항들을 할 수 있어야 한다:

- 치료 테이블 위에 환자를 적절하게 배치할 수 있는 개념을 기록할 수 있다..
- 어져스트먼트를 위해 환자를 치료 테이블 위에 배치시키는 일반적 방법에 대해 설명할 수 있다.
- 치료 테이블 위에 적절한 유양돌기 위치를 설명할 수 있다.
- 손으로 조절하는 치료기 또는 테이블에 장착된 치료기를 사용할 때와 수기치료를 목적으로 할 때의 적절한 환자의 머리 위치를 결정할 수 있다.
- 두정골 받침대 없는 유양돌기 받침대의 중요성에 대한 설명과 목적 달성을 위해 headpiece가 어떻게 구성되었는가에 대해 설명할 수 있다.
- 두개골 형태에 따라 환자 위치와 headpiece의 차이점을 시연할 수 있다.
- 부정렬 패턴의 4가지 형태에 따라 환자위치와 headpiece angle의 차이점을 설명할 수 있다.
- Inferior/superior axis spinous에 따라 headpiece 높이 위치를 정할 수 있다.
- 기구를 사용할 때 아래쪽 어깨의 적절한 위치를 결정할 수 있다.

어져스트먼트 테이블 위 환자 위치에 대한 중요성은 성공적인 Orthospinology 어져스트먼트를 위해 매우 중요한 요소라는 사실이 종종 간과 되고 있다. 성공적인 치료에서 테이블 위치의 중요성은 40%정도 달한 것으로 생각된다. 일반적으로 도구를 사용하거나 또는 도수로 치료할 때에도 테이블 위치는 같다. 도수 치료 테크닉은 torque 기법을 사용하는 장점이 있다. 그러나 손으로 조절하는 도구를 사용할 때는 가능하지 않다. 그러나 테이블에 장착된 Laney 기구는 도수 기법과 같이 torque를 적용할 수 있다. 환자 테이블 위치 변화의 다양성은 도수 치료 방법에 따라서 임상가에게 도움을 준다. 테이블 위치는 환자가 일반적 자세를 취함으로써, 적절하게 유양돌기를 지지함으로써, headpiece 높낮이를 조절함으로써 그리고 적절한 각도로 headpiece를 교정함으로써 조정이 끝난다. Headpiece의 적절한 높이조절은 어져스트먼트의 힘을 전달하는 방식에 있어서 축추 극돌기 변위를 교정하는데 효과적이다. 테이블 위치는 신뢰성과 유용성을 향상시키기 위해 생역학적 개념들에 기초를 두고 있다.

일반적 환자 배치
General Placement of the Patient

Orthospinology 어져스트먼트는 환추 외측변위가 상부쪽으로 오게 하고 side posture를 취하게 한다. 자세 취하기 전에 환자 어깨 높이와 맞춰서 2-3inch 정도 headpiece를 높이고 머리쪽 부분의 headpiece을 낮춤으로써 supine 자세에서 headpiece angle을 조절한다. 이러한 자세는 side posture로 누울 때 머리가 환추 외측 변위 쪽으로 회전되지 않도록 하는데 도움을 준다. 환자는 누울 때 유양돌기가 지지대의 적절한 위치에 오도록 하기 위해 적절한 위치와 거리가 되도록 headpiece로부터 적당한 거리에 앉도록 지시한다. 임상가는 환자 뒤편에 서고

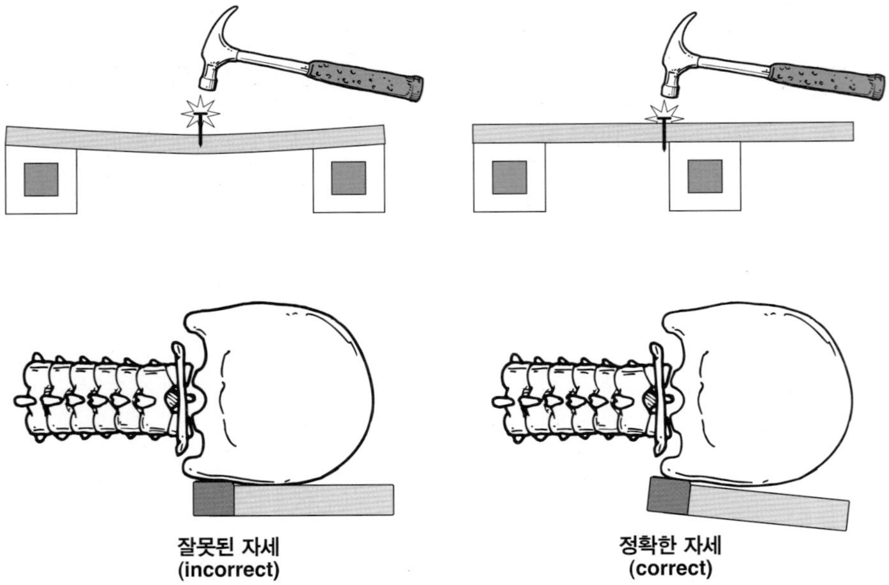

그림 12-1 지지대 가까이에 있는 나무판에 못질이 쉬운 것은 환추-후두골 관절을 유양돌기에 가깝게 배열시켜야 하는 개념을 보여준다. 그리고 최소한의 어져스트먼트 힘으로 작용하는 기계적 장점을 보여준다.

side posture 자세로 누울 때 유양돌기가 받침대에 잘 위치하도록 목과 유양돌기 부분을 잡고 적절하게 유도한다. 환자는 첫 어져스트먼트에 약간 예민할 수 있으며 테이블에 누운 후 다리를 바르게 필려고 하는 경향이 있다. 안정적이고 이완되게 하기 위해서 환자에게 무릎을 약간 구부리게 하고 환자의 어깨는 거의 수직으로 하게 하며 아래쪽 어깨는 약간 앞쪽으로 해서 어깨의 후 외측 면에 체중이 닿게 자세를 취한다. 이러한 자세가 사람들에게 편안함을 준다.

Headpiece에서 환자 머리의 위치
Positioning the Patient's Head on the Headpiece

Orthospinology 치료법은 Grostic 모델의 상부경추 subluxation complex를 근거로 하였으며 많은 개념(8장, 16장 참조)들로 근거로 하고 있다. 어져스트먼트와 환자의 자세는 두개골 형태, 어져스트먼트 방법, X-ray 분석, 신체의 부정렬의 물리학을 기본으로 참고한다. 이러한 단계 중 어떤 것도 변화시키거나 취소시킨다면 심각한 결과를 초래할 수 있다. Headpiece에 두개골을 적절한 자세로 위치하게 하는 것은 상부 경추 서블럭세이션 치료에 필수적이며 잘못된 위치 선정은 정상적인 효과가 감소하거나 심지어 서블럭세이션을 악화시킬 수도 있다.

Headpiece는 유양돌기 받침대가 포함되며 그것의 길이는 2인치 정도이며 headpiece의 아래쪽에 위치하고 있다. 환자의 유양돌기는 유양돌기 받침대 아래쪽에서 $^1/_4$ 인치 정도 위에 위치하며 $^3/_4$을 넘어서는 안된다. Headpiece는 위아래 부분에서 독립적으로 높이거나 낮출 수 있다. 두정골에 닿지 않도록 하기 위해서, headpiece의 상부는 약간 낮춘다. Headpiece 각도는 부정렬의 형태와 그리고 두개골 형태에 따라서 결정된다. 견고한 유양돌기 받침대는 방사선 측정을 근거로 원하는 생역학적 결과를 위해서는 필수적이다.

Headpiece 높이
Headpiece Height

Headpiece 높이는 환추와 두개골과의 관계에서 축추 극돌기에 의해 결정된다. Headpiece는 3단계의 높이 조절이 있다: 높은 위치, 중립 위치, 낮은 위치. 이 차이는 매우 민감하다. 환자는 유양돌기 받침대 위에 일반적인 side posture 자세로 눕는다. 그리고 L2의 극돌기, 돌출된 척추 부위(일반적으로 C7) 그리고 EOP가 서로 직선을 되도록 한다(그림 12-2). 이러한 일직선은 보통 머리 방향에서 약간의 곡선을 이룬다. 중립자세에서 환자는 편안해야 하며, 경부근육은 이완되어 부드럽게 느껴져야 한다. Orthospinology 모델 개념 중 하나는 어져스트먼트의 힘의 방향에 관해 높은 쪽을 치료한다는 것이다. 다른 말로 하자면, Orthospinology 테크닉은 최상의 결과

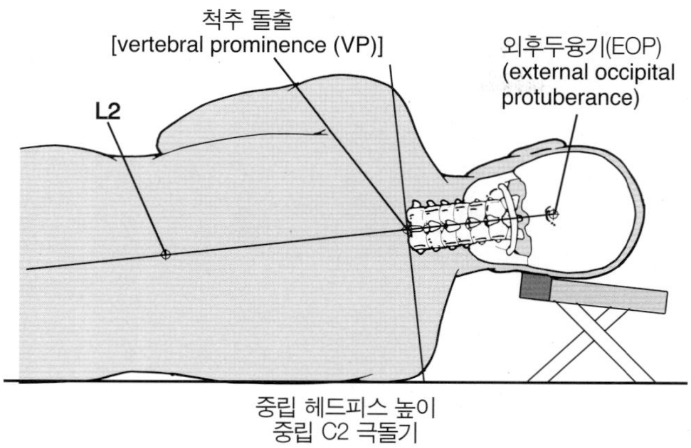

그림 12-2 중립위치를 위한 환자 배치

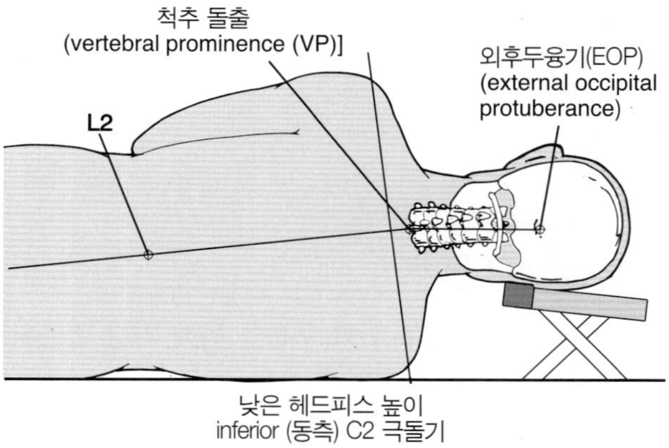

그림 12-3 낮은 헤드피스에서 환자 배치.

를 달성하기 위해 측정된 line of drive는 가장 작은 벡터라는 것이다. 환자가 중립 자세를 취했을 때, EOP는 VP(C7)에 비해 약간 높기 때문에 측정된 어져스트먼트 벡터를 위해 높은 쪽을 치료이라는 것을 확보하는 것이다. 환자는 항상 중립에 위치하도록 한다. Headpiece 전체 부위를 $^1/_4 \sim ^1/_2$인치 정도 낮춘다(그림 12-3). High headpiece는 중립위치에서 약 $^1/_4 \sim ^1/_2$ inch 높인다(그림 12-4).

Spinous는 어져스트먼트 할 때 spinous가 움직여야 할 방향 그리고 도수적 방법으로 토크를 사용할 때 방향으로 이름이 정해진다. 환추 외측변위와 같은 방향으로 회전된 축추의 극돌기는 inferior spinous라고 칭한다. 도수치료 시 inferior torque이 요구되고 low headpiece 조절이 필요하다. 환추 외측변위와 반대방향으로 회전된 축추 극돌기는 superior spinous라 칭하며, 도수 치료 시 superior torque을 요구하고 headpiece는 high headpiece

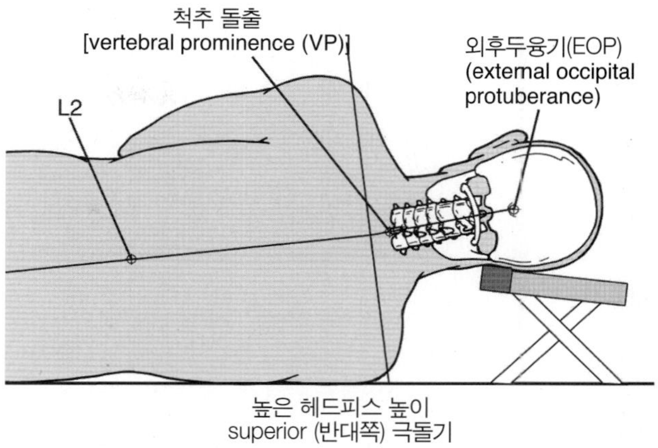

그림 12-4 높은 헤드피스에서 환자 배치.

로 조절된다(표 12-1).

어져스트먼트 방향의 힘과 관련된 *torque* 용어는 약간은 잘못 해석될 수 있다. 이 표현은 Palmer의 상부 경추 특수 분석법에서 시작되었으며 thrust 시에 팔의 회전방향과 관련된 용어이다. 치료 시, 주동손의 주두돌기가 임상가의 몸에서 멀어지는 방향으로 회전시키는 모습을 inferior torque라고 한다. 이와 반대로 superior torque는 주동손의 주두돌기가 치료 시, 임상가의 몸 방향으로 회전시키는 모습을 뜻하는 것이다(표 12-2). 두상골에서 발생하는 힘은 회전력이 아니고 thrust의 마지막 단계에서 가해지는 자극이다. 그리고 여러 방향으로 가해지는 힘이다.

기구를 사용하여 실행하는 어져스트먼트를 위한 환자의 어깨 위치
Shoulder Placement for Instrument Adjusting

손 또는 테이블에 장착된 토크 도구를 사용하는 어져스트먼트를 위해서는 적절한 유양돌기 받침대, headpiece 거상과 틸트 조절과 함께 환자를 중립 위치에 눕히는 것이 중요하다. 그러나 손도구를 사용하여 실행하는 어져스트먼트를 위해서는 환자의 어깨 위치를 약간 변화시킴으로 심한 축추의 극돌기와 low angle 서블럭세이션 경우에 치료 효과를 최대화시킬 수 있다. 심한 inferior spinous의 경우, 환추 외측변위와 동일한 쪽의 환자 어깨(상부쪽 어깨)는 뒤쪽으로 약간 움직여 놓을 수 있다. 움직임은 매우 작아야 한다. 어깨를 너무 많이 움직이면 경추부

표 12-1

축추 극돌기 위치, 헤드피스 높이, 그리고 요구된 토크

환추-극돌기 관계	토크(도수 어져스트먼트)	헤드피스 높이
동측 (inferior)	inferior	낮은
반대측 (superior)	Superior	높은

표 12-2

특정한 축추 극돌기 부정렬을 위한 토크 방향

토크	접촉손	회전
inferior	오른쪽	시계반대방향
Superior	오른쪽	시계방향
inferior	왼쪽	시계방향
Superior	왼쪽	시계반대방향

근육이 이완되지 않는다. 이것을 "top shoulder back (TSB)"이라고 부르며, 환자 listing card나 nasium 영상에 기록한다. 심한 superior spinous(반대쪽)인 경우, 경추부위를 촉진하면서 상부 어깨를 약간 앞쪽으로 움직일 수 있다. 이것을 "top shoulder forward(TSF)이라고 한다. 그리고 nasium 영상에나 또는 환자 기록부에 기록할 수 있다.

심한 opposite angle의 경우, 환추 외측변위(아래쪽) 반대쪽 어깨는 환자의 발 방향 아래쪽으로 약간 움직인다. 움직임은 경미해야 하며 경추 촉진을 통해 이완된 상태를 확인해야 한다. 어깨의 움직임이 근육을 긴장시킨다면, 어깨를 너무 과도하게 아랫방향으로 움직인 것이다. 하부방향의 어깨 움직임은 위에서처럼 LSD라고 기록한다. 심한 "lower angle into the kink"의 경우 하부 어깨는 환자의 머리 방향으로 약간 움직일 수 있다. 이것을 "Low Shoulder Up(LSU)"이라고 한다. 목이 경직되는 것을 예방하기 위해 어깨를 움직일 때 조심해야 한다. 적절한 모습으로 받침대가 유지되었는가를 확인하기 위해 어깨를 움직인 후, 임상가는 다시 한번 유양돌기 받침대를 검사해야 한다. 기구 사용 어져트먼트를 위한 환자 위치 배열의 미세한 동작들을 숙지하기 위한 노력들이 이 치료 테크닉을 사용하기 전에 숙지되도록 권한다.

Headpiece 각도
Headpiece Angle

Headpiece는 두정부와 귀 부분을 위해 약간 함몰되게 설계되었다. Headpiece 각도는 두상과 opposite angle 또는 into the kink 패턴에 의해서 결정된다. Headpiece 각도에는 두 개의 위치가 있다: Sharp 또는 flat 유양돌기 받침대 위치. 유양돌기 끝 부위의 각은 X-ray를 통해 측정될 수 있으며, headpiece는 그 측정가에 의해 세팅이 된다. 그러나 이것에는 변수가 있다. Opposite angle 패턴을 위해서 flat 유양돌기 받침대를 사용할 때 신뢰성을 높이기 위해 간단한 과정이 사용된다. 두정부에 압박없이 유양돌기를 지지하기 위해서 환자 귀의 끝 부위가 headpiece를 함몰된 부위로 힘을 주면서 환자의 머리 밑으로 미끄러져 내려가는 임상가의 손에 느껴질 때까지 headpiece의 위쪽 부분을 약간 아래로 내린다(그림 12-5).

Sharp 유양돌기 받침대는 귀 끝부분이 쉽게 닿을 수 있을 때까지 headpiece를 낮춤으로써 이루어진다(그림 12-6). Into the kink 패턴의 부정렬을 위해 sharp 유양돌기 받침대를 적용한다. 이 방법을 통해 sharp 또는 flat 유양돌기 받침대를 활용하면서 환자의 머리가 길든, 둥글든 자동적으로 두정골 지지를 피할 수 있다. 이 방법은 똑같은 결과를 가져오며 자세를 취할 때 두개골 형태의 다양성으로 인한 원하지 않는 결과를 최소화함으로써 신

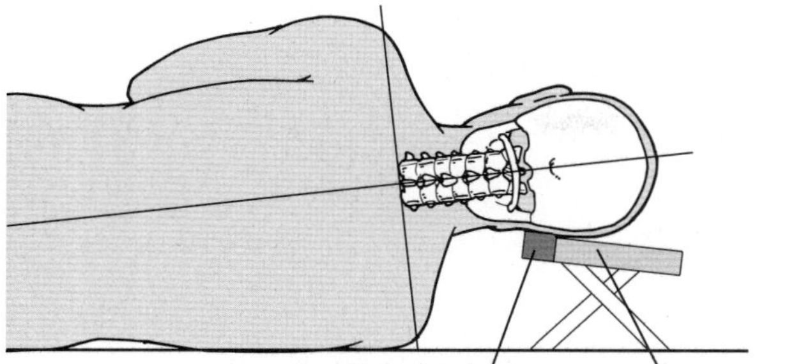

그림 12-5 납작한 유양돌기 지지대를 보여주는 그림.

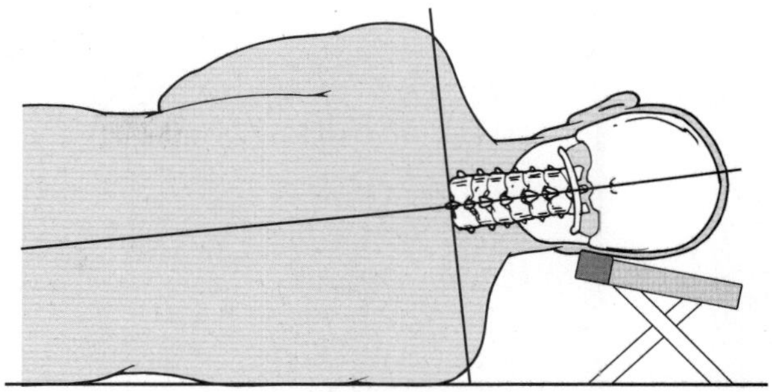

그림 12-6 예리한 유양돌기 지지대를 보여주는 그림.

뢰성을 향상시킨다. 두개골 형상이 둥글거나 into the kink 패턴인 경우에 가장 날카로운 sharp 유양돌기 받침각이 발생하는 것으로 보여진다. 두개골 형상이 길거나 opposite angle 패턴을 가진 경우에 가장 납작한 flate 유양돌기 받침각이 발생한다. Headpiece angle에서 추가적인 조그만 변화는 이 장에서 다루지 않는다(16장 참조).

요약 Summary

어져스트먼트 테이블에서 환자 자세는 상부경추 서블럭세이션 치료에서 중요한 요소이다. 견고한 유양돌기 받침을 요구하는 적절한 환자 위치를 결정하는 개념을 이해하는 것은 독자로 하여금 잠재적 오류를 최소화하면서 효율성을 최대화 하는가에 대해 깨닫게 할 것이다. 다양한 두개골 형상과 여러 배열 패턴을 위한 테이블 위치는 모든 서블럭세이션의 성공적 어져스트먼트를 위한 장점을 더하여 준다. 이 장은 축추와 환추 사이의 회전 변위를 어져스트먼트하는데 도움이 되도록 headpiece 높이를 위, 아래로 조절하는 방법을 설명한 것이다. 어떤 경우에 있어서는 도구 어져스트먼트를 위해서 어깨의 위치를 변화시킨 것은 성공적인 결과를 얻고자 함이다.

제 13 장

도수 어져스트먼트

Hand Adjustment

학습목표

이 장을 공부하고 난 후에, 독자는 다음과 같은 사항들을 할 수 있어야 한다.

- 어져스트먼트 방향을 위한 조정능력을 완성할 수 있다.
- 회전요소에 대한 목적을 설명할 수 있다.
- 7단계의 손 접촉 과정을 나열할 수 있다.
- 직립 자세의 3가지 분류를 논의할 수 있다.
- 어져스트먼트 단계의 기본 목적을 설명할 수 있다.
- 어져스트먼트 실행을 위한 적절한 임상가의 자세와 관련된 다양한 단계를 논의할 수 있다.
- 어져스트먼트 실행 중, torque 실행을 위한 팔꿈치의 정확한 자세를 설명할 수 있다.
- 다른 형태의 패턴들을 위한 어져스트먼트의 기간과 깊이가 어떻게 다른가에 대해 설명할 수 있다.
- 도수 치료 시 가능한 오류를 설명할 수 있다.

Orthospinology 치료법은 상호간에 따라야 할 일련의 과정들이다. 어져스트먼트의 힘이 효과적으로 전달되지 않는다면, 적절한 X-ray 설치, 환자자세, X-ray 분석, 테이블 위치 등 모든 것이 무용지물이 될 수 있다. Orthospinology 지침에서 임상가는 숙련된 도수 어져스트먼트를 실행하는데 있어서 요구하는 정신적 과정을 이해해야 한다. 이 장은 도수 어져스트먼트 시 요구되는 정확한 힘 전달, 직립 자세, 환자에 대한 접촉, 그리고 손의 위치 등과 관련된 매우 섬세한 다양한 요소들을 설명하고 있다. 이 장은 전문 훈련과정을 대신하는 것이 아니라는 것에 주의해야 한다. 환자에 대해서 어져스트먼트를 시행하기 전에 많은 연습을 필요로 한다. 이 책은 학생 교육과 지침서로 쓰여졌다.

조절
Coordinates

도수 어져스트먼트 시 벡터 힘의 방향은 환추의 횡돌기의 끝에서, 3차원적 지점을 설정하여 결정한다. 이는 어져스트먼트 전에 주의 분석한 단계를 확인함으로써 효과적으로 이루어진다. 조정은 임상가가 자신의 위치를 정렬시키고 정확한 어져스트먼트 힘을 벡터를 x-ray 분석을 통해 측정된 그리고 계산된 회전 요소(rotational factor, RH)와 높이 요인(height factor, HF)으로서 설정된다. 정확한 위치는 측정자를 사용한다(그림 14-5 참조). 테이블 배치가 완료되면 임상가는 vertex X-ray분석으로 결정된 RF를 측정한다. 이것은 횡돌기에서부터 코 끝 부위까지 이어진 임의의 선을 통해 설정된 수평면을 따라 anterior 또는 posterior 측정을 통해 먼저 이루어진다. 그 지점에서부터 수평면에 직각 상태에서 머리 방향으로 움직이면 "high" HF를 사용한다(그림 13-1). 그리고 꼬리 방향인 경우엔 "low" HF를 사용한다. Hand-adjusting table alignment bar 또는 paper marker는 최종지점을 표시하기 위해 사용된다. 최종지점의 재측정은 환추 횡돌기로부터 HF 요소를 먼저 측정되도록 한다. 이 측정은 X-ray 분석을 통해 계산된 수치이며 수평면에 직각이 되

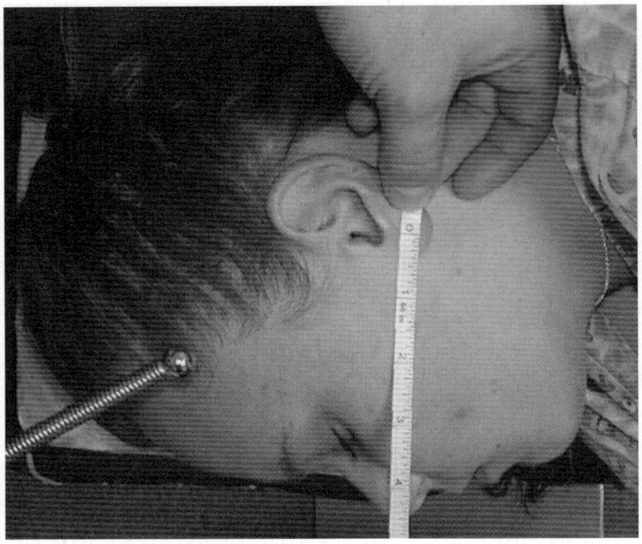

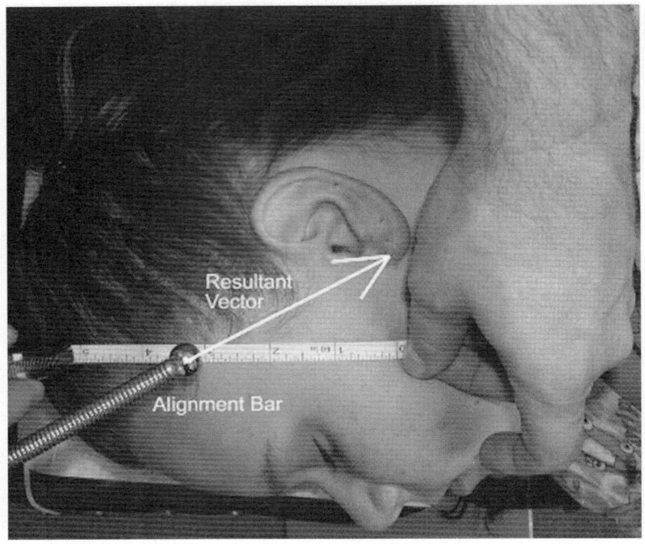

그림 13-1 환자의 회전 요인과 높이 요인 측정.

게 한다. 예를 들면, high 4인치인 경우 환추 횡돌기에서 머리쪽으로 4인치를 말한다. 측정할 때 외이도를 지난다. 그 끝 지점에서 수평과 평행하게 anterior 또는 posterior 방향으로 RF를 인치로 측정한다(그림 13-2).

수평면은 환추 횡돌기에서 코 끝까지 연결하는 가상선을 통해 설정된다. 그러나, 환자의 머리가 headpiece 위에 놓여질 때 구개골이 중립 위치에 있는 것은 매우 중요하다. 조절은 S-line 대신에 수평면에 비교해 측정된다. 이것은 S-line으로 인한 여러 가지의 잘못된 측정을 예방한다. 또한 실험자간의 신뢰성이 향상되고 두정부에서 환추 회전각을 1°에 1인치를 적용한 RF 변위에 잘 적용된다. RF 변환의 목적은 환추의 회전에 따라 임상가를 배열시키는 목적은 아니다. 그러나 임상가로 하여금 외측면에 배열되고 환추 회전 가까이 배열되는 것을 확보하기 위함이다. 이것은 C1 회전을 중립 방향으로 변화시키기 위한 지렛대를 조성하게 된다. 힘의 방향을 환추 회전변위에 정확하게 평행으로 1°에 1°로 배열시킨다는 것은 큰 문제가 될 수 있다. RF 1인치는 키가 큰 임상가와(28인치 상흉골절흔/두상골 거리) 키가 작은 임상가(20인치 상흉골절흔/두상골 거리)에게는 2.04~2.87° 환추 회전과 동일하다. 이 목적을 달성하기 위한 평균 수치는 1인치에 2.4°이다.

도수 어져스트먼트
Hand Adjustment

Orthospinology 도수치료는 John F. Grostic, DC에 의해 개발된 테크닉을 근거로 시작되었다. 성공적 도수치료는 적절한 X-ray 촬영 테크닉, 분석, 그리고 적절한 테이블 위치 설정을 요구한다. 노련한 어져스트먼트의 힘은 *Foundation 단계*, *Adjustment*, 그리고 *follow through* 과정을 숙련함으로써 완벽해질 수 있다. Foundation 단계는 적절한 기립자세, settle back, turn/arc in, 접촉, 궁형성, 7단계의 손자세, turn/arc out 그리고 골반 안정화로 구성된다. 각 환자에 대한(16장 참조) 상부 경추의 생체역학적 지식과 적절한 상완삼두근 수축력을 통한 조절된 힘은 가장 이상적인 치료를 성취하는데 필수적이다.

어져스트먼트는 팔을 빠르게 신장시키는 삼두근의 장두 수축으로 실행된다. Follow-through는 어져스트먼트의 힘이 전달된 이후에 일어나는 동작이다. 삼두근이 이완되면서 팔꿈치는 굴곡되기 시작되며 임상가의 몸은 이완되며, 환자로부터 치료 손이 떨어지면서 매우 작은 힘이 치료 방향을 따라 아래 방향으로 전해진다. 이 동작은 어떤 면에서 보면 골프 동작과 유사하게 나타나며 그와 같이 어져스트먼트의 동작이 끝난다. 그러나 정신적 과정은 이 모든 움직임의 근육작용으로 변화된다.

상부경추 부정렬의 여러 다른 패턴은 서로 다른 힘의 크기와 지속시간이 필요하다. 예를 들면, into the kink

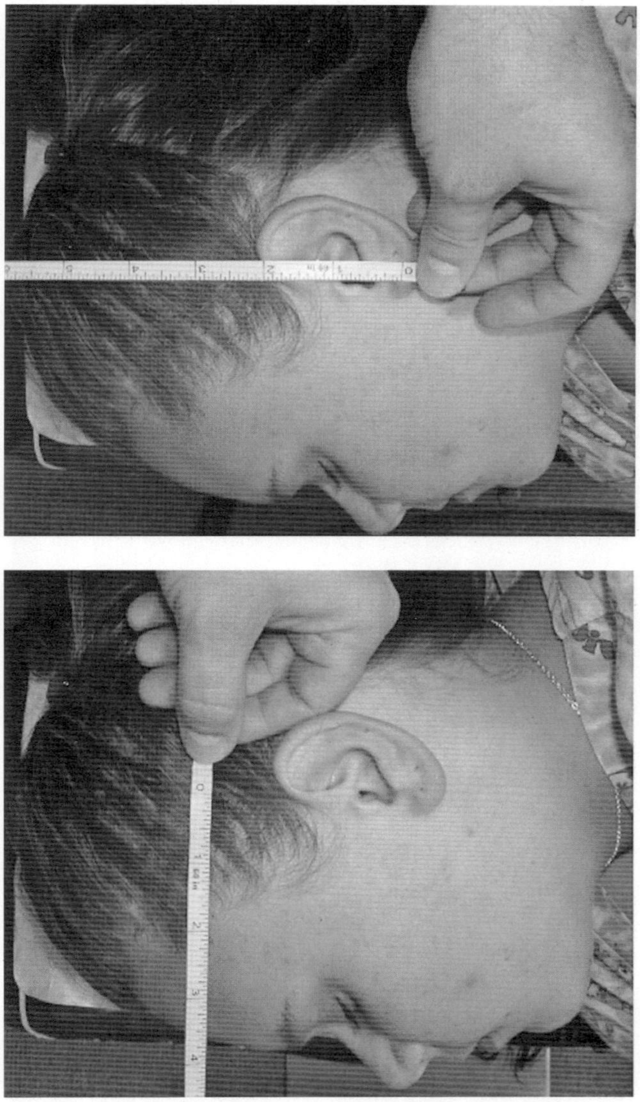

그림 13-2 높이 요인과 회전 요인 측정.

패턴은 가볍고 빠른 힘을 요하며 반면에 "opposite angle"은 길고 큰 힘을 요구한다. 그러나 임상가는 Adjustment 단계, 삼두근 근육수축, 그리고 결과적 힘과 깊이를 변화시키지 않는다. 환추를 두고 볼 때, 어져스트먼트 실행 전에 접촉 힘을 변화시키는 것인 어져스트먼트의 힘, 스피드 그리고 깊이 등은 변화되지만 어져스트먼트 자체는 변화되지 않는다. 만약 부정렬 패턴이 짧고 가벼운 힘을 필요로 한다면, 어져스트먼트 하기 전에 약 1파운드 정도의 가벼운 접촉을 한다. 그러나 환추를 두고 볼 때, 어져스트먼트의 압박이 시작되면서 결과는 트러스트가 끝날 때 성취된다. 그러므로 가하는 힘은 날카롭고 가볍고 그리고 빨라야 한다. 먼저 약 2~3파운드의 힘으로 접촉을 시도한다. "into the kink"을 위해서 접촉을 가볍게 한다. 크고 장시간의 힘이 필요하면 어져스트먼트 실행 전에 접촉의 힘을 조금 더한다. 더 강한 접촉과 함께 압력을 가하면 트러스트 과정 중 환추에 대한 작용은 더욱 일찍 시작된다. 그리고 환추를 두고 볼 때, 힘은 더 늦고, 길며 그리고 크다. 1-3파운드 힘의 차이를 느끼기 위해 디지털 저울을 사용하라.

아치 만들기 (Building the Arch)

아치 만들기와 손자세의 목적은 어져스트먼트할 때 삼두근에 의해 발생하는 힘이 두상골을 통해 환추의 활동기에 전달되는 것을 확보하기 위함이다. 그렇게 하기 위해서는 어져스트먼트먼트의 힘이 분산되지 않도록 예방하기 위하여 임상가의 손은 반드시 붙어있어야 한다. 다양한 기립자세를 포함하는 이러한 과정의 단계들은 임상가가 몸을 효과적으로 어져스트먼트 실행하기 위해 기계처럼 만들기 위해 고안되었다. 손의 아치는 high arch를 사용하는 Palmer toggle 테크닉과는 다르다. Ortho-spinology 테크닉에서 사용하는 손 모습은 훨씬 더 편평한 아치를 사용한다. 아치를 만들기 위해 다음과 같은 과정을 연습한다:

- 시계, 팔찌 또는 보석들은 모두 벗어놓는다.
- 몸 앞쪽으로 양손을 뻗고 손가락을 벌린 상태에서 손바닥을 마주 보게 한다.
- 엄지 손가락 사이를 벌어지게 당긴다. 모든 손가락 끝에 힘을 준다.
- 전완과 동일한 면에서 손목을 견고하게 유지시키며 손목을 신전시키지 않는다.
- 엄지 손가락을 벌어지게 하면서 견고하게 유지하면 엄지 아래 부위가 함몰된다(그림 13-3).

손 자세 절차 (The Hand-Set Procedure)

7단계 손 자세 절차는 기립자세, settle back, turn in, roll in을 위해서 다음 절차 과정이 실행된다. 이 과정을 연습하기 위한 7단계가 있다. 접촉 손, Contact hand는 환자의 머리쪽에 있는 임상가의 손이다. 예로서, Right atlas laterality인 경우, 환자는 왼쪽으로 눕고 임상가의

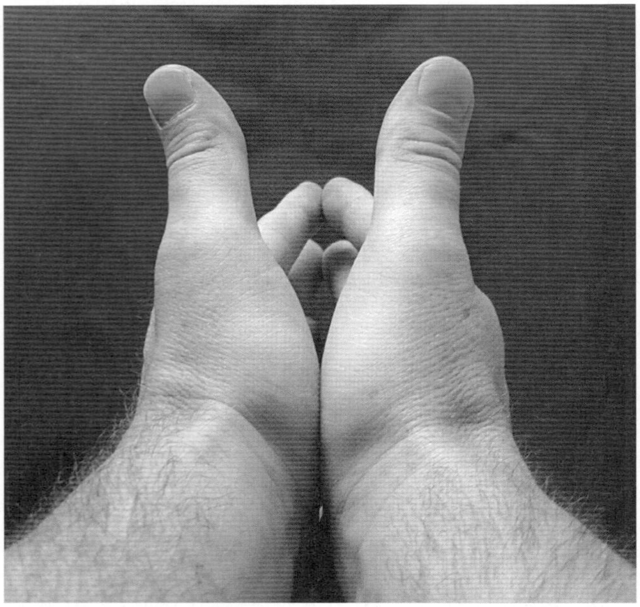

그림 13-3 Orthospinology 치료를 위한 손 모습(hand arch) 형성.

오른쪽 손으로 접촉한다. 이 손을 *contact hand* 또는 *nail hand*라고 한다. 다른 손은 보조손, *stablization hand* 또는 *hammer hand*라고 한다. Arch를 만든 후, 다음과 같이 7단계를 따른다(right atlas laterality, 오른쪽 환추 외측변위):

1. 몸 앞으로 팔을 펴고 arch를 만들고 보조손(SH)을 주동손(CH) 위에 접촉하여 두상골을 snuff box에 올려놓는다(그림 13-4).
2. 보조손의 팔과 팔꿈치를 회전시키면서 엄지가 주동손의 손목 아래에 가게 하면서 임상가의 몸으로부터 멀어지면서 superior 방향으로 돌린다(그림 13-5).
3. 보조손의 상완을 회전하여 팔꿈치를 뒤쪽으로 내리고 팔꿈치를 굴곡하며 보조손의 엄지손가락은 주동손 손목 아래쪽에 두고 보조손의 두상골을 snuff bok에 접촉하면서 엄지는 주동손의 손목 뒤쪽으로 감아쥔다(그림 13-6).
4. 보조손의 전완을 약간 외회전하고 손목을 굴곡 그리고 외측굴곡시키면서 두상골은 주동손의 snuff box에 접촉을 유지하면서 손목이 소지 손가락 방향 위로 움직인다(척측편위). 이것을 "breaking the wrist"라고 하며 보조손으로 하여금 "on top" 위치에 고정되도록 하는 것이다(그림 13-7).
5. 신전시킨 보조손의 4손가락을 주동손의 소지 손가락 쪽으로 향하게 돌린다. 두상골은 주동손의 snuff box에 견고하게 유지한다(그림 13-8).

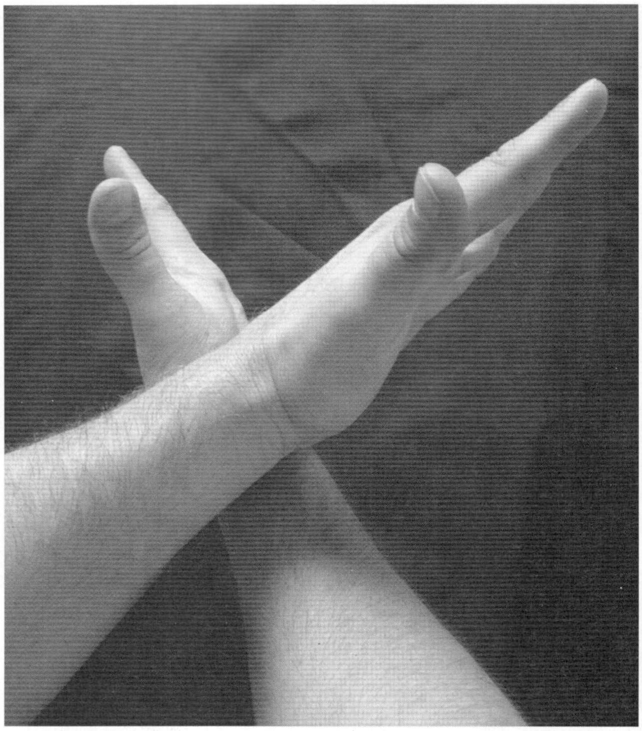

그림 13-4 7단계 중 첫 단계 손 모습.

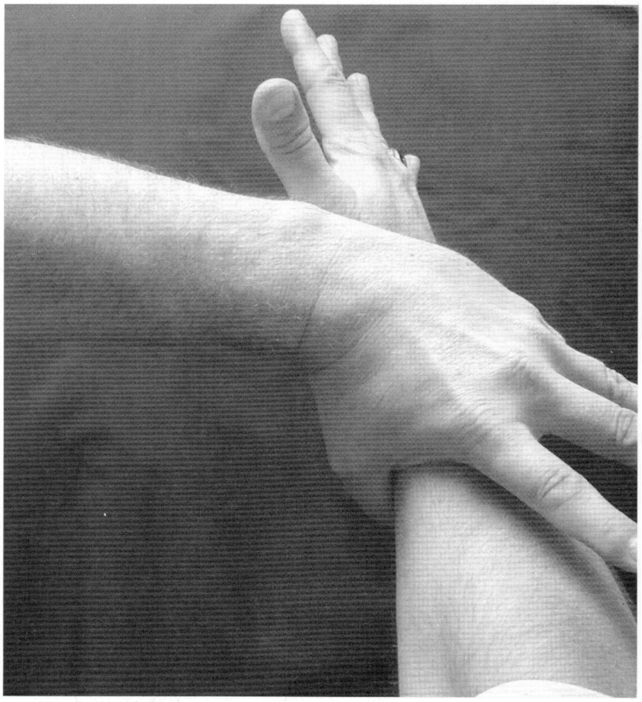

그림 13-5 7단계 중 두 번째 손 모습.

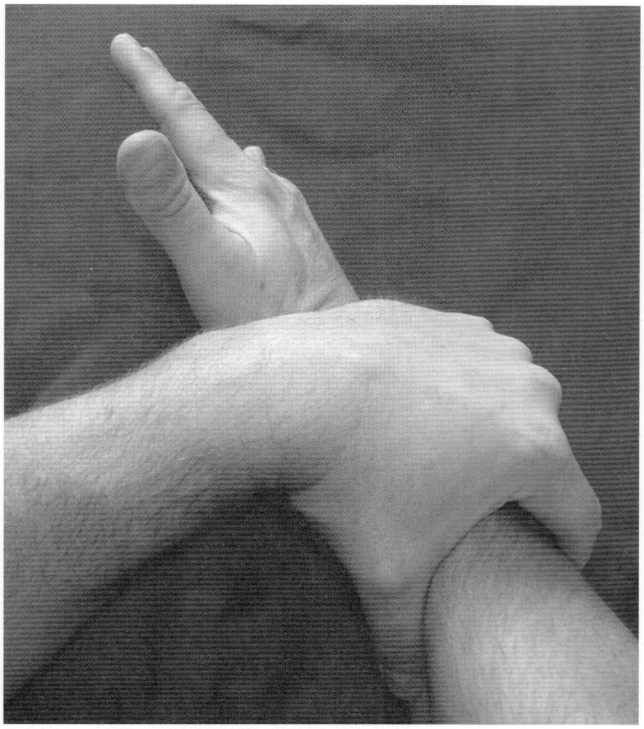

그림 13-6 7단계 중 세 번째 손 모습.

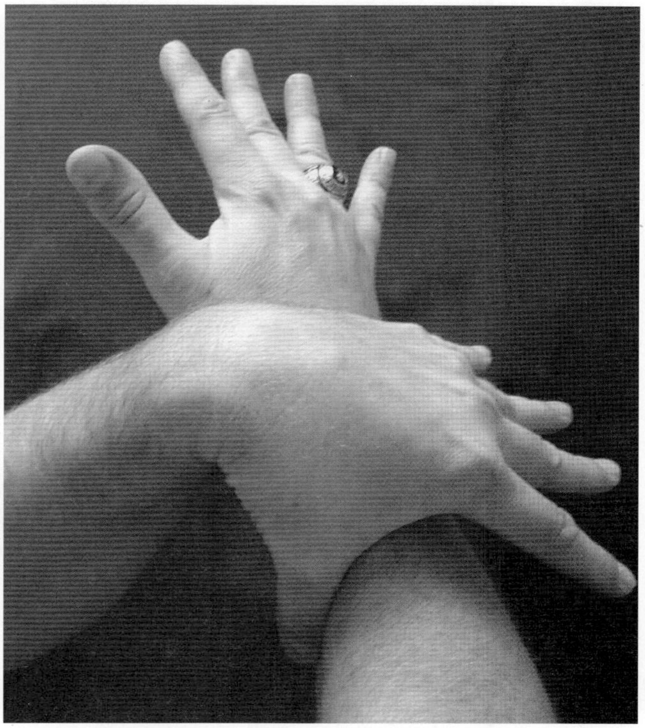

그림 13-8 7단계 중 다섯 번째 손 모습.

6. 보조손의 손가락으로 주동손의 손목을 견고하게 잡는다.
7. 상완을 내측회전시키면서 보조손의 손목과 팔꿈치를 풀어준다. 그리고 팔꿈치를 임상가의 몸으로부터 약간 떨어지게 움직이며 양쪽 팔꿈치의 굴곡 각이 동일한 지를 검사한다(그림 13-9).

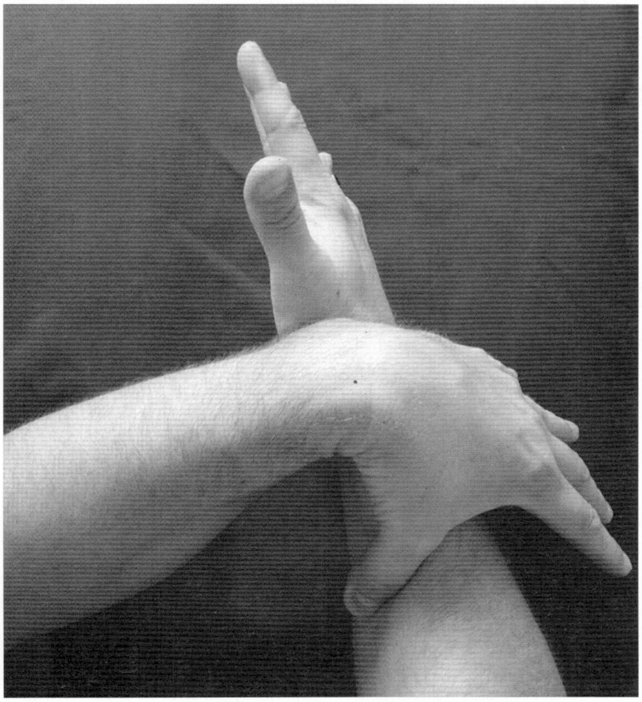

그림 13-7 7단계 중 네 번째 손 모습.

트러스트를 조절하기 위해서 팔꿈치의 굴곡각의 정도를 최소화하고 동일하게 한다. 어져스트먼트 시에 $^{1}/_{16}$ inch 정도 깊이를 전달하고자 팔꿈치는 $^{1}/_{4}$ inch 정도 구부린다. 팔꿈치 각을 최소화시키면 어져스트먼트의 방향과 깊이를 효과적으로 조절할 수 있다. 그러나 약간의 팔꿈치 각은 적절한 깊이 전달을 위해서 필요하다(그림 13-10).

기본단계
Foundation Phase

Orthospinology 도수 어져스트먼트는 3단계로 되어 있다: Preparatory 또는 foundation, adjustment 그리고 follow-through. Foundation 단계의 목적은 환추 횡돌기에 정확한 힘을 전달하고자 임상가의 골반, 어깨, 몸의 중심 등이 안정된 자세를 갖추고자 하는데 있다. Foundation 단계는 서있는 자세에서 다음과 같은 요인들이 있

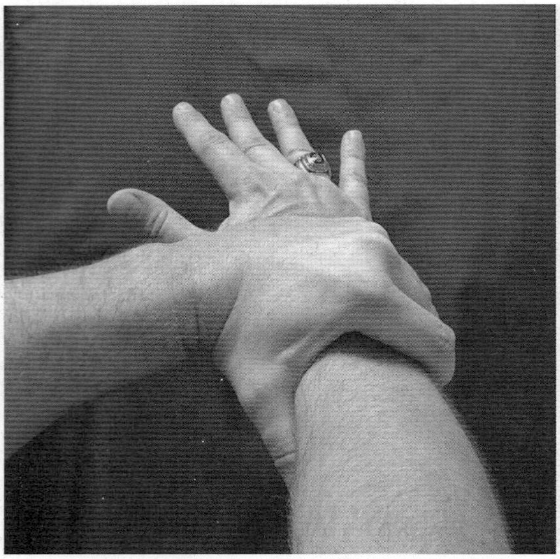
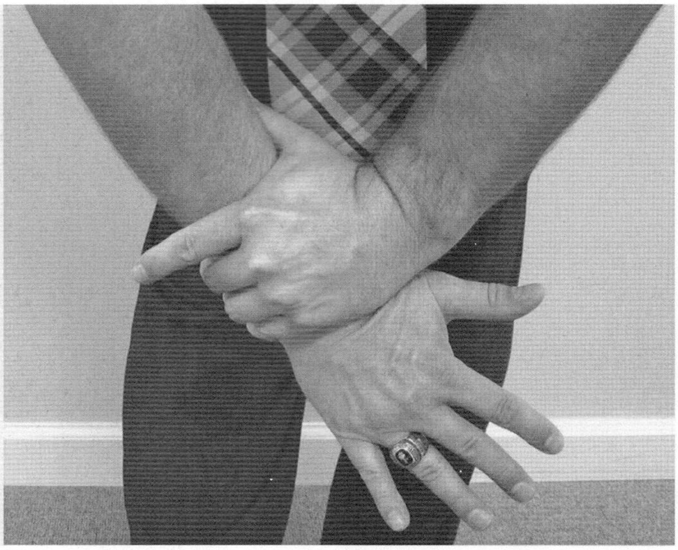

그림 13-9 7단계 중 여섯 번째 손 모습.

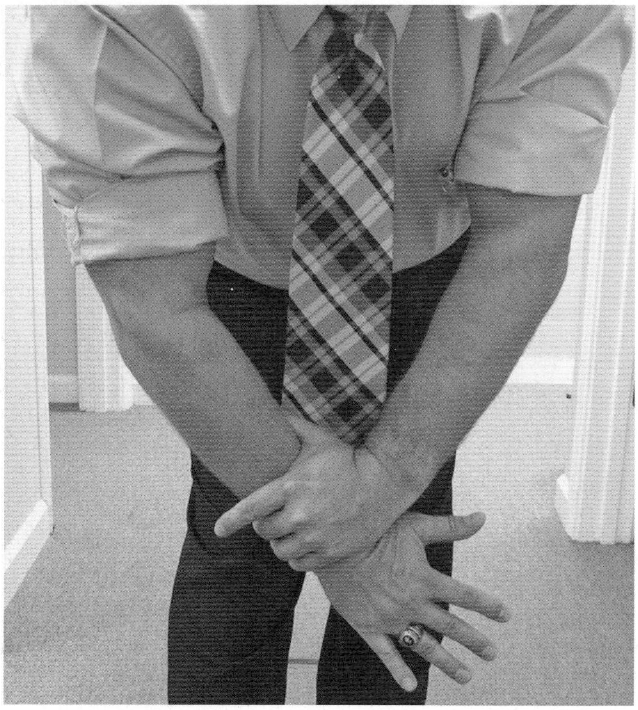

그림 13-10 팔꿈치 굴곡의 동일화 그리소 최소화 모습.

다: Settle back, turn in 또는 arc in, tissue pull, contact 또는 roll in, hand-set steps, turn out 또는 arc out 뿐만 아니라 골반/어깨 동일화 그리고 안정화 단계. 이러한 단계들은 요구되는 자세에 따라 다양하게 이루어진다.

서있는 자세 (Standing Position)

Orthospinology 치료의 장점 중 하나는 모든 단계가 적절하게 실행된 후, 맞춤식 어져스트먼트가 계산될 수 있으며 각 환자의 서블럭세이션 형태에 따라 진행될 수 있다는 것이다. 환추의 외측변위, 회전변위, 높이 요인에 따라서 서있는 자세는 수없이 많다. 그러나 변수를 감소시키고 신뢰성을 증가시키기 위해 서있는 자세는 다음과 같이 3개의 카테고리로 분류될 수 있다:

- Heigh factor가 높고 anterior rotation factor
- Height factors가 낮고 anterior rotation factor
- All height factors 그리고 posterior rotation factor

High and Anterior Adjustment

Hight and anterior 벡터 어져스트먼트는 모든 자세에서 가장 일반적인 자세다. 이 카테고리에서 정확한 자세는 완벽하게 준비하기 위해 필요한 4단계가 있다:

- 환추의 횡돌기와 마지막 지점을 지나는 선을 형상화한다.
- 마지막 지점을 지나고 환추 횡돌기와의 가상선과 직각이 되는 선을 형상화한다.
- 발 안쪽 선을 따라서 두 번째 선과 하부 쪽 발이 평행하게 놓는다.
- 상부측 발을 하부측 발보다 약 2-3인치 정도 앞쪽에

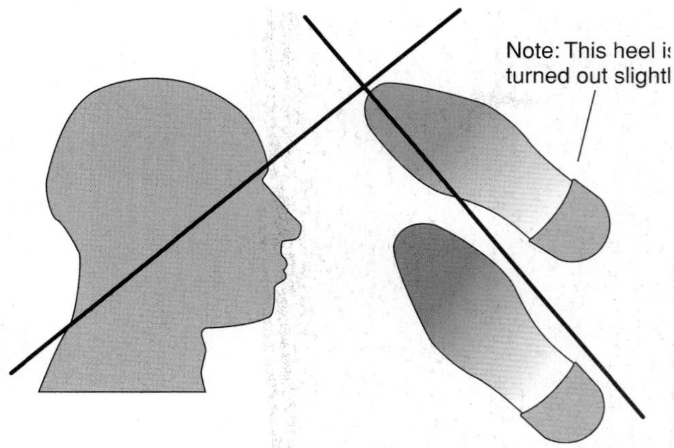

그림 13-11 High 그리고 anterior 리스팅을 위한 일반적 기립 자세.

위치하게 하며 뒤꿈치를 바깥쪽으로 회전시키며 엄지 발가락이 두 번째 선을 지나고 두 선이 겹치는 지점에 닿게 한다. 이것은 발 앞꿈치를 중심축으로 하며 뒤꿈치를 외측으로 회전시킴으로써 하지를 내회전하며 이뤄진다. 그리고 골반을 고정시키면서 안정을 추가한다(그림 13-11).

Settle Back

Settle back 자세는 어져스트먼트 시행 전에 안정된 자세를 유지하는데 중요한 단계다. 일단 standing 자세를 취한 후, settle back 자세는 허리를 구부리는 것이 아니라 체중을 발뒤꿈치 쪽으로 이동하고 누군가 골반을 뒤로 당기는 것처럼 골반을 뒤쪽으로 움직임으로써 settle back 자세가 완성된다. 넥타이는 자세를 취하는 동안 바닥면에 수직이 되게 한다. Settle back 자세는 안쪽 발과 동일한 면을 따라 취해진다. 임상가가 settle back 자세를 취하는 중, 골반과 같이 동일한 면에서 양쪽 어깨를 유지한다. 임상가의 외측골반 또는 환자로부터 먼쪽 골반은 내측 골반과 비교해 낮아지기 시작한다. 왜냐하면 외측 발은 내측 발보다 앞서 있기 때문이다. 임상가는 settle back 자세 중, 골반처럼 동일한 면에서 어깨가 유지되도록 해야 한다. 임상가의 척추는 중립 자세로 유지되어야 한다. 턱이 들리면 안되고, 흉요추는 골곡되어서는 안된다. 어깨와 골반은 서로 동일한 면으로 유지되어야 하며 어져스트먼트 벡터와 맞아야 한다.

Settle back 자세를 유지하는 동안 양쪽 손은 대퇴부 앞쪽으로 내려가게 하고, 어깨와 골반이 동일한 면으로 유지되었다면, 바깥쪽 손은 안쪽보다 약간 낮아지게 내린다. 더 크고 anterior height factor의 경우, 서있는 자세는 바깥쪽 발을 1～2inch 정도 약간 앞에 놓아 가파른 어져스트먼트 각을 위해 어깨와 골반을 더욱 경사지게 한다. 무게중심은 양쪽 다리에 동일하게 집중되게 한다. 그러나 settle back 자세를 취하면서 안쪽 다리에 무게 중심을 더 옮긴다. 최대치의 settle back 자세일 때 무게 중심이 발뒤꿈치에 집중되지 않고 발앞꿈치에 집중되도록 해야 한다(그림 13-12 왼쪽).

Turn In, Contact, Hand Set, Torque Set, and Turn Out

Settle back 자세를 취한 후, turn in은 회전의 중심을 L3에 두고 외흉골절흔이 환추의 횡돌기 바로 위에 가 있도록 발목을 회전시키면서 완성된다. 어깨는 골반과 같은 선상에 위치하며, 모든 척추는 하나의 단위처럼 회전한다. 주동손은 보조손 보다 약간 낮게 유지한다(그림 13-12).

환추의 횡돌기에서 어져스트먼트 벡터 방향으로 가볍게 피부를 끌어당기는 tissue pull을 실행하면서 Contact가 시작된다. 보조손과 주동손의 두상골은 환추 횡돌기에서 환자의 목을 감싸고 손에 적절한 궁을 유지한다. 척추는 안정된 자세를 유지하고 turn in 자세에서 외흉골절흔이 환추 위에 위치해 있을 때 hand set 과정이 진행된다. 팔꿈치 굴곡 각은 동일해야 하며 어져스트먼트 시 요구되는 반대 방향으로 torque set이 이루어진다(그림 13-13). 대부분의 경우 torque가 요구되지 않는다. Torque의 사용은 축추 극돌기의 laterality가 환추의 외측변위와 회전변위 보다 뚜렷하게 다를 때 사용된다. 환추 회전과 축추 회전을 측정하는 방법이 다르기 때문에, 축추 측정은 동일한 면에서 환추 회전 측정보다 두 배 이상이 될 때 troque가 요구된다. 예를 들면 right atlas laterality가 2° 그리고 anterior rotation가 2° 그리고 axis spinous right가 4°인 경우에는 torque가 필요 없다. 환추와 축추는 함께 회전변위가 있고 동일한 정도이기 때문이다.

Torque 용어는 Palmer 대학의 upper cervical specific procedure으로부터 전해졌다. 그리고 어져스트먼트 시, 팔의 회전적 움직임과 관련이 있다. Inferior spinous는

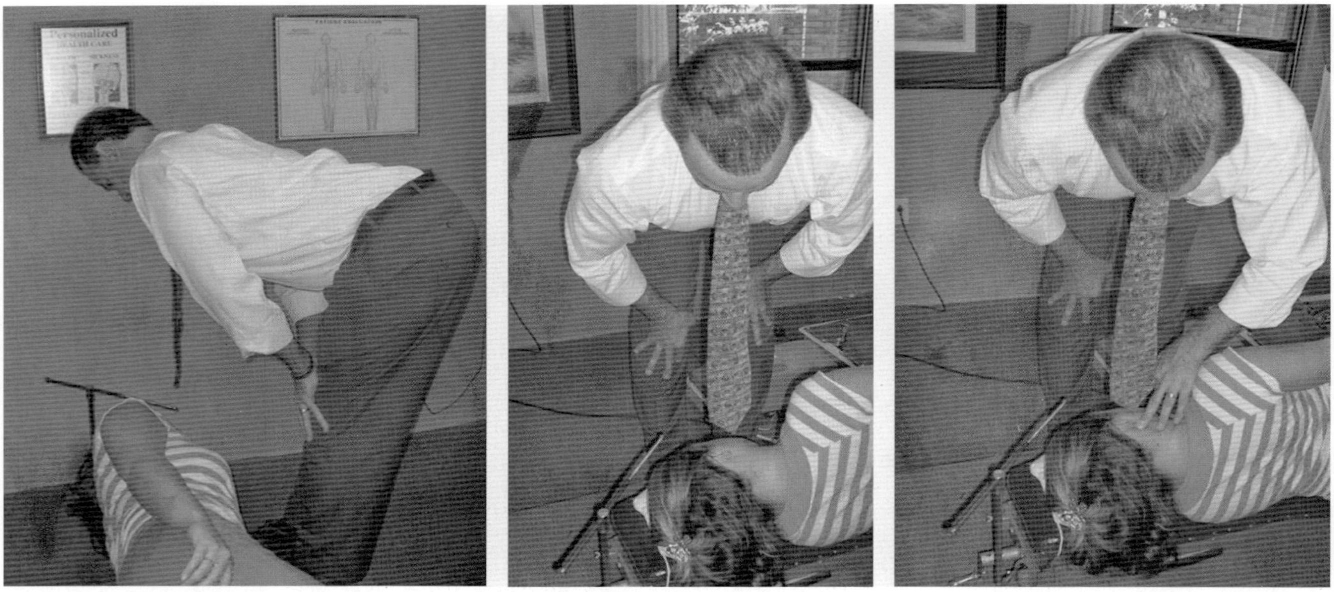

그림 13-12 위 3 사진은 환자 앞쪽에서 자세를 취하고, 발목을 회전시키며 환추 바로 위에 흉부상골절흔이 가도록 자세를 취하는 모습이다.

inferior torque를 필요로 하고, right atlas laterality인 경우 반시계방향이며 left laterality를 치료하기 위해서는 시계방향의 torque가 요구된다. Inferior torque 시, 주동손의 주두돌기는 임상가의 몸으로부터 멀어지는 방향으로 회전한다. Superior spinous는 superior torque이 필요하고, right laterality 치료를 위해서는 시계방향 그리고 left laterality 치료를 위해서는 반시계방향이 된다(표 12-2 참조). Torque는 어져스트먼트 시 일어나는 반대방향에서 고정 또는 장전이라고 말할 수 있다.

Turn out은 turn in의 반대이며 외흉골절흔이 low line of drive의 좌표 위 또는 high line of drive의 바로 안쪽에 이를 때까지 발목을 회전시킴으로써 일어난다(그림 13-14). Turn out하는 동안 약 2파운드 압력으로 환추 위 두상골에 안정되게 접촉이 유지되도록 유의해야 한다. 이 시기와 turn in/out 하는 동안 안쪽 다리는 대부분의 몸무게를 지탱한다. 중력의 중심은 바깥쪽 발의 엄지발가락과 앞꿈치 쪽으로 벡터 방향에 따라 이동해야 한다. 다음 안쪽 엉덩이는 요방형근을 수축함으로써 발이 땅에서 떨어질 때까지 천장쪽으로 들어 올려야 한다. 발가락은 자세를 안정시키기 위해 바닥에 붙인다(그림 13-14 오른쪽). 이 단계의 적절한 실행은 외흉골절흔을 최종 지점으로 이동하는 것이다. 이 동작은 골반과 어깨가 어져스트먼트 벡터에 직각이 되도록 허락할 것이다. 어깨와 골반이 동일한 면에서 유지될 수 있도록 집중적인 노력이 요구된다. 바깥쪽 발의 heel turn을 따라 안쪽 골반을 들어올려서 골반을 안정화시키고 foundation 또는 preparatory 단계를 마무리한다. 이러한 단계들이 안정된 자세로 이루어진다면, 정확한 도수 어져스트먼트가 가능해지는 것이다(그림 13-15).

Low and Anterior 어져스트먼트

Low Anterior 어져스트먼트의 자세는 비교적 간단하고 posterior rotation을 위한 자세와 유사하다:

- 환추의 횡돌기부터 최종 좌표로 이어진 선을 형성화한다.
- 하부쪽 발은 안쪽 경계선을 따라 그리고 stradle line에 평행되게 위치하게 하고, 상부쪽 발 또는 바깥쪽 발은 하부 내측 발보다 2~3인치 앞쪽에 위치하게 하며, 엄지 발가락은 최종 좌표보다 아래쪽 선을 넘게 한다. 뒷꿈치는 골반에서부터 다리를 최소한의 내회전을 통해 약간 바깥쪽으로 향하게 한다(그림 13-16).

Settle Back

Settle back 지점은 최종 좌표점 바로 위에 있으며, 위

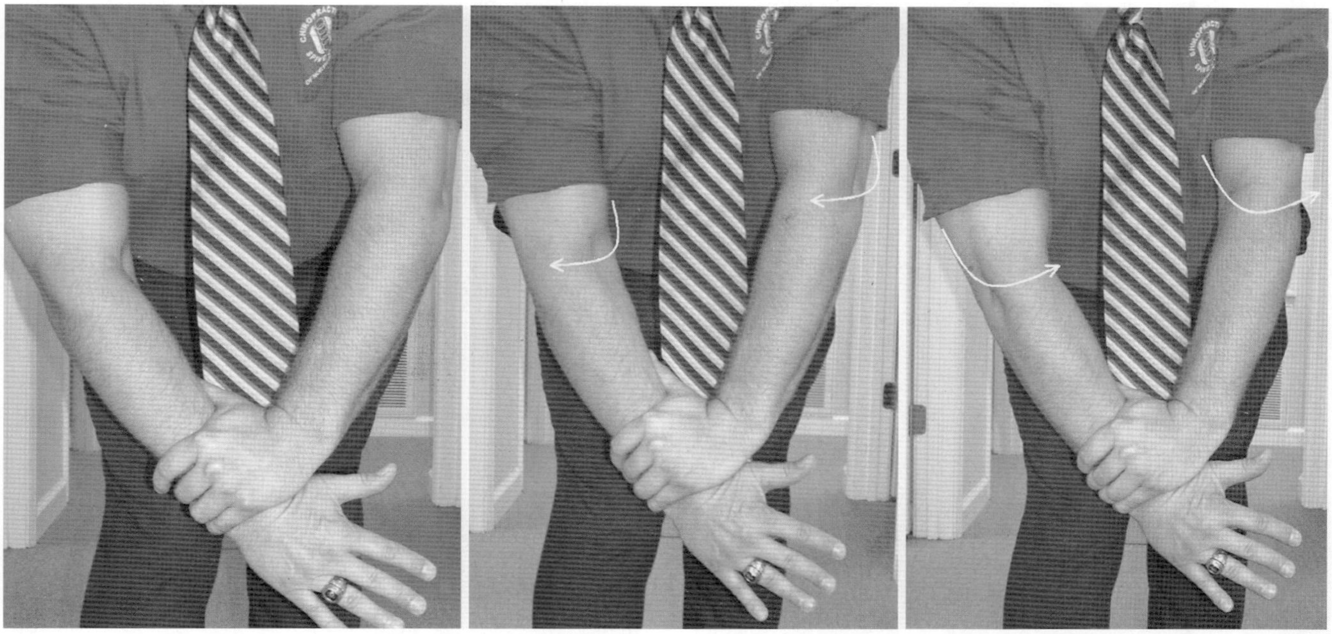

그림 13-13 어져스트먼트 실행 전 팔꿈치 굴곡 동일화 그리고 중립, inferior 그리고 superior 토크를 위한 손 모습.

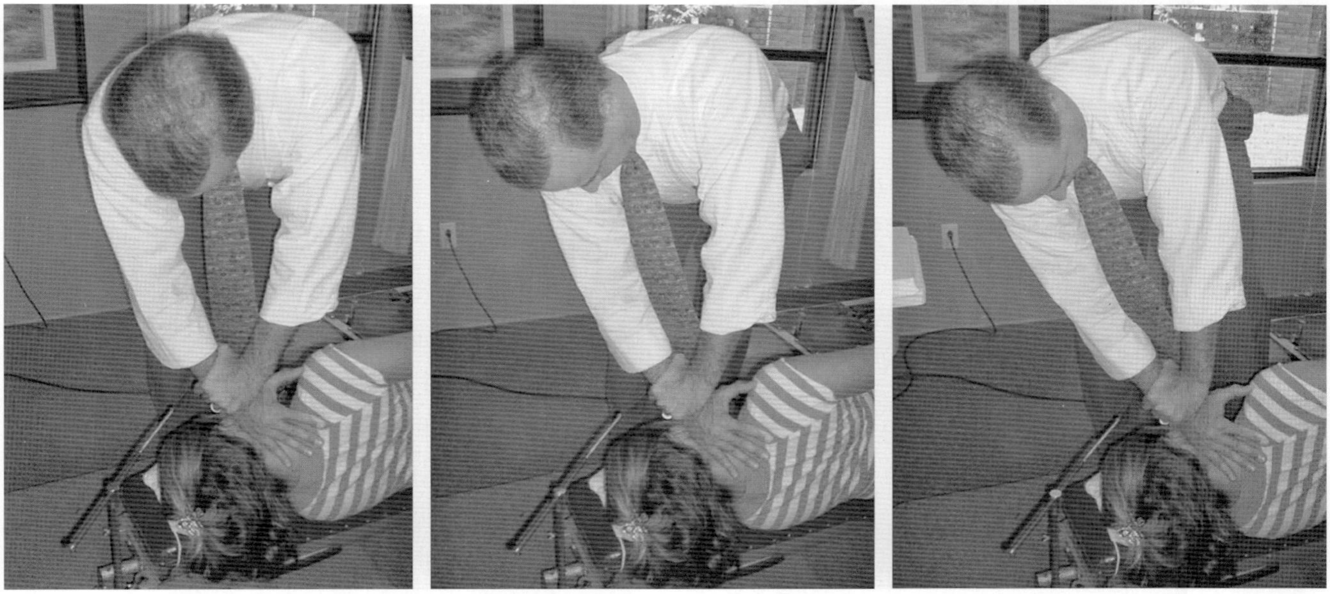

그림 13-14 발목을 회전시키면서 외측으로 회전.

에서 언급한 내측발의 면을 따라서 진행된다. 주동손 윗쪽에 위치한 보조손 사이의 높이 차이를 극복하기 위해 골반과 어깨는 약간 기울어질 필요가 있다. Settle back 자세가 취해졌을 때 체중은 뒷꿈치가 아니라 발의 앞꿈치에 위치해야 한다(그림 13-17 왼쪽).

Arc In, Contact, Hand Set, Torque Set, 그리고 Arc Out

결과선을 따라서 외흉골절흔이 환추 횡돌기 위에 오도록 움직임으로 arc in이 이루어진다. 이것은 단지 몸을 기울이는 것이 아니라 발목의 궁 중심에서 곡선 움직임

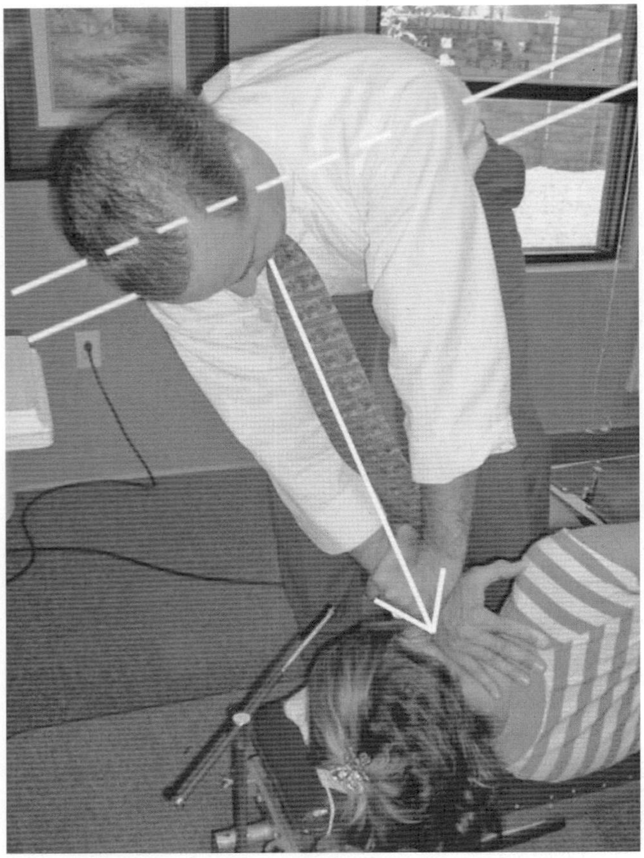

그림 13-15 어깨와 골반이 동일한 면에 있는 모습을 보여주는 기본단계의 완성된 모습.

을 말한다. Arc in이 발생하면서 몸은 하나의 단일체처럼 움직이며, 머리와 어깨는 주동손 쪽으로 그리고 약간 바닥쪽으로 궁을 그리듯 움직인다. 일단 외흉골절흔이 환추 위에 갔을 때, 매우 가벼운 접촉만을 요구할 뿐이다. 주동손은 궁을 유지하고 두상골이 환추 횡돌기에 접촉되도록 들어간다. 이 시점에서 hand set 단계가 끝나며, 팔꿈치는 동일한 각도가 되게 하며 torque를 준비한다. 두상골과 환자 사이에 안정적인 접촉을 유지하면서 arc in을 역전시킴으로써 최종 좌표 위에 외흉골절흔이 올 때까지 arc out한다. 체중이 동일하게 발의 앞꿈치에 오도록 해야 한다. 골반은 이 형태를 위해서 이동할 필요는 없다(그림 13-17).

Posterior Atlas Rotations for High and Low Height Factors

모든 posterior rotational factor를 위한 일반적 자세는 유사하다. 환추 횡돌기 앞쪽까지 통과하는 최종 좌표로

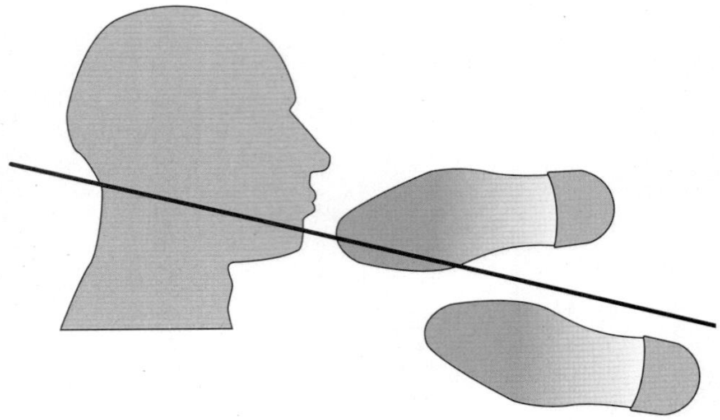

그림 13-16 Low 그리고 anterior 리스팅을 위한 일반적 기립 위치.

부터 선을 형상화한다. 내측연을 따라서 하부쪽 발을 선과 평행하게 하고, 앞에서 언급한 것처럼 뒷꿈치가 약간 바깥쪽으로 향하게 하여 2~3인치 정도 하부쪽 발을 앞에 둔다. 엄지 발가락 끝은 환추 횡돌기 아래쪽 그리고 약간 선과 교차하게 둔다(그림 13-18).

Settle Back

Settle back 지점은 접촉 또는 환추 횡돌기 바로 위다. 안쪽 발의 면을 따라서 존재한다. 주동손 바로 위쪽에 있는 보조손 때문에 골반과 어깨가 약간 기울어진다.

Arc In, Contact, Hand Set, Torque Set, Arc Out

접촉은 환추 바로 위에 외흉골절흔에 맞춰지면서 이루어진다. 가벼운 tissue pull은 보조손과 주동손을 함께 움직여 두상골이 환자의 환추 횡돌기 위에 접촉하며 벡터의 방향으로 이루어진다. Hand Set 단계가 진행되며 팔꿈치의 각도는 동일하게 유지하며 필요하다면 torque가 준비된다. 외흉골절흔이 최종 좌표 위에 올 때까지 최종 선을 따라 arc out 한다. 이것은 발목 중심과 함께 이루어지는 움직임이지 단순히 기울이 움직임이 아니다. 임상가 몸은 한 단일체처럼 움직이며 머리와 어깨는 좌표 쪽으로 진행하며 아래 방향으로 곡선 움직임이 일어난다(그림 13-19). 주동손은 반듯이 arch를 유지하고 두상골은 움직이는 동안 환추 횡돌기 위에 유지한다. 안정된 접촉이 환자와 두상골 사이에 유지되어야 한다. 유난스러운 large height 그리고 rotational factor인 경우, 보조자는 임상가가 반대편에 서있어야 할 필요가 있는 것은 많

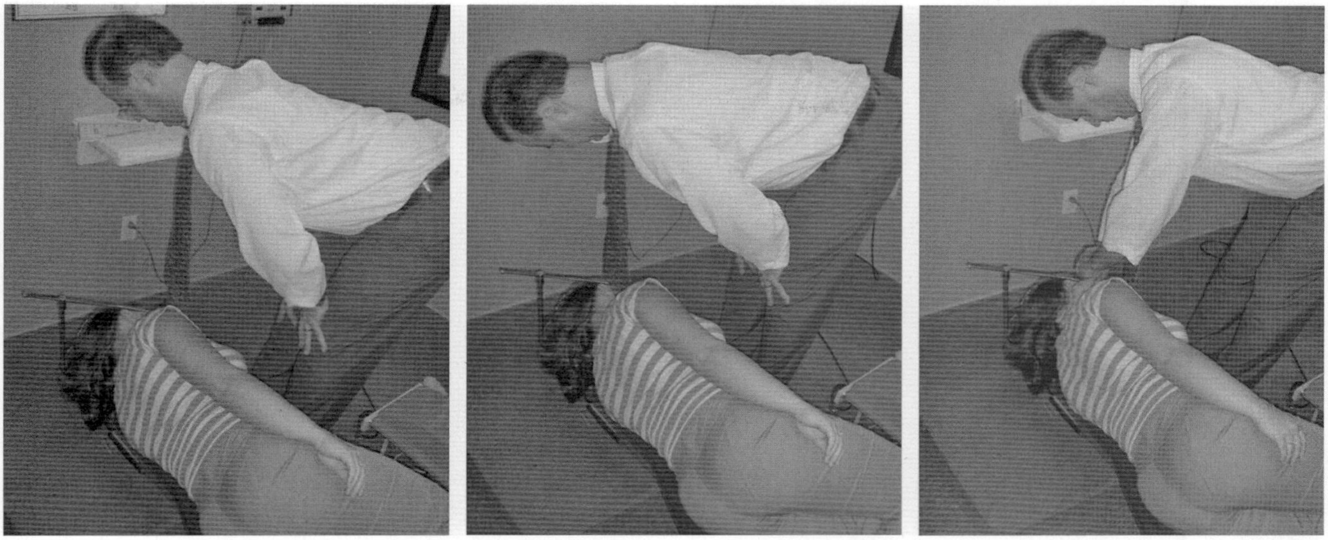

그림 13-17 Low 그리고 anterior 리스팅을 위한 arc in, 접촉 그리고 arc out 자세.

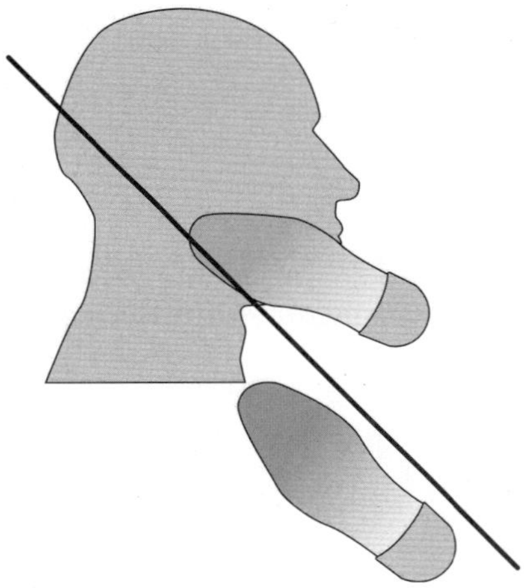

그림 13-18 Posterior 리스팅을 위한 일반적 기립 위치.

은 곡선 움직임이 필요하기 때문이다. 이런 추가적인 보조원은 어져스트먼트를 실행할 때 임상가의 어깨에 손을 접촉할 수 있다. 공간이 허락한다면, 조그만 테이블을 어져스트먼트 테이블 옆에 놓으며 임상가는 보조자가 균형을 잃었을 때 그것을 사용한다.

어져스트먼트 실행
Delivering The Adjsutment

어져스트먼트의 실행은 Foundation 단계를 거쳐가면서 이루어진다. 적절하고 균형된 삼두근의 장두 수축을 통해 정확한 힘을 조성한다. 수축작용이 일어날 때 각 사례마다 요구되는 특정한 생체역학에 집중하는 것은 도움이 된다. 수축과정 중 팔꿈치는 서로 가까워진다. 그리고 정해진 방향으로 힘이 전달된다. Torque를 준비했다면, 단순히 torque를 준비했던 근육을 이완시킨다. 그러면 torque는 어져스트먼트가 실행되면서 양쪽 팔이 회전되게 할 것이다. Torque의 결과적인 힘은 어져스트먼트의 마지막 단계에서 환추의 횡돌기에 도달하게 된다. 두상골과 hand set arch는 어져스트먼트 중에 동일한 위치에 유지된다. 그리고 torque는 피부 위에서 두상골이 스핀되게 하지 않는다. 여기에서 Orthospinology 어져스트먼트가 이루어질 때 torque가 회전력으로 잘못 인식된다. 어져스트먼트 중 결과적인 torque는 다양한 벡터의 힘을 조성한다. 삼두근의 장두가 수축하면서 환추를 움직이는 것은 팔꿈치가 가까워지는 마지막 1/4인치에서이다.

흔한 오류
Common Errors

Foundation 단계에서 발생하는 일반적 오류
(Common Errors During the Foundation Phase)

Foundation 단계에서 발생할 수 있는 오류는 잘못된 어져스트먼트를 유발시키게 된다.

- Settle back 과정 중 골반을 움직이는 대신에 허리를 숙이면서 앞으로 기울이는 것. 이것은 요추굴곡, 불안

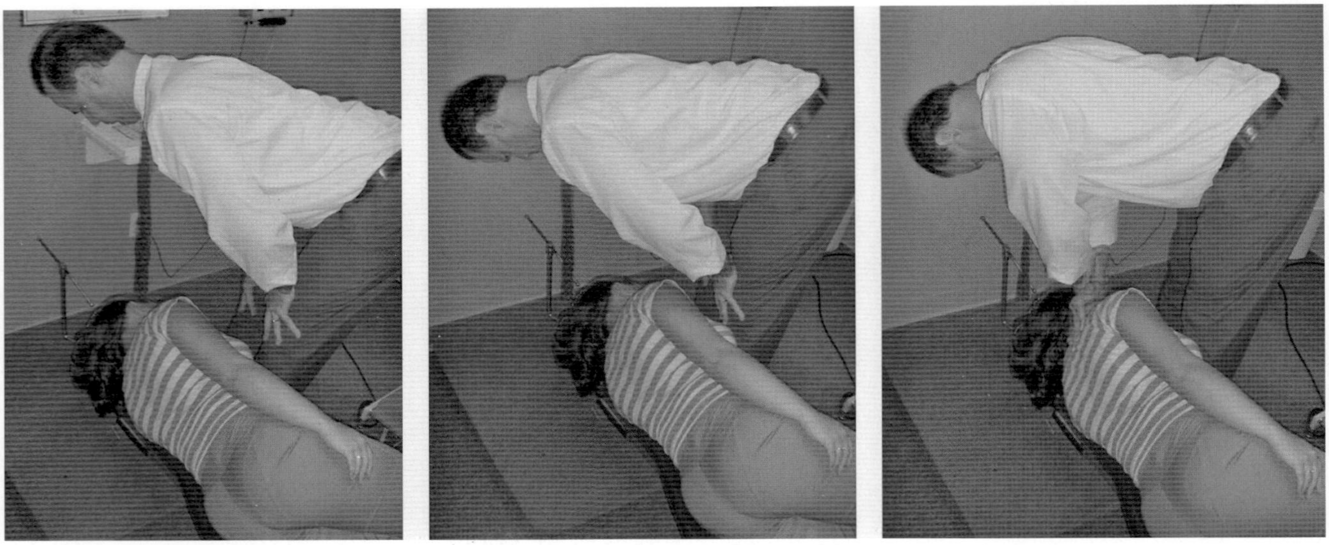

그림 13-19 모든 posterior 리스팅을 위한 arc out의 역학. 환자를 어져스팅할 때, 접촉은 arc out 전에 시도된다는 것이 지적되어야 한다.

정성 그리고 어져스트먼트시에 최종 좌표 위에 머무르기에 어려운 문제점들을 일으킨다. 이러한 것들이 임상가의 허리에 불필요한 스트레스를 가하게 된다.

- 골반부터 다리를 회전시키면서 앞쪽 발의 뒷꿈치를 바깥쪽으로 회전하는 것을 실행하지 않는다. 결과적으로 골반이 고정되고 어져스트먼트를 실행하는데 기초를 약하게 하게 된다.
- 발목에서 회전시키지 않고 high and anterior line of drive를 위해서 settle back 위치에서 몸을 기울이는 것이다. 이로 인하여 적절한 최종 좌표점으로 돌아오기, 잘못된 치료 방향, 고정된 골반 그리고 어져스트먼트를 위한 불안전한 자세가 나타나는 것이다.
- Posterior 또는 low and anterior 리스팅을 위해 접촉점으로부터 멀어지거나 구부리는 대신에 기대게 되면 두상골 접촉이 어려워지며 어져스트먼트의 힘이 분산되며 회전변위 치료가 어려워진다.
- Foundation 단계 동안 적절한 hand set 유지에 실패하면, 환추의 횡돌기, 주동손의 두상골, 보조손 그리고 흉골절흔 사이의 적절한 배열을 잃게 된다. 이는 퍼올리는 듯한 움직임을 유발시키게 되고 서블럭세이션을 증가시키는 결과를 낳게 될 것이다.
- Low 그리고 anterior 리스팅을 위한 foundation 단계의 마지막 부분에서 체중이 뒷꿈치에 가해지게 된다면, 서블럭세이션을 회복시키는 것이 아니라 환자로부터 떨어지게 된다.

어져스트먼트 과정 중 발생하는 일반적 오류 (Common Errors During the Adjustment)

- 삼두근 장두 수축을 통해 효과적인 힘을 주는 대신에 어져스트먼트의 힘을 밀어 제치는 것은 상부경추의 서블럭세이션 치료의 효과를 감소시키는 결과를 주게 된다.
- 어져스트먼트 과정 중, 주동손의 엄지를 신전상태로 유지하지 못하면 벡터의 힘을 분산시키게 된다.
- 주동손의 새끼손가락을 외전시키지 못하고 견고하게 유지하지 못하면, 두상골이 고정되지 못하게 된다. 이는 어져스트먼트 중 두상골의 작은 움직임의 힘을 분산시키게 될 것이다.
- 주동손의 arch가 약화됨으로서 어져스트먼트의 효과가 분산되면 "scooping" 벡터를 초래하게 된다.
- 주동손과 팔을 동일한 면에서 유지하지 못하고 신전된 주동손의 자세를(toggle "high arch") 사용하면 밀어내는 어져스트먼트의 결과를 초래하게 된다.

요약
Summary

Orthospinology 치료 테크닉은 환자에게 좋은 결과를 주기 위해 사용될 수 있다. 그러나 잘못된 어져스트먼트는 방사선 촬영을 위한 적절한 환자 위치, 적절한 방사선 장비 설치, 정확한 기능적 단족분석, X-ray 분석, 그리고 테이블 배치들의 노력들을 무의미하게 만든다. 신뢰성 있는 좌표 측정 방법을 이해하는 것은, Foundation 단계에서 다양한 자세와 도수 어져스트먼트의 섬세함은 카이로프랙틱 임상가로 하여금 어떠한 형태의 상부경추 카이로프랙틱 서블럭세이션이든지 적절한 치료를 하는데 도움이 될 수 있다.

참고문헌

1. Grostic JD. *Grostic seminar manual*, 1976.

제 14 장

기구를 사용하는 어져스트먼트

Instrument Adjusting

학습목표

이 장을 공부하고 난 후에, 독자는 다음과 같은 사항들을 할 수 있어야 한다:

- 여러 형태의 상부경추 어져스트먼트 기구 기능과 발전에 관한 이해력을 향상시킬 수 있다.
- 어져스트먼트 벡터에 대한 좌표를 설정할 수 있다.
- 환추 횡돌기 접촉의 중요성과 도구의 정확한 위치 설정 방법을 이해할 수 있다.
- 어져스트먼트 좌표에서 손으로 들고 있는 기구와 테이블에 설치된 기구를 배치할 수 있다.
- 다양한 정렬 패턴에 대해 어떻게 전부하가 사용되고 다양화 되는지 설명할 수 있다.
- 다양한 서블럭세이션 패턴에 트러스트의 속도와 횟수를 다양화할 수 있다..
- 테이블에 설치된 기구에서 언제 토크를 적용하고 어떻게 설정할 때를 알 수 있다.
- 다양한 형태의 어져스트먼트에서 사용되는 힘의 양을 이해할 수 있다..

Orthospinology는 임상가에게 손으로 쥐는 그리고 테이블에 장착된 도구의 사용에 관해서 가르친다. 다양한 손 도구는 Dr. Cecil Laney의 연구를 통해 수년 동안 생산되고 있다. 1990년대 말 Laney는 torque-specific 도구를 설계했으며 그것은 축추 회전성 서블럭세이션을 감소시키는데 도움을 주는 여러 벡터의 힘을 적용한다. 움직이는 스타일러스는 어져스트먼트 도구 내에 내장된 캠으로 가속 힘을 발생시킨다. 힘은 천천히 시작되며 트러스트의 마지막 최고점에 이르렀을 때 속도를 갖게 된다. 이것은 손 도구의 솔레노이드 충격력과는 다르다.

이 장은 임상가가 효과적으로 안전한 임상결과를 얻고자하는데 도움을 주는 도구를 적절하게 사용하는 것을 보여준다. Orthospinology 어져스트는 X-ray 장비배열의 정확한 결과이며 정확한 X-ray 설치와 분석, 옆으로 누운 side posture 자세에서 환자 위치에 대한 세부적 주의, 유양돌기를 지지대 어져스트먼트 테이블 사용 그리고 적절한 치료방향의 집합이다. 어져스트먼트에는 커다란 책임감이 따르며 주의 깊고 정확하게 행한다. 왜냐하면 어져스트는 긍적적으로 중추신경계에 영향을 미치고 척추정렬을 변화시키는 목적으로 다소 강한 방식이다. 신경계의 기능을 변화시키는 어떠한 시도는 고도의 계획과 주의를 기울여야 하는 것이 Orthospinology의 철학이다. 예측 가능하다는 것이 호의적인 결론이다. 이 개념은 환자관리와 관련한 말이 1940년대에 Grostic 세미나에서 시작된 이래로 계속적으로 보강되어 오고 있다: “얼마나 좋은 기회이며 얼마나 큰 책임감인가.”

도구를 사용한 상부경추 어져스트먼트의 역사
History of Upper Cervical Instrument Adjusting

Dr. Arden Zimmerman의 공로
(Dr. Arden Zimmerman' s Contributions)

1930년, Dr. B.J. Palmer가 카이로프랙틱을 발전시킨 것에 대해서 발표하고 논쟁적인 Hole-in-one 테크닉을 소개했다(1장 참조). Palmer 연구 클리닉에서는 북미 그리고 전세계적으로 찾아온 최악의 사례들을 치료했으며, 많은 경우에서 커다란 효과를 가져왔다. Arden zimmerman은 그러한 환자 가운데 한 명이었다. 그는 캘리포니아에서부터 아이오와 주, 데븐포트까지 찾아왔다. 그는 기차역에서부터 앰뷸런스로 이송되었고, B.J.의 클리닉으로 이송되었다. 이전 2~3년 동안에 Zimmerman의 건강은 몸무게가 단지 110파운드 밖에 되지 않았고, 거의 걸을 수 정도까지 악화되었다. Zimmerman이 도착한 1937년 2월 11일에 도착한 날로부터 1939년 5월까지 Palmer는 22번의 상부경추 어져스트먼트를 실시했다. Zimmerman은 Palmer의 치료를 통해 건강상태가 급속히 지속적으로 향상되었다. 그는 척추상태가 조절되었을 때에 건강상태가 향상되었고 조절되지 않았을 때에는 오히려 빠르게 약화되었다. 이러한 관찰을 통해 그는 차후 손상이 없었던 환자라면, 하나의 서블럭세이션에는 한 번의 어져스트가 필요하다는 그의 철학이 형성되었다. Zimmerman은 그의 건강이 회복되기는 했지만 22번의 어져스트먼트가 필요했다는 것에 대해서 실망했다. 그는 첫 번째 어져스트먼트가 정확했다면, 다음 21번의 어져스트먼트는 필요없었을 것이라 생각했다.

그의 개인적인 경험이 카이로프랙틱 학교에 입학해 카이로프랙터가 되는 동기가 되었다. 개인 클리닉을 운영하면서 그는 SAM이라고 하는 이름을 붙인 Floor-mounted machine 치료기를 발전시켰다. 그는 당대 최고의 전기 그리고 기계공학적 기술을 사용하여 전기의 힘으로 조절된 트러스트를 전달하는 250파운드의 치료기를 개발하였다. SAM 치료기는 $^{5}/_{8}$인치 깊이로 $^{1}/_{16}$초의 짧은 시간에 트러스트를 전달했다. 전형적으로 제곱 inch 당 150파운드의 어져스트먼트 힘이 환자에게 전해진다. 첫 번째 치료기는 도수치료 테크닉 recoil 테크닉을 활용하기 위해 Recoil action을 포함시켰다. SAM 치료기는 1948년에 최초로 천식환자에게 적용되었으며, 결과도 좋았다. Zimmerman은 매 13개월마다 한 번씩 검진하여 서블럭세이션의 유무 상태를 확인할 것을 제안했다. 그는 은퇴할 때까지 58,000명 이상의 환자 파일을 가졌다고 보고했다.

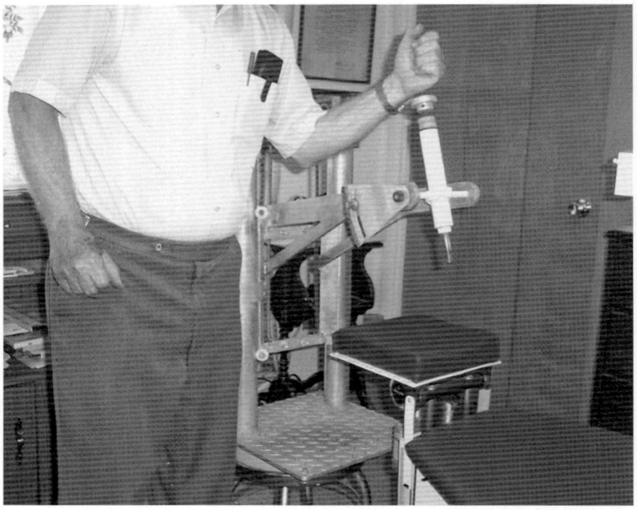

그림 14-1 Cecil Laney 박사에 의해 개발된 첫 번째 어져스팅 기구 중 하나인 “Grasshopper"

Dr. Cecil Laney의 공헌
(Dr. Cecil Laney' s Contributions)

Dr. Cecil Laney는 1951년 Grostic Procedure라고 알려진 교육을 받기 시작했다. 그는 오늘날까지 Grostic 연구에 가장 영향력을 발휘는 지지자로서 알려져 있다. 1954년부터 그는 도수 치료법의 섬세함을 활용할 수 있는 어져스트먼트 치료기를 개발하기 시작했다. 치료기 개발의 초기 시절, 그의 큰 실수는 너무 많은 힘을 사용하는 것이었다. 이 실수는 관절을 유착시키는 결과를 주었으며 관절의 움직임을 감소시키는 결과를 만들었다. 이와 같이 최초의 Grostic 테크닉은 팔머 대학의 Toggle 테크닉을 근본으로 개발되었으나, 더욱 조절된 그리고 가벼운 힘을 사용하도록 변화되었다.

1960년 초, Dr. Cecil Laney에 의해 개발된 치료기는 *Grasshopper*라고 불렀다(그림 14-1). 이 치료기는 테이블의 머리부위 주위를 도는 치료기였으며, 임상가는 치료방향을 조절하였다. 이 치료기는 스타일러스가 돌출되도록 고안된 타격성 치료기였다. Laney는 Grasshopper를 손으로 들고 실행하는 치료기로 변화시켰다. 첫 번째

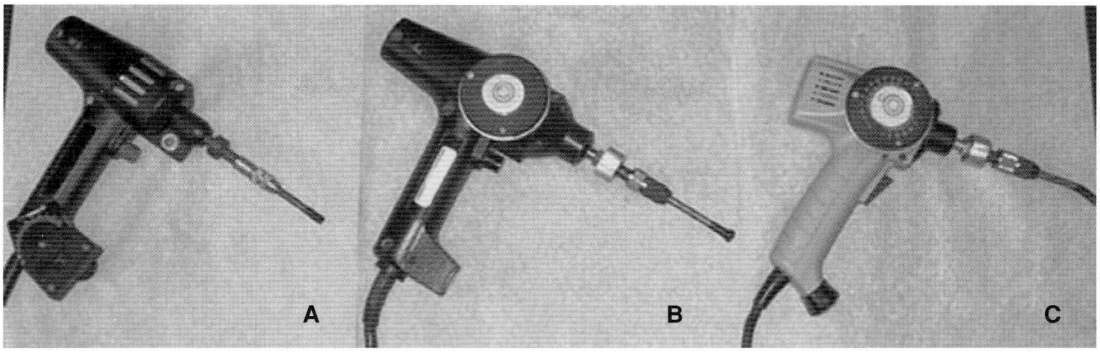

그림 14-2 Orthospinology 손잡이용 solenoid 전동 치료기. A: Laney 치료기, B: KH-4 치료기, C: KH-5 치료기.

치료기는 스프링을 작동시키는 개념이었다. 그 후에 그는 어져스트먼트 힘을 전기로 작동시키는 전동용 치료기를 개발했다. 전기는 코일을 자력화하여 코어를 앞쪽으로 움직이게 하였다. 코어는 치료기의 스타일러스에 부착되게 하여 어져스트먼트 할 때 0에서 1/4인치까지 조절될 수 있게 하였다. 그러나 임상적인 측면에서 치료기는 1/6인치 또는 그 이하로 설정되었다. Laney는 이 기구를 사용하기 위해 "single axis" 방법을 고안하였다. 이것은 height factor와 수직으로부터 rotation의 각도를 계산하는 공식을 사용하는 것으로 구성된다(결과 각에 대한 글상자 참조).

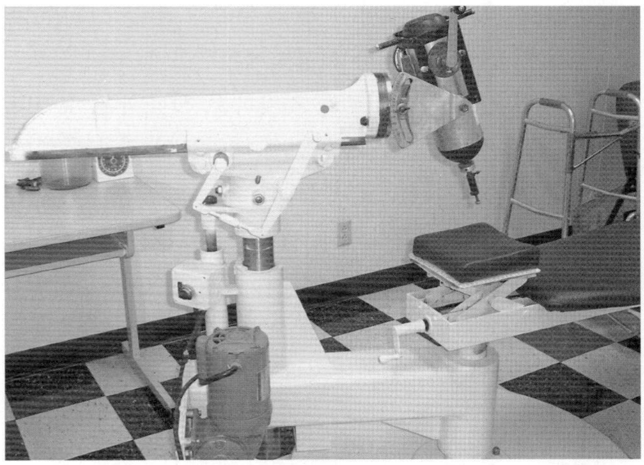

그림 14-3 Cecil Laney 박사의 첫 번째 테이블에 장착된 어져스팅 치료기.

Laney 도구 (The Laney Instrument)

최초로 개발된 손잡이용 치료기는 단순히 Laney의 치료기라고 알려졌다. Laney는 이러한 기구를 생산해서 많은 카이로프랙터들이 사용할 수 있도록 원가로 공급하였다. 1980년대에 새로운 모델이 Richard King에 의해 개발되었으며 KH-4라고 명칭했다. 그는 1990년대 후반에 KH-5를 개발 생산했으며 이러한 모든 도구들은 지금도 임상에서 효과적인 치료기로서 사용되고 있다(그림 14-2). 1967년 Dr J. K Humber는 1967년에 상부경추 어져스트먼트를 위해 치과용 기구를 변화시켜 개발한 최초의 임상가 중 한 분이시다. Dr. Warren Lee와 Arlen Fuhr는 치과용 기구를 보고 액티베이터라는 치료기를 만들었다.[5]

손잡이용 치료기는 토크의 장점을 가지고 있지 않았으며 환추와 축추 서블럭세이션을 치료하는데 있어서 일관성이 부족했다. Laney는 십여년 동안 수 천명의 환자를 치료한 결과를 관찰하였으며, 축추 극돌기를 치료할 수 있는 주요 요인은 지레작용이라는 것을 알게되었다. 다시 말하면, 어져스트먼트 벡터를 높게 사용할 때는 inferior spinous 서블럭세이션을 치료하는데 효과적이며 낮게 사용했을 때에는 superior spinous 서블럭세이션을 치료하는데 효과적이었다. Hand torque는 더 많은 지렛대 작용을 통해 inferior spinous 감소시킨다는 것으로 추측되었다. 그러므로 동측 C2 극돌기 서블럭세이션과 반대측 각인 경우 손잡이용 치료기에 추가적인 10°가 사용된다. Laney는 또한 반대쪽(superior) 축추 극돌기 변위를 어져스트먼트하기 위해서 더 작은 지렛대가 필요하다는 것을 알게 되었다. 그러나 이러한 수정적 변화는 문제점들을 완벽하게 해결할 수 없었다. 그래서 테이블에 장착된 치료기가 1960년도 중반에 개발되었던 것이다(그림 14-3). 테이블에 장착된 치료기는 스타일러스가 회전하는 토크기능이 장착되었다. Laney는 어떤 정도의 힘으로도 시계방향 또는 반시계 방향으로 회전가능할 수 있는 기능을 만들었다. 그러나 수많은 환자를 대상으로 실행한 임상연구 결과는 C2 극돌기 서블럭세이션을 치료하는데 스타일러스의 회전력은 효과가 없었다. 3/8인치 이상 사용하는 스타일러스의 돌출 기능의 효과는 없었다.

Dr. Laney는 최초의 Grostic 테크닉의 치료방향의 벡터로 돌아가 실험을 시작하였다. 하지만 어져스트먼트의 치료효과는 다소 약해졌다. 그리고 그는 스타일러스를 돌려주면서 추가적인 지렛대의 힘을 얻지 못한다는 사실을 깨달았다. 어져스트의 주된 목적 가운데 하나는 환추 횡돌기에 힘을 가하면서 환추 후두골의 외측 그리고 회전변위 그리고 환추-축추 서블럭세이션을 동시에 감소시키는 것이다. 그래서 척추를 지렛대로 사용하는 것이다. 똑바른 스타일러스를 사용하면서 대부분의 경우 환추 횡돌기 접촉을 잃지 않으면서 30° 이상 결과각을 맞출 수 없었다. 왜냐하면 환자의 두개골에 치료기를 고정시킬 수 없기 때문이다. 이것은 구부러진 스타일러스 사용없이는 지렛대 힘의 양을 제한하기 때문이다(그림 19-2 참조). 토크를 적용하기 위해서는 트러스트와 함께 조종되어야 하며 어져스트먼의 마지막 단계에서 실행되어야 한다. 토크는 환추-축추의 외측 그리고 회전 서블럭세이션을 치료하는데 보조하기 위한 벡터의 지렛대 요인을, 추가적인 아랫방향 또는 위방향으로 증가시키려 하는 것이다. 이 과정은 한 번의 노력으로 직선과 곡선의 힘을 조성한다. 다시 말해, 다양한 벡터의 힘을 말하는 것이다.

토크 (Torque)

도수 어져스트먼트의 토크는 상완삼두근 장두를 수축시키면서 임상가의 두상골을 머리 또는 꼬리 방향으로 팔을 돌리면서 실행되는 것이라고 제안되었다. 만약 토크가 미리 조절되었다면, 단순히 토크를 유지하고 있는 근육을 이완시키면 어져스트먼트가 실행될 때 자연스럽게 팔을 회전시키게 된다. 두상골과 hand set arch는 트러스트 과정 중에 동일한 위치가 유지된다. 그러나 토크로 인한 결과적인 힘은 어져스트먼트가 끝나는 단계에서 환추의 횡돌기로 전해진다(13장 참조).

도수 어져스트먼트 시에 사용된 토크와 관련된 기전에 대해 다양한 의견들이 있다. 트러스트하는 과정에서 돌리는 임상가의 팔의 조절과 관련되는 것이다. 그리고 어져스트먼트를 실행하는 과정 중 임상가는 두상골을 고정시켜야 하는가에 대한 것과 관련되는 것이다. 이것으로 어져스트먼트의 마지막 단계에서 토크 힘의 방향을 바꿀 수 있다. 지난 60여년간 Grostic 이론에 근거한 치료를 통한 임상적 증거들은 이 방법이 매우 효과적이라는 사실을 보여주었다. 하지만 정확한 기전과 어져스트먼트 시 사용되는 토크의 효율성에 대한 집중적인 연구가 필요하다. 설명이 필요없이, 토크는 두상골을 피부 위에서 스핀시킨다고 작용되는 것이 아니다. Orthospinology 테크닉에서 사용되는 토크라는 용어를 단순히 회전력이라고 생각하는 것은 잘못된 것이다.

Dr. John D. Grostic은 Laney 하고는 다르게 토크효과를 설명한다. 그들은 모두 트러스트의 마지막 과정에서 치료의 방향을 변화시킨다는 사실에는 동감한다. 그러나 그들은 힘의 방향(inferior torque 그리고 superior torque) 그리고 축추 극돌기 서블럭세이션의 실제적 치료의 기전에 대해 다른 의견을 갖고 있다. Grostic은 어져스트먼트의 마지막 단계에서 이 움직임은 실제로 낭인대로 하여금 축추의 극돌기를 호전되는 방향으로 끌어당긴다고 느꼈다. 머리 지지대를 높이거나 낮추는 것은 superior 또는 inferior 환추-축추 관절(환자가 옆으로 누워있는 side lying 자세에서)을 약간 열어주는데 도움이 된다. 그리고 토크는 관절을 조금 더 열어주게 된다. 이렇게 제안된 견인기전은 전 · 후 방사선 검사에서 보여주는 것처럼 의학적 견인이 어떻게 환추-축추 회전 서블럭세이션을 감소시킬 수 있는 지를 설명할 수 있다.

Grostic은 환자의 atlas laterality 서블럭세이션이 0.5° 또는 더 작은 각도로 감소된 자신의 환자들을 사용하여 자신의 가설을 검사하였다. 하지만, 축추 극돌기의 회전변위는 후 방사선 검사에서 여전히 남아있다. 이러한 환자들은 옆으로 누운 자세를 취했으며 나무로 만든 지지대 위에 환추의 횡돌기가 놓여지게 하였다. 이 지지대는 환자의 목 부위에 놓여져 충분한 수직적 압력과 함께 접촉이 유지되게 한다. 그리고 어져스트먼트의 힘은 적용되지 않게 했다. Grostic은 자신의 손으로 나무 지지대 중앙부위를 supeiror에서 inferior 방향으로 내려쳐 환자의 목으로부터 지지대가 밀려나가도록 하였다. 기본적으로 그는 어져스트먼트 마지막 단계에서 적용된 토크에서 유발된 힘의 방향이 발휘되도록 노력하였다. 이 치료 후, 그는 post nasium 영상을 촬영하여 C2의 극돌기 회전변위 감소현상이 일정하게 나타나는 것을 x-ray상에서 측정하였다.

테이블에 장착된 치료기 건설
(Construction of the Table-Mounted Instrument)

1980년대 중반에 Laney는 지속적 연구를 위해 도수 어져스트먼트에서 사용된 토크의 원리를 사용하였다. 그리고 결국 새롭고 다양한 벡터 기능이 있는 테이블에 장착되는 치료기를 개발했다. 그는 스타일러스를 돌리는 기전을 제거함으로서 그의 예전 모델을 변화시켰다. 그리고 새로운 토크 기능을 장착하였다. 새로운 치료기의 스타일러스는 만곡 벡터를 따라 움직일 수 있게 되었다(토크를 요구하지 않는 사례들). 그러나 특수 캠은 치료의 힘이 서서히 시작되고 트러스트의 마지막 단계에서 스피드를 증가시킬 수 있게 되었다. 머리를 조정하는데 있어서 캠의 기전은 트러스트의 마지막 단계에서 supeior to inferior 방향으로 직선적 벡터를 60까지 변화시킬 수 있다. 첫 번째 치료기는 superior 토크(inferior to superior)를 실행할 수 없었다. 그러나 후에 테이블에 장착된 치료기로서 개발될 수 있었다. Laney가 활발한 임상활동으로부터 은퇴할 쯤, 그가 얻은 임상적 결과는 그가 얻었던 어느 것보다 훌륭했다. 그는 위에서 서술한 지렛대 토크의 힘(leverage torque action)을 이용한 손잡이용 치료기를 개발시켜왔다. 이 치료기는 임상적으로 매우 효과적인 것으로 증명되었다. 그러나 임상가들로부터 충분한 흥미를 끌지는 못했다. 그래서 Laney는 새로운 테이블 장착용 치료기를 개발하는데 집중하였다. Laney는 1990년 중반까지 상부경추 학술회에서 자신의 생각을 발표하였으며 Dr. John D. Grostic이 실질적으로 유사한 치료기를 개발하고 있다는 것을 알게 되었다. 그러나 Grostic은 Life 대학에서 주어진 책임이 많아 그의 프로젝트를 완성할 수 없었다. Laney는 그가 대학의 이름으로 치료기를 개발하고, 연구하고 또한 홍보하기를 원했다. 결국 Laney는 전직 대학 총장인 Dr. Sid wiliam (전 Life 대학의 총장)이 테이블 장착 치료기를 개발하는데 재정을 보조하도록 설득했고, 학교의 연구부서는 치료기의 효능성을 평가하도록 하였다. Laney는 치료기 모델을 개발하는 첫 해엔 Birmingham에서 Atlanta까지 26번씩이나 여행을 하였다. 그는 정밀한 캠 기전 개발을 위해 여러 엔지니어들과 함께 작업에 참석하였다. 이름이 말하는 것처럼, Torque-specific 치료기는 X-ray 분석을 통해 얻을 수 있는 어떠한 벡터로도 힘을 이송시킬 수 있는 치료기다. 일단 치료기 개발이 완성된 뒤 William은 치료기의 임상적 효율성을 실험하고자 3개 테이블을 그들의 병원에 내놓을 것을 합의했으며, 그곳은 Dr. ken Humber Jr. Dr. T.O Huber 그리고 Dr. Mak Myeis의 클리닉이었다. 다음 해, 치료기를 사용한 임상가들로부터 매우 긍정적인 치료효과에 대한 보고서가 제출되었다. 2000년, Dr. Wiliam은 이 치료기가 일반 카이로프랙틱 임상가들에게 공급될 수 있도록 합의하였다.

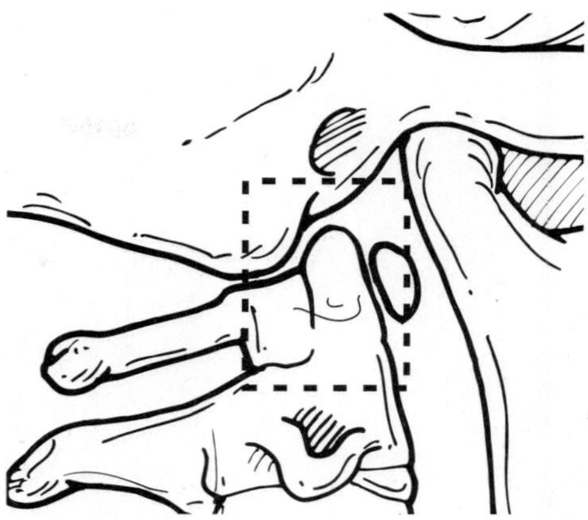

그림 14-4 대부분의 ATP 접촉점이 되는 부위.

손잡이용 치료기
Hand-Held Instrument Adjusting Protocol

환추 횡돌기의 접촉점과 결과각 점 표시하기
(Marking Atlas Transverse Process Contact and Resultant Angle Points)

환자가 앉은 자세에서 있는 동안 환추의 횡돌기를 촉진하고 연필로 표시한다. 환추 횡돌기의 접촉은 유양돌기 끝 지점과 하악각을 기준으로 촉진한다. 이것은 리스팅카드(그림 7-3) 위에 정확한 접촉점이 반영되도록 기록한다. 어져스트먼트 테이블 가까이에 있는 뷰박스에서 경추의 외측면 방사선 영상을 판독한다. 환추 횡돌기는 일반적으로 그림 14-4에서 점선 내에서 촉진된다. 19장

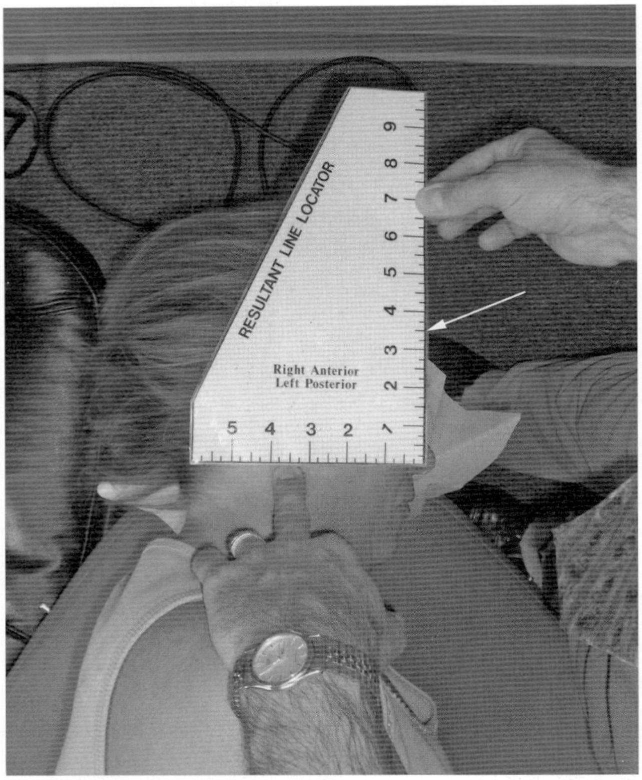

그림 14-5 Resultant 각도기의 resultant 각점 측정. 그림에서 보여주는 좌표는 high 3.5인치 그리고 anterior 3.5인치.

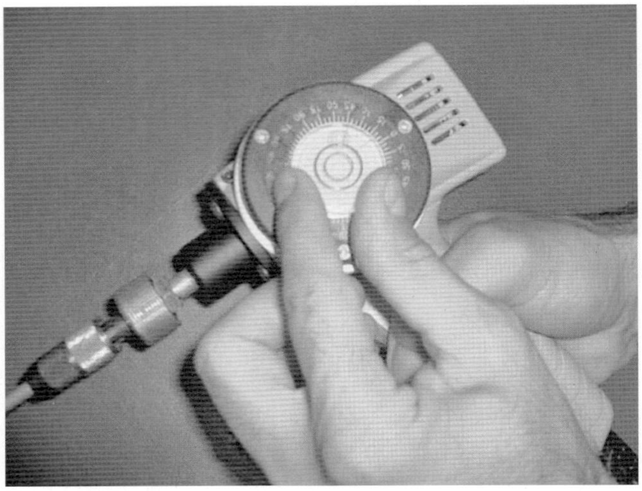

그림 14-6 손잡이용 어져스팅 치료기에서 resultant 각 세팅.

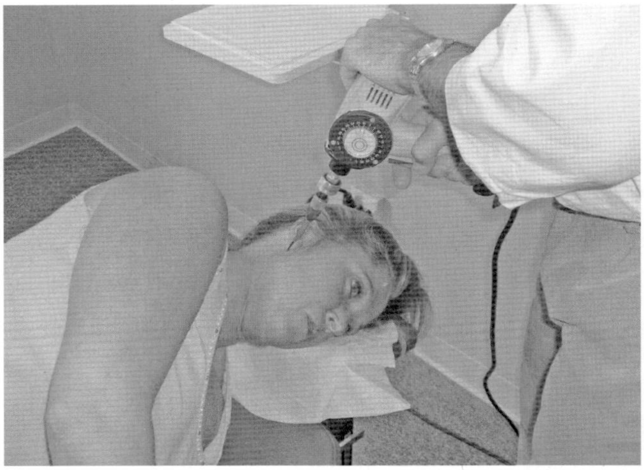

그림 14-7 Resultant 각점과 ATP 접촉을 연결하는 임의선을 따라 손잡이용 치료기를 조준하는 모습.

은 환추 횡돌기 위치에 대해 많은 정보를 제공한다. 그러나 몇몇 환자는 하악각과 유양돌기 사이의 공간보다 위쪽에 존재하므로 접촉하기가 어렵다. 드문 경우지만, 환추의 횡동기는 부분적으로 또는 완벽하게 유양돌기에 덮혀 있다(그림 19-1).

환자는 12장에서 논의한 것처럼 Orthospinology 테이블 위에 기본적 자세로 눕게 한다. High factor와 Rotational factor는 테이프 측정자로 측정될 수 있다(13장 참조). 또는 Resultant angle 각도기로 측정할 수 있다. 이러한 방법으로 결과점을 얻기 위해 Rotational factor를 전 후 수평면을 따라 먼저 측정해야 한다. 수평면은 환추 횡돌기에서 환자 코의 아래쪽 끝을 잇는 가상선을 따라서 구성된다. 환자의 머리를 머리지지대 중립 위치에 놓게 하는 것은 매우 중요하다. 일단 Rotational factor가 설정된 후에는 Height factor는 수평면에서 수직되는 superior 또는 inferior가 쉽게 측정될 수 있다(그림 14-5). High instrument 테이블에서는 배열막대가 없기 때문에 결과각 좌표를 표시하기 위해 작은 종이 조각을 환자 머리에 놓는다. 몇몇 환자의 어져스트먼트 리스팅은 매우 높은 High/Rotational factor를 갖고 있어 결과각 좌표를 표시하는데 어려움을 유발할 수 있다. 이러한 경우에, 각 factor들은 결과각의 점이 환자의 머리로부터 떨어지는 것을 방지하기 위해서 50%까지 감소될 수 있다.

손잡이용 치료기로 피드백 향상시키기 (Developing Feedback with the Handheld Instrument)

Resultant angle(Resultant angle 표 참조)은 손잡이용 어져스트먼트 치료기에 조정되어야 한다(그림 14-6). 그리고 치료기를 resultant angle 점과 환추 횡돌기 접촉점을 연결하는 가상선을 따라서 나란히 놓으면 적절한 치료방향을 의미한다(그림 14-7). 적절한 tissue pull을 적용하고 스타일러스 꼭지가 환추 횡돌기에 정확하게 접촉되도록 한다. 손잡이용 치료기는 약간 숙이면서 수평을 잡는 물방울이 중앙에 오게 하여 원하는 각도가 이루어지도록 한다. 어져스트먼트 자체는 예술적 감각을 요구한다. 그러므로 경험이 있는 임상가로부터 배워야 한다. 그리고 초보자가 준수해야 할 몇 지침선이 있다. 치료기의 힘은 치료기를 확고하게 잡고 트리거를 확실하게 잡고 당김으로서 유지된다. 적용되는 트러스트의 숫자는 임상가마다 그리고 환자마다 다를 수 있다. 그리고 각 트러스트는 단단한 물체를 치는 것이 아니라는 것을 깨달아야 한다. 이것은 벽에 있는 기둥나무를 찾기 위해 두드리는 것과 같은 원리로써 설명될 수 있다. 공허한 소리는 벽 바로 안쪽에 기둥나무가 없다는 것이다. 그러나 단단한 소리는 기둥나무가 가까이 또는 바로 뒤에 있다는 것을 지적한다. 이것은 타격성 치료기로 충격을 통한 접촉이 이루어지면서 어져스트먼트할 때 얻어진 피드백과 유사하다. 일반적으로, 대부분 임상가는 2~3번의 충격을 적용한 후, 환자를 검사한다. 임상가는 환자를 과도하게 어져스트먼트하지 않도록 주의해야 한다. 그리고 "kicking-up the plane line" 현상이 일어나지 않도록 주의해야만 한다. 이것은 전두면에서 환추 외측변위쪽에 환추면이 더 기울어지는 결과를 가져온다.

손잡이용 치료기 사용 시 전부하 (Preload with the Handheld Instrument)

전부하는 환자의 환추 횡돌기에 스타일러스를 접촉할 때 가하는 초기 힘의 양을 뜻한다. 전형적으로 임상가는 "into the kink" 서블럭세이션 리스팅에서 약 1파운드 정도의 가벼운 힘을 사용한다. 과도한 힘으로 인해 주름이 갈 정도가 되어서는 안된다. "Opposite-angle" 패턴은 환추 외측변위에서 환추와 축추사이 관절이 더욱 가까워지게 하여 반대측 하부 척추 변위를 치료하기 위해 좀 더 많은 힘이 요구되는 약 2~3파운드의 힘이 필요하다. 17장은 여러 형태의 서블럭세이션 리스팅을 회복시키고자 하는 능력을 향상시키기 위한 high, low adjusting factor 사용에 관한 것을 검토한다. 16장은 부정렬 패턴 치료에 관련된 생체역학에 관하여 논의한다. 손잡이용 치료기를 사용할 때, 전부하는 항상 바닥으로 향하게 한다(그림

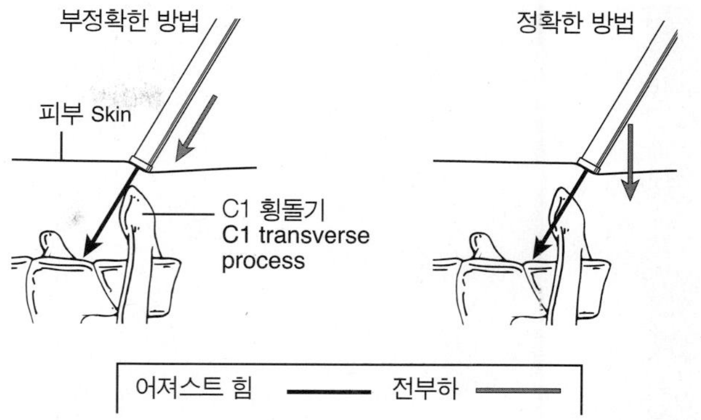

그림 14-8 손잡이용 치료기 사용 시 바닥으로 향하는 전부하 시연.

14-8). 이러한 원리는 High line of drive가 사용될 때, Opposite-angle 서블럭세이션과 함께 적용한다. 적절한 정도의 전부하와 적절한 어져스트먼트 벡터는 환추 외측변위를 감소시키는데 도움이 되며, 평면선에서 "kicking up" 현상을 예방하는데 도움이 된다. 이것은 전두면에서 환추 평면선이 보다 더 기울어짐으로써 환추와 후두골 그리고 환추와 축추 사이에서 외측 부정렬을 증가시키는 결과를 가져온다. 전부하는 가볍게 해야 하고 임상가는 치료기로부터 발사되는 트러스트가 제대로 기능을 발휘하도록 해야 한다. 전부하가 너무 강해서 어져스트먼트 힘이 적용되기 전에 상부경추 관절면이 경직되지 않도록 하는 것이 중요하다.

테이블에 장착된 치료기 어져스트먼트 프로토콜 Table Mounted Instrument Adjusting Protocol

테이블에 장착된 치료기 사용은 먼저 어져스트먼트 테이블에 환자를 적절하게 눕히는 것으로 시작된다. 그리고 서블럭세이션을 치료하기 위해 필요한 resultant angle point를 측정하고 표시한다. 그리고 나서 resultant angle 각이 정해지고 버튼을 조절하여 어져스트먼트 헤드를 고정시킨다(그림 14-9). 환추 횡돌기를 촉지하고 연필로 표시한다(바로 앉은 자세에서 먼저 해도 된다). 머리 위치의 안정성은 머리가 흔들리는지 확인하기 위해서 환자의 머리를 약하게 아랫방향으로 힘을 주어서 확인한다. 원하는 정도의 스타일러스 강도는 다음 과정을 실행하기

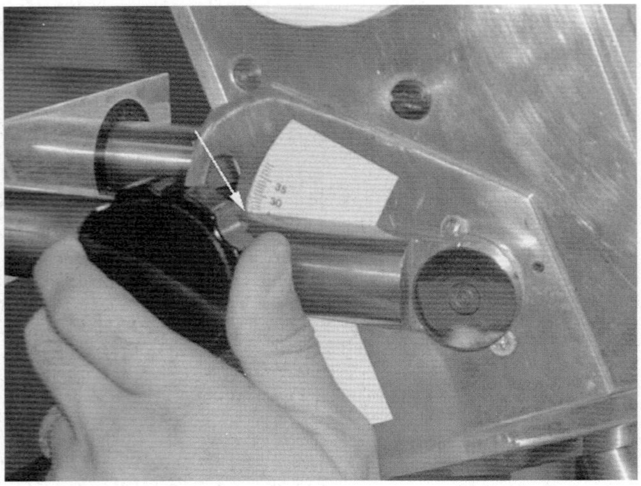

그림 14-9 테이블에 장착된 치료기 어져스팅 헤드 부위에 resultant 각 세팅.

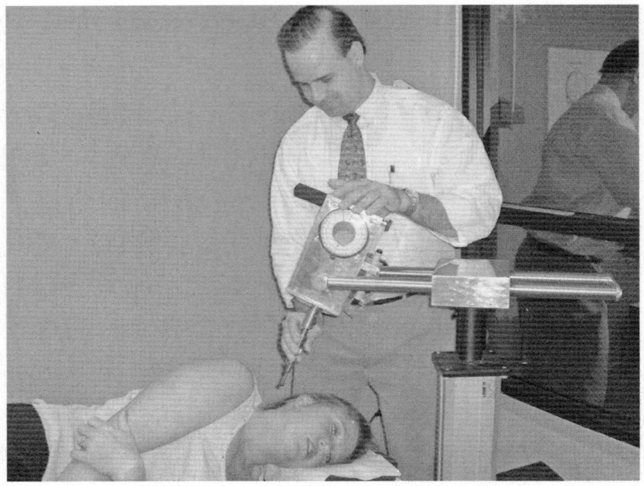

그림 14-10 어져스팅 헤드를 환자로부터 밀고 당기며 세팅할 때 스타일러스를 잡고 있는 임상가의 모습.

전에 반드시 설정되어야 한다. 스타일러스가 장전되어 환자의 목에 원하는 정도의 깊이로 설정되어야 한다. 스타일러스의 슬리브는 스프링의 강도를 조정하는 곳이다. 기저부 링을 분리하는 공간은 스프링의 강도를 가늠하는 기준이다. 완전히 풀린 상태에서는 어져스트먼트의 힘이 약 1파운드 정도이다. 슬리브를 완전히 감아 놓았을 때에는 치료기가 작동하지 않는 것을 의미한다.

치료기에 토크 조절
(Setting Torque on the Instrument)

적절한 토크는 어져스트먼트 헤드에 조절되어져야 한다. Inferior 토크는 토크 페리스코프가 어져스트먼트 머리 상부에서 끌어당겨졌을 때 최대치로 조절되는 것이다. Superior 토크는 페리스코프가 제일 멀어질 때 최대가 되는 것이다. 그리고 zero torque는 이러한 두 지점의 중간지점이다. 이러한 조정은 육안적으로 페리스코프의 링을 보고 결정된다. 2개의 링은 superior torque를 의미하고 하나의 링은 토크가 없는 것이며, 링이 보이지 않는 것은 inferior 토크를 나타낸다. 어져스트먼트 헤드의 뒤쪽 손잡이를 돌리며 임상가가 다양한 정도의 토크를 조절할 수 있다. 치료기는 트러스트의 마지막 단계에서 두개골을 밀어내기 때문에 특수하게 고안되어 superior 토크를 제한한다.

Resultant Angle과 선을 맞추기 위한 어져스팅 헤드 위치 잡기
(Positioning the Adjusting Head to Line Up With Resultant Angle)

스타일러스가 환자에 가깝게 또는 먼쪽으로 움직일 때, 임상가는 항상 손에 쥐고 있어야 한다(그림 14-10). 임상가는 스타일러스가 최소한 $^1/_2$인치 정도 환자의 머리 위에 있도록 어져스팅 헤드가 높게 위치해야 하는 것을 확인해야 한다. 일단 확인되었다면, 케리지는 움직이면서 환자의 머리나 목 위쪽에 자리하게 한다. 그래서 스타일러스가 resultant line과 정열될 수 있다. 어져스팅 헤드는 환자에게 발산하는 레이져 빔이 설치되어 있으며 어져스팅 헤드와 스타일러스의 위치를 보다 명확하게 보여준다(그림 14-11). 이 레이져 라인은 resultant angle 점과 환자의 환추 횡돌기와 연결해야 한다. 레이전 빔이 환자 눈에 노출되는 것을 피하기 위해 환자에게 먼저 눈을 감게 한다.

어져스트먼트 헤드의 위치는 3가지 방법으로 변화시킬 수 있다. 중심회전 팔은 헤드피스 아래에서 움직인다. AP 또는 PA 방향으로부터 drive line을 맞추기 위해서 환자의 어느 쪽에든 놓일 수 있다. 어져스팅 헤드는 주 회전팔 끝에서 수직이동 팔 중심으로 움직일 수 있다. 마지막으로 어져스팅 헤드는 헤드 블록 안쪽과 바깥쪽으로 움직일 수 있다. 케리지 하부에 많은 마찰력이 있어서 일단 적절한 위치가 잡혀지면 주 회전 팔을 고정시킬 필요가 없다. 후자의 두 어져스팅 헤드 변화는 헤드블럭 옆에

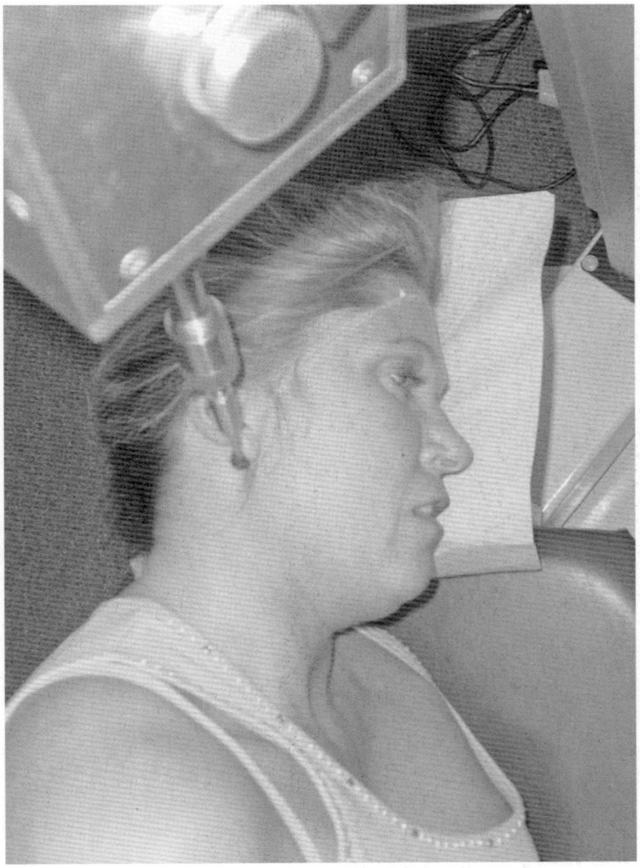

그림 14-11 어져스팅 헤드와 resultant angle에 따라 스타일러스를 배열하기 위해 사용하는 레이저 빔.

있는 두 개의 레버를 통해 자유롭게 할 수 있으며, 개별적으로 또는 함께 고정된다.

스타일러스 깊이 조정(Setting the Stylus Depth)

깊이의 정도는 트러스트 레버의 위치를 먼저 정하면서 결정된다. 원형 dial(그림 14-12) 빨간 지역은 $^{3}/_{8}$인치 보다 큰 것을 의미하며 여기에서 사용은 권장하지 않는 편이다. 노란 지역은 $^{1}/_{4}$인치 깊이를 의미하며, 초록지역은 $^{1}/_{8}$인치 깊이를 뜻한다. 그러나 $^{3}/_{8}$과 $^{1}/_{4}$인치 setting은 토크(torque)가 설정되지 않은 때 주의한다. Torque를 사용할 때는 토크 캠(torque cam)이 작동을 시작할 때까지 어져스팅 트러스트 레버를 조정하면 그리고 나서 멈춘다. 이 지점이 어져스팅 head 앞쪽에 위치한 깊이 tap에 관찰되고 기록되어야 한다. 임상가는 한 손에는 스타일러스 팁을 들고 원하는 정도의 수직이동 조정을 위해 다른 손으로는 트러스트 레버를 tap에 기록된 깊이까지

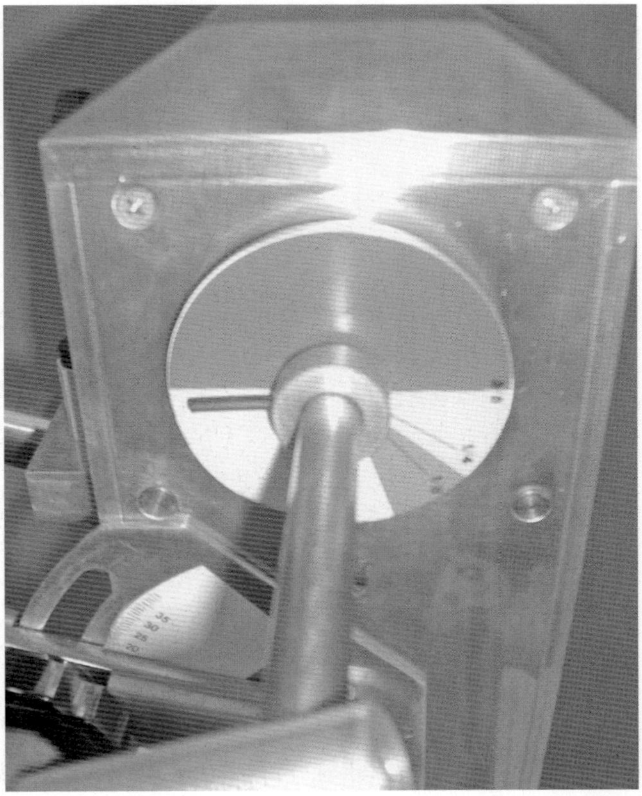

그림 14-12 어져스팅 스타일러스를 위한 여러 깊이 수치를 보여주는 채색된 원형 다이알.

움직인다. 트러스트 레버는 이 지점에서 멈춘다. 어져스팅 head는 발이나 손위치를 사용하여 낮추고 이것은 환자의 안정을 위해서 환자 목 옆에 위치한 기구(instrument) 스타일러스와 함께 조절되어야 한다는 것에 유의한다. 스타일러스는 목 위에서 $^{1}/_{2}$인치까지 맞추며 그리고 나서 어져스팅 head는 환추 횡돌기 접촉(contact) 위에 손으로 움직여서 고정한다. 임상가는 스타일러스를 가까이 해서 스타일러스 막대에 있는 조이게를 잠금으로써 전부하(preload)를 조정한다(그림 14-13). 이 상황에서 임상가는 환자를 어져스트할 준비가 되어 있는 것이다.

어져스트먼트 실행(Conducting the Adjustment)

어져스트먼트는 어져스팅 레버를 돌리면 시행된다. 스타일러스는 설정된 데로 움직이며 움직임의 마지막 순간에 다시 튀면서 복귀한다(그림 14-14). 임상가가 얼마나 빨리 혹은 느린 속도로 레버를 돌리느냐에 따라서 트러스트의 속도를 조절한다. 일반적으로 opposite angle 서블럭세이션은 느린 트러스트가 필요하며, into the kink

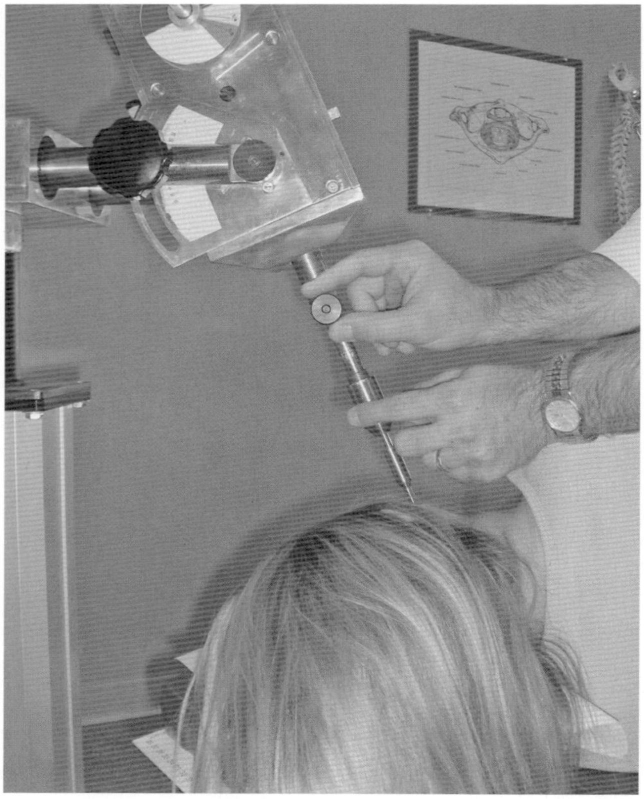

그림 14-13 잠금쇄를 조이면서 스타일러스를 조정하여 치료기의 전부하 세팅.

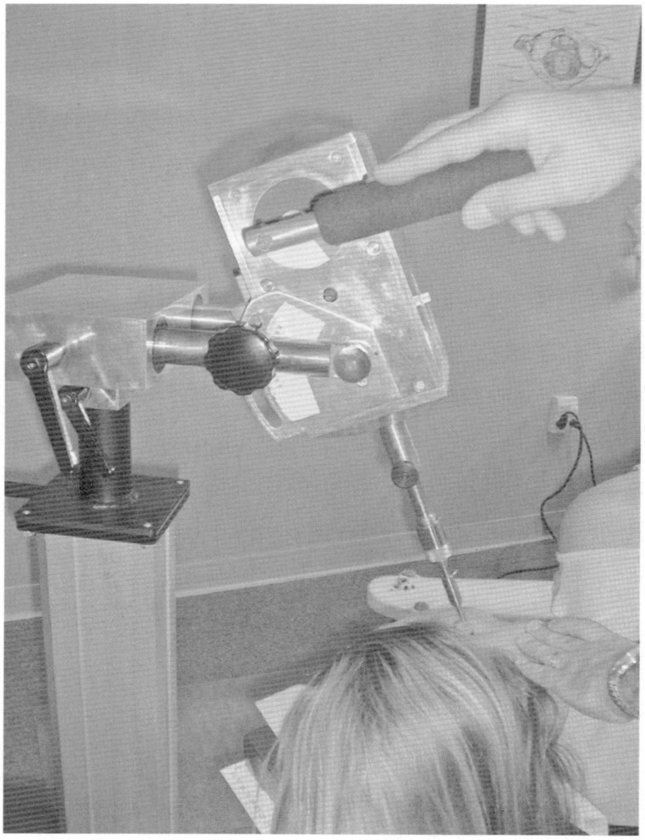

그림 14-14 어져스팅 헤드레버를 회전시키면서 어져스트먼트를 실행하는 모습.

패턴은 보다 빠른 트러스트를 요구한다. 이러한 것은 17장에서 논의될 레버와 쐐기 원리와 함께 행해져야 할 것이다. 전형적으로, 기구를 사용하는 치료는 임상가로 하여금 트러스트를 시행한 후 멈추고 환자를 확인하는 것이 필요하다. 그러나 어떤 임상가는 스타일러스의 접촉, 어져스트먼트의 깊이, 환자의 편안한 정도를 평가하고자 가벼운 트러스트를 하는 것을 선택하기도 한다. 그리고 나서 두 번째 어져스트는 알맞은 깊이를 더해서 실시한다. 어져스트먼트가 끝난 후 즉시 임상가는 환자의 목에서 적어도 1인치 정도 카리지나 스타이러스를 들어 올려야 한다. 임상가는 환자로부터 기구를 움직이기 전에 스타일러스를 잡아야 한다. 두 케리지 잠금을 풀어야 하고 임상가는 계속해서 스타일러스를 잡고 환자로부터 기구를 멀리 돌린다. 어져스트먼트하는 동안 어린 아이들에게는 테이블에 장착된 치료기는 적합하지 않다는 것에 유념하여야 한다. 왜냐하면 환자가 부동자세로 있어야 하기 때문이다. 손잡이용 치료기는 필요하면 언제든지 빨리 움직일 수 있기 때문에 소아과 환자에게 추천할 만하다. 테이블에 장착된 치료기를 사용 중인 환자와 어린 아이는 같은 방에 있는 것을 권하지 않는다. 일반적 규칙에 따라서, 환자 치료 시 임상가를 불안하게 하는 어떤 누구라도 같이 있는 것은 현명한 것이 아니기 때문이다.

요약(Summary)

- 어져스팅 헤드의 각도 조정
- 환자를 어져스팅 테이블에 눕히고, 접촉점을 표시하고, resultant line을 설정한다.
- 레이저 라인 빔을 사용하여 스타일러스와 케리지의 위치를 정확하게 설정.
- 원하는 토크를 선택하고 설정.
- 원하는 어져스트먼트 깊이를 위해서 트러스트 레버와 스타일러스 위치설정
- 모든 잠금장치 확인
- Resultant angle 선 따라서 기구설정의 정확성을 확인하기 위한 레이저 라인 빔 사용.

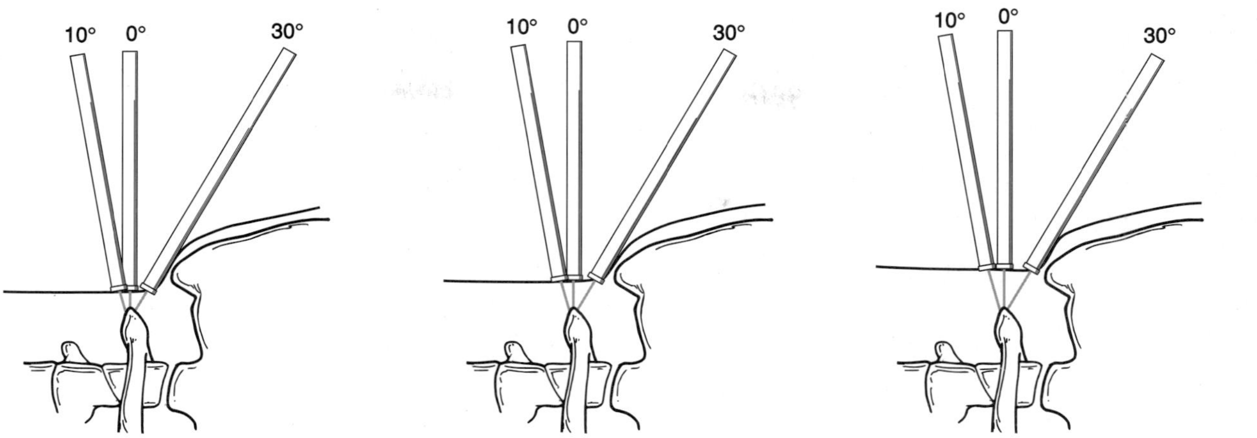

그림 14-15 Side lying 자세를 취하고 있는 환자의 목 연부조직 두께에 따라 다른 각도를 보여주는 스타일러스 배치의 다양한 모습. 다양한 각도의 스타일러스 방향과 함께 ATP 접촉의 중요성을 시연하고 있다.

- 어져스트먼트 속도를 정하고 어져스트먼트 실시
- 환자 안정을 위해 어져스팅 헤드를 움직인다.

정확한 힘 전달을 위해 스타일러스로 환추 횡돌기 유도하기
Leading the ATP with the Stylus for Accurate Force Transmission

정확한 벡터 힘 전달을 위해서 환추 횡돌기에 직접적으로 스타일러스를 견양하는 것은 필수적이다. 어져스팅 테이블 위에 환자를 앉히고, 여러 가지의 결과 평가 그리고 X-ray 분석을 하는 등 임상가는 어져스트먼트를 준비하는데 많은 시간이 소비된다. 잘못된 방향으로 스타일러스가 향해 있다면, 서블럭세이션을 치료하고자 하는 임상가의 모든 노력과 수고가 헛되이 될 것이다. 사람에 따라 크기가 다르지만, 환추 횡돌기는 피부 아래 $^1/_2$~$^3/_4$인치 사이에 위치해 있다는 것을 항상 염두해 두어야 한다. 접촉하는 조직이 두꺼우며 환자의 목을 지날 때 더 많은 힘이 분산된다. 그러므로 두꺼운 목을 가진 환자는 마른 사람보다 더 많은 힘이 요구된다. 액체가 많이 포함된 연부 조직은 힘이 여러 방향으로 분산된다(Pascal's 법칙). 그러나 조직이 완전히 액체는 아니어서 직접적인 힘이 환추 횡돌기에 전달된다. 기구의 스타일러스 위치는 환자의 사이즈를 고려하여 배치해야 한다. 조직이 두꺼울 수록 환자의 목에 어져스트먼트 힘을 정확하게 환추 횡돌기에 스타일러스가 전달되도록 해야 한다. 스타일러스의 기울기 정도(resultant angle)는 신중하게 고려되어야 한다(그림 14-15)

다음과 같은 실수들이 어져스트먼트 시 기구를 배치할 때 발생할 수 있다.

- 너무 높은 스타일러스
- 너무 낮은 스타일러스
- 환추 횡돌기 앞쪽에서 너무 떨어져 있는 스타일러스
- 환추 횡돌기 뒤쪽에서 너무 떨어져 있는 스타일러스

너무 높이 있는 스타일러스는 접촉을 놓칠 수 있으며, 어져스트먼트가 거의 일어나지 않거나 오히려 환추의 외측변위를 증가시킬 수 있다. 근육이나 환추 횡돌기 위 결합 조직에 전달된 힘은 피부가 접혀지는(또는 반사적 수축) 현상을 일으킬 수 있으며 그렇게 되면 동측에서 환추를 위쪽 방향으로 당겨질 수 있다. 환추 횡돌기 아래쪽으로 치료기의 트러스트가 가해지면서 superior to anterior (대부분의 경우 따라야 할 방향)가 아니라, 스타일러스가 너무 낮게 겨냥되면서 환추-후두골 서블럭세이션이 일시적으로 증가되는 현상이 발생할 수 있다. Anterior 또는 Posterior 방향으로 너무 과도하게 겨냥된 스타일러스는 환추와 후두골 사이의 회전 서블럭세이션을 감소시키는데 있어서 지렛대 효과의 손실로 인해 치료 효과가 감소될 수 있다(그림 14-16). 그러나 회전 벡터는 실제적인 회전변위의 정도보다 2.5배나 강하다는 사실을 알아야 한다. 그러므로 의미있는 오류의 차이가 있다.

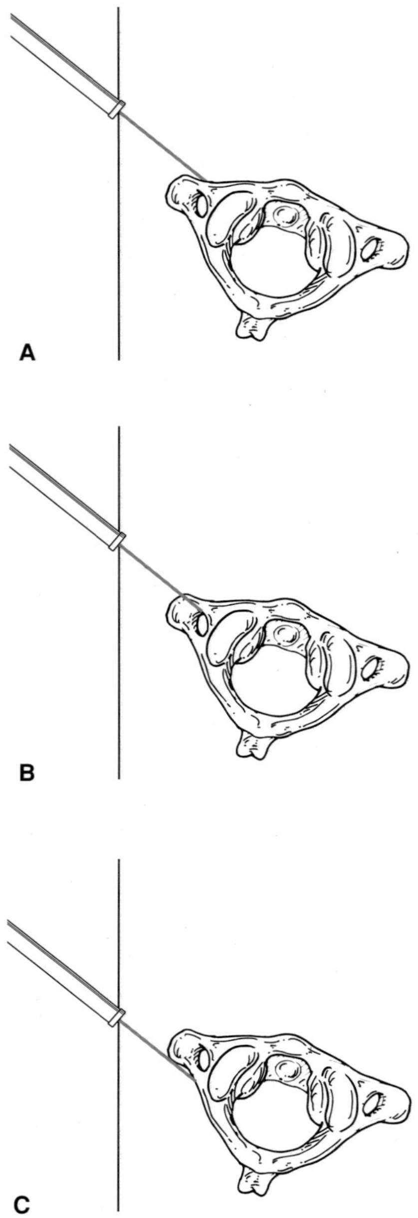

그림 14-16 환추 왼쪽에 anterior 부정렬을 위한 스타일러스의 위치. A: ATP에서부터 너무 멀리 스타일러스가 위치함으로 발생하는 치료효과 소실. B: 적절한 스타일러스 위치. C: 스타일러스가 ATP로부터 너무 뒤로 위치하여 부정렬을 악화시킬 수 있는 위험성이 있다.

이 사실은 희귀한 사례에서 상부경추의 서블럭세이션 증가된다는 것이 임상적으로 관찰되었다(그리고 연구 증거는 제한적이다). 특히 임상가가 적절히 수련했고 Orthospinology 매뉴얼에 따라서 적절하게 시행했다 해도, 이러한 현상은 대부분의 경우 일시적이며 서블럭세이션은 원래의 위치로 회복되는 것으로 관찰되었다. 서블럭세이션의 미세 증가는 예상되는 환자의 호전 정도를 저하시킨다는 내부 연구에서 보여주었다. 그러나 장기적으로 악화시키는 결과는 보이지 않는다. 이는 충분한 힘을 가했을 때, 연부조직의 중력 흡수로 변위를 증가시키는 손상까지 야기하지 않기 때문이다. 적절한 Orthospinology 어져스트먼트에 적용된 힘의 정도는 손상을 일으킬 만큼 크지 않다. 그러나 임상가는 생체역학적 관점에서 환자의 치료 효과를 예측하여 환자가 회복되며 또한 필요한 다음 치료를 확보하기 위해 필요하다. 어져스트먼트 후 방사선 검사의 목적은 서블럭세이션을 성공적으로 회복시키기 위해 테이블 위 환자의 위치, 두상골/스타일러스 접촉 그리고 힘의 벡터와 같은 요소들은 재점검하고자 하는데 있다.

어져스팅 힘
Adjusting Forces

Owens와 Hosek는 다른 형태의 상부경추 어져스트먼트 방법에서 적용하는 힘의 정도를 평가 하였다. 어져스트먼트 힘은 직접적으로 SWRI(Sid William 치료기 연구소에서 개발한 치료기)의 헤드피스에 직접적으로 전달된다. 이 테이블의 헤드피스는 어져스트먼트 힘을 측정하기 위해 사용되는 "Strain Guage Force Transducer"라고 하는 장비와 함께 공급받는다. 참가자들은 실제 어져스트먼트에 적용되는 것과 동일한 정도의 전부하와 트러스트를 적용하도록 교육을 받았다. 9번의 Toggle Recoil manual 어져스트먼트는 30~77파운드 정도 힘의 범위가 기록되고 전부하는 2~12파운드 정도였다. 어져스트먼트 속도는 50~200 msec 범위였다. 6번의 Grostic 어져스트먼트는 평균 힘이 15~25파운드였고, 전부하는 5~10파운드 정도였으며 트러스트 속도는 100~200 msec였다. Laney 어져스트먼트 치료기는 1/8인치 이하 정도의 변위 거리로 낮게 조정되었다. 이 상태에서 Laney는 약 2파운드 정도의 트러스트를 발생시켰다. 다양하게 설계된 이유로 관찰자들은 Atlas Orthogonal Instrument 도구를 사용하여 힘의 정도를 신뢰성 있게 측정할 수 없었다. 또 다른 보고서는 컴퓨터 변환 장치를 통해서 적용된 여러 임상가들이 실행한 어져스트먼트 데이터를 제공했다. 3

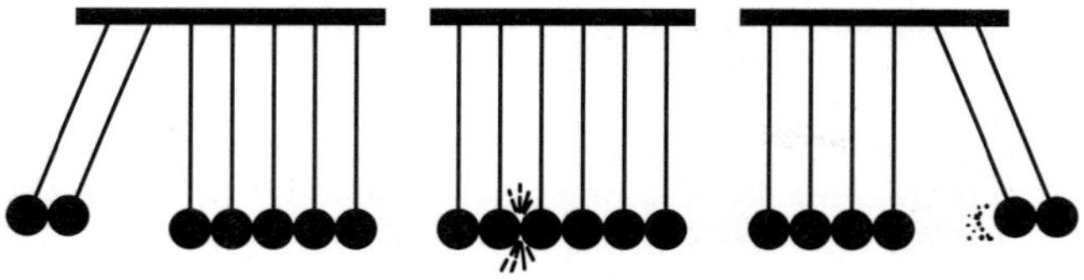

그림 14-17 힘전달을 묘사하는 그림. (출처: Eriksen K. *Upper Cervical Subluxation Complex*. Baltimore: Lippincott Williams & Wilkins, 2004:426-A)

번의 Grostic 어져스트먼트는 평균 전부하 6.3파운드, 6.9파운드 힘. 그리고 평균 어져스트먼트 속도는 90 msec였다. 2번의 Toggle 어져스트먼트는 평균 전부하 3.5파운드, 35파운드 힘, 그리고 속도는 40 msec 였다. 손잡이용 치료기는 7.3파운드 전부하, 6.7파운드의 힘, 속도는 20 msec였다. 테이블에 장착된 Purcussion instrument 치료기 기구는 15파운드 전부하, 7.8파운드 힘, 그리고 속도는 50 msec였다.

어져스트먼트 시 척추분절에 전달되는 힘은 연부조직에 의한 분산력때문에 트러스터에서 발생된 전체 힘보다 훨씬 적다. 딱딱한 면에 트러스트하여 전달되는 것은 조직에 덮여 있는 가동성 분절에 트러스트하여 전달되는 정도는 다르다. 이전에 상부경추 어져스트먼트는 2~25파운드 정도의 힘이 발생되었다. 어져스트먼트가 시행될 환자는 매우 약하게 느낀다. 대체로 이는 도수 어져스트먼트 시 적용되는 전부하의 정도와 두상골이 목에서 $^1/_{16}$~$^1/_4$ 인치 정도 떨어져 있기 때문이다. 손잡이용 치료기는 스타일러스의 전방 움직임이 일어나지 않도록 설계되었다.

누군가는 척추 위에 점탄성 조직과 힘을 분산시키는 조직때문에 기구 어져스트에 적용된 작은 힘이 어떻게 상부 경추를 움직일 수 있는지 의아해 할 수 있다. Blaley의 보고서를 읽어보기를 독자들에게 권한다. 이 보고서는 상부경추 어져스팅과 관련한 유동학적인 개념에 대해서 상세하게 기록되었다. Impulse 형태의 치료기는 직접적인 힘이 환추에 전달되는 것이 아니라 연부조직을 통해서 힘이 전달되는 것 같다. 이 현상은 그림 14-17에서 설명된다.

체인 끝부위에 달려있는 구슬이 반대측 구슬을 움직이게 하는가를 보여준다. 어져스트먼트 시에 적용되는 한정된 힘은 환추에 약 3파운드 정도의 무게로 보는 것이 타당하며 추관절에는 거의 마찰력이 없으며, 그 부분에 관절의 잠김 현상이 거의 없다. 이러한 관절면은 어느 정도의 관절면, 인대, 근육 그리고 머리의 무게 등에 의해서 고정된다. 어져스트먼트와 관련한 하나의 과제는 어져스트먼트를 완성하는 것이며, 몸의 저항이 시작되기 전에 가동범위 내에서 환추를 움직이는 것이며, 관절은 밀착되고 함께 움직인다. 이러한 요소들은 high-force 어져스트먼트가 임상적 측면에서 왜 효과적이지 못한가를 설명해 준다. 비록 이전 연구에서 어져스트먼트는 90~200 msec 지속되는 것을 나타냈지만, 또 다른 점은 Grotic 도수 어져스트먼트는 다른 카이로프랙틱 도수 치료보다 더 서행적으로 실행되었다. 이는 어져스트가 더욱 조절되고 지속적이기 때문에 가능한 것이다. 어져스트먼트 힘은 천천히 증가되고 마지막 순간에 최고조에 이르며 갑자기 사라진다.

요약
Summary

이번 장을 통해, 독자는 상부경추 치료기 발달과 역사에 관해서 배웠으며 어져스트먼트 벡터를 위해서 알맞은 좌표를 어떻게 결정하는가를 알게 되었다. 임상가와 학생은 어떻게 치료기를 정확하게 배치할 것인가와 환추 횡돌기의 중요성을 보다 더 잘 이해했다. 전부하 적용과 다양한 변위 패턴에 대한 트러스트 적용 횟수와 속도를 다양화시키는 것에 관한 것을 살펴보았다. 이번 장은 토크 사용법과 테이블에 장착된 치료기구를 어떻게 설치하는지를 논의했다. 마지막으로, 다양한 형태의 상부경추 어져스트먼트에 적용되는 힘 정도가 언급되었다.

참고문헌

1. Palmer BJ. Hole-in-one theory absolutely right. *Fountainhead News* 1930;18(3).
2. Green BN, Johnson CD, Andrew T, et al. Improving historical research reports: A case report format and example in Arden Zimmerman, D.C. *J Chiropr Humanities* 1998;8(1):43–54.
3. Zimmerman AD. An adjusting machine to correct subluxation. *Digest Chiropr Economics* 1963;5(5):14,22–5.
4. Grostic JD. The adjusting instrument as a research tool. *Chiropr Res J* 1988;1(2):47–55.
5. Fuhr AW, Collocca C, Green, et al. *Activator Methods Chiropractic Technique*. St. Louis: Mosby-Year Book, 1997.
6. Wortzman G, Dewar FP. Rotary fixation of the atlanto-axial joint: Rotational atlantoaxial subluxation. *Radiology* 1968; 90(3):479–87.
7. Fielding WJ, Hawkins RJ. Spine fusion for atlanto-axial

instability. *J Bone Joint Surg Am* 1976;58(3):400–7.
8. Fielding JW, Hawkins RJ. Atlanto-axial rotatory fixation (fixed rotatory subluxation of the atlanto-axial joint). *J Bone Joint Surg Am* 1977;59(1):37–44.
9. Van Holsbeeck EM, Mackay NN. Diagnosis of acute atlanto-axial rotatory fixation. *J Bone Joint Surg Br* 1989;71(1): 90–1.
10. Phillips WA, Hensinger RN. The management of rotatory atlanto-axial subluxation in children. *J Bone Joint Surg Am* 1989;71(5):664–8.
11. Altongy JF, Fielding JW. Combined atlanto-axial and occipito-atlantal rotatory subluxation: A case report. *J Bone Joint Surg Am* 1990;72(6):923–6.
12. Leventhal MR, Maguire JK, Christian CA. Atlantoaxial rotatory subluxation in ankylosing spondylitis: Case report. *Spine* 1990;15(12):1374–6.
13. Moore KR, Frank EH. Traumatic atlantoaxial rotatory subluxation and dislocation. *Spine* 1995;20(17):1928–30.
14. Subach BR, McLaughlin MR, Albright AL, et al. Current management of pediatric atlantoaxial rotatory subluxation. *Spine* 1998;23(20):2174–9.
15. Al-Etani H, D'Astous J, Letts M, et al. Masked rotatory subluxation of the atlas associated with fracture of the clavicle: A clinical and biomechanical analysis. *Am J Orthop* 1998;27(5):375–80.
16. Cooperstein R, Gleberzon BJ. *Technique Systems in Chiropractic*. Edinburgh: Churchill Livingstone, 2004.
17. Owens EF, Hosek RS. Thrust magnitudes and rates in upper cervical adjustment. Paper presented at: Sixteenth Annual Biomechanics of the Spine Conference; June 1985; Boulder, CO.
18. Sweat RW. Atlas orthogonal percussion adjusting instruments. *Todays Chiropr* 1984;13(3):31–3.
19. Blaby RE. In: Eriksen K. *Upper Cervical Subluxation Complex: A Review of the Chiropractic and Medical Literature.* Baltimore, MD: Lippincott Williams & Wilkins, 2004: 428A–429A.

제 15 장

신경생리학과 상부경추 서블럭세이션

Neurophysiology and the Upper Cervical Subluxation

학습목표

이 장을 공부하고 난 후에, 독자는 다음과 같은 사항들을 할 수 있어야 한다:

- 척수와 관련 구조의 해부학
- 상부경추 내의 척수 경막에 부착된 결합조직
- 척수의 긴장과 치상인대-척수뒤틀림 가설(dentate ligament - cord distortion hypothesis)과 연관된 개념
- 체성감각 수용기의 위치와 기능(즉, 역학 수용기, 근방추, 골지건기관, 통각 수용기)
- 고유수용성 전도로(즉, 척수 모대, 척수소뇌로, 설상소뇌로)
- 전외측 시스템을 경유하는 통각 전도로와 신경학적 통각 억제
- 삼차신경, 삼차신경 경부핵, 삼차신경통
- 시상 가중과 통합
- 신경학적 통합기능을 수행하는 소뇌와 전정 전도로의 역할
- 뇌간핵과 구심성 연접을 이루는 상부 경수
- 움직임의 한도를 넘은 정렬 보전(integrity)의 중요성(즉, 어져스트먼트 vs. 매니플레이션)
- 척수 압박과 신경근 자극(irritation)

상부 경추부에 관련된 신경해부생리학은 상부경수(upper cervical cord)가 뇌간과 바로 아래의 척수 레벨 사이를 연결하는 이행 부위이므로 특별하게 다루어져야 한다. 이 장에서, 상부경추 서블럭세이션 모델의 고찰을 통해 상부 경수의 취약함이 신경학적 손상을 일으키는 과정과 환자의 건강에 미치는 카이로프랙틱 어져스트먼트의 잠재적 영향을 알게 될 것이다. 또한 상부 경추부는 척추의 미추부에 비해 아주 많은 구심성 역학수용기를 가진다. 경추의 관절 기능부전(즉, 서블럭세이션)은 중추신경계(신경축; neuraxis) 내로 비정상적 구심성 정보 유입의 발생 가능성을 증가시켜 다양한 부수적인 유해현상을 초래할 수 있다. 이 장은 카이로프랙터가 관찰하는 많은 임상증상(즉, 자세적이고 기능적인 골반 뒤틀림, 척추기립근 부위의 비대칭적인 체온, 근긴장, 특정한 통증 증후군들)을 환자에게 설명하는데 도움을 줄 것이다.

척수 해부학
Spinal Cord Anatomy

척수는 연수로부터 연결된 긴 원통형의 신경조직이다. 그것은 환추의 상연에서부터 두 번째 요추의 상연까지 확장되고, 대부분 성인의 경우 40~45 cm의 길이로 측정된다. 태아기 3개월 전까지 척수는 척주관의 길이와 같다. 그 후 출생 전까지 척주는 척수보다 더 빠르게 길어져서, 척수는 세 번째 요추 수준까지 확장된다. 척수는 세가지 막에 의해 둘러싸여 있다: 경막, 지주막, 연막. 가장 바깥에 위치한 막은 경막이다. 그것은 질긴 섬유질의 관 모양의 막으로서 두 번째 천추결절 수준까지 확정된다. 경막외 공간은 척추 신경관으로부터 경막을 분리하고 느슨한 성근조직(loose areolar tissue)과 정맥총(venous plexus)을 함유한다. 경막하 공간은 경막과 지주막 사이의 잠재적인 얇은 공간으로서 충분한 체액을

함유하여 두 막에 대한 윤활작용을 한다. 지주막은 세 막 중 중간층에 위치하고 거미줄 같은 구조를 형성하는 지지 시스템이다. 지주막하 공간은 지주막과 연막 사이에 위치하고 뇌척수액을 함유한다. 연막은 척수에 촘촘하게 부착되어 있고 혈관이 집중적으로 분포하는 막이다.

척수는 백질이 바깥쪽 구조를 형성하여, 가운데 구조의 회색질을 독특하게 감싸는 구조이다. 그러나, 백질과 회색질의 크기는 척수의 분절마다 다르다. 백질은 유수신경섬유들 위주로 모여진 다발로 구성된다. 회색질은 크고 작은 뉴런들로 구성되고 치상돌기(dentrite process)와 수많은 시냅스들이 신경세포들 사이를 연결한다. 이 부위는 나비 모양과 비슷하며 날개 부위를 '뿔(horn)' 이라 부른다. 그것은 기능적으로 후각(감각영역), 전각(운동영역), 감각영역과 운동영역 사이에서 연합기능을 수행하는 중간영역으로 나뉘어 세 부분으로 구분된다.

척수 긴장
Spinal Cord Tension

경막의 부착물 (Epidural Attachments)

상부 경수의 경막은 대공의 둘레와 2~3번째 경추에 직접적으로 부착되고, 섬유성 슬립(slip)에 의해 후종인대에 연결된다. Hinson과 Zou[1]는 치밀 섬유성 결합조직 슬립이 모든 표본(specimen)에서 경막을 환추 외측괴(lateral mass)의 후연(posterior margin) 주위에 있는 환추 후궁을 연결하는 사실에 주목하였다(그림 15-1). 그것들은 단지 경막 부착물의 밀도에 있어서 다양하게 관찰된다. 경막은 그것들의 부착물에 의해 환추에 견고하게 부착되어 발견되어졌고, 저자는 그것이 경막조직의 열상이 없는 상태로 후궁으로부터 경막에서 분리되기가 어렵다는 것을 알았다.[2] 외측괴들이 이 레벨의 신경관 전외측을 구성하는 반면, 환추의 후궁은 신경관의 후면과 측면의 대부분을 구성하고 축추의 치돌기는 전연(anterior margin)에 위치한다. 대부분의 해부학 문헌들은 환추의 경막 부착물이 외과적으로 유의한 특징들을 보여주지 않으므로 잘 언급하지 않는다. 그러나 이 장은 설득력 있는 근거들을 통해 이 해부학적 구조물들이 경추 서블럭세이션으로 인해 척수에 어떻게 유해 긴장력을 전달하는지를 제시할 것이다.

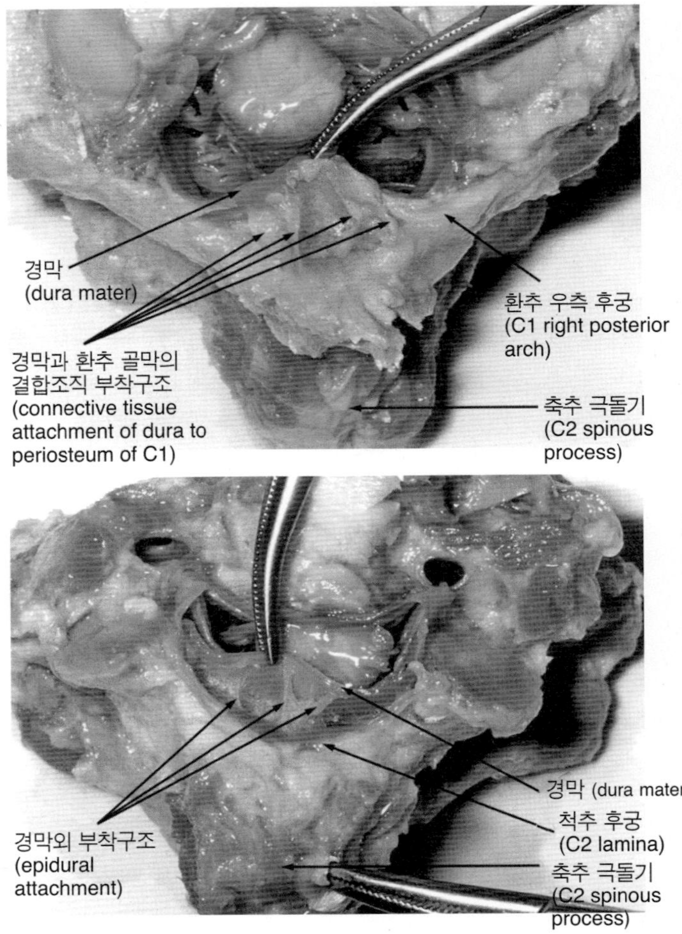

그림 15-1 경막외 부착구조물들이 보여진다. 치밀 섬유성 결합조직 슬립이 경막과 환추 및 축주의 후궁을 연결하고 있다(Roger Hinson 박사의 제공).

Grostic[3]은 또한 환추 외측괴, 환추 후궁뿐 아니라 축추 신경관의 외측 및 후측벽에도 척수 경막이 강하고 많이 부착되어 있다는 근거를 단면(dissection) 구조를 통해 제시하였다. 상부경추 아래의 경막 결합조직은 척수 경막 후부와 황색인대를 연결하는 것으로 묘사하고 있다.[4-6]

황색인대는 추체 사이의 과도한 움직임을 방지하여 척주를 안정화시킬 뿐 아니라, 척추후궁(laminae of vertebrae)들을 연결하고 척수와 신경요소들을 보호한다. 척추 후궁을 따라서 이 인대는 척주관의 후벽을 형성한다.

두개경막척추인대
(Craniale Durae Matris Spinalis Ligament)

1929년경, von Lanz[7]는 두개경막척추인대(ligamentum

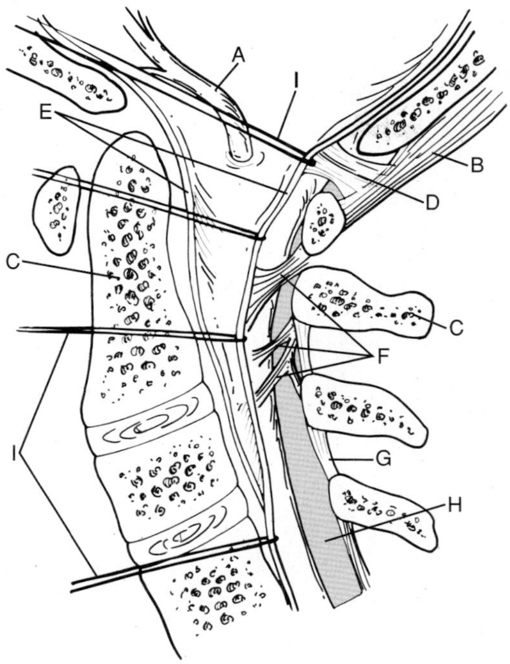

그림 15-2 뇌와 척수가 제거된 상태로 이등분된 두경부 표본. 경막낭 후부가 복측으로 당겨지고 있다. **A:** 추골동맥, **B:** 소후두직근, **C:** 축추, **D:** 경막에 대한 소후두직근 부착구조, **E:** 경막, **F:** CDMS 섬유성 부착구조, **G:** 황색인대, **H:** 경막외 공간, **I:** 봉합실. (Rutten HP, Szpak K, van Mameren H, et al. Letters. *Spine* 1997;22(8):924로부터 수정 인용)

caraniale dura matris spinalis; CDMS ligament)를 경막과 환추후두관절의 후연 사이, 대공의 모서리(edge), 환추 후궁, 그리고 축추 극돌기 기저부 및 후궁을 고정하는 섬유성 구조로서 설명하였다(그림 15-2). Lang[8] 또한 CDMS 인대를 언급하기는 했지만, 경막과 축추의 궁(arch) 사이를 연결하지 않는다고 하였다. Rutten 등[9]은 환추 후궁의 복미측(ventrocaudal side)과 척수 경막 사이에 부착되어 있다고 확신하였다. 그들은 또한 CDMS 복합체가 세 번째 경추 아래로 연결되지는 않지만, 환추와 축추 그리고 축추와 세 번째 경추 사이의 황색인대로부터 올라가서 구성되어진다고 이후에 언급하였다. 이 연구자들은 항인대의 깊은 부분에서 이어지는 CDMS 인대의 중간섬유(median fiber)를 최초로 발견한 공로자들이다. Humphreys 등[10]은 또한 축추 극돌기의 기저부 및 환추 후궁로부터 경수 경막까지의 결합조직 부착구조로서 보고하였다.

척수 경막에 대한 소후두직근과 항인대 부착 구조 (Rectus Capitis Posterior Minor Muscle and Ligamentum Nuchae Attachments to the Spinal Dura Master)

소후두직근(RCPm)과 후환추후두막(posterior atlanto-occipital membrane; PAO막)은 환추 후궁으로부터 후두골까지 확장된다. 게다가 PAO막은 1995년 Hack 등[11]의 연구 성과로 척수 경막 아래로 밀접하게 부착되는 구조로 알려지게 되었다. 그들은 소후두직근과 상부 경수의 'PAO막-척수경막 복합체' 사이의 결합조직 연결구조를 발견하였다(그림 15-2). 벨트모어 소재 매릴랜드대학 연구팀은 독특한 각도로 부위를 절개하여 연구성과를 달성하였다. 이 연구의 수행으로 머리-목 부위의 해부학적 구조들의 3차원적 배열을 충분히 입증하게 되었다. 목의 후부로부터 기준적 방식의 절개하는 대신, 연구자들은 목의 측부로부터 접근하였다.[12] 근육-경막 연결구조의 발견은 다른 연구자들의 독자적인 연구들에 의해서도 반복적으로 입증되었다.[9,10,13,14] 결합조직 연결구조(connective tissue bridge)는 MRI 스캔 영상에서 관찰되어지고 있다.[15] 국립의학도서관의 냉동절개된 Visible Human Female 데이터 세트(data set)를 이용한 연구에서도 근육경막 연결구조를 보여주고 있다.[15] 흥미롭게도, Hack 연구팀은 환축추 연결부를 횡단하고 척주관내 조직에 부착된 후두하 근육구조를 입증하는 카데바 연구자료를 수집해오고 있다.[9] 그러나 이 구조를 명확하게 규명하고 또 다른 근경막 연결구조의 존재를 염두한다면 추가적인 연구가 필요하다.

Hong 등은 11구의 카데바에서 소후두직근과 경막 사이의 편측 부착구조와 두 사례에서 양측 부착구조를 기술하였다. 한 개체는 환추 후궁의 하연(inferior border)과 척수경막 사이에서 편측으로 부착되어 있었다. 두 카데바 표본에서 편측 소후두직근 연결이 발견되었고, 환추 후궁과 경막 사이의 연결이 반대측에서 발견되었다. 소후두직근 결합조직 연결구조의 평균 길이와 너비는 각각 13.6 mm와 1.1 mm로 밝혀졌다. 저자는 척수경막에 대해 단축되고, 비대칭적인 소후두직근이 부착된 환자들은 보다 큰 강도의 척수긴장과 경추성 두통(cervicogenic headache)을 경험할 가능성이 있다고 예측한다.

부착구조는 또한 항인대(LN)를 경유하여 척수경막에

서도 발견되어진다.[10,17,18] 경막으로 주행하는 항인대의 연결은 환추 후궁과 축추 극돌기 사이에서 발견되어지고, 그것은 MRI 스캔 영상에서도 규명되어졌다.[10] Mitchell 등[17]은 이 발견을 특히 시상면이나 횡단면에서 발생하는 머리의 회전운동과 관련된 경추 생역학을 이해하는데 중요한 의미를 두었다. 그러나, Nash 등은 항인대가 후환추후두 간격(PAO space)에는 존재하지 않고 선행연구들의 발견들에 대해 의문을 제기하였다. 항인대와 소후두직근 사이의 연결 또한 규명되고 있다. 이 결합조직 부착구조들 중 일부의 당김은 나머지 부착구조들의 움직임을 초래한다고 밝혀졌다.[10] 만성적 긴장이 이 구조물에 가해진다면, 척수경막이 신경지배를 받고 통증과 신경학적 기능부전의 원인이 될 수 있기 때문에 이러한 발견들은 큰 의미가 있다.[19,20]

거시적 절개(macroscopic dissection)는 두개경막척추인대가 후환추후두 척수경막 복합체(PAO membrane spinal dura complex)보다 실제적으로 더 강하다는 것을 보여주고 있다.[9] 소후두직근과 두개경막척추 연결은 상부 경추의 움직임이 발생할 때 경막의 접힘(infolding)을 방지하고 안정성 제공을 위한 중요한 기능을 수행하는 것으로 밝혀졌다. 이것은 특히 편타유형 손상 중 발생할 수 있는 경추의 과신전에서 척수경막의 자극을 방지하는 중요한 기능이다.

소후두직근은 경막의 스트레스를 모니터링 할 수 있는 반면, 두개경막척추인대의 콜라겐과 탄력섬유에 의해 접힘이 유도되어진다고 제안되어지고 있다.[9] 소후두직근은 근육 내에 들어있는 아주 많은 근방추때문에 고유수용성 되먹임을 제공하는 실용적인 지원자이다. 이것에 대한 내용은 이 장의 끝에서 거론할 것이다. 불행하게도, 이전에 논의했던 해부학적인 부착들은 척수를 상부경추 서블럭세이션에 대해 취약하게 만들어서 척수경막 긴장을 증가시킬 수 있고 결과적으로 근육 경련성(spastisity)이나 구조적인 부정렬을 초래하게 된다. 이것은 또한 상부경추의 경막 후부가 경막 전부보다 훨씬 더 두껍게 발견되어지는 이유를 설명할 수 있다.[21]

치상인대 (Dentate Ligaments)

*치상인대*는 신경근의 복측 부착부와 배측 부착부 사이의 가운데 위치한 21쌍의 상연막 조직(epipial tissue)이

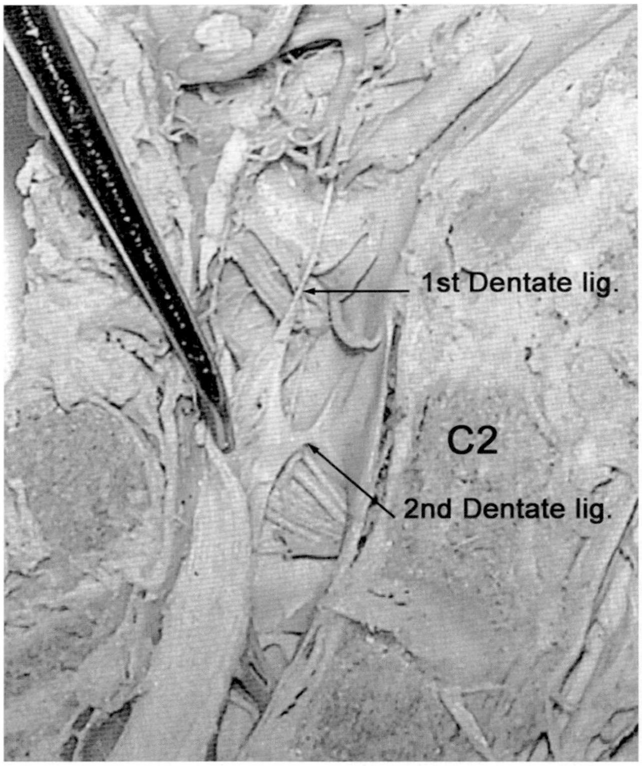

그림 15-3 Hinson과 Zou의 단면연구 사진은 치상인대의 첫 번째와 두 번째 쌍을 보여준다. (Roser Hinson 박사의 허락을 받음)

다. 이것들의 내측연은 척수 연막과 이어지고 외측으로 경막에 고정된다. 대부분 치상인대의 첨(apex)들은 두 갈래로 구성되고 정확하게 1 mm의 길이이다. 이것들의 일부 기능은 척수를 경막에 부착하여 중립 위치를 유지하는 것이다. 경추의 치상인대는 흉추나 요추에서 보여지는 인대들보다 더 두껍다.[22] 치상인대의 첫 번째 쌍은 상방으로 주행하여 대공 속으로 들어가서 후와(posterior fossa)의 경막에 부착된다. 이것들은 추골동맥 앞과 설하신경 뒤 사이에 위치하고 척수 부신경이 후부에서 구심성 주행을 한다. 치상인대의 두 번째 쌍은 짧고, 제일 두껍고, 환축소과절면 레벨과 거의 수평으로 정렬된다(그림 15-3). 이것은 C2 하부의 인대들과는 대조적이다. C2 하부의 인대들은 미골각이 점진적으로 증가할수록 보다 현저하게 가늘어지고 투사된다.

치상인대의 두부측의 대부분 인대들(특히, 두 번째 쌍)은 더 두껍고 강해서 대공 주위의 척수를 고정하는데 도움을 준다. 치상인대는 척수의 두측 스트레스보다 미측 스트레스를 더 잘 견딘다. 전방과 후방 동작은 또한 이 인대에 의해 제한되지만 범위는 크지 않다.[22] 대공의

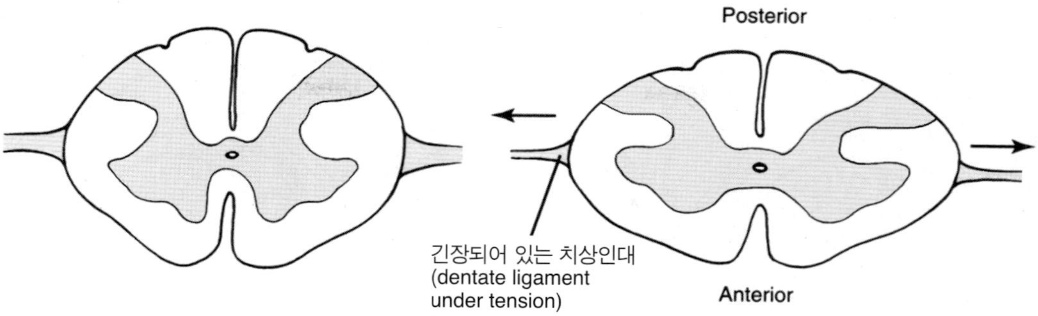

그림 15-4 치상인대의 결박효과로 인해 발생하는 경부굴곡시 경수 전후직경의 감소(Eriksen K. *Upper Cervical Subluxation Complex*. Baltmore: Lippincott Williams & Wilkins, 2004:75로부터 수정인용함).

강력한 부착물은 경추 골곡시 뇌간으로 현저하게 전달되는 축성 힘을 방지하는데 큰 역할을 한다. 치상인대는 척수 동작중 중추신경계를 보호하는 역할을 수행한다. 그러나, 경추의 비정상적인 동작(즉, 편측 부정렬로 인한)이 발생한다면 그것들은 척수와 뇌간에 병리적 힘을 전달할 수 있다.

이 인대들은 심각한 수두증 사례들에서 상부 경수를 묶고 지지할 만큼 강력하다.[23] 치상인대들은 Chiari 2형 기형 환자에서 보여지는 척수접합부의 내측 뒤틀림의 원인이 된다.[23] 치상인대가 연부조직은 부하된 요구들에 의해 만들어진다는 Davis 법칙에 의해 영향을 받는다는 것을 기억해야 한다. Cusick 등[24]은 이전에 "신장 비대 원칙"이 콜라겐의 추가적인 형성에 의한 간헐적 신장 긴장 부하에 노출되어진 생체 섬유조직에 어떤 영향을 미치는지 언급하였다. 치상인대는 만성적 긴장에 대해 비대해지거나 두꺼워지는 경향이 있다.[22,24-26] 이 탄성력의 상실은 잠재적으로 척수에 전달되는 긴장량을 증가시켜 장기적으로 상부경추의 부정렬을 초래하게 된다.

중추신경계의 조직역학 (Histodynamics of the Central Nervous System)

조직역학이라는 용어는 세포 수준에서 가해지는 역동적인 힘의 영향에 대한 영향을 다루는 연구분야이다. 이 연구의 영역은 경추의 완전 신전과 굴곡 사이에서 약 30 mm의 경추 신경관의 길이변화가 존재하는 것을 보여주고 있다.[26]

경추의 외측굴곡은 척수의 볼록한 측을 6 mm 신장시키고, 오목한 측과 일치하게 단축시킨다. 척수는 엎드려 누운 자세에서 전면이 변형되고 바로 누운 자세에서 후면이 변형된다고 알려지고 있다. 이와 유사하게 경수는 전방 굴곡 동안 전면이 변형되고 신전시 후면이 변형된다.[27] 경수는 신전시 압박되고 굴곡시 신장(후부에서 현저하게)되어 이러한 변화를 수용한다. 그러나, 치상인대가 경수의 각 측면에 부착되어 있기 때문에, 이것들은 척수의 횡적 신장을 제공할 수 있다. 그러므로, 이것은 척수의 전후직경을 감소시키지만, 횡직경은 약간 증가시킬 것이다(그림 15-4).[28-30] 이것은 Poisson 효과로 알려져 있다. 총 용적이 유지되어 질 때, 길이의 증가는 단면의 감소를 초래하고, 단면의 감소는 길이의 증가를 발생시킨다.[29]

Breig[28]는 경추가 굴곡될 때 발생하는 치상인대의 긴장에 관한 사진과 고찰을 제시하였다. 이것은 또한 경추의 후만과 골극의 돌출(osteophytic protrusion)을 발생시킬 수 있다. 이 긴장은 나중에 척수 경막으로 전달되고 추체로에 혈액을 공급하는 중앙 척수동맥의 측부 가지를 신장시킬 수 있다. 중앙 척수동맥의 신장은 근육병의 전형인 근육 경련성의 원인이 될 수 있다. 뿐만 아니라, 이러한 상태는 여러 가지 신경학적인 징후와 증상을 초래할 수 있다. Breig[28]는 강제적인 경부굴곡에 의해 양 하지의 경련성이 유발되거나 증가되는 한 환자를 주목하였다. 이 자극이 간헐적인 경련성 강직(spastic rigidity)을 초래하여 그 환자는 분명히 약한 다리로 설 수 있었다.

Bedford 등[25]은 심각한 경추 전방전위증(cervical spondylosis)을 겪은 환자의 부검 연구를 시행하였다. 그 환자는 통증과 양 하지의 약증이 있었고, 우측 손과 전완의 무감각(numbness)과 여러 가지 증상들이 있었다고 보고되었다. 조직학적인 실험은 신경세포 소실 및 심각한 신경아교종과 함께 회색질과 백질의 변성을 보여주었

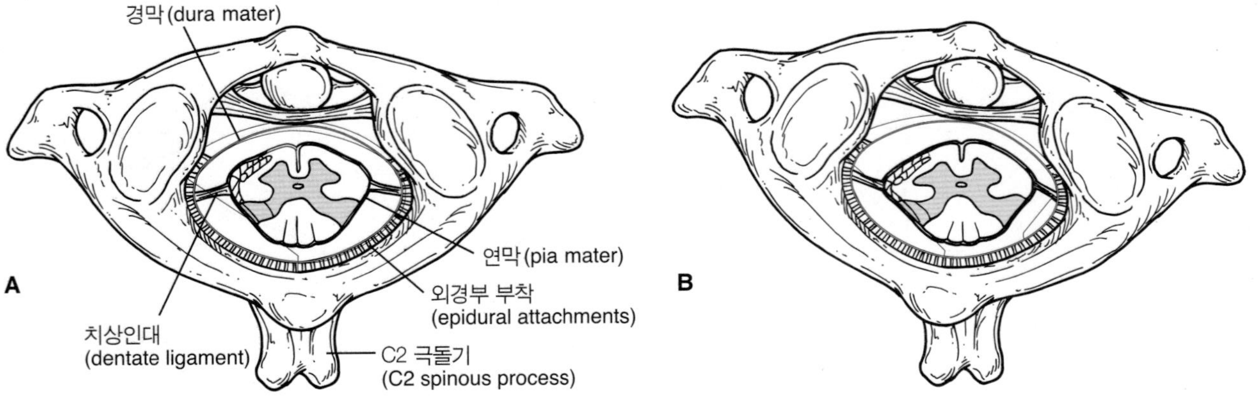

그림 15-5 **A:** 환축레벨에서의 척수의 단면. **B:** 심한 측방 부정렬과 후두환축 서블럭세이션으로 인해 초래된 척수 비틀림.

다. 탈수초화가 정상보다 더 비후되고 세포가 증식한 치상인대 부착부 근처에서 발견되었다. 이러한 상태는 이 인대가 심각한 척추전방전위증과 디스크 탈출에 의해 초래된 만성적 긴장으로 인해 척수의 위치를 변화시켰음을 보여준다. Shimizu 등[31]은 조류의 경추에 외과적으로 후만변형을 만들어 조직학적인 평가를 통해 만성적인 척수 압박의 영향을 규명하고자 하였다. 이러한 상태는 척수의 압박으로 인해 속(funiculi) 신경섬유의 탈수초화와 전각의 신경소실을 초래하였다. 조직학적인 변화는 척수의 연속적인 역학적 압박과 혈관의 변화와 연관된 것으로 보여진다.

British Medical Journal에서 한 연구는 교통사고로 인해 갑작스럽게 발병된 후외상성 다발성 경화증 환자에게 원고가 820,875달러를 보상하였다는 법정사례를 보고하였다.[32] 그러나, 이 사례가 항소되자 합의금은 감소되었다. Chaudhuri와 Behan[33]은 과신전-과굴곡 경수 외상으로 촉발되거나 악화된 다발성 경화증 39사례를 보고하였다. 다발성 경화증의 악화나 발병은 손상에 대한 현저한 일시적 관련성을 고조시킨다. 그들의 자료는 중추성 급성 경추외상이 다발성 경화증의 잠재적 임상징후를 촉진시킬 수 있다고 제안하였다. 이러한 결과들은 상부경추의 카이로프랙틱 관리가 다발성 경화증을 임상적으로 개선할 수 있다는 근거이기 때문에 아주 흥미롭다.[34-37]

치상인대-척수전단변형 가설
(Dentate Ligamant-Cord Distortion Hypothesis)

해부학적, 생체역학적 관점으로부터 상부경추의 복합성 때문에, 이 관절들은 서블럭세이션에 대해 아주 민감하게 반응한다. John D. Grostic 박사의 치상인대-척수 전단변형 가설은 상부경추의 부정렬이 척수의 뒤틀림을 초래할 수 있다는 해부학적인 연결과정을 설득력있게 설명하고 있다(그림 15-5). 그러나, 이 가설에는 3가지의 주된 반박들이 존재한다.

1. 치상인대가 역학적으로 여러 가지 구조들을 통해 경막 부착구조에 의해 상부경추와 연결되어 있는가?
2. 치상인대가 척수를 변형시킬 만큼의 충분히 강한가?
3. 골성 부정렬이 척수의 역학적인 침범의 원인이 될 수 있을만큼 충분히 큰가?

골성 부정렬의 임상적인 유의성
(Clinical Significance of Osseous Misalignments)

첫 번째 두 의문들은 이 장에서 이미 언급하였다. 상부경추 부정렬 크기의 임상적인 유의성은 여전히 고민의 대상이다. 누군가가 후두과(occipital condyle) 만곡의 평균 반경뿐만 아니라 두개골과 환추 사이의 측방 부정렬의 평균값을 안다면, 이것은 정의되어질 수 있다. 523명의 환자를 대상으로 시행한 추적연구에 의하면, 전두면에서 후두환추 부정렬의 평균은 거의 3°이고 후두과 만곡의 평균 반경은 약 57 mm였다.[39] 이것은 평형상태에서 후두골에 대한 환추의 선형운동의 약 1/8인치와 일치한다:

$$\text{부정렬} = 2 \bullet \text{반경} \bullet \pi \bullet \text{부정렬각도}/360$$

이 환추후두 부정렬 크기는 상부경수가 약 1/2인치의

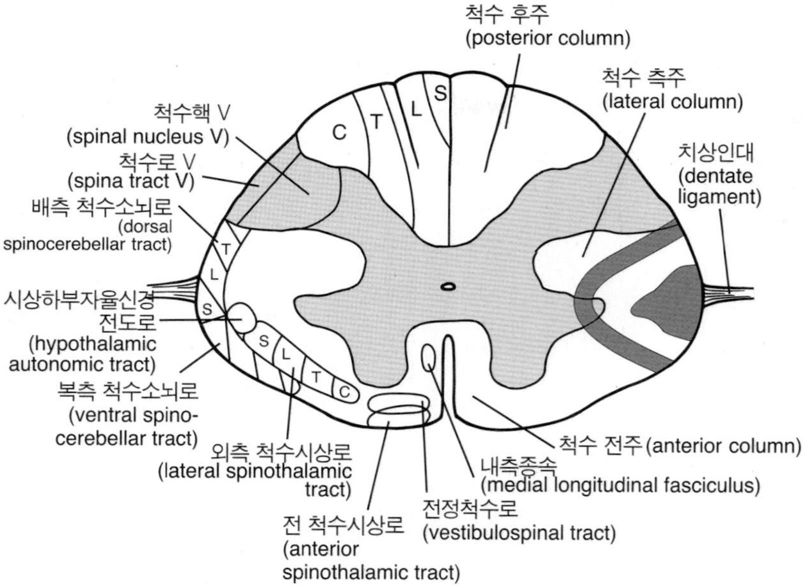

그림 15-6 척수의 층판배열. 척수의 우측은 상추경추 서블럭세이션이 이차적으로 치상인대를 통해 신경 전도로에 잠재적인 스트레스를 주는 것을 보여주고 있다. (Eriksen K. *Upper Cervical Subluxation Complex*. Baltmore: Lippincott Williams & Wilkins, 2004:83으로부터 수정인용함)

직경을 가지므로 잠재적으로 의미가 있다. 측방 부정렬의 영향이 방치되어진다면, 이것은 상부 경수가 측방으로 변형될 수 있음을 의미하고 정상적인 관절가동범위에 의해 그것의 직경의 25%에 근접하여 발생하는 것과 다르다. 그러나 제한된 치상인대의 탄성과 정상적인 생체역학적 coupling(16장을 참고)과 함께 동반되는 경막 결합조직 부착구조들은 스트레스를 어느 정도 소멸시킬 것이다. 이러한 사례들에서 치상인대가 만성적 긴장에 지속적으로 노출되어 두꺼워지면 척수에 가해지는 장력을 약화시키는 성질이 감소되는 것은 다시 한번 기억해야만 한다. 실제적으로 환추와 축추(하각) 사이의 측방 부정렬은 축추의 상 관절면이 일반적으로 후두과보다 더 편평하기 때문에 (만곡의 반경이 더 큼) 잠재적으로 척수로 더 많은 장력을 전달한다.

Cusick 등[24]은 척주관을 이차적으로 변형시키는 근육병(myelopathy)의 발병기전에서 치상인대의 역할을 연구하였다. 14마리의 개의 척수는 후방으로 0.8 mm 상승되어 평가되어지고, 동시에 체성감각 유발전위 실험을 시행하였다. 척수의 신경학적인 기능이 치상인대 절단 전후에 평가되어졌다. 유발전위폭의 결손이 최초로 발견되어진 것은 거상의 초기 증가에서이다. 이 거리는 후두과 주위로 0.75° 서블럭세이션된 환추의 선형운동과 정확하게 일치한다. 모든 환자들이 작은 범위의 후두환축측방 부정렬에서 서블럭세이션의 징후가 나타나지는 않지만, 그것은 신경학적 침범원인이 될 수 있는 최소각의 환추의 부정렬을 가진 60세 이상에서 임상적으로 관찰되어지고 있다.

이 적은 량의 부정렬은 중추신경계의 적응성 내에 존재하는 것으로 보여진다. 그러나, Grostic은 Jirout[40]의 연구를 근거로 시상면에서 상부 경수의 전후 최대운동량은 약 4 mm임을 발견하였다. Grostic은 이 최대거리와 Lang[41]에 의해 고안된 치상인대가 전후운동의 감소에 영향을 주게 될 때 초래되는 척수의 외측 편위를 계산하여 얻는 정확한 환추의 측정법을 이용하였다.

그는 상부경수의 외측편위가 정확하게 0.5 mm라고 정의하였다. Grostic은 다음과 같이 언급하였다. :

> 정상동작의 제한에서 척수의 비틀림은 임상적으로 최소한의 유의한 부정렬에도 일치하지 않는다. 부정렬로 인해 이후에 발생하는 척수의 견인은 정상운동에 의해 발생하는 그것보다 더 유의하게 커지는 것으로 보인다.[3]

뉴욕대학 의료센터 신경학부의 연구는 두 가지의 역학적인 이론들이 척수성경수증(CSM)의 지형학적 패턴을 예견할 수 있는지를 실험하였다.[42] 압박이론은 척수가 앞쪽척추증 현상과 뒤쪽 황색인대 사이에서 압박이 발생한다고 주장한다. 치상인대 긴장이론은 척수가 척추증에 의해 전방으로 긴장이 발생한 치상인대가 척수를 측방으로 당긴다고 주장한다. 치상인대 긴장이론의 예견된 스트레스 패턴은 보고된 신경병리학과 일치하는 반면, 압박이론의 예견된 스트레스 패턴은 그렇지 않다. 가장 스트레스를 많이 받는 영역은 측주(lateral colmn)에서 발견되어진다. 이것은 척수소뇌로와 척수시상로가 위치한 부위이다. Spondylotic bar는 또한 경부 굴곡동안 경막을 신장시키면서 국소적으로 간섭하여 치상인대의 긴장을 증가시킬 수 있다. 경막 스트레스의 결과적인 증가는 척수를 통해 치상인대로 전달된다.

상부경수의 형태는 가동성을 위하여 안정성이 희생되었다. 환축관절과 소관절 제한의 부족 사이에서 발생하는 약 50%의 경부회전이 근거가 될 수 있다. 신경학적 기능부전이 두 기전을 통해 발생할 수 있다고 가정된다: (i) 척수신경의 직접적인 역학적 자극과(이나), (ii) 정맥혈 정체와 결과적인 저산소증이 발생하여 척수의 소정맥이 파괴되는 경우이다. 이 신경학적인 기능부전은 상부경추 서블럭세이션 환자들에게 관찰되어지는 많은 임상적 징후와 증상들의 원인이 될 수 있다.

Kobrine 등[43]은 경수 허혈후 발생하는 신경학적 기능부전을 측정하는 실험을 실시하였다. 그들은 혈류가 재공급될 때 척수 유발반응이 즉시 돌아온다고 주장하였다. 일부 연구자들은 신경계의 역학적인 끼임(impingement)이 존재한다면, 그것이 정상으로 회복되기까지 수 일이 소요된다고 반박하기 때문에, 이것은 중요한 진술이다. 저산소증의 하위 레벨은 그것이 초기에 그것들을 보다 자극에 민감하게 만들고 신경학적 기능부전에 대한 감수성을 증가시킨다 할지라도, 신경의 기능을 차단시킨다. 일부 척추외과의들은 중재동안 신경기능을 평가하기 위해 유발전위와 전기척수조영 기술을 이용하였다. 상부경추 서블럭세이션은 신경압박을 일으키기 않고 심지어 신경학적 손상원인이 되는 심각한 신장도 일으키지 않았다.

척수소뇌로와 척수시상로의 층판정렬 (Laminar Arrangement of Spinocerebellar and Spinothalamic Tracts)

척수소뇌로는 척수의 외측 모서리를 따라 위치하고(그림 15-6), 치상인대를 통한 역학적인 자극이 가장 확실하게 발생하는 부위이다.[44] 치상인대의 2번째 쌍의 기시부는 배측 척수소뇌로에 근접하여 지나가고 삼차신경과 후각의 천층판의 척수전도로와 아주 밀접하다. 이 고유수용성 척수전도로는 근긴장과 관절위치감각을 조절하는 일차적인 경로이다. Kahn은 압박, 긴장, 산소결핍이 어떻게 그것들의 더 작은 상응구조(즉, 통각신경) 전에 큰 신경섬유의 전도성에 영향을 미치는지 고찰하였다. 큰 신경섬유는 통각전도 신경과 대조적으로 가벼운 촉각, 운동감각, 진동감각, 위치감각을 전달하는 기능을 포함한다. 척수소뇌로는 대부분의 미측구조들(즉, 하지-천골-요추-흉추)을 신경지배하는 대부분의 외측 섬유들과 함께 층판내에 위치하고 있다. 치상인대에 의한 이 전도로들의 외측부의 자극는 골반대 근긴장의 불균형을 초래하여 결과적으로 기능적 단족을 만들게 된다(9장 참조).

척수시상로는 또한 치상인대의 부착부와 밀접하게 위치하고 조직화된 층판의 정렬을 가진다(그림 15-6).[46] 이 전도로는 neuaxis 내로 통각와 온각을 전달하는 기능을 한다. 척수시상로에 대한 역학적인 자극과/이나 허혈은 상부경추 어져스트먼트가 심각한 요통과 하지통을 극적으로 해결하는 사례들을 설명할 수 있다. 이것은 특히 요천골 부위에 명백한 임상적인 소견이 없는 환자들의 좌골신경통의 즉각적인 해소가 가능한 기전이다. 저자는 다른 상부경추 전문가의 사무실뿐만 아니라 많은 사례의 임상실습을 통해 이 반응을 관찰하고 있다. Grostic[3]은 고가의 상부경추 관리를 받은 많은 환자들이 어져스트먼트를 받는 동시에 열감이나 심지어 하지 약한 전류통전감을 경험한 사실을 언급하였다. 이러한 감각들은 전형적인 척수반응이고 역학수용기적인 비정상적 감각유입(dysafferentation) 모델로 설명하기 조금 어렵다.

Kahn[45]과 Breig[28]는 치상인대에 의한 경수긴장이 척추하부와 사지 증상을 유발할 수 있다는 사실을 보고하였다. 뿐만 아니라 경추와 상부흉추 질환으로 인한 척수압박은 하지통과 여러 가지 신경학적 증상들을 유발할 수 있는 것으로 보인다.[47-49] 외과의사들은 과사에는 속박된 치상인대를 절제하여 척수를 이완시키고 증상들을 경감시키는 치료를 하였다. Breig[28]는 Kahn의 치상인대 절제술의 가치를 주목하였고 경련성이 감소된 외과적 수술 21사례를 고찰하였다. 임상적 증상들은 아마도 척수시상로와 후주와 관련되어 결과들로 추측된다. 통증은 타는 느낌이나 통증의 질과 함께 확산되고 보통 양측성으로 방사되는 경향이 있다. 일부 저자들은 또한 얕은 좌골신경방사통과 대조적으로 깊고 구멍을 뚫는 듯한 환자의 통증을 묘사하고 있다. 경수 신경근소매 섬유증(root sleeve fibrosis) 환자들은 경추굴곡시 머리, 상지, 좌골신경 부위에 나타나는 방사통을 언급하고 있다.[28]

Breig[28]는 또한 척수의 병리학적 긴장에 의해 유발되어지는 방광의 기능부전의 가능성을 분석하였다. 경수손상은 심각한 위장관 합병증을 유발하는 것으로 알려지고 있다.[50] 이것은 절전 신경섬유 세포체가 흉요부의 intermediomedial 세포기둥과 intermedio- lateral 세포기둥에 위치(T4-L2)하기 때문에 교감성 내장감각 유입이 변질되거나 소실되어 초래될 가능성이 있다. 그러나, 소화관의 부교감 신경지배가 미주신경과 골반신경에 의해 제공되므로, 그것은 전형적으로 척수손상이 따르는 무활동이 유지된다.[51] 이 교감/부교감 불균형이 위장관 신경전도로로 가는 자율신경 지배에 혼란을 초래하여 여러 가지 합병증을 유발할 수 있다는 것은 사실이다.

미국 상부경추 카이로프랙틱 협회(National Upper Cervical Chiropractic Association)는 상부경추의 부정렬이 뇌간을 견인시키는 원인이 된다고 역사적으로 주장해오고 있다.[52] 이 견인은 연수망상척수로(억제중추)를 억제하여 교망상척수로(촉진중추)와의 불균형을 유발시킨다고 여겨진다. 이것은 이 신경전도로들이 신전근이나 항중력근을 조절하는데 함께 작용하기 때문에 자세출력 긴장의 과다촉진을 초래할 수 있다. 이것은 상부경추의 어져스트먼트 후 관찰되어지는 자세적 뒤틀림과 연관된 임상적 징후나 증상들을 설명하는데 도움이 될 것으로 생각된다.

누군가는 nasium X선과 vertex X선 상에서 측정된 부정렬들이 척수긴장의 원인이 된다면, 이것이 정상 관절 가동범위를 통하여 목을 당김에 의해 동일하거나 악화될 수 있다고 반박할 수 있다. 그러나, 후두환축 서블럭세이션은 정상운동을 통한 작은 일시적 관절운동과 대비된 정적인 부정렬이다(측굴과 회전에 있어서). 후두골에 대한 환추의 slippage 제한량의 대부분은 극단적인 척추 관절가동범위에서 발생한다. 사람들의 목은 이러한 자세들을 장시간 유지할 수 없기 때문에 척수긴장은 시간의 유의한 길이동안 전형적으로 증가되지 않는다. 그러나, 이것들이 가능하다면, 어느 정도 신경 기능부전의 원인이 되는 경향이 있을 수도 있다. 불행하게도, 상부경추 서블럭세이션은 교정이 이루어지기까지 하루에 24시간, 일주일에 7일 지속된다. 서블럭세이션이 수개월 심지어 수년 동안 지속되어 현저한 증상이 발현될 수 있는 것으로 생각된다. 신경계는 단기적 척수신장에 대해 적응할 수는 있지만, 지속되는 짝을 이루지 못하는 상부경추 부정렬은 결국 증상을 발현시키게 되는 것으로 여겨진다.

짝운동은 서블럭세이션의 병리역학(pathomechanics)에 있어서도 고려되어져야 한다. 정상적인 척추의 관절 가동범위동안 짝운동은 신경계의 긴장을 감소시키는데 도움을 준다. 이것은 X축, Y축, Z축에서의 작은량의 운동과 함께 순수한 굴곡이나 회전을 상쇄시킴에 의해 달성된다. 그러나, 상부경추 부정렬 패턴은 상부경추 서블럭세이션 징후가 존재시 이론상으로 관절에 스트레스를 증가시키고 중추신경계에 더 많은 긴장을 전달하게 되어 비정상적인 짝운동 방식으로 대체되는 경향이 있다(16장을 참조).

역학수용기적 비정상 감각유입 Mechanoreceptive Dysafferentation

체성감각 수용기 (Somatosensory Receptors)

역학수용기적 비정상 감각유입은 상부경추부와 그것의 신경학적 통합에 있어서 의미를 가진다. 신경계는 3가지의 기능적 분류체계로 나누어진다: 감각, 운동과 통합, 감각수용기(즉, 역학수용기와 통각수용기)는 이것들의 모든 분류체계의 근원적인 역할을 한다. 역학수용기들은 그것들이 역학적인 변형에 의해 활성화되기 때문에 붙여진 이름이다. 이 수용기들은 크기와 기능에 있어서 형태적으로 다양한 집단이다(그림 15-7). 역학수용기들은 피부, 근육, 관절, 내장기관에서 발견되어진다; 그것들은 신경축으로 특별히 촉각과 위치감각을 전달한다.

위치감각은 정적자세와 운동감각 두 가지의 범주로 구분되어질 수 있다. 정적자세는 각각의 신체에 대한 다른 부위들의 조향(orientation)에 대한 각성(awareness)을 제공한다. 운동감각은 신체의 자세와 근육, 건, 관절들의 운동을 감지하는 감각이다. 역학수용기들은 중력환경의 존재에 의해 특별히 영향을 받는 신체의 위치감각에 대한 기능을 담당한다.

이것은 뇌의 운동조절중추가 각 신체부분의 순간적인 자세와 운동에 관한 정보를 구체화시켜준다. 이것은 좁

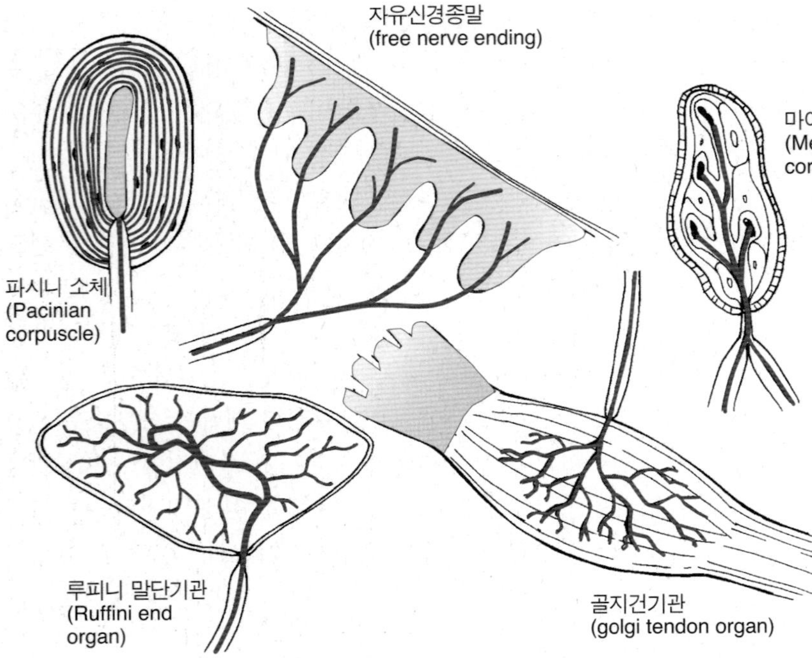

그림 15-7 체성 감각신경 종말의 다양한 형태들 (Eriksen K. *Upper Cervical Subluxation Complex*. Baltmore: Lippincott Williams & Wilkins, 2004:62.로부터 인용)

은 기저면과 높은 중력중심이 결합된 고유의 불안정성을 가지고 있고 두발로 서는(bipedal stance) 인간에게는 특별히 중요하다. 고유수용성 기관들은 시각 수용기(눈), 미로(내이), 피부수용기(피부), 관절 역학수용기, 근방추, 골지건기관들을 포함한다.

시각 수용기는 수평선과 신체와의 관계에 대한 시각정보를 neuraxis로 제공한다. 전정기관은 경부근육의 긴장조절에 의해 머리의 위치와 그것이 지면에 대해 수직을 유지할 수 있도록 뇌로 정보를 준다. 양 눈이 머리의 보다 극단적인 기울임과 함께 공간에서 머리의 위치를 정의하는데 보다 큰 역할을 수행하는 반면, 두개골의 작은 자세적 편위는 막미로에 의해 감지된다. 역학수용기들은 평형을 유지하기 위해 신체에 대하여 머리의 조향을 묘사하는 정확한 정보를 제공한다.

이것은 머리가 한 방향으로 기울어질 때 달성되고, 경부 역학수용기에서 오는 일차적 구심성 정보는 전정기관이 평형감각부전(dysequilibrium)을 초래하지 않게 해준다. 이것은 전정기관으로부터 구심성자극을 반대하는 신호를 전달함에 의해 성취되어질 수 있다. 그러나, 신체 전체가 기울어질 때, 전정기관으로부터의 신호는 경부 고유수용성 기관들에 의해 반대되지 않는다. 그러므로, 사람은 평형에 있어서 변화를 지각한다. 현기증과 어지러움은 시각, 전정, 고유수용성 신호들 사이의 통합정보를 담은 이 복합지각 시스템의 혼란으로부터 초래될 수 있다. Guyton[53]은 대부분의 중요한 고유수용성 정보는 경부 관절수용기로부터 얻어진 평형유지를 요구한다고 주장하였다. 확실히 경부 역학수용기 기능부전은 편타-관련 손상환자들의 어지러움증의 원인이 되는 경향이 있다는 사실이 밝혀졌다.[54]

역학수용기 신경지배는 경추의 소관절,[55] 인대,[56] 추간판[57,58] 내에서 발견되어지고 있다. 이 수용기들의 존재는 경추의 역학적 상태(위치, 긴장, 압력 등)가 중추신경계의 지속적 감시하에 있다는 것을 나타내는 것이다. Indahl 등[59,60]은 돼지의 추간판과 소관절 내에서 자극받은 수용기들이 어떻게 척추기립근의 반응을 이끌어내는지에 대한 실험을 시행하였다. 요추 소관절낭의 자극은 자극과 함께 동일 분절레벨에서 동측상으로 우월한 반응을 유도되었다. 반면 추간판의 자극은 여러 레벨상의 반대측 다열근에 대한 반응이 발생되어졌다.[59] 이와 같이 척추와 골반의 건축학적 정렬의 균형잡기는 긴장의 균등과 관절과 연부조직의 균형된 자극에 기여한다.

Wyke[61]는 관절역학수용기들을 규명하고 비정상적 감각유입의 임상적 영향을 연구하였다. 관절수용기들은 다음의 4가지 형태가 있다:

- *1형:* 이 역학수용기는 역치가 낮고 tonic receptor로

불리우는 적응이 느린 수용기이다. 그것들은 대부분이 관절수용기들이고 휴식시와 운동시에 활동적이다. 1형 수용기들은 그것들이 관절가동범위를 통하여 관절 각도의 신호가 발생할 때 관절위치에 대한 중요한 정보를 제공한다.[62-64] 이것들은 많은 분지를 가지고 말단이 주머니로 싸인 루피니-형태 수용기들로 여겨진다(그림 15-7). 이 수용기들은 관절이 갑자기 움직일 때 강하게 자극되고 처음에는 약간 적응하지만 이후에는 신호를 확실하게 전달해준다.

- *2형:* 이 수용기들은 낮은 역치를 가지고 자극에 대해 빠르게 적응한다. 그것들은 관절운동의 개시와 종료시에만 활성화된다. 이 역학수용기들은 파시니-형태 수용기들로 추측된다(그림 15-7). 이것들은 아마도 관절운동의 비율을 감지하는데 도움을 준다.
- *3형:* 이것들은 역치가 높고 천천이 적응되는 수용기들이다. 그것들은 움직임이 없는 관절에 있어서 비활동적이고 관절운동의 극단에서 자극되어진다. 이 역학수용기들은 구조적으로 근육계의 골지건기관과 유사하다(그림 15-7). 이 감각수용기들은 주머니에 싸여 있고 정확하게 10∼15개의 근섬유들과 건들 사이에 연결되어진다. 골지건기관의 반응이 적절하게 일어나기 위한 조건은 루피니 말단과 근원적으로 같다.
- *4형:* 이 관절수용기들은 통각수용기이다. 그것들은 높은 역치를 가지고 적응하지 않는다. 이 통증수용기들은 무수신경 말단들(그림 15-7)로 구성되고 느린 경향이 있고, 정상적인 상황에서는 비활동적이다.

경추는 척추의 다른 어느 부위보다 표면적당 역학수용기들이 더 많이 분포하는 것으로 알려지고 있다.[65] 경추 수용기들의 우월성은 그것의 더 큰 가동성, 공간에서 머리 위치를 정확하게 위치시킬 필요성, 보호를 위한 근조절과 자세를 협응시킬 필요성과 일치한다. 마찬가지로, 흉추에 있어서 수용기들의 부족은 흉곽의 제한된 동작과 내적인 안정성들과 일치한다. 이것이 확실하게 검증되어지지 않을지라도, 상부경추 관절이 경추(또는 척추의 나머지 부위)에서 가장 많은 수용기들을 가지고 있다는 이론은 많은 카이로프랙터 사이에서 공인된 원칙으로 여겨지고 있다. McLain과 Pickar의 연구[65]는 하부경추 분절보다 환축관절에서 더 많은 수용기가 존재한다는 것을 부정하였다. 그러나, 그 연구는 특별히 후두환추관절을 평가하지 않았다. 전두면에서 C0-C1 관절의 부정렬은 대부분 환자들이 가진 신경학적 기능부전에 있어서 가장 유의한 영향을 가지고 있음이 임상적으로 관찰되어오고 있다. 누군가는 상부경추의 독특한 해부학적, 운동형상학적 기능뿐만 아니라 후두부근방추의 유의한 평가를 실행하여야만 한다. 이러한 사실은 상부경추 부위가 neuraxis로 유입되는 척추 역학수용기적 구심성 자극유입을 충당하거나 미충당하기 위한 가장 큰 가능성을 가지고 있다는 것에 기여할 것이다.

근육 수용기들 (Muscle Receptors)

근방추 (Muscle Spindles)

과학자들은 눈의 망막 다음으로 근방추가 척추동물에서 가장 복잡한 수용기 기관이라는 것을 주목하였다.[66] 이 수용기들은 사실상 신체의 모든 근육들 내에서 둘러싸여 있고, 그것들은 결합조직낭에 의해 둘러싸인 추내근 섬유다발들로 구성되어 있다. 그것들은 주머니에 싸여지고 작은 구조(1∼20 mm)이고, 체액으로 채워진 기관이다(그림 15-8). 근방추의 중심부는 감각수용기들로서 기능을 하는 비수축성 추내근섬유들로 구성되어진다. 추내근섬유들은 핵낭섬유들과 핵쇄상 섬유들로 나누어진다. 핵낭섬유들(1∼3/방추)은 수용기 부위의 중심부에서 주머니 안으로 모이는 수많은 핵들로 구성된다. 핵쇄상 섬유들(3∼9/방추)은 핵낭섬유들의 약 절반 크기이고 수용기 영역을 경유하는 사슬 내로 정렬된 핵을 가지고 있다(그림 15-8).

감각신경 종말들의 두 가지 형태들이 근방추의 수용기 영역에서 발견되어진다: 나선형 또는 일차 구심섬유들(Ia 형)과 화병상 또는 이차 종말들(II 형). 수용기의 길이가 변하는 일차와 이차 종말들의 반응은 "정적"과 "동적" 반응으로 달성된다. 정적 반응은 근방추의 수용기 부위가 천천히 신장되어질 때 활성화되어진다. 일차와 이차 종말 모두로 전달된 많은 신호들은 근육이 늘어난 길이만큼의 신장 범위와 지속 비율을 증가시킨다. 핵쇄상섬유들은 전형적인 추내근섬유로 나선형과 화병상 종말들 모두에 의해 신경지배를 받고, 이 핵쇄상섬유들이 반응의 이 형태에 대한 원인이 되는 것으로 여겨진다.

동적반응은 방추수용기의 길이가 갑자기 증가될 때 활

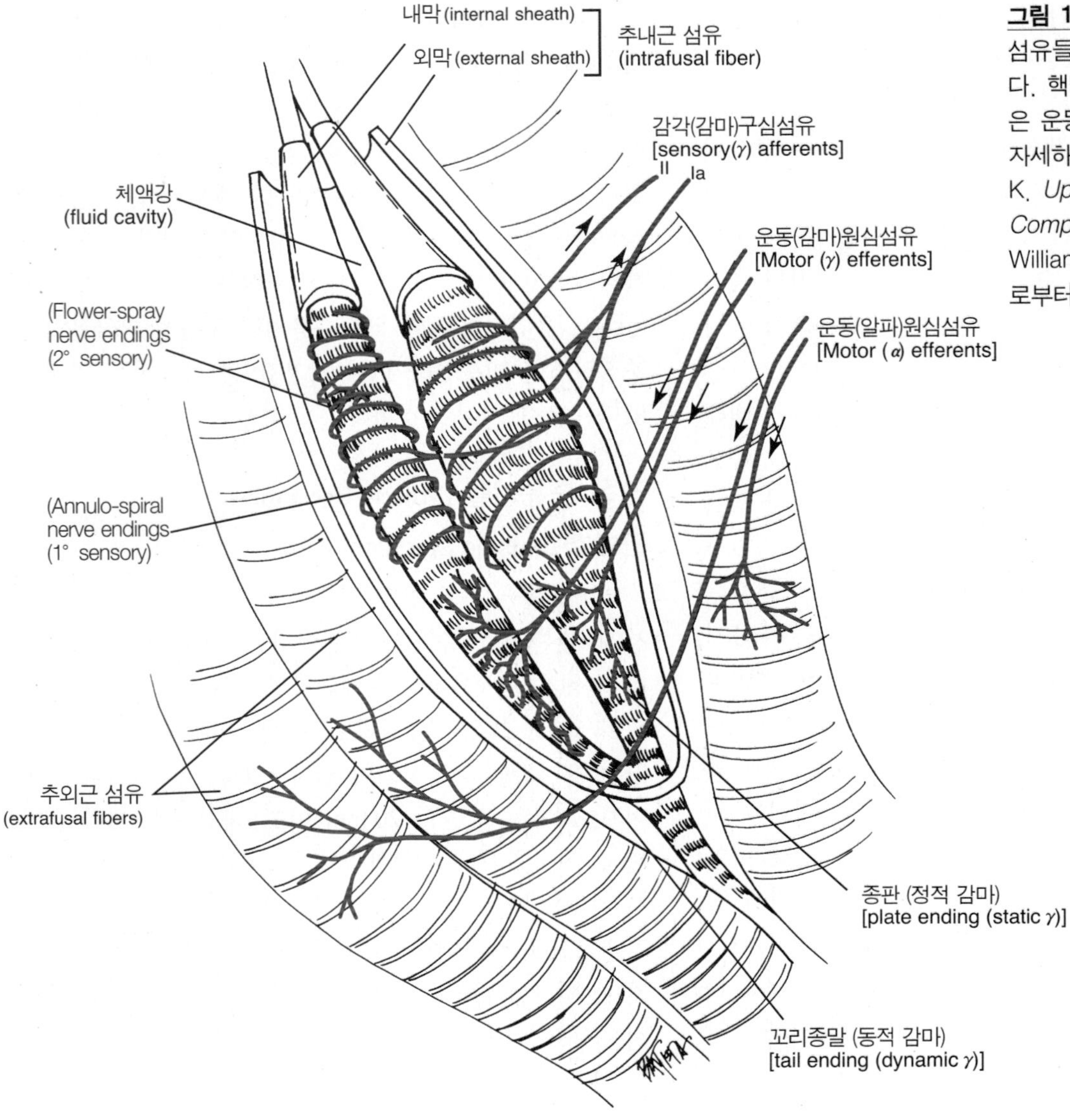

그림 15-8 근방추. 추외 골격근 섬유들과의 관계를 보여주고 있다. 핵낭과 핵쇄상 추내근섬유들은 운동 및 감각신경 지배형태로 자세하게 보여지고 있다. (Eriksen K. *Upper Cervical Subluxation Complex*. Baltmore: Lippincott Williams & Wilkins, 2004:63으로부터 인용)

성화되어진다. 핵낭구조의 신장은 추내근섬유 말단부의 수축에 의하거나 방추섬유에 부착되어진 추외근섬유의 신장에 의해서 달성되어진다. 이것은 일차종말의 흥분에 필요한 정적 반응과 비교되는 보다 강력한 역학적 자극에 기여한다. 나선형 섬유내로 가는 신경신호의 엄청난 포화는 단지 수용기의 길이가 실제적으로 증가될 때만 지속된다. 신호의 방출률은 신호가 여전히 존재하는 작은 정적반응을 제외한 길이증가가 중단되는 즉시 그것의 원래의 레벨로 회귀된다. 방추수용기의 단축은 순간적으로 감소되는 신호출력의 원인이 된다.

그러나, 수용기 영역이 그것의 감소되어진 새로운 길이에 도달할 때, 신경신호는 이차 부분 내에서 일차 종말에 재발생된다. 핵낭섬유들은 그것들의 내재섬유들이 단지 나선형 종말들에 의해 신경지배를 받으므로 강하고 동적인 반응에 관여하는 것으로 추정된다. 정상적인 환경하에서 근방추는 지속적으로 구심성 신호를 방출하는 것을 기억해야만 한다.

근방추는 상부경추 부위에서 가장 중요한 고유수용성 수용기일 것이다. 그것들은 후두하근 내에 극단적으로 밀집하는 것으로 알려져 있고, 연구자들은 당황할 만큼 경부의 심부근육들 내의 근방추 양을 설명하고 있다.[66–73] 특정근육에 의존하는 후두하근 내의 근방추 밀도는 그램당 정확하게는 100∼250 또는 그 이상인 것으로 알려지고 있다. 비교해 보면, 승모근과 대둔근은 각각 그램당 2.2개와 0.8개를 가지고 있다. 일부 저자들은 경부 근육들의 높은 근방추 함량이 머리-눈 협응과 연관된 복합적인

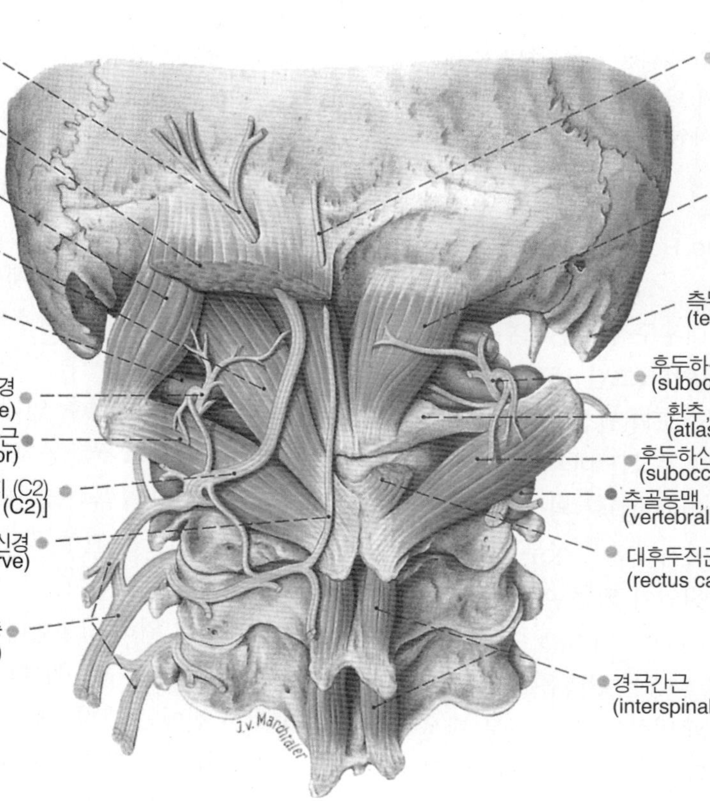

그림 15-9 후두하근, 후경부 신경, 추골동맥: 배측면. (Putz R, Pabst R, eds. *Atlas of Human Anatomy. Vol 2: Trunk, Viscera, Lower Limb*. 13th English ed. Philadelphia : Lippincott Williams & Wilkins, 2001로부터 인용)

통합기전 때문이라고 생각한다.[73] 그러나, 근방추는 관절 위치를 감시하고 특정한 위치로 확장시키고 조절하도록 디자인되어졌다. 그것들은 자세와 운동의 조절에 있어서 중요한 역할을 수행한다. Richmond와 Abrahams[69]는 고양이의 상부경추 관절에서 심지어 가장 작은 운동이 발생하여도 구심성 신호를 방출하는 놀라울 정도로 큰 경부 근방추 반응변화를 보여주었다고 보고하였다. 해부학적인 근거는 관절 역학수용기뿐만 아니라 추간근육의 수용기가 척추정렬과 연관된 유입자극의 중요한 근원이라는 것을 제안한다. 후두하근 내의 근방추는 또한 머리의 정렬과 운동의 정교화된 그림을 제공할 수 있다.[70] Bakker와 Richmond는 다음과 같이 진술하였다:

> 그 대신에, 연약한 vernier 운동과 관련된 근육들은 위상 운동을 보조하는 근육들보다 더 우수한 해상도(resolution)를 가진 신호를 요구할 수 있다는 것이 주장되어지고 있다. 그리고 높은 해상도는 많은 근방추를 요구할 것이다.[71]

목의 심부근육들은 당겨짐에 의해 상부경추의 정렬을 이탈시켜 서블럭세이션 상태를 초래한다는 것은 많은 전문가들에 의해 알려지고 있다(그림 15-9). 그러나, 후두하근육들은 그것들의 작은 크기와 상부경추관절에 밀접하게 위치하는 정지점때문에 두부 회전과 신전의 제공에 있어서 현저한 역학적 불이익을 가진다. 높은 근방추 밀도와 건기관의 부족은 이 근육들이 관절운동에 잘 적응하지 못하는 것을 말해준다; 그러나, 그것들은 두개척추(craniovertebral) 위치 및 운동을 감시하고 neuaxis내로 구심성 감각유입을 보내는데 이상적인 요소이다.[73] 대후두직근과 소후두직근의 가치는 그것들의 운동기능에 있지 않고 경추와 머리의 '고유수용성 감시자' 로서 그것들의 역할을 담당하는 것으로 드러났다. 소후두직근의 주요 기능은 머리 움직임을 감시하고 주위 근육들의 운동 영향을 주기 위해 중추신경계로 정적과 동적 고유수용성 되먹임을 제공하는 것이라고 주장되어지고 있다.[67,74,75] 고양이의 상부경추에 있어서 근방추들은 다양한 면(plane) 내에 분포한다. 즉:

...척주 주위의 많은 약간의 다른 면들에서 발생하는 사건들을 근육들이 감시함에 의해 그것들의 많은 자유도에서 척추 정렬의 정확한 삼차원적 그림을 창출한다.[71]

후두하근의 신경성 위축
(Spinal Stability and the Role of Spinal Ligaments and Muscles)

만성 경부통 환자들은 대후두직근과 소후두직근의 위축 및 지방침윤 소견을 보인다(그림 15-9).[76-79] 이 신경성 위축은 MRI 영상과 근전도의 탈신경지배 위축소견으로 알 수 있다. 이것은 대후두직근 내의 entrapment로부터 C1 신경 후가지(dorsal ramus)의 외상성 신경손상이 유발되어 초래된 것으로 여겨진다.[78] 상부경추 서블럭세이션이 척추 기능부전의 원인이 되는 이차적 근육 경련성을 초래할 때 이 entrapment에 기여할 수 있는 것으로 생각된다. 이 근육에 대한 외상은 위축을 초래하고, 이러한 환자들은 control subject만큼의 많은 경부 체성 기능부전의 2배나 발견되어졌다.[77,79]

근위축이 고유수용성 자극출력을 감소시키는 것이라고 추정된다.[77] 척수 후근에 위치한 통각수용기의 감소된 고유수용성 억제는 만성통증으로서 환자에 의해 지각되는 신경활동의 촉진을 가져올 것이다. 감소된 고유수용성 활동은 또한 자세균형을 유지하는데 어려움을 주게된다. 이것은 균형유지를 위해 전정에서부터 목으로 가는 변형된 반사활동이 존재하는 노인들에게 더욱 특별한 사실이다.[77] 만성통증과 control subject 사이의 가장 큰 차이점은 환추후두 부위에서 발견되어진다. 이 동일한 저자들은 이 관절이 만성 경부통 환자를 치료하는 의사나 치료사들에 의해 특별한 주목을 받는다고 추천한다.

척추 안정성과 척추인대 및 근육의 역할
(Spinal Stability and the Role of Spinal Ligaments and Muscles)

Humphreys 등[10]은 경부통과 편타손상 환자들의 비정상적 자세조절이 소후두직근과 경막의 LN 결합조직 bridge의 열상과 연관이 있다고 주장하였다. 소후두직근의 위축성 변화는 경막의 염증이나 뇌척수액 순환의 부분적인 폐쇄를 초래할 수 있다.[77] 이것은 또한 결합조직 bridge의 "항" infolding 기전의 실패를 잠정적으로 초래할 수 있다. 그러나, 전 세계의 신경외과 전문의들은 소후두직근으로부터의 염증을 방지하기 위해 근-경막결합을 절단하는 외과적 시술을 실제적으로 발전시켜오고 있다.[12] 누군가는 이 "근경막 이완"의 장 · 단기적 위험뿐만 아니라 이 절차의 성공에 관하여 단지 추측할 수 있다. 이러한 모든 논쟁는 경부 척추기립근의 역할이 경추의 안정성을 제공하기 때문에 중요하다. 누군가는 현저한 후두하근 위축이 상부경추의 생체역학적 안정성에 영향을 준다고 추측할 수 있다. 이것은 중요한 논제이다. Goel 등[80]은 상부경추 인대들의 장력이 느슨해지고, 머리는 기본적으로 근활동에 의해 목의 꼭대기에서 견고하게 유지된다고 주목하였다.

많은 문헌들은 전부 및 후부 근육들을 척추의 일차적인 안정자로 제안하고, 인대들은 이차적으로 척추안정성을 유지하기 위해 기능한다는 사실을 지속적으로 입증하고 있다.[81] 한 연구는 카데바 척추(근육으로부터 고립된)가 고정 전에는 단지 2 kg의 무게만 지지할 수 있었다고 보고하였다. 이 연구는 향후 척추 인대들이 대부분의 일상적인 부하에서 안정성을 유지할 수 없다는 것을 보여주었다.[82] 흥미롭게도, PAO막은 환추의 골막과 연속적으로 연결되어 있지 않으므로 두개경부 안정성을 유지하는데 유의한 역할을 하지 않는 경향이 있다.[14] 자세한 연구결과 척추 인대들은 감각수용기들과 함께 어느정도 부하가 일어나는 것으로 드러나고 있다.[56,83] 척추 인대들은 그것들이 여러 운동면에서 관련된 움직임과 척추의 정렬을 민감하게 하는 중요한 위치에 놓여있는 것으로 생각할 수 있다. 이것은 인대들이 척추의 변화를 감지하고, 안정성을 유지하거나 회복시키기 위해 도움을 주는 척수 신경원들에 의해 근육들을 활성화시킬 수 있게한다.[81] 이 개념은 또한 Indah 등[59,60]에 의해 지지되고 있다.

골지건기관 (Golgi Tendon Organs)

GTO는 근육과 인대의 과도한 긴장에 의해 활성화되는 또다른 수용기이다. 그것은 후외근섬유들과 함께 "일련"적으로 존재하는 것으로 여겨진다. 즉, 이 수용기는 근육접합부와 그것의 건에서 발견되어진다. 이것은 GTO가 강한 신장이나 근수축에 의해 자극을 방출하는 원인이 될 수 있다. GTO의 구심성섬유(Ib형)는 이중연접성 억제로 α운동신경에 영향을 미치고, 이것은 반사적 근이완을 유도하여 관절이나 근육의 손상을 방지하는데 도움

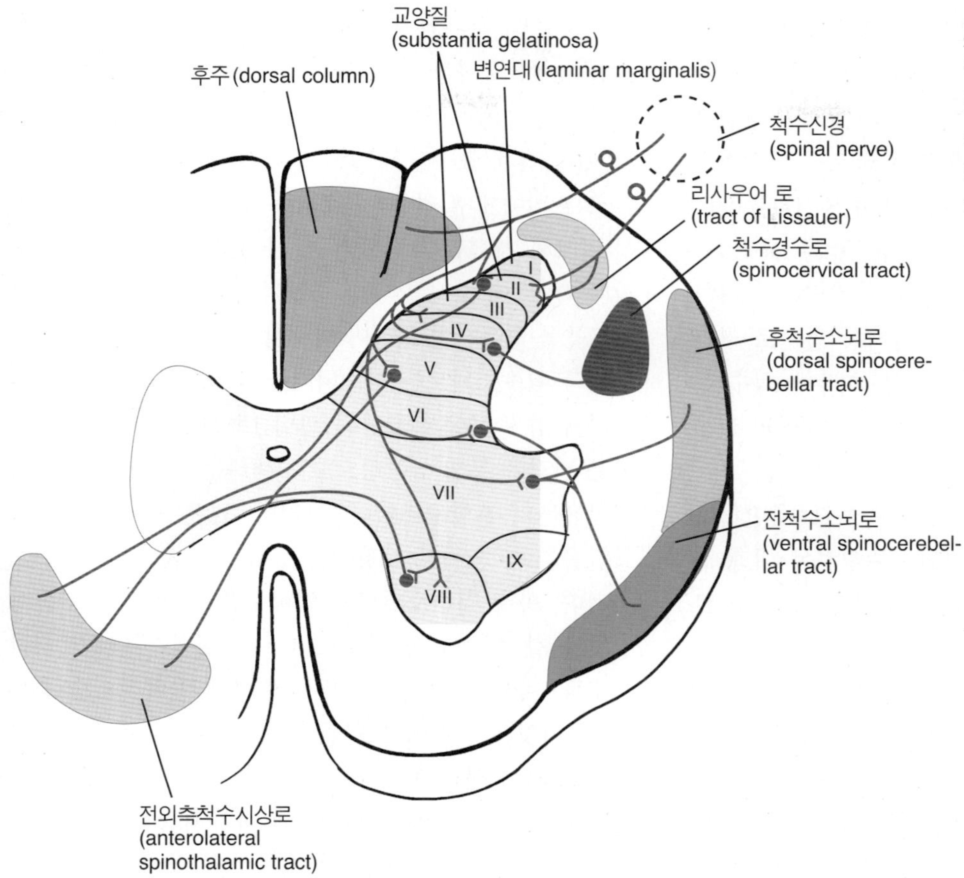

그림 15-10 회색질 층판 I~IX을 경유하는 감각경로와 척수 백질 기둥의 감각전도로. (Guyton AC, *Textbook of Medical Physiology*. 7th ed. Philadelphia: WB Saunders Co., 1986:583으로부터 수정 인용)

을 준다. 근방추는 추외근섬유들과 평행하게 배열됨에 의해 GTO와 대비된다. 이것은 근수축이 근방추를 잠잠하게 하는 반면, 근방추가 추외근이 신장되어질 때 자극을 방출하는 이유이다. 그리하여 GTO와 근방추의 기능 사이의 큰 차이는 전자는 근긴장을 감지하는 반면, 후자는 근길이의 변화율을 감시하는 것이다. GTO는 또한 경부근육에 집중적으로 모여있고 그것들의 분배는 일정하지 않은 경향이 있다.[68,84]

감각경로
Sensory Pathways

인간의 경험은 여러 가지 형태의 수용기들에 의해 지배되어진다. 모든 양성적 또는 음성적 생리학적 현상의 지각은 역학수용기에서부터 통증수용기까지 그리고 그 사이의 기타 수용기에서 시작된다. 사실상 신체 체성분절로부터의 모든 감각정보는 배측 척수 신경근을 통해 척수로 들어간다. 감각정보는 4가지 주경로를 통해 neuraxis 내로 수송되어진다: (i) *dorsal column-lemniscal system(DCLS)*, (ii) *척수경수로*, (iii) *척수소뇌로*와 *설주소뇌로*, (iv) *전외측 시스템*. 역학수용은 척수의 후부로 들어가서 내측으로 이동하여 백질 후주의 외측 변연층으로 들어간다. 현시점에서는 각 고유수용성 섬유는 내측과 외측가지를 형성하며 나뉘어진다(그림 15-10). 내측가지는 상방으로 이동하여 후주경로(설상속과 박속) 속으로 들어가고 DCLS의 일부가 된다.

DCLS는 이 지점으로부터 위로 이동하여 연수의 박속핵이나 설상속핵에 상응하는 지점으로 가는 동측 신호를 수송한다. 이 연접에서, 이차 신경원들은 반대측으로 가로질러 내측 섬유대 경로에 의해 시상의 복저복합체핵군으로 주행한다. 대부분의 박속에서 내측에 위치한 섬유들은 미수의 후근으로부터 발생하고, 대부분의 외측에 위치한 섬유들은 중부흉수 분절들에서 기원한다. 설상속에서 대부분의 내측에 위치한 섬유들은 중부흉수 분절들의 후근으로부터 발생하고, 대부분의 외측에 위치한 섬유들은 2번째 경수 후근으로부터 기원한다.

이전에 언급하였던 외측 가지는 척수의 동일한 분절에서 전외측으로 진행하면서 여러 번 나뉘어져 척수 회색질의 앞 부위와 중간 부위에 다발성 종말들을 형성한다(그림 15-10). 이러한 종말들의 일부는 국소적 척수반사들을 이끌어내고, 나머지는 척수경수로와 SCTs로 올라가는 중계 신경원을 흥분시킨다. 척수경수로는 DCLS와 밀접한 연합기능을 하는 체성감각정보를 전달하기 위한 부가적인 경로이다. 이것은 경수와 심지어 연수로 가는 구심성 경로이기 때문이다. 이 섬유들은 이후에 척수 후근과 연수핵에 연접하거나 일부는 인접한 후주핵의 일부로 간다.

삼차 삼차신경원들은 이후에 반대측으로 횡단하고 DCLS 경로의 이차 신경원들을 따라 주행하여 내측 섬유대를 통해 시상으로 간다. 그러나, 각 경로는 대뇌로 가는 다른 고유수용성 정보를 전달하는 경향이 있다. DCLS는 빠르게 적응하는 수용기들로부터 신호들을 일차적으로 전달한다(즉, 파시니와 마이스너 소체). 이 수용기들은 미세한 접촉, 2점 식별, 압력, 진동, 입체지각(매니플레이션에 의한 사물의 재인지), 신체 위치와 관련된 일부 고유수용성감각과 같은 감각들을 수송한다. SCT 같은 척수경수로는 관절 루피니 말단기관 같은 수용기들로부터 전형적으로 느리게 적응하는 위치 감각을 전달한다.

척수소뇌로 (Spinocerebellar Tracts)

소뇌는 말초로부터 생체감각정보를 받아들여 보행과 자세를 협응시킨다. 척수소뇌로와 설주소뇌로들은 이러한 노력에 있어서 중요한 역할을 수행한다. 배측 척수소뇌로는 Clarke 핵 또는 C8에서 L3까지의 중심 회색질에 위치한 척수기둥의 천부, 요부, 흉부 분절들에서 기원한다. Clarke 기둥(또한 Clarke 배측핵으로 알려진)의 세포들로부터 기원하는 이차 구심성 섬유들은 배측 척수소뇌로로 들어가서 뇌간을 통하여 동측 상방으로 구심성 신호를 전달한다. 척수소뇌로 섬유들은 전도로에서 외측으로 위치하는 대부분의 미측 섬유들과 내측에 위치하는 대부분의 문측 섬유들을 조직화한다(그림 15-6). 배측 척수소뇌로는 하소뇌각을 통하여 소뇌로 들어가서 동측 소뇌에서 끝난다(그림 15-11). 배측 척수소뇌로는 근방추와 기타 역학수용기들(즉, GTO, 파시니 소체, 루피니 소체)로부터 무의식적 고유수용성감각을 일차적으로 전달한다. 이 구심성 감각유입은; (i) 근수축, (ii) 근육건들의 긴장, (iii) 관절과 신체 부분들의 위치와 움직임 비율, (iv) 신체 표면상의 힘에 관한 현재의 상태를 지속적으로 소뇌에게 알려준다. 소뇌는 상위 운동중추의 원심성 정보와 자세감각에 관한 이 구심성 정보를 비교할 수 있다. 이 후에 소뇌를 떠나 구조적 수행에 영향을 미치는 경로들을 경유하여 교정이 발생할 수 있다.

복측 척수소뇌로는 상소뇌각을 통해 소뇌로 들어가서 소뇌의 양 측부에서 끝난다(그림 15-11). 복측 척수소뇌로는 뇌간을 통해 상상방으로 주행하는 교차섬유와 비교차섬유들의 혼합구조이다. 그러나, 많은 교차섬유들(정중선을 교차하는)은 그것들이 소뇌에 도달할 때 다시 교차된다. 복측 척수소뇌로는 역학수용기들로부터 구심성 정보를 덜 받는다. 대신에 그것은 피질척수로와 적핵척수로들로부터 오는 운동신호들에 의해 일차적으로 흥분한다. 이것은 척수에 도달한 운동신호와 운동신호의 강도를 소뇌에 알려준다. 척수소뇌 경로들의 속도는 초당 100 m만큼 빨라서 전체 neuraxis 내의 대부분의 빠른 전도로를 형성한다. 이것은 이 전도로와 소뇌가 자세조절상 부여받은 역할의 중요성을 강조한다.

설주소뇌로와 문측 척수소뇌로는 복측 및 배측 척수소뇌로(C8-L3)와 반대로 경수 후근들로부터 고유수용성 감각을 수송한다. 설주소뇌로는 설상속으로 들어가서 부설상핵과 연접하는 미측 연수로 주행한다. 이후에 신경신호는 하소뇌각을 경유하여 동측 소뇌로 주행한다(그림 15-11). 문측 척수소뇌로는 고양이를 통해 주로 연구되었기 때문에 많이 알려지지 않았다. 그러나, 그것은 소뇌 안으로 유입되는 복측 척수소뇌로와 같은 동일한 경로를 정확하게 주행한다. 중부 경수핵은 C1-C4 분절들의 VII 층판에 위치하고 그것은 상부경추 역학수용감각을 일차적으로 받아서 소뇌 충부로 투사한다. 중부 경수핵이 후두하 심부근육들의 수용기들에 의해 가장 깊은 영향을 준다는 근거가 있다.[85] *척수올리브*로는 척수로부터 구심성 자극을 보내고 연수의 하올리브핵과 연접하는 경로로서 또한 소뇌로 유입되는 고유수용성 구심성 감각을 전달한다. 이 후에 삼차 신경원은 하소뇌각 경로에 의해 소뇌로 들어가는 유입감각을 제공한다.

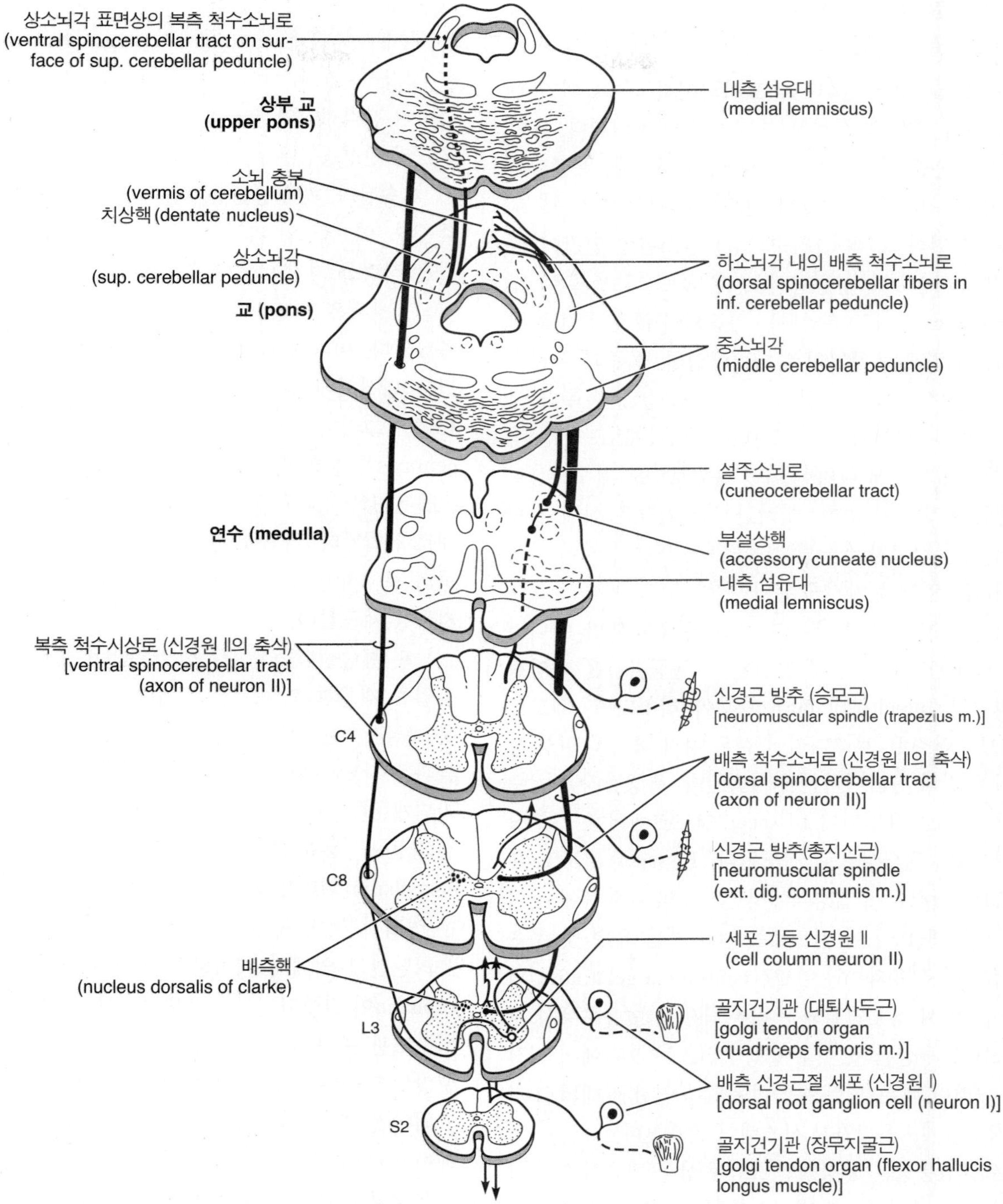

그림 15-11 설주소뇌로 및 복측, 배측 척수소뇌로의 도해. 그것들이 무의식적 고유수용성감각을 중재할 때, 신경신호는 근방추와 골지건기관과 같은 수용기들로부터 올라오는 이 전도로들에 의해 수송된다. (Fix J. *Neuroanatomy*, 3rd ed [Board Review Series]. Philadelphia: Lippincott Williams & Wilkins, 2002 : 132.에서 인용)

통증 경로들 (Pain Pathways)

국제통증연구협회는 통증을 "실제적, 잠정적 조직손상이나 손상과 같은 용어들로 묘사되어진 단어들과 연관된 불유쾌한 감각 및 정서적 경험"이라고 정의한다. 특별히 통증은 통증 정보에 대한 환자의 지각이다. *통증감각*은 유해자극의 전도와 조절에 관련된 신경학적 기전으로 정의될 수 있다. 전외측(척수시상) 시스템은 인간이 감각을 경험하기 위해서 통증신호, 온도, 그리고(혹은) 말초에서 neuraxis 내로 유입되는 가공되지 않은 촉각을 전달한다. 이 경로는 두가지로 나뉘어진다. 통증과 온각은 외측 척수시상로에서 전달되고, 가공되지 않은 촉각 섬유들은 전척수시상에서 전도된다. 흥미롭게도, 상부 경수는 척수의 미측에 위치한 어떤 부위보다도 척수시상로 신경원들의 밀도가 높다. 이러한 신경원들은 신체 전체로부터 체성 감각자극을 받고, 아주 큰 또는 심지어 신체 전체의 감수영역을 가지게 된다.[87,88]

통증은 복합적인 감각이다. 그것은 감각뿐만 아니라 느낌(feeling)과 정서까지 연관된다. 통증감각은 다양한 조직의 손상(pinch부터 burn까지)이 히스타민, 세로토닌, 서브스탠스 P, 브레디키닌 같은 여러 가지 내인성 통증유발 물질의 유리시키면서 시작된다. 통증감각은 척수신경근 후부로 유입되어 Lissauer 전도로에서 1~3분절 구심성 또는 원심성으로 전도된다. Lissauer 전도로(후외측속)는 신경근 출입영역에서 층판 I의 후외측에 위치한다(그림 15-10). 이 전도로는: (i) 가는 유수 및 무수 배측 신경근 섬유와 (ii) 아교질(substantia gelatinosa)의 여러 레벨에서 상호연결되는 많은 내인성 고유수용성 척수섬유들로 구성된다. 이후에 통증신호는 후각에서 연접한다; 그러나 빠른/느린 통증섬유들과 연관된 대뇌로 가는 통증전달과정은 2가지 시스템이 존재한다.

빠른 급성통증은 잠정적인 조직손상을 경고하고 추가적인 손상을 강제적으로 방지하는 순간적인 통각에 해당된다. 이 경로는 얇은 유수 Aδ 통증섬유로 구성되고 후각의 두 지점에서 종료된다[층판 I (lamina marginalis)과 층판 V]. 그러나, 이 층판의 통증섬유의 유입은 2차신경원을 흥분시켜 척수의 반대측으로 횡단 후 전외측 감각전도로 내로 들어간다(그림 15-12). 구심성 축삭이 외측 척수시상로와 연결되어 그것들 내측으로 더해진만큼 하반신과 연관된 섬유들은 전도로의 외측부분에 위치한다는 것은 주목할 사실이다(그림 15-6). 이 통증섬유들은 복저부 복합체(ventrobasal comple)와 시상의 후핵군에 직접적으로 투사된다. 이후에 시상은 통증감각을 통합하여 감각피질의 정확한 구역으로 정보를 전달한다.

느린 만성통증은 손상이 완전히 치유된 후에도 연장되어 지속된다. 만성통증은 비보호적이고 사람의 건강에 해롭다. 이 경로의 과정은 층판 II와 III(아교질) 전체의 작은 직경을 가진 C형 무수섬유들로 구성된다. 이 통증 구심성자극은 X자로 교차하여 일차적으로 층판 V에서 종료된다. 이후에 경로를 따라 많은 연접을 형성하는 뇌간의 망상체에 일차적으로 구심성 정보를 보낸다(그림 15-3). 그러나, 이 통증섬유들의 소수는 교차하지 않고 neuraxis를 통하여 동측 상방으로 주행한다. 많은 통증신호들은 망상체를 통하여 주행하여 시상의 intralaminar 핵 내로 유입된다. 이 구심성 섬유들은 또한 변연계 특히, 통증의 정서적인 요소를 담당하는 대상회로 가는 감각유입 자극을 제공한다.

느린 통증섬유들은 중추성 통증억제 활성화에 큰 감각유입을 재공한다. 이것은 중뇌수도관 주위 회색질 부위를 자극시키는 원인이 된다. 이 부위는 raphe magnus 핵들과 후각으로 원심성 섬유들을 투사하여 세로토닌이 유리되게 한다. 이 신경전달물질은 후각 내의 억제성 개제신경들을 흥분시켜 통증감각의 전달을 진압하는 enkephalin(펩티드성 신경전달물질)을 유리시킨다. 이것은 연접신경종말에 존재하여 구심성 통증의 substance P 유리말단의 억제에 기여하는 아편수용체 분자들과 enkephalin이 결합되면서 달성되어진다. 뇌실 주위핵과 중뇌수도관 주위 회색질 부위로부터 파생되는 enkephalin 뿐만 아니라 원심성 억제경로를 경유하여 직접적으로 전달되어질 수도 있다. 이 진통기전은 대표적인 연접전 억제이고, 이것은 급 · 만성 통증 모두를 제거할 수 있다.

통증의 진압은 또한 피부를 문지름에서부터 척추 매니플레이션 치료를 위한 전기적 자극까지 범위의 Aα형 고유수용성섬유들의 활성화로부터 발생할 수 있다. 이 크고 빠른 전도성 섬유들은 얇고 느린 전도성 C형 섬유들과 대조적으로 후각의 연접전달 "관문"을 지배한다. 이것은 구심성 통증억제의 관문이론의 기초가 된다. 그러나, 카이로프랙틱 관리의 잇점은 일시적인 통증의 개선 이상으로 광범위하다. C형 섬유들이 0.5~2 m/s의 속도

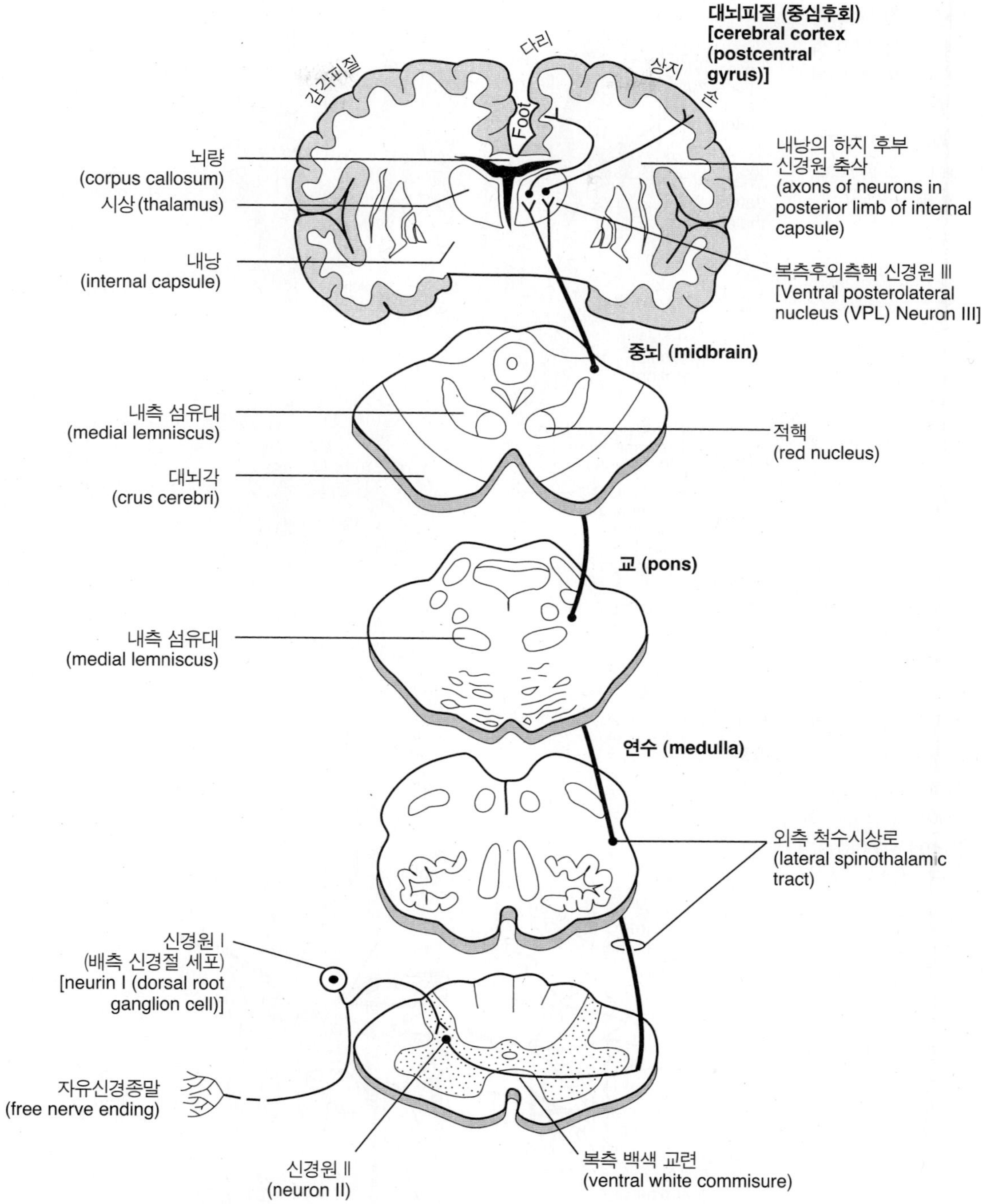

그림 15-12 외측 척수시상로. 신경신호가 이 전도로에 의해 전도되어 통각과 온각을 중계한다. (Fix J. *Neuroanatomy*, 3rd ed [Board Review Series]. Philadelphia: Lippincott Williams & Wilkins, 2002: 130. 에서 인용)

로 전도되는 반면, Aδ섬유들은 6~30 m/s 속도로 전도됨을 기억해야 한다. 만성형 통증의 지각이 신체나 사지의 큰 부분에 국소화되어지는 반면, 급성형 통증의 국소화는 정확하게 10~20 cm 이내지만, 작은 영역이 아니다.

삼차 신경 (Trigeminal Nerve)

삼차신경(V)은 뇌신경 중 가장 큰 신경이고 3개의 신경가지가 분지되는 이름에서 유래되었다: 안신경(V1), 상악신경(V2), 하악신경(V3)(그림 15-14). V1, V2, V3

그림 15-13 빠른 통각 및 느린 통각경로의 도식. 신경원들의 측부연접이 뇌간 망상체로 분배되어진다. (Young PA, Young PH, *Basic Clinical Neuroanatomy*. Baltimore : Williams & Wilkins, 1997:148에서 인용)

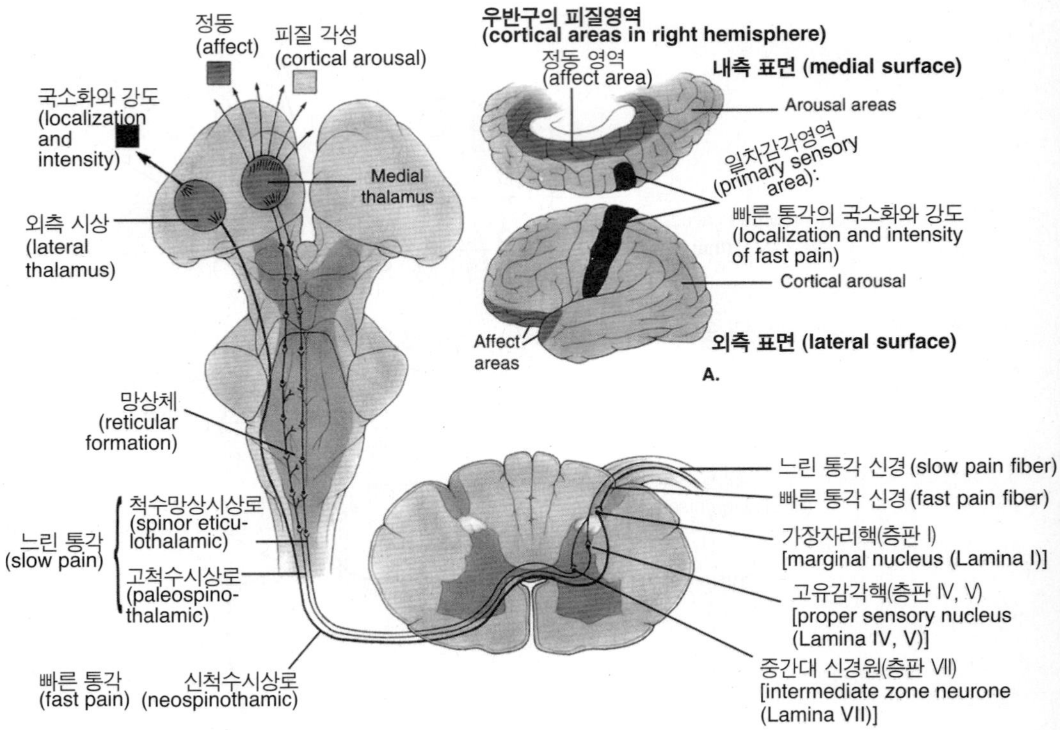

그림 15-14 삼차경수핵과 전후 일차 경구 구심성신경과의 관련성, 그리고 V 신경의 세 신경가지. (Eriksen K. *Upper Cervical Subluxation Complex*. Baltmore: Lippincott Williams & Wilkins, 2004:263.로부터 인용)

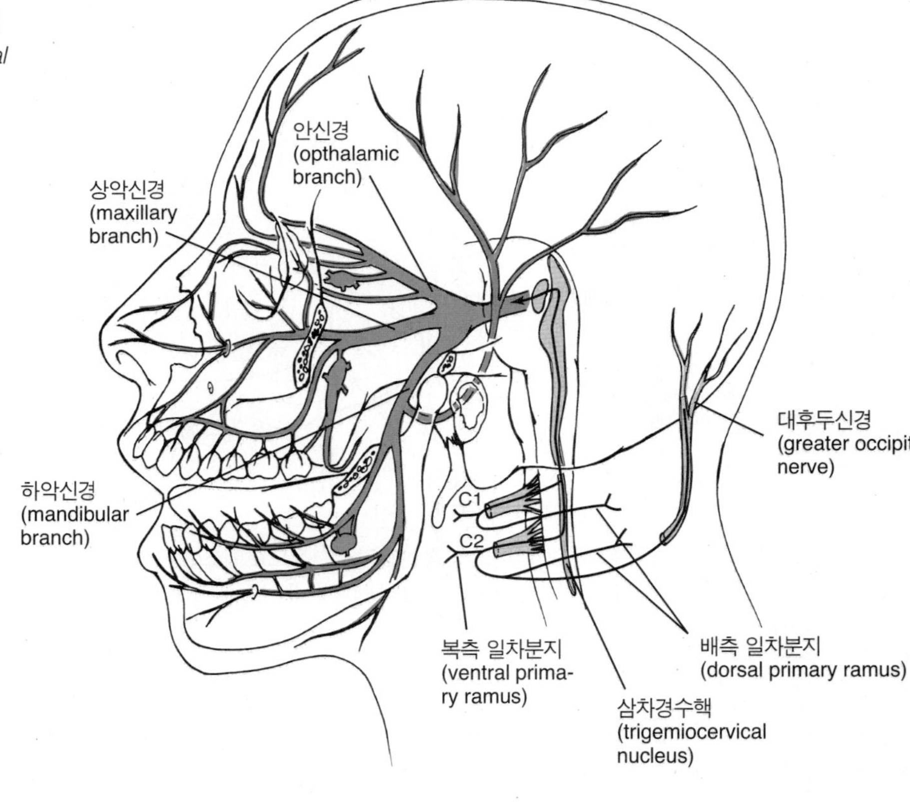

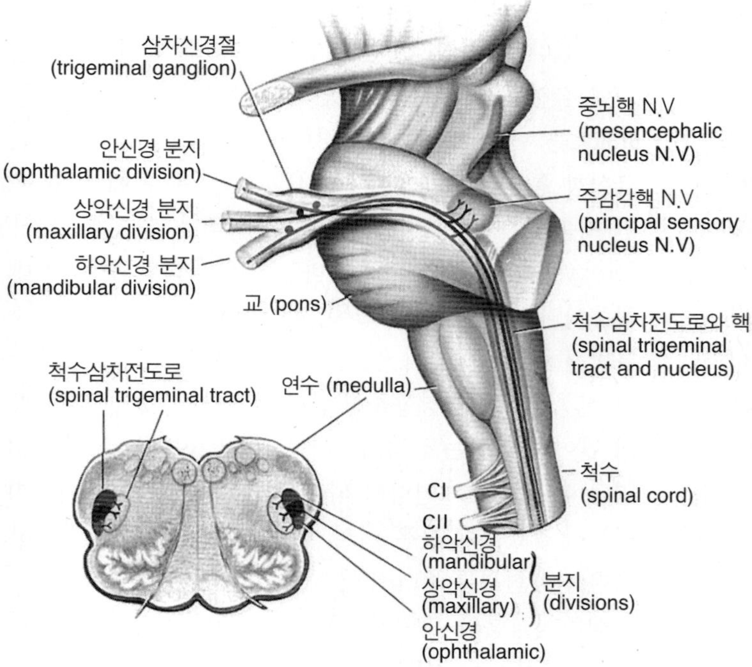

그림 15-15 척수 트랙 V에서 섬유의 해부학적 배열 도표. 삼차신경의 각 다른 구획의 섬유 편층 배열은 전체 길이에서 나타난다. 하지만 섬유들은 trigeminocervical nucleus 주위세포에서 끝나기 위해 모든 위치의 트랙을 빠져나온다. (출처: Capenter MB. *Core Text of Neuroanatomy*. 3rd ed. Baltimore: Williams & Willins, 1985:157.)

가지들은 상안와열, 정원공, 난원공을 통해 각각 두개골을 빠져나온다. 이 가지들은 안면, 두부 전면, 혀의 앞 ⅔, 뇌혈관, 경구개 및 연구개, 코의 점막, 비강 및 구강, 두개경막, 치아, 측두하악관절의 구조에 관련된 촉각, 통각, 온각 정보를 전달한다.

감각신경들은 측두골의 추체부 첨 근처의 경막강에 위치한 반월신경절(V 신경절) 세포들로부터 발생되어진다. 하악 분지는 또한 저작근들(즉, 측두근, 외익돌근, 내익돌근, 교근), 고막장근(중이), 구개범장근(이관 기능), 입바닥의 근육들(즉, 설하근, 전악이복근)의 운동기능에도 관여한다.

가벼운 촉각과 깊은 촉각은 또한 V신경에 의해 전달되어지고 이 구심성 감각유입은 교의 주감각 핵에서 연접된다. 이 핵들은 중뇌에 위치한 V 운동신경원들의 외측에 있다. 저작근들의 고유수용성감각과 연관된 섬유들은 중뇌핵으로 구심성 전도된다.

삼차신경과 삼차경수핵의 척수신경로
(Spinal Tract of the Trigeminal Nerve and the Trigeminocervical Nucleus)

3개의 V신경가지로부터 통각과 온각(제한된 가벼운 촉각)을 전달하는 감각신경들은 반월신경절을 떠나서 교의 레벨에서 중뇌안으로 유입된다.

이후에 이 섬유들은 연수를 통하여 확장되고 아래로 내려가 척수의 2번째 또는 3번째 경수레벨 내로 유입된다. 이것은 V 신경의 척수 전도로로 불리운다(그림 15-15). V 척수전도로는 Lissauer 전도로의 척수 후외측부와 혼합되어진다. V 척수전도로의 섬유들은 내측으로 인접한 V신경 척수핵들의 이치 신경원들과 연접한다. V 척수전도로는 뇌신경핵 중 가장 크고 중뇌에서부터 상부경수까지 확장된다. 핵들은 문측으로부터 미측까지 세 부분으로 나누어진다: 중뇌핵, 고유감각핵, 척수핵(그림 15-15). 척수핵은 문측에서부터 미측으로 더 광범위하게 3부분으로 나뉘어진다; pars oralis, pars interpolaris, pars caudalis. pars caudalis는 obex에서부터 미측으로 상부경수까지 투사한다. 척수핵 V는 2 혹은 3(일부 사례는 4) 경수분절들의 후각과 섞여진다.[89,90] 삼차경수핵이라는 용어는 상부 경수와 V 감각경로들 사이의 집합영역을 묘사할 때 사용된다. 삼차경수핵은 Bogduk이 "...그것은 뚜렷한 세포구축학(cytoarchitecture)이나 다른 내재적 형태학상의 특징에 의해 구분되어지지 않는다. 대신에 그것의 문측과 미측의 한계들은 삼차신경과 경수신경들의 일차 구심성 종말의 일반적인 분배에 의해 정의되어진다."라고 주장하는 것처럼 고전적인 감각에 있어서 핵이 아니다.

삼차경수핵은 V신경과 경수신경 모두에서 구심성 유입자극을 받는 약 상부 3개의 경수분절에 위치한 신경원들로 정의될 수 있다; 그러나, 구심성 중첩의 가장 밀집 부위는 C1-C2 레벨들이다.[92] 상부경수의 구심성 통각 유입자극은 삼차경수핵에서 2차 통각 신경원들과 연접을 이룬다. 또한 V 신경의 V1, V2, V3 모든 3분지들로부터 통각과 온각 구심성 자극을 받는다. 각 근원으로부터 오는 유해자극은 삼차경수핵에서 중재되어진다; 똑같이 삼차경수핵으로 유입되는 통각자극은 근원이 V신경인지 경수 구심성인지에 대한 정의의 의미는 없다. 따라서, 만약 V 감각유입에 익숙한 신경원이 익숙하지 않은 경수 근원으로부터 유해감각 유입을 받게 된다면, 통각 정보는 시상으로 전달되어, 대뇌가 신경신호의 근원을 구별할 수 없게 될 수 있다. 실제로, 구심성 유입자극의 실제적인 근원은 애매모호하여 대뇌피질이 목으로부터가 아닌 V 영역으로부터 발생하는 것으로서 통증을 해석하는 원인이 된다. 대뇌는 목 부위와는 대조적으로 머리와 얼굴(V영역)에서 발생하는 통증을 해석하는 것을 더 우선적으로 한다.

상부경수의 통각유입은 상부경추 서블럭세이션과 소관절, 추간판 섬유륜, 척추인대, 척추 골막, 후두하근 및 부착구조, C1-C3 신경근, 배측 신경근절, 추골동맥들과 같은 통증에 민감한 구조들로부터 유발되어 질 수 있다. 척수신경핵 V 내의 섬유들은 정중선을 처음 교차하면서 감각유입을 전달하고, 뇌간으로 구심성 자극을 전달한다. 이 경로는 삼차시상로라고 명명되었다. 이후에 통각과 온각 정보들은 이 전도로의 문측으로 수송되고 시상에 도달한 후 체성감각피질로 전달된다. 흥미롭게도 안면신경(VII), 설인신경(IX), 미주신경(X)과 같은 다른 뇌신경으로부터의 통각도 또한 삼차경수핵으로 들어간다.

삼차신경통 (Trigeminal Neuralgia)

삼차경수핵 기능부전은 삼차신경통 같은 신경학적 질환 뿐 아니라 안면부에 투사되는 경추기원성 두통의 신경해부학적 기초에 근거한 가장 타당성 있는 설명 중 하나이다. 삼차신경통은 안면의 발작성 통증질환으로 종종 인간에게 알려진 가장 극심한 통증으로서 묘사된다. 그것은 많은 환자들이 외과적 수술이나 약물요법으로 그들의 삶을 통제할 수 없어 자살을 초래하는 질환으로 분류되고 있다. 삼차신경통은 갑작스런 발병, 심한 통증, 전기에 감전된 느낌, 편측 안면의 찌르는 듯한 통증, 종종 attack을 수반하는 짧은 근경련 증상으로 특징지어진다. 극심한 통증은 수 초에 지나지 않지만, 수 초에서 수 분간 지속되는 burning ache에 고통을 겪을 수 있다. 발작(proxysm)은 다발성 attack 바로 직후 나타날 수 있고 대화중이나 양치질, 안면 접촉, 저작활동 혹은 삼키기 중에 유발될 수 있다. 삼차신경통은 V 신경의 하나 혹은 이상의 신경가지들에 영향을 미친다; 그러나, V2와 V3가 가장 많이 침범되는 신경가지이다. 연간 발병률은 100,000명당 4~5명이고 연령에 따라서 유의하게 증가한다; 50세보다 젊은 사람들은 거의 발병하지 않고, 여성이 남성보다 삼차신경통에 더 많이 노출된다.

삼차신경통의 의학적 치료는 carbamazepine(Tegretol), clonazepam(Klonopin), gabapentin(Neurontin), lamotrigine(Lamictal), oxcarbazepine(Trileptal), phenytoin(Dilantin), topiramate(Topamax), valproic acid (Depakote) 같은 다양한 항경련제의 사용을 포함한다. 강력한 근이완제인 baclofen(Lioresal)과 심지어 항우울제 같은 약물요법도 삼차신경통 환자를 치료하는데 이용된다. 이 약물들의 부작용과 상호작용들은 너무 많아서 이 장에 열거할 수는 없지만, 이 심각한 이슈들은 의학 전문가들과 토론되어야 한다. 그러나, 식약청(FDA)에서는 삼차신경통 환자들을 위해 baclofen과 carbamazepine만 승인하였다; 다른 약물들은 이 질환의 치료효능에 대한 과학적 근거가 부족하거나 없으므로 식약청의 승인이 나지 않았다.[2]

V신경의 압박을 경감시키거나 통증전도를 방지하기 위해 그것을 파괴하는 다양한 방법의 외과적 수술들이 시술되고 있다. 이러한 외과적 수술들은 미세혈관감압술, 풍선압박술, glycerol rhizotomy, radiofrequency rhizotomy, 방사선수술(즉, 감마나이프), caudalis dorsal root entry zone(DREZ)를 포함한다. 미세혈관감압술은 비파괴적 외과적 치료이기는 하지만, 그것은 가장 침습적이고 가장 위험이 큰 방법이다. Caudalis DREZ는 삼차신경통의 제1선의 치료로 잘 사용되지 않는다. 그것은 V 대상포진 신경통(삼차신경통을 위한 다른 시술에 의해 발병되어질 수 있다) 환자들에게 더 일반적으로 시술

되어진다.[2] 이 외과적 중재들의 초기 성공률은 우수하다고 보고되어지고 있지만, 치료의 특성에 따라 다양한 증상이 재발된다. 합병증은 안면 감각마비(numbness), dysesthesia, corneal anesthesia, 각막염, V운동신경 기능부전, 뇌신경 영구결손, 두개내 출혈이나 경색, 수술전후 이환, 수술 전·후 사망을 포함한다.[93] Anesthesia Dolorosa는 이 신경외과적 치료의 가장 무서운 합병증들 중 하나이고, 일반적으로 비가역적으로 간주된다. 그것은 V 신경이 외과적 수술이나 물리적 외상에 의해 손상을 입게 되어 심각하고 지속적인 통증이 있어도 안면의 국소감각이 감소되거나 완전히 제거될 때 발생한다.

두 번째 치상인대는 근위 부착부가 삼차경수핵에 붙어 있기 때문에 caudal DREZ의 지표로서 활용된다.[2] 이것은 이전에 논의되어진 것과 같이 상부경추 서블럭세이션에서 기인하는 치상인대의 병리적 긴장이 잠정적으로 통증을 유발하는 역할을 도해하였다. Grostic[3]은 편측 전방 회전과 함께 환추후두 측굴이 결합된 서블럭세이션이 어떻게 첫 번째와 두 번째 경추 레벨에서 삼차경수핵을 직접적으로 견인하여 삼차신경통 증상을 유발할 수 있는지를 설명하였다. Breig[26,28]는 머리와 목의 굴곡에 의해 증상이 갑자기 유발되어지는 삼차신경통 환자의 사례연구를 인용하였다(그림 15-16). 그는 이 활동이 어떻게 척수와 뇌간의 긴장을 유발할 수 있는지 고찰하였다. 그러나, Breig 또한 삼차경수핵과 상부경수 구심성 섬유 사이의 물리적 연결이 존재하고, 이 신경해부학적인 연결이 어떻게 두부/안면 통증을 유발할 수 있는지 이해하였다. 직교에 근거하는(orthogonally based) 상부경추 카이로프랙틱 시술은 비록 확실한 근거를 위해 철저한 연구가 필요하겠지만, 삼차신경통 환자의 치료에 효과적임을 보여주고 있다.[94-99] 오토바이 추돌사고로 인해 삼차신경통을 앓은 18세 여성의 사례연구가 보고되어지고 있다.[100]

원심성 출력
Efferent Outflow

시상 가중와 통합
(Thalamic Summation and Integration)

대뇌피질의 흥분(firing)은 원심성 활동을 개시한다; 그러나, 시상은 가중과 통합을 통해 대뇌피질을 조절한다. 이 두 가지 기능은 신경학적인 통합과 적절한 대뇌피질의 표출을 위해 아주 중요하다. 모든 감각정보들이 시상을 경유(후각은 제외)하여 간다는 것을 기억해야 한다. 시상 가중은 신경활동을 역치 이상으로 유도하여 대뇌피질까지 그것을 전달할 수 있게 한다. 이 과정의 두 가지 형태가 공간적 가중과 시간적 가중이다. 공간적 가중은 점진적으로 더 많은 신경섬유들을 동원하여 neuraxis로 유입되는 신호전달의 강도를 증가시켜준다. 공간적 가중은 각 섬유에 점점 더 많은 신경신호를 보내어 전달의 강도를 증가시킨다.

통합은 원심성 반응을 목적으로 정확한 대뇌피질 부위로 가기 위한 구심성 경로 설정과정과 관계있다. 감각신호들은 모두 연접전달 중계부들(즉, 후각, 연수, 시상)을 따라서 여과되어져 피질로 들어가는 신호로 이전에 섬세하게 조율되어진다. 이 과정은 부분적으로 피질하 전달 중계부들로 가는 구심성 조절섬유을 발산하는 감각피질에 의해 통제되어진다. 이것은 대뇌피질에 도달하는 신경신호의 양과 질을 조절한다. 만약 감각정보의 각 조각들이 구심성 반응의 일부 형태에 영향을 미친다면, 신경계는 신체기능을 조절하고 감시하는데 아주 효과적이지는 않다는 것을 기억해야 한다. 이것이 Neuaxis가 유입정보를 처리하여 정확한 운동반응을 이끌어내는 이유이다. 실제로 대뇌는 무관하고 중요하지 않은 모든 감각정보의 99% 이상을 폐기한다.

소뇌와 전정척수로
(The Celebellum and Vestibulospinal Pathways)

소뇌는 신경학적 통합의 핵심적인 역할을 수행한다. 그것은 neuraxis 전체보다 더 많은 신경원들을 가지고 있지만, 대뇌의 약 10%가 되는 것으로 여겨진다. 이것은 인간이 중력환경에서 사는 것에 어느 정도 기여한다. 많은 신경원들은 아기가 출생하는 시점에서 neuraxis로부터 소실되어 진다는 사실이 상정되어지고 있다. 이것은 여러 가지 신경자원들(neural pool)과 감각(즉, 시각, 청각, 촉각, 후각)들의 부족한 자극을 초래할 수 있다. 소뇌는 이 숙명을 겪지 않는다.

왜냐하면, 중력이 지속적으로 자세와 운동에 관련된 역학수용기들을 자극하기 때문이다. 심지어 배아발달기 동안에도 자극을 받는다. 역학수용기들이 정적 및 동적 수용기로서 활동할 때 고유수용섬감각은 일차적으로 소

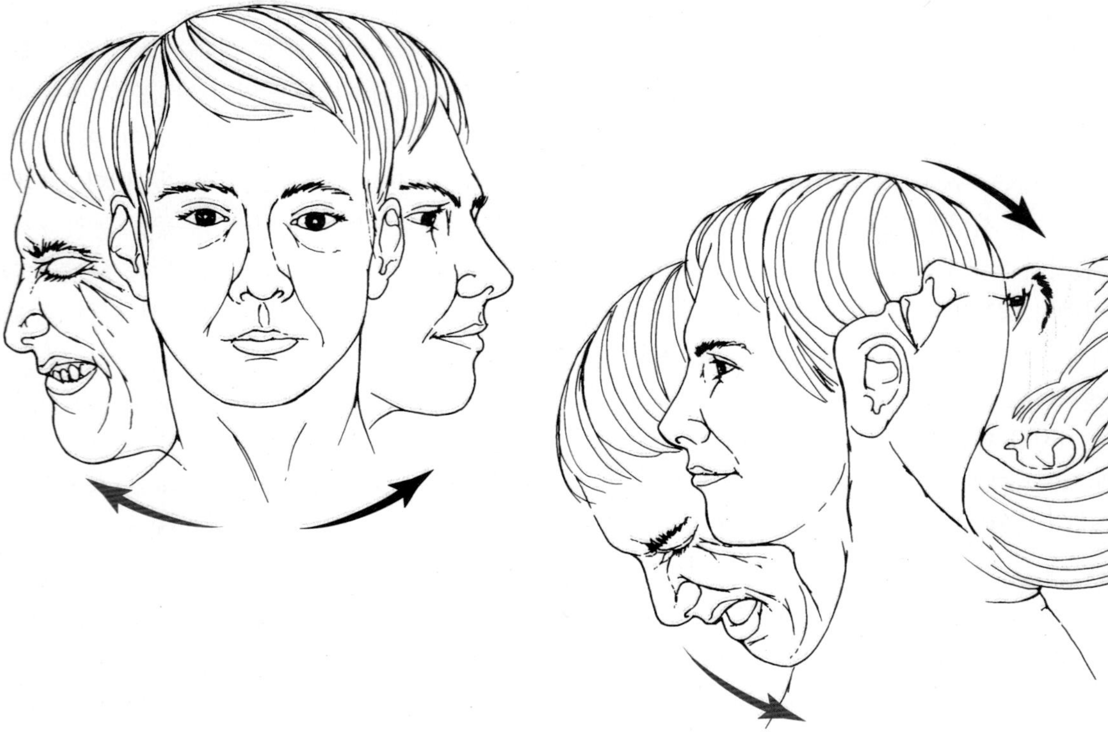

그림 15-16 척수-뇌간 긴장으로부터 발생가능한 삼차신경통의 발현기전(Breig A. *Adverse Mechanical Tension in the Central Nervous System: An Analysis of Cause and Effect, Relief by Functional Neurosurgery*. Stockholm: Almqvist & Wiksell international, 1978: 112.에서 수정 인용)

뇌로 유입된다. 소뇌로 가는 구심성자극은 전적으로 전정자극과 고유수용성 자극이라고 이전부터 생각해왔다. 그러나, 소뇌는 뿐만 아니라 대뇌기능와 조직화와 효율성에도 참여한다는 것이 입증되어지고 있다. 그것은 내장 출력신호의 조절기능을 수행하는 것으로 알려지고 있다.[102-104] 소뇌경로의 통합은 인간의 전신적인 건강 뿐 아니라, 자세 및 보행기능에도 중요한 역할을 한다.

전정계는 태아기 16주 동안 작용하고, 초기 대뇌발달에 중요한 역할을 하는 것으로 알려지고 있다. 전정계 기능부전은 실독증, 소아 정신분열증, 난폭성의 원인이 될 수 있는 것으로 여겨진다. Restak[105]은 밧줄로 머리를 결박하는 연구에 참가한 대학 교수진들과 관련된 연구를 인용하였다. 그들의 머리는 움직임이 없게 밧줄로 고정되고 어떤 활동수행이라도 자유로웠다. 피실험자들의 85%는 극심한 스트레스를 경험하였고 지적인 무능(intelleutual insfficiency), 기이한 생각(bizarre thought), 과도한 정서적 반응, 비정상적인 신체 감각 증상들을 겪었다고 보고되어졌다. 또한 유아를 흔들고 껴안아서 키우면 사회적 및 정서적 발달에서 긍정적인 영향을 준다는 연구결과도 보고되었다. 이러한 운동들은 발달하는 아기의 전정 및 소뇌계를 자극하고, 이 과정은 아동의 초기 2년간의 삶에서 아주 중요하다. 고립되어 키워진 원숭이 실험은 소뇌와 변연계(해마, 편도체, 중격 영역) 사이의 직접적인 연결을 규명하였다.[105]

운동과 친밀한 모성이 결핍된 유아들은 기쁨을 중재하는 대뇌경로의 발달능력이 결핍되어질 것이라는 사실은 상정되었다. 이 기쁨중추 성장의 저해는 폭력성과 정신운동성 질환들을 초래할 수 있다는 사실이 또한 가설화되고 있다.[105] 구심성 내장감각 경로로 가는 직접적인 전정 투사섬유들의 존재는 전정 기능부전의 정신의학적 징후를 위한 잠정적 기질에 대한 식견들을 제공한다.[106] 임상적인 근거는 전정 기능부전과 불안질환 사이의 밀접한 관계를 보여준다. 전정 기능부전 환자들이 불안 증상들을 보이고 공황장애와 광장공포증을 가진 정신의학적 환자들이 전정 기능부전을 보였다. 이러한 견해들을 위한 신경학적 연결 모델이 제안되어지고 있다. 즉, 전정 감각

유입, 내장 감각유입, 유발요인들(상황적인 신호들과 이전의 경험을 포함하는)의 직접적인 통합의 조합이 공포 회피와 공황발작의 자율신경성 징후 모두를 초래할 수 있다는 사실이 제안되어지고 있다.[106]

구심성 감각유입의 방대한 양이 기립자세를 유지하게 하기 위해 요구되기 때문에 시상으로 가는 일차적인 부하는 소뇌를 경유한다. 움직임에 의해 영향을 받는 역학수용기들은 결과적으로 아기의 운동량을 제한하는 이차적인 역할을 한다. 이것은 심지어 엄마의 자궁내에 부양된 중에도 긴장성(tonic) 역학수용기들과 근방추의 흥분을 억제하는 지속적인 중력의 자극에 대비된다. 소뇌로 가는 구심성 감각유입 섬유들은 약 40:1의 비율로 원심성 섬유들을 초과한다. 이것은 신체기능을 조절하기 위한 neuraxis로의 감각유입의 중요함을 보여주는 것이다.[107] 정확한 자극과(이나) 역학수용기들의 제어는 이 노력에 있어서 중요한 역할을 할 수 있다는 사실을 분명하게 알 수 있다.

척수 구심성 감각유입과 연관된 신경학적 경로 (Neurological Pathways Related to Spinal Afferent Input)

Jiang 등[108]은 그것이 척수내로 전달되고 여러 뇌간핵과 시상으로 전달될 때 척수 구심성 감각유입의 신경학적인 경로들을 객관적으로 추적하였다. 닭의 외측 척추인대를 자극하고 여러 가지 신경세포체들의 Fos protein 발현 위치를 평가하는 것과 연구에서 "신경학적 전도로" Fos protein은 후근신경절, 교감신경절, 설상속핵, 박속핵, 전정핵, 시상에서 발견되어졌다. 이 연구는 척추인대의 신장/자극과 그것의 중추신경계에 미치는 지대한 영향을 보여준다. 상부경수의 구심성 자극이 직접적으로 전정핵과 나머지 중뇌의 특정부위 같은 뇌간 내로 유입되는 근거가 존재한다.[109-117] 이것은 척추의 하위 분절들과는 대조적으로 뇌간핵으로 유입되는 상부경추 관절들로부터의 유입정보의 변경을 최소화시켜준다.

한 연구는 전진성 추적기(anterograde tracer)로서 biotinylated dextran amine(BDA)를 사용하여 쥐들의 경수팽대부의 천층판으로부터의 구심성 투사신경원들을 연구하였다.[118] 경수내에 주입되는 BDA 미세주사로 동측의 층판 I~V의 후각 신경원들에 광범위한 표식을 하였다. 경수의 후각세포들은 동측 설상핵에서 고밀도의 BDA 표식과 함께 연수로 투사된다. 반면 고속핵에서는 중밀도의 표식이 나타났다. 외측 망상핵과 상하 복외측 연수에서는 반대측 BDA 주사부위에 중밀도 내지 저밀도의 표식이 나타났다. 저자는 이 연구들의 결과가 연수에 유해 및 무해 구심성 감각유입을 전달하는 척수연수 경로의 존재가 있다고 결론지었다. 이 구심성 척수경로들은 통증 또는 운동중에 유도되는 자동반응의 패턴에 기여하는 경향이 있다. 후각의 천층판 내의 신경원들은 연수 망상체 내에 있는 혈관 및 호흡중추들에 연접 감각유입의 풍부한 근원을 제공한다.[118]

골격근 수용기들로부터의 구심성 유입자극은 심호흡 수용기의 유입자극과 함께 집중되고 NTS 내에 substance P 유리를 촉진한다는 사실이 밝혀지고 있다.[119] Substance P는 중추성 자율신경 전달의 제어에 관여하고 척수경로들에서 통각과 통각자극을 전달한다. NTS는 미주신경의 배측운동핵을 통해 구심성 내장정보 출력에 필요한 내장감각 구심성 감각유입을 수집하고 처리한다. 내장 운동정보 출력은 면역기관들이 차후에 숙주저항으로서 구심성 기능에 영향을 미치는 것으로 보여진다.[119] 척추 기능부전과 척추 어져스트먼트/매니플레이션 모두 척추기립근들의 흥분에 영향을 미칠 수 있다는 연구결과가 밝혀지고 있다.[120-127] 실제로 척추 서블럭세이션과 그것으로 인해 초래되는 척추의 뒤틀림은 이 신경학적 경로에 기여할 수 있다는 가설은 합당하다. 이론적으로 카이로프랙틱 어져스트먼트와 차후의 구심성 감각유입의 변화는 NTS 감각유입과 이로 인한 DMNV의 내장정보 출력의 신경학적 통합과 기능향상에 대한 잠재성을 가진다.

뇌간 경로 (Brainstem Pathways)

뇌간은 척수가 확장된 복합구조이다. 그것은 중력에 대항한 신체지지, 평형, 안구운동, 호흡조절, 뿐만 아니라 심혈관계 및 위장관계 기능을 위한 수많은 신경회로들로 구성된 집합체이다. 망상체는 척수의 두측 말단에서 시작되어 연수, 교, 중니 전체로 확장되는 수많은 신경원들이 모인 영역이다. 대뇌와 척수 사이의 많은 구심성 및 원심성 전도로들은 망상체를 경유하여 지나가고, 그것들은 모든 망상 부위에 측부신경 말단들을 형성한다. 망상체는 또한 neuraxis 내의 문측과 미측에서 발산하는 다발성 원심성 신경원들을 제공한다. 망상체의 미측 말단은 척수 개제신경과 이어진다. 그것들의 두 가지 생체 신경학적 영역이 유사하게 기능한다. 망상체는 아주 작은 크기부터 아주 큰 크기까지 다양한 운동 및 감각 신경원들로 구성되어진다. 작은 신경섬유들은 우위를 차지하고 있고, 큰 신경원들은 사실상 일차적으로 운동성이다. 큰 신경축삭들은 척수 내로 지나가서 목, 어깨, 체간, 고관절부, 사지들의 축성근육 및 말초근육들의 조절에 도움을 준다.

자세근육들은 추체로(수의 운동피질)의 지배하에 있지 않다. 자세는 추체외로 즉, 불수의적 운동긴장을 전달하는 신경계에 의해 우세한 지배를 받는다. 이 원심성 조절의 일차적인 기원은 전정핵의 출력신호이다. 전정섬유들은 아래로 내려가서 척수의 원심성 내측종속(DMLF)이라 명명된 경로를 주행한다. 원심성 내측종속은 외측 및 내측 전정척수로들로 나뉘어진다. 외측 전정척수로는 축성 및 말초 근육들의 자세성 운동긴장의 조절에 보다 우선적으로 기능을 발휘하는 반면, 내측 전정척수로는 목의 근육들의 조절에 우선적으로 관여한다. 내측 전정척수로는 머리의 위치가 정확하게 유지되어지고 안구의 움직임과 함께 조절되어 질 수 있도록 목 운동의 반사적인 조절에 참여한다.[86] 이 전도로들은 척수의 전내측 기둥에 위치하고 그것들은 불수의 운동기능을 위해 전각세포들의 내측부를 일차적으로 흥분시킨다. 이 신경학적 경로의 기능부전은 기능적인 골반뒤틀림과 경추의 촉진에 연관된 임상소견들로 설명할 수 있다(9장 및 10장 참조).

교 망상척수로는 또한 전외측 기중에 위치하고 연수 망상척수로는 외측 기둥에 위치한다. 그러나, 교 망상척수로는 흥분성 기능을 수행하고 연수 망상척수로는 억제성 역할을 수행한다. 이 전도로뿐만 아니라 여러 가지 작은 전도로들 또한 내측 운동계(medial motor system)라고 불리우는 척수의 전내측기둥 내에 위치한다. 그것들은 중력환경에서 신체를 지지하기 위해 항중력근들의 수축을 도와주는 중요한 역할을 수행한다. 이와는 대조적으로 연수 망상척수로는 굴곡근들의 흥분동안 항중력근들을 억제시키는 기능을 수행한다. 이러한 전각 신경원의 운동 및 억제성 경로들의 집합은 그림 15-17에서 잘 보여진다. 억제성 신호는 또한 일차적으로 기저핵에서 기원하고 일부는 대뇌피질과 소뇌에서 기원한다.

*전운동신경원들(anterior motor neurons)*은 회색질의 전각에 위치하고 그것들은 두 가지 형태로 구성된다 ; α 운동신경원들과 γ 운동신경원들. α 운동신경원들은 큰 골격근들을 지배하는 큰 Aα 신경섬유들이다. γ 운동신경원들은 α 운동신경원들보다 수적으로 약 절반수준이고 크기는 더 작다. 이것들은 아주 작은 추내근 섬유들(즉, 근방추)로 가는 Aγ 섬유들을 통하여 신호를 전달한다. 개제신경들은 척수 회색질의 모든 영역에 존재하고, 그것들은 약 30회 정도 개제하고 α 운동신경원들 만큼 많다. 그것들은 많은 상호연결을 형성하고, 그것들 중 대부분은 전운동신경원들을 직접적으로 지배한다. 유입감각 신호의 대부분은 개체신경원들을 통해 최초로 전달되고, 그것들은 전운동신경원들로 보내지기 전까지 정확하게 여기에서 처리된다. *Renshaw 세포*라고 불리는 작은 개제신경원들의 대부분은 또한 전각에 위치한다. 운동축삭이 운동신경원들에서 떠날 때, 축삭으로부터의 측부가지들은 인접한 *Renshaw 세포*를 지난다. 이 특수화된 개제신경원 세포들은 주변의 운동신경원들을 억제시킨다. 이러한 효과를 *회귀억제(recurrent inhibition)*라고 부른다. 이 외측억제는 운동계가 그것의 원심성 신호들에 초점을 맞추고 정교해질 수 있게 한다.

중추신경계 병변과 관련된 척추 뒤틀림 (Spinal Distortion-Related CNS Lesions)

척추 뒤틀림(즉, 측만증과 후만증)과 중추신경계 병변(즉, 수두증, Arnoid-Chiari 기형, 척수계류, 척수공동)의 빈번한 공존성을 보고한 연구들이 있다.[128,129] 중추신경계 병변들이 정상적인 자세반사 기전들을 발휘하는 척추근육들의 협응조절이 무너짐에 의해 발생할 수 있다는 사실이 확실하지는 않지만 예측되어지고 있다. 뇌간, 소뇌, 경수의 형태학적인 전반적 뒤틀림은 억제로부터의 반자세 반사활동과 대뇌피질의 협응성 조절을 제거한다는 가설이 제시되어지고 있다.

이 구속받지 않는 자세반사활동은 자세적인 뒤틀림과 측만증의 발달을 가져올 수 있다. 소뇌의 병변들은 전정척수로를 통하여 전정핵의 정상적인 억제조절을 파괴할 수 있다.[128] 연구에 의하면, 토끼 척수의 후주와 후각에 유도된 편측성 병변들은 측만증 발달의 원인이 되는 것으

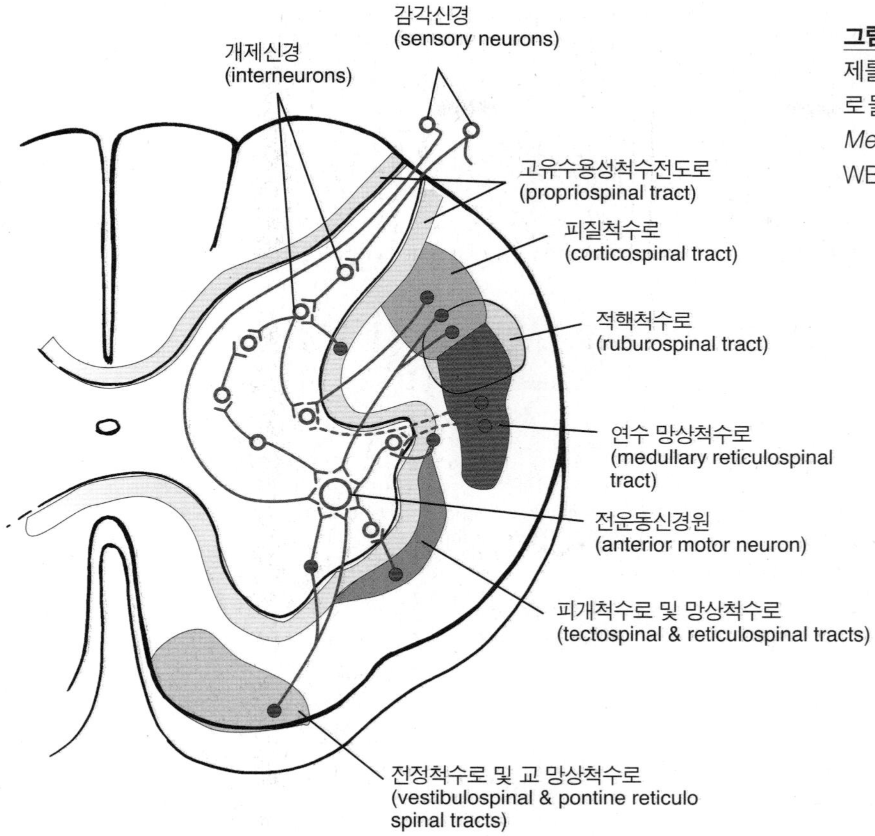

그림 15-17 연수 망상척수로(점선)에 의한 억제를 포함하는 전운동신경원들의 다양한 운동경로들의 집합 (Guyton AC, *Textbook of Medical Physiology*. 7th ed. Philadelphia: WB Saunders Co., 1986:637.에서 수정인용)

로 보여진다.[129] 이 결과들은 또한 영장류의 선행연구에서도 보여졌다. 흥미롭게도, 모든 만곡들은 손상측을 향하여 볼록한 것으로 보여졌다. 자세긴장을 조절하는 구심성 감각유입의 방해가 근육 불균형을 초래하여 볼록한 측면의 근육들의 활동을 감소시킨 것으로 나타났다.[129]

척추 움직임과 치료에 대한 척추정렬 (Spinal Alignment Versus Spinal Motion and Therapy)

서블럭세이션은 일반적으로 관절의 가동범위의 한계 내에서 정상적인 정렬의 범위에서 벗어난 상태를 말한다. 그러나, 많은 상부경추 서블럭세이션들은 관절가동범위의 끝부분 혹은 근처에서 가동성을 상실한다. Orthogonally based radiographic assessment는 심지어 휴식동안에도 움직임의 상태를 나타내는 척추영상을 제공한다. 이 관절 기능부전은 척추의 생리학적 관절가동범위를 변화시키는 경향이 있다. 정렬과 정상 움직임의 부족은 탈구심성(dysafferentation)과 양적 및 질적 타협을 초래할 수 있는 두 가지 특징이 존재한다. 흔히 컴퓨터 용어로 "무가치한 데이터를 넣으면 무가치한 결과가 나온다"라고 표현할 수 있다.

물리치료, 운동요법, 마사지 같은 치료들은 모두 일시적으로 구심성자극의 질과 양을 개선시키는 경향이 있을지라도(치료로부터 구조적 및 기능적 교정이 발생하지 이루어지지 않는다면), neuraxis 내로 유입되는 정확한 구심성자극을 제공할 수 있다. 정확한 척추 어져스트먼트는 지속적이고 정확한 구심성 자극유입의 잠재성을 가진다(그림 15-18). 교정력이 관절 움직임과 정렬에 영향을 줄 때 어져스트먼트를 위한 가장 두드러지는 부위는 상부경추이다. 의사가 단지 관절 움직임만을 다룬다면(즉, 매니퓰레이션), 환자는 지속적인 구심성 경로에 영향을 미칠 수 없을 것이다. 이것은 여전히 부정렬이 유지될 때, 환자의 움직임에 연관된 역학수용기들은 영향을 받지 않기 때문이다; 그러므로, 이러한 수용기들의 형태는 지속적인 구심성자극을 전달하지 않는다. 감소되거나 교정된 척추 및 자세 뒤틀림은 중력의 영향으로 인해 neuraxis 내로 지속적이고 정확한 구심성자극을 발생시키는 것으로 상정되었다. 정확한 고유수용성 감각유입은

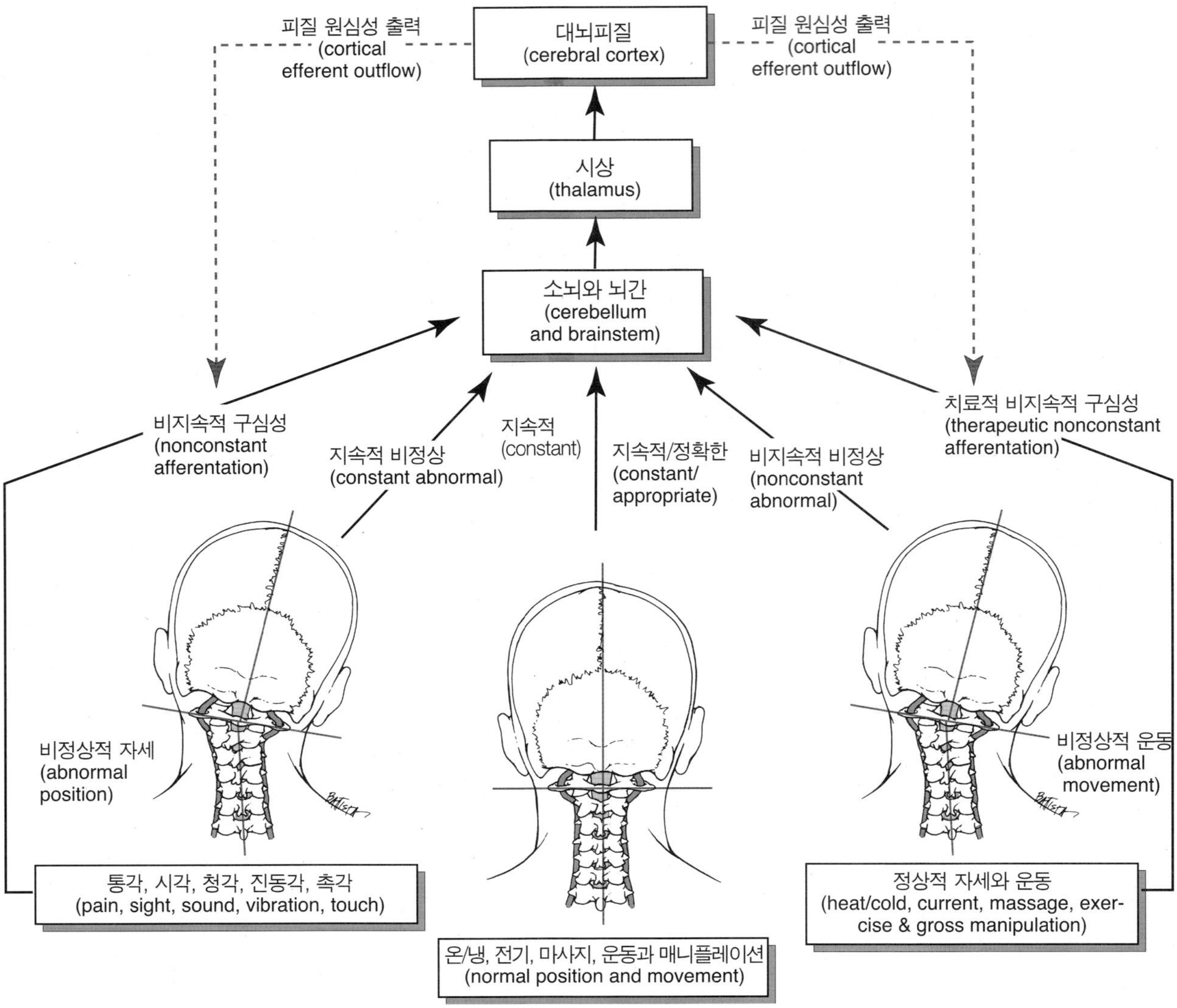

그림 15-18 Neuroaxis 내로 유입되는 지속적 및 비지속적 구심성 정보 (Eriksen K. *Upper Cervical Subluxation Complex*. Baltmore: Lippincott Williams & Wilkins, 2004:72.로부터 인용, Dan Murphy, DC. Seminar notes에서 수정인용)

심지어 사람이 서고, 앉고, 부동으로 누워있을 때도 지속될 수 있다.

만약 신경학적인 탈구심성 및 긴장과 함께 척추 안정성이 회복되어진다면, 상부경추 기능부전이 가장 임상적인 개선효과를 보여줄 수 있는 것이다.

임상적으로, 정확한 어져스트먼트는 개선된 장기적인 결과들(즉, 지속된 교정)을 보여주고 있다. 이것은 누군가가 정렬의 교정을 통해 관절 움직임의 증가 이상의 잠정적인 효과를 고려할 때, 중요한 개념이 된다. 척추는 vertical axis 내에 배열될 때 관절가동범위가 보다 증가되는 경향이 있다; 누군가가 완전한 정렬을 달성하고자 할 때 두 가지 임상적 결과를 잠정적으로 성취할 수 있다. 상부경추 카이로프랙틱 치료는 일시적으로 반사활동을 활성화시키는 것이 아닌 역학수용시스템 내에서 신경학적인 평형을 개선시키거나 회복시킨다. 역학수용 정보들이 도달하여 neuraxis 내의 수많은 중추에 영향을 주기 때문에, 이것은 중요한 임상적 목표가 된다. 그러므로, 상부경추 서블럭세이션으로 인해 수반되는 탈구심성은 임상현장에서 보여지는 징후들과 증상들(즉, 자세적인 뒤틀림, 척추기립근의 비대칭적 체열, 근경련, 특정한 통

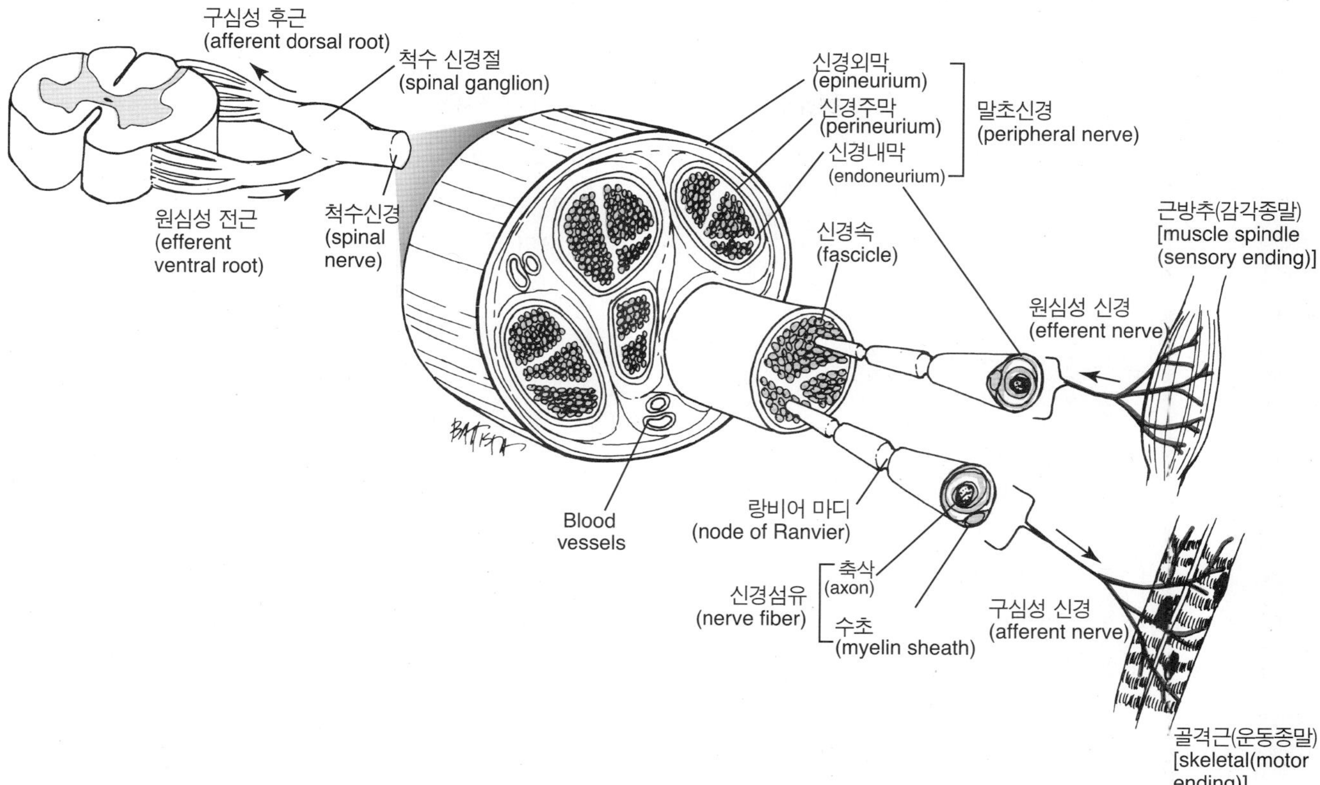

그림 15-19 후근에서 전근으로 전달되는 말초신경들의 구조. 신경외막, 신경주막, 신경내막을 보여주고 있다. 근육 수용기들의 구심성 및 원심성 연결 또한 보여주고 있다. (Eriksen K. *Upper Cervical Subluxation Complex*. Baltmore: Lippincott Williams & Wilkins, 2004:73.로부터 인용)

증 증후군)에 대해 잠재적으로 기여한다.

신경관의 용량 Neural Canal Capacity

B.J. Palmer 박사와 이러한 nonorthogonal 상부경추 기법을 사용하는 많은 현세의 의사들은 서블럭세이션이 유발하는 일차적인 기능부전이 뇌간/척수 부위의 압박이라고 생각하였다.[130] 상수경수의 크기는 사체나 방부처리된 카데바와는 다르게 실제로 더욱 크다는 사실이 제시되고 있다. 이른바 이 "움추림(shrinking) 효과"는 사망 직후의 피실험자들을 대상으로 독일에서 연구한 결과에서 제시되고 있다.

그러나, 영국 캠브리지 대학의 연구는 척수의 크기가 실제적으로 방부처리 후에 증가되었다고 보고하였다.[131] 연구는 생체의 척수의 용적은 보존된 척수 용적보다 더 작았다고 보고하였다. 놀랄만한 것은 아니지만, 이 연구는 생체의 척수가 카데바 표본보다 더 크다라는 생각을 반박하였다; MRI 또한 생체연구에서 동일한 해부학적인 결과를 보여주었다. 'Steele의 $^{1}/_{3}$법칙'은 치상돌기, 지주막하 공간, 척수는 환추 레벨에서 신경관 영역의 각각 약 $^{1}/_{3}$씩 차지한다고 주장한다. 이 신경학적 설명은 서블럭세이션 환자에게 관찰되는 무언가의 작은 일부만을 대변하는 것이다.

한 연구는 고화질 방사선 장비를 사용하여 짝을 이룬 환추와 축추의 검사를 위해 지속적인 촬영을 시도하였다.[132] 생리학적 축추 회전의 말단지점(정확하게 47°)에서 척추관은 61% 감소하였다는 연구결과를 보여주었다. 9 mm 이상의 환축추 서블럭세이션은 중립 위치에서 60% 정도 척추관 영역을 감소시키는 것으로 밝혀졌다. 이 연구는 그것이 극단적으로 큰 상부경추 서블럭세이션이 발생하면 척수압박의 직접적인 원인이 될 수 있다는 것을 보여주었다. 척수는 경추회전의 끝지점을 향할수록 보다 취약해질 수 있다.

신경근 자극
Nerve Root Irritation

이 부위의 독특한 구조와 극단적인 가동성 때문에, 상부경수 신경근들은 손상과 관절 서블럭세이션에 취약하다. C1-C2 신경근들은 척추관으로부터 후부로 발산하고 보호를 위해 소관절들을 가지고 있지 않다.[133] 신경근들은 말초신경들 주위에 결합조직초(신경외막과 신경주막)를 가지지 않고(그림 15-19), 이것은 그것들이 역학적 및 화학적 자극에 더 민감하게 한다. 말초신경에 전도속도가 감소될 만큼 신경근에 가해지는 압박량은 단지 1/10인 것으로 알려졌다.[134] 5~10 mmHg 정도의 압력수준만으로도 신경근의 정맥울혈과 기능적인 손상을 유도하는데 충분하다.[135-137] 신경근들은 전형적으로 측부경로들에 의해 제공되는 최소한의 안전과 함께 단일 근동맥에 의존한다.[138] C2 배측 신경근절은 또한 역학적 혹은 화학적 자극에 취약하고 민감하다.[139-141] 흥미롭게도, Oh 등[142]은 부신경과 첫 번째 경수신경의 후근 사이의 연결구조에 관한 특징을 자세하게 연구하였다. 연구소견들은 상부경수 신경근과 부신경 사이의 신경학적 관련성이 있다고 지적하였다.

이 해부학적 및 생리학적 사실들은 상부경추가 왜 신경학적 완성을 위한 중요한 부위인지를 설명해주고 있다. 장기적인 근불균형들, 자세 뒤틀림뿐만 아니라 중추신경 및 교감신경계 기능부전에 있어서 임상적으로 관절되어지는 후유증은 증상들을 발생시킬 수 있고 결국은 카이로프랙틱 전문가에게 환자를 인도할 것이다. 앞으로 일어날 일은 이 신경학적 기능부전 가설들이 많은 환자들에 있어서 동시에 활성화되고 종종 누적효과를 가지는 것이다. 각각의 이론(다른 가설들)은 그것의 타당성을 입증하는 임상적이고 과학적인 훌륭한 근거를 가진다. 그러나, 상부경추 기능부전의 수반되는 효과들에 대한 답변이 필요한 보다 많은 의문들 때문에 더 많은 연구가 필요하다. 실제로, 이 장은 이러한 이슈에 대한 완성본이 아니다; 오히려 이 장은 학생, 의사, 연구자들이 상부경추 서블럭세이션에 관한 신경학적 수반에 대한 연구를 수행하는 출발점이다.

나는 Dan Murphy 박사와 최근에 고인이 된 John D. Grostic 박사의 척추 서블럭세이션의 임상적 및 신경학적 측면과 연관된 가르침과 영감을 인정한다. Guyton의 '의학생리학'[143] 교재는 이 장에서 많은 개념들을 고찰함에 있어서 훌륭한 참고문헌들을 제공하였다. 끝으로, 나는 'Upper Cervical Subluxation Complex: A Review of the Chiropractic and Medical Literature' 문헌에 담겨진 상부경수의 많은 신경학적 고찰지식을 인정한다.[144]

요약
Summary

이 장에서, 독자들은 상부경추 서블럭세이션과 관련되어 수반되는 다음의 상부경수 신경학 지식들을 학습하였다: (i) 척수해부학과 관련구조들, (ii) 상부경수 경막의 결합조직 부착구조들, (iii) 축수 긴장과 치상인대-척수 뒤틀림 가설, (iv) 체성감각 수용기들의 위치와 기능(즉, 역학수용기, 근방추, GTO, 통각수용기), (v) 고유수용성 경로들 (즉, DCLS, 척수소뇌로, 설주소뇌로), (vi) 전외측 시스템을 경유하는 통각경로와 신경학적 통증억제, (vii) V신경과 삼차경수핵, (viii) 시상 가중과 통합, (ix) 소뇌와 신경학적 통합, (x) 상부경수의 뇌간 핵과의 구심성 연접, (xi) 움직임 동안 정렬의 중요성 (어저스트먼스와 매니플레이션), (xii) 척수압박과 신경근 자극.

참고문헌

1. Hinson R, Zou BZ. Epidural attachments in the upper cervical spine. Paper presented at the 5th Biennial Congress of the World Federation of Chiropractic; May 1999; Auckland, NZ.
2. Personal communication with Dr. Roger Hinson.
3. Grostic JD. Dentate ligament–cord distortion hypothesis. *Chiropr Res J* 1988;1(1):47–55.
4. Butler DS. Adverse mechanical tension in the nervous system: A model for assessment and treatment. *Aust J Physiother* 1989;35(4):227–38.
5. Shinomiya K, Sato T, Spengler DM, et al. Isolated muscle atrophy of the distal upper extremity in cervical spinal cord compressive disorders. *J Spinal Disord* 1995;8(4):311–6.
6. Shinomiya K, Dawson J, Spengler DM, et al. An analysis of the posterior epidural ligament role on the cervical spinal cord. *Spine* 1996;21(18):2081–8.
7. von Lanz T. Über die Rüchenmarkshäute. 1. Die konstruktive Form der harten Haut des menschlichen Rückenmarkes und ihrer Bänder. *Arch Entwickl Mech Org* 1929;118: 252–307.
8. Lang J. The craniocervical junction—anatomy. In: Voth D, Glees P, ed. *Disease in the Craniocervical Junction.* 1st ed. New York: Walter de Gruyter, 1987:27–61.
9. Rutten HP, Szpak K, van Mameren H, et al. Letters. *Spine*

1997;22(8):924–6.
10. Humphreys BK, Kenin S, Hubbard BB, et al. Investigation of connective tissue attachments to the cervical spinal dura mater. *Clin Anat* 2003;16(2):152–9.
11. Hack GD, Koritzer RT, Robinson WL, et al. Anatomic relation between the rectus capitis posterior minor muscle and the dura mater. *Spine* 1995;20(23):2484–6.
12. Hack GD, Dunn G, Toh MY. The anatomist's new tools. In: Encyclopaedia Britannica, *1998 Medical and Health Annual*. Encyclopaedia Britannica, 1997:16–29.
13. Hong S, Duray SM, Morter HB, et al. Examination of variations in dense connective tissue attachments from the rectus capitis posterior minor to the dura mater. Proceedings of the Association of Chiropractic Colleges Conference IX. *J Chiropr Education* 2002;16(1): 19–20.
14. Nash L, Nicholson H, Lee AS, et al. Configuration of the connective tissue in the posterior atlanto-occipital interspace: A sheet plastination and confocal microscopy study. *Spine* 2005;30(12):1359–66.
15. Rothman MI, Hack GD, Robinson WL, et al. Rectus capitis posterior minor-dura connective tissue bridges: An anatomic study with MRI correlation. *Proceedings of the American Society of Head and Neck Radiology*, Los Angeles, CA, April *1996*.
16. Hack GD. Visualization of the muscle-dural bridge in the visible human data set. *Proceedings of the Visible Human Project Conference*, National Institutes of Health, Bethesda, MD, October 1996.
17. Mitchell BS, Humphreys BK, O'Sullivan E. Attachments of the ligamentum nuchae to cervical posterior spinal dura and the lateral part of the occipital bone. *J Manipulative Physiol Ther* 1998;21(3): 145–8.
18. Dean NA, Mitchell BS. Anatomic relation between the nuchal ligament (ligamentum nuchae) and the spinal dura mater in the craniocervical region. *Clin Anat* 2002; 5(3):182–5.
19. Groen GJ, Baljet B, Drukker J. The innervation of the spinal dura mater: Anatomy and clinical implications. *Acta Neurochir (Wien)* 1988;92(1-4):39–46.
20. Kumar R, Berger RJ, Dunsker SB, et al. Innervation of the spinal dura: Myth or reality? *Spine* 1996;21(1):18–26.
21. Taylor JR, Taylor MM, Twomey LT. Posterior cervical dura is much thicker than the anterior cervical dura. *Spine* 1996;21(19):2300–1.
22. Tubbs RS, Salter G, Grabb PA, et al. The denticulate ligament: Anatomy and functional significance. *J Neurosurg* 2001;94[2 Suppl]:271–5.
23. Emery JL. Kinking of the medulla in children with acute cerebral oedema and hydrocephalus and its relationship to the dentate ligaments. *J Neurol Neurosurg Psychiatry* 1967;30(3):267–75.
24. Cusick JF, Ackmann JJ, Larson SJ. Mechanical and physiological effects of dentatotomy. *J Neurosurg* 1977;46(6): 767–75.
25. Bedford PD, Bosanquet FD, Russell WR. Degeneration of the spinal cord associated with cervical spondylosis. *Lancet* 1952;2:55–9.
26. Breig A. *Biomechanics of the Central Nervous System*. Chicago: Yearbook Book Publishers, Inc., 1960.
27. Rossitti S. Biomechanics of the pons-cord tract and its enveloping structures: An overview. *Acta Neurochir (Wien)* 1993;124(2-4):144–52.
28. Breig A. *Adverse Mechanical Tension in the Central Nervous System: An Analysis of Cause and Effect, Relief by Functional Neurosurgery*. Stockholm: Almqvist & Wiksell International, 1978.
29. Harrison DE, Cailliet R, Harrison DD, et al. A review of biomechanics of the central nervous system—part II: Spinal cord strains from postural loads. *J Manipulative Physiol Ther* 1999;22(5):322–32.
30. Harrison DE, Cailliet R, Harrison DD, et al. A review of biomechanics of the central nervous system—part III: Spinal cord stresses from postural loads and their neurologic effects. *J Manipulative Physiol Ther* 1999;22(6):399–410.
31. Shimizu K, Nakamura M, Nishikawa Y, et al. Spinal kyphosis causes demyelination and neuronal loss in the spinal cord: A new model of kyphotic deformity using juvenile Japanese small game fowls. *Spine* 2005;30(21):2388–92.
32. Christie B. Multiple sclerosis linked with trauma in court case. *BMJ* 1996;313(7067):128.
33. Chaudhuri A, Behan PO. Acute cervical hyperextension-hyperflexion injury may precipitate and/or exacerbate symptomatic multiple sclerosis. *Eur J Neurol* 2001;8(6): 659–64.
34. Kirby SL. A case study: The effects of chiropractic on multiple sclerosis. *Chiropr Res J* 1994;3(1):7–12.
35. Killinger LZ, Azad A. Multiple sclerosis patients under chiropractic care: A retrospective study. *Palmer J Res* 1997; 2(4):96–100.
36. Elster E. Eighty-one patients with multiple sclerosis and Parkinson's disease undergoing upper cervical chiropractic care to correct vertebral subluxation: A retrospective analysis. *J Vertebral Subluxation Res* 2004:1–9.
37. Elster EL. Upper cervical chiropractic management of a multiple sclerosis patient: A case report. *J Vertebral Subluxation Res* 2001;4(2):22–30.
38. Grostic JD. Upper cervical anatomy and the subluxation. Paper presented at: Michigan Chiropractic Council Fall Convention; 1972; Romulus, MI.
39. Grostic JD, DeBoer KF. Roentgenographic measurement of atlas laterality and rotation: A retrospective pre- and post-manipulation study. *J Manipulative Physiol Ther* 1982;5(2):63–71.
40. Jirout J. The mobility of the cervical spinal cord under normal conditions. *Br J Radiol* 1959;32:744–51.
41. Lang J. Craniocervical region, osteology and articulations. Neuro-Orthopedics 1986;1:67–92.
42. Levine DN. Pathogenesis of cervical spondylotic myelopathy. *J Neurol Neurosurg Psychiatry* 1997;62(4): 334–40.
43. Kobrine AI, Evans DE, Rizzoli HV. The effects of ischemia on long-tract neural conduction in the spinal cord. *J Neurosurg* 1979;50(5):639–44.
44. Lewis AJ. *Mechanisms of Neurological Disease*. Boston: Little, Brown and Co., 1976.
45. Kahn EA. The role of the dentate ligaments in spinal cord compression and the syndrome of lateral sclerosis. *J Neurosurg* 1947;4:191–9.
46. Chusid JG. *Correlative Neuroanatomy and Functional Neurology*. Los Altos, CA: Lange, 1973.
47. Scott M. Lower extremity pain simulating sciatica, tumors of the high thoracic and cervical cord as causes. *JAMA* 1956;160(7):528–34.
48. Langfitt TW, Elliott FA. Pain in the back and legs caused by cervical spinal cord compression. *JAMA* 1967;200(5): 112–5.
49. Ito T, Homma T, Uchiyama S. Sciatica caused by cervical and thoracic spinal cord compression. *Spine* 1999;24(12): 1265–7.
50. Gore RM, Mintzer RA, Calenoff L. Gastrointestinal complications of spinal cord injury. *Spine* 1981;6(6):538–44.
51. Charney KJ, Juler GL, Comarr AE. General surgery prob-

lems in patients with spinal cord injuries. *Arch Surg* 1975;110(9):1083–8.
52. Thomas MD. *NUCCA Protocols and Perspectives: A Textbook for the National Upper Cervical Chiropractic Association.* Monroe, MI: National Upper Cervical Chiropractic Research Association, 2002.
53. Guyton AC. *Basic Neuroscience.*, 2nd ed. Philadelphia: WB Saunders Company, 1991.
54. Treleaven J, Jull G, Sterling M. Dizziness and unsteadiness following whiplash injury: Characteristic features and relationship with cervical joint position error. *J Rehabil Med* 2003;35(1):36–43.
55. McLain RF. Mechanoreceptor endings in human cervical facet joints. *Spine* 1994;19(5):495–501.
56. Jiang H, Russell G, Raso VJ, et al. The nature and distribution of the innervation of human supraspinal and interspinal ligaments. *Spine* 1995;20(8):869–76.
57. Mendel T, Wink CS, Zimny ML. Neural elements in human cervical intervertebral discs. *Spine* 1992;17(2):132–5.
58. Roberts S, Eisenstein SM, Menage J, et al. Mechanoreceptors in intervertebral discs, morphology, distribution, and neuropeptides. *Spine* 1995;20(24):2645–51.
59. Indahl A, Kaigle A, Reikerås O, et al. Electromyographic response of the porcine multifidus musculature after nerve stimulation. *Spine* 1995;20(24):2652–8.
60. Indahl A, Kaigle AM, Reikerås O, et al. Interaction between the porcine lumbar intervertebral disc, zygapophysial joints, and paraspinal muscles. *Spine* 1997;22(24):2834–40.
61. Wyke B. The neurology of joints. Aris and Gale Lecture, Royal College of Surgeons of England, 1966.
62. Newton R. Joint receptor contributions to reflexive and kinesthetic response. *Physiother Can* 1982;62:22–9.
63. Fitz-Ritzon DE. Neuroanatomy and neurophysiology of the upper cervical spine. In: Vernon H, ed. *Upper Cervical Syndrome.* Baltimore: Williams & Wilkins, 1988:48–54.
64. Lewit K, Berger M. Cervical pattern in vertigo patients. *Man Med* 1983;21:15–9.
65. McLain RF, Pickar JG. Mechanoreceptor endings in human thoracic and lumbar facet joints. *Spine* 1998;23(2): 168–73.
66. Abrahams VC. Sensory and motor specialization in some muscles of the neck. *Trends Neurosci* 1981;4(1): 22–7.
67. Cooper S, Daniel PM. Muscle spindles in man; their morphology in the lumbricals and the deep muscles of the neck. *Brain* 1963;86:563–87.
68. Richmond FJ, Abrahams VC. Morphology and distribution of muscle spindles in dorsal muscles of the cat neck. *J Neurophysiol* 1975;38(6):1322–39.
69. Richmond FJR, Abrahams VC. Physiological properties of muscle spindles in dorsal neck muscles of the cat. *J Neurophysiol* 1979;42(2):604–17.
70. Richmond FJR, Bakker DA. Anatomical organization and sensory receptor content of soft tissues surrounding upper cervical vertebrae in the cat. *J Neurophysiol* 1982; 48(1):49–61.
71. Bakker DA, Richmond FJR. Muscle spindle complexes in muscles around upper cervical vertebrae in the cat. *J Neurophysiol* 1982;48(1):62–74.
72. Peterson BW, Richmond FJ. *Control of Head Movement.* New York: Oxford University Press, 1988.
73. Kulkarni V, Chandy MJ, Babu KS. Quantitative study of muscle spindles in suboccipital muscles of human foetuses. *Neurol India* 2001;49(4):355–9.
74. Abrahams VC. The physiology of neck muscles: Their role in head movement and maintenance of posture. *Can J Physiol Pharmacol* 1977;55(3):332–8.
75. Jackson RT, De l'Aune WR. Head extension and age-dependent posturographic instability in normal subjects. *J Rehabil Res Dev* 1996;33(1):1–5.
76. Hallgren RC, Greenman PE, Rechtien JJ. Atrophy of suboccipital muscles in patients with chronic pain: A pilot study. *J Am Osteopath Assoc* 1994;94(12):1032–8.
77. McPartland JM, Brodeur RR, Hallgren RC. Chronic neck pain, standing balance, and suboccipital muscle atrophy—a pilot study. *J Manipulative Physiol Ther* 1997;20(1): 24–9.
78. Andary MT, Hallgren RC, Greenman PE, et al. Neurogenic atrophy of suboccipital muscles after a cervical injury: A case study. *Am J Phys Med Rehabil* 1998;77(6):545–9.
79. McPartland JM, Brodeur RR. Rectus capitis posterior minor: A small but important suboccipital muscle. *Journal of Bodywork Movement Therapies* 1999;3(1):30–5.
80. Goel VK, Clark CR, Gallaes K, et al. Moment-rotation relationships of the ligamentous occipito-atlanto-axial complex. *J Biomechanics* 1988;21(8):673–80.
81. Solomonow M, Zhou BH, Harris M, et al. The ligamento-muscular stabilizing system of the spine. *Spine* 1998; 23(23):2552–62.
82. Lucas D, Bresler B. Stability of the ligamentous spine. San Francisco: Biomechanics Laboratory, University of California, San Francisco/Berkeley, 1961. Report No. 40:1-41.
83. Bogduk N, Wilson A, Tynan W. The human lumbar dorsal rami. *J Anat* 1982;134(Pt 2):383–97.
84. Gordon I. Spinal mechanisms of motor coordination. In: Kandel E, Schwartz J, Jessell T, eds. *Principles of Neural Science.* Elsevier, 1991.
85. Bakker D, Abrahams V. Central projections from nuchal afferent systems. In Peterson B, Richmond F. *Control of Head Movement.* Oxford University Press, 1988.
86. Parent A. *Carpenter's Human Neuroanatomy.* Baltimore: Williams & Wilkins, 1996.
87. Smith MV, Hodge CJ. Response properties of upper cervical spinothalamic neurons in cats: A possible explanation for the unusual sensory symptoms associated with upper cervical lesions in humans. *Spine* 1992;17(10S):S375–82.
88. Bolton PS, Tracey DJ. Spinothalamic and propriospinal neurones in the upper cervical cord of the rat: Terminations of primary afferent fibres on soma and primary dendrites. *Exp Brain Res* 1992;92:59–68.
89. Torvik A. Afferent connections to the sensory trigeminal nuclei, the nucleus of the solitary tract and adjacent structures; An experimental study in the rat. *J Comp Neurol* 1956;106(1):51–141.
90. Adams RD, Victor M. *Principles of Neurology.* New York: McGraw-Hill, 1985.
91. Bogduk N. The cervical-cranial connection. *J Manipulative Physiol Ther* 1992;15(1):67–70.
92. Kerr FW. Structural relation of the trigeminal spinal tract to upper cervical roots and the solitary nucleus in the cat. *Exp Neurol* 1961;4:134–48.
93. Taha JM, Tew JM. Comparison of surgical treatments for trigeminal neuralgia: Reevaluation of radiofrequency rhizotomy. *Neurosurgery* 1996;38(5):865–71.
94. Hinson R. A model of cervical spine involvement in trigeminal neuralgia. Paper presented at: Annual Meeting of the Society of Neurosciences; November 2000; New Orleans, LA.
95. Hinson R. Chiropractic management of trigeminal neuralgia: Outcomes for pain and depression. Paper presented at: Biennial Congress of the World Federation of Chiropractic;

May 21–26, 2001; Paris.
96. Hinson R, Brown S. Chiropractic management of trigeminal neuralgia: A preliminary study. Paper presented at: 130th Annual Meeting of the American Public Health Association; November 11, 2002; Philadelphia, PA.
97. Hinson R. Chiropractic management of facial pain. Paper presented at: 4th Biannual Conference of the Trigeminal Neuralgia Association; November 2002; San Diego, CA.
98. Weigel G, Casey KF. *Striking Back: The Trigeminal Neuralgia and Face Pain Handbook*. 2nd ed. Trigeminal Neuralgia Association, 2004.
99. Ierano JJ. Upper cervical chiropractic management of trigeminal neuralgia: A series of case reports. Paper presented at: 8th Biennial Congress of the World Federation of Chiropractic; June 14–18, 2005; Sydney, Australia.
100. McGlone R, Morton RJ, Sloan JP. Trigeminal pain due to whiplash injury. *Injury* 1988;19(5):366.
101. Ghez C. The cerebellum. In: Kandel E, Schwartz J, Jessell T, eds. *Principles of Neural Science*. Elsevier, 1991.
102. Kandel E, Schwartz J. *Principles of Neural Science*. New York: Elsevier, 1985.
103. Barr M, Kierman J. The *Human Nervous System: An Anatomical Viewpoint*. 6th ed. Philadelphia: Lippincott, 1993.
104. Nolte J. *The Human Brain: An Introduction to Its Functional Anatomy*. St. Louis: Mosby-Year Book, 1993.
105. Restak RM. *The Brain: The Last Frontier*. New York: Warner Books, 1979.
106. Balaban CD. Vestibular nucleus projections to the parabrachial nucleus in rabbits: Implications for vestibular influences on the autonomic nervous system. *Exp Brain Res* 1996;108(3):367–81.
107. Carpenter M. *Core Text of Neuroanatomy*. 4th ed. Baltimore: Williams & Wilkins, 1991.
108. Jiang H, Moreau M, Raso J, et al. Identification of the location, extent, and pathway of sensory neurologic feedback after mechanical stimulation of a lateral spinal ligament in chickens. *Spine* 1997;22(1):17–25.
109. Fitz-Ritson DE. The direct connections of the C2 dorsal ganglion in the brain stem of the squirrel monkey. *J Can Chiropr Assoc* 1979;23(4):131–8.
110. Brink EE, Hirai N, Wilson VJ. Influence of neck afferents on vestibular neurons. *Exp Brain Res* 1980;38:285–92.
111. Boyle R, Pompeiano O. Convergence and interaction of neck and macular vestibular inputs on vestibulospinal neurons. *J Neurophysiol* 1981;45(5):852–68.
112. Reker U. Function of proprioceptors of the cervical spine in the cervico-ocular reflex. *HNO* 1985;33(9):426–9.
113. Edney DP, Porter JD. Neck muscle afferent projections to the brainstem of the monkey. *J Comp Neurol* 1986; 250(3):389–98.
114. Neuhuber WL, Zenker W. Central distribution of cervical primary afferents in the rat, with emphasis on proprioceptive projections to vestibular, perihypoglossal, and upper thoracic spinal nuclei. *J Comp Neurol* 1989; 280(2):231–53.
115. Bankoul S, Neuhuber WL. A cervical primary afferent input to vestibular nuclei as demonstrated by retrograde transport of wheat germ agglutinin-horseradish peroxidase in the rat. *Exp Brain Res* 1990;79:405–11.
116. Bolton PS, Tracey DJ. Neurons in the dorsal column nuclei of the rat respond to stimulation of neck mechanoreceptors and project to the thalamus. *Brain Res* 1992;595(1):175–9.
117. Neuhuber WL. Characteristics of the innervation of the head and neck. *Orthopade* 1998;27(12):794–801.
118. Potts JT, Lee SM, Anguelov PI. Tracing of projection neurons from the cervical dorsal horn to the medulla with the anterograde tracer biotinylated dextran amine. *Auton Neurosci* 2002;98(1-2):64–9.
119. Potts JT, Fuchs IE, Li J, et al. Skeletal muscle afferent fibres release substance P in the nucleus tractus solitarii of anaesthetized cats. *J Physiol* 1999; 514(Pt 3): 829–41.
120. England R, Diebert P. Electromyographic studies: Consideration in the evaluation of osteopathic therapy. *J Am Osteopath Assoc* 1972;72(10):221–3.
121. Rebechini-Zasadny H, Tasharshki CC, Heinze WJ. Electromyographic analysis following chiropractic manipulation of the cervical spine: A model to study manipulation-induced peripheral muscle changes. *J Manipulative Physiol Ther* 1981;4(2):61–3.
122. Shambaugh P. Changes in electrical activity in muscles resulting from chiropractic adjustment: A pilot study. *J Manipulative Physiol Ther* 1987;10(6):300–4.
123. Ellestad S, Nagle R, Boesler D, et al. Electromyographic and skin resistance responses to osteopathic manipulative treatment for low back pain. *J Am Osteopath Assoc* 1988;88(8):991–7.
124. Beal MC, Vorro J, Johnston WL. Chronic cervical dysfunction: Correlation of myoelectric findings with clinical progress. *J Am Osteopath Assoc* 1989;89(7):891–900.
125. Eriksen K, James KA. A randomized controlled double blind study of specific upper cervical chiropractic care. Paper presented at: 12th Annual Upper Cervical Conference; November 18–19, 1995; Life College, Marietta, GA.
126. Kelly S, Boone WR. The clinical application of surface electromyography as an objective measure of the change in the chiropractic assessment of patient progress: A pilot study. *J Vertebral Subluxation Res* 1998; 2(4):1–7.
127. DeVocht JW, Pickar JG, Wilder DG. Spinal manipulation alters electromyographic activity of paraspinal muscles: A descriptive study. *J Manipulative Physiol Ther* 2005; 28(7):465–71.
128. Sherk HH, Charney E, Pasquariello PD, et al. Hydrocephalus, cervical cord lesions, and spinal deformity. *Spine* 1986;11(4):340–2.
129. Barrios C, Tunon MT, DeSalis JA, et al. Scoliosis induced by medullary damage: An experimental study in rabbits. *Spine* 1987;12(5):433–40.
130. Palmer BJ. *The Subluxation Specific—The Adjustment Specific*. Davenport, IA: Palmer School of Chiropractic, 1934.
131. Choi D, Carroll N, Abrahams P. Spinal cord diameters in cadaveric specimens and magnetic resonance scans, to assess embalming artefacts. *Surg Radiol Anat* 1996;18(2): 133–5.
132. Tucker SK, Taylor BA. Spinal canal capacity in simulated displacements of the atlantoaxial segment: A skeletal study. *J Bone Joint Surg Br* 1998;80(6):1073–8.
133. Jackson R. *The Cervical Syndrome*. 4th ed. Springfield, IL: Charles C. Thomas, 1977.
134. Luttges MW, Gerren RA. Nerve compression: Nerves and roots. In: Haldeman S, ed. *Modern Developments in the Principles and Practice of Chiropractic*. New York: Appleton-Century-Crofts, 1980:45–64.
135. Konno S, Olmarker K, Byrod Rydevik B, et al. Intermittent cauda equina compression, an experimental study of the porcine cauda equina with analyses of nerve impulse conduction properties. *Spine* 1995;20(11):1223–6.
136. Rydevik BL. The effects of compression on the physiology

of nerve roots. *J Manipulative Physiol Ther* 1992;15(1): 62–6.

137. Sharpless SK. Susceptibility of spinal roots to compression block. *NINCDS Monograph 15* 1975:155–61; DHEW Publication (NIH) 76-998.
138. Korr IM. Discussion. In: Goldstein M, ed. *The Research Status of Spinal Manipulative Therapy.* Bethesda, MD: 1975; DHEW publication (NIH).
139. Howe JF, Loeser JD, Calvin WH. Mechanosensitivity of dorsal root ganglia and chronically injured axons: A physiological basis for the radicular pain of nerve root compression. *Pain* 1977;3(1):25–41.
140. Lu J, Ebraheim NA. Anatomic considerations of C2 nerve root ganglion. *Spine* 1998;23(6):649–52.
141. Sugawara O, Atsuta Y, Iwahara T, et al. The effects of mechanical compression and hypoxia on nerve root and dorsal root ganglia: An analysis of ectopic firing using an in vitro model. *Spine* 1996;21(18):2089–94.
142. Oh CS, Chung IH, Koh KS, et al. Morphologic study of the connection between the accessory nerve and the posterior root of the first cervical nerve. *Clin Anat* 2002; 15(4):267–70.
143. Guyton AC. *Textbook of Medical Physiology.* 7th ed. Philadelphia: WB Saunders Company, 1986.
144. Eriksen K. *Upper Cervical Subluxation Complex: A Review of the Chiropractic and Medical Literature*. Baltimore: Lippincott Williams & Wilkins, 2004.

제 16 장

상부경추의 생체역학
Upper Cervical Biomechanics

학습목표

이 장을 공부하고 난 후에, 독자는 다음과 같은 사항들을 할 수 있어야 한다:

- 경추의 정상적인 전체 가동범위에 대한 논의 및 토론할 수 있다.
- 상부경추의 각 분절 가동성에 대한 항목을 나열할 수 있다.
- 방사선에서 보여지는 전형적인 측정 및 판독방법으로 상부경추의 보상적 운동성과 중요성을 설명할 수 있다.
- 상부 경추가 단단한 유양돌기를 어떠한 힘의 방향으로 지탱하고 있는지 알게 될 것이며, 이 상황에서 하부 경추와 axial condyle, 후두골과 두개골에 가해지는 영향을 생체역학적으로 이해할 수 있다 (C/A Conceps).
- Nasium view를 통하여 시상축에서의 선분석을 하는 실행하는 방법과 의미에 대하여 이해할 수 있다.
- 유양돌기가 거치되어야 하는 테이블의 적절한 위치 사용에 대한 중요성을 이해할 수 있다.
- 테이블 배치에서 사용하는 견고한 유양돌기 지지대의 중요성을 논할 수 있다.

인체의 척추 중 가장 복잡한 움직임을 갖는 곳 중 하나가 경추 부위이다. 정상적인 경추의 각 분절은 굴곡, 신전 또는 외측굴곡, 회전과 같은 6가지의 방향으로 자유로운 운동성을 갖는다. 이 장에서는 Orthospinology 치료 테크닉과 관련된 생체역학적 관점에 맞추어 경추 지역의 전체 가동범위와 각 분절의 운동성, 복합적인 운동성에 대하여 설명할 것이다.

전체 가동범위
Global Range of Motion

경추에서 발생하는 전체 가동범위는 굴곡, 신전, 외측굴곡과 더불어 회전을 포함한다. 이러한 운동성은 흉부에 상대적인 머리의 움직임을 설명하는 것이다. Goniometer(도수적으로 검사하는 방법 또는 컴퓨터 분석에 의존), Inclinometer(도수적으로 검사하는 방법 또는 컴퓨터 분석에 의존), Stereophotogrammetry, X-ray, CT scan, MRI, 그리고 3차원적 MRI분석 등과 같은 ROM을 측정하는 여러 가지 검사방법이 있다. 각각의 분석방법마다 약간의 차이가 있다. 2001년, Brussels 에서 14세에서 70세까지의 250명의 사람들을 대상으로 electrogoniometer를 이용하여 연구를 하였다.[1] 임상적인 자료 통계를 통하여 머리에서부터 흉추 1번까지의 움직임의 패턴을 측정하였다(표 16-1). 나이가 들어감에 따라 경추 전체의 ROM은 감소하였으며, 성별과는 아무런 영향이 없었다.[2] 외측굴곡과 회전은 동시에 같이 일어나게 되며 개별적으로 발생할 수 없다는 결과가 확인되었다. ROM 측정은 연구 및 검사에 대한 신뢰성과 타당성을 뒷받침해 주는데 많은 도움을 준다. 이중맹검과 무작위대조검사를 통해 환추 어저스트먼트 치료 후, 실제적으로 ROM이 증가하는 것은 객관적으로 증명해 보일 수 있는 근거를 제공하여 줄 수 있다.[3] 미국 임상가협회에서는 *Guides to the Evaluation of Permanent Impairment*와 같은 다른 평가 방법에 대하여 ROM을 기술하였다. 비교

표 16-1

경추의 전체 가동범위

경추 가동범위	측정 평균값 (각도)	표준 오차
굴곡/신전	122	(± 18)
측굴 (좌/우)	88	(± 16)
회전 (좌/우)	144	(± 20)

표 16-2

경추 가동범위 장애등급을 위한 미국의사협회 지침

경추 가동범위	측정값 (각도)
굴곡	50
신전	60
측굴	45(each side)
회전	80(each side)

적 방법이 요구될 때는 Dual Inclinometerdml 사용이 요구되어진다(표 16-2).[4]

연결 운동
Coupled Motion

연결운동은 정상적인 가동범위 내에서 발생하는 경추 전체의 협응적인 움직임과 더불어 개별적으로 척추의 각 분절에서 일어나야 할 복합 운동성을 검사하는 방법이다. 이것은 구조적으로 기능에 어떠한 영향을 미치는지 알 수 있다. 정상적인 연결운동은 기능적으로 정상적인 각 분절에 대한 점진적이고 동등한 신경학적으로 잘 조절되는 근육들의 협응동작이 요구되어진다. 경추의 연결운동은 가장 복합적으로 형성되어진다. 가장 큰 문제는 경추의 복합적 움직임을 측정할 수 있는 장비나 방법이 정확하지 않다는 것이다. 정통적인 영상학적인 검사는 2개의 면에서 실행된다: 따라서 측정과정에서 몇몇의 정보는 알 수 없을지도 모른다. 연구 과정에는 측정결과에 영향을 미칠 수 있는 시체의 근육을 사용하여 해부를 실행하였다. 연결운동을 찾기 위해 실행한 검사와 측정 방법이 각기 다르기 때문에 연구가들끼리의 재조사를 거듭하며 실행하였다.

2004년에는 3차원적 MRI를 사용하여 건강한 성인이 목을 회전하는 동안 추간공에서 발생하는 움직일을 3면의 각도로 보다 정확하게 측정과 검사를 실행하였다.[5,6] 머리를 회전할 때 발생하는 연결운동을 측정한 결과는 아래에 요약하여 기술하였다(표 16-3). 가장 흥미로운 연구 결과는 목을 최대한 회전, 외측굴곡시켰을 때 상부경추와 후두골 사이에서 서로 반대 방향으로 4.1° 어긋난다는 것이다(SD 1.4). 정상적인 성인을 대상으로 머리를 최대한 회전시킬 때 나타나는 변화는 Orthospinology procedure에 의하여 상부경추의 외측 편위를 측정할 수 있는 기준이 되었다. 위의 그래프는 중립 Orthospinolog에서 환추 서블럭세이션을 암시하는 징후에 대하여 관찰해 본 결과 환추 Laterality를 측정하였을 때, 후두골과 환추 사이가 약 3° 정도 lateral flexion되어 있고, 머리의 회전이 30°에서 45° 정도가 필요했음을 나타낸다. 만약 중립 자세의 환자에게 환추 laterality가 있다면, 환추의 정렬에 관련하여 후두골이 외측으로 고착되어진 상태이기 때문에, 경추의 회전 가동범위에 영향을 미칠 것이라고 논리적으로 추론할 수 있다. Whittingham and Nilsson[3]은 환추 어져스트먼트로 인하여 경추의 ROM이 향상된다는 것을 구체적으로 관찰하고 설명하였다.

정상적인 연결운동에서 후두골과 환추의 lateral flexion 또는 laterality는 C2의 극돌기를 반대쪽으로 회전시킨다. 카이로프랙틱의 상부경추 서블럭세이션 복합체는 흔히 비정상적인 생체역학적 현상을 야기한다. 한 예로서, 환추 laterality쪽으로 축추의 극돌기가 회전되는(Orthospinology 용어로 설명하면 inferior spinous) 경우는 75%에 달한다.[7] 이 현상은 정상적인 연결운동과 정확하게 반대되는 현상이다. 불균형적이며 부조리적인 근육협조를 유발시키는 신경학적 기전은 비정상적인 상부경추 생체역학에 대한 책임있다는 것은 매우 가능한 이론이다. 정상적인 연결운동은 경추 움직임 과정 중, 척수 전체길이에 동일하게 분배함으로서 척추에 가해지는 스트레스를 최소화된다고 가정한다. 상부경추의 카이로프랙틱 서블럭세이션 복합체는 정상적인 연결운동을 변화시켜 자연적 완충 체계를 감소하여 중추신경계에 장력을 증가시킨다.

표 16-3

2004년, 3차원 MRI 영상에서 경추회전의 생체 내 연결운동성 측정

최대치 경추회전에서 연결운동성 측정	회전 평균값, 각도	외측굴곡 평균값, 각도	신전 또는 굴곡 평균값, 각도
C0/C1	1.7 (±1.5)	4.1 (±1.4) (반대측 회전)	Ext. 13.4 (±4.9)
C1/C2	36.3 (±4.5)	3.8 (±3.0) (반대측 회전)	Ext. 6.8 (±3.0)
C2/C3	2.2	3.6	Ext. 1.4
C3/C4	4.5	5.4	Ext. 2.3
C4/C5	4.6	5.0	Ext. 1.5
C5/C6	4.0	5.3	Flex. 0.9
C6/C7	1.6	4.9	Flex. 2.4
C7/T1	1.5	1.2	Flex. 3.0

SD, 표준오차

표 16-4

중립구역 그리고 상부경추 분절간 가동범위

운동	중립구역 (각도)	가동범위 (각도)
Oc/C1 굴곡/신전	1.1	3.5/21.0
Oc/C1 오른쪽/왼쪽 외측굴곡	1.5	5.5
Oc/C1 오른쪽/왼쪽 회전	1.6	7.2
C1/C2 굴곡/신전	3.2	11.5/10.9
C1/C2 오른쪽/왼쪽 외측굴곡	1.2	6.7
C1/C2 오른쪽/왼쪽 회전	29.6	38.9

중립 지역, 탄성 지역 그리고 가동범위
Neutral Zone, Elastic Zone, and Range of Motion

중립지역(neutral zone, NZ)은 추간관절 가동범위의 중앙부위에서 약간의 저항감이 있는 부위이라고 정의한다. 탄성지역, Elastic Zone(EZ)은 인대와 연부조직의 장력으로 정항감이 증가되는 부위를 말한다. 관절의 ROM은 중립지역과 탄성지역을 포함한 것이다. 증가된 중립지역은 척추의 불안전성과 연관된다. Panjabi와 그의 연구원들은 관절 사이에 가동범위와 중립지역을 시신의 상부경추를 통해 측정하였다.[8] Orthospinology와 관련된 매우 흥미로운 내용은 다음과 같다:

- Occiput과 상부경추의 외측굴곡에서 NZ은 1.5°로 측정되었다.
- Occiput과 상부경추의 회전에서 NZ은 1.6°로 측정되었다.
- 상부경추와 C2의 외측굴곡에서 NZ은 1.2°로 측정되었다.
- Occiput과 상부경추의 외측굴곡의 총 ROM은 5.5°로 측정되었다.
- 상부경추와 C2 외측굴곡의 ROM은 6.7°로 측정되었다(표 16-4).

상부경추 서블럭세이션의 징후를 보여주는 환자의 평균 환추 laterality의 정도는 중립자세에서 약 3° 정도이

며 NZ 보다 크다는 연구결과는 매우 흥미로운 사실이다. 이것은 정상적인 생체역학에 어긋나는 것으로 보인다. 그러나 카이로프랙틱 치료 후 X-ray를 관찰하였을 때, 환추 laterality는 NZ의 범위 안으로 다시 돌아오게 된다는 것을 보여주었다. 하지만 카이로프랙틱 치료 없이도 매우 안정된 모습을 보여주는 환추의 laterality에 대해 NZ는 설명하지 않는다. 후두골에 상대적인 환추의 무작위적 움직임은 NZ ± 1.5° 정도 내에서 발생할 수 있다고 축측할 수 있다. 그러나 상부경추 임상가들은 그들의 임상에서 이러한 현상을 관찰한 적이 없다. 한 연구 결과에서는 카이로프랙틱 치료 없이 중립자세에서 환추의 laterality의 측정은 ½° 정도의 차이를 보여주었다. 이 현상은 중립자세에서 환추의 laterality가 변화되는 것이 아니라 표시에 오류가 있다는 것을 뜻할 수 있다. 환추 laterality가 5.5° 정도 측정되었다면, 환자가 중립자세에 있을지라도 환추는 최대치로 외측굴곡되었을 가능성이 있다. 연결운동 패턴으로 인해 경추의 모든 분절이 영향을 받는 것이라 사려된다. 이것은 신경축으로 향하는 구심성 신경 입력을 변화시켜 경추 전체 운동성을 변화시킬 수 있다는 것이다. 이 정도의 서블럭세이션은 정상 NZ 범위를 벗어나는 것이지만 EZ 범위 내에 있다. 환추 laterality 5.5° 보다 더 큰 정상 가동범위 측정은, 외상이 없는 경우, 의학적 이탈 또는 선천적 기형을 의미할 수 있다. 두개골과 가장 밀접하게 닿게 된다는 것을 알 수 있었다. 만약 상부경추가 이러한 경우라면 모든 경추의 관절간 motion은 연결운동을 변경할 수 있게 될 것이다.

C/A 개념
C/A Concept

Orthospinology 치료의 목표를 측정하기 위해 적용할 수 있는 방법을 단순화하여 계산된 벡터의 힘을 사용하여 중립자세에서 경추의 정열을 변화시키는 것에 있다. 최종 목표는 환자를 위해 유익한 방법으로 신경학적인 입력과 출력을 정상화하는데 있다. 2차원적인 분석의 사용은 3차원적인 척추의 운동성과 측정의 정밀도를 감소시키며 단순화시킬 수 있다. 그러나 이 방식의 절차는 필요하다. 2차원적인 분석의 사용은 척추 운동의 3차원적 복합성을 단순화 한다는 것이 알려져 있다. 그리고 측정의 정확성을 감소시킬 수 있다. 그러나 이 절차를 무효화할 필요는 없다. 한 예로 항공 우주 공학에서 우주 왕복선을 포함한 모든 항공기의 분석 과정 중 입체 구조의 편향 및 장애율을 예측할 때 2차원적인 분석을 사용하여 잠정적으로 집계하는 것을 들 수 있다.

Orthospinology procedure(7장 참조)에서 C/A는 4개의 height factor 중 하나다. 평균적으로 4가지의 요소 중 C/A의 비율은 69%로 높은 부분을 차지한다. Orthospinology 치료법의 주요 목표는 환추의 Laterality를 감소시키는 것이지만, 상부경추의 서블럭세이션은 환추 아래 부위 경추의 rotation, translation 그리고 Translation과 함께 매우 복잡하다라는 사실을 알고 있다. 환추의 laterality뿐만 아니라 C2에서 C7까지의 상대적 배열의 가중효과인 "lower angle"를 치료하는 것도 바람직 한 것이다. 상부경추 어저스트먼트를 실행할 때 전달되는 힘의 각도는 매우 중요하다. Side-lying 자세에 있는 환자에게 가해지는 벡터의 힘은 post x-ray에서 측정되었던 것처럼 환추 laterality 반대측 lower angle에 강력한 힘이 가해지며 upper angle에는 가해진 힘이 적다는 것이 인지되었다. 이것은 지렛대 현상으로 인한 것이며 후두과의 각도 그리고 축추관절의 면에 따른 것이다. Medium-upper angle과 반대측 lower angle은 orthogonal 위치 방향으로 동일한 각만큼 움직이는 곳 — C/A 요인에 의해 예측된다. 다른 말로 하자면, C/A 계산은 환추의 외측변위와 lower angle을 비례적으로 변화시키는 가해진 힘을 위한 벡터를 설명한다는 것이다. C/A 벡터 아래쪽으로 가해진 벡터 힘은 환추의 외측변위를 더 많이 변화시킨다. 그리고 C/A 벡터 위쪽에 가해진 벡터 힘은 lower angle을 더 많이 변화시킨다(그림 16-1에서 16-3).

John Grostic, DC는 C/A 요소의 후두과 부위를 설명하기 위해 후두과 양측면의 외측 ⅓ 부위에 둥글게 맞추어진 원형 도구를 사용하였다. 축추의 부위는 4개의 점, 축추 양쪽 관절면의 외측 상부 경계면 그리고 3/32인치 내측으로 긴 2개의 deep line의 하부 경계면에 둥글게 꼭 들어맞게 되어있다(그림 5-17 참조). Dip line의 목적은 축추 관절 곡면 춤이 축추 관절면에서 가장 스트레스가 많이 가해진 부위에서 발생하는 것을 확인하기 위함이다 — 외측 중간(A-P 상에서) — 그리고 그 부위는 약간 납작하다는 것을 설명한다. Deep line 사용은 2차원적

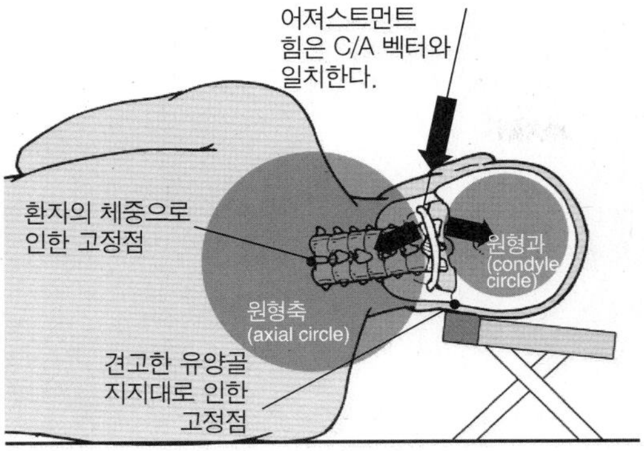

그림 16-1 어져스트먼트 힘은 C/A 벡터따라 전해지며 환추 외측변위와 lower angle 측정에 비례적으로 변화를 준다.

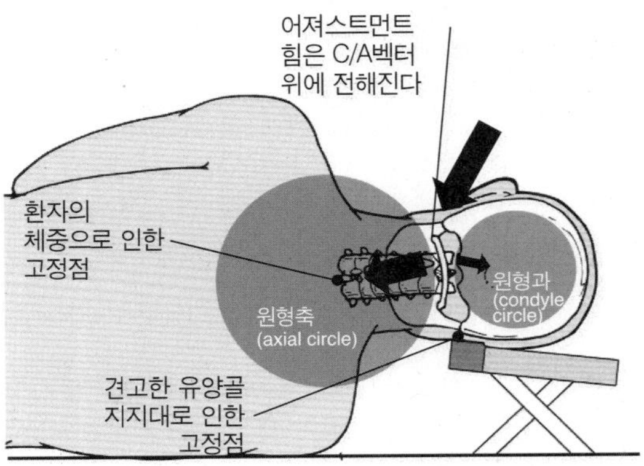

그림 16-2 어져스트먼트 힘은 C/A 벡터 위에 전해지며 환추 외측변위에 비교해 lower angle 측정에 반비례적으로 큰 변화를 준다.

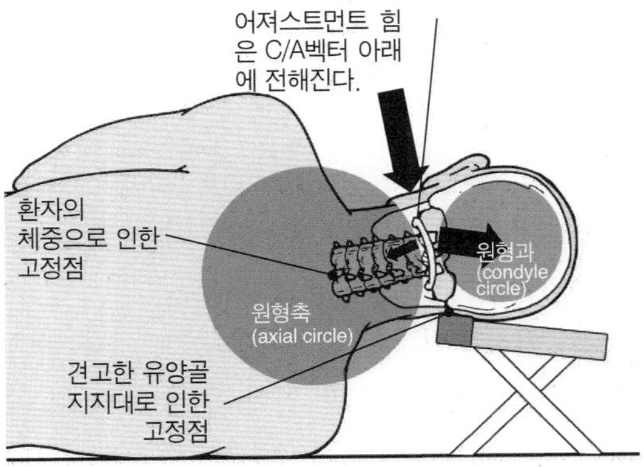

그림 16-3 어져스트먼트 힘은 C/A 벡터 아래에 전해지며 lower angle 측정에 비교한 환추 외측변위에 반비례적으로 큰 변화를 준다.

nasium 영상에서 가시화되는 축추의 3차원적 구조를 가장 정확하게 설명하는 축추의 원지름 측정에 안정성을 추가한다.

대부분의 경우, 추사각으로 인해 축추 관절면 전후 부위는 nasium 영상에서 가시화될 수 있다(그림 16-4). Orthospinology에서 축추 관절면의 외측 상부면을 사용하는 대신에 dip line 사용을 권하는 이유는 튜브의 각이 증가되면서 면관절의 후방 부위가 더 많이 나타나며 뚜렷하게 더 둥글게 나타나기 때문이다. Dip line을 사용하지 않고 nasium 영상에서 축추의 원형을 위해 축추면의 외측 경계면을 사용한다면, 축추 원형이 실제 보다 더 작게 나타날 것이다. 이 현상은 height factor를 감소시키고 LOD가 너무 낮아져 어져스트먼트 벡터의 정확성을 감소시킬 것이다(그림 16-5). Dip Line 없이 축추 관절면의 외측 경계면을 사용하면 nasium 영상에서 축추의 원형 측정 정확성이 감소될 것이다.

축추의 원형을 찾기 위해 어떤 사람들은 AP Open mouth 영상을 사용할 것이다. 그러나 축추 관절면의 전방 경계면만이 가시화되며 곡면 맞춤이 전방 부위에서 발생할 것이기 때문에 주위를 요한다. 이 부위는 스트레스가 많이 가해지는 부위로부터 떨어져 있다: AP면에서 중앙부위(그림 16-6). AP Open Mouth 영상은 축추 관절면을 자세하게 본다. 그러나 축추 관절 표면의 전방 부위에 곡면 맞춤은 Orthospinologypinology에서 사용하는 nasium 필름에서 측정하는 것과 비교할 때 작은 원형을 나타나게 한다. 이것은 C/A 요인의 목적을 달성하기에는 너무 낮은 Height factor를 유발시킬 수 있으며 상부 경추 서블럭세이션의 upper 그리고 lower angle 요인의 비례적인 감소다.

후두과와 축추 원형이 동일하다면, C/A 벡터는 바닥을 향해 직선적이거나 또는 중립적 side lying 위치에 있는 환자에게 각이 0°가 될 것이다. 대부분의 사례는 후두과의 면보다 크고 납작한 축추의 원형을 보여줄 것이다. 그러므로 C/A vector는 더 높은 각도이거나 또는 더욱 머리 방향에서 꼬리 방향으로 될 것이다. 밑의 표는 머리(머리)방향으로 2분의 1인치 높은 factor를 설정하고 1.2°에 근접하게 각도를 설정한 후 후두과 표면의 원형보다 크게 축추 표면 원형의 모든 크기를 어떻게 해석하여야 하는지 보여주는 수학적 설명을 보여준다(그림 16-7).

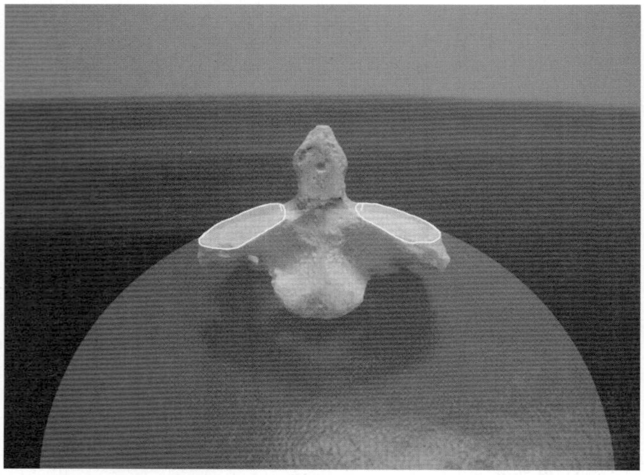

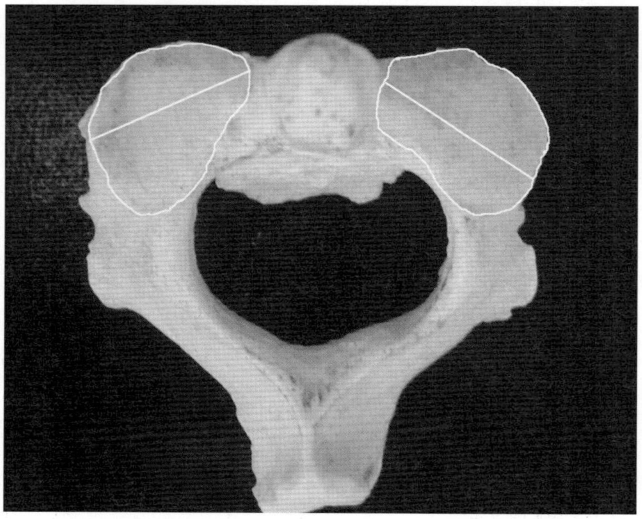

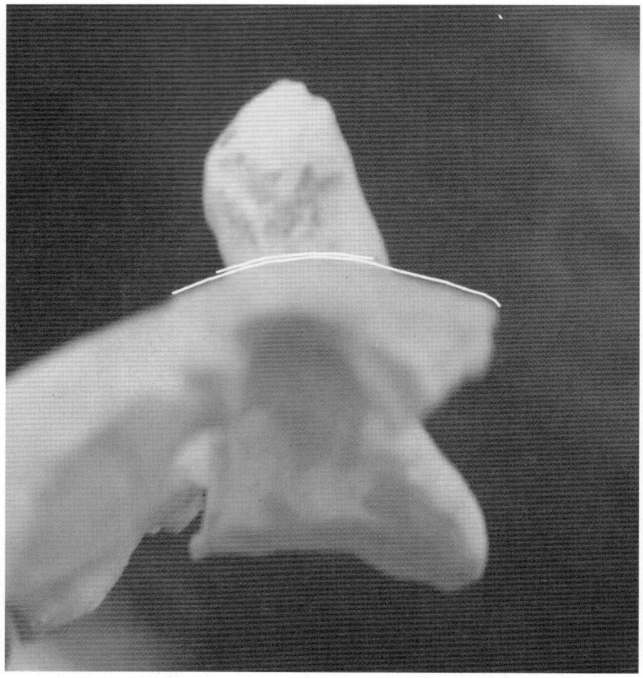

그림 16-4 이 사진은 nasium view에서 촬영한 모습으로 축추(C2)의 전,후 표면을 묘사한 결과 15° 정도의 tube angle을 보여주며, 전-후면의 중간지역에서 약간 평평해지는 공간이 발생한다는 것으로 보여주고 있다.

C/A 공식 유도:

Angle Beta = Beta, Angle F = F, Angle D = D,

Angle E = E, Angle Y = Y, Angle Z = Z

$$\text{Beta} = F - D$$

$$F = 0.5(D + E)$$

$$D = 90 - Y$$

$$Y = \text{Sin}^{-1}[(0.5/(C/2)] = \text{Sin}^{-1}(1/C)$$

$$E = 90 - Z$$

$$Z = \text{Sin}^{-1}[(0.5/(A/2)] = \text{Sin}^{-1}(1/A)$$

$$\text{Beta} = [0.5\{[90 - \text{Sin}^{-1}(1/C)] + [90 - \text{Sin}^{-1}(1/A)]\}] - [90 - \text{Sin}^{-1}(1/C)]$$

3/8 or 5.68°는 글상자에 평균 데이터이다. 그러므로 8A - 3C = 5. 5.68/5 = 1.14°(1인치 마다의 각을 말한다). 고로 A는 C보다 크다.

1.14°를 Height factor의 인치로 변화시킨다.

$$1.14° = \text{Sin}^{-1}(X/24)$$

$$\text{Sin}(1.14) = X/24$$

$$\text{Sin}(1.14) * 24 = X$$

X = 1 인치 차이마다 평균 Height factor는 0.48인치다. A는 C보다 크다. 그리고 두상골부터 어깨까지 팔 길이를 생각하면서 ½로 반올림되었다.

이 수치는 비선형의 관계를 단순화한 평균을 산출해낸 것이다. Heigh Factor에서의 공차는 항상 높은 쪽으로 있다. C/A가 축추의 관절면 원형은 8인치보다 작다면, C/A 개념은 수학공식에 의해 계산된 벡터 각도를 약간 저평가한다는 것이 인지되어야 한다(표 16-5).

1994년 나무로 만들어진 모델로 C/A 개념에 대한 검사를 실행하였다. 이 모델은 3C/8A에 적합하게 2차원적

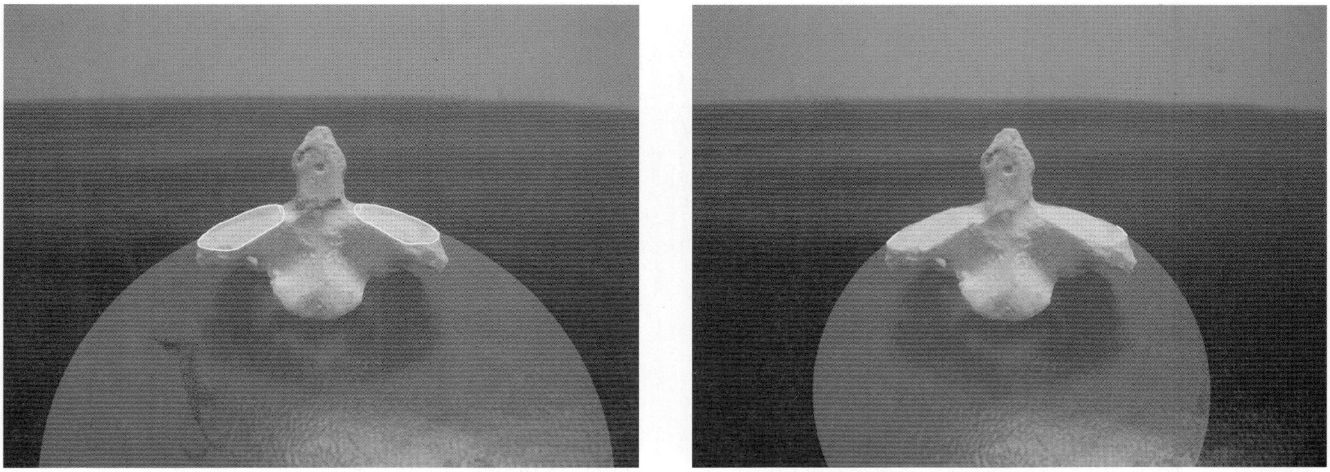

그림 16-5 이 사진은 Dip Line을 이용하여 axial joint 상부면의 4분의 1인치 하부면과 외측관절의 표면을 사용하여 보다 작은 "Circle" 만족시키는 결과를 보여준다.

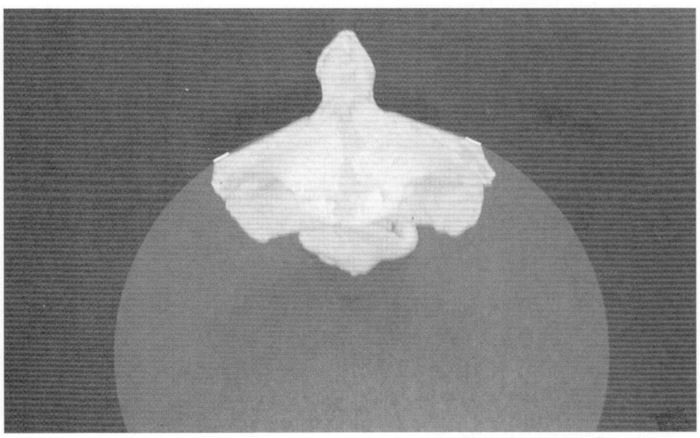

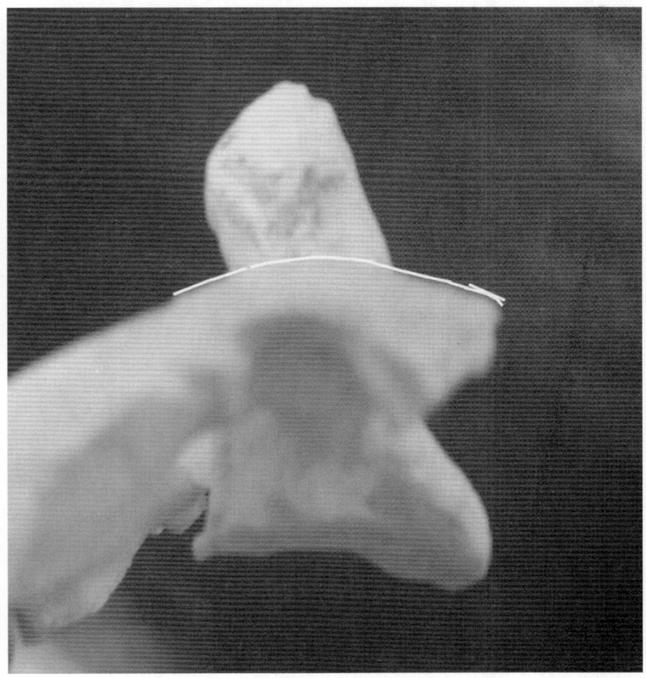

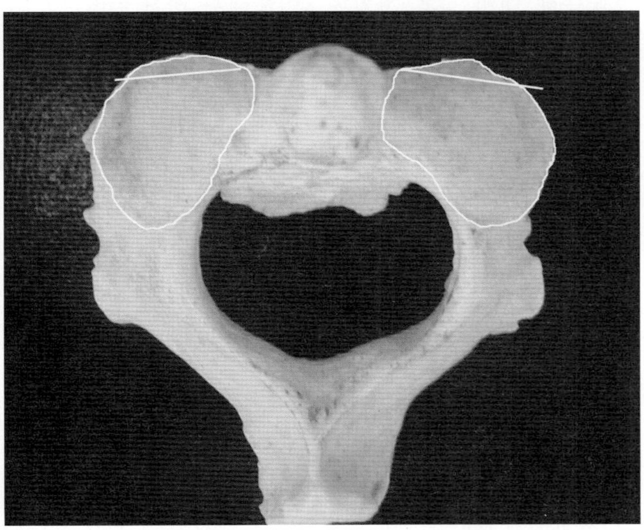

그림 16-6 이 사진 APOM view에서 축 표면의 곡선에 맞게 더 작은 원형의 직경에 있는 면관절의 앞부분 Edge와 가장 스트레스를 받는 영역에서 떨어져 있는 지역을 관찰할 수 있는 방법을 보여준다.

관계에 맞도록 만들어졌다. 7번 경추위로 움직일 수 있게 이 모델의 경추 하부 면은 나사를 이용하여 고정했다. 또한 두개골이 회전될 수 있도록 묘사하기 위해 유양돌기 부위를 다른 나사못을 이용하여 고정했다. 나무 모델

표 16-5

다양한 C/A 복합을 위한 1/2 인치 규칙에 비교하는 C/A 공식

C/A	3/4	3/5	3/6	3/7	3/8	3/9	3/10	3/11	3/12
C/A Formula	2.49	3.97	4.94	5.63	6.15	6.55	6.87	7.13	7.35
1/2-inch Rule	1.19	2.38	3.57	4.76	5.95	7.14	8.33	9.52	10.71

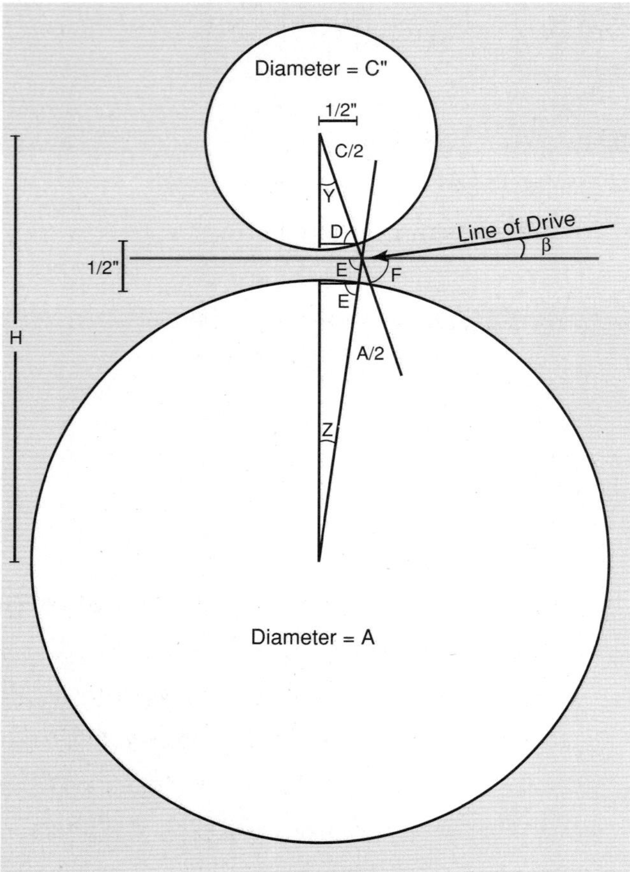

그림 16-7 개념의 수학적 설명을 보여준다(Modified from Rochester R.A static explanation of the Orthospinology C/A factor. *The Atlas* 1997;2(2):3.)

은 -24°에서 90°(횡돌기의 외측면이 꼬리방향으로 향할 수 있게 수직방향으로)까지의 다양한 방향으로 손잡이용 Laney 치료기를 이용하여 환추 횡돌기에 트러스트를 가해 어져스트먼트 하였다. 각 트러스트 후에, 환추 Laterality와 하부각도의 정도가 변화하는 결과를 측정하였다. 다른 각도에서 실행된 3번의 트러스트 후 환추 laterality와 lower angle 변화는 아래 그래프에 기록하였다(그림 16-8). 이 그래프를 관찰해본 결과 LOD가 클 때 환추 laterality 하부선의 upper angle보다 lower angle 각도가 더 많은 이동이 발생한다는 것을 볼 수 있다. 이 그래프에 표시된 점은 6° 아래에서 횡적인 선으로 ½인치 규칙에 따라 균등하게 변화되었다. ½인치의 규칙은 간단하고 신뢰할 수 있다.

Orthospinology 테크닉은 모든 정렬 조합을 설명하기 위해 남아있는 3개의 Height factor 요소 및 rotation factor를 사용하여 C/A 벡터에서 추가하거나 빼는 단순화된 방법을 제공한다. Plane Line Factor는 환추처럼 동일한 면에서 시작점을 제공한다. C/A factor는 비례적 변화를 설정하기 위해 plane line factor에 추가하였다. Upper 그리고 lower angle의 비대칭적 부정렬로 인해 요구될 수 있는 반비례적 결과를 조성하기 위해 남아있는 환추/치돌기(큰 lower angle) factor 그리고 angle factor를 비례적 변화의 점으로부터 추가하거나 제거하였다. Rotation factor는 정확한 트러스트를 통해 시상면에서 후두골에 대한 환추 어져스트먼트에서 회전변화를 주기 위해 요구되는 지렛대 역할을 제공한다. 이로써 모멘텀 팔이 조성되는 것이다. 지렛대와 쐐기의 생체역학적 개념은 17장에서 설명된다.

유양돌기 지지대
Mastoid Support

견고한 유양돌기 지지대는 미리 계산된 방향으로 성공적으로 경추 어져스트먼트가 이루어질 수 있도록 적용시키기 위한 핵심 요소이다. Grostic은 견고한 유양돌기 지지대를 사용했던 첫 번째 임상가다. 그리고 이 사용은 모든 절차에서 40%를 차지할 정도로 중요하다고 주장하였다. 환자가 side lying 자세를 취했을 때, 유양돌기 지지대는 대부분의 경우 후두과로부터 약간 꼬리방향으로 매우 근접하게 위치하게 조정한다. 이 노력은 최소한의 힘

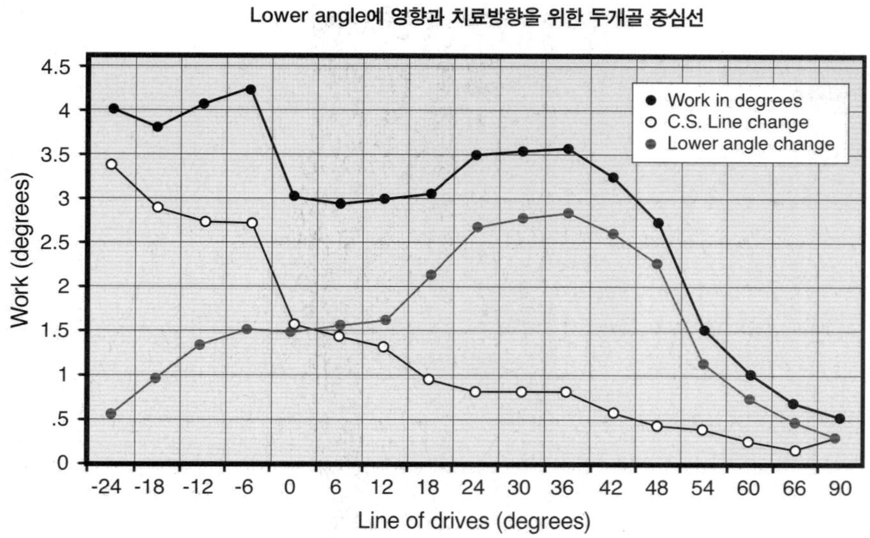

그림 16-8 이 그래프는 LOD의 높고, 낮음으로의 영향으로 인한 C/A 개념의 방법을 3C/8A 모델을 사용하여 실험한 결과를 보여준다(Modified from Rochester R.A static explanation of the Orthospinology C/A factor. the Atlas 1997;2(2):7.)

으로 최대의 결과를 이끌어낼 수 있다. 후두골-환추-축추관절에서 상대적으로 머리방향으로 지지대를 옮기는 것은 기하학적으로 볼 때, 어져스트먼트의 효율성을 감소시킨다. 머리 무게를 받쳐줄 수 있는 점에 가까이 지지대가 위치하면서 벡터 어져스트먼트의 힘과 머리의 무게를 합한 것보다 작아져 상부경추에 작용되는 힘이 적어진다. 머리의 균형적 무게가 어져스트먼트 힘과 무리무게를 합친 것보다 작다면, 머리는 환추 외측변위에서 더욱 외측으로 굴곡시키는 결과가 나타날 것이다. 이 현상은 어져스트먼트로 인해 후두골-환추관절의 부정렬을 더욱 증가시키게 된다. 이 사실 때문에 Orthospinology는 모든 사례에서 견고한 유양돌기 지지대를 사용하는 것이다. 후두골-환추-축추관절에 상대적으로 유양돌기 지지대 거리의 변화는 head piece의 각을 변화시킴으로 이루어진다. 그리고 유양돌기의 특정한 부위에 약간의 차이만 있을 뿐이다. 어떤 경우에도 두정골 부위에 지지대가 있어서는 안된다.

요약
Summary

이 장을 통해 우리는 상부 경추의 전체 가동범위와 상부경추 지역의 분절간 가동범위에 관해 검토하였다. 또한 경추의 연결 운동성의 크기와 방향에 대한 최근 연구 결과를 볼 수 있었으며, 방사선 검사를 통해 이 운동성이 어떻게 경추 정렬에 영향을 미치는가를 알 수 있었다. 또한 우리는 견고한 유양돌기 지지대를 사용하여 Orthospinology 어져스트먼트를 실행할 때 관련된 경추 전체와 분절간의 생체역학을 토론하였다.

참고문헌

1. Feipel V, Rondelet B, Le Pallec J, et al. Normal global motion of the cervical spine: An electrogoniometric study. *Clin Biomech (Bristol, Avon)* 1999;14(7):462–70.
2. Leach RA. *The Chiropractic Theories: A Textbook of Scientific Research.* 4th ed. Baltimore: Lippincott Williams & Wilkins, 2004:169–73.
3. Whittingham W, Nilsson N. Active range of motion in the cervical spine increases after spinal manipulation (toggle recoil). *J Manipulative Physiol Ther* 2001;24(9):552–5.
4. American Medical Association. *Guides to the Evaluation of Permanent Impairment.* 4th ed. Chicago, IL: American Medical Association, 1995:118, 120, 122.
5. Ishii T, Mukai Y, Hosono N, et al. Kinematics of the upper cervical spine in rotation: In vivo three-dimensional analysis. *Spine* 2004;29(7):E139–44.
6. Ishii T, Mukai Y, Hosono N, et al. Kinematics of the subaxial cervical spine in rotation in vivo three-dimensional analysis. *Spine* 2004;29(24):2826–31.
7. McAlpine JE. Nasium and vertex X-ray survey. *Todays Chiropr* 1986;15(2):37–9.
8. Panjabi M, Dvorak J, Duranceau J, et al. Three-dimensional movements of the upper cervical spine. *Spine* 1988;13(7):726–30.
9. Jackson BL, Barker W, Pettibon B, et al. Reliability of the Pettibon patient positioning system for radiographic production. *J Vertebral Subluxation Res* 2000;4(1):3–11.

제 17 장

높은/ 낮은 요인들, 지렛대와 쐐기
High/Low Factors, Levers and Wedges

학습목표

이 장을 공부하고 난 후에, 독자는 다음과 같은 사항들을 할 수 있어야 한다:

- 상부 경추의 정렬 개선을 위한 Orthospinology procedure에서 어떻게 high factor를 사용하는가 설명할 수 있다.
- 상부 경추 정렬 개선을 위한 Orthospinology procedure에서의 lower factor 사용은 어떠한지에 대하여 토론할 수 있다.
- 부정렬의 다양한 형태에서는 high 그리고 lower angle factor를 어떻게 사용되는지 설명할 수 있다.
- 지렛대의 3가지 유형을 설명할 수 있다.
- 지렛대 개념이 Orthospinology procedure에서 어떻게 적용되는지 설명할 수 있다.
- 지렛대의 유형을 변경하면 관련된 어져스트먼트의 각도가 어떻게 바뀌는지에 대하여 토론할 수 있다.
- 납작하거나 혹은 둥근 유양돌기 지지대를 언제, 왜 사용해야 하는지에 대하여 이해할 수 있다.
- 견고한 유양돌기 지지대를 사용하는 어져스트먼트 중 지렛대와 쐐기 사용의 개념을 설명할 수 있다.

흔히 모델과 개념은 상부경추 대한 카이로프랙틱 치료 과정 중 관찰되는 복합한 생체 역학의 원리를 설명하기 위해 사용된다. 이 장은 예측할 수 있고 조절할 수 있는 방법으로 상부경추의 구조적 정렬에 영향을 미치고 변화를 만들어 내는데 도움을 주는 high and low factors가 사용되는 것에 대하여 토론될 것이다. High factors는 교정 치료하는 임상가에서 떨어져 있는 해부학적 구조를 움직이는데 도움을 주기 위해 사용되며 Low factors는 치료하려는 구조를 교정 임상가쪽으로 움직이는데 도움이 된다. 또한 이 장에서 논의되는 것은 상부 경추 어져스트먼트에 관련된 지렛대와 쐐기의 생체역학적 개념에 관한 것이다.

높은 요소
High Factors

환자는 환추의 외측변위가 위를 향하게 하며 유양돌기를 견고하게 지지하는 지지대 위에 놓여지게 하는 side 자세로 테이블에 눕는다. 축추의 극돌기는 환추 외측변위에 상대적으로 회전변위가 없거나, 동일한 방향 또는 반대 방향으로 회전될 수 있다. 다른 말로 하면, 어져스트먼트를 실행하려 하는 임상가를 향하거나 또는 반대측으로 회전변위가 없는 자세를 말한다. Inferior spinous 용어는 환자가 side로 누워있는 자세에서 임상가 쪽으로 회전된 상황을 말한다. 그것은 어져스트먼트를 통해 임상가로부터 멀어지는, 즉 바닥을 향하는 inferior 방향으로 움직이어야 한다. 이처럼 환추 외측변위의 반대측에 lower angle(3° 이상)에서 치돌기는 대부분의 경우, 환추에 상대적으로 환추 외측변위 쪽으로 서블럭세이션된다. 임상가로부터 반대측으로 이 상황을 치료하기 위해서는 테이블 위에 환자를 중립자세로 눕히고 정확한 벡터의 힘을 사용하기 전에 high factor를 다음과 같이 사용한다.

- 낮은 헤드피스(lower headpiece)
- 높은 치료 방향[high line of drive(LOD)]
- 납작한 헤드피스(flatter headpiece)

환자가 중립 자세에서 옆으로 누운 자세를 취할 때 헤드피스를 1/2인치 정도 내리는 것은 C1-C3에 약간 외측굴곡이 환추의 외측변위와 동일한 방향에서 발생하는 경향이 있다. 외측굴곡은 축추의 극돌기가 환추의 외측변위쪽에서부터 멀어지게 움직이는 것과 연결된다. 그리고 연결운동성에 대한 현재 지식과 일치한다(16장 참조). C1-C2에서의 회전은 경추에서 분절간 움직임이 가장 자유로운 곳이며, 상부경추에서 약간의 외측굴곡이 함께 동반된다. 환추 Laterality의 반대방향으로 하부경추는 외측굴곡이 발생하기 때문에 헤드피스의 하부면이 ½ inch 보다 더 크면 안된다는 것을 주의해야 한다. 헤드피스가 내려가는 만큼 환추 laterality에 가해지는 힘을 증가하며, 연결운동성의 패턴은 그로 인하여 고정될 수 있으며 헤드피스가 내려가면서 환추의 외측변위가 증가되도록 힘이 가해진다. 이 생체역학적 현상은 환추의 외측두가 translation 되도록 힘이 가해질 때 관찰되며 헤드피스를 ½인치 이상 낮추어지는 효과를 나타내는 것처럼 보인다. 납작한 헤드피스는 또 다른 high factor(2장 참조)이다. 헤드피스를 납작하게 하면 환추 laterality와 동측에 있는 C1-C3에서 약간 외측굴곡의 효과를 두드러지게 한다. 그리고 이것은 연결운동의 장점을 취하여 축추의 극돌기로 하여금 치료하는 임상가로부터 멀어지게 한다. 마지막 high factor는 과장된 LOD이다. 이것은 어져스트먼트 시 환추로부터 축추에 반대하는 지렛대의 힘을 증가시킨다.

낮은 요소 Low Factors

환자를 중립자세에서 옆으로 누운 자세를 취하게 하며 유양돌기를 견고한 유양돌기 지지대에 한 후 low factor의 적용은 어져스트먼트 시 임상가 쪽으로 특정한 해부학적 구조들을 움직이기 위해 사용된다. 환추 외측변위에 반대쪽으로 회전된 축추의 극돌기는 어져스트먼트 시 임상가 쪽으로 회전될 필요가 있을 것이다. 그리고 superior spinou라고 부른다. 이것은 반드시 천장방향으로 또는 superior 방향으로 움직여야 하기 때문이다. 그리고 어져스트먼트할 때 superior 토크를 요구한다. 이처럼, 환추 외측변위와 동측에 큰 lower angle(>3°)은 환추 외측변위 반대로 움직인 치돌기를 조성하며 중립적 정렬로 되돌기 위한 어져스트먼트 시 임상가쪽으로 움직일 필요가 있다. 환자를 테이블위 중립위치에 있게 한 후, low factor 사용은 임상가에게 이러한 형태의 서블럭세이션을 치료하는데 도움을 준다. Low factor은 다음과 같다:

- 높은 헤드피스(high headpiece)
- 예리한 헤드피스(sharp headpiece)
- 낮은 치료방향(low LOD)

환자가 테이블에 중립위치를 취한 후 헤드피스를 높이는 것은 환추 외측변위의 반대측에서 C1-C3의 외측굴곡을 허락한다. 그리고 축추의 극돌기를 임상가쪽으로 회전되게 한다. 헤드피스를 올릴 때 유양돌기 지지대가 상부경추의 관절이 고정되지 않도록 주의해야 한다. 헤드피스를 들어올리는 것은 후두골이 환추 외측변위 방향으로 외측병진운동(lateral translation)을 유발시킨다. 그리고 후두골 위치에 관해 환추를 외측변위쪽에서 멀어지게 한다. 헤드피스를 ½인치 이상 올리면 환추의 외측변위쪽 하부경추를 외측굴곡되게 한다. 이 현상은 경추 내에 반대측 외측굴곡으로 조합을 이룬다. 그리고 상반되는 연결운동은 환추 아래 부위의 관절을 고정시킴으로 치돌기, 축추 그리고 lower angle 측정에 치료 효율성을 떨어트린다. 또 하나의 low factor는 더욱 예리한 헤드피스, sharp headpiece이다(12장 참조). Sharper 헤드피스는 환추 외측변위 반대측 C1-C3에서의 외측굴곡을 강화시키고 치돌기와 극돌기를 임상가쪽으로 움직이게 하는데 협조한다. 어져스트먼트 시, 낮은 LOD는 환추의 힘을 축추면으로부터 두개골 쪽으로 이동시킨다. 이것은 후두과쪽으로 비교적 에너지를 증가시킨다. 그러므로 치돌기와 축추를 임상가쪽으로 움직이게 허락한다.

상부 경추 부정렬 유형을 위한 높고 낮은 요인들 High and Low Factors for Upper Cervical Misalignment Patterns

Orthospinology 테크닉은 상부경추의 복잡한 부정렬

표 17-1

Type I

발생 빈도율: 53%

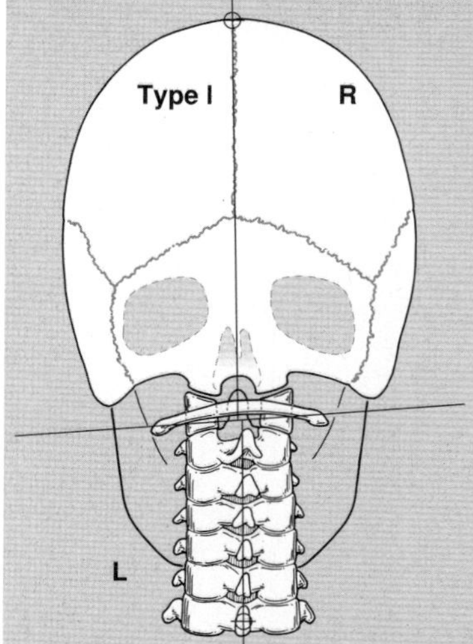

AT R2, OD R3, SP R7, Opposite Lower Angle L4

Anterior rotation(73%)

(모든 high factors 요구)
낮은 헤드피스 +
좀더 수평적 헤드피스 +
높은 LOD(과장된) +

Posterior rotation(27%)

낮은 헤드피스 +
납작한 유양돌기 지지대 +
높은 LOD + (접촉으로 인해 제한될 수 있다)

AT = 환추, OD = 치돌기, SP = 축추 극돌기

표 17-2

Type II

발생 빈도율: 14%

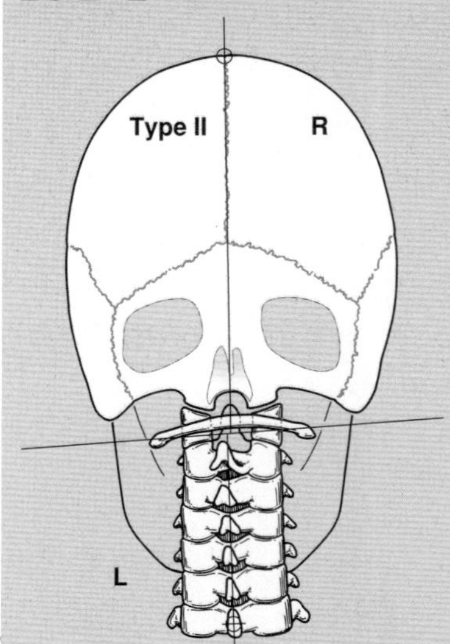

AT R2, OD R3, SP L3, Opposite Lower Angle L4

Anterior rotation(39%)

(both hight and low factors 모두 요구됨)
중간 높이 헤드피스 –
예리한 헤드피스 –
높은 LOD +

Posterior rotation(61%)

중등 높이 헤드피스 –
중등 수평 헤드피스 +
중등 높이 LOD +

AT = 환추, OD = 치돌기, SP = 축추 극돌기

표 17-3

Type III

발생 빈도율: 22%

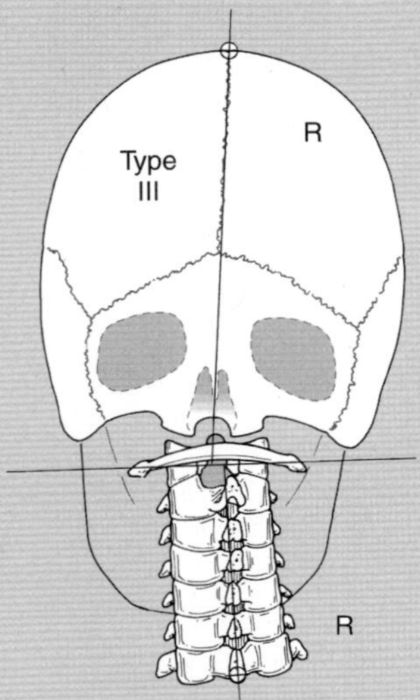

AT = 환추, OD = 치돌기, SP = 축추 극돌기

AT R2, OD R1, SP R7, Into-the-Kink Lower R4

Anterior rotation (80%)

(hight, factors 모두 요구)

높은 헤드피스 –

예리한 헤드피스 –

조금 높은 LOD(손잡이용 치료기)

Posterior rotation (20%)

높은 헤드피스 –

예리한 유양돌기 지지대 –

조금 높은 LOD + (손잡이용 치료기)

표 17-4

Type IV

발생 빈도율: 11%

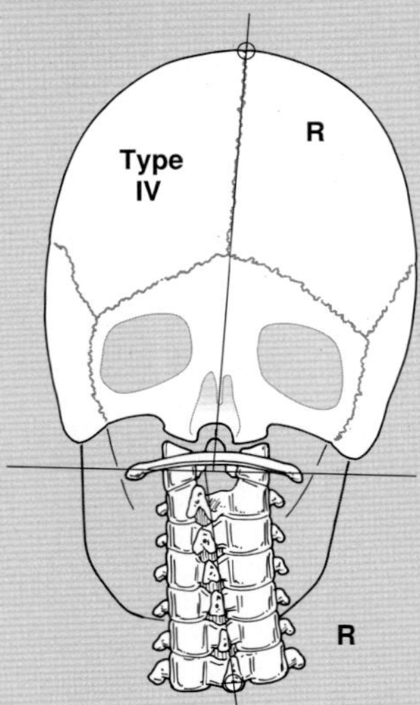

AT = 환추, OD = 치돌기, SP = 축추 극돌기

AT R2, OD R1, SP L7, Into-the-kink Lower R4

Anterior rotation(52%)

(모든 low factor 요구)

높은 헤드피스 –

예리한 헤드피스 –

낮은 LOD –

가벼운 접촉과 트러스트 –

Posterior rotation(48%)

높은 헤드피스 –

예리한 유양돌기 지지대 –

낮은 LOD –

가벼운 접촉과 트러스트 –

의 형태를 4가지의 범주로 간소화하여 설명한다: Types Ⅰ, Ⅱ, Ⅲ, and Ⅳ(11장 참조). 표 17-1에서 표 17-4는 high 또는 low factors를 적용할 경우를 이해하고 각 예제에 대한 형태의 특성을 파악하는데 도움이 될 것이다. Type Ⅰ은 가장 큰 힘을 요구하고, Type Ⅳ는 가장 적은 힘이 요구된다. 어져스트먼트 치료를 실행하기 위한 힘의 양은 어져스트먼트 시, 근수축의 힘이 아니라 피부에 가하는 예비 하중에 의해 조절된다. 예비 하중은 기구를 사용하여 어져스트먼트 할 때와 유사한 방법으로 적용되어야 한다. 그러나 필요하다면, 사용하는 힘은 약간 조절될 수 있다.

지렛대와 쐐기 Levers and Wedges

임상가는 Orthospinology 치료 중 견고한 유양돌기 지지대 사용과 관련된 생체역학으로 지렛대의 장점을 사용할 수 있다. 환자가 견고한 유양돌기 지지대 위에 측와이 자세로 누워있을 때, 환추 횡돌기에 가해지는 밑으로 향하는 힘과 중력은 환추와 두개골을 지렛대 역할을 하게 한다. 이러한 지렛대는 임상가에게 장점 또는 단점이 될 수 있다. 상부 경추 정렬에 변화가 있을 경우, 임상가는 조금 더 수월한 치료를 실행하게 하기 위해 지렛대를 사용할 수 있을 것이다. 카이로프랙틱 임상가는 자신들의 환자를 보다 효율적으로 치료하기 위해서 지렛대와 쐐기 개념에 대한 정확한 지식을 갖추도록 해야 하고, 견고한 유양골 지지대를 사용해야 할 것이다. 이 개념은 질량의 관성을 극복하기 위한 어져스팅 힘에 적용한다 그리고 nonforce technique와 관련되지 않는다.

지렛대 Levers

지레는 단단한 물체로 만들어진 막대기이고, (F)는 지렛대의 받침점이며, (W)는 무게, (P)는 힘을 뜻한다(그림 17-1). 받침점, 무게 그리고 힘은 어떠한 위치로도 배열될 수 있다. 그러나 받침대에 관하여 균형감에 의해 설명된다, PA=WB. 힘에 상대적인 받침점의 배치와 무게는 지렛대의 형태를 분류한다. 이 분류는 제1형, 제2형 그리고 제3형, 3가지의 유형(그림 17-2)으로 구분 짓는

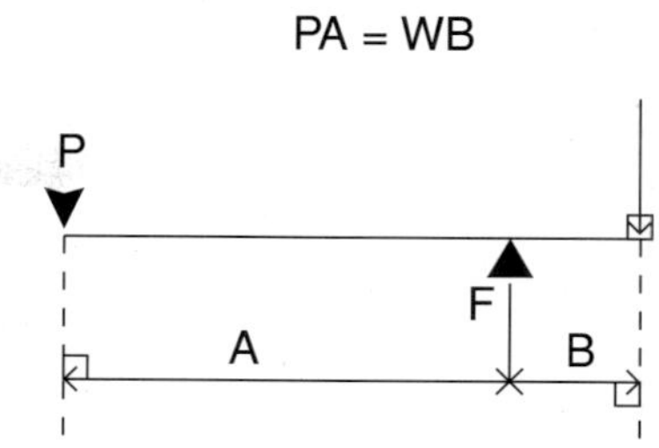

그림 17-1 간단한 지렛대. P, 힘; F, 받침대; B, W, 무게. A는 P와 F 사이의 거리. B는 W와 F 사이의 거리

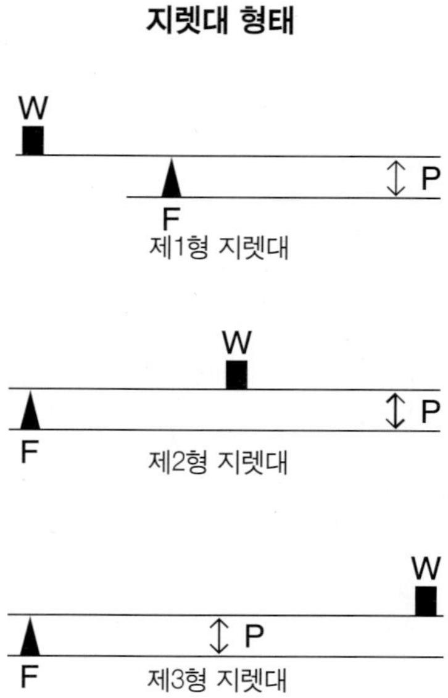

그림 17-2 3가지 형태의 지렛대. W, 무게; F, 받침대 P, 힘

다. 지렛대는 큰 무게를 작은 힘으로 움직일 수 있게 하고, 움직임을 확장하거나 감소시키는 데 사용할 수 있다. 완벽한 지렛대는 마찰이 없는 상태에서 팔을 90°로 굽히며 적용하였을 때 가장 효율적으로 적용할 수 있다. 상부 경추에서의 지렛대에 대한 설명은 연부조직의 방해로 인하여 제한되기 때문에 완벽하지 않다. 비록 90°로 지렛대의 힘을 적용하기 쉽지 않지만, 이 지렛대의 개념에 대한 생각은 매우 가치 있게 여겨진다(그림 17-3).

High factor에 근거한 어져스트먼트의 각도는 낮거나, 중립위치, 그리고 높은 LOD에서 실행될 수 있다. 완벽한 평면, 각 상부각 그리고 하부각(< 3°), 그리고 4인치 후두과와 축추곡면 측정에서의 가설적 해부학 배치는 C/A 요소와 height factor 0인치 또는 직방으로 내려가는 LOD로 나타난다. 이것은 어져스트먼트로부터 동일한 환추 외측변위와 하부 각 측정에 동일한 변화를 유발

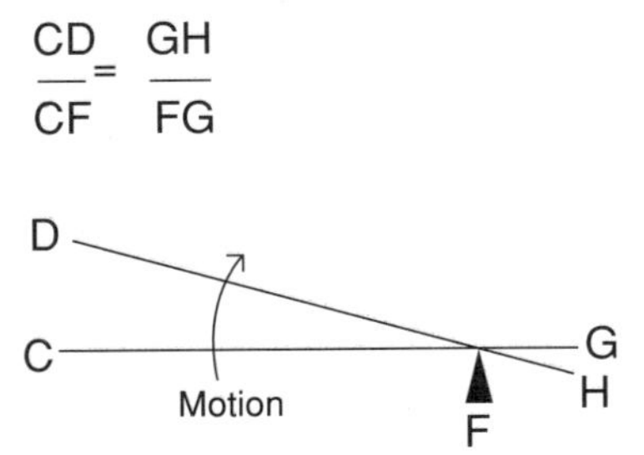

그림 17-3 운동성 증폭. C, D, G, H, F. CG는 지렛대이다. DH는 다른 위치로 움직인 동일한 지렛대이다. CD는 C점과 D점 사이의 거리. CF는 C점과 F점 사이의 거리. GH는 G점과 H점 사이의 거리. FG는 F점과 G점 사이의 거리.

한다. 이러한 경우, 환추는 지레작용의 효과 없이 쐐기로서의 역할을 한다. 동시에, side 자세로 누워있는 환자의 유양돌기는 견고한 지지대에 놓여있기 때문에 환자 머리는 제1형 지렛대가 된다. 대부분의 경우, 후두과의 원형은 축추의 원형보다 작기 때문에 쐐기와 지렛대 효과를 유지하기 위해 C/A factor가 증가된다(크기 차이마다 0.5인치), 그리고 상부 그리고 하부각에 동일한 치료효과의 결과가 나타난다. C/A 벡터보다 높은 LOD의 힘(P)이 환추 횡돌기에 적용될 때 환추는 쐐기의 역할은 작아지고 더 큰 제2형의 지렛대가 된다. 이것은 환추의 외측 변위와 같은 쪽으로 축 표면의 무게(W)가 이동되고, 지렛대 받침(F)이 환추 외측변위 반대쪽 후두골 관절돌기에 실리면서 성취된다. 동시에, 견고한 유양돌기 지지대는 중력으로부터의 영향을 받은 두개골 크기가 (P)와 제1형 지렛대의 역할을 수행하게 된다. 이와 동시에 두개골은 두개골 무게의 중력으로 인해 P와 함께 제1형 지렛대로서 역할을 하게 한다(그림 17-4). 이 상황에서 유양돌기 지지대를 납작하게 하는 것은 유양돌기에서 F를 머리방향으로 약간 이동시켜 두개골의 지렛대 효과를 감소시키며 어져스트먼트 실행 시, 환추의 제2형 지렛대로 인해 축추 W에 더 많은 힘이 작용되게 한다. 높은 LOD 그리고 더 납작한 헤드피스는 inferior 축추 극돌기와 반대측 각 배열 패턴 치료하는데 도움이 된다.

C/A 벡터보다 작은 LOD로 환추 활동기에 적용되는 힘(P)은, 높은 LOD 반대측에 지렛대 효과를 유도하며 환추로 하여금 약한 제1형 지렛대가 되게 한다(그림 17-5). 환추 상부 표면은 환추의 외측편위와 동일한 쪽에서 후두과와 저항이 있을 때까지 머리방향으로 움직이며 받

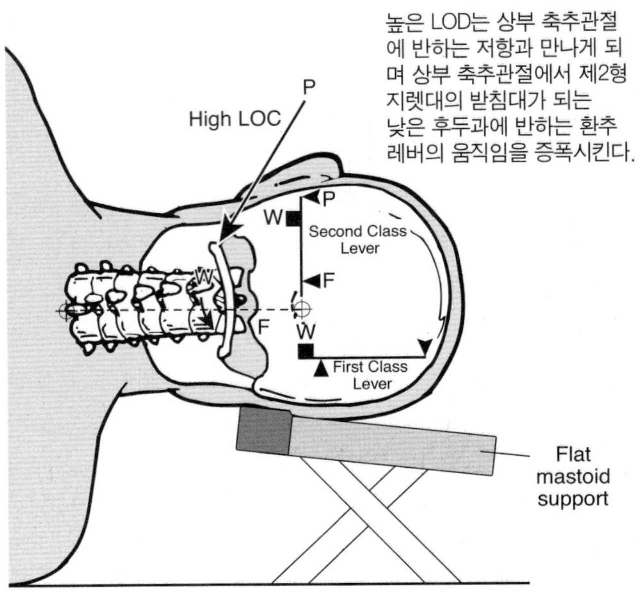

그림 17-4 높은 LOD를 위한 두개골과 환추 지렛대. LOD, 치료방향; W, 무게; F , 받침대 P, 힘. 노트: LOC = 치료의 방향

침대(F)가 된다. 무게(W)는 환추 외측변위 반대측 축추면이며 축추가 임상가쪽으로 움직이면서 힘이 작용된다. 환추 외측변위와 동일한 쪽의 환축추의 낭인대는 환추가 머리쪽으로 움직이면서 견인현상을 유발시키며 축추 극돌기가 임상가 쪽을 향하게 허락하는데 협조한다. 어져스트먼트 과정 중 상부 방향의 토크 테크닉은 축추 극돌기 부정렬을 치료하는데 도움이 되는 기전을 발생시킨다(13장 참고). 예리한 헤드피스는 지렛대 받침(F)을 유양돌기 위, 머리 방향으로 약간 이동시켜 두개골 지렛대 작용을 강화시킬 것이다. 두개골 지렛대가 환추 외측변위와 같은 방향의 후두과에 받침점(F)을 움직이기 때문에 환추의 지렛대는 약하다. 낮은 LOD와 예리한 헤드피스가 supeior spinous의 "into the kink" 배열을 치료하는데 어떠한 도움을 주는 지를 시각화하는데 지렛대 개념은 매우 중요하다. 만약 후두과 원형 측정이 축 표면 원형 측정보다 작다면 0인치 height factor LOD 또는 직하방 힘은 C/A 벡터 아래에 있다.

둥글거나 또는 긴 형태의 두개골을 위한 헤드피스 각도를 결정할 때 주의해야 한다. 가장 예리한 헤드피스는 둥근 두개골에서 into the kink 패턴과 superior spinous를 치료할 때 사용한다. 그리고 가장 납작한 헤드피스는 긴 두개골 형태에서 반대각 부정렬 inferior spinous 치료

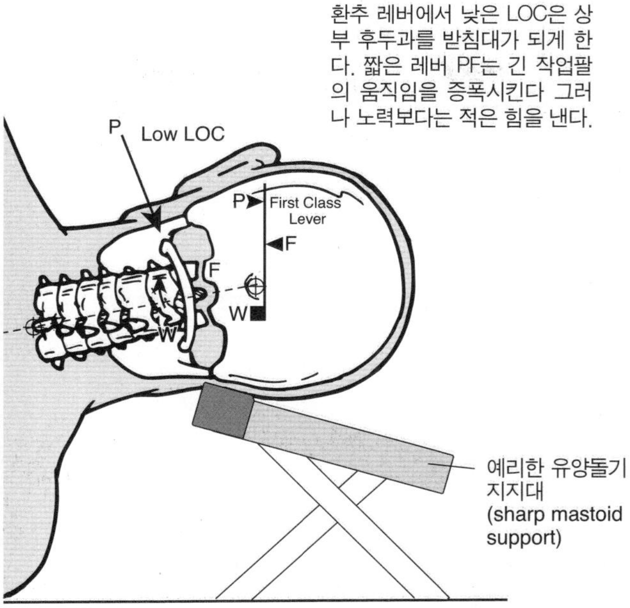

그림 17-5 낮은 LOC는 약한 제1형 환추 지렛대를 조성한다. LOC, 치료방향: W, 무게; F, 받침대; P, 힘

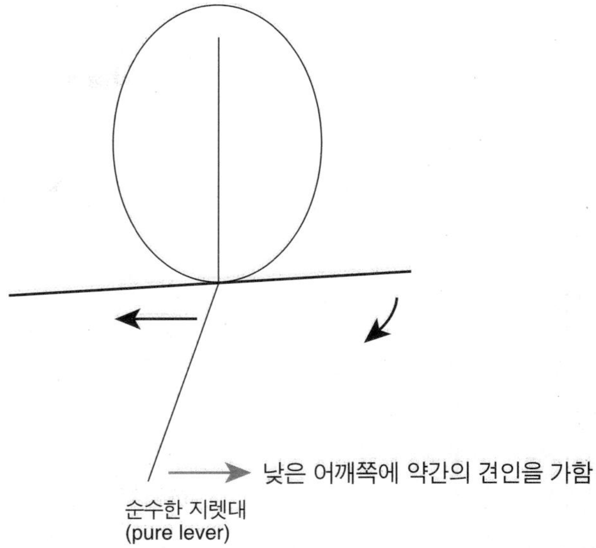

그림 17-6 순수한 지렛대 부정렬 형태.

시 사용한다. 헤드피스 각을 변화시키는 것은 어져스트먼트를 실행할 때, 축추 극돌기 치료에 도움이 된다. 낮은 LOD와 납작한 헤드피스는 상부와 하부각도가 inferior spinous가 동일한 쪽에 있을 때 사용될 수 있다. Orthospinology procedure에서 생체역학적 지렛대의 개념을 이해하는 것은 테이블 배치에서 자신감을 갖게 한다. 4개의 high factoremf은 자동적으로 이러한 개념을 확인하기 위해 어져스트먼트의 LOD를 변화시킨다.

부정렬 패턴에 관한 지렛대와 쐐기 Levers and Wedges for Misalignment Patterns

상부경추 서블럭세이션 복합체 치료하는데 있어서 매우 복잡한 생체역학적 부분을 설명하기 위해 간단한 모델들이 사용된다. 이 간소화된 모델의 개념은 부정렬의 상태를 회복시키기 위한 힘의 방향을 적용하는데 있어서 카이로프랙틱 임상가로 하여금 이 모든 과정을 시각화하는데 도움이 된다. 경추 전체와 두개골의 배열상태를 관찰하는 것은 임상가에게 테이블 배치하는데 있어서 그리고 어느 정도의 부정렬이 지렛대 또는 쐐기 효과를 요구하는 것인지를 판단하는데 도움이 된다. 환추는 두 개의 쐐기모양의 외측괴를 가지고 있고 환추의 외측변위는 두개골의 중심선과 환추의 평면선으로 구성된다는 것을 기억하고 논의하는 것은 매우 유용한 일이다. 이처럼 하부 angle은 환추의 수평성과 하부경추의 선으로 구성된다.

순수한 상부 경추 부정렬의 지레 형태는 순수한 쐐기 형태 보다 더 큰 힘을 필요로 한다. 납작한 유양돌기 지지대는 크고 반대측 lower angle에서 임상가로부터 축추가 멀어지도록 움직이는 힘을 증가시키기 위해 사용된다. 손잡이용 치료기를 사용할 경우, 어져스트먼트 하기 전에 아래쪽 어깨를 향해 약간의 견인은 하부 lower angle 어져스트먼트에 도움이 된다. 테이블에 설치된 토크 기구와 손을 이용한 어져스트먼트치료의 토크는 어깨 위치의 변화를 요구하지 않는다. 전형적으로 순수한 지렛대 형식은 환추의 외측변위와 큰 반대측 하부각으로 구성된다(그림 17-6).

이와 관련된 유사한 기계학이 벌목업에서도 존재한다(그림 17-7). 넘어져 있는 나무의 끝 부위가 걸쳐있다면 그리고 그 나무의 중간 부위를 톱으로 자른다면, 톱이 깊게 파고 들어갈수록 나무는 그 중앙부위가 말려들어가게 된다. 그리고 톱 양면에 압력을 가하게 되며 톱질을 어렵게 한다. 금속 쐐기를 망치로 두드리며 갈라진 나무 사이에 끼어들게 하면, 나무의 중앙 부위는 벌어지게 된다. 톱의 날은 아무 제한없이 자유롭게 자르기를 마무리 할 수 있게 할 것이다. 또한 쐐기는 망치로 내려치는 힘으로

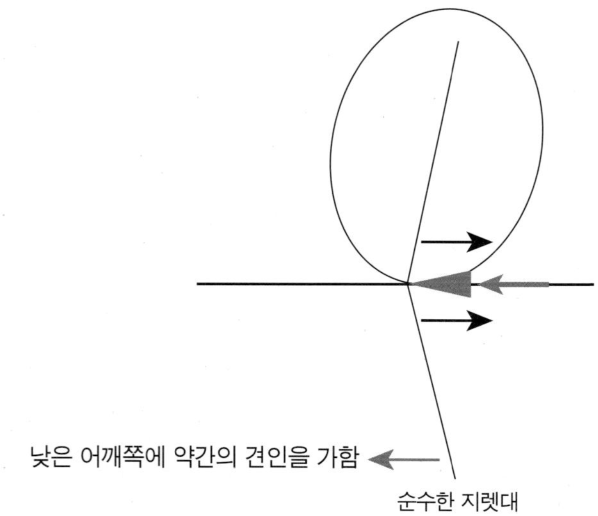

그림 17-7 순수한 쐐기 형태.

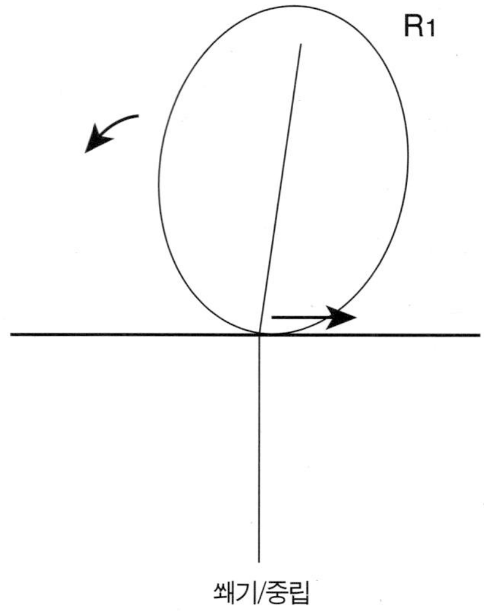

그림 17-9 쐐기/중립 형태.

나무를 자를 수 있는 힘을 낼 수 없다는 것을 보여준다. 왜냐하면 쐐기는 동일한 반작용의 힘으로 튀어 나오기 때문이다. 그리고 경험 없는 일꾼들에게 외상을 입힐 수 있다. 이와 유사하게, 순수 쐐기 형태의 상부경추 부정렬에서 어져승트먼트의 힘은 가볍게 환추를 부정렬 방향으로 두드리는 것이다. 이것은 두개골 중심선의 하부부위와 lower angle 선을 임상가쪽으로 움직이게 할 것이다. 아래쪽 어깨를 약간 머리방향으로(0.5인치) 움직이는 것은 환추 외측변위와 동일한 쪽 lower angle를 치료하는데 손잡이용 치료기를 사용을 도와준다. 순수한 쐐기 설명은 예리한 유양돌기 지지대 사용과 함께 into-the-kink 부정렬 치료에 적용된다.

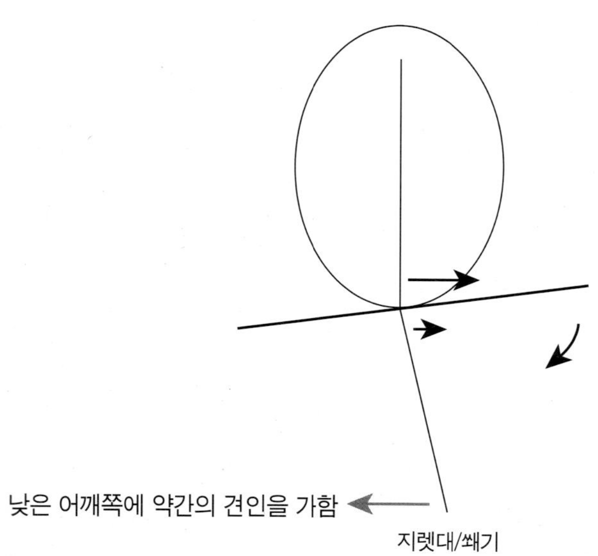

그림 17-8 지렛대/쐐기 형태.

큰 상부각과 작은 하부각을 유발시키는 높은 평면선은 지렛대와 쐐기(지렛대/쐐기)가 요구하는 결합을 뜻한다. 임상가의 첫째 의무는 지렛대 상황인 상부각을 호전시키는 것이다. 하부각의 비틀림을 증가시키지 않도록 유의해야 한다. 그러므로 LOD를 약간 낮추고 더 납작한 헤드피스와 함께 머리방향 어깨 배치가 사용될 수 있다(그림 17-8). 중립 하부각과 함께 상부각은 쐐기 형태의 부정렬이다. 예리한 유양돌기 지지대와 가벼운 힘 그리고 중립 어깨 자세 또한 요구된다(그림 17.9).

작은 상부각, 수평면선 그리고 큰 하부각은 혼합된 상황을 의미하는 사례다. 작은 상부각은 쐐기 형태이며 큰 하부각은 지렛대(쐐기/지렛대)를 요구한다. 예리한 유양돌기 지지대와 꼬리방향 어깨 배치가 사용될 수 있다(그림 17-10). 상부각이 작을 때에는 LOD를 낮출 것을 권한다. 그러나 큰 하부각과 함께 중등급 상부각은 LOD를 높일 것을 허락한다(쐐기/지렛대 Ⅱ).

중등급 평면선, 작은 상부각, 중립 하부각을 보여주는 배열 패턴은 납작한 유양돌기 지지대를 요구한다. 필요한 지렛대와 중립 어깨 배치 때문이다. 가벼운 어져스트먼트를 권한다(지렛대/중립)(그림 17-11). 높은 평면선, 심한 환추 외측변위, 그리고 매우 큰 하부각 측정의 정열 패턴의 서블럭세이션은 후두과 기형의 가능성이 많다(지

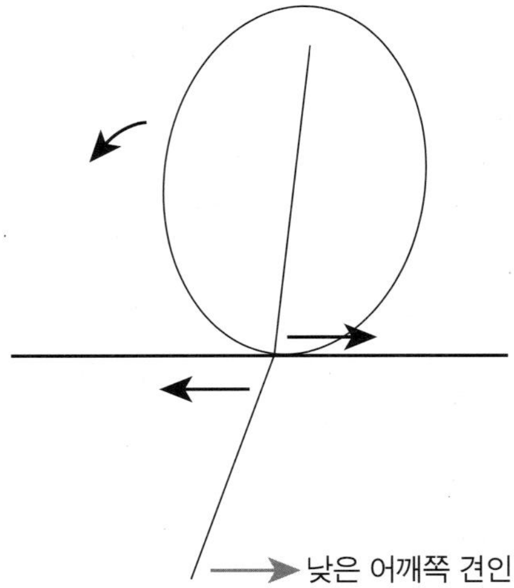

쐐기/중립

그림 17-10 쐐기/지렛대 형태.

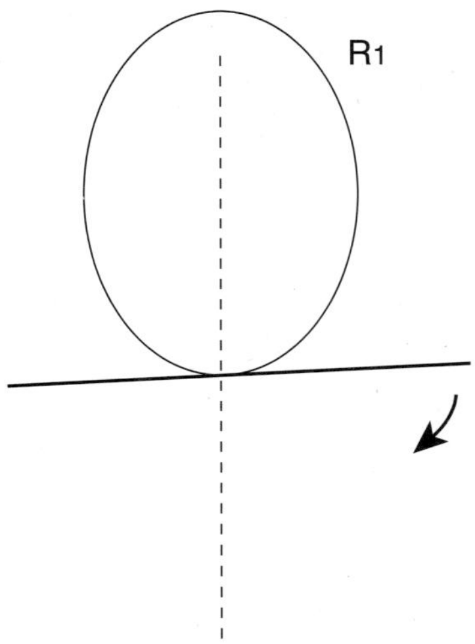

지렛대 중립

그림 17-11 지렛대/중립 부정렬 형태.

렛대/쐐기 II). 예리한 유양돌기 지지대와 높은 LOD가 사용되어야 하겠지만 가벼운 힘을 추천한다(그림 17-12).

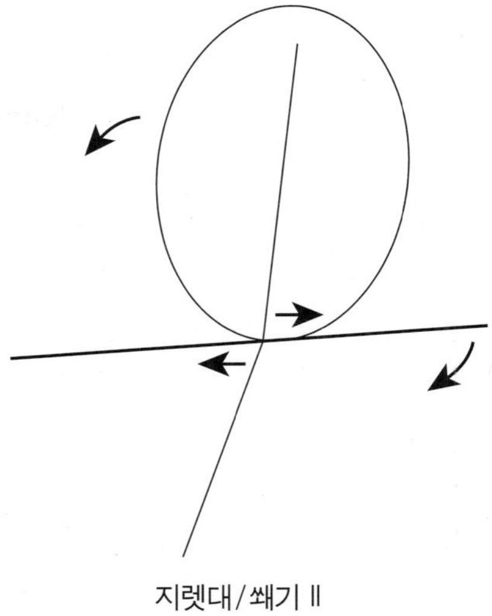

지렛대/쐐기 II

그림 17-12 후두과 기형은 지렛대/쐐기 2형태에서 흔히 나타난다.

요약
Summary

이 장에서는 Orthospinology 어져스트먼트가 적용되는 동안 경추 지역에서 다양한 생체역학적 변화가 발생한다. 이 장은 high and low factor에 대한 개념을 검토하였다. 그리고 다른 경추 부정렬 패턴에 어떻게 사용되는가를 검토하였다. 어져스트먼트를 실행 중 발생하는 지렛대 작용에 대해 논의하였다. 뿐만 아니라 어떻게 벡터 힘의 각을 변화시켜 관련된 생체역학적 레버 형태를 변화시키는가를 검토하였다. 나아가 지렛대와 쐐기의 개념들이 다른 형태의 부정렬 치료를 위해, 언제 예리한 또는 납작한 헤드피스를 사용해야 하는가에 대해 설명되었다. 또한 척추 어져스트먼트에서 예리한 또는 납작한 헤드피스가 사용될 때 관련된 척추생체역학에 대해 논하였다.

참고문헌

1. Goodridge JP, Donalson BC. Roentgenographic documentation of atlanto-occipital sidebending. J Am Orthospinologyteopath Assoc 1992;92(9):1129-33.

제 18 장

소아 척추 관리

Pediatric Spinal Care

학습목표

이 장을 공부하고 난 후에, 독자는 다음과 같은 사항들을 할 수 있어야 한다:

- 출산 및 자동차 사고에서와 같은 상황에서 소아의 척추 서블럭세이션의 병인을 공부할 수 있다.
- 영아급성사망증후군(sudden infant death syndrome)의 다양한 위험인자 및 가능한 원인에 대해 이해할 수 있다.
- 소아의 특징적인 발달 해부학에 대해 이해할 수 있다.
- 경추 X-ray 촬영 시 유아의 자세를 적절히 변형시킬 수 있다.
- Spine 자세에서 소아의 정확한 단족측정을 어떻게 하는지 익힐 수 있다.
- 어져스트먼트 테이블위에서 소아의 자세를 잡고 어져스트먼트를 실행할 수 있다.
- X-ray를 사용할 수 없을 때 상부경추 리스팅을 결정할 수 있다.

이 단원은 임상가가 Orthospinology를 적용할 때 소아 환자 관리에 도움을 줄 것이다. 소아의 몇몇 특성이 이 단원에 다뤄질 것이며, 소아에 대한 임상가의 이해에 도움을 줄 것이다. X-ray setups의 적절한 변형 및 실제적인 어져스트먼트술은 치료사가 환자를 치료하는 데 있어서 더 나은 결과를 만드는 데 도움을 준다. 적절한 카이로프랙틱 관리는 소아 척추가 최적으로 성장하고 신경계에 미치는 영향에 매우 중요하다. 그러나 외래에 도착한 소아에 대해 최선의 치료를 위해서 임상가는 철저한 준비가 되어 있어야 한다. 상부 경추는 신경계의 스트레스로 부터 자유로워야 하는 매우 중요한 부위이고, 활발한 성장기에서 이것은 소아 건강관리에 매우 중요한 점이다. 1999년 연구[1]에서 58개의 보고서는 소아 카이로프랙틱 치료에 대한 것이었고, 이 모든 사례에서 상부 경추 어져스트먼트가 포함되어 있었다. 이 사례들은 소아에게 영향을 끼치는 수많은 상태의 호전, 혹은 완전한 해결에 카이로프랙틱 치료가 매우 성공적이라는 것을 말하고 있다. 더군다나 이 소아들은 1~3번의 어져스트먼트 내에 긍정적으로 반응했다. 소아에게 영향을 끼치는 수많은 상태에는, 집중력결여과행동장애(ADHD, Attention deficit hyperactivity disorder), 알레르기, 천식, 녹내장, 두통, 편측마비, 신생아복통(infantile colic), 야뇨증, 중이염, 간질, 축농증, 편도염, 사경 등이 포함되었다. 카이로프랙틱이 특정 질병이나 상태를 치료하는 것은 아니지만, 임상적인 경험이나 여러 보고서를 보면 전신적으로 영향을 둔다. 이 연구는 1,000명 이상의 카이로프랙틱 치료를 받은 소아를 분석했는데, 국소 부위 치료의 모든 사례에서 상부경추가 포함되어 있었다.[1]

척추 서블럭세이션 병인 Vertebral Subluxation Etiology

출산손상 (Birth Trauma)

Towbin[2]은 그가 근무했던 Harvard 의과대학교 신경병리학과에서 신생아의 척수 및 뇌간 손상을 연구한 결과에 대해 발표했다. 그는 출생 후 바로 사망한 신생아

2,000구 이상을 부검했다. 이 보고에서 그는 다음과 같이 말한다. "출산 과정 중에 척수 손상 및 뇌간 손상이 생기는 데 종종 진단을 놓치는 경우가 있다." 또한 "신생아의 생명은 뇌간과 상부경추부의 척수의 보존과 건강한 기능에 달려있다"고 말한다.[2] Gottlieb[3]는 척추의 탈구 혹은 골절, 뇌졸중, 뇌척수막 열상으로 인한 출혈 등으로 인해 발생된 출산손상에 대한 보고서 및 심지어 "선형 장력(linear tension)으로 인해 머리가 잘려 사산된 태아를 직접 관찰한" 보고서를 확인했다. 안면마비, 외안근의 부조화, 다른 뇌신경 결핍이 출산손상으로 인한 뇌간손상으로도 발생할 수 있다. 그러나 안면마비는, 분만겸자로 인한 얼굴의 직접적인 손상으로도 올 수 있다. 소아 뇌성마비 혹은 간질환자 중 출산 때 생긴 환자의 다수를 분류하는 것이, 출산으로 부터 생긴 뇌성마비, 간질환자를 분류하는 것보다 흥미로운 일이다.[4]

Dunn은 둔위(breech presentation)로 분만한 아기 6,000 사례를 검토했다. 20% 에서 25%에 이르는 소아에서 하악골의 비대칭, 내번첨족(talipes equinovarus, clubfoot), 사경 등의 기형이 나타났다. 42%에서 자세로 인한 척추측만증, 50%의 둔위 분만 소아에서는 고관절 탈구(hip dislocation)가 나타났다.[4] 둔위는 머리를 뒤로 밀어 턱의 위치에 따라 경추가 과신전 혹은 과굴곡이 될 수 있다. 사경 또한 출산과정 중, 목에 있는 흉쇄유돌근을 과신전시킴으로 인해 생길 수 있으며, 목의 비틀림이 만성화된다면, 이는 뇌안면신경의 비대칭으로 나타날 수 있다. 그리고 임상가들은 환추-축추(atlantoaxial)의 서블럭세이션은 사경과 관련이 있을 뿐만 아니라 출산손상으로도 올 수 있다고 주장해 왔다. 실제로 정상 분만뿐만 아니라, 진공(vcacuum)이나 겸자를 이용한 출산손상도 경추 서블럭세이션을 유발시킬 수 있다(그림 18-1).

Gutmann[7]과 Biedermann[8]은 각각 1,000명의 신생아를 연구하여 상부경추의 기능장애 및 서블럭세이션 발생 비율을 80%에서 12%로 관찰하였다. 이 임상가들은 많은 건강상의 증상들이 후두하 좌상때문이라 하였고, 환추-후두 또는 환추-축추관절의 어져스트먼트로 성공적인 결과를 얻었다고 했다. 발생률은 낮다고 인정된다 하더라도, 의학적인 출산관리는 출산손상의 위험에 어느 정도 관련되어 있다. 분만의 수가 늘어날수록, 척추 서블럭세이션은 더 발생한다. 미국은 13개의 산업화된 국가 중 저체중 신생아의 분율, 신생아 사망율, 영아사망율이 최하위로 유지되어 왔다.[9] 소아 중 태어난 지 첫 1달의 사망율이 제일 높다. 질병통제와 예방 센터(Centers for Disease Control and Prevention)에 따르면, 2002년에 28,000명의 소아 사망이 1세 이전에 일어났다. 같은 해, 영아돌연사망증후군(sudden infant death syndrome, SIDS)는 2,300건으로 집계되었다.[10]

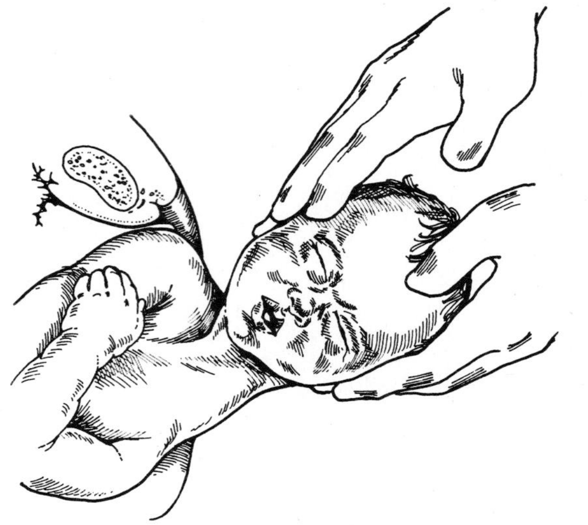

그림 18-1 신생아의 분만. 아랫쪽 어깨가 산모의 골반에서 나오도록 위쪽으로 머리를 당긴다. (출처: Plaugher G. *Textbook of Clinical Chiropractic: A Specific Biomechanical Approach*. Baltimore: Williams & Wilkins 1993:385, modified from Wilson JR, Beecham, CT, Forman I, Carrington ER, eds. *Obstetrics and Gynecology*. St. Louis: CV Mosby, 1985:336)

영아돌연사망증후군 (Sudden Infant Death Synrome)

영아돌연아사망증후군의 병인은 여러가지 상태때문인 것으로 여겨져 왔다. Pamphlett과 그의 동료들[11,12]은 영아의 추골동맥은 목의 신전이나 회전에 의해서 압박당할 수 있음을 발견했다. 이러한 동작은 영아에서 부족한 측부 혈액공급과 함께 치명적인 뇌간의 저산소증을 일으킬 수 있고, 미흡한 보상적 동맥확장은 몇 SIDS의 기저 요인일 수 있다고 이 연구에서 결론내리고 있다. 영아에 있어서 뇌와 두개골 기저부의 해부학적 차이가 이런 결과를 초래하는 지도 모른다. 환추의 외측괴는 정상적으로 추골동맥이 눌리지 않게 받침대 역할을 한다. 그러나 영아에서는 이 골구조물이 작다. Pamphlett 등[11]은 추골동맥의 압박이 환추-후두 막이 두꺼우면 눌리기 쉽다는 것을 발견했고, 성인과 달리 동맥이 C1에 있는 추골동맥구에 놓여 있지 않아서 압박에 더 쉽게 노출되어 있는 것을 관찰했다. 또한 환추-후두관절의 불안정성(서블럭세이션 혹은 출산손상으로 인한)과 큰 대후두공은 목이 신전될 때 환추가 대후두공 안으로 들어가 추골동맥의 압박을 유발시킴을 언급했다.

Gilles[13]는 영아부검 17구 중 10건에서 머리가 신전될 때 환추의 후궁이 대후두공 안으로 들어가는 것을 관찰했다. 두개골 기저부를 절개하여 대후두공이 환추의 후궁보다 크다는 것을 밝혀냈다. 또한 모든 영아에서 두개골이 고정되기 전 환추 위에서 약간의 좌우, 앞뒤, 위아래 움직임이 있다는 것을 발견했다. Schmorl과 Junghanns[13,14]은 SIDS가 출산손상, 경추 서블럭세이션, 이로 인해 생기는 뇌간의 손상과 연관될 가능성에 대해 토론했다. Dwyer 등[15,16]과 Scragg[17]는 영아의 엎드려 자는 자세는 SIDS의 위험성을 증가시킨다고 했다. 엎드려 잘 때 경추의 회전과 신전이 일어나기 때문에 경추 서블럭세이션과 불안정성을 악화시킬 가능성이 있다. 특수 상부경추의 카이로프랙틱 치료는 소아척추의 불안정성 및 부정렬을 안정화시키며, 이는 영아기 때 잠재적 서블럭세이션에 대한 소아 평가가 중요하다는 점을 강조하고 있다.

Koch와 그의 연구원[18,19]은 영아의 상부경추 한쪽에 물리적 충격을 가한 후, 약 절반의 수에서 식물인간적인 반응(빨개짐, 무호흡, 과신전, 발한)과 심박동수의 의미있는 감소를 관찰하였다. 상부경추에 물리적 충격을 가한 영아의 약 4분의 1에서 무호흡이 발생했다. 저자는 다른 상황(예, 영아가 엎드려 있는 상태)에서도 같은 반응이 있을 거라는 가설을 세웠다. 그러나 이 연구는 SIDS의 영아에 대해 시행된 것이 아니라, 사경, 척추측만증, 두개골과 얼굴의 비대칭, 특정 기능의 약화가 있는 영아군에서 시행된 것이다.[18] Klougart 등[20]은 영아복통을 겪고 있는 영아 316명에 대해 연구했다. 94% 영아가 상부 경추어져스트먼트를 받았는데 만족스런 결과가 나타났다. 무작위적 대조 임상 실험에 의한 자료에서는 척추 어져스트먼트가 영아복통과 관련된 징후와 증상을 해결하는데 효과가 있다는 것을 보여준다. 이 연구에서 dimethicone 약물만 투여한 환자군 보다 척추 어져스트먼트를 한 환자군에서 결과가 좋게 나타났다.[21]

교통 사고 외상과 안전
(Motor Vehicle Accident Trauma and Safety)

미국 교통부의 자회사인 국가 고속도로 안전관리부(NHTSA)에 따르면, 2002년도에 교통사고로 7,410명의 20세 미만의 소아와 청소년이 사망하였고, 730,000명이 다쳤다.[22] 2004년도에는 하루 평균 14세 이하 소아 6명이 교통사고로 사망하였으며, 673명이 다쳤다. 아직까지 사고로 인한 손상은 1세에서 14세 사이의 소아에서 사망률과 이환율의 주 원인이며,[24-25] 자동차사고는 3세에서 14세 사이의 소아에서 주된 사망요인이다.[23] 자동차사고는 소아에서 손상으로 인한 사망의 37%에서 50%의 원인이 되며, 결과적으로 살아남은 생존자들은 심각한 이환율을 보이게 된다.[26,27] 실제로 미국에서 질병에 의한 것보다 더 많은 소아가 자동차 사고로 사망한다.[28] 통계학적으로 미국에서 태어나는 48명의 소아 중 1명이 25세 전 교통사고로 죽을 것이며, 20명 중 1명이 심각하게 부상을 당할 것이다.[28] 슬프게도 2004년 14세 이하 소아에서 사고 치사율의 21%가 술과 연관되어 있다. 이런 정신이 번쩍 들게 하는 통계는 모터로 움직이는 운송수단에 소아를 태우고 다닐 때 안전하게 보호하는 것이 매우 중요하다는 것을 말하고 있다.

완벽한 탑승자 안전띠 착용에 대한 광범위한 공공 교육과 캠페인, 규정하는 법에도 불구하고 4세 미만의 유아, 4~7세 소아의 치명적 교통사고는 각각 35%, 50%가 안전띠를 안하고 있었던 것으로 추정된다. 2004년도에 13세에서 15세 사이의 교통사고에서 사망한 소아 중 68%가 안전띠를 안하고 있었다. 소아 안전시트는 1세 미만 영아에서 사망률을 줄이는데 71%의 효과가 있고, 1-4세 유아에서는 54%의 효과가 있었다. 경트럭에서는 영아, 유아 각각 58%, 59%의 상응하는 사망율이 감소되었다. 2004년도에 5세 미만의 소아에서 안전띠에 의해 451명이 생명을 구했다(566명의 생존자는 100% 소아안전시트를 사용하고 있었다).

같은 해 4세 이상의 자동차 사용자 중 15,434명이 안전띠로 생명을 구할 수 있었다(21,273명의 생존자는 100% 안전띠를 매고 있었다). 1975년에서 2004년까지 소아 안전띠로 인해 7,472명의 소아가 살아남았다(소아

안전시트 혹은 안전띠).[23]

NHTSA에 따르면, 부모 중 조수석에 영아를 15%에서, 유아(1-3세)는 10%, 소아(4-7세)는 29%의 확률로 앉힌다고 하며, 이는 심각한 손상이나 사망에 이르게 하는 확률을 높이는 것이다.[22] 조수석에 비해 뒷자리에 소아를 앉히는 것은 자동차사고에서 사망률의 확률을 40%, 중상의 확률을 33% 감소시킨다.[29,30] 한 조사에서 소아가 뒷자리에 탔을 경우 조수석에 탔을 때 보다 사망률 감소가, 에어백이 전혀 없는 경우 35%, 운전자 에어백이 있는 경우 31%, 동승자 에어백이 있는 경우 46%인 것으로 밝혀졌다. NHTSA에서는 12세 이하의 소아는 에어백이 작동할 때의 팽창력으로부터 떨어진 뒷자리에 태울 것을 권고하고 있다.[31] 그러나 소아를 조수석에 태울 때 측면에어백이 없다 하더라도 고려해야 할 다른 분명한 위험성도 존재한다.[23] 뒷자리에 소아를 태울 때 중간에 태우는 것이 바깥쪽에 태우는 것보다 10%에서 20% 사망율이 감소한다. 다른 측면으로, 모터싸이클은 사고 시 자동차보다 32배 사망률이 높으며 다칠 확률은 6배 높다. 이는 소아를 위한 모터싸이클 사용을 억제해야 하는 이유이기도 하다.

The American Academy of Pediatrics에 따르면, 모든 영아는 최소 1세 이전, 몸무게 20 pounds(약 9.07 kg) 될 때까지 뒷쪽을 바라보는 카시트를 타야한다고 한다. 부모는 인근 소방서나 경찰서를 방문하여 카시트가 바로 장착되었는지 점검받을 수 있고, 자동차 안전에 관련된 보다 많은 정보를 얻을 수 있다. 소아는 시트가 허용한 몸무게와 키가 될 때까지 안전 보조의자에 안전띠를 매야 한다(그림 18-2). 이것은 소아의 어깨가 안전띠 잠금장치보다 위인가 여부와 혹은 소아의 귀가 시트 맨 위에 도달했는지 여부로 판단한다. 소아가 안전 시트보다는 크고, 성인 안전띠를 매기에는 작을 경우 최소 8세까지는 보조의자에 안전띠로 착석시켜야 한다. 이 규칙에 예외가 있다면, 소아의 키가 최소 4 feet 9 inches(약 1.45 m)가 되는가 여부이다. 필라델피아 아동병원의 연구는 적절한 벨트가 있는 보조석을 사용하는 것이 자동차의 안전띠를 사용할 때보다 외상 위험이 59% 감소한다는 것을 발견했다.[32] 또한 이 연구는 벨트가 있는 보조석에 있던 4-7세 소아중 복부, 목, 등 하지 등에 손상을 입은 경우는 없었다는 것을 발견했다. 이러한 손상은 일반 안

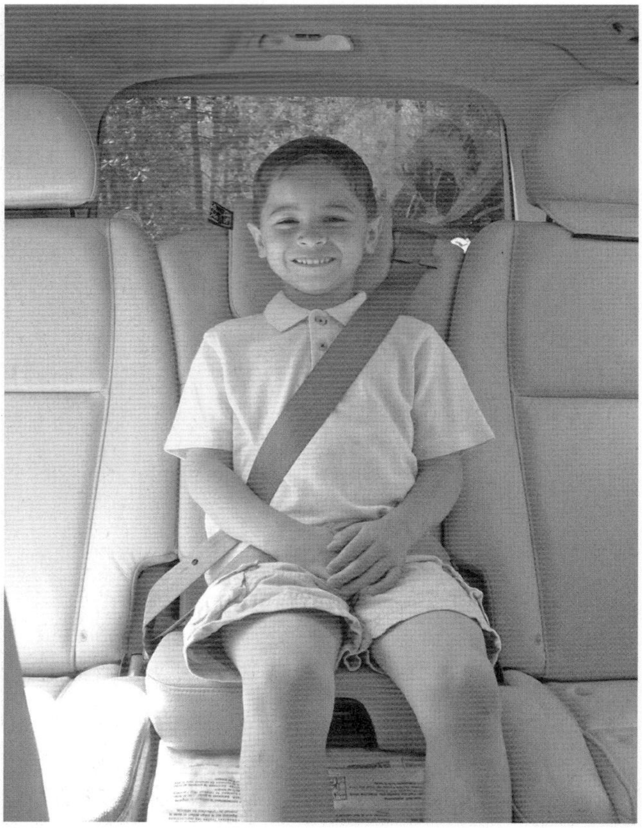

그림 18-2 5세 소아가 볼보회사가 생산한, Volvo XC 90 모델 승용차에 장착된 안전벨트를 보조 의자에 앉아서 착용하고 있는 모습. 소년은 추가적인 안전을 위해 뒷자리 중앙에 앉아있다.

전띠만을 사용할 경우 발생했다.

소아는 벨트가 딱 맞을 경우에 안전벨트를 사용할 준비가 된다. 이 말은 어깨벨트가 가슴과 어깨 중앙부위를 지나고(목과 기도가 아닌), 허리벨트(lap belt)는 복부가 아닌 허벅지 위로 지나가야 한다는 뜻이다. 소아는 자동차 시트에 앉아 무릎이 구부러지고 다리가 늘어뜨려질 정도로 커야 하며 이 자세로 편안하게 여행을 할 수 있을 정도여야 한다. 어깨밸트를 어린이의 팔 밑으로 집어넣거나 등 뒤에 두어서는 안된다. 안전벨트는 젊거나 나이든 어른을 위해 디자인된 것이라는 것을 기억하라. 성인용 안전벨트를 부적절하게 착용했다면, 사고 시 어린이는 심각한 내장손상을 입거나, 안전벨트 밖으로 미끄러져 나오거나, 자동차 밖으로 튕겨져 나올 수 있다. 직접적으로 안전벨트와 관련된 손상은 복부내장 손상, 요추의 굽힘-신연 외상(flexion distraction injury, Chance 골절)이 있다. 이는 소아가 허리/어깨 안전벨트(three-point system)를 착용했을 때 비해 허리안전벨트(two-point system)를 착용했을 때 특히 잘 일어나는데, 허리벨트만 있을 때 심각한 손상의 위험도가 허리/어깨 벨트일 때 보다 두 배 높다. 자동차 사고는 경추손상과 서블럭세이션의 중요한 위험인자이다. 상부경추에서 특히 더 한데, 이는 소아의 큰 머리와 작고 덜 발달된 목의 크기가 차이가 나기 때문이다. 이는 소아 목의 덜 발달된 근육과 발달해부학과 관련된 문제때문에 더 복잡해진다. 대부분의 경우 원래 서블럭세이션의 병인은 어떤 형태의 외상을 포함하고 있다는 것이 역사적으로 상부경추를 치료하는 임상가의 입장이었다. 이런 정적인 부정렬은 연부조직과 결합조직에의 미시손상 및 거시손상을 일으키는 편향된 힘에 의해 일어나며, 압력을 받은 상태에서 서블럭세이션이 고착되게 한다고 가설화되어 있다. 관절의 표면적 특성 또한 상부경추에서 부정렬이 발생하는데 중요한 역할을 한다. 한 후향적 연구는 자동차 사고가 어떻게 경추에 영향을 주며, 상부경추에 특화된 X-rays상 나타나는 예측 가능한 부정렬이 유발되는지 보여준다.[34] 일단 구조적 약점이 발생하면 다른 물리적, 화학적, 그리고/또는 감정적 스트레스가 미래에 환자에게 서블럭세이션을 유발시킨다는 것이 임상적으로 관찰되는 사항이다.

발달 해부학
Developmental Anatomy

환추는 세 개의 일차 골화점(ossification center)으로 구성되어진다(그림 18-3). 첫 두 골화점은 일반적으로

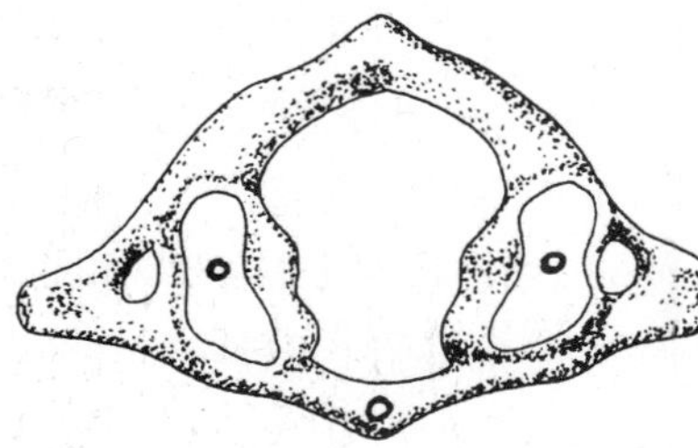

그림 18-3 환추의 일차 골화점. (출처: Foreman SM, Croft AC. *Whiplash Injuries*, 3rd ed. Baltimore: Lippincott Williams & Wilkins 2000:300.)

각각의 외측괴에서 태아 첫 7주에 나타난다. 이 골화점은 앞뒤로 발달하여 3-4세 사이의 완전한 융합을 이뤄 후궁이 된다. 세 번째 골화점은 1세 끝 무렵 전궁에서 나타난다. 이 골화점은 바깥쪽으로 자라나서 6-8세 사이에 원래 두 개의 골화점과 만나게 된다. 신생아 때 약 80%에서 환추의 전궁은 이어져 있지 않다.

축추는 다섯개의 일차 골화점과 두 개의 이차 골화점으로 구성되어진다(그림 18-4). 두 개의 일차적 골화점은 태아 7주에서 8주 사이에 신경궁에 생성된다. 다른 골화점은 4달에서 5달 즈음에 추체에 형성된다. 두 개의 나머지 골화점은 태아 6개월 동안 치돌기의 기저부 바깥쪽에서 발달한다. 이 일차 골화점은 위로 발달하여 2세 쯤 두개의 이차 골화점과 융합된다. 이차 골화점을 소아에서 Osysiculum terminale이라 부른다. 이 골화점이 융합되지 않고 성인까지 유지된다면, 이것을 Os Odontoi-

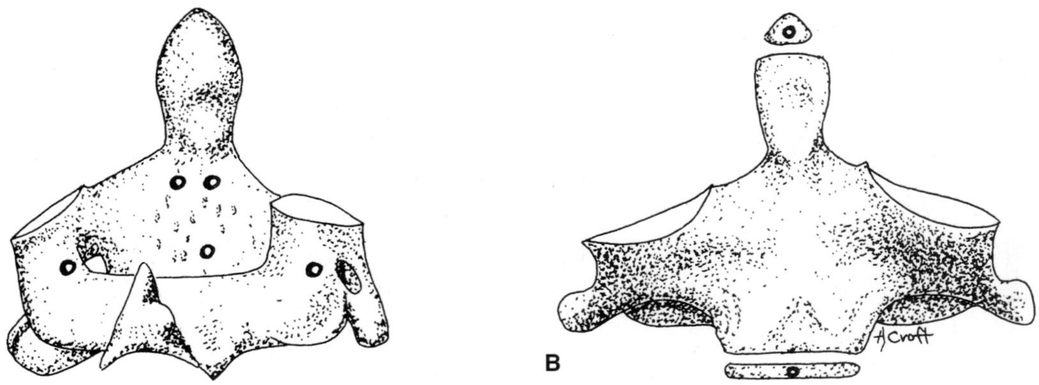

그림 18-4 축추에서 일차(A)와 이차(B)골화점. (출처: Foreman SM, Croft AC. *Whiplash Injuries*, 3rd ed. Baltimore: Lippincott Williams & Wilkins 2002:300.)

deum이라 부른다. 이런 상태는 환추-축추의 불안정성을 야기한다. 처음에 축추의 추체는 넓은 연골성 띠로 치돌기와 분리되어 있다. 이 연골성 띠는 C1-C2의 추간판디스크를 의미하며 연골하 연골결합, subchnodral synchondrsis라 한다. 이것은 3세경 골화된다. 다른 이차골화점은 축추 추체 아래쪽에서 골단판을 형성한다.

관절 표면의 기하학과 지지 인대의 탄성의 특징이 소아의 척추와 성인의 척추가 의미 있는 차이를 보인다. 소아 척추를 구성하고 있는 구조물의 탄성은 매우 좋아서 소아척추는 매우 가동적 구조이다. 덮개막(tectorial membrane)(후종인대의 지속), 날개(alar), 치첨인대(apical), 그리고 십자인대(cruciate ligaments) 등은 후두-환추-축추 관절의 안정성에 어느 정도 기여하고 있다. 그러나 경부의 앞, 뒤쪽의 근육들이 척추 안정화에 일차적 역할을 하는 것에 비해, 인대는 이차적 역할을 하고 있다(15장 참조).

소아에서 하부경추의 움직임은 성인과 다르다. 성인에서는 C5-C6의 움직임이 제일 크지만, 소아에서는 C2-C3의 움직임이 제일 크다. 성인 경추의 움직임의 특성은 보통 10세 경에 발달된다. C2-C3의 과가동성은 자세히 연구되어 왔고, 직접적으로 인대와 관절낭의 느슨함 때문이며, 또한 소아의 미성숙한 발달과 직립하지 못하고 누워있거나 기는 자세 때문이다. 이는 영아 척추의 후관절에서는 특히 그러하다. 생후 첫 1년에 인대조직은 더 두껍다는 것을 언급되고 있다. 후관절은 약 7-10세까지 골화가 잘 이루어지지 않고, 골화가 잘 이루어질 때까지 중요한 안정성은 생기지 않는다. 그러나 후관절은 어느 정도의 척추체의 안정성을 제공하는 것은 사실이며, 우선적으로 정상 굴곡, 신전 동작을 이루어지게 하나, 측방굴곡은 회전과 함께 일어난다. 즉, 성인의 척추처럼 골화되기 전까지 신생아와 유아의 경추 후관절은 거의 "검비와 같은(Gumby-like)" 상태이며, 소아에서 환추의 일차적 서블럭세이션은 측방으로 일어난다. 체중이 실리는 나이가 되면 상부경추의 카이로프랙틱 서블럭세이션은 영아의 관절이 어른 관절의 특성으로 발달하면서 더욱 복잡해지게 된다.

경추와 요추의 곡선은 자궁 안에서는 없던 곡선이기 때문에 이차곡선이라 부른다(흉추와 천추는 일차). 소아는 경추의 전만이 없이 태어나는데, 비록 반론이 있지만, 이는 어머니의 자궁 안에서 소아의 척추가 C 모양으로 있기 때문이라고 일반적으로 생각되어진다(4장 참조). Bagnall 등[35]은 인간태아 195명 중 83%에서 전만이 존재했고, 11%에서 곡선이 없었으며, 6%에서 경추가 약간 후만이었다는 것을 관찰했다. 그러나 이차곡선은 다양한 단계의 이동을 통해 소아가 발달하면서 강화된다(즉, 머리들기, 기기, 서기, 걷기)(그림 18-5).

유아의 상부경추 방사선 촬영을 위한 수정 적용
Toddler Upper Cervical Specific X-ray Modifications

경추 방사선은 소아환자 척추를 평가하고, 임상적 지표가 척추 서블럭세이션의 증거를 보인다면(즉 자세가 틀어짐, 척추주변 근육의 경직/압통, 좌우 온도차) 상부경추 카이로프랙틱 치료의 적절성을 결정하기 위해 쓰일 수 있다. X-ray 분석은 Orthospinology에 있어서 모든 환자를 분석하고 치료하는데 필수적이다. 특수 수기치료를 하는 임상가도 유아들을 어져스트먼트하는 데 있어서 효과를 증가시키기 위한 방사선학적 분석의 필요성을 논의해 왔다.[7,8,36] 성인 환자와 마찬가지로, 경추 X-ray 또한 어져스트먼트의 금기증을 배제하기 위해 사용되어야 한다. 경추 X-ray를 찍을 때 방사선에 대한 노출을 줄이기 위해 치료사는 2장에서 나온 순서를 따라야 한다. 그러나 치료사는 얻어지는 정보가 방사선 노출을 정당화하는 지에 대한 결정과 방사선 검사가 치료나 처치에 영향을 주는 지 여부에 대해서도 판단해야 한다.

소아환자의 상부경추를 영상학적으로 진단하기가 언제나 쉬운 것은 아니지만, 임상가가 성공적으로 할 수 있게 도와주는 방법들이 있다. 환아의 부모가 이 과정에서 다양한 도움을 줄 수 있다. X-ray 의자의 등받이를 빼내는 것이 중요하고, 부모는 납옷(lead apron)을 입는다. 부모는 X-ray 의자의 등받이가 돌출된 상태에서 앉는다. 이러면 부모는 소아를 필름의 중앙에 위치시키게 된다. 성인은 오른쪽 어깨를 X-ray 격자수납판(grid cabinet) 뒤로 넣는다(그림 18-6). 절반크기의 납옷을 소아에게 입혀 방사선이 흩어지는 것으로 부터 흉부, 하부몸통을 보호할 수 있다.

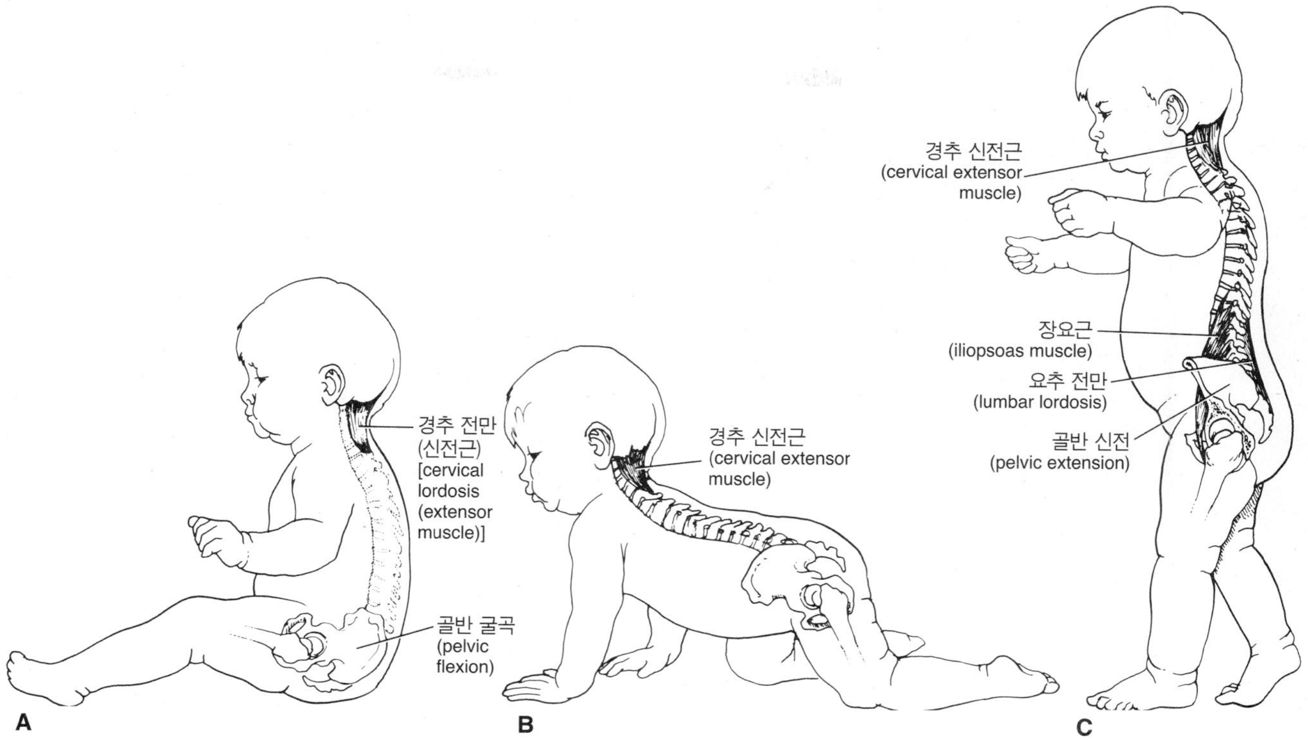

그림 18-5 척추발달. A: 경추의 전만은 신생아가 앉은 자세를 취하기 시작하고 신전근이 강해지면서 발달되기 시작한다. B. 경추 만곡은 어린아이가 기어다니기 시작하면서 빠르게 발달된다. C: 요추 만곡은 어린아이가 기립하면서 보행하기 시작하면서 발달된다. 요추와 대퇴골에 부착된 장요근으로 인해 요추에 전만현상이 발달되도록 끌어당겨준다. 골반은 태아에서 보여주었던 굴곡이 아니고 신전자세로 유지된다. (출처: Gatterman MI. *Chiropractic Management of Spine Related Disorders*. 2nd ed. Baltimore: Lippincott Williams & Wilkins 2004:291.)

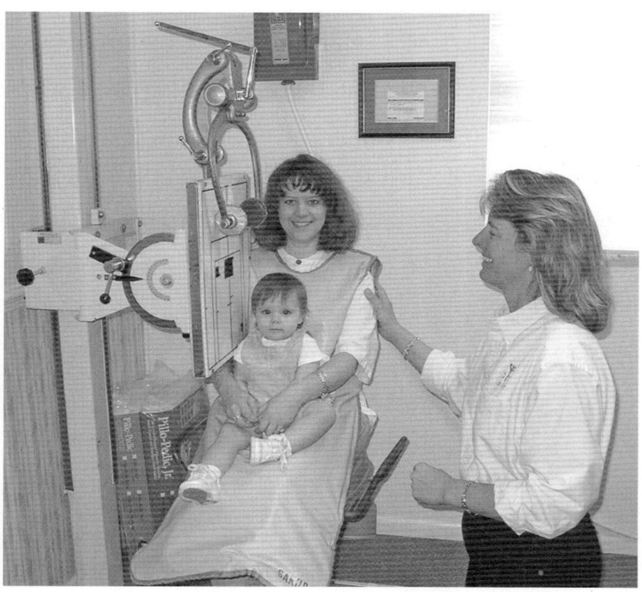

그림 18-6 부모의 도움 하에 찍는 측면경추 X-ray 자세.

손이 필름에 노출되지 않도록 부모가 소아의 손을 소아의 무릎위에 잡아두는 것이 도움이 될 수 있다. X-ray를 찍는 동안 보조자가 소아의 주의를 끄는 것도 도움이 된다. 종종 소리가 나고 불이 들어오며 화려한 색깔의 장난감을 잠깐 보여줌으로도 소아의 주의를 끌 것이다. 2세 이상이면 좋은 측면경추의 방사선 사진을 얻기 위해 종종 손으로 신호를 주거나(손가락으로 '딱' 소리내기), 한 지점을 가리키는 것이 효과적일 수 있다. 머리조임쇠, 헤드클램프를 환자가 거부하지 않는다면 사용할 수 있지만, 반드시 필요한 것은 아니다. 소아의 눈이 앞을 주시하는 것이 중요하지 방안에서 임상가의 움직임을 주시하면 안된다.

Nasium view는 부모가 움직이지 않고 단지 소아의 얼굴이 X-ray의 튜브를 향하게 하면 찍을 수 있다. 그러나 환아가 호들갑을 떨거나 협조를 안할 수도 있다(그림 18-7). 이런 땐 중지하고 다시 가다듬는 것이 좋다. 몇몇

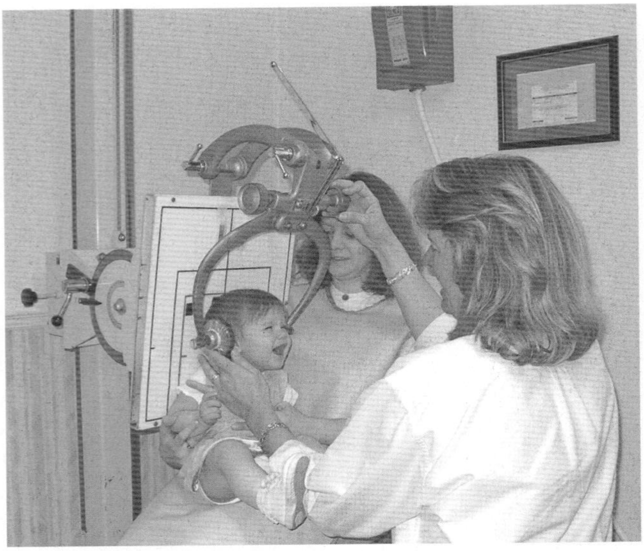

그림 18-7 비 협조적인 소아 환자.

의 나이가 좀 더 들은 소아는 착한 행동을 하면 스티커나 장난감을 준다고 구슬리면 협조를 할 수도 있을 것이다. 치료사는 협조가 안되는 소아에게 억지로 하려고 하거나 압박을 주면 안된다. 다른 날로 다시 스케쥴을 잡고, 임상가는 환자를 위해 소비할 충분한 시간이 있다는 확신을 줘야 한다. 이것은 긍정적 경험이 될 것이고 결국에는 장기적으로 소아는 협조하게 될 가능성이 높아진다.

양질의 nasium film을 얻기 위해 필요하다면, 소아가 보조자를 향해 시선이 밑으로 향하는 것이 필요한데, 이는 적절한 S-line factor를 유지하기 위함이다(그림 18-8). 보조자는 X-ray 튜브 뒤, 밑에서 쭈그리고 앉아 장난감으로 소아의 관심을 끌 수도 있다. 협조적인 소아는 양질의 방사선검사 결과를 낼 수 있다. 정확한 S-line을 유지하기 위해 소아 손에 스티커를 붙이고 보라고 하거나, 손으로 무릎을 감싸게 한 다음 단순히 손을 주시하라고 할 수 있다. 양질의 X-ray를 얻는데 걸리는 시간은 매우 잠깐이므로, 모든 세팅 단계는 반드시 빠르고 능률적이어야 한다. 적절한 세팅이 완료되었을 때 치료사의 수신호에 따라 바로 X-ray를 찍을 수 있는 카이로프랙틱 X-ray 기사를 고용하는 것이 이로운 이유다.

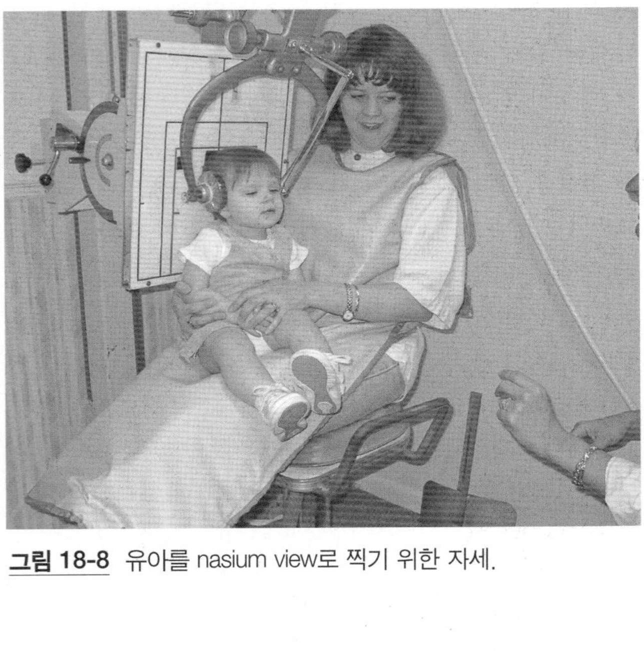

그림 18-8 유아를 nasium view로 찍기 위한 자세.

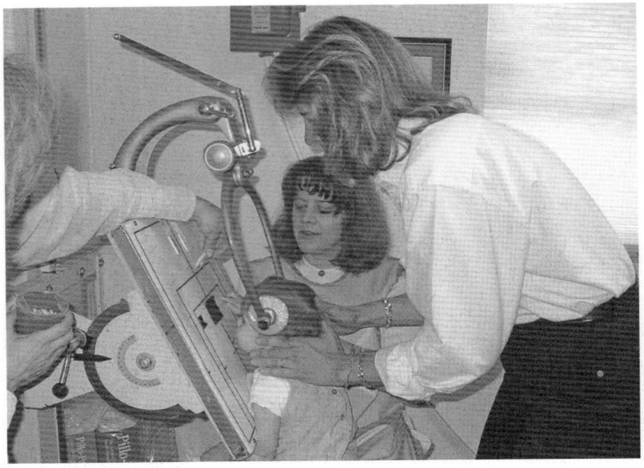

그림 18-9 Vertex X-ray view를 위한 유아의 자세.

Vertex X-ray를 찍기 위해, 부모의 무릎 위에서 소아만 움직여 격자수납판을 바라보게만 하면 된다. 정확한 위치 선정을 위해 소아의 시선이 닿아야 할 곳에 스티커나 특별한 어떤 것을 위치시킬 수도 있다(그림 18-9). 부모는 허벅지를 올려 소아의 얼굴이 필름의 중앙에 오도록 위치시킨다. 비록 너무 어려 힘들면 생략할 수 있지만, 협조가 가능한 소아는 표준규정대로 헤드클램프를 씌울 수 있다.

어려움이 있는 소아(예; 간질, 뇌성마비, 자폐증)는 많은 경우에서 양질의 필름을 얻기 위해 여러 번의 방문이 필요할 수도 있다. 가능한 한 긍정적으로 시간을 만들어 방문하는 것이 중요하다. 치료사나 스텝은 부모가 방문하기 전 가능하면 편리하도록 외래/X-ray 과정에 대해 설명해 줘야 한다. 소아가 방문하기 전 어떻게 최적으로 준비를 하여야 하는지에 대한 부모 교육도 필요하다. 예를 들어, 자폐아가 환자일 경우, 첫 번째 방문은 외래까지 차로 와서 내린 후, 접수실까지 오는데 몇 번이고 멈춰준다. 소아가 협조할 기회를 제공해야 하지, 치료나 진단을 위해 강압한다는 느낌을 줘서는 안된다.

소아의 Supine 단족검사
Pediatric supine leg check

기능적 골반 뒤틀림은 성인 환자처럼 소아환자에서도 하되 약간의 수정이 있다. 측정의 정확도를 높이기 위해 소아는 안쪽 신발창이 평평한, 바닥이 딱딱한 신발을 신어야 한다. 검사를 하기 전에 부피가 큰 기저귀는 제거하는 것이 좋다. 임상가는 영아 혹은 유아의 다리를 안정화시키고 supine 단족검사를 시행한다. 영아 혹은 유아의 무릎을 임상가의 엄지손가락으로 잡고 동시에 나머지 손은 종아리를 잡는다(그림 18-10). 임상가는 양쪽 다리에 가해지는 압력이 같도록 신경을 쓴다. 압력이 다를 경우 무릎부위의 피부가 한쪽만 주름이 질 것이다. 가만히 누워있지 않으려고 하는 소아는 재밌게 무릎과 고관절을 굴곡시켜 가슴까지 닿게 하는 부드러운 펌핑 동작을 한 후 다리를 내려 불균형을 관찰하는 것이 도움이 될 수도 있다. 임상적으로 소아는 성인의 FPD 불균형과 비슷하다고 알려져 왔다. 소아가 얌전히 테이블 위에서 완벽하게 자세를 취하고 있는 경우 시술전과 시술 후 단족검사가 신뢰도 있게 시행될 수 있다. 독자는 다른 객관적인 평가(즉, 자세분석, 표면근전도검사, 척추주위 온도검사)에 대해 더 알고자 하면 9장과 10장을 참고하시오.

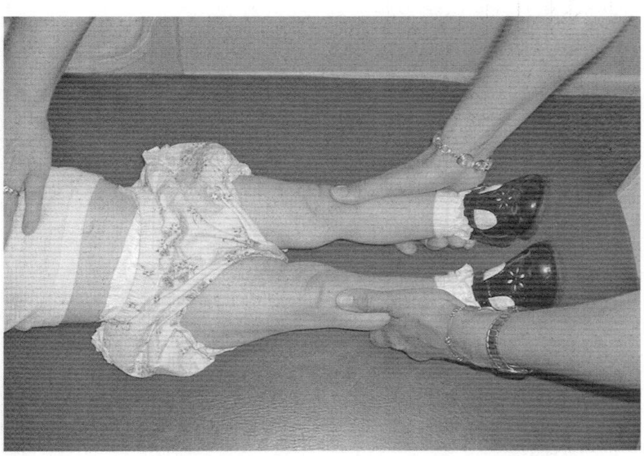

그림 18-10 정확하게 안정된 상태에서 유아의 단족검사.

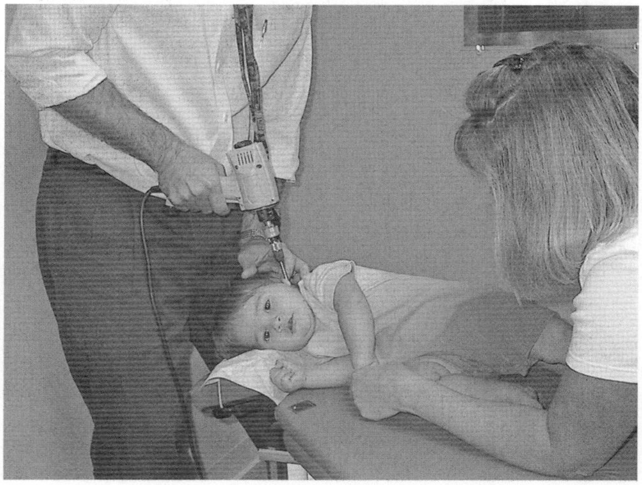

그림 18-11 테이블 위에서 유아 Orthospinology 어져스트먼트 모습.

소아환자를 위한 테이블 배치
Pediatric table placement

테이블 표면은 단단해야 하고 시트의 두께보다 두꺼운 물질이 소아의 머리 밑에 깔려 있어서는 안된다(그림 18-11). 그러나 얇은 담요를 테이블 위에 덮어 편안함을 줄 수는 있다. 소아의 작은 어깨는 성인보다 많이 좁아서 헤드피스를 환자에 맞춰 충분히 내릴 수 없으므로 보상하기 위해 추가로 쿠션을 테이블에 깔아야 할 것이다. 더 편안함을 주기 위해 푹신한 베개를 사용할 수도 있다. 부모는 어져스트먼트 중 소아의 눈높이에서 소아를 주시하며 옆으로 누운 자세를 안전하게 보조하고 영아의 주의를 딴 곳으로 돌려야 한다. 영아의 주의를 돌리는 것은 부모마다 다르고, 성장단계에 따라 다르다. 다음 사항들이 도움이 될 지도 모른다.

- 담요를 소아에게 덮어주거나 영아가 담요를 쥐게 한다.
- 펜라이트를 부모가 쥐고 있다가 아이에게 준다.
- 어져스트먼트도중 소아의 손에 쥐어있는 instrument 스타일러스를 분리한다.
- 부모가 얼굴을 찌프리거나 소아에게 노래를 불러준다.
- 작은 거울을 영아 앞에 놓아 반사되는 것을 보게 한다.

소아가 비협조적이거나 아프면, 헤드피스를 떼어 부모의 가슴에 놓으면 소아는 보다 안전함을 느낄 것이다(그림 18-12). 어떤 경우 소아는 테이블보다 바닥에서 더 협조적일 수 있다; 그럴 경우 헤드피스를 떼어 바닥에 놓는

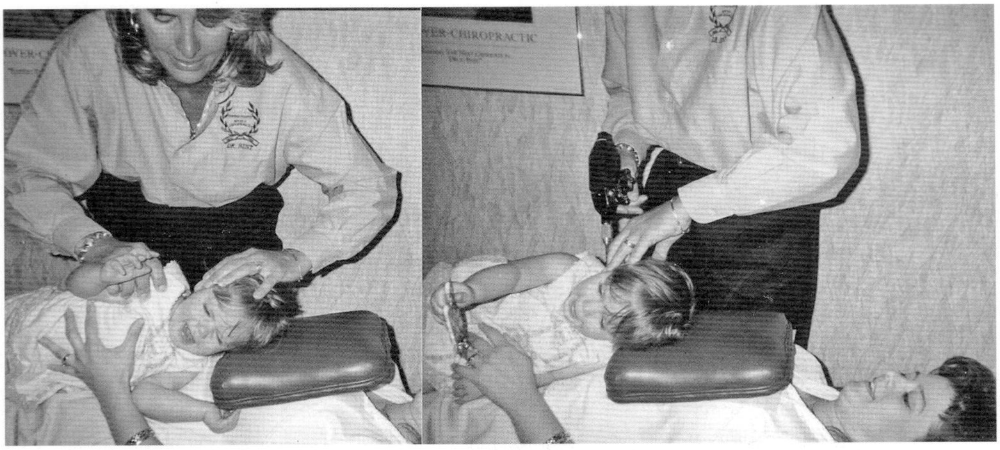

그림 18-12 테이블 위에서 수정된 유아의 자세. 소아는 껌포장에 정신이 팔려 있다.

다(그림 18-13). 가능하다면, 두려움과 걱정을 없애기 위해 소아에게 다른 소아의 치료받는 모습을 보여 주는 것을 추천한다. 소아의 얘기를 경청하고 유연하게 대처하는 것이 상부경추 어져스트먼트에 있어서 목적을 이루게 할 것이다. 소아와 관계를 잘 이루어 놓는 것이 중요하다. 필요한 경우 어져스트먼트과정 중 치료사는 그/그녀의 보조자의 도움을 받아야 한다.

수정된 상부경추 어져스트먼트술 (Modified Upper Cervical Adjusting Technique)

부모의 도움을 받아 영아의 상부경추의 X-ray를 얻을 수 있다. 그러나 방사선 분석으로부터 배운 원칙의 외삽법, 발달해부학의 이해, 체중을 받는 척추의 임상적 경험

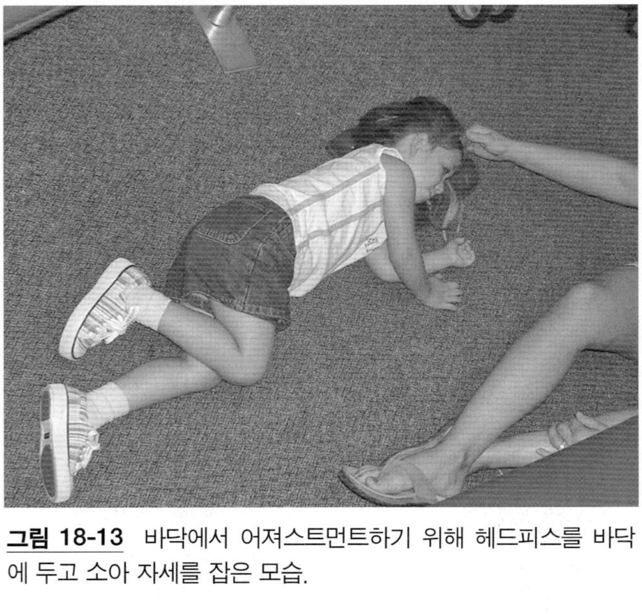

그림 18-13 바닥에서 어져스트먼트하기 위해 헤드피스를 바닥에 두고 소아 자세를 잡은 모습.

등은 양질의 필름이 어려운 상황에서 치료사로 하여금 환추의 서블럭세이션에 대해 평가할 수 있게 해 줄 것이다. 영아와 초기 유아의 경추 발달해부학 때문에 부정렬은 일차적으로 관상면에서 발생한다. 그러므로 환추의 어져스트먼트는 일차적으로 외측변위와 경추의 작은 각에 대해 시행하며, 이는 영아와 초기 유아의 체중을 받지 않는 구조 때문에 환추 어져스트먼트가 매우 간단해 진 것이다. 그러나 환추의 외측변위 방향을 결정하는 것이 중요하다. 환추가 후두골의 관절구에 대해 측방으로 서블럭세이션이 생기면 언제나 기능적 단족이 생긴다. 임상가는 손가락 끝으로 환추의 횡돌기를 외측에서 내측방향으로 부드럽게(1–2 pounds) 눌러보아 어느 쪽으로 눌렀을 때 다리길이가 균형이 맞는지를 알아낸다. 이 방법은 치료사로 하여금 X-ray를 사용할 수 없을 때 환추의 외측변위의 방향을 적절히 선택하는 데 있어서 평균보다 높은 확률을 제공할 것이다. 소아가 2세가 되면 환추의 외측변위 보다 많은 것을 알 필요가 있는데, 관절 발달이 복잡해지고, 서블럭세이션도 복잡해지기 때문이다. 객관적 측정이 서블럭세이션 존재를 가리킬 때 가능한 빨리 성장 중인 소아의 nasium X-ray를 찍는 것이 상부경추의 특화된 기술의 효용성을 극대화시키기 위해 필요하다. Vertex 영상은 소아가 X-ray 촬영에 더욱 협조적이 될 때까지 필요치 않을 지도 모른다. 임상적으로 환추의 서블럭세이션에서 회전이 외측변위에 이어 두 번째의 중요성을 가진다. 그리고 이 방사선 영상은 임상적으로 실현가능하고 정당화 된 상태에서 가능하다면 빨리 찍어야 할 것이다.

요약
Summary

이 장에서 독자는 자동차사고와 출산손상에 의한 소아 척추 서블럭세이션의 병인론적 인자에 대해 학습했다. SIDS의 다양한 위험인자가 가능한 원인과 더불어 다루어졌다. 소아 환자의 독특한 발달해부학 또한 이 장에서 복습되었다. 치료사가 영아와 유아의 경추 X-rays를 찍기 위해 환자의 자세를 어떻게 수정하고 X-ray가 없을 때 상부경추의 리스팅을 어떻게 정하는 지를 보여주었다. 소아환자를 어저스트먼트하기 위해 테이블에 어떻게 눕히는지와 정확한 소아의 supine 단족검사 방법 또한 복습되었다.

참고문헌

1. Prax JC. Upper cervical chiropractic care of the pediatric patient: A review of the literature. *J Clin Chiropr Pediatr* 1999;4(1):257–63.
2. Towbin A. Latent spinal cord and brain stem injuries in newborn infants. *Dev Med Child Neurol* 1969;11(1):54–68.
3. Gottlieb MS. Neglected spinal cord, brain stem and musculoskeletal injuries stemming from birth trauma. *J Manipulative Physiol Ther* 1993;16(8):537–43.
4. Dunn PM. Congenital postural deformities. *Br Med Bull* 1976;32(1):71–6.
5. Slate RK, Posnick JC, Armstrong DC, et al. Cervical spine subluxation associated with congenital muscular torticollis and craniofacial asymmetry. *Plast Reconstr Surg* 1993; 91(7):1187–95.
6. Jona JZ. Posterior cervical torticollis caused by birth trauma. *J Pediatr Surg* 1995;30(10):1526–7.
7. Gutmann G. Blocked atlantal nerve syndrome, in infants and small children. *ICA Int Rev Chiro* 1990;46(4):37–43.
8. Biedermann H. Kinematic imbalance due to suboccipital strain in newborns. *J Man Med* 1992;6(5):151–6.
9. Starfield B. Is US health really the best in the world? *JAMA* 2000;284(4):483–5.
10. National Center for Health Statistics. *Vital Statistics of the United States, 1993, Vol. II: Mortality, part A.* Hyattsville, MD: NCHS, 2002.
11. Pamphlett R, Murray N. Vulnerability of the infant brain stem to ischemia: A possible cause of sudden infant death syndrome. *J Child Neurol* 1996;11(3):181–4.
12. Pamphlett R, Raisanen J, Kum-Jew S. Vertebral artery compression resulting from head movement: A possible cause of the sudden infant death syndrome. *Pediatrics* 1999; 103(2):460–8.
13. Gilles FH, Bina M, Sotrel A. Infantile atlantooccipital instability: The potential danger of extreme extension. *Am J Dis Child* 1979;133(1):30–7.
14. Schmorl G, Junghanns H. *Human Spine in Health and Disease.* 2nd ed. New York: Grune & Stratton, 1972.
15. Dwyer T, Ponsonby AL, Newman NM, et al. Prospective cohort study of prone sleeping position and sudden infant death syndrome. *Lancet* 1991;337(8752):1244–7.
16. Dwyer T, Ponsonby AL, Gibbons LE, et al. Prone sleeping position and SIDS: Evidence from recent case-control and cohort studies in Tasmania. *J Paediatr Child Health* 1991;27(6):340–3.
17. Scragg RK. Infant room sharing and prone sleep position in sudden infant death syndrome. *Lancet* 1996;347(8993):7–12.
18. Koch LE, Biedermann H, Saternus KS. High cervical stress and apnoea. *Forensic Sci Int* 1998;97(1):1–9.
19. Koch LE, Koch H, Graumann-Brunt S, et al. Heart rate changes in response to mild mechanical irritation of the high cervical spinal cord region in infants. *Forensic Sci Int* 2002;128(3):168–76.
20. Klougart N, Nilsson N, Jacobsen J. Infantile colic treated by chiropractors: A prospective study of 316 cases. *J Manipulative Physiol Ther* 1989;12(4):281–8.
21. Wiberg JM, Nordsteen J, Nilsson N. The short-term effect of spinal manipulation in the treatment of infantile colic: A randomized controlled clinical trial with a blind observer. *J Manipulative Physiol Ther* 1999;22(8):517–21.
22. National Highway Traffic Safety Administration (a subsidiary of the U.S. Department of Transportation). Motor vehicle occupant protection FACTS: The need to promote occupant restraint use for children, youth, and 16- to 20-year-olds. www.nhtsa.dot.gov.
23. National Highway Traffic Safety Administration's National Center for Statistics and Analysis. *Traffic Safety Facts, 2004 Data.* Washington, DC: NHTSA, 2004.
24. Stulginskas JV, Pless IB. Effects of a seat belt law on child restraint use. *Am J Dis Child* 1983;137(6):582–5.
25. Johnston C, Rivara FP, Soderbeg R. Children in car crashes: Analysis of data for injury and use of restraints. *Pediatrics* 1994;93(6pt1):960–5.
26. Diekema DS, Allen DB. Odontoid fracture in a child occupying a child restraint seat. *Pediatrics* 1988;82(1):117–9.
27. Waller AE, Baker SP, Szocka A. Childhood injury deaths: National analysis and geographic variations. *Am J Public Health* 1989;79(3):310–5.
28. American College of Obstetricians and Gynecologists. ACOG Technical Bulletin Number 151: Automobile passenger restraints for children and pregnant women. *Int J Gynaecol Obstet* 1991;37:305–8.
29. Smith KM, Cummings P. Passenger seating position and the risk of passenger death or injury in traffic crashes. *Accid Anal Prev* 2004;36(2):257–60.
30. Durbin DR, Chen I, Smith R, et al. Effects of seating position and appropriate restraint use on the risk of injury to children in motor vehicle crashes. *Pediatrics* 2005;115(3):305–9.
31. Braver ER, Whitfield R, Ferguson SA. Seating positions and children's risk of dying in motor vehicle crashes. *Inj Prev* 1998;4(3):181–7.
32. Durbin DR, Elliott MR, Winston FK. Belt-positioning booster seats and reduction in risk of injury among children in vehicle crashes. *JAMA* 2003;289(21):2835–40.
33. Lane JC. The seat belt syndrome in children. *Accid Anal Prev* 1994;26(6):813–20.
34. Knutson GA. Atlas laterality/laterality and rotation and the angular acceleration of the head and neck in motor vehicle accident. *Chiropr Res J* 1996;3(3):11–9.
35. Bagnall KM, Harris PF, Jones PRM. A radiographic study of the human fetal spine. 1. The development of the secondary cervical curvature. *J Anat* 1977;123(3):777–82.
36. Biedermann H. Manual therapy in children: With special emphasis on the upper cervical spine. In Vernon H, ed. *The Cranio-Cervical Syndrome.* Oxford: Butterworth-Heinemann, 2001:207–30.

제 19 장

어려운 사례 관리와 환자교육

Managing Difficult Cases and Patient Instructions

학습목표

이 장을 공부하고 난 후에, 독자는 다음과 같은 사항들을 할 수 있어야 한다:

- 환추의 횡돌기를 만지기 힘든 환자의 어져스트먼트를 수정할 수 있다.
- 경추 추간판탈출증, 사경, 환추-축추의 회전고착(fixation), 경추 후궁절제술, 경추 퇴행성 관절염에 의한 척수병증(spondylotic myelopathy), 경추 골절 환자 관리할 수 있다.
- 상부경추 관절의 비대칭, 두개저함입(basilar invagination), 편평두개저(platybasia), 환추의 후두화, Klippel Feil syndrome, 불안정성을 유발시킬 수 있는 기형, 환추의 posterior ponticle, Arnold Chiari malformation 등의 선천적 이상을 가진 환자의 처치를 위한 정보를 제공할 수 있다.
- 휠체어를 쓰거나, 대마비(paraplegic), 해부학적 단족, 하지절단 그리고/또는 다리에 캐스트를 하고 있는 환자에 대한 관리할 수 있다.
- 가정에서 척추의 안정을 위해, 그리고 어져스트먼트의 효과를 지속시키기 위해 피해야 할 것과 해야 할 행동들을 복습할 수 있다.
- 정확한 운동량, 휴식, 영양, 긍정적 정신자세의 중요성을 언급할 수 있다.

카이로프랙틱 전문 임상가가 되는 것은 누군가가 추구할 수 있는 것 중 최고로 숭고하고 가치있는 전문직이라는 것이 나의 주장이다. 카이로프랙터가 제공하는 치료는 그들 환자의 삶에 심오한 영향을 끼친다. 카이로프랙틱은 서비스업이고, 다양한 상태와 건강에 이상이 온 사람들은 치료를 받기 위해 찾을 것이다. 상부경추의 독특한 특성때문에, 이 방법을 사용하는 임상가는 독특한 방법으로 치료받아야만 하는 환자에 관심을 두는 경향이 있다. Orthospinology 치료는 임상가로 하여금 환자의 어져스트먼트와 치료를 적절하게 수정하여 쉽게 적용시키게 하는데, 이는 양적 분석이 서블럭세이션 본질에 대한 자세한 정보를 제공하기 때문이다. 상부경추에 대해 직각으로 가해지는 어져스트먼트에서 사용되는 제한된 양의 힘은 이 치료가 복잡한 상태의 환자에게 사용할 수 있는 실용적인 선택이게 한다. 환자는 어느 정도 중립적 위치에서 어져스트먼트를 받는다. 외래에 오기 전에 문제가 있는 환자를 도와줄 수 있도록 치료사가 준비하는 것은 중요하다. 또한 치료사는 이 정보를 환자를 치료하는데 있어서 절대적인 기준으로 삼지 않고 참고로 사용하도록 주의해야 한다. 치료사는 의학적 의뢰가 필요한지 결정하는 것 뿐만 아니라, 각각의 환자 개인 치료에 적절성을 결정하는 임상적 판단을 해야만 한다.

어려운 접촉
Difficult Contacts

환추 횡돌기의 위치
(Location of the Atlas Transverse Process)

상부경추를 담당하는 카이로프랙터들이 가장 많이 접하는 난제 중 하나는 환추의 횡돌기 접촉이 힘든 환자를 만날 때이다. 이것은 신중한 X-ray분석을 통해서만 판단할 수 있는 선천적 인자 때문일 경우가 많다(4장 참조).

대부분의 경우 환추 횡돌기 접촉점은 유양돌기 아래 끝으로부터 앞쪽 아래쪽으로 1/4 inch정도에 위치한다(그림 14-4). 측면 영상에서 환추 횡돌기의 위치를 찾을 때, nasium 필름을 사용하는 것이 도움이 될 수도 있다. 우선 nasium에서 각각의 환추 횡돌기를 X-ray 연필로 외각선을 그려야 한다. 그러고 나서 환추 횡돌기와 환추평면선(atlas plane line)간의 관계와 얼마나 많은 부분의 접촉점이 이 참고선의 위 혹은 밑인지까지 관찰해야 한다. 이 정보는 측면 필름에 옮겨져서 같은 관계가 환추 횡돌기와 S-line 간에 존재하는지 결정되어야 한다. 만약 두개의 환추 횡돌기의 접촉이 측면사진에서 관찰되었다면, nasium과 vertex X-ray를 사용하여 어느 쪽이 위 혹은 아래인지, 그리고/또는 앞 혹은 뒤로 위치한 환추 횡돌기인지 결정해야 한다. 환자의 어져스트먼트 전에 임상가가 내려야 할 첫 번째 판단은 상부 경추에 가해진 힘이 성공적인 생체역학적 어져스트먼트를 이루어 낼 것인가에 대한 합리적인 가능성이 있는지에 대해 결정하는 것이다. 부정렬을 증가시키는 것보다 서블럭세이션된 상태로 놔두는 것이 더 나을 것이다. 접촉의 어려움은 두개저함입(basilar invagination)과 편평두개저(platybasia) 같은 선천적 기형으로부터 기인할 수 있다. 이러한 형태의 예는 이 장의 뒤쪽에서 거론될 것이다. 그러나 이렇고 저런 상태의 많은 환자들이 상부경추 어져스트먼트의 금기증으로 여겨진다. 이것은 일반적으로 각각의 경우에서 심한 정도와 신경학적 침범의 정도에 근거한다. 드물지만 어떤 경우에는 시상면에서 보이는 것처럼(그림 19-1), 유두돌기가 지나치게 커서 환추 횡돌기의 전부 혹은 대부분을 덮는 경우가 있다. 그러나 대부분의 환자에서는 손이나 기구로 어져스트먼트할 수 있을 만큼 최소한의 환추 횡돌기는 접촉가능하다. 그림 19-1에 보이는 것처럼 접촉이 어려운 경우 환추가 측방이동 된 쪽이 전방으로 서블럭세이션 되었을 때는 손으로 어져스트먼트가 가능하다. 후방이동은 일반적으로 유두돌기 때문에 접촉이 매우 어렵다. 임상가는 어져스트먼트를 약간 수정해야 하는데, 도수 어져스트먼트의 깊이를 얕게 하기 위해 팔꿈치를 거의 굽히지 않아야 한다. 이렇게 하면 어져스트먼트를 조절하는데 더 도움이 되고 성공적인 어져스트먼트가 되도록 도와준다.

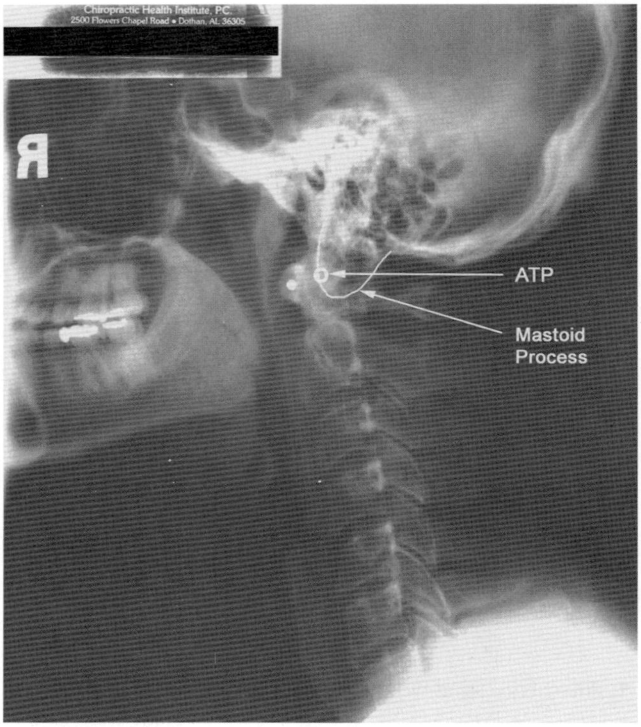

그림 19-1 환추 횡돌기 접촉이 어려운 환자의 예.

어려운 접촉에서 사용하는 다양한 손잡이용 치료기 (Using Various Handheld Instrument Styli with Difficult Contacts)

손잡이용 치료기 사용은 접촉이 어려운 경우 가장 효과적인 선택이 될 수 있다. 서블럭세이션과 접촉의 종류에 따라 다양한 스타일러스가 사용될 수 있다. 굽은 스타일러스는 posterior 서블럭세이션 환자에서 사용할 수 있다. 이 기구는 치료사로 하여금 스타일러스를 유두돌기의 표층과 주변에 위치시켜 환추 횡돌기를 뒤에서 앞으로 이동하게 하는 힘을 가할 수 있게 해준다. 손잡이용 치료기의 또 다른 이점은 치료사 손의 콩알뼈(두상골, pisiform)보다 대부분의 스타일러스의 끝 직경이 작다는 점이다. 스타일러스의 크기는 기구를 위치시켜 적절한 접촉을 할 수 있게 하며, 특히 환추 횡돌기가 환추와에서 높게 위치했을 경우 더욱 그러하다. 어려운 환추 횡돌기 접촉을 돕기 위해 다양한 빗면이 있는 스타일러스가 사용되고 있다. 굽은 스타일러스는 또한, 합각이 급할 경우(예, ≥ 30°) 도움이 될 수 있다. 큰 합각은 기구를 큰 각으로 돌릴 때 두개골이 방해되어 단단한 접촉을 어렵게 한다. 많은 양의 힘이 목에 가해지지 않고 목을 지나쳐

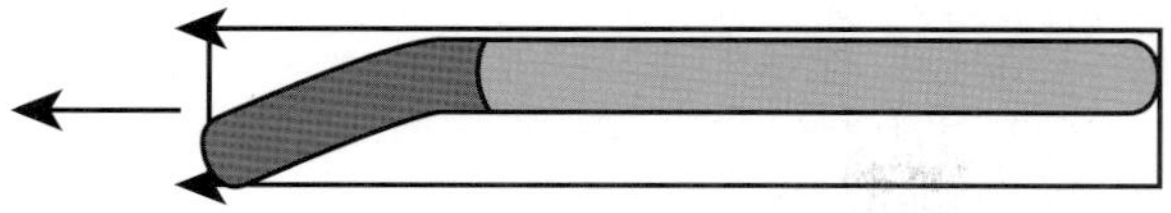

그림 19-2 굽은 스타일러스는 단단한 몸통처럼 작용하여 끝부분에서 발생되는 힘은 직선방향으로 전달된다.

갈 것이다. 스타일러스를 구부러지게 디자인한 것은 이런 상황에 대처하는 것을 돕는다. 모양은 굽었다 하더라도 스타일러스는 단단한 몸통처럼 작용한다(그림 19-2). 그러므로 환추 횡돌기로 전달되는 끝부분의 힘은 직선방향으로 전달된다.

경추 추간판탈출증
Cervical Herniated Disc

경추 추간판은 요추 추간판과 구조적으로 다르다. 수핵은 출산 시, 요추가 50%인 것에 반해 경추 추간판은 25% 이하이다. 나이가 듦에 따라 경추 수핵은 섬유화가 진행되어 30대에는 매우 적은 양의 수핵만 남는다.[1] 인간이 노화됨에 따라 추간판의 퇴행성 변화와 더불어 경추 추간판에는 균열이 생기는 경향이 있다.[2] 균열의 발생은 수핵내의 수분 부족에도 불구하고 성인에서 경추 추간판탈출증이 생기는 이유를 설명하는데 도움을 준다. 추간판의 균열에 더해서 섬유륜의 찢어짐은 추간판 내 통로를 만들어 수핵이 이동하도록 만드는데 기여할 수 있다. 이 통로가 섬유륜의 말단부위까지 연장되면 수핵은 탈출할 길을 얻는 것이다. 이것은 물리적 압력으로 누르던지, 단순히 화학적으로 자극하던지 간에 의해 신경뿌리를 자극하거나 압박할 수 있다. 증상이 없는 경추 추간판 탈출증의 유병률은 10% 이하이다.[3,4] 이 유병률은 요추에서보다(20~36%)[5-7] 매우 적은 수치로 경추 추간판탈출증이 있으면서 증상이 없기란 쉽지 않다는 의미다. 한 사례연구에서 추간판탈출증으로 인한 증상의 발현이 한쪽 슬와통으로 나타났다.[8] 알건 모르건 추간판탈출증을 가진 환자가 치료를 위해 카이로프랙터를 찾는다. 1996년도 조사에 따르면,[9] 응답한 모든 카이로프랙터 중 93%가 경추추간판탈출증을 앓고 있거나 의심되는 환자들의 척추를 어져스트먼트했다고 답했다. 답변자 중 2% 이하는 경추 어져스트먼트를 전혀 하지 않았다고 했고, 67%는 경추 추간판탈출증 부위를 직접 어져스트먼트했다고 했다. 다각적인 사례연구와 전향적 임상 사례조사에서도 경추 추간판탈출증이 카이로프랙틱 전문가에 의해 성공적으로 치료되었음을 보여준다. 사례연구[10-18]는 또한 수술 후 목 증후군(post surgical neck syndrome) 환자를 카이로프랙틱적으로 치료했을 때 성공적인 결과가 있었다고 서술하고 있다.[20,21] 그러나 심각한 신경학적 문제가 있거나/혹은 충분한 시간동안 카이로프랙틱 치료를 받았음에도 불구하고 반응이 없을 경우, 신경외과나 정형외과적인 협진이 필요할 수도 있다. 의학적 연구는 경추 추간판탈출증과 신경근병증이 있는 대부분의 환자는 보존적 치료만으로도 좋은 결과가 있다는 것을 보여준다.[22,23] 충분한 시간동안 노력했던 보존적 치료가 실패하였을 경우에만 수술이 적응이 된다. 비수술적 치료에 대한 환자의 높은 만족도도 입증되어 왔다. 많은 의학논문 혹은 책의 저자들이 경추 도수치료와 경추 추간판탈출증 혹은 기존의 상태의 악화 원인과의 관계가 확실하다고 보고해 온 것을 알아야 한다.[24-31] 그러나 이 많은 예에서 도수치료는 카이로프랙터 아닌 사람에 의해 행해진 것들이었다.

카이로프랙틱 임상가에 의해 행해지는 특수한 어져스트먼트는 경추 추간판탈출증과 관련된 부작용의 위험성을 보이지 않아왔다.[15,32,33] 실제로, 카이로프랙틱은 단순히 치료법(즉, 도수치료, 어져스트먼트)이 아닌 전문직이며, 수양이 갖춰지지 않은 사람은 절대로 해서는 안된다. 경추 추간판 탈출증 환자에게, 상부경추에 직각으로 힘이 가해지는 척추치료는 매우 효과적인 방법이다. 한 사례연구는 C6–C7의 추간판탈출증을 포함한 여러가지 증상으로 고생하는 환자에 대해 카이로프랙틱을 치료한 것을 보여준다.[15] 이 34세 남자는 심한 목통증, 허리통증, 방사통으로 1년을 고생하고 있었으며, 많은 의학적 전문가에게 치료를 받았지만 효과가 적거나 없는 상태였다. 바늘 근전도검사상 C6–C7의 신경근병증과 C4–C7의 신경근병적 변화가 관찰되었다. 환자는 Grostic 테크닉 어져스트먼트를 받았고, 1주일 후 확실한 호전이 있었다. 1달 뒤 일련의 주관적, 객관적 검사상 극적인 호전이 나타났다. 이 치료는 최소의 힘을 사용하고, 경추를 돌리거나 스트레스 주는 자세가 아닌 중립자세로 시행된다. 비록 기존의 방법과 이 방법 사이의 효과를 결정하기 위해 더 많은 연구가 필요하지만, 이 치료가 기존의 경추 도수치료보다 더 안전할 것이라는 주장이 있다.

사경
Torticollis

사경이라는 말은 비틀렸다는 뜻의 라틴어의 torti와 목이라는 뜻의 collis라는 말에서 기원한다(그림 19-3). 이것은 한쪽으로 목이 기울어지고 반대쪽으로 목이 회전되게 하는 흉쇄유돌근의 편측 경련때문인 것으로 생각된다. 사경은 선천적과 후천적으로 나뉘는데, 전자는 많은 경우 원인불명이지만, 출산손상으로 인한 흉쇄유돌근의 손상이 중요한 원인으로 생각된다. 의학적으로 정의된 환추-축추의 회전성 서블럭세이션(atlantoaxial rotatory subluxation)이 사경의 가능한 원인과 연관되어져 왔지만, Hicazi 등은 반대되는 자료를 제시했다. 근 긴장 이상(dystonia)은 보통 뒤틀리거나 반복적인 움직임 또는 비정상적 자세를 보이는 지속적 근육수축이 특징인 신경학적 운동장애이다. 근긴장 이상적 움직임은 방향성이 있어, 이환된 몸의 부분이나 부위를 비정상적 자세로 강제하고 유지한다. 긴장이상은 몸 전체 근육에 영향을 끼칠 수 있고 몸의 일부분에 영향을 줄 수도 있으며, 어떤 특정한 근육이나 근육군에만 국한될 수도 있다. 이 근긴장 이상은 몸의 어떤 부위에도 영향을 줄 수 있어, 팔, 다리, 눈꺼풀, 얼굴, 목, 그리고 성대 등이 포함된다. 경련성 사경(spasmodic torticollis)은 긴장이상의 한 형태라 생각 된다.

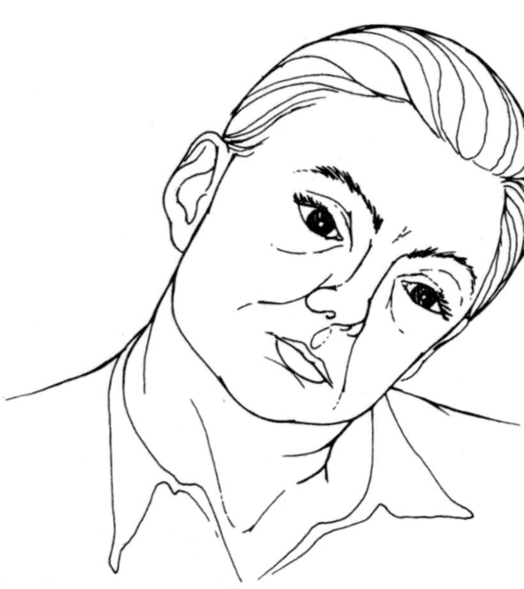

그림 19-3 경련성 사경으로 고생하는 환자. (출처: Eriksen K. *Upper Cervical subluxation Complex*. Baltmore: Lippincott Williams & Wilkins 2004:366.)

환추-축추 회전성 고정현상
Atlantoaxial Rotatory Fixations

오진된 사경 환자 중 환추-축추 회전성 고정(atlantoaxial rotatory fixation AARFs)으로 발달되는 경우가 있는데, 이는 C2 위에서 C1이 회전된 상태로 고정된 상태를 말한다. AARFs는 또한 일차적으로 회전력이 가미된 외상으로도 올 수 있으며, 상기도 감염으로 인한 연부조직 반응으로 인대가 느슨해져 비생리적 움직임이 생겨 올 수도 있다.[45,46] Corner[47]는 20개의 사례를 확인하고 1907년도에 이러한 상태를 처음으로 발표했고, 그 이후로 여러 보고가 출판되어 왔다.[46,48-,56] 1977년도에는 Fielding과 Hawkins가 AARFs의 병리학적 해부학에 대한 보다 정확한 표현을 하였고, 분류체계도 제공하였다. Type I은 환추의 전방전위가 없고 축추의 치상돌기는 중심축 역할을 한다. Type II는 환추의 전방전위가 3-5 mm가 있고, 하나의 관절돌기가 중심축 역할을 한다. Type III는 환추의 전방전위가 5 mm가 넘고, type IV는 환추의 후방전위를 포함한다.

AARFs의 진단은 환자의 틀어진 자세로 인해 정확한 방사선을 찍기 힘들므로, 진단이 늦어지는 경향이 있다. 방사선학적 평가는 경추가 회전할 때 환추와 축추가 한 덩어리로 움직이는 것을 보여줄 것이다.[48-57] 환추와 치상돌기와의 거리가 4 mm 이상 되는 비대칭성 또한 AARFs의 진단 징후 중 하나이다.[52] 그러나 이 상태는 환추의 축추에 대한 전방전위와 동반되어 혹은 동반되지 않고 일어날 수 있다. 사경과 달리 AARFs 환자는 일반적으로 고개가 틀어진 반대쪽에 근육의 경직이 없다. 일반적으로 수동적으로나 능동적으로도 세로선 너머로 머리를 넘기기 힘들다. AARFs가 심하고 오래 지속이 되어 사경의 원인이 되는 경우도 있을 것으로 여겨진다. Subach 등[58]은 AARFs의 방향을 판단하기 위해, 머리를 회전시킬 때 C2의 극돌기가 어느 방향으로 움직이는지 만져보는 방법에 대한 의논을 했다. 정상 축추의 극돌기는 머리가 약 20° 회전할 경우, 반대 방향으로 움직인다. 그들은 AARFs시 극돌기가 같은 방향으로 움직이는 것을 관찰했다. 이 관찰은 상부경추 치료에서 임상적으로 관찰되는 것과 비슷하다(16장 참조). 이들 의학저자는 이러한 움직

임을 중심축을 회복하려는 몸의 보상작용으로 보았다.[53]

AARFs는 소아에서 흔한데, 아마도 이 상태로 되게 하는 다양한 인자 혹은 일반적인 상부경추의 서블럭세이션 때문일 것이다. 첫째, 소아의 인대와 관절막은 붕괴없이 과운동성을 나타내기에 충분한 탄력을 갖고 있다. 둘째, 그들의 환추-축추의 후관절은 성인보다 얕고 더 수평적으로 생겼다. 이 관절의 연골은 반대편의 표면이 볼록한 모양이어서 움직이기에 더 자유롭다. 또한 소아척추의 구상돌기(uncinate process)는 덜 발달되어서 과도한 측방굴곡이나 회전을 가능케 한다. 결국 소아의 머리와 경추 뒷편 근육의 미성숙을 동반한 경추의 과운동성 사이의 불균형은 상부경추를 과도한 힘, 비생리적 움직임, 그리고 AARFs에 취약하게 한다. 소아의 머리는 2세에 성인 크기의 90%에 달한다. 반월판과 같은 윤활 주름이 소아 척추의 후두환추와 환추축추의 후관절에서 발견되는데, 성인에서는 없는 것으로 보아, 이것은 AARFs 발생에 기여하는 기전이라 생각된다. 환추축추의 관절은 경추회전의 45~50%를 담당한다. 날개인대(alar ligaments)는 치상돌기의 끝에서 시작하여 비스듬하게 위로 바깥쪽으로 올라가 후두 관절구의 내측면과 환추에 부착한다(그림 19-4). 날개인대는 후두-환추관절과 환추-축추관절의 회전과 측방굴곡을 제한하고 감시하여 감시인대(check ligaments)라고도 불린다. 왼쪽 날개인대는 오른쪽 축회전을 조절하고, 반대도 마찬가지다. 환추-축추관절의 회전 안정성 또한 측방 후관절(lateral facet joints)의 관절캡슐에 의해 생긴다. 환추의 축추에 대한 회전운동은 복잡한 연합동작(coupling movement)인데, 나사못같이 움직여 환추가 2-3 mm 수직으로 떨어진다. 회전과 연결되어 같은 방향으로 약간의 측방굴곡이 일어난다.

심한 환추-축추 서블럭세이션은 전후방 방사선에서 독특한 방식으로 나타난다. 환추의 측방이동을 생각하지 않은 상태에서, 환추가 회전 혹은 right and anterior로 부정렬되었을 때, 회전의 축은 보통 축추의 치상돌기 주변이므로, 이것은 또한 left and posterior로 표현될 수 있다. 이 예에서 왼쪽 외측괴와 치상돌기 사이의 거리(atlanto-dental interval)가 전후 필름 상에서 증가된다. 비스듬해진 외측괴를 끝에서 보면 좁아 보인다. 오른쪽 외측괴는 측면이 보이기 때문에 넓어 보이고, 환추와 치상돌기 사이의 거리를 좁게 만든다. 반대방향의 회전도 마찬가지다(그림 19-5).

사경과 환추 축추 회전 고정에 대한 카이로프랙틱 치료
(Chiropractic Management of Torticollis and Atlantoaxial Rotatory Fixations)

AARF의 심각한 부정렬 요소는 보통 서블럭세이션(의학적 정의)이고, 극심한 예에서 탈골도 될 수 있다. 이런 부정렬은 축추 아래의 척추에 보상적 변화를 유발하고, 이 보상적 변화는 생체역학적 하중을 증가시키고 결과적으로 퇴행성 변화가 빨리 일어나게 한다.[46] 의학적 처치는 많은 경우에서 견인, 약물치료, 수술로 구성된다. 약물치료와 수술적 치료에 수반되는 위험성은 잘 알려져 있지만, 경추 견인 또한 심각한 위험성을 안고 있다.[51] 중등도와 심한 AARF의 경우에는 정형외과 혹은 신경외과와의 협진이 필요하다. 환자가 상부경추에 대한 적은 힘의 어져스트먼트를 받을 만큼 안정적인 경우라면, 카이로프랙틱터는 정확성과 부드러움을 갖고 매우 신중하게 환자를 다뤄야 할 것이다. Knutson[62,63]은 Grostic 상부경추 치료에 성공적으로 반응한 예 2가지를 발표했다. Kukurin은 두 종류의 카이로프랙틱 치료테크닉; Structural therapy와 atlas coccygeal technique으로 성공적으로 회복된 사례를 보고하였다. 이같은 기술은 경추 척추관 협착증 환자 관리에도 도움을 줬다. 의학지의 사례연구를 보면, AARF와 원발성 긴장이상은 관련이 있다고 나타난다. 사경 혹은 다양한 형태의 긴장 이상 환자가 때때로 카이로프랙터의 외래를 방문하는 경우가 있는데, 임상가가 준비되지 않았을 경우 이런 환자의 치료는 위태로울 수 있다. 3장에서는 사경과 비슷한 환자에서 적합한 X-ray를 찍는데 필요한 수정된 방사선학적 지침을 기술하고 있다(그림 3-9). 대부분의 사경 혹은 다른 형태의 긴장이상 환자는 치료사가 시간을 갖고 정교하게 환자를 다룬다면 어져스트먼트 테이블에 기준 방법대로 눕힐 수 있다. 그러나 심하게 뒤틀린 자세와 혹은 통증때문에 환자를 기본 측와위, side posture로 눕히는 것이 불가능 할 수도 있다. 이런 경우, 카이로프랙틱터는 환자의 근육 긴장과 통증을 일시적으로나마 이완시키기 위해 물리치료를 적용할 필요가 있기도 하다. 극심한 경우, 환자

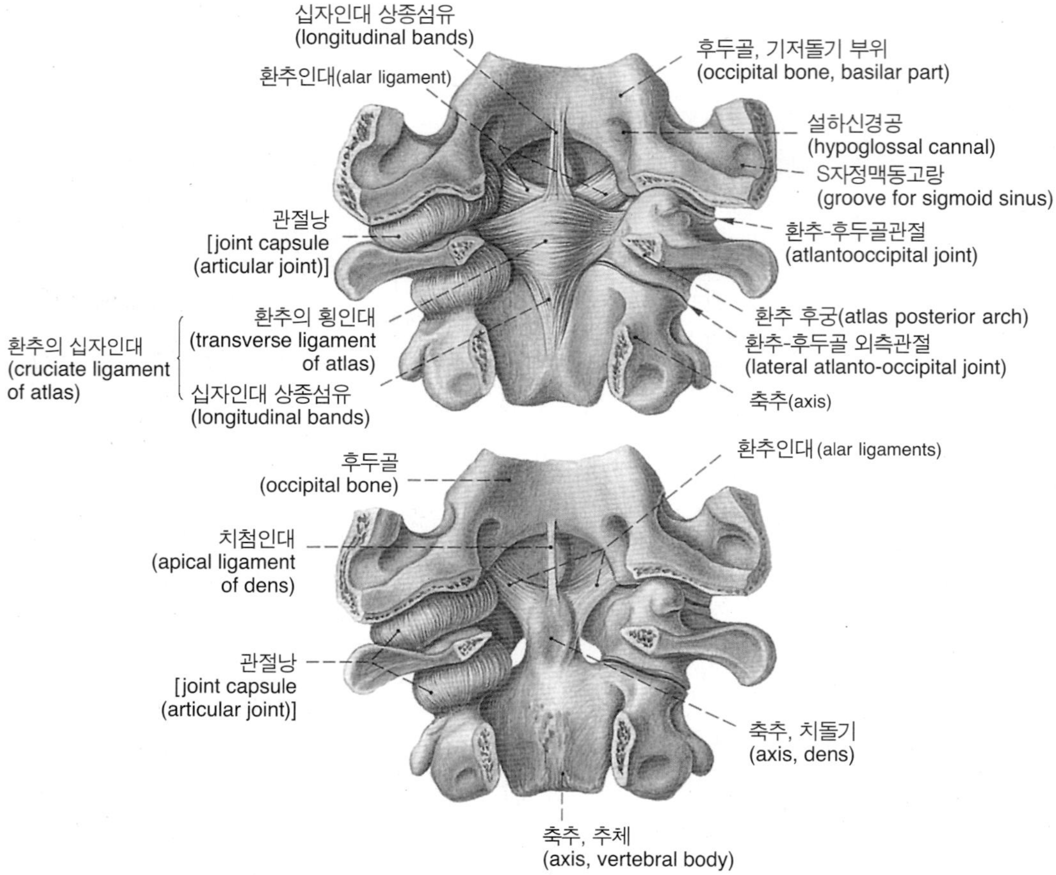

그림 19-4 C1-C2의 후궁을 절제한 뒤 보이는 십자인대(cruciform ligament)(위 그림) 과 날개, 치아끝인대(alar and apical ligaments)(아래 그림) (출처: Sobotta. In Putz R, Pab, eds. *Atlas of Human Anatomy, vol 2: Trunk, Vuscera, Lower Limb*. 13th English ed. Philidelpia: Lippincott Williams & Wilkins 2001.)

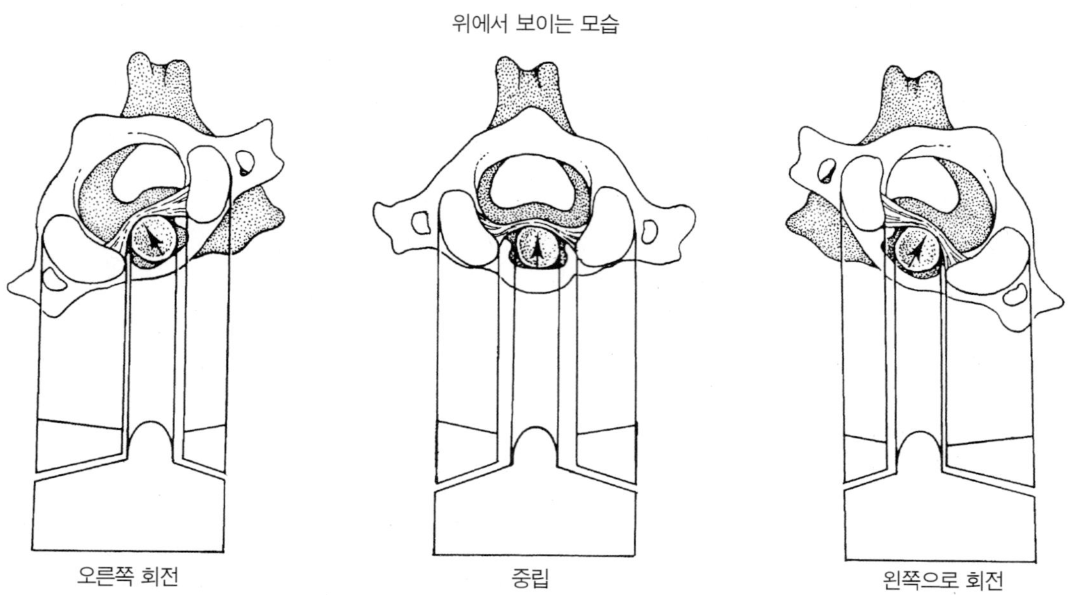

그림 19-5 환추가 오른쪽으로 회전되면서 나타나는 외측괴의 형태 그리고 환추-치돌기 사이 공간에 주는 영향. (출처: Gatterman MI. *Chiropractic Management of spine Related Disorders*. 2nd ed. Baltimore: Lippincott Williams & Wilkins 2004:241.)

는 임상가에 의뢰되어 통증에 대한 약물치료를 하여 카이로프랙터로 하여금 정확한 어저스트먼트를 할 수 있게 할 수도 있다. 다른 방법은 환자를 앉은 상태에서 시행하는 수정된 어저스트먼트이다. 1995년 Dr. Cecil Laney는 치료사가 기본 상부경추 어저스트먼트를 받을 수도, 제공할 수도 없는 드문 경우에서 추천되는 환추의 어저스트먼트 방법을 제공했다.[67] 치료 테크닉은(환추의 오른쪽 외측변위인 경우) 목을 약간 신전시키고 왼쪽으로 측방굴곡시키면서 시작된다. 오른쪽 세 번째 손가락을 오른쪽 귓불 밑에 최대한 가깝게 올려 위치시킨다. 부드럽거나 중간정도의 압력을 주고 눌러놓는다. 다음으로 목을 1초 동안 왼쪽 측방굴곡 상태에서 우측 측방굴곡으로 움직인다. 동시에 손가락은 똑바로 $^1/_4 \sim ^3/_8$ inch (6.35∼9.4 mm) 만큼 직하방으로 움직여 준다.

Laney는 Upper Cervical Spine Conference에서 자신의 post-nasium 필름 5세트(각각 다른 시기에 찍은)를 보였는데, 이 방법을 사용하여 상부경추 부정렬을 거의 완벽하게 어저스트먼트한 것을 나타냈다. Dr. Kevin James는 심한 사경환자 2명에 대한 사례를 보고했다. James는 두 환자 모두 어저스트먼트 테이블 위치할 수 없었기 때문에 손가락 끝으로 하는 수정된 어저스트먼트법을 이용했다.[68] 어저스트먼트 후 X-rays는 만족할 만한 어저스트먼트 결과를 보여줬고, 환자를 측와위로 누울 수 있게 하여 표준적인 Orthospinology 어저스트먼트를 받을 수 있게 하였다. James는 두 환자 모두 치료에 잘 반응하였고, 그들의 사경 상태에 비해 비교적 빨리 회복하였다고 보고하였다.

경추 후궁절제술
Cervical Laminectomies

경추 후궁절제술은 말 그대로 ― 경추의 후궁을 절제하는 것이다. 일반적으로 이 외과적 수술은 척수나 척수에서 나오는 신경에 가해지는 압력을 줄이기 위해 시행하거나 다른 외과적 수술을 완수하기 위해 척수로 접근을 가능케 하려고 시행한다. 척추의 후궁절제술은 보통 2개에서 3개의 척추분절을 포함한다. 그러나 저자는 C1에서 C7에 이르는 완전한 후궁절제술을 한 몇 안 되는 환자를 돌보아 왔고, 심지어 2사례의 후두부의 일부까지 절제한 환자를 돌보아 왔다. 나는 우연히 심한 섬유근육통과 만성피로증후군(chronic fatigue syndrome, CFS)을 치료하기 위해 논란이 되고 있는 신경외과적 치료법이 개발된 도시에서 개업한 적이 있었다. Alabama주의 Dothan에서 살고 있는 한 가정의학 전문의는 Birmingham에 있는 알라바마 주립대학의 신경외과 임상가로부터 전경추 후궁절제술을 받고 CFS 같은 증상이 완화되었다. *Wall Street Journal*은 이 두 임상가의 협진을 보도하였다.[68]

이론은 만성통증증후군으로 고생하는 많은 환자들이 실제로는 경추 척추관 협착증과/혹은 Arnold-Chiari malformation으로 인함 때문이라는 것이다. 이것은 척수와/혹은 뇌간을 누르거나 자극하게 된다. 1990년대 중반부터 1999년까지 Dothan의 약 300명의 환자들이 신경외과 임상가에게 의뢰되었고, 최소 90명이 논란중인 수술을 받았다. 수술비용은 $30,000이며 매우 침습적이다. 몇 환자는 확실한 호전이 있었으나, 악화된 경우도 있었고(부분적 마비를 포함하여), 많은 경우에 있어서는 원래 증상의 의미 있는 변화가 보이지 않았다. 그러나 경추의 뒷부분을 제거한 거의 모든 환자에서 장애가 나타났다.

이러한 상태의 환자를 대할 때 치료사는 경추의 내재하는 불안정성 때문에 매우 조심해야 한다고 경고되었다. Orthospinology 어저스트먼트는 이러한 외과적 수술을 받은 많은 환자 치료에서 부드러워야 한다. 그러나 임상가는 환자에게 적절한 정보를 환자에게 제공하고 동의를 얻어야 하며, 그/그녀는 치료에 대한 동의를 받아들이는 데에 편안한 감정을 느껴야 한다. 이 책의 저자는 이런 외과적 수술을 받은 환자들에게 Orthospinology 어저스트먼트를 적용하여 훌륭한 결과를 거두어 왔다. 상부경추에 수직으로 작용하는 치료를 사용하는 다른 임상가들로부터 보고는 비슷한 수술을 받은 환자들에 대해 성공적인 결과를 얻었다는 것이었다. 마찬가지로 저자는 이 외과적 수술을 권유 받은 환자들도 치료하여 왔다. 이 환자들 대부분은 치료에 긍정적으로 반응했으며, 수술의 필요성을 느끼지 못했다.

그림 19-6은 C1-C7 경추의 후궁절제술을 받은 환자의 측면 경추 사진이다. 이 환자는 2년 이상 치료를 받아왔고 만족할 만한 결과를 보였으며, 부정적 결과는 없었다. 그러나 이런 형태의 환자는 여러 가지 신경학적 그리

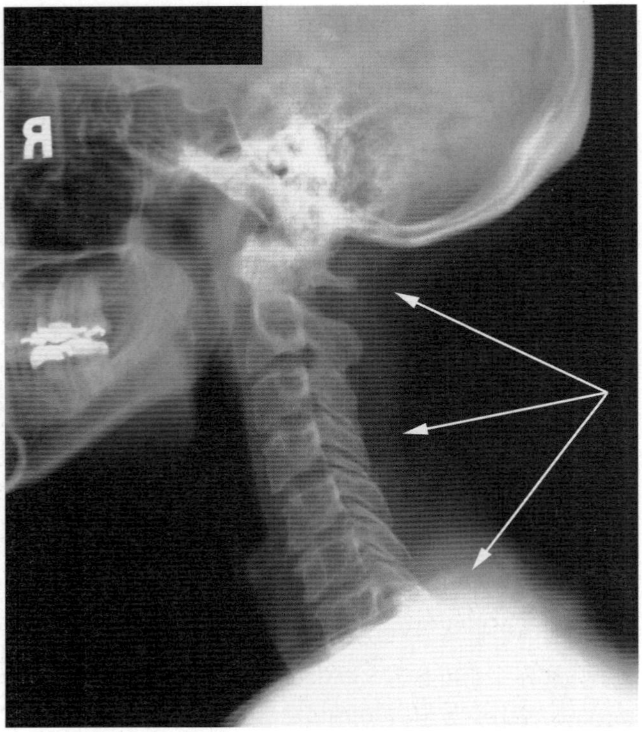

그림 19-6 C1-C7까지 후궁절제술을 한 환자의 경추측면 사진.

고 심리학적 이유로 상부경추 치료가 용납되지 않을 수도 있다. 임상가가 하기로 선택을 한다면, 흉추와 요추를 어져스트먼트하고 물리치료가 적용될 수 있다. 추가로 나는 이런 환자에게 Orthospinology 헤드피스를 머리가 기울어진 쪽에 적용시킬 것이다. 헤드피스는 중립위치에서 위로 약 1인치 올려 머리의 기울어짐 제거를 강조시킨다. Activator나 어져스트먼트 치료기는 헤드피스 밑에 위치시키고 약간의 자극을 머리 받침대 안으로 전달시킨다. 이것은 일반적으로 환자의 머리/목의 자세 뒤틀림을 일시적으로 어져스트먼트 되게 하고, 또한 환자에게 얼마간의 증상 호전을 제공한다.

경추의 퇴행성 관절염에 의한 척수병증 Cervical Spondylotic Myelopathy

경추의 퇴행성 관절염에 의한 척수병증(cervical spondylotic myelopathy, CSM)은 경추의 퇴행성 변화인대, 골극, 추간판탈출, 후종인대의 골화 또는 황색인대의 과증식으로 인해 척추강이 좁아진 것을 의미한다. 물리적 부하는 골극의 성장을 야기하고, 척추강의 앞쪽에 형성되어 진행되면 척수를 누를 수 있게 된다. 증상은 종종 암암리에 발생하고 목의 경직, 팔통증, 손의 무딘 감각, 손과 다리의 근력약화 등이 나타난다. 흔한 징후는 손 근육의 약화, 반사항진, Lhermitte's 징후(목을 굴곡하면 등의 중간에 전기 쇼크 같은 감각이 타고 내려가는 것), 감각손실 등이다.[70] 일반적으로 하위 운동 뉴우론의 증상(즉, 긴장성 저하, 근력손실, 반사저하, 근육의 위축)이 이환된 부위에서 보여지는 반면 상위 운동 뉴우론의 증상(즉, 과긴장성, 반사항진, 병적반사 양성)이 척수가 눌리는 부위 아래에서 나타날 것이다.

CSM의 자연경과는 18%에서 스스로 호전되고, 40%는 안정적이나, 약 40%는 치료가 되지 않는다면 악화될 것이다. 최선의 치료는 아직 논란으로 남아있으나, 척수를 감압시켜 주기 위해 수술을 하거나, 어떤 경우에는 척추를 안정화 시켜주는 방법 등이 포함된다. 전통적으로, CSM의 수술적 치료는 경추 후궁절제술이 이용되어 왔다. 그러나 몇몇의 환자들에서 후궁절제술 후 신경학적 이상이 발생되었으며, 이는 척추의 후만변형으로 인한 잠재된 척추의 불안정성과 골극의 과성장으로 인한 앞쪽으로 부터의 압박에 뒤로 들어가는 수술로는 접근이 어려운 것 때문이다. 이는 척추수술 시 앞으로 접근하는 방법이 점점 더 많이 쓰이는 지에 대한 이유이기도 하다. 15장에서 CSM에서 척수의 장력과 치상인대의 역할에 대해 다루었다.

경추골절 Cervical Fractures

경추 X-rays를 찍는 이유 중 한 가지는 환자를 치료하는데 있어서 금기증이 있는지를 확인해 보기 위해서 이다. 경추 골절은 드물지만, 임상가가 반드시 신중하게 확인해야 하는 심각한 문제이다. 4장에서 병인을 감별하기 위해 찍는 경추필름에 대한 표준지침이 다루어졌다. 환자의 방사선에서 밝힐 수 있는 경추골절의 종류는 여러 가지이다. 그러나 이런 경우는 Orthospinology 치료를 제공하기 위한 어떤 변형도 보장하지 않는다. 특히 하부경추의 복잡하지 않은 골절(예: nonacute clayshoveler's fracture)에서 이러한 사실은 맞는데, 비록 비정상적 소견은 추가적인 의학적 검사를 위해 의뢰되더라도, 말이다. 외부 의뢰에는 이차적 의견을 위해 방사선학 전문의에게 X-rays를 찍으러 보내는 것부터 정형외과나 신경외과 임상가에게 환자를 의뢰시키는 것 등이 있다. 심한 불안정한 골절〔즉, Jefferson's, Jackson's, 압박, 신경궁(골절)〕은 보조기가 필요하고 즉시 병원으로 호송시켜야 한다. 즉각적인 의학적 의뢰가 필요한 드문 예로는 골암, 감염 등이 있다.

나는 오래된 치상돌기의 골절을 갖고 있는 환자에 대해 보고한 적이 있다.[73] 환자는 허리가 아파서 왔지만 축추 치상돌기의 type II 골절이 있는 것을 발견하였다. 그의 상부경추에 서블럭세이션이 있는지 여부를 알기 위해, 그리고 경추의 상태를 가려내기 위해 방사선을 찍었지만, 비교적 환자의 목에 증상이 없었다는 것이 흥미롭다. 환자는 CT촬영을 위해 의뢰되었고(그림 19-7), 마침내 Songer cables을 이용한 Brooks C1-C2 poterior fusion을 받았고, 장골능으로 부터 골이식을 받았다. 우연히 그의 병력을 조사해 보니, 불안정한 축추의 골절이 카이로프랙틱 검사하기 약 40년 이상 이전에 발생한 것 같았다. 가능한 병인은 심한 모터싸이클 사고였는데, 사고시 환자가 바람막이 창을 뚫고 튕겨져 나갔다고 했다. 그는 병원에서 X-ray상 경추의 골절이 의심된다는 얘기를 들었으나 그 이후로 의학적 추가 검사를 하지 않았다. 환자는 사고 후 추가적인 사고나 심한 추락 등이 없었던 것이 행운이었다.

이러한 예는 드물지만, 잠재적으로 참사를 일으킬 상태의 환자를 카이로프랙틱으로 치료할 때 매우 위태로운 상황이다. 또한 이 임상적 예는 척추 어져스트먼트를 할 때 치료사로 인해 생길 수 있는 사고를 피하기 위해, 신중한 임상적 검사와 영상학적 검사가 중요하다는 점을 강조하고 있다. 치료사는 환자가 이전에 방사선학적 검사를 했다는 사실만으로 괜찮을 거라는 가정을 하면 안된다. 병원 검사나 방사선학적 검사 후 놓친 골절의 예가 의학적으로, 그리고 카이로프랙틱 치료적으로도 보고되어 왔다.[74-87] 부수적으로 논문 토론의 절에서는 서블럭세이션 기반의 경추 X-ray 분석에 대한 주목할 만하고 설득력 있는 논쟁이 다루어진다.[73]

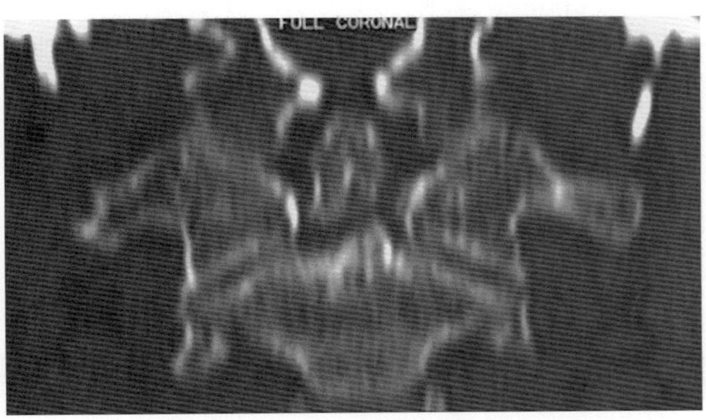

그림 19-7 C2의 치상돌기의 type II 골절을 보여주는 CT 스캔.

두 개 – 척추 부위의 기형
Anomalies of the Craniovertebral Region

카이로프랙터는 임상에서 다양하게 경추가 발달한 환자를 만날 것이다. 척추의 발달학적 기형은 후두-환추나 요천추 부위처럼 이행되는 부분에서 제일 자주 발생한다. 이런 기형의 모든 부분을 확인하고, 이 기형이 환자가 상부경추 치료를 받는데 방해가 되는지 또는 어느 정도의 수정이 필요한지에 대해 결정하는 것은 중요하다. 단독적인 선천적 기형으로만 존재할 수도 있고, 다른 척추나 연부조직의 기형과 동반될 수도 있다. 우연히 만나게 되는 대부분의 선천적 그리고 발달상의 기형은 직접적으로 신경학적 이상을 유발시키지는 않는다. 그러나 척골기저(vertebrobasilar), 척수, 신경근이 포함되어 있는 심한 예에서의 잠재된, 대단히 파괴적인 결과때문에, 어져스트먼트를 시행하기 전 신중한 검사가 이루어져야 한다. 선천성 척추기형을 가진 환자들에게서 내장기형의 확률이 높다는 것은 관심가는 사실이다.[88]

상부경추 관절의 비대칭
(Upper Cervical Articular Asymmetry)

8장에서 상부경추와 후두과의 골적 비대칭을 복습하였다. 그러나 상부경추 비대칭의 임상적 중요성을 자세히 관찰하는 것이 필요하다. 후두-환추 관절에 오랜 시간 동안 중요한 구조적 비대칭이 존재할 경우 발달적 변화 또한 생길 것이다. 예를 들어, 한쪽 후두 관절구가 짧을 경우, 동측 환추의 외측괴 그리고/혹은 축추의 추체가 흔히 커진 것을 관찰할 수 있다(그림 19-9). 이러한 현상은 환자가 상부 경추와 몸에 출산 손상을 입고 시간이 지나면서 구조적 균형을 향상시키기 위해 적응되었다는 가설이 있다.

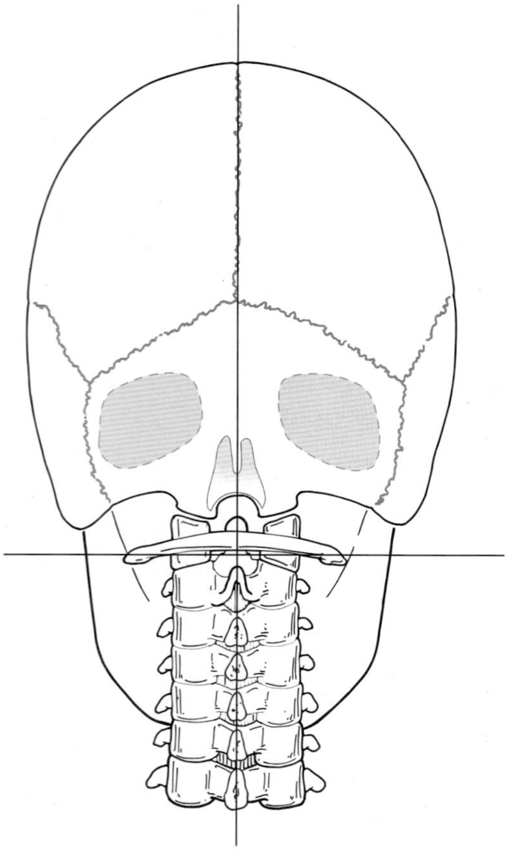

그림 19-8 머리와 경추의 수직 배열.

Orthospinology는 환추의 "정상위치"를 구술하지 않는다. Dr. John F. Grostic 발표 후, 이 측정체계는 머리와 목의 위치를 정확히 찾아내는 것을 가능하게 했고, 결과적으로 비정상적 임상소견을 없앨 수 있게 되었다. 머리와 경추의 배열이 수직적 위치로 되면, 환자의 주관적, 객관적 소견은 더 빠르게 큰 폭으로 호전되는 것이 임상적으로 관찰되어 왔다. 큰 전향적 연구 하나는 이러한 결론을 받쳐주는 증거를 제시한다. 관상면에서 수직적 배열은 머리와 경추가 수직선 상에 있고, 환추는 바닥과 평행하며, 축추의 극돌기는 축추 몸체의 가운데 있는 것으로 정의된다(그림 19-8).

이것은 제안된 척추의 생체역학적 정상상태 이고, 치료사로 하여금 추구해야 할 목표가 된다. 그러나 모든 개개인의 환자에게 수직적 배열을 이룰 수 있고, 이루어야 한다는 뜻은 아닌데, 그것은 다양한 인자들 때문이다(즉, 뼈의 비대칭, 심한 측만증, 중증의 퇴행성관절질환, 연부조직병리). 어져스트먼트의 목적은 신경계에 가해지는 긴장을 줄여 신경학적 기능을 향상시키고, 척추의 안정성을 제공하여 어져스트먼트된 상태가 "유지"되도록 하는데 있다는 것을 기억하는 것은 중요하다. 실로 뼈를 어져스트먼트하는 것은 이러한 노력에서 중요한 역할을 하지만, 궁극적인 목적은 아니다.

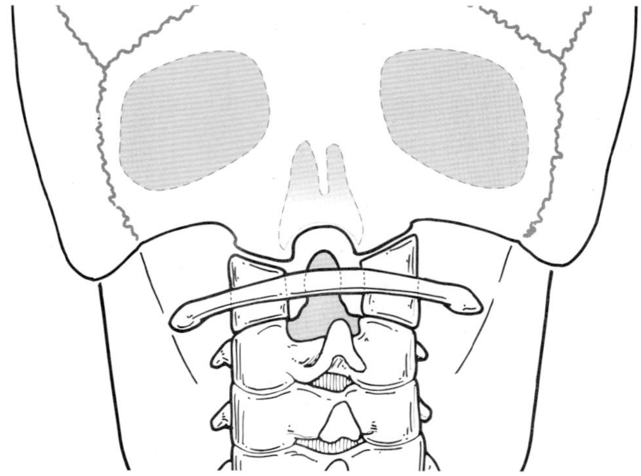

그림 19-9 바닥에서 어져스트먼트하기 위해 헤드피스를 바닥에 놓고 소아 자세를 잡은 모습.

후두의 관절구의 비대칭이 존재하는지 여부를 결정하기 위해 nasium X-ray에서 검사해야 한다. 때때로 한쪽의 구가 반대쪽 보다 높고/혹은 관절면이 반대쪽보다 더 가파른 것을 관찰할 수 있다(그림 19-9). 이 소견은 환자의 리스팅 카드에 적어놓아 미래에 참고가 되게 한다. 대부분의 경우에 구가 가파른 쪽으로 환추의 측방전위가 자주 일어난다는 것이 관찰되어 왔다. 이것은 후두의 관절구의 평평한 면에 비해 가파른 면을 따라 환추가 올라가면서 부정렬되기 쉽기 때문이다. 환추가 가파른 구의 반대쪽으로 측방전위 되었을 경우, 임상가는 이런 환자를 어져스트먼트하는데 매우 주의하여야 한다. 임상가는 최소한의 힘을 쓰는 것이 마땅하며, 이런 환자에게 너무 많은 어져스트먼트적 트러스트를 가하는 것은 금지해야 한다. 환추를 원래 배열의 반대쪽 부정렬로 만들 만큼의 과격한 어져스트먼트는 매우 드물게 발생해야 하겠지만, 상기 예와 같은 경우는 환자가 가파른 쪽으로 부정렬되려는 경향이 있기 때문에 보다 더 자주 일어날 수 있다.

상부경추의 생체역학적 안정성은(카이로프랙틱 관점에서 보면), 후두 관절구가 높고 가파르면 어느 정도 복잡해진다. 관절 구조의 균형을 도와주는 뼈의 적응적 변화가 이전에 언급된 바와 같이 일어나지 않는다면, 이것은 부분적으로 사실이다. 마찬가지로 환추의 외측괴 그리고/혹은 축추 몸체의 불균형이 관찰된다면, 이러한 상황이 일어나거나 심해질 것이다. 후두의 관절구의 불균형과 마찬가지로, 환추-축추의 측방 부정렬은 축추의 위 관절면의 불균형에 의해 영향받을 수 있다. 이러한 소견은 어져스트먼트가 환자에서 유지되지 않고, 서블럭세이션을 임상가가 최대한으로 어져스트먼트하게 하는데 방해요소가 될 수 있다. 환자에게 이러한 소견을 알리고, 외래 방문 사이 동안 척추에 대한 좀 더 세심한 주의를 기울이도록 격려해야 한다(이 장의 마지막 부분에서 논의될 것이다). 더욱이 이러한 선천적 소견들이 회복에 영향을 끼치며, 결국 척추를 안정화시키기 위해 추가적인 방문이 필요할 수도 있고, 지지적 치료를 위해 빈번한 방문이 필요할 수도 있다는 것을 환자에게 주지시켜야 한다.

두개저함입과 편평두개저 (basilar Invagination and Platybasia)

두개저함입(basilar invagination)은(또한 basilar impression이라고도 불린다.) 후두와 상부경추의 기형인데 상부경추가 후두골 바닥면을 밀고 위로 올라가 두개골 안으로 들어간 모습을 보인다. 일차적 두개저함입은 근원이 선천적이고 다양한 척추이상과 동반된다(즉, C1의 미형성 혹은 형성부전, Arnold-Chiari(AC) malformation, Klippel Feil syndrome). 이차적 두개저함입은 후두골을 부드럽게 하는 다양한 후천적이상으로 부터 온다〔즉, 섬유골이형성증(fibrous dysplasia), 골연화증(Orthospinologyteomalacia), Paget' s disease〕.[90]

진단은 측면 방사선 사진에서 두개의 선을 그어서 한다 — Chamberlain' s line과 McGregor' s line. Chamberlain' s line은 경구개의 뒷쪽 끝에서 대후두공의 뒷쪽 끝까지 선을 긋는 것이다. 치상돌기의 끝이 이 선위로 올라오는데, 3 mm 정도는 정상범위지만, 6 mm 초과는 이상소견이다. McGregor' s line은 경구개의 뒷쪽 윗쪽 끝에서 후두골의 제일 낮은 곳으로 선을 긋는다. 약 90%의 환자에서 치상돌기의 끝이 남자는 8 mm, 여자는 10 mm 넘게 이 선 위로 있지 않아야 한다. 심한 두개저함입의 경우 환추는 후두골에 의해 에워싸여 있을 수도 있다.

편평두개저는 두개저가 부드러워져서 대후두공 근처의 후두개우묵(posterior cranial fossa)의 바닥이 위로 불

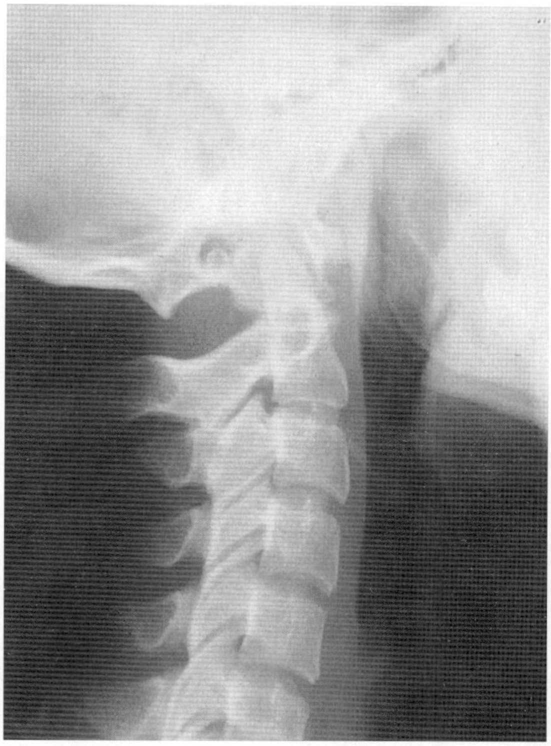

그림 19-10 환추의 후두화가 있는 환자의 측면 경추 사진. (출처: Yochum TR, Rowe LJ. *Essentials of Skeletal Radiology*. Baltimore: Lippincott Williams & Wilkins 1987:96.)

룩해지는 것을 말한다. 이 상태는 Paget' s disease, 골형성부전증(osteogenesis imperfecta), 골연화증 같은 다양한 대사성, 혈액학적 질환에서 보이는데, 상부경추가 대후두공 안으로 밀고 들어가게 된다. 대부분의 경우 두개저함입과 편평두개저는 상부경추 치료에 금기증이다. 이는 각각의 상태의 심각성, 신경학적 이상의 정도, 환추 횡돌기 접촉의 가능성 등과 관계가 있다. 이 장에서 논의된 다른 기형의 예와 마찬가지로, 이것 역시 신경학적 이상을 일으킬 가능성이 있는 심각한 어떤 골성기형이 의심될 경우, 전문의를 찾아 의뢰를 하는 것이 현명할 것이다.

분절화되지 않은 기형 (Nonsegmentation Anomalies)

원시 경절(primitive sclerotome)이 분절화가 덜 되면 "융합척추(block vertebra)"가 생긴다. 이 상태는 두 개 혹은 그 이상의 척추가 구조적으로 하나처럼 보이며, 한 개의 단일체로서 기능한다. 후두환추 관절에 분절화가 생기지 않은 것을 *환추의 후두화*라고 한다(그림 19-10).

C0-C1 사이의 분할이 부족한지 여부를 결정하기 위해 의심이 되는 측방 방사선 사진(심각한 불안정성이 없을 경우)을 굴곡시켜 긴장상태로 찍는다. 분절화가 되지 않는 것 자체가 신경학적 이상을 만드는 일이 드물다 하더라도, 상부경추의 융합인 경우 뇌간과 척수의 압박이 보고되어 왔다. 환추가 후두에 융합되기 때문에 이런 환자에서 환추 어져스트먼트는 금기이다. 그러나 이런 경우 융합된 분절 밑에 보존적 치료를 집중적으로 할 수 있다.

Klippel Feil syndrome은 경추에 다수의 융합척추가 있는 것이 특징이다. 환자에서 짧은 목, 낮은 머리선, 비뇨생식기계, 청각, 신경계, 순환기계, 호흡기계 기형이 나타난다. 어렸을 때는 증상이 없는 경우가 자주 있다. Klippel Feil syndrome 환자의 20%에서 얼굴의 비대칭, 사경, webbing of the neck 등이 보인다.[92] 융합되지 않은 분절에 모든 움직임이 집중되기 때문에 척수의 불안정성 혹은 신경근의 압박으로 이어질 수 있다.[96,97] 경추늑골(cervical rib)은 경추의 횡돌기와 관절을 이루는 분리된 뼈 조각이다. 경추늑골과 길어진 횡돌기는 둘 다 흉곽출구 증후군을 유발시킬 수 있는데, 이는 상지로 공급하는 신경과 혈관에 문제를 이르킨다.

상부 경추 불안정 (Upper Cervical Instability)

불안정 증후군은 생리적 부하에 척추가 척추 사이의 관계를 유지할 수 있는 능력을 상실한 것으로 정의되며, 척수를 자극할 수 있고, 신경학적 문제를 일으킬 수 있다. 18장에서 논의된 바처럼 축추의 치상돌기의 발달에서 변형이 일어날 수 있다. 치상돌기 분리증(os odontoideum)(그림 19-11)은 환추축추의 불안정성을 일으킬 수 있다. 드문 경우에서 치상돌기의 형성저하나 선천적으로 없는 경우가 환자의 필름에서 나타날 수 있다. 상부경추 치료를 위해 이러한 환자를 받는 것에 대해 주저하겠지만, 사례연구는 치상돌기분리증을 가진 소아에게 상부경추 치료가 성공적으로 행해졌음을 보고해 왔다. 환추치상돌기간 거리(atlantodental interspace, ADI)를 측면 경추사진에서 관찰하여야 하는데, 3 mm를 넘으면(소아는 5 mm) 안된다. ADI의 증가는 다운증후군에서 보이는 것처럼 선천적 횡인대의 부재 때문이다. 심각한 류마티스성 관절염이나 외상으로 인한 횡인대의 끊어짐 또한 ADI의 증가를 일으킬 수 있다. 비정상적 ADI가 발견되면, 환추축추 서블럭세이션과 불안정성의 가능성 여부를 확인하기 위해 굴곡-신전 검사가 추천된다.[99]

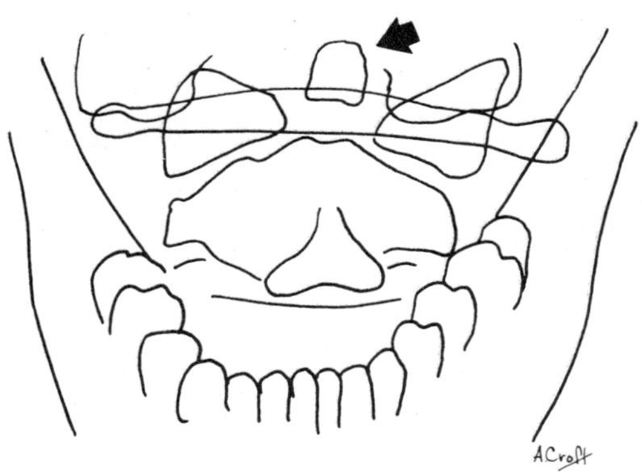

그림 19-11 치상돌기 분리증의 방사선학적 모습을 그린 그림. (출처: Foreman SM, Croft AC. *Whiplash Injuries*. Baltimore: Lippincott Williams & Wilkins 2002:301.)

잠재성 척추피열(spina bifida occulta)는 척추 분절의 후부 구성물의 융합이 실패한 것으로, 경막의 탈출이 없는 것이며, 보통 임상적 중요성은 없다. 후궁의 불융합은 다른 기형이 동반되어 있지 않으면, 대개 신경학 이상은 동반하지 않는다. 환추 후궁의 미생성인 경우, 횡인대가 온전하지 못할 수도 있다. 이런 환자일 경우, 관절의 안정성을 평가하기 위해 굴곡-신전 방사선 사진을 찍어보아야 한다.[91] 생체역학적 그리고 신경학적 관점에서 안전하다고 판별되면, 이런 후궁의 미생성은 Orthospinology 어져스트먼트를 하는 데에 금기는 아닐 지도 모른다. 그러나 환추의 전궁이 미생성된 경우는 상부경추 치료를 금하여야 할 것이다. 다행스럽게도 이런 예는 매우 드물며, 있다 하더라도 의학적 자문을 의뢰해야 할 것이다.

Posterior Ponticle

Posterior ponticle은 여러 동의어 중 하나인데, 측면 경추사진에서 종종 발견할 수 있는 소견이다(그림 19-12). 이는 후 환추후두막(posterior atlanto-occipital membrane)의 자유면(free border)의 골화로 발생하며, 이것은 위로는 대후두공의 뒤쪽 끝과 연결되고, 아래로는 환추의 후궁과 연결된다. PP는 추골동맥과 첫번째 경추신경을 덮어 아치를 이룬다. 전조증상 없는 편두통과 PP와의 의미있는 연관성이 발견되었다(odds ratio of 2.19 : 1). Wight 등은 이 발견이 추골동맥의 허혈성 압박과/또는 두개골과 경추사이가 만나는 부위에서 경막의

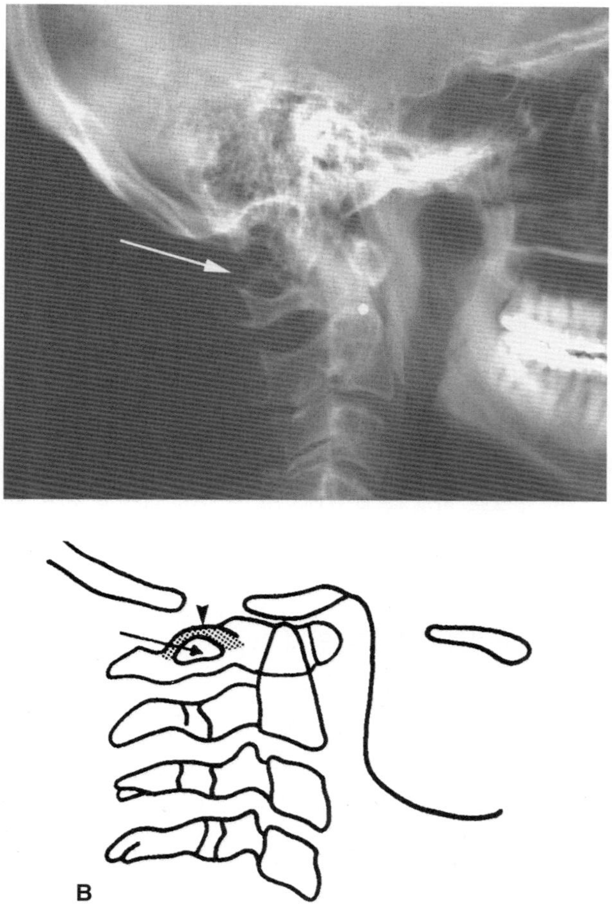

A

B

그림 19-12 A: 환추의 posterior ponticle을 보여주는 경추 lateral view. B: 환추-후두골 막(화살머리)의 골격화 현상으로 인해 발생하는 골격궁은 추골동맥과 C1 신경을 통과시킨다. 이 현상은 활모양의 공 (화살)을 형성한다. (B 출처: Gatterman MI. *Chiropractic Management of Spine Related Disorders*. 2nd ed. Baltimore: Lippincott Williams & Wilkins 2004:73.)

장력과 관련이 있을 것이라는 생각을 한다. 논문은 또한 후두 아래부위를 해부하면서 연구한 것에 대해 논의하였는데, PP가 환추–후두막에 직접적으로 붙어있는 것을 보여줬다. 이 막은 또한 척추 경막에도 붙어있기 때문에 상부경추의 서블럭세이션은 장력을 척추 경막으로 전달하는 것이 가능하고, 이것은 심한 편두통과 같은 두통을 유발시킬 수 있다.

Gatterman[101]과 Buna[102] 등은 회전이 연관된 어저스트먼트 실행 중 PP는 뇌저동맥부전(basilar insufficiency)을 일으킬 가능성이 있다고 주장했다. 그러나 다른 연구에서는 PP를 가진 환자의 목을 회전시킬 때 추골동맥의 주된 협착의 예가 증가한다는 것을 발견하지 못했다.[103] Crowe에 의한 연구[104]에서 상부경추 치료에 직각으로 힘이 가해지는 치료를 하고 PP가 있는 환자의 임상적 반응을 관찰하였다. 전체 연구의 전반적인 증상반응은, 매우 좋음 32.3%, 좋음 28%, 중간 23.8%, 반응 없음 8.5%, 모르겠음 7.4%로 나타났다. 이 어저스트먼트 방법의 부작용의 예는 나타나지 않았다. 그런데 이 연구는 PP가 없는 환자를 포함하여, 환자의 상부경추의 부정렬은 감소되지 않았다는 것을 발견했다.

아놀드 키아리 기형 (Arnold-Chiari Malformation)

AC 기형은 소뇌가 척추강 안으로 밀고 내려온 상태이다. 이 상태는 상부경추의 다른 선천적 기형과 같이 종종 나타난다[즉, 환추의 후두화, 두개저함입, 편평두개저, 경추의 융합척추, 경추늑골, 척수공동증(syringomyelia)]. Aboulezz 등[105]은 소뇌편도(cerebellar tonsil)의 대후두공 밑으로의 하강은 3 mm까지는 정상, 3–5 mm까지는 경계선, 5 mm를 넘으면 확연히 병적이라고 보고하였다. "건강한" 환자의 소뇌편도의 끝은 basion–opisthion reference line(BO line)에서 평균 약 3 mm 위에서 발견되었다.[106] 흥미롭게도, 같은 연구에서 성인 특발성 척추측만증 환자의 약 18%에서 소뇌편도의 끝이 BO line 밑에서 발견되었고, 두 그룹간의 곡선의 심한 정도 차이는 증가했다.

저자는 사용되고 있는 참고 기준을 사용할 경우, 편도탈출의 유병률은 과소평가되고 있고, 성인에서 BO line 밑으로의 어떤 이동도 비정상으로 여겨져야 한다고 결론지었다.[107-111] AC 기형과 측만증 과의 관계는 이전에 많이 보고되어 왔고, 수반되는 결과가 잘 성립되었다. 카이로프랙틱적 관점에서 보면, 어떻게 두개저에 잠재된 긴장과 신경학적 기능이상이 측만증 같은 자세의 뒤틀림을 일으키는지는 이해가 된다. 이전 나의 외래와 연관된 임상가인 Dr. Jason L. Smith는 경한 type I의 AC 기형이 있는 간호사가 포함된 증례 연구를 했다.[112] 2년전 그녀는 간헐적으로 한차례 피로, 졸림, 왼쪽 얼굴과 왼쪽 팔의 무감각 등을 경험했다. 그녀는 또한 경증의 간헐적인 운동실조(ataxia), 매일 지속되는 두통, 말하기 어려움, 전반적인 관절통 등도 있다고 했다. 손을 이용한 Grostic 어저스트먼트가 그녀의 치료를 위해 우선적으로 선택되었고, 그녀는 빠르게 반응했다. 나는 이 환자를 계속하여 관리했다. 경도의 AC기형 환자를 보기로 결정한 치료사는 치료를 하는데 있어서 신중하고 주의 깊어야 한다. 그러나 심한 type II와 type III의 AC 기형은 수술적 방법이 필요할 지도 모른다. 환자의 머리와 목을 위치한 자세가 현기증, 어지럼증, 메스꺼움, 복시 또는 비슷한 증상들이 나타나는 강력한 척추 수기는 환자가 이중 한 가지 증상이라도 나타난다면 하지 말아야 한다는 것이 나의 의견이다. 특히 환자가 어떤 선천적 기형이 있을 경우엔 더욱 맞는 말이다. 다른 임상적 상황과 마찬가지로, 치료사는 잠재된 위험보다 어져스트먼트의 이익이 많은지 판단해야 한다. 결정은 경우에 따라 다른데, 이는 보통 상태의 심각성, 척추의 안정성, 신경학적 온전함, 전반적인 환자의 태도에 근거한다. 이 책은 이러한 문제점에 대해 절대적 결정을 치료사에게 제공할 의도는 없다. 치료사는 그들의 외래에서 시행되는 치료에 대해 적절성과 안전성을 결정하는 임상적 판단을 내려야만 한다. 만약 경추에 부드러운 어져스트먼트 치료를 하기로 결정하였다면, 매우 신중하게 해야 하고, 환자의 반응도 주의깊게 관찰하여야 할 것이다.

휠체어에 앉은 환자, 하지를 절단한 환자, 하지에 캐스트를 한 환자 Patients in Wheelchairs, Lower-Extremity Amputees and Patients in Leg Casts

임상에서 치료사는 장애가 있는 환자를 치료하는 데 그들의 기술 지침을 임시변통해야만 할 수도 있다. 휠체어에 있는 환자를 어져스트먼트하거나 X-ray찍어야만 하는 경우는 드물 것이다. 상부경추의 독특한 기술의 장점 중 한 가지는 개별 상부경추의 서블럭세이션에 대한 생체역학적 이해를 많이 중요하게 여긴다는 점이다. 이런 지식은 임시변통이 필요한 상황이 되면 어져스트먼트 방법을 변화시켜 적용시킬 수 있게 한다. 환자의 상태가 옆으로 눕지 못할 경우, 유두돌기의 완전한 지지없이 환자를 어져스트먼트하는 것은 추천되지 않는다. 나는 나이든 환자 빼고는 모든 양측 하지마비 환자를 측와위로 위치시켰는데, 그 한 환자는 심한 비만이었다. 이 환자는 휠체어에 앉은 상태에서 보조자가 헤드피스를 환자 머리 옆에 잡고 있는 상태에서 어져스트먼트를 받았다. 그런데 그의 첫 번째 Orthospinology 어져스트먼트 후 몇 분 안에 환자는 그의 발가락을 씰룩씰룩 할 수 있게 되었다. 그는 그의 첫 번째 카이로프랙틱적 검사와 치료 이전에 경추의 신경외과 수술과 연관된 부작용으로 하지의 움직임이 전혀 없는 상태였다.

어져스트먼트 테이블에 위치할 수 있는 환자들에 대해서, 나는 내가 환자의 몸을 휠체어에서 들어 올릴 때, 보조자가 다리를 들게 한다. 환자는 조심스럽게 어져스트먼트 테이블로 옮겨지고, supine 자세에서 단족 검사를 위해 supine 자세로 눕히는 동안 머리와 목을 받쳐준다. 어져스트먼트 준비와 어져스트먼트를 위해 side 자세로 환자를 눕힐 때 보조자가 테이블 옆에 서서 환자의 하체를 받쳐주는 것이 중요하다. 이 안전한 과정은 환자가 갑자기 근육의 경련으로 인해 테이블로부터 굴러 떨어지는 것을 방지한다.

Mathins[113]은 마비로 인해 supine 자세에서 어져스트먼트할 수밖에 없었던 두 환자의 예를 발표했다. Supine 자세에서 중력이 머리를 측방으로 잡아끌지 못한다고 그는 기술하고 있다. Mathins는 환자의 환추-후두 관절이 가까워지는 것을 방지하기 위해 유두돌기를 안정화시키는 것이 꼭 필요한 것은 아니라고 느꼈다. 그는 머리의 무게가 supine에서 머리를 안정화시키기엔 충분하다고 상정했다. 상부경추 치료를 받은 후, 한 환자는 그녀의 전반적인 통증 수준이 극적으로 호전되는 것을 느꼈고, 편두통도 감소되는 것을 느꼈다. 두 번째 환자는 그녀의 마비때문에 주관적 증상에 대해 대화할 수는 없었지만, 어져스트먼트 후 긍정적인 신경학적 징후가 보였다. 이 징후에는 기능적 다리길이의 불일치, 불일치하는 동공확대, 과잉 반사, 족클로누스(ankle clonus), Babinski 징후, 운동조절의 향상 등이 포함된다.

해부학적 단족 (Anatomical Leg Length Inequality)

인구 중 해부학적 단족(LLI) 빈도수는 9장에서 언급되었다. 그러나 여러 가지 인자로(즉, 골반 서블럭세이션/기울어짐, 정확하지 않은 X-ray의 위치, 방사선학적 뒤틀림, 구조적 비대칭) 인해 대퇴골두의 높이 차이로 증명하는 것은 해부학적 LLI의 유병률의 과대평가로 이어질 수 있다. 골반의 부정렬은 대퇴골두를 방사선 사진상 다른 높이로 투영되게 할 것이다. Dr. Clarence Gonstead's system은 골반의 틀어짐(tilt)과 회전은 확실한 LLI를 약

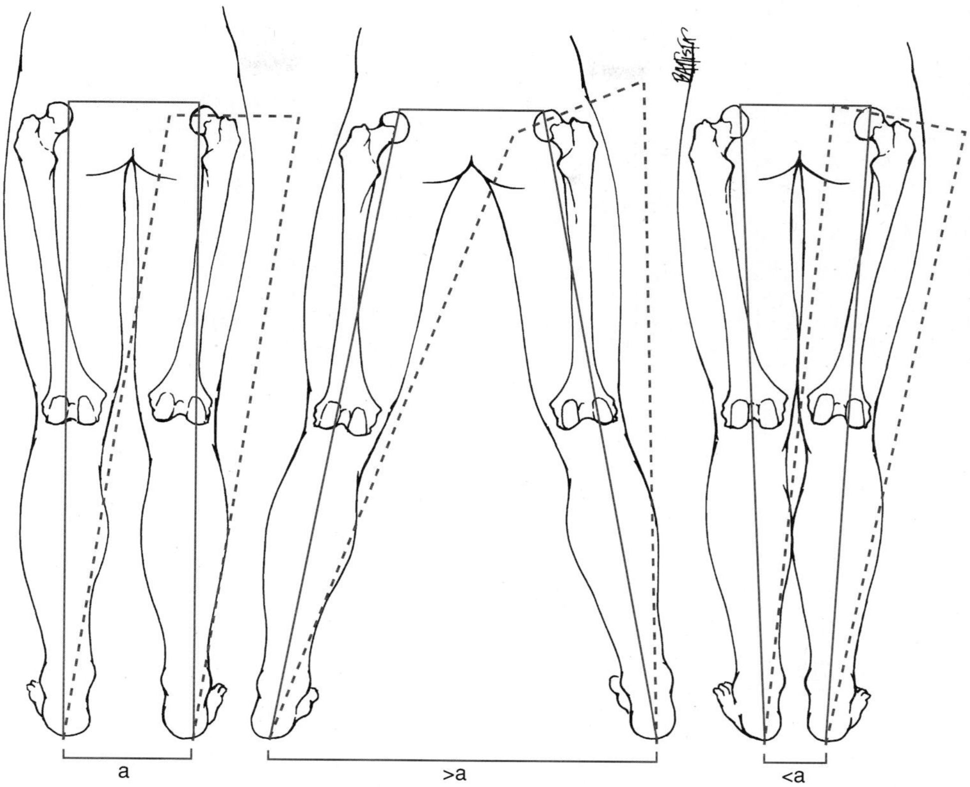

그림 19-13 뒤꿈치가 정확히 관골구의 아래에 위치함으로 생기는 평행사변형 효과; **> a.**와 **< a.**는 부정확한 위치로 인해 생기는 대퇴전자 현상을 그리고 있다. (출처: Eriksen K. *Upper Cervical subluxation Complex*. Baltmore: Lippincott Williams & Wilkinsm 2004:156.)

40%까지 증가시키거나 감소시킬 수 있다고 가르친다. 무명골의 후방 틀어짐과 외측회전은 분명한 단족을 유발시키는 반면 전방으로의 틀어짐과 내측회전은 다리를 부정확하게 길어보이게 한다. 진정한 해부학적 LLI를 계산하기 위해서는 우선 편측 골반의 틀어짐과 회전의 양을 mm로 추가해야 한다. 그런다음 이 양에 0.4를 곱한다. 이 어져스트먼트된 인자가 측정된 LLI에 추가되어 실제 LLI가 산출된다(혹은 적절한 수치로 추출된다).[114] 정확하게 대퇴골두의 높이를 평가하기 위해 전-후 요추골반 사진에서 환자를 정밀하게 위치시켜야 한다는 점은 매우 중요하다. 표준이 되는 방법에서는 방사선의 주요 빔이(primary beam) 하부 요추부위를 지나야 한다고 가리키는 것에 비해, 중앙 방사선(central ray)이 대퇴골두 높이를 지나가야 한다. 이것은 X-ray빔의 방사상의 성질 때문이다. 만일 안정화나 압박밴드를 사용하지 않았을 경우, 골반의 회전이 전-후 요추 방사선 사진에서 자주 관찰되는데 이는 해부학적 LLI의 측정에서 생길 수 있는 또 하나의 잠재된 오류이다.[115,116] 이것은 X-ray가 방사상으로 퍼지는 성질때문인데, 대퇴골두를 지날 때 약 12° 비스듬하게 밑으로 통과하며, 한쪽 대퇴골두가 다른 쪽에 비해 앞에 위치할 경우, 사진 상 실제보다 더 밑에 있는 것으로 나올 것이다.[115]

임상가는 환자의 발이 둔부 바로 밑에 위치하여 서도록 주의하여야 한다. 대퇴전자 현상(the trochanteric phenomenon)을 피하기 위해 환자를 위치시켜 평행사변형 효과를 얻어야만 한다(그림 19-13). 환자의 위치가 부정확한 경우, 측방이동을 일으키는 자세의 뒤틀림이 얼마나 중요한 측정상의 오류를 유발하는 지는 분명하다. 이 자세적 뒤틀림은 환자 척추의 서블럭세이션의 부분일 수 있고 촬영 시 수정되어서는 안된다. 특히 환자의 몸이 육중하거나 심각한 부정렬이 있을 경우, 측방이동과 골반의 회전은 완전히 집어내기란 힘들다. 대퇴골두 높이 측정의 방법 간 그리고 방법내의 신뢰도는 이 평가의 가능한 오류에 대해 고려해야 할 필요가 있는 또 다른

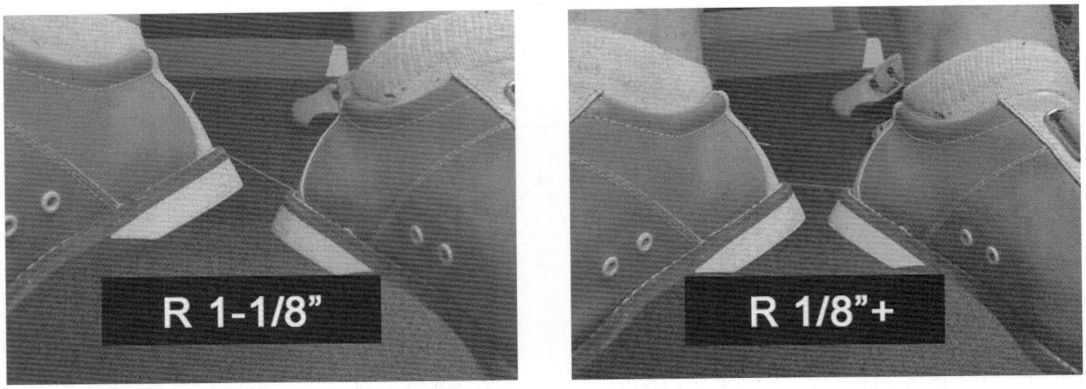

그림 19-14 첫 번째 Orthospinology 치료 후, 기능적 골반 틀어짐의 어져스트먼트. 환자는 해부학적 LLI가 있어서 어져스트먼트가 완전하지 않다.

인자이다. 생각해야 할 다른 문제는 관골구(acetabulum)의 위치가 좌우로 다를 가능성이 있다는 점이다. 예를 들어, 오른쪽에 해부학적 LLI가 존재하고, 관골구의 해부학적 높이가 오른쪽 무명골에서 왼쪽에 비해 낮다면, 결과적으로 골반은 균형이 잡힐 것이다. 이는 천골 기저부의 편평도나 요추의 보상에 적거나 거의 영향이 없는 것과 관계없이, 해부학적 LLI에 생체역학적으로 강한 영향을 줄 것이다.

비록 빈도는 논쟁될 수 있겠지만, 해부학적 LLI는 존재한다고 인식된다. Spine 단족검사에서 균형 잡혔다는 것이, 많은 경우에 있어서 동시에 발생하기 쉬운 이 두 가지 현상처럼 환자가 해부학적 단족이 없다는 것을 가리키지는 않는다. 나의 외래에서 시행된 연구는 환자의 약 6%에서 약간의 뒤꿈치를 올려주는 heel lift(일반적으로 3 mm)가 필요하다는 것을 밝혀냈다. 이것은 supine 단족검사에 근거한 것이며 해부학적 LLI의 크기를 의미하는 것은 아니다. 그러나 임상가는 다음의 기준들이 성립되지 않을 시엔 heel lift 처방에 주의를 기울여야 한다: (i) “진정한” 다리길이 불일치(anisomelia)가 측정된다. (ii) 천추 기저부가 낮은 쪽과 L5 추체가 회전한 방향이 단족 쪽이다. (iii) 요추의 볼록한 쪽이 존재한다면, 해부학적 LLI 쪽이다. 그림 19-14는 심한 기능적 골반 뒤틀림 환자가 해부학적 LLI로 인해 복잡해진 상태를 나타낸다. 상기의 기준에 부합하는 환자에서 작은 heel lift을 제공하였음에도 불구하고 극적인 호전을 보여준다.

나는 다리 중 한쪽이 절단된 환자 4명을 본 적이 있다. 이것은 주요 결과 평가 중 하나를 쓸모없게 만든다(환자가 보조기를 차지 않았을 경우); 그러나 다른 방문, 방문마다 검사할 수 있는 사용가능한 방법들이 아직 치료사에게는 있다. 일차적인 평가는 척추 주변의 온도 측정기(thermometry)와 촉진으로 살피는 것(palpatory scanning) 뿐만 아니라 앉아 있을 때 환자의 자세를 살피는 것 등이 있다. 나의 환자 중 2명은 보조기를 차고 있어서, supine 단족 검사를 시행할 수 있었다. 절대적 검사에 비해 이것은 상대적 평가라는 점을 짚고 넘어가야 한다. 즉, 치료사는 다리 길이의 균형을 맞추는데 관심을 갖지 않을 수도 있는데 이는 보조기로 인한 잠재적 어려움 때문이다. 그러므로 치료사는 어져스트먼트로 인한 변화를 결정하는 것과 환자가 골반의 틀어짐에 대하여 서블럭세이션되어 있을 때 환자를 어떻게 검사할 지에 대해 관심을 갖는다. 치료사가 충분히 오랫동안 외래를 보면, 그/그녀는 심각한 해부학적 단족을 갖고 있는 환자를 마주하게 될 것이다. 이는 소아마비, 심각한 다리 골절, 무릎이나 골반수술, 다양한 골반이상 등등에 의해 유발될 수 있다. 이런 환자들은 그들의 신발을 맞추거나, 큰 heel lifts를 갖고 있을 지도 모른다. 환자의 단족검사와 목적이 같을 수는 없다 하더라도, 표준 supine 단족검사는 시행될 수 있다. 본질적으로 임상가는 척추주변 근육의 긴장도 균형을 평가하고 있는 것이다. 서블럭세이션-유발성 불균형은 골반의 틀어짐을 일으킨다. 그러므로 기능적 골반 틀어짐이란 말이 만들어 졌다. 비록 해부학적 LLI가 있다 하더라도, 환자가 “어져스트먼트 되었다”고 판단하기 위해, Orthospinology 어져스트먼트 후 supine에서 기능적 LLI를 촬영하여, X-ray소견, 촉진, 피부온도측정과 자세의 다양성(themographic and postural variation)과 연관시키는 것은 종종 가치 있는 일이다. 더 흔하게 환자가 하지에 캐스트를 하고 치료를 위해 내원할 수 있을 것이다. 치료사는 환자가 다리를 절단한 후 보조기를 차고 있을 때와 같은 지침에 따라야 할 것이다.

척추 어져스트먼트를 안정화시키는 데에 도움이 되는 환자 교육 Patient Instructions to Help Stabilize Spinal Correction

Orthospinology 치료에 의해 생긴 결과를 최적화시키는 주요 목적 중 하나는 가능한 한 오랜 기간 동안 척추 어져스트먼트된 상태를 유지 혹은 "고정"시키는 것이다. 이것은 특히 어려운 예의 특별한 환자의 치료일 경우 더욱 그러하다. 첫 번째 어져스트먼트 후 촬영한 찍은 X-rays에서 어져스트먼트된 각이 클수록 환자는 어져스트먼트된 상태를 더 길게 고정시키는 경향이 있다는 것은 임상적으로, 그리고 몇몇의 제한된 연구의 증거로 보여져 왔다. 그러나 환자가 어져스트먼트 사이에 그들의 척추를 얼마나 잘 관리하는지도 서블럭세이션과 자세적 뒤틀림을 안정화시키는데 중요한 역할을 한다. 가정관리 때 해야 할 것과 피해야 할 것에 대해 치료사와 스탭이 환자에게 마땅히 교육해야 한다. 가능하다면, 환자는 다음 것들을 피해야 한다.

- 엎드려 자는 것,
- 의자에서 어떠한 자세로든 자는 것,
- 누워서 목을 앞으로 굽히거나 옆으로 해서 TV를 보거나 책 등을 읽는 것,
- 목을 심하게 좌우 혹은 앞뒤로 틀거나 꺾는 것,
- 두 운동면에서 목을 틀거나 꺾는 것(예, 머리와 목을 측방굴곡과 동시에 회전시키는 것),
- 오랫동안 위를 올려보거나 아래를 내려다 보고/보거나 목이 불편한 자세로 오래 있는 것,
- 목과 머리 사이에 전화기를 끼고 있는 것,
- 어져스트먼트 후 최소 24시간 내에 강한 운동을 하거나 육체적 활동을 하여 목과 어깨에 과도한 부하를 주는 것,
- 치료사에게 알리지 않고 누군가에게 목을 잡아 당기게 하거나, 꺾거나, 목에서 우드득 소리나게 하는 것 (이것은 다른 카이로프랙틱 방법을 폄하하려는 것은 아니다; 그러나 경추의 수기 치료는 Orthospinology 치료와 상호 보완적이지 않다는 것이 임상적으로 보여져 왔다.

환자는 최고의 치료적 결과를 달성하기 위해 한 가지 방법이나 혹은 다른 방법을 선택해야만 한다. 환자는 언제나 치료사에게 방문 사이에 머리를 세게 부딪쳤는지, 혹은 어떤 사고가 있었는지에 대해 반드시 정보를 주어야 한다. 경추의 부정렬 방식은 시간이 지나도 안정되어 남는 성질이 있는데, 특히 오랜 기간 동안 치료를 받은 환자에서 그렇다. 이것은 주기별 확인(periodic checkups)을 포함한 "지지치료(supportive care)"의 또 다른 이점이 된다. 중간에 발생한 외상이 없다면, 대부분의 경우 수 년 동안 어져스트먼트에 대한 리스팅이 변화될 필요는 없다는 것이 임상적으로 관찰되어 왔다. 이것에 대한 이유 중 일부가 20장에서 다루어질 것이다. 심각한 외상을 입거나 환자가 어져스트먼트된 상태를 유지하지 못하고 새로운 혹은 지속되는 증상을 경험할 경우, 환자는 새로운 X-ray를 촬영하여 리스팅을 갱신할 필요가 있다. 방사선학적 검사는 다른 병리학적 소견을 감별하기 위해서도 쓰여야 한다(4장 참조). 환자가 어져스트먼트하고 나갔을 때 서블럭세이션의 부정렬 인자는 시간이 지날수록(비록 성향은 똑같이 남아있는다 하더라도) 크기가 줄어드는 경향이 있다는 점은 알려진 사실이다.[119] 즉, 비록 증상은 원래의 서블럭세이션과 비슷하다 하더라도, 척추가 그 전처럼 많이 부정렬되지는 않는다는 말이다. 서블럭세이션이 보통 쉽게 어져스트먼트된다는 것과 환자가 빨리 회복된다는 것은 차이가 있다.

허리통증으로 카이로프랙터의 외래를 찾는 환자들 중 척추의 서블럭세이션과는 관계없이 단순히 허리의 염좌로 인해 오는 경우가 있다. 이것은 왜 환자들에게 중등도에서 무거운 물건을 들 때 정확한 자세를 가르치는 것이 추천되는 지를 보여준다. 환자는 무릎을 굽히고 물건을 몸에 가깝게 붙인다. 허리는 일자로 펴고, 다리와 둔부의 근육을 사용하여 들어올린다. 정확하게 들어 올리는 것은 또한 기존의 허리 상태를 악화시키는 것을 막는데 도움을 준다. 육체적으로 심한 활동을 하기 전에 허리 스트레칭을 하라고 환자에게 상기시킬 필요가 있다.

환자는 정확한 베개 사용법과 잠자는 자세에 대해 교

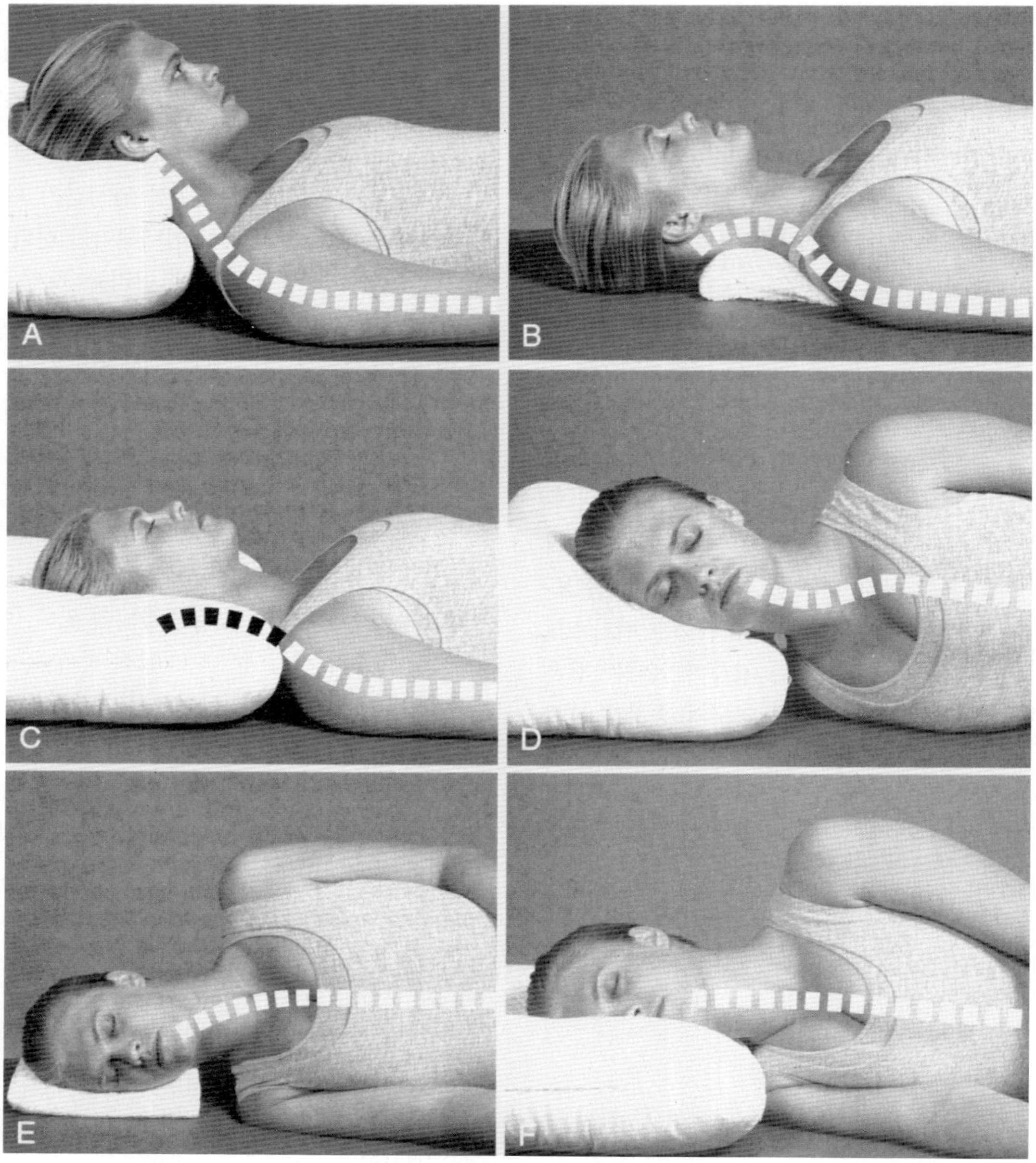

그림 19-15 수면 시 목은 완벽하게 지지되어야 한다. **A:** 베개를 두겹으로 베는 것은 목을 부자연스럽게 굴곡시킨다. **B:** 베개가 없거나 아주 작으면 목의 곡선이 과장되어 진다. **C:** 정확한 베개의 지지는 적당한 곡선을 유지시켜준다. **D:** 너무 큰 베개의 지지를 보여준다. **E:** 너무 작은 베개의 지지를 나타낸다. **F:** 옆으로 누운 자세에서 척추가 완벽하게 지지된다. (출처: Foreman SM, Croft AC. *Whiplash Injuries*. Baltimore: Lippincott Williams & Wilkins 2002:528.)

육 받아야 한다. 엎드려 자는 것은 가능한 한 피해야 하는데, 척추 특히 경추의 관절에 압력이 가해질 수 있기 때문이다. 비록 베개의 종류와 상관없이 어떤 근본적인 기술이 쓰이긴 하지만, 많은 종류의 "정형외과 베개(orthopedic pillows)"가 존재한다. 환자는 그들의 머리와 목이 정상위치로 유지되도록 교육받아야 한다. 이는 목의 신전을 막는 어떤 종류의 베개가 필요할 수도 있다는 것을 의미한다. 마찬가지로 목을 굴곡시킬 정도로 베개가 너무 두껍지 않아야 하는 것도 중요하다. 환자가 옆으로 누울 때 심각한 측방굴곡이 일어나지 않도록 머리와 어깨 사이의 공간은 채워지는 것이 필요하다(그림 19-15).

건강함을 최적화시키는 데 도움이 되는 조언
Health Tips to Help Optimize Wellness

운동과 건강 (Exercise and Health)

카이로프랙틱 치료가 인류를 괴롭히는 모든 상태에 대한 만병통치약은 아니다. 척추의 서블럭세이션을 어져스트먼트하고/감소시키는 것은 110년이 넘게 사용되어 큰 효과를 낸 강력한 건강 보조 치료법일 뿐이다. 그러나 건강과 관련된 많은 다른 분야가 있는데, 정확한 운동, 휴식, 긍정적 정신자세 그리고 영양이 그것이다. 카이로프랙틱 임상가는 임상가의 재량에 따라 많은 종류의 스트레칭 방법과 운동법을 환자에게 가르쳐야 하는 것을 택해야 할지도 모른다. 비록 연구자가 결과에 영향을 끼칠 수 있는 다른 인자들을 고려해 넣는다 하더라도(즉, 나이, 음주, 흡연), 육체적으로 부적격한 사람(낮은 산소 흡수율을 지닌)은 어떤 다른 원인으로 인해 죽을 확률이 3배가 높다는 것은 중요한 사안이다. 이 연구는 심폐기능이 부적절하게 좋지 않은 것은 사망률의 위험인자로서 증가된 수축기 혈압, 흡연, 비만, 당뇨와 비견할 만하다. 65세 이상에서 규칙적인 운동은 또한 치매와 Alzheimer 병의 시작을 늦추는 것과 연관이 있다.[121]

활발한 보행은 환자들의 주 문제가 무엇이든지 간에 최고로 추천되는 운동 중 하나이다. 걷기는 팔, 다리, 몸통 전체의 사용을 필요로 하는 사람에서 알려진 가장 원시적인 움직임 중 하나다. 걷기는 체간의 율동적인 압력 변화뿐만 아니라, 근육의 율동적인 수축과 이완을 일으킨다. Orthospinology 어져스트먼트는 전형적으로 기능적 LLI를 균형잡고, 결과적으로 골반의 뒤틀림을 바로잡기 때문에 걷기는 근육을 보다 대칭적으로 작동하게 한다. 이것은 요추와 골반을 안정화하고 강화하는데 도움을 주고, 또한 유산소 운동의 적절성도 제공한다. 바쁜 생활은 건강과 관련된 활동을 할 시간을 내기 어렵게 하지만, 매일 최소 30분간의 운동은 환자가 달성해야 할 가치있는 목표이다. 치료사는 어져스트먼트 받은 후 환자를 걷게 시키고, 척추 균형을 다시 확인해야 하는 경우도 있다. 이것은 성공적인 어져스트먼트가 이루어 졌는지를 확인하는 이차적인 검사로서 사용할 수 있다.

적절한 수면과 건강에 미치는 영향 (Appropriate Sleep and Its Impact on Health)

완벽한 잠과 휴식은 좋은 건강상태를 유지하는 것뿐만 아니라 환자들의 현재 상태를 회복하는데 필수적이다. 각자가 필요한 잠의 양은 나이를 포함한 여러 가지 인자에 의해 결정된다. 충분히 잤다는 말은 개인이 다음날 졸음을 느끼지 않을 정도로 자는 수면의 양을 말한다. 졸음이 개인의 하루 활동을 방해하거나 어렵게 한다면, 더 많은 수면이 필요하다. 수면 전문가는 일반적으로 성인에게 하루 7에서 8시간 잘 것을 권한다(가급적이면 저녁에): 그러나 이 범위는 많은 사람들에서 6에서 9시간으로 늘어날 수 있다. 수면 요구량은 생체주기에 따라 다양하다. 신생아와 유아는 많은 양의 수면이 필요하며(약 12-16시간), 여기에는 하루 동안 여러 번 자는 낮잠도 포함된다. 반면 성인과 십대는 약 9시간의 수면이 요구된다. 수면 방식은 나이에 따라 약간의 변화와 다양함이 있을 수 있지만, 수면의 필요는 똑같다.

수면 박탈이 탄수화물 대사와 내분비 기능에 나쁜 영향을 끼친다는 것이 알려져 왔다. 효과는 정상적인 노화와 스트레스 시 일어나는 것과 비슷하다(Corticol이 증가한다). 따라서 수면 부족은 노화와 관련된 만성 질환의 심각성을 증가시킬 지도 모른다. 한 연구에 따르면, 수면의 양과 질이 감소함에 따라, 부신호르몬인 cortisol이 증가하고, 성장호르몬이 감소한다는 것이 밝혀졌다. 잠이 부족한 동안 자연살세포(natural killer cell)의 비율이 감소했고, 이는 면역체계에 결정적 영향을 끼친다. 부적절한 수면 방식은 카이로프랙틱 치료의 이점에 역으로 작용하므로, 환자는 이 중요한 사안에 대해 상담을 받을 필요가 있을 지도 모른다. 어떤 환자에서는 어져스트먼트 후 휴식이 이로울 수도 있다. 몇몇 임상가는 어져스트먼트 후 일상적으로 환자를 15에서 45분간 눕히거나 아무대나 기대게 한다. 비록 이것이 임상가 각각의 재량에 따라 다르겠지만, 이 과정은 어져스트먼트를 안정화시키는데 도움을 주는 것으로 생각된다. 건강함에 있어서 감정적 휴식은 또다른 중요한 요소이다. 하루 중 혼자서 마음을 조용하게 할 수 있는 평화로운 시간을 가질 것을 모든 사람에게 권하는 바이다. 이것은 조용히 혹은 평화롭고 이완되는 음악을 배경에 틀어놓은 채로 하는 기도나 명상의 시간일 수도 있다.

긍정적 정신자세 (Positive Mental Attitude)

역사를 통해, 제공되는 치료와는 별개로 임상가와 환자의 관계는 중요한 치료적 효과를 가진다는 점이 인정되어 왔다. 따뜻하고, 친근하며, 확신을 주는 자세의 임상가가 보다 형식적이고 경직된 임상가보다 더 효과적이다. 환자에게 지지와 확신을 제공하면서 치료와 상태에 대한 긍정적인 정보를 통하여 환자의 기대감을 증진시키는 것은 환자 건강의 결과에 중요한 영향을 끼친다는 연구가 있다.[125,126] 임상가가 환자에게 건강 치료의 결과에 대해 약속이나 보장 없이 윤리적인 방법으로 이러한 것을 전달한다는 것은 임상가에게 도전이다. 임상가는 환자의 이해를 확실히 하고 그들이 회복에 대한 적절한 기대를 갖도록 도와주는 것이 필요하다. 임상가가 보수적인 카이로프랙틱 철학을 고수한다면, 이것은 달성하기 쉬울 수도 있다. 서블럭세이션을 기본으로 한 치료는 카이로프랙틱터에 의해서만 관찰되는 증상과 질환을 치료하는 것이 아니다. 임상가는 척추 어져스트먼트로 인해 생기는 객관적 결과에 주목해야만 한다. 환자는 다른 여러 상태의 환자들이 카이로프랙틱 치료를 받고 어떻게 반응했는지에 대한 연구에 대해 제공받을 수 있다.

이런 노력 차원에서 상부경추 서블럭세이션 복합체라는 책은 도움이 되는 자료가 될 것이다. 긍정적 정신 자세는 개인이 어떻게 다른 사람들과 그리고 결혼과 같은 관계에서 상호반응 하는 지에 있어서 중요한 역할을 한다. 방대한 양의 역학조사는 부부싸움이 다양한 건강과 관련된 이혼률과 심지어 사망률의 위험인자라는 것을 보여주고 있다. 한 연구는 서로에게 적대적인 커플은 상대적으로 염증유발 인자인 시토카인 수치가 상승하는 것을 보여준다. 이 연구에서 이것은 비적대적인 커플에 비해 물집 상처의 회복이 60% 저하된 결과를 일으켰다. 이 수치들은 거친 관계와 결과적으로 생기는 스트레스가 얼마나 생리적 기능과 건강에 영향을 미치는지 보여주고 있고, 노화와 연관된 질환의 범위를 얼마나 가속시키는지 보여준다. 비관적 환자는 면역이 저하되어 있고, 육체적 그리고 정신적 기능 저하와 심각하게 연관되어 있다.[129]

긍정적 정신 자세를 갖는 환자는 부정적 기질보다 반응을 더 잘하는 경향이 있다.[125] 모든 계획된 약속을 잘 지키고, 임상가의 권유를 잘 따르는 협조적인 환자는 치료에 반응하는 기회를 극대화시킨다. 위약효과는 잘 알려져 왔고, 환자와 임상가 사이 상호관계에 중요한 역할을 한다.[130] 그러나 대부분의 예에서 카이로프랙틱 치료의 치료적 효과와 그 점에 대한 의학적 치료는 위약효과보다 더 우수하다. 성공적인 척추 어져스트먼트는 객관적인 분절과 자세의 어져스트먼트를 일으키고 이는 치료에 직접적으로 기여하는 생리적 반응을 유발시킨다. 임상가는 구조적 그리고 생리적 어져스트먼트를 최적화시키는데 집중하여, 환자의 몸이 보다 효과적으로 작동하고 건강을 증진할 수 있도록 창조하여야 한다. 마침내 영양학적 조언이 기본적인 것에서 종합적인 것까지 나뉘어지고, 거기에는 많은 면이 포함된다. 이 문제에 대해 환자와 무엇을 의논해야 할지 결정할 일이 임상가에게 남겨진다. 그러나 오메가-3를 보충하고 천연적, 음식을 통한 비타민과 미네랄 섭취를 권하는 것이 좋은 출발점이다.

요약 Summary

이 장에서 독자는 카이로프랙틱관점에서 다음과 같은 상황에서 실제 어떻게 해낼 것인지를 배웠다: (i) 환추 횡돌기 접촉이 어려운 환자, (ii) 경추 질환 환자(즉, 추간판 탈출증, 사경, AARFs, 후궁절제술, CSM, 그리고 골절), (iii) 선천적으로 경추에 문제가 있는 환자(즉, 상부경추 관절의 비대칭, 두개저함입, 편평두개저, 환추의 후두화, Klippel Feil syndrome, 불안정성을 유발할 수 있는 기형, 환추의 posterior ponticle, 그리고 AC malformation), 그리고 (iv) 휠체어 사용 환자, 하반신 마비 환자, 해부학적 LLI 환자, 하지가 절단된 환자 그리고/또는 기부스를 한 환자. 이 장에서는 또한 척추의 안정화를 돕고 어져스트먼트를 오래도록 유지하기 위한 집에서 하지 말아야 할 활동과 해야 할 활동을 복습하였다. 환자가 정확한 양의 운동을 하는 것과 휴식, 영양, 그리고 긍정적 정신 자세의 중요성 또한 다루어졌다.

참고문헌

1. Mercer S, Bogduk N. The ligaments and anulus fibrosus of human adult cervical intervertebral discs. *Spine* 1999; 24(7):619–28.
2. Eliot D. Functional anatomy of the cervical spine. In: Murphy DR, ed. *Conservative Management of Cervical*

Spine Syndromes. New York: McGraw-Hill, 1999:3–23.
3. Boden SD, McCowin PR, Davis DO, et al. Abnormal magnetic-resonance scans of the cervical spine in asymptomatic subjects: A prospective investigation. *J Bone Joint Surg Am* 1990;72(8):1178–84.
4. Matsumoto M, Fujimura Y, Suzuki N, et al. MRI of cervical intervertebral discs in asymptomatic subjects. *J Bone Joint Surg Br* 1998;80(1):19–24.
5. Wiesel SW, Tsourmas N, Feffer HL, et al. A study of computer-assisted tomography. I. The incidence of positive CAT scans in an asymptomatic group of patients. *Spine* 1984;9(6):549–51.
6. Boden SD, Davis DO, Dina TS, et al. Abnormal magnetic-resonance scans of the lumbar spine in asymptomatic subjects: A prospective investigation. *J Bone Joint Surg Am* 1990;72(3):403–8.
7. Jensen MC, Brant-Zawadzki MN, Obuchowski N, et al. Magnetic resonance imaging of the lumbar spine in people without back pain. *N Engl J Med* 1994;331(2):69–73.
8. Neo M, Ido K, Sakamoto T, et al. Cervical disc herniation causing localized ipsilateral popliteal pain. *J Orthop Sci* 2002;7(1):147–50.
9. Croft A. Appropriateness of cervical spine manipulation in disc herniation: A survey of practitioners. *Chiropr Technique* 1996;8(4):178–81.
10. Hughes BL. Management of cervical disk syndrome utilizing manipulation under anesthesia. *J Manipulative Physiol Ther* 1993;16(3):174–81.
11. Brouillette DL, Gurske DT. Chiropractic treatment of cervical radiculopathy caused by a herniated cervical disc. *J Manipulative Physiol Ther* 1994;17(2):119–23.
12. Beneliyahu DJ. Chiropractic management and manipulative therapy for MRI documented cervical disk herniation. *J Manipulative Physiol Ther* 1994;17(3):177–85.
13. Pollard H, Tuchin P. Cervical radiculopathy: A case for ancillary therapies? *J Manipulative Physiol Ther* 1995; 18(4):244–9.
14. Hubka MJ, Phelan SP, Delaney PM, et al. Rotary manipulation for cervical radiculopathy: Observations on the importance of the direction of the thrust. *J Manipulative Physiol Ther* 1997;20(9):622–7.
15. Eriksen K. Management of cervical disc herniation with upper cervical chiropractic care. *J Manipulative Physiol Ther* 1998;21(1):51–6.
16. Polkinghorn BS. Treatment of cervical disc protrusions via instrumental chiropractic adjustment. *J Manipulative Physiol Ther* 1998;21(2):114–21.
17. Herzog J. Use of cervical spine manipulation under anesthesia for management of cervical disk herniation, cervical radiculopathy, and associated cervicogenic headache syndrome. *J Manipulative Physiol Ther* 1999;22(3):166–70.
18. Kruse RA, Imbarlina F, De Bono VF. Treatment of cervical radiculopathy with flexion distraction. *J Manipulative Physiol Ther* 2001;24(3):206–9.
19. BenEliyahu DJ. Magnetic resonance imaging and clinical follow-up: Study of 27 patients receiving chiropractic care for cervical and lumbar disc herniations. *J Manipulative Physiol Ther* 1996;19(9):597–606.
20. Alcantara J, Plaugher G, Thornton RE, et al. Chiropractic care of a patient with vertebral subluxations and unsuccessful surgery of the cervical spine. *J Manipulative Physiol Ther* 2001;24(7):477–82.
21. Polkinghorn BS, Colloca CJ. Chiropractic treatment of postsurgical neck syndrome with mechanical force, manually assisted short-lever spinal adjustments. *J Manipulative Physiol Ther* 2001;24(9):589–95.
22. Saal JS, Saal JA, Yurth EF. Nonoperative management of herniated cervical intervertebral disc with radiculopathy. *Spine* 1996;21(16):1877–83.
23. Heckmann JG, Lang CJ, Zobelein I, et al. Herniated cervical intervertebral discs with radiculopathy: An outcome study of conservatively or surgically treated patients. *J Spinal Disord* 1999;12(5):396–401.
24. Destee A, Lesoin F, Di Paola F, et al. Intradural herniated cervical disc associated with chiropractic spinal manipulation. *J Neurol Neurosurg Psychiatry* 1989;52(9):1113.
25. Malawski S, Milecki M, Nowak-Misiak M, et al. Complications of vertebral disc and spinal diseases after manipulation therapy. *Chir Narzadow Ruchu Ortop Pol* 1993;58(2):3–7.
26. Assendelft WJ, Bouter LM, Knipschild PG. Complications of spinal manipulation: A comprehensive review of the literature. *J Fam Pract* 1996;42(5):475–80.
27. Rydell N, Raf L. Spinal manipulation: Treatment associated with a high risk of complications. *Lakartidningen* 1999;96(34):3536–40.
28. Tseng SH, Lin SM, Chen Y, et al. Ruptured cervical disc after spinal manipulation therapy: Report of two cases. *Spine* 2002;27(3):E80–2.
29. Chung OM. MRI confirmed cervical cord injury caused by spinal manipulation in a Chinese patient. *Spinal Cord* 2002;40(4):196–9.
30. Malone DG, Baldwin MG, Tomecek FJ, et al. Complications of cervical spine manipulation therapy: 5-year retrospective study in a single-group practice. *Neurosurg Focus* 2002;13(6):ecp1.
31. Tome F, Barriga A, Espejo L. Multiple disc herniation after chiropractic manipulation. *Rev Med Univ Navarra* 2004; 48(3):39–41.
32. Licata F, Miller M. The treatment of herniated nucleus pulposus in the cervical spine using atlas orthogonal chiropractic technique. *Conference Proceedings of the Chiropractic Centennial Foundation*, July 1995.
33. Robinson GK. Reabsorption of a herniated cervical disc following chiropractic treatment utilizing the atlas orthogonal technique: A case report. Paper presented at: 14th Annual Upper Cervical Spine Conference; November 22–23, 1997; Life University, Marietta, GA.
34. Phillips WA, Hensinger RN. The management of rotatory atlanto-axial subluxation in children. *J Bone Joint Surg Am* 1989;71(5):664–8.
35. Jensen JH, Noring E. Torticollis: An unusual origin. *Ugeskr-Laeger* 1989;151(15):950–1.
36. Leventhal MR, Maguire JK, Christian CA. Atlantoaxial rotatory subluxation in ankylosing spondylitis: A case report. *Spine* 1990;15(12):1374–6.
37. Slate RK, Posnick JC, Armstrong DC, et al. Cervical spine subluxation associated with congenital muscular torticollis and craniofacial asymmetry. *Plast Reconstr Surg* 1993;91(7):1187–95.
38. Moore KR, Frank EH. Traumatic atlantoaxial rotatory subluxation and dislocation. *Spine* 1995;20(17):1928–30.
39. Morrissy RT, Weinstein SL, eds. *Pediatric Orthopaedics*, vol. II. 4th ed. Lippincott-Raven Publishers, 1996.
40. Al-Etani H, D'Astous J, Letts M, et al. Masked rotatory subluxation of the atlas associated with fracture of the clavicle: A clinical and biomechanical analysis. *Am J Orthop* 1998;27(5):375–80.
41. Muniz AE, Belfer RA. Atlantoaxial rotatory subluxation in children. *Pediatr Emerg Care* 1999;15(1):25–9.
42. Crook TB, Eynon CA. Traumatic atlantoaxial rotatory subluxation. *Emerg Med J* 2005;22(9):671–2.
43. McGuire KJ, Silber J, Flynn JM, et al. Torticollis in chil-

dren: Can dynamic computed tomography help determine severity and treatment? *J Pediatr Orthop* 2002;22(6):766–70.
44. Hicazi A, Acaroglu E, Alanay A, et al. Atlantoaxial rotatory fixation-subluxation revisited: A computed tomographic analysis of acute torticollis in pediatric patients. *Spine* 2002;27(24):2771–5.
45. Sassard WR, Heinig CF, Pitts WR. Posterior atlanto-axial dislocation without fracture: Case report with successful conservative treatment. *J Bone Joint Surg Am* 1974;56(3):625–8.
46. Burkus JK, Deponte RJ. Chronic atlantoaxial rotatory fixation correction by cervical traction, manipulation, and bracing. *J Pediatr Orthop* 1986;6(5):631–5.
47. Corner EM. Rotatory dislocation of the atlas. *Ann Surg* 1907;14:9–26.
48. Fielding JW, Hawkins RJ. Atlanto-axial rotatory fixation (fixed rotatory subluxation of the atlanto-axial joint). *J Bone Joint Surg Am* 1977;59(1):37–44.
49. Fielding JW, Stillwell WT, Chynn KY, et al. Use of computed tomography for the diagnosis of atlanto-axial rotatory fixation: A case report. *J Bone Joint Surg Am* 1978;60(8):1102–4.
50. Ono K, Yonenobu K, Fuji T, et al. Atlantoaxial rotatory fixation: Radiographic study of its mechanism. *Spine* 1985;10(7):602–8.
51. Clark CR, Kathol MH, Walsh T, et al. Atlanto-axial rotatory fixation with compensatory counter occipitoatlantal subluxation: A case report. *Spine* 1986;11(10):1048–50.
52. Van Holsbeeck EM, Mackay NN. Diagnosis of acute atlanto-axial rotatory fixation. *J Bone Joint Surg Br* 1989;71(1):90–1.
53. Kawabe N, Hirotani H, Tanaka O. Pathomechanism of atlantoaxial rotatory fixation in children. *J Pediatr Orthop* 1989;9(5):569–74.
54. Goddard NJ, Stabler J, Albert JS. Atlanto-axial rotatory fixation and fracture of the clavicle: An association and a classification. *J Bone Joint Surg Br* 1990;72(1):72–5.
55. Maheshwaran S, Sgouros S, Jeyapalan K, et al. Imaging of childhood torticollis due to atlanto-axial rotatory fixation. *Childs Nerv Syst* 1995;11(12):667–71.
56. Chiapparini L, Zorzi G, De Simone T, et al. Persistent fixed torticollis due to atlanto-axial rotatory fixation: Report of 4 pediatric cases. *Neuropediatrics* 2005;36(1):45–9.
57. Fielding WJ, Hawkins RJ. Spine fusion for atlanto-axial instability. *J Bone Joint Surg Am* 1976;58(3):400–7.
58. Subach BR, McLaughlin MR, Albright AL, et al. Current management of pediatric atlantoaxial rotatory subluxation. *Spine* 1998;23(20):2174–9.
59. Fesmire FM, Luten RC. The pediatric cervical spine: Developmental anatomy and clinical aspects. *J Emerg Med* 1989;7(2):133–42.
60. White AA, Panjabi MM. The clinical biomechanics of the occipitoatlantoaxial complex. *Orthop Clin North Am* 1978;9(4):867–78.
61. Penning L. Normal movements of the cervical spine. *AJR Am J Roentgenol* 1978;130(2):317–26.
62. Knutson GA. Chiropractic correction of atlantoaxial rotatory fixation. *J Manipulative Physiol Ther* 1996;19(4):268–72.
63. Knutson GA. Abnormal upper cervical joint alignment and the neurologic component of the atlas subluxation complex. *Chiropr Res J* 1997;4(1):5–9.
64. Kukurin GW. Reduction of cervical dystonia after an extended course of chiropractic manipulation: A case report. *J Manipulative Physiol Ther* 2004;27(6):421–6.
65. Kukurin GW. The amelioration of symptoms in cervical spinal stenosis with spinal cord deformation through specific chiropractic manipulation: A case report with long-term follow-up. *J Manipulative Physiol Ther* 2004;27(5):e7.
66. Al-Jishi A, Sreekantaswamy. Dystonia associated with atlantoaxial subluxation. *Clin Neurol Neurosurg* 2000;102(4):233–5.
67. Laney C. Atlas movement simplified. Paper presented at: 12th Annual Upper Cervical Spine Conference; November 18–19, 1995; Life College, Marietta, GA.
68. James KA. Upper cervical chiropractic care for spasmodic torticollis cases. Abstracts from the 15th Annual Upper Cervical Spine Conference, Life College, Marietta, GA, November 21–22, 1998.
69. Burton TM. Surgery on the skull for chronic fatigue? Doctors are trying it. *Wall Street Journal*. November 11, 1999.
70. Young WF. Cervical spondylotic myelopathy: A common cause of spinal cord dysfunction in older persons. *Am Fam Physician* 2000;62(5):1064–70, 73.
71. Kumar VG, Rea GL, Mervis LJ, et al. Cervical spondylotic myelopathy: Functional and radiographic long-term outcome after laminectomy and posterior fusion. *Neurosurgery* 1999;44(4):771–8.
72. Saunders RL. Corpectomy for cervical spondylotic myelopathy. In: Menezes AH, Sonntag VK, eds. *Principles of Spinal Surgery*. New York: McGraw-Hill Companies, Health Professions Division, 1996:559–69.
73. Eriksen K. Long-standing axis odontoid fracture in patient presenting with acute low back pain. *Clin Chiropr* 2005;8(2):81–92.
74. Crowther ER. Missed cervical spine fractures: The importance of reviewing radiographs in chiropractic practice. *J Manipulative Physiol Ther* 1995;18(1):29–33.
75. Plaugher G, Alcantara J, Doble RW Jr. Missed sacral fracture before chiropractic adjustment. *J Manipulative Physiol Ther* 1996;19(7):480–3.
76. Plaugher G, Alcantara J, Hart CR. Management of the patient with a chance fracture of the lumbar spine and concomitant subluxation. *J Manipulative Physiol Ther* 1996;19(8):539–51.
77. Alcantara J, Plaugher G, Abblett DE. Management of a patient with a lamina fracture of the sixth cervical vertebra and concomitant subluxation. *J Manipulative Physiol Ther* 1997;20(2):113–23.
78. Brynin R, Yomtob C. Missed cervical fracture: Chiropractic implications. *J Manipulative Physiol Ther* 1999;22(9):610–4.
79. Brynin R, Gardiner L. Missed lumbar transverse process fractures in a high school football player. *J Manipulative Physiol Ther* 2001;24(2):123–6.
80. King SW, Hosler BK, King MA, et al. Missed cervical spine fracture-dislocations: The importance of clinical and radiographic assessment. *J Manipulative Physiol Ther* 2002;25(4):263–9.
81. Regelink GA, de Zoete A. A missed Jefferson fracture in chiropractic practice. *J Manipulative Physiol Ther* 2001;24(3):210–3.
82. Grossman MD, Reilly PM, Gillett T, et al. National survey of the incidence of cervical spine injury and approach to cervical spine clearance in U.S. trauma centers. *J Trauma* 1999;47(4):684–90.
83. Sweeney JF, Rosemurgy AS, Gill S, et al. Is the cervical spine clear? Undetected cervical fractures diagnosed only at autopsy. *Ann Emerg Med* 1992;21(10):1288–90.
84. Reid DC, Henderson R, Saboe L, et al. Etiology and clinical

course of missed spine fractures. *J Trauma* 1987;27(9): 980–6.
85. Mace SE. The unstable occult cervical spine fracture: A review. *Am J Emerg Med* 1992;10(2):136–42.
86. Gerrelts BD, Petersen EU, Mabry J, et al. Delayed diagnosis of cervical spine injuries. *J Trauma* 1991;31(12): 1622–6.
87. Davis JW, Phreaner DL, Hoyt DB, et al. The etiology of missed cervical spine injuries. *J Trauma* 1993;34(3):342–6.
88. Schey WL. Vertebral malformations and associated somaticovisceral abnormalities. *Clin Radiol* 1976;27(3):341–53.
89. Eriksen K, Owens EF. Upper cervical post X-ray reduction and its relationship to symptomatic improvement and spinal stability. *Chiropr Res J* 1997;4(1):10–7.
90. Rothman RH, Simeone FA. *The Spine.* 2nd ed. Philadelphia: WB Saunders, 1982.
91. Yochum T, Rowe L. *Essentials of Skeletal Radiology.* Baltimore, MD: Williams & Wilkins, 1987.
92. Lovell W, Winter R. *Pediatric Orthopedics.* Philadelphia: JB Lippincott, 1978.
93. Wiesel SW, Rothman RH. Occipitoatlantal hypermobility. *Spin,* 1979;4(3):187–91.
94. Dunsker SB, Brown O, Thomson N. Craniovertebral anomalies. *Clin Neurosurg* 1980;27:430–9.
95. Hadley LA. *Anatomico-roentgenographic studies of the spine.* Springfield, IL: Charles C. Thomas, 1981.
96. Bullough P, Boachie-Adjei O. *Atlas of Spinal Diseases.* Philadelphia: JB Lippincott, 1988.
97. Hensinger RN, Lang JE, MacEwen GD. Klippel-Feil syndrome: A constellation of associated anomalies. *J Bone Joint Surg Am* 1974;56(6):1246–53.
98. Dobson GJ. Structural changes in the cervical spine following spinal adjustments in a patient with os odontoideum: A case report. *J Vertebral Subluxation Res* 1996; 1(1):37–40.
99. Pennecot GF, Leonard P, Peyrot Des Gachons S, et al. Traumatic ligamentous instability of the cervical spine in children. *J Pediatr Orthop* 1984;4(3):339–45.
100. Wight S, Osborne N, Breen AC. Incidence of ponticulus posterior of the atlas in migraine and cervicogenic headache. *J Manipulative Physiol Ther* 1999;22(1):15–20.
101. Gatterman M. Contraindications and complications of spinal manipulative technique. *JACA* 1981;15:75.
102. Buna M, Coghlan W, deGruchy M, et al. Ponticles of the atlas: A review and clinical perspective. *J Manipulative Physiol Ther* 1984;7(4):261–6.
103. Haynes MJ, Cala LA, Melsom A, et al. Posterior ponticles and rotational stenosis of vertebral arteries: A pilot study using Doppler ultrasound velocimetry and magnetic resonance angiography. *J Manipulative Physiol Ther* 2005; 28(5):323–9.
104. Crowe HS. The ponticulus posticus of the atlas vertebra and its significance. *Upper Cervical Monograph* 1986;4(1):1–5.
105. Aboulezz AO, Sartor K, Geyer CA, et al. Position of cerebellar tonsils in the normal population and in patients with Chiari malformation: A quantitative approach with MR imaging. *J Comput Assist Tomogr* 1985;9(6):1033–6.
106. Cheng JC, Chau WW, Guo X, et al. Redefining the magnetic resonance imaging reference level for the cerebellar tonsil: A study of 170 adolescents with normal versus idiopathic scoliosis. *Spine* 2003;28(8):815–8.
107. Nokes SR, Murtagh FR, Jones JD III, et al. Childhood scoliosis: MR imaging. *Radiology* 1987;164(3):791–7.
108. Royo-Salvador MB. Syringomyelia, scoliosis and idiopathic Arnold-Chiari malformations: A common etiology. *Rev Neurol* 1996;24(132):937–59.
109. Ghanem IB, Londono C, Delalande O, et al. Chiari I malformation associated with syringomyelia and scoliosis. *Spine* 1997;22(12):1313–7.
110. Eule JM, Erickson MA, O'Brien MF, et al. Chiari I malformation associated with syringomyelia and scoliosis: A twenty-year review of surgical and nonsurgical treatment in a pediatric population. *Spine* 2002;27(13):1451–5.
111. Brockmeyer D, Gollogly S, Smith JT. Scoliosis associated with Chiari 1 malformations: The effect of suboccipital decompression on scoliosis curve progression: A preliminary study. *Spine* 2003;28(22):2505–9.
112. Smith JL. Effects of upper cervical subluxation concomitant with a mild Arnold-Chiari malformation: A case study. *Chiropr Res J* 1997;4(2):77–81.
113. Mathis P. Specific upper cervical adjusting in the supine position. *Chiropr Res J* 1993;2(4):1–5.
114. Specht DL, DeBoer KF. Anatomical leg length inequality, scoliosis and lordotic curve in unselected clinic patients. *J Manipulative Physiol Ther* 1991;14(6):368–75.
115. Jepsen L, Oestreich AT, Bolton JE. The effect of phantom rotation on apparent difference in femur head height on a standard AP-lumbopelvic radiograph. *Eur J Chiropr* 1990; 38(3):108–13.
116. Weinert DJ. Influence of axial rotation on chiropractic pelvic radiographic analysis. *J Manipulative Physiol Ther* 2005;28(2):117–21.
117. Eriksen K. *Upper Cervical Subluxation Complex: A Review Of The Chiropractic and Medical Literature.* Baltimore: Lippincott Williams & Wilkins, 2004.
118. Palmer T, Denton K, Palmer J. A clinical investigation into upper-cervical biomechanical stability: Part I. *Upper Cervical Monograph* 1990;4(10):2–7.
119. Gregory RR. How to adjust the atlas subluxation complex. *Upper Cervical Monograph* 1974;1(3):4.
120. Laukkanen JA, Lakka TA, Rauramaa R, et al. Cardiovascular fitness as a predictor of mortality in men. *Arch Intern Med* 2001;161(6):825–31.
121. Larson EB, Wang L, Bowen JD, et al. Exercise is associated with reduced risk for incident dementia among persons 65 years of age and older. *Ann Intern Med* 2006;144(2): 73–81.
122. Spiegel K, Leproult R, Van Cauter E. Impact of sleep debt on metabolic and endocrine function. *Lancet* 1999; 354(9188):1435–9.
123. Van Cauter E, Leproult R, Plat L. Age-related changes in slow wave sleep and REM sleep and relationship with growth hormone and cortisol levels in healthy men. *JAMA* 2000;284(7):861–8.
124. Ozturk L, Pelin Z, Karadeniz D, et al. Effects of 48 hours sleep deprivation on human immune profile. *Sleep Res Online* 1999;2(4):107–11.
125. Di Blasi Z, Harkness E, Ernst E, et al. Influence of context effects on health outcomes: A systematic review. *Lancet* 2001;357(9258):757–62.
126. Mondloch MV, Cole DC, Frank JW. Does how you do depend on how you think you'll do? A systematic review of the evidence for a relation between patients' recovery expectations and health outcomes. *CMAJ* 2001;165(2): 174–9.
127. Kiecolt-Glaser JK, Loving TJ, Stowell JR, et al. Hostile marital interactions, proinflammatory cytokine production, and wound healing. *Arch Gen Psychiatry* 2005;62(12): 1377–84.
128. Cohen S, Doyle WJ, Turner RB, et al. Emotional style and susceptibility to the common cold. *Psychosom Med* 2003:65(4):652–7.

129. Maruta T, Colligan RC, Malinchoc M, et al. Optimism-pessimism assessed in the 1960s and self-reported health status 30 years later. *Mayo Clin Proc* 2002;77(8):748–53.

130. Miller FG, Rosenstein DL. The nature and power of the placebo effect. *J Clin Epidemiol* 2006;59(4):331–5.

제 20 장

어저스트먼트 후 방사선학적 평가
Postadjustment X-Ray Evaluation

학습목표

이 장을 공부하고 난 후에, 독자는 다음과 같은 사항들을 할 수 있어야 한다:

- 치료 후 평가를 위한 post-X-rays를 어떻게 평가할 수 있다.
- Post-X-rays를 근거로 어저스트먼트를 재조종할 수 있다.
- 필요할 경우 어저스트먼트의 방향(line of correction)을 변화시킬 수 있다.
- 치료가 완전하지 못했다면, 또는 비대적 감소현상이 있었다면 가능한 오류를 파악할 수 있다.
- Post X-ray 평가로부터 얻은 정보가 환자의 초기 치료에 어떻게 영향을 끼치는지 인지할 수 있다.

이 장은 어저스트먼트 후, X-ray 평가의 일차적인 중요성과, 이 정보를 이 후의 어저스트먼트가 좋은 결과가 나오도록 어떻게 사용하는가에 대해 설명할 것이다. 환자의 자세, 어저스트먼트의 방향(line of correction; LOC), 접촉위치, 전부하, 손으로 하는 어저스트먼트의 오류, 어저스트먼트의 속도 등의 오류분석이 논의된다. 상부경추의 생체역학에 대한 깊은 이해가 이 장으로부터 최대의 이득을 얻기 위해 필요하다.

추후 X-ray의 추론 (Post X-Ray Reasoning)

Orthospinology 과정은 카이로프랙터에게 상부경추의 서블럭세이션 복합체에 대한 골적 요소를 정량화하는 방법을 제공한다. 이 과정은 정확한 과학 혹은 요리책 같은 접근이 아니라는 것 또한 이해해야 한다. 좋은 의도와 신중한 적용에도 오류는 생길 수 있고, 이는 덜 선호되는 결과를 야기할 수 있다. Post X-ray 추론은 임상적 과정을 수정할 방법을 제시하여 이전 어저스트먼트의 결과를 설명하고, 이후 결과를 향상시키게 한다. 어저스트먼트 후 X-ray 추론의 일차적 가치는 어저스트먼트를 개선하여 상부경추의 부정렬을 보다 완벽하게 줄이는 데 있다.

Post X-ray 분석에서 예상했던 것보다 적게 어저스트먼트되었을 때, 치료사는 그 결과를 알고 다음 어저스트먼트를 향상시키는 방법을 결정해야 한다. 첫 방사선학적 분석은 부정렬 방식의 종류, 필요한 환자의 자세, 어저스트먼트의 LOC 등의 정보를 제공한다. 그러나 개개인의 반응에 근거하여 수정이 필요할 때도 종종 있다. 기대했던 결과를 달성하지 못하는 가장 흔한 이유는 보통 다음에 기술한 과정 중에 오류가 있어서이다: 첫 X-ray 분석의 오류; 테이블 위에서 환자 자세(유두돌기 지지); 속도, 깊이 또는 추력의 지속시간; 그리고/혹은 어저스트먼트의 LOC. 수정을 하기 위해서는 우선 Pre-X-rays를 재검사 하여 오류가 있는지 여부를 결정해야 한다. 다음으로 환자의 자세, 유두돌기의 지지, LOC의 측정 등을 재검사 한다. 방사선은 사실상 상의 회전이 없어야 하고($\leq 1°$) 완벽한 S-line에서 찍어야 함을 항상 명심해야 한다(8장 참조). 기술한 과정을 끝내고 오류가 없다는 확신이 들면, LOC가 수정될 필요가 있을지도 모른다. 다음과 같은 과정이 추후 방사선 검사 추론을 보조하기 위해 이어져야 한다:

1. 어져스트먼트 후 X-rays를 분석하고 소견을 기록한다.
2. 시술 전과 시술 후를 비교한다.
3. 균등하지 못한 어져스트먼트의 가능한 원인을 밝히기 위해 표를 점검한다(글상자 20-1).
4. 가능성 있는 오류에 대한 표를 사용하여, 환자의 시술 후 필름 분석으로부터 특정 균등하지 못한 어져스트먼트에 근거한 가능성에 대해 나열한 오류들에 대해 점검한다. 치료사는 오류의 근원을 없애야 한다. 예를 들어, 표가 유두돌기 지지에서 오류의 가능성이 있다고 가리키면, 어져스트먼트 전 진행단계에서 점검하고 또 점검하여 근원을 없앨 수 있다.
5. 만약 상부경추 부정렬에서 균등하지 못한 어져스트먼트에서 LOC가 너무 높거나 낮으면, 이 문제의 근원은 반드시 밝혀져야 한다. 대부분, 이는 어져스트먼트 전 X-rays의 분석에 있어서의 오류에 기인한 경우가 많다. LOC에 제일 큰 영향을 주는 X-ray 분석상 오류의 위치는 환추 크기 측정에 있고, 평균 직경 측정에 +/- 1.3 인치의 오류가 있었고, 수직적 인자에 +/- $^1/_2$인치 분산을 일으켰다는 연구가 있다. 어져스트먼트 전과 후의 방사선 사진을 나란히 놓고 혹은 겹쳐서 놓고 관찰하는 것은 종종 오류를 밝힌다. 4개의 높이 인자 요소는 관절구와 축추 표면 측정(axial surface measurements)뿐만 아니라 nasium 필름과도 비교해야만 한다. Vertex view에서 환추의 횡돌공(transverse foramina)의 위치를 필름을 겹쳐서(접어서) 점검해야 한다. 후궁 아래 접촉점(the inferior posterior arch attachment points)을 점검하여, 이 점 사이의 거리가 사진을 접었을 때 같은지 여부를 확인하고 사진을 접었을 때 선택된 C7 점의 가로거리를 비교하여 오류가 발생했는 지 여부를 판단해야 한다. X-ray분석에 오류가 있다고 결정되면, LOC는 어져스트먼트될 수 있고 다시 계산하여 향상시킬 수 있다. 어져스트먼트 실수에 의해 오류가 생겼다면, 어떻게 생겼는지 이해하는 것이 중요하다.
7. 상기 단계를 모두 완성하고, LOC는 여전히 수정되어야 한다면, 높이 인자에서 20% 넘지 않게 LOC를 바꾸기만 한다.
8. 만일 각도 중 하나가 바뀌면, Orthospinology classes에 기술된 과정을 따른다.

표 20-1

후방사선평가를 위한 확률오차

관찰된 변화	서블럭세이션 형태			
감소비율	R3 / L6	R6 / L3	R6 / R3	R3 / R6
Upper more than lower	2, 12, 15	2, 12, 15	1, 11, 14	2, 11, 14
Lower more than upper	1, 10, 11, 14	1, 10, 11, 14	2, 10	2, 10
Upper slight but lower good	4, 5, 10, 11	4, 5, 10, 11	2, 8	2, 8
변화된 쪽				
Upper angle	7	7	7	7
Lower angle	3, 4	3, 4	7, 8	7, 8
증가된 각도				
Upper angle	3, 8, 9, 13	3, 8, 9, 13	3, 8, 9, 13	3, 8, 9, 13
Lower angle	3, 8, 9	3, 8, 9	3, 4, 5, 11, 14	3, 4, 5, 11, 14
변화없음				
Upper and lower angle	6, 8, 9, 13	6, 8, 9, 13	6, 8, 9, 13	6, 8, 9, 13

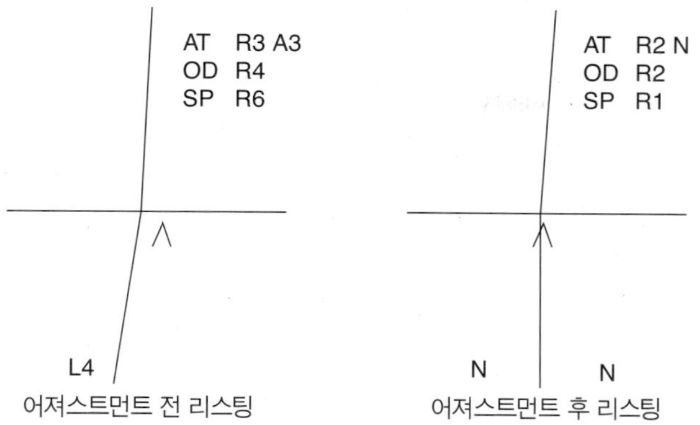

그림 20-1 그려진 선은 반대각 부정렬(opposite-angle misalignment)을 포함하는 어져스트먼트 전과 후의 변화를 표현한 것이며, 가능한 오류에 대한 표를 사용한 것을 보여준다.

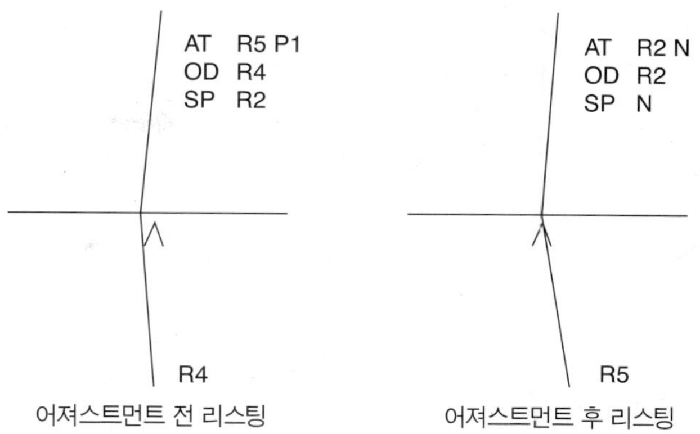

그림 20-2 그려진 선은 구부러지게 된 부정렬(into-the-kick misalignment)을 포함하는 어져스트먼트 전과 후의 변화를 표현한 것이며, 가능한 오류에 대한 표를 사용한 것을 보여준다.

예: 사례 1 (Examples: Case 1)

어져스트먼트 전 리스팅은 다음과 같다: 환추 right 3°, 치상돌기 right 4°, 극돌기 right 6°, 하각(lower angle) left 4°, 환추회전 anterior 3°. 어져스트먼트 후 listing은 다음과 같다: 환추 right 2°, 치상돌기 right 2°, 극돌기 right 1°, 하각 normal(0°), 그리고 환추회전 역시 정상(그림 20-1). 관찰해 보면 이런 형태의 부정렬은 "반대각(opposite angle)"이며, 하각(lower angle)이 더 크다. 어져스트먼트 후 하각이 상각보다 더 중립으로 변했고, 상각은 보다 조금 변했으며, 하각은 잘 어져스트먼트 되었다. 가능한 오류 표는 다음과 같다.

- LOC가 너무 높았을 수 있다(손, 손잡이용, 테이블에 장착된 치료기 한 어져스트먼트).
- 어져스트먼트는 미는 테크닉이었다(손으로 한 어져스트먼트).
- 어져스트먼트 전 약간의 트러스트가 있었다(손, 손잡이용 치료기 한 어져스트먼트).
- 어져스트먼트에 걸쳐 임상가가 합점(resultant point) 위에 머물러 있지 않았다(손, 손잡이용 치료기로 한 어져스트먼트).
- 접촉과 전부하가 너무 강했다(손, 손잡이용, 테이블에 장착된 치료기로 어져스트먼트).
- 추력이 너무 느렸다(손 또는 테이블에 장착된 치료기로 한 어져스트먼트).

논의 (Discussion)

위의 경우 어떻게 어져스트먼트가 이루어 졌는냐에 따라 가능한 오류는 다양해진다. 손으로 실행된 어져스트먼트에 오류가 제일 많고, 다음이 손잡이용 치료기로 실행한 어져스트먼트이며, 다음이 테이블에 장착된 치료기로 실행한 어져스트먼트다. 각각의 특색있는 어져스트먼트 법의 생체역학에 대한 충분한 지식을 위해 후추론 표(post reasoning 글상자)를 성공적으로 이용하는 것이 필요하다. 어져스트먼트 기구의 일차적 힘 중 하나가 잠재된 오류 몇몇을 수정함으로 인해 신뢰도를 높인다는 것을 알아야 한다; 그러나 손으로 잡고 사용하는 치료기는 추력이 너무 빨라 lower angle 보다 upper angle을 조금 더 변화시키는 경향이 있다는 새로운 문제점을 만든다. 이 문제 때문에 손잡이용 치료기를 사용하는 많은 임상가들은 Orthospinology height factor conversion으로부터 계산된 각도에 약간의 각도를 더할 필요가 있음을 발견한다. 이 문제를 해결하기 위해 pre-stress 또한 사용된다(14장 참조).

예: 사례 2 (Examples: Case 2)

어져스트먼트 전 리스팅은 다음과 같다: 환추 laterality는 right 5°, 치상돌기 right 4°, 극돌기 right 2°, 하각 right 4°, 환추회전 posterior 1°. 어져스트먼트 후 리스팅은 다음과 같다: 환추 right 2°, 치상돌기 right 2°, 극돌기 정상, 하각 right 5° 그리고 환추의 회전은 정상(그림

20-2). 관찰해 보면, 이것은 "구부러지게 된(into-the-kink)" 배열이고, 상각이 하각보다 크다. 상각이 하각보다 더 많이 감소했고, 하각은 실제적으로 증가했다. 가능한 오류 표는 다음 사항들을 포함하여 오류들을 지적할 것이다.

- LOC가 너무 높았을 지도 모른다(손, 손잡이용, 테이블에 장찰된 치료기로 실행한 어져스트먼트).
- 불완전한 유두돌기 지지가 사용되었을 지도 모른다(손, 손잡이용, 테이블에 장착된 치료기로 실행한 어져스트먼트).
- 미는 어져스트먼트이었다(손으로 어져스트먼트).
- 어져스트먼트전 약간의 추력이 있었을 수 있다.
- 접촉과 전부하가 너무 셌다(손, 손잡이용, 테이블에 장착된 치료기로 실행한 어져스트먼트).
- 어져스트먼트가 너무 느렸다(손, 테이블에 장착된 치료기).

개연적 오류(표 20-1에서 사용됨) [Probable Errors (Used for Table 20-1)]

1. LOC가 너무 높았다. 즉, 힘의 방향이 머리쪽에서 발쪽으로 너무 가파르게 가해졌다는 의미이다.
2. LOC가 너무 낮았다는 것은 상부경추 배열에서 최적의 변화를 달성하는데 필요한 것보다 힘의 방향이, 보다 발쪽에서 머리쪽으로 가해졌다는 것을 가리킨다.
3. 헤드피스의 유두돌기 지지가 불완전 했다.
4. 손으로 어져스트먼트 할 때, 힘의 발생이 삼두근의 수축 대신 어깨에 의해 밀었다.
5. 예행, Pretravel이 발생했다는 것은 트러스트 전 준비상태에서, 유두돌기 지지가 된 후 환추에 의도했던 방향 외 각도의 힘이 가해진 것을 의미 한다.
6. 손으로 하는 어져스트먼트 중 불완전한 어져스트먼트는 삼두근의 수축이 완전하게 일어나지 않았을 때와 부분적 어져스트먼트가 이루어졌을 때 발생한다. 손잡이용 치료기로 할 경우 작고 빠른 힘 때문에 더 큰 추력이 필요할 지도 모른다.
7. 너무 많은 추력이 가해졌다. 이는 Orthospinology 어져스트먼트 3가지 방법 중 어느 것에나 적용된다.
8. 손으로 어져스트먼트 할 때, 접촉 손의 궁이 무너졌다.
9. 손으로 어져스트먼트 할 때, 접촉 손의 엄지가 무너졌다.
10. 손이나 손잡이용 치료기를 사용한 어져스트먼트에서 치료사가 합점(resultant point)에 머물러 있지 않았다.
11. 세 가지 방법에 의한 어져스트먼트 전에 접촉 혹은 전부하가 너무 강했다.
12. 세 가지 방법에 의한 어져스트먼트 전에 접촉 혹은 전부하가 너무 약했다.
13. 어져스트먼트 할 때, 콩알뼈(pisiform, 두상골)나 스타일러스가 환추의 횡돌기 위에 있지 않거나 횡돌기를 향하고 있지 않았다. 이는 접촉을 벗어나게 만든다. 이는 "가장 중요한(leading)" 환추의 횡돌기에 있어서 오류때문일 지도 모른다.
14. 손이나 테이블에 장착된 치료기로 어져스트먼트 할 때, 추력이 너무 느리다.
15. 어져스트먼트 추력이 너무 빠르다. 이는 어져스트먼트의 3가지 방식에 다 적용될 수 있다.

머리기울기, 절단면선, 그리고 환추의 외측변위 (Head Tilt, Plane Line, and Atlas Laterality)

위의 두 가지 예는 post X-ray 추론에서 가능한 오류 표를 어떻게 사용하는 지를 나타낸다. 이 정보는 생체 역학적 원칙에 근거한다. 그러나 다른 요소들이 중요한 역할을 하거나 이 과정에 복잡성을 추가할 수도 있다. 머리기울기와 절단면의 기울기 변화(plane line inclination change)를 후평가 과정에 쓸 수 있다. 머리기울기는 수직축에 대한 중앙 두개골 선의 면(the plane of the central skull line)으로 정의하고, 환추의 절단면 기울기(atlas plane line inclination)는 수평축에 대해 정의한다. 환추의 외측변위(atlas laterality)는 nasium 영상에서 머리기울기와 환추의 절단면 사이의 각도를 단순하게 측정하면 된다. 비록 도움이 되는 정보가 어져스트먼트 중이나 어져스트먼트 후 방사선 촬영을 위해 환자를 위치하는 동안 가능한 오류를 결정하기 위해 각각의 수직 그리고/혹은 수평축 요소의 방향을 검사하면서 얻어진다 하더라도, 환추의 외측변위는 중요하다.

임상적으로 "절단면을 차 올리는(kicking up the plane line)" 현상이 종종 발견되는데, 이것은 post-nasium radiograph에서 수평축에 비해 환추의 외측변위가 발생한 쪽에서 환추의 절단면이 증가하는 것을 의미한다. 이런 현상은 투사가 비틀어짐으로 해서 일어나는데, 이는 방사선을 찍을 때 환자의 자세에 오류가 있거나, 벡터 힘(vectored force)이 접촉을 놓치거나, 불완전한 유두돌기 지지/환자 자세, 또는 어져스트먼트 중 너무 강한 힘을 사용하여 반동효과가 생기기 때문이다. 절단면의 편측 상승(kicking up the plane line)는 종종 환추의 외측변위와 하각(반대쪽 각에 비해)의 증가를 일으킨다. 환자가 post nasium 동안 기댄다면 이것에 대한 예외가 될 것이고, 어져스트먼트 후 방사선 측정은 상각과 하각의 감소를 보여줄 것이다. 이 경우 촬영 관리에 신경써야 하는데, 환자가 기대게 되면 머리가 필름에 대해 심각하게 틀어질 것이기 때문이다. 이렇게 되면 두개골은 중심 광선에서 벗어나게 되고, 두개골 표면에 대해 한쪽으로 더 틀어지게 되며, 중심 두개골 선(central skull line)의 효용성과 post X-ray로부터 얻어진 어떤 결론에 영향을 미치게 된다.

두개골이 X-ray필름에 대해 중앙에 위치해야 하며, 다른 해부학적 구조물의 배열은 두개골을 기준으로 측정해야 한다는 것을 기억하는 것은 치료사로서 마땅한 일이다. 투사의 뒤틀림을 최소로 하기 위해 pre- 그리고/혹은 post X-rays를 촬영할 때 상의 회전을 확실하게 1° 미만으로 만들어야 한다(8장 참조). 이 과정은 우리가 삼차원 공간에 존재하기 때문에, 3개의 다른 각도로 부터의 X-ray가 필요하다(그림 20-3). 척추 구조물은 방사선에서 이차원으로 보여지기 때문에 어느 정도의 뒤틀림은 불가피하다. 그러므로 촬영 관리의 단계가 필요하다. 전과 후의 사진을 비교하여 상 회전의 방향과 크기를 결정하라. 각 nasium에서 혹은 전과 후의 방사선을 비교함에 있어서 상의 회전이 1° 미만이 되도록 해야 한다. 환추의 절단면(plane)은 상의 회전에 민감하여, S-line과 tube의 각에 의해 상이 회전된 쪽에서 증가할 것이다. 예를 들어, pre-nasium에서 1° 왼쪽으로 상이 약간 회전하고, post X-ray에서 상의 회전이 1° 오른쪽으로 회전했다고 가정하자. 상의 회전은 오른쪽으로 2° 회전한 셈이며, 유효한 비교에서 허용되는 상의 회전 최대를 넘어선다. 이 경우 환추의 절단면이 투사의 뒤틀림으로부터 오른쪽이 엄밀히 상승되었다고 예측할 수 있을 것이며, 잘못된 어

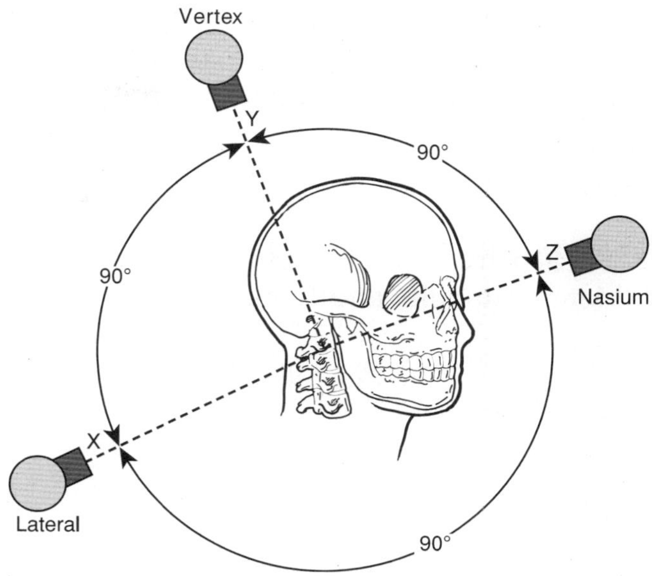

그림 20-3 이 영상은 우리의 3차원적 모습으로 Orthospinology 분석을 위해 요구되는 방사선의 3가지 각도를 보여준다.

져스트먼트가 이런 소견을 나타냈을 것이라고 결론내어서는 안된다(그림 20-3). 이 그림은 Orthospinology 분석에 있어서 우리가 3차원 공간에 존재함으로써 필요한 3개의 각도를 나타낸다.

만일 어져스트먼트 후 사진에서 환추의 측방이동 쪽으로 절단면의 상승이 있고, 상의 회전으로 인한 투사 뒤틀림이 원인이 아니라면, 어져스트먼트의 힘이 환추 횡돌기 접촉에서 벗어나 너무 높거나 너무 낮은 것이 원인 일 수 있다. 어져스트먼트 전, 더 높은 LOCs에 대한 접촉점의 위치를 파악하고 "유도(lead)"하기 위하여 세심한 주의가 필요하다(4, 14, 19장 참조). 불완전한 유두돌기 지지와 테이블 배치 또한 의심할 수 있다. 마지막으로 환추의 측방이동 반대쪽을 실수로 어져스트먼트할 수 있을 것이다. 상각과 하각의 비가 감소했을 때 어져스트먼트 후 절단면이 증가하는 것을 받아들이거나 예측할 수 있는 경우는 적다. 환자의 후두 관절구가 한쪽이 높거나, 한쪽으로 생성된 관절 기둥(articular pillar)과 비대칭적 축추체를 가진 환자에서 이런 상황이 일어난다(19장 참조). 서블럭세이션의 징후를 오랜 기간 없애는 상부경추 배열의 모습을 결정하기 위해 찍은 post X-rays의 결과와 비교하여 치료사가 상부경추의 서블럭세이션에 대한 지표(indicator)를 사용해야 하는 때가 이런 경우이다.

얻게된 완벽한 직각의 배열이 모든 환자에서 맞지 않다는 것을 기억해야 한다. 그러나 임상적으로 수직적 배열에 대한 큰 비율적 감소는 더 적은 어져스트먼트가 필요하고 결과가 더 향상됨이 관찰된다.[3,4]

안전성 리스팅과 사례 관리 (Listing Stability and Case Management)

어져스트먼트 후 X-rays가 수직적 배열에 대해 비율적 감소를 나타낼 때, 환자에게 추가적 외상이 없다면, 유도된 리스팅은 수 년 동안 사용할 수 있다는 것이 임상적으로 관찰되어 왔다. 이러한 관찰에는 여러 가지 이유가 있을 수 있다.

- Height factor(HF)의 69%는 C/A factor로 구성되어 지고, 이는 심각한 외상이나 후두, 환추 또는 축추에 기저 병리가 없으면 성인에서 변함 없다.
- 상부경추에서 비대칭적인 구조가 한쪽 방향으로의 부정렬을 일으키는 경향이 있다(예, 가파른 후두 관절구).
- 원래 서블럭세이션 복합체가, 같은 방향으로 발생하거나 저항이 적은 방향으로 발생하는 외상, 연부조직 손상, 위로 기울어지는 양상의 서블럭세이션 때문에 생긴 것일 수도 있다.
- 대부분의 경우, 수직 배열에 대한 100% 미만의 어져스트먼트가 post X-rays에서 보이고 배열 형태는 보통 같은 방향이다.
- 60년 이상의 임상 관찰은 환추의 측방이동은 심각한 외상없이 방향이 바뀌지 않는다는 것을 보여준다.
- 어떤 자세, 근육의 긴장 그리고/혹은 이전 손상을 줄 만한 외상에 대한 경추의 배열에 대한 기억방식이 뇌에 각인될지도 모른다. 어떤 상황에서 각인된 정보가 다시 활성화 될 수도 있다.

추후 방사선과 관련된 결과들 (Outcomes Related to Post X-ray Reduction)

출간되거나 또는 출간되지 않은 임상적 관찰에 근거하여, 치료사는 어져스트먼트 후 방사선 검사 방법으로 수직 구조에 대한 상부경추에 비율적인, 측정할 수 있는 변화가 생겼는지 판단하려는 노력을 해야 한다(21장 참조). 내가 관찰하고 기록했던 자료는 다음 사항을 가리킨다.

- 첫 방문 때 상부경추 배열의 향상된 백분율과 2주 후의 것과는 관련성이 있는 것 같다. 목에 통증을 호소하는 환자들에서 "the neck disability index(NDI)와 numeric rating scale(NRS)"를 이용하여 측정한 향상된 결과에 대해 중등도의 양성 공분산(a moderate positive covariance)을 보이는 것이 관찰되었다(각각 0.46 과 0.41).
- 첫 방문 시 정렬에 대한 어져스트먼트가 많이 된 환자는 첫 2주 치료에서 단족 검사상 양성이 더 적었고, 상부경추에 대한 어져스트먼트의 필요성이 적어졌으며, 안정성이 증가했다. 다시 말하면, 어져스트먼트를 좋게 유지한 환자는 2주 내에 향상된 결과를 보았다.
- Post X-ray에서 25% 미만의 치료효과를 보여주는 환자는 NDI로 측정했을 때 기능적 향상이 나타나지 않았다; 그러나, NRS상 평균적으로 목의 통증이 감소한 것으로 나타났다. 이것은 2주 내에 어져스트먼트의 자극에 대해 통증은 긍정적으로 반응하는 반면, 장애는 정렬의 향상에 더 민감하다는 것을 가리킨다.
- 어져스트먼트 전 측정보다 어져스트먼트 후 수직선상에서 C1이 더 크거나 멀리 바깥쪽으로 빠졌을 때 결과측정에서 변화는 관찰되지 않았다. 이것은 병력에서 얼마간의 향상이 예측된다면, 의인성의 징후일 수 있다.

요약 Summary

이 장에서 독자는 post x-ray 평가를 어떻게 해야하는가를 배웠다. 가능한 오류 분석에 근거하여 어져스트먼트를 어떻게 재조정하는지 혹은 LOC를 수정하는지, 뿐만 아니라 post X-ray를 추론하는 법을 복습했다. Orthospinology 치료를 적용하는 도중 생길 수 있는 잠재적 오류를 복습했다. 치료에 있어서 post X-rays를 사용하는 것과 어져스트먼트의 안정성을 예측하는 것에 대해 논의했다.

참고문헌

1. Rochester RP. Inter- and intra-examiner reliability of the upper cervical X-ray marking system: A third and expanded look. *Chiropr Res J* 1994;3(1):23–31.
2. Rochester RP, Owens EF. Patient placement error in rotation and its effect on the upper cervical measuring system. *Chiropr Res J* 1996;3(2):40–53.
3. Eriksen K, Owens EF. Upper cervical post X-ray reduction and its relationship to symptomatic improvement and spinal stability. *Chiropr Res J* 1997;4(1):10–7.
4. Rochester RP. An outcome based analysis of the validity of the chiropractic upper cervical model and the supine leg check for the management of neck and back pain: A preliminary investigation. (Submitted for publication)

제 21 장

상부경추 카이로프랙틱 치료의 타당도에 관한 연구

Review of Studies on the Validity of Upper Cervical Chiropractic Care

학습목표

21장을 학습한 후, 독자는 다음과 같이 상부경추 카이로프랙틱 치료의 주제와 관련 문헌에 대한 이해도를 높여야 한다:

- 상부경추 엑스레이 특수 분석법에 대한 검사자내 그리고 검사자 사이에 신뢰도를 알 수 있다.
- 상부경추 방사선 평가의 타당도에 관련된 논쟁점을 알 수 있다.
- 기능적 골반의 비틀림과 자세 불균형을 알 수 있다.
- 상부경추 카이로프랙틱 임상가에 의해 사용되는 결과평가를 알 수 있다.
- 상부경추 카이로프랙틱 치료에 관한 임상근거 연구를 알 수 있다.
- 다양한 질환 환자에 대한 상부경추 치료의 효능에 관한 연구 및 사례 보고서를 알 수 있다.
- 카이로프랙틱 철학(chiropractic philosophy)을 알 수 있다.

21장에서는 설득력 있는 논쟁을 통해 상부경추 카이로프랙틱 치료의 과학성과 임상의 이론적 근거를 제시한다. 상부경추 카이로프랙틱 치료는 지난 70여 년 동안 이루어졌지만, 카이로프랙틱 학계 뿐만 아니라 의학 전문가에 의해서도 적절하게 평가받지 못하고 있었다. 그러나 상부경추 특수 치료의 다양한 주장을 지지하는 수많은 문헌과 함께 많은 동료심사와 참고자료에 의해 인정되었다. 상부경추 특수 치료는 안전성뿐만 아니라, 매우 인상적인 임상결과를 보여주었다. 서블럭세이션과 이에 대한 평가 정량화는 척추 어져스트먼트의 카이로프랙틱 임상가들을 통해 재확인될 수 있다. 실제로 상부경추 치료의 본질은 환자의 신체가 요구하는 개별적 특수성을 만족시킬 수 있도록 매우 섬세하게 조절된다. 그리고 일반적으로 단기적 치료를 통해 임상적 목적을 달성한다.

이 장에서는 척추 정렬을 개선하는데 상부경추 카이로프랙틱 치료의 역할을 검토한다. 그리고 이 치료가 어떻게 환자 삶의 질을 높이는데 영향을 주는가에 대해 검토한다. 과학적 그리고 임상적 데이터는 특수 상부경추 카이로프랙틱 치료가 안전하고 효과적인 치료라는 것을 보여준다. 그 데이터들은 우리에게 웰빙에 대한 우리의 이해와 새로운 통찰력을 제공하기 위해 도움이 된다. 이 주제는 많은 건강 문제에 대한 우리의 이해의 패러다임의 변화를 가져올 수 있다.

방사선 영상 평가
Radiographic Assessment

척추 부정렬 평가를 위한 방사선 분석은 상부경추 특수 치료 테크닉에서 가장 중심적인 핵이다. 방사선 평가는 질적인 정보만 주어지는 것이 아니라, 질적인 분석을 제공한다. 이를 통해 실제로 어져스트먼트가 서블럭세이션을 감소시켰는지, 아니면 서블럭세이션 회복 결과없이 단순히 척추를 움직였는지의 측정을 가능하게 한다. 그러므로 부정배열 정량화는 어져스트먼트의 결과를 평가하는 의미를 제공한다. 이 정보의 목적은 모든 부정배열의 요인들을 비례적으로 감소시키는데 도움이 되는 정확한 벡터를 계산하는데 있다. 궁극적으로 이 특수 치료는 임상가로 하여금 맞춤 어져스트먼트를 제공할 수 있게 하는 것이다.

측정의 신뢰도 (Measurement Reliability)

상부경추 X-ray 분석은 정중면(Z), 시상면(X), 횡단면(Y)에서 환추의 각도 측정과 관련된 것을 인지되어야 합니다. 각도 측정 분석은 X-ray 영상 확대로 인한 오류를 유발시킬 수 있는 라인 드로잉 분석보다 선호하는 분석법이다. 상부경추 X-ray 분석을 위한 검사자간 신뢰도는 한 사례를 제외하고,[2-4] 각각 <0.6° 그리고 <0.5°로 나타났다.[5] Sigler와 howe[5]에 연구에 따르면 측정 검사자간 오류는 41~71%로 나타났다.[6,7] 그러나 연구 프로토콜의 설계 결함으로 제한된 결과로 이어졌다. 이후에 발표된 여러 연구논문들은 이 제한된 결과에 반박하는 사례가 되었다. 그러나 임상적 관점에서 연구 데이터의 응용은 매우 흥미로운 정보를 보여주었다.[7] 연구 데이터에 근거하여 다음과 같은 결과들이 수집되었다:

- 환추의 외측변위에 대해 92%가 공감하였다.
- 80%의 경우, 어져스트먼트 벡터에서는 차이가 없다.
- Height factor에서 16%만이 ¼인치 차이가 있었다.
- Height factor에서 2% 만이 ½인치 차이가 있었다.
- Height factor에서 2% 만이 4/3인치 차이가 있었다.
- 60개 사례에서 3%만이 환추 외측변위 반대측에서 어져스트먼트가 실행되었어야 했다.

또 다른 연구에서, 3가지 상부경추 특수 치료 분야를 대표하는 3명의 상부경추 임상가들이〔Orthospinology, Atlas orthogonality, National Upper Cervical Chiropractic Association (nucca)〕 방사선 영상 분석에 대한 검사자간 신뢰도를 확인하기 위해 참여하였다. 5세트의 X-ray들이 표시되었다. 그리고 각 테크닉을 대표하는 9명의 임상가들에게 보내졌다. Nasium X-ray 영상 위에 Central Skull(CS) 그리고 Atlas Plane(AP) 선을 긋게 하였다. 수직면과 수평편에서 CS선과 AP선의 각도를 측정하였다. 이 두 선 사이에 예각이 측정되었고 환추의 외측변위로 기록되었다. Dr. Ed Owens는 1955년 봄과 가을, Academy of Upper Cervical Chiropracatic Organization(AUCCO) 학술회에서 결과를 발표하였다. 환추 외측변위의 오차 값은 0.919의 검사자간 신뢰도에 대한 등급내 상관계수(ICC)에서 0.47°였다. CS line 경사 평균 오류는 ICC 0.9331에서 0.44°였다. 그리고 AP선의 각도 오차는 ICC 0.847°에서 0.34°였다. 높은 ICC 측정값(>0.8)은 분석 사이에 매우 신뢰도가 높다는 것을 지적한다. 이 연구를 통한 결과는 특정한 테크닉 사이에 평가법과 결과는 일정하였으며 신뢰할 수 있다는 사실이다.

Grostic과 Mrshall[8]은 정해진 각도로 부정배열을 인위적으로 조장한 환추를 두개골에 접한 모델을 사용하여 상부경추 X-ray 분석의 정확성을 검사하였다. 이 모델을 대상으로 X-ray 검사가 이루어졌고, X-ray 분석 결과는 실제 수치와 측정된 수치가 일치한다는 것을 보여주었다. Owens[9]는 경추를 평가하기 위해 사용된 카이로프랙틱 X-ray 영상 분석법을 재평가하였다. 그의 연구 결과는 환추의 외측변위와 회전변위 측정에서 오차범위는 +, -1° 차이를 보여주는 충분한 신뢰도를 보여주었다. 1998년 논문에 의하면, 척추 서블럭세이션 분석을 위한 라인 드로잉 측정법은 ICC 0.8~0.9 범위 내에서 높은 신뢰도를 보여준다는 사실을 확인하였다.[10] 방사선 영상을 통해 질병을 진단하는데 있어서 MD와 DC 사이에 그리고 방사선 전문 MD와 방사선 전문 DC 사이에 신뢰도는 무난하다는 것이 밝혀졌다. 이러한 평가를 위한 ICC는 0.4-0.75의 범위 내로 밝혀졌다.[10]

X-ray 분석 타당도에 영향을 미치는 잠재적 요인 (Potential Sources of Error Affecting X-ray Analysis Validity)

Rochester와 Owens[11]은 상부경추 X-ray 측정에서 발생할 수 있는 환차 배치와 잠재적 왜곡오류에 대해 연구하였다. 방사선 촬영 시 머리 회전이 존재하는 경우, 환자와 필름에 오류가 발생할 수 있다. 그러나 이 연구는 Nasium 영상에서 회전영상이 1.5°를 넘지 않는다면 왜곡현상은 그리 중요하지 않다는 것으로 결론지었다. 다른 잠재적인 오류는 인체 측정시 임상가가 방사선 필름

위에 변위측정을 위해 선을 설정할 때 잠재적 오류가 발생할 수 있다. 이러한 잠재적인 오류는 컴퓨터 디지털 프로그램 개발과 함께 감소되어졌다.[12] Rochester[3]박사의 예전 신뢰도 연구는 DOC(Orthospinology 임상가를 위한 dizitizing radiographic anlaysis) 프로그램을 검사하였다. 그리고 일반적 분석과 비교해 신뢰도는 더욱 높거나 동일하다고 나타났다. Orthospinology 분석은 임상가들이 사용할 수 있는 컴퓨터를 통해 방사선 영상을 분석하는 최신 기법을 프로그램화하였다(제2장 참조). 이 기술은 예전에 시연되었던 방사선 분석의 정확성을 높이는데 도움이 되었다.

후두과 환추 사이 부정렬에 대한 X-ray 측정은 머리의 위치가 중심에서 벗어난 자세일지라도 의미있는 영향은(임상적 관점에서) 없다는 것을 밝혔다.[13-15] 그러나 다른 측정 거리에(atlas plane line, lower angle, 축추 극돌기) 오류를 발생시킬 수 있기 때문에 X-ray 배치가 중요치 않다는 것은 아니다. Jackson 등[16]의 연구는 2세트의 nasium 그리고 lateral cervical 방사선을 촬영한 38명의 피검사자를 대상으로 하였다. 두 번째 세트의 X-ray는 첫 번째 X-ray 촬영 후 30분에서 4시간 후에 촬영되었다. 두 세트의 X-ray 촬영 사이에 카이로프랙틱 치료는 없었다. 하지만 모조된 어져스트먼트는 실행되었다. 신뢰도 측정 데이터에서는 lower angle에서는 ⅔°, upper alngle에서는 ½°가 측정되어졌다. 이 수치는 측정 시스템이 검사자의 신뢰도 연구에서 발견된 것과 유사한 결과를 나타냈으며 이로서 연구 결과는 상부경추 부정렬 측정법의 안정성을 보여준다.

Harrison[17]은 카이로프랙틱 Biophysics 프로토콜을 사용하는 연구와 분리시켜 6개의 대조 그룹을 위한 초기 방사선 영상과 추가 방사선 영상 조사하였다. 이 연구를 통한 데이터는 50° 영상을 통해 분석된 각도와 거리 측정 중 2개의 영상에서만이 척추 어져스트먼트를 받지 않은 환자 사이에 통계적으로 뚜렷한 차이점을 보여주었다. 자세는 매번 안정적이었으며 방사선 촬영 위치는 반복될 수 있다는 사실로 종결되었다. 그리고 선긋기 방사선 분석법은 신뢰할 수 있는 것으로 결론지어졌다. 한 개의 비동료심사위원 검토에 의하면 외상이 없다면, 상부경추 부정렬 패턴이 정적이 될 경향이 있다고 나타내었다. 하나의 비 피어 연구 검토에 의하면, 외상인 경우를 제외하고 상부경추 부정렬 패턴은 정적인 경향이 있다는 것으로 발표하였다.[18] 그러나, 부정렬의 정도는 환자에게 서블럭세이션이 유발되면서 감소되는 경향이 있다.[19] Hart[20] 역시 lateral 그리고 AP open mouth 영상을 분석한 결과 유사한 내용을 관찰하였다. X-ray를 촬영할 때마다 환자의 상부경추가 새로운 위치를 찾기 위해 자유롭게 움직이지 않는다는 사실을 임상에서 그리고 발표된 논문에서도 지적하였다. 그리고 특정한 방사선 영상에서 특정된 부정렬 측정은 다소 정적이다. 엄격하게 프로토콜대로 적용하였다면, 어져스트먼트 후 부정렬 감소는 X-ray 촬영을 위한 환자 위치 보다는 다른 요인으로 인한 것이라는 사실을 초기 데이터에서 제시하였다.

추후 방사선 평가
(Post X-Ray Assessment)

Grostic과 DeBoer[21]는 Dr. John F. Grostic가 소장하던 523개의 전 후 X-ray 사례에 대해 출판하였다. 그리고 환추-후두골에 각각 평균 2.63° 그리고 2.75° 서블럭세이션을 발견하였다. 첫 번 Grostic 어져스트먼트를 받은 후, 촬영된 추후 X-ray를 통해 각 각 1.40° 그리고 1.43° 감소된 매우 통계적으로 의미있는 변화를 발견하였다. Spencer[22]는 환추 laterality를 측정하기 위한 Grostic X-ray 분석법이 환추-후두골 서블럭세이션 감소 측정에서 어느 정도의 편견이 있는가에 대해 연구하였다. 이 연구에 참여한 임상가들은 방사선 필름이 치료 전 또는 후에 촬영된 필름인가에 대해 모르게 진행하였다. 그리고 그들은 45개를 분석비교하였다. 결과는 추후 X-ray을 통해 분석된 결과에 대해 편견으로 인한 오류적 책임은 최소 값이라고 제시하였다(그림 21-1).

한 대규모 후향연구[23](N=458)는 더 많은 서블럭세이션이 회복되면서 환자의 결과는 더욱 호전된다는 사실이 관찰되었다. 이 결과는 환자의 증세 등급 측정과 필요한 치료 회수를 보면서 이루어졌다. 이 연구는 추후 방사선 재검사는 초기 어져스트먼트 후, 적어도 50% 정도 회복이 관찰된 후 실행할 것을 권한다. 그러나 이 연구의 결론은 첫 한 달 치료가 끝난 후 또는 환자의 증세가 대폭 개선된 후에 실행되었다면 더 신뢰성 있는 연구가 되었을 것이다. 결과적으로, 다각적 연구가 고안되었고 주요 내용을 발표하기 위해 학회검열위원에게 제출되었다.[24]

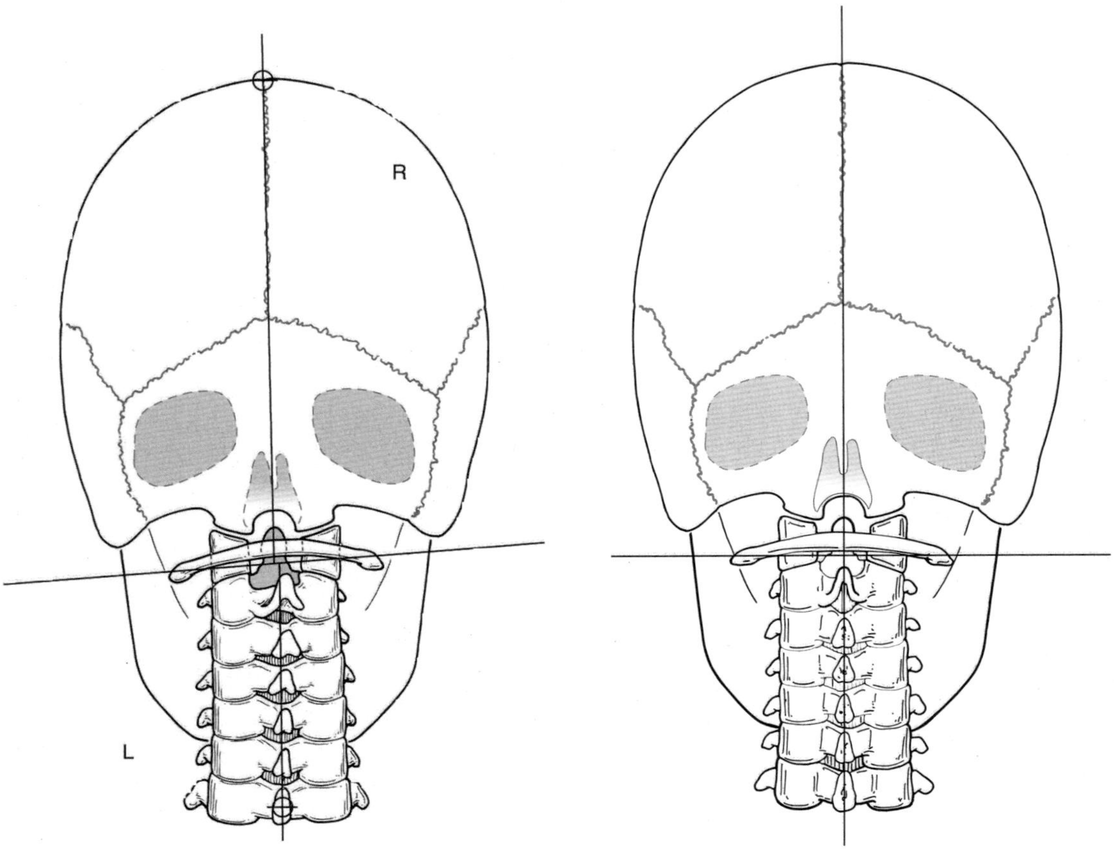

그림 21-1 전과 후의 Nasium X-ray 상에서 서블럭세이션이 있는 경추 (L) 그리고 Orthogonal 배열에 맞게 회복된 모습 (R)

이 연구는 맹검을 통해 환자의 치료 결과 그리고 추후 X-ray 감소를 평가할 것이다.

Rochester[25]는 척추와 관련된 통증 질환 치료로서 Orthospinology 치료의 타당도를 조사하였다. 1년 간 일반 임상가들로 부터 축적된 환자파일들이 견론을 위해 검토되었다. 104명의 환자에게 평균 2주 동안 6번의 치료가 이루어졌다. Orthospinology 절차에 따라 방사선 분석과 supine leg 검사법을 언제 그리고 어떻게 어져스트먼트를 실행해야 하는가에 대한 매개변수로서 사용하였다. 경추 주위근육 촉진법도 사용되었다. 그러나 이 정보는 이 연구에서 포함시키지 않았다. 시각통증등급, Visual Analog Scale(VAS), 변형된 경부장애 인덱스 〔modified Neck Disability Index(NDI)〕, 변화된 Orthospinology 장애 인텍스(Modified Owestry Disability Index (ODI), 질문 사항들이 결과측정을 위해 사용되었다.

카이로프랙틱 2주 치료 후, 통계적으로 목통증 개선의 경우 VAS(66%), NDI(55%), 요통의 경우 VAS(65%), ODI(61%) 향상되는 것이 관찰되었다. 경추 서블럭세이션이 평균 34% 감소되어야 통계상 그리고 임상적으로 NDI 그리고 목통증 VAS가 호전된다는 사실을 발표하였다. 이 결과는 목 통증의 자연사(natural history of neck pain)를 대표하는 보수적인 그룹과 비교되었다. 어져스트먼트를 유지하는 환자들은 호전된 결과를 잘 보여주었으며 기능적 단족 개선은 타당한 임상적 목표라는 것을 확인하였다. 이 연구는 supine leg check와 Orthospinology 방사선 영상 분석에 대한 타당도에 희망의 빛을 주었다.

콜로라도 대학교 교수인 서정하 박사는 카이로프랙틱 전문가의 연구 프로젝트를 이끌었다. 그는 1970년대 중반 국립 보건원에서 카이로프랙틱 연구에 대한 최초의 연방 보조금($250,000)을 책정받는데 중심 역할을 하였다. 그는 상부경추 연구의 많은 관심을 가지고 있었으며 John D. Grostic 박사와 개인적으로 가까운 친구였다. 그는 두 가지의 중요한 공헌을 했는데, 척추의 컴퓨터 운동학 모델의 3차원적인 척추 그리고 뒤틀림이 없는 방사선 영상 분석법을 개발하였다. 불행히도, 자금 지원및 기타 문제로 인해 distortion-free radiographic 분석 프로젝트는 완료되지 않았다. 그러나 연구활동을 통해 축적된 데이터는 상부경추 어져스트먼트 후 구조적 변화를 가져온다는 사실을 증명했다.[26,27]

한 보고서는 NUCCA 상부경추 어져스트먼트 후 상부경추 서블럭세이션이 뚜렷하게 감소되었다는 사실이 발표되었다.[28] 그 후 그 환자는 Diversified/Maitland 테크닉을 사용하는 임상가에게 보내졌다. 그 환자가 다시 NUCCA 전문 임상가에 돌아왔을 때, 방사선 검사를 다시 하였으며 원래의 서블럭세이션이 악화된 사실을 발견하였다. 그리고 환자는 NUCCA 테크닉으로 어져스트먼트 받았을 때, 서블럭세이션이 재회복되는 모습이 관찰되었다. 회복된 경추 서블럭세이션이 임상적 목표라면, 치료 후 방사선 평가는 치료의 정도를 평가하는데 중요한 것이다.

다양한 이유로 인해, 상부경추 치료에서 발생되는 심각한 어져스트먼트 벡터 오류를 재검토한 연구논문이 출판되었다.[29] 두통, 어지럼증, 그리고 목 통증, 요통, 다리 그리고 족부통들을 포함하는 상부경추 치료 중 발생하는 일시적인 의인적 문제점들이 상부경추 치료에서 나타났다. 오류가 발견되고 어져트스먼트가 수정되었을 때 증상은 사라졌다. 이 현상은 특수 상부경추 치료는 치료시, 환자가 느끼는 힘은 매우 적기 때문에 경추 치료는 위험성이 없고 비효과적이라고 생각하는 임상가들을 볼 때 매우 중요한 발견이다. 이런 형태의 어져스트먼트는 환자에게 외상을 입히기에는 너무 부드럽다. 그러나 골격 구조에는 변화가 발생하고 중추신경에 임상적 영향을 준다. 경험 많은 임상가들은 "가장 부정적인 결과는 환자가 통합된 완전한 중추신경계의 최상적 상태를 경험하지 못하게 하는 서블럭세이션을 치료받지 못하는 것이다"라는 것을 이해한다. Knutson은 다음과 같이 언급한다:

> "상부경추 치료는 몇 프로의 환자에게 부분적으로만 회복이 된다. 부분적 회복은 완벽한 자세를 회복시키지 못하게 되고 반복적인 치료를 요구하게 된다. 그리고 급성적인 두통, 어지럼증, 등등 그리고 앞으로 증세를 유발시킬 만성적 자세불량과 같은 인위적 증세를 유발시키게 된다."[29]

여러 저자들은 척추의 생체역학적 분석을 위한 방사선 사용을 비판한다.[30-32] 그러나 Harger와 그의 연구원들[33]은 51%의 카이로프랙틱 임상가들은 생체역학적 그리고 자세분석을 위해 방사선 촬영을 한다고 발표하였다. 또한 63%의 카이로프랙틱 임상가들은 척추 서블럭세이션을 찾기 위해 방사선 영상을 사용하여 분석하는 것으로 확인되었다. 이런 형태의 환자평가는 대부분의 카이로프랙틱 대학과 주요 카이로프랙틱 테크닉에서 평가를 위한 목적으로 교육되고 있다. 척추 서블럭세이션 진단을 위한 X-ray 사용은 카이로프랙틱 표준 교육과목 중 하나이며 세계카이로프랙틱협회(International Chiropractic Association)와 카이로프랙틱 임상 위원회(Council on Chriopractic Practice)에 의해 임상 지침서로서 지지되고 있다. "카이로프랙틱 임상(Clinical Chiropractic)에 수록된 2005개의 발표서는 증세가 없거나 또는 경미한 환자들에게도, 안정성의 관점에서, 어져스트먼트를 위해 실행되는 방사선 검사의 중요성에 대해 강조하였다. 이 보고들은 또한, 생체역학적 평가를 위해서 경추 X-ray 촬영의 임상적 그리고 과학적 논리를 위한 강력한 사례를 보여주었다.

척추의 다른 부분과 달리 두 개의 상부경추는 모양과 기능에 차이가 있다. 환추와 축추 관절의 형태는 구조적으로 머리를 지탱하고 움직임을 가능하게 만들어준다. 이러한 분절들은 신경학적 그리고 혈관 구조에 대한 보호 기능을 제공한다. 상부경추는 운동성과 신경생리학의 연결과의 복합체다. 상부경추는 X, Y, Z 면에서 움직임이 가능하여 다른 부위의 척추 보다도 매우 복잡하다. 환자의 상부경추를 전반적으로 평가하는 것은 임상가에게 절대적으로 중요한 것이다. 카이로프랙터들은 의원성 질환의 가능성을 감소시키면서 성공적인 결과를 위해 전문적으로 치료에 임해야 한다(10장 참조).

환추 횡돌기 촉진을 포함하는 상부경추의 부정렬과 비대칭성을 분석하는 촉진 및 다른 방법들에 대한 신뢰도는 증명되지 못했다. X-ray 분석과 비교할 때, 방사선 검사 없이 진행된 상부경추 부정렬 평가는 일치하지 않는다는 몇가지 증거가 있다. 방사선 영상 분석은 어져스트먼트를 실행할 때, 적절한 방향 또는 벡터에 대한 정보를 제공한다. 이러한 이유로, 후두골- 환추- 축추 서블럭세이션의 부정렬 요소를 방사선영상으로 평가하려 하는 이유를 설명한다. 다른 대체적인 평가방법은 신뢰성이 없고 추측일 뿐이다. 그렇기 때문에 치료의 효율성이 적고 의인적 문제를 유발시킬 수 있는 것이다.

자세 뒤틀림
Postural Distortion

상부경추 서블럭세이션은 다양한 모습으로 자세변화를 나타낸다. 기능적 단족현상, 머리와 어깨의 기울기, 머리의 위치 이동, 균등하지 못한 체중 분배(그림 21-2). 매번 실행하는 supine 단족 검사는 대부분의 상부경추 임상가들에 의해 사용되는 결과 평가법이다. 생리학적 단족은 해부학적 단족을 뜻하는 것이 아니다. 오직 체중이 실리지 않고 있는 상황에서 나타난다. 기증성 단족(LLI)와 달리, 기능성 골반 뒤틀림(FPD)은 임상가들이 실제로 측정하는 정확한 설명으로서 근육 장력의 불균형 그리고 결과적 골반 뒤틀림을 말한다. ICC의 데이터에서 supine 단족 분석을 위한 신뢰도 검사에서 검사자내(>0.9) 그리고 검사자간에서(>0.7)의 신뢰도를 보여주는 데이터가 출판되었다.[42] 임상가들은 누운 자세에서 단족 분석 시 80%의 경우 ¼인치 그리고 60%의 경우 ⅛인치의 측정할 수 있었다. 엎드린 자세에서는 중등급 정도의 신뢰도가 평가되었다. 상부경추 어져트먼트 전과 후, 기능성 골반 뒤틀림에 관한 예비연구가 실행되었다.[43-45] 그리고 대규모적 타당도 연구가 계획되었다.[49]

Supine 자세에서 단족 검사
(Supine Leg Check)

Knutson[50]은 요통의 "bronze standard"에 관한 supine 단족 분석의 유효성을 평가하였다. 이 연구에서는 인간의 51%가 supine 자세에서 기능적 단족을 가지고 있다는 것을 발견하였다. 재발성 요통 그리고 허리 부위($p <$ 0.001)에 뚜렷하게 증가된 통증강도(VAS) 환자 중에 중등급 정도의 연관이 있다는 사실이 발견되었다. 이러한 사람들 중에 기능성 단족의 비율은 더 오랫동안 요통으로 고생하는 환자에게 증가되는 모습을 보인다. 만성 요통 환자 85%는 기능성 골반 뒤틀림 현상을 가지고 있다. 재발성 요통환자에게 예민성, 특이성 그리고 양성 예측값을 연관시켰을 때 supine 자세에서 단족현상은 타당도가 >70%가 된다는 사실을 발견했다. 그리고 음성 예측값($p < 0.001$)에서는 <69% 였다. 이 연구는 재발성 요통환자를 위한 표준적 검사법로서 supine 자세에서 단족분석은 타당한 것으로 결론지었다. 또 다른 연구에서는 현재 요통 치료를 받지 않고 있는 환자로 구성된 자원자 그룹을 검사하였다.[51] 이 사람들은 supine 자세에서 단족현상과 SF-12 질문지를 통해 일반 건강 상태가 감소되었다고 규정된 사람 사이에 뚜렷한 관계가 있다는 것이 발견되었다.

Knutson과 Owens[52]는 supine 자세에서 단족현상의 유무에 따라 구별된 그룹에 편성된 자원자들을 연구하였다. Biering-Sorensen 검사는 supine 자세에서 단족현상이 발견된 환자들의 직립근은 단족현상이 없는 대조군에 비해 척추기립근의 지구력이 감소되어 있는 것으로 판단하였다. Biering-Sorensen 검사는 Position and Hold time에 대해 신뢰성있게 측정하였다. 그리고 비특성 요통이 있는 사람과 없는 사람 사이를 분별할 수 있다는 것을 보여주었다.[53] 요방형근(QL) 지구력 검사는 단족이 있는 동측 요방형근은 단족이 없는 환자 그룹들의 동측 근육에 비해 뚜렷하게 감소되어있는 것을 보여주었다. 상부경추 어져스트먼트가 요구된 환자의 한 사례 연구에서 객관적 체온진단기 평가와 기능성 골반 뒤틀림(FPD) 평가 사이에 통계적으로 뚜렷한 상호관계를 시연하였다. Knutson는 후두환추 관절 주사를 통해 불량자세를 변화시킨 사례를 보고하였다. 또 다른 연구에서도 상부경추 치료를 통해 자세변화가 나타난 사례를 보고하였다. 두 연구 사례에서 상부경추 어져스트먼트 전과 후 오른쪽과 왼쪽에 체중 부하가 통계적으로 의미있는 변화를 나타내었다는 것을 보여주었다. Seemann 연구는 치료 받기 전 평균 12.84 파운드 정도 불균형이 있는 93건의 환자를 연구하였다. NUCCA 상부경추 어져스트먼트 후, 양측 체중 차이가 3.67파운드로 변화된 사실을 보여주었다. 이 연구 내용들은 적용된다. 그러나 자세변화와 상부경추 치료 사이에 연관관계를 증명하는 것은 아니다. 자세 불균형의 평가는 상부경추 임상가들에 의해 역사적으로 사용된 중요한 결과이다. 제9장에서는 자세의 안정성과 평가의 신뢰도를 검토한다. 구조는 기능을 지휘한다. 마치 자세가 인체의 전반적 건강에서 중요한 역할을 하는 것이다. Lennon은 다음과 같이 언급한다:

그림 21-2 상부경추 서블럭세이션과 회복된 모습. 그리고 왜곡된 척추와 골반에 가해지는 영향.

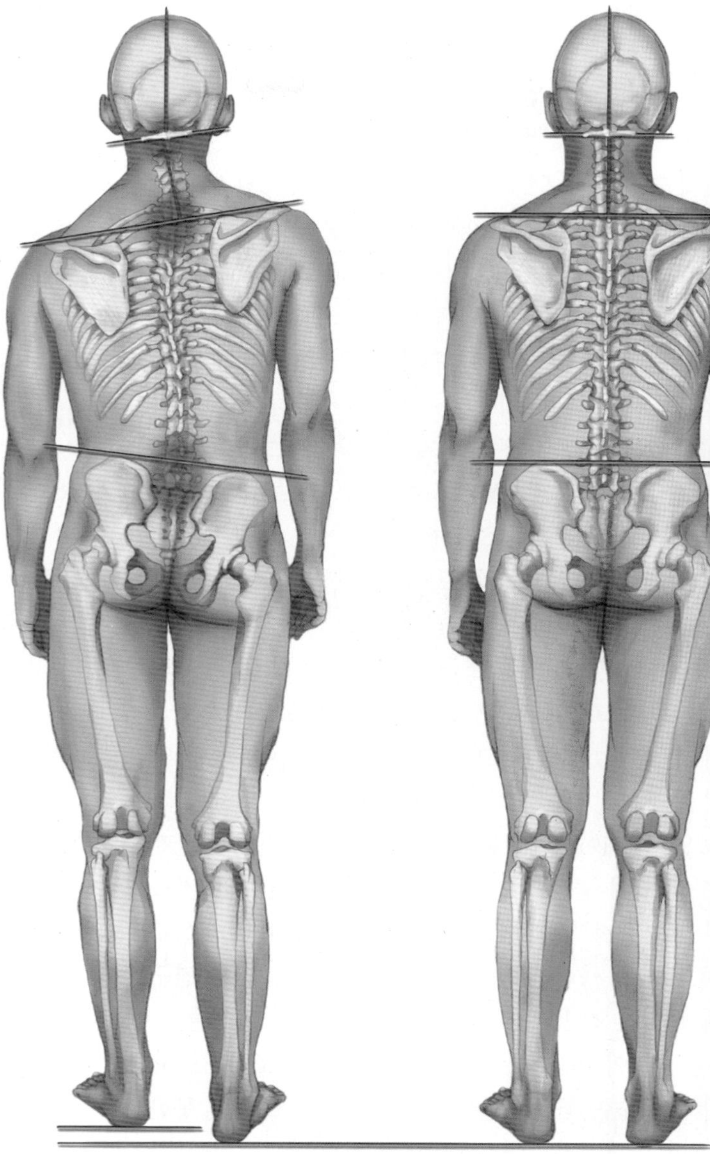

기능과 증세학에서 자세의 역학이 주는 강력한 영향을 볼 때, 인체의 자세는 호흡에서부터 호르몬 분비까지 모든 생리적 기능에 영향을 주며 변화시킨다는 우리들의 가설로 인도한다.

결과 평가
Outcome Assessments

결과 평가의 목적은 카이로프랙틱 어져스트먼트가 성공적이었는지 그리고 치료에 대한 환자의 반응까지 그 범위가 넓다. 특수 상부경추 카이로프랙틱 치료에 대해 임상 및 연구실에서 진행된 결과 평가는 다음과 같다: 열전대 스캐닝,[60-63] 표면근전도(sEMG),[46,47,64] 정적촉진,[65-67] 체성감각유발전위(SSEP),[68-73] 가동범위,[74-76] 그리고 골밀도까지.[77]

Collins와 Pfleger[70]는 환자 그룹에 SSEP 평가를 실행했다. 그리고 그 환자 그룹의 93%가 신경학적 문제가 있다는 것을 알았다. 감각신경계 경로에 문제가 있는 환자 85%는 Grostic 어져스트먼트를 받은 후, 상완 그리고 요추천골 신경총에 뚜렷하게 SSEP가 호전된 사실을 보여주었다. SSEP 파형의 이러한 변화는 주관적인 다양한 증상들이 개선되거나 완치되는 것과 일치했다. 이 기술은 신경계에 직접적인 확인 평가다. 그러나 일반 임상에서 SSEP 파형 검사는 엄두도 못낼 비용이다.

임상에 기반을 둔 연구 (Practice-Based Research, PBR)

임상에 기반을 둔 연구(PBR)는 개인 임상에서 제공된 실제 치료를 반영하는 한 형태의 연구활동이다. 근본적인 문제에 대해 PBR은 답하려 한다. "치료에 효과가 있습니까" 한 조사단은 상부경추 카이로프랙틱 치료 후, SF-36 설문지 및 세계적 건강수치 등급을 사용하여 일반적인 건강 상태의 변화에 관한 평가를 시작하였다. 환자들은 주로 근골격계 증세를 가지고 있었다. 그리고 통계적으로 의미있는 호전현상은 4주째 그리고 최대 카이로프랙틱 호전 점에서 모든 SF-36 하등급에서 보여주었다. 방사선 영상 분석 시 상대적으로 상부경추 정렬이 평균 51%~75% 향상된 것으로 나타났다.

그러나, 이 연구에서 대조군은 사용되지 않았다. 그리고 ⅓의 환자보다 적은 수만이 최대 카이로프랙틱 개선점까지 추적되었다. 그러므로 결론은 제한적이다. 이 연구에서 대부분의 환자들은 8주가 넘는 만성적 증세를 가지고 있었다. 데이터에서는 SF-36 설문지의 일반적인 건강 점수 결과와 증세의 기간 사이에 관계가 없다는 것을 지적하였다. 만성 현상에서 처럼 급성인 경우에도 상부경추 치료에 유사한 결과를 보여주었기 때문에 이 연구 과정에 보여진 전반적 호전현상은 자연 치유 과정을 통해 발생한 것이 아니라는 것을 제시하였다. 초기 SF-36 설문지의 점수는 데이터를 완료한 환자와 그렇지 못한 환사 사이에 신체적 기능 등급에 통계적으로 뚜렷한 차이가 있다는 것을 보여주었다. 그 결과, 초기 증상의 심각도는 연구과정 규칙에 잘 따라주는 준수성과와는 관계가 없어 보였다.[80]

예비 연구는 3개의 상부경추 치료 테크닉(Grostic, Blair, toggle) 사이에 환자의 결과와 X-ray 분석과의 상관관계를 평가하기 위해 SF-36 설문 조사를 사용하였다.[81] 환추의 외측변위는 Nasium 영상(Grostic), Protractoview(Blair) 그리고 AP open mouth view(toggle)을 통해 측정되었다. Grostic과 Blair 분석 사이에(56%, Kappa=0.08) 그리고 Grostic과 toggle 분석 사이에(56%, Kappa=0.10) 의견차이가 있었다. 이 연구는 20여명의 피실험자를 대상으로 진행되었으며(10명은 Grostic 그리고 10명은 Blair) 이들은 1개월 동안 상부경추 치료를 받았다. Blair 어져스트먼트를 받은 환자의 감정 그리고 정신 건강에 상당한 개선결과가 발견되었으며 반면 Grostic 치료를 받은 환자는 SF-36 질문서에서 신체적 기능에 상당한 개선이 있다고 발견되었다. Dickholtz는 자신의 NUCCA 임상을 통해 PBR 연구를 진행했고 긍정적인 결과를 얻었다.[82]

환자 임상효능에 대한 연구 Studies on Patient Efficacy

카이로프랙틱은 질병 또는 증상을 치료 하지 않는다. 하지만 1895년 이 학문이 시작된 후, 카이로프랙틱 치료는 몸 전체에 영향을 준다고 주장되었다. 그러나 질병은 여러 요인으로 발생하는 것이며 척추 어져스트먼트는 모두 질병을 치유하는 것은 아니다. 단지 환자의 건강과 상부경추 서블럭세이션 치료 사이에 임상적 관계를 보여준 연구내용을 소개하려 한다. 이 연구는 근골격계적 증상과 인체의 모든 장기에 영향을 주는 것까지 포함하고 있다. 임상 사례들은 상부경추 특수치료 전문 임상가들이 경험하고 보고한 사례들이다. 물론 이러한 사례들은 척추 어져스트먼트와 환자의 결과 사이에 연결된 증거를 제시하지 못한다는 것을 인지하고 있다. 그러나 110년 이상 축적된 임상 데이터와 점차적으로 증가되는 연구결과들은 카이로프랙틱 치료의 놀라운 사례들을 보여주면서 건강을 위한 카이로프랙틱 역할을 주장한다.

근골격계 증세 (Musculoskeletal Symptoms)

다음은 연구발표 컨퍼런스에서 발표된 동료심사위원 문헌 검토와 상부경추 카이로프랙틱 치료와 다양한 근골격계 증상 개선 사이에 문서화된 상관관계를 보여주는 보고서에 대한 것이다. 이 연구 내용은 목통증,[83-89] 경추디스크 탈출,[90-93] 경추만곡 장애,[94-97] 경추상완통증,[111,112] 사경,[84,89,113-120] 자동차 사고 외상,[85,121-131] 두통, 요통, 척추 측만증,[132,133] 자세불량[55-58] 그리고 무릎통증 환자에 대한 긍정적 결과에 대해 출판되었다.[134]

McAlpine 연구[94]는 단 한번의 Orthospinology 상부경추 어져스트먼트 후 시상면의 경추만곡 커브가 평균 7.82°(range 0.5-17.2°)의 변화가 발생한 것을 발표하였다. 어저스트먼트는 Laney 손잡이용 치료기를 사용하여 실행하였다. 제4장에서 시상면에서의 경추 만곡의 중요성이 검토되었다. Jackson 각의 변화는 치료를 실행한 그 당일 날 이루어진 결과이다. 카이로프랙틱 치료는 상부경추어저스트먼트로 제한되어졌고, 다른 치료 테크닉은 사용되지 않았다. 한 후향연구에서는 상부경추에 가해진 힘은 특수 상부경추 X-ray를 통해 예측할 수 있는 형태의 모습으로 경추 부정렬을 유발시킬 수 있다는 사실의 데이터를 발표하였다.[112]

Hoiriis와 그의 연구원들[131]은 아급성 요통 환자에게 서블럭세이션 치료의 영향을 연구하기 위해 매우 훌륭하게 계획된 무작위적 관리화 임상 실험을(RCCT) 실행하였다. 실험 방법으로 환자를 무작위로 3그룹 중 1그룹에 포함시켰다; 카이로프랙틱 치료, 약물치료(근육 이완제, 진통제) 그리고 위약치료. 카이로프랙틱 치료로서는 Grostic 상부경추 치료와 하부 척추 서블럭세이션을 어져스트먼로 이루어졌다. 이 연구는 닥터 Grostic의 최초의 노력이었으며 WHO가 지지한 최초의 연구 활동이었다. Grostic 박사는 요통 측정을 표준화하기 위한 WHO의 연구위원이었다. 그러나 그는 그 연구가 완성되기 전에 사망하였다. Grostic 박사는 상부경추 치료만 사용되기를 원했지만 연구가 시작되기 몇 주 전 하부 요추 어져스트먼트 역시 프로토콜로 추가되었다. RCCT 연구결과는 카이로프랙틱 치료는 통증을 감소시키는데 있어서 위약 그룹보다 효과적이고 근육 이완제를 사용하던 그룹보다 효과적이라는 사실을 보여주었다. 연구에서 가장 두드러진 시점은 2주 후였으며, 카이로프랙틱 치료를 받은 그룹은 치료효과를 유지했으며(통증 측정은 기본적으로 연구가 끝난 후에도 치료효과가 지속되었다), 약물치료를 받은 그룹은 효과가 없었다(통증 측정은 연구가 끝나는 시점에서 현저하게 약화된 모습으로 측정되었다).

상부경추 임상가들의 새로운 환자들은 대부분 요통환자라는 것이 연구 및 비공식 설문조사를 통해 알려졌다.[78,135] 70여년 동안 임상가들은 기본적으로 상부경추 어져스트먼트만 사용하였다. 그리고 하부 요추 어져스트먼트는 매우 제한적이었다. 치료결과는 다른 카이로프랙틱 임상가들과 동일하다는 연구결과가 있었다.[23,123,131] 상부경추 임상가들은 *"Work"* 라고 하는 방사선 분석을 그들의 상부경추 임상의 기본적 근거로서 사용하며, 상부경추만을 집중으로 치료하는 임상가들 중 25%는 Orthogonal 방법에 근거하여 진료한다.[135] 많은 임상가들은 특정 상황에서 하부경추에 적은 힘을 사용하며 비회전적 어져스트먼트를 추가적으로 사용한다. 그 방법은 국소 처치로 많은 환자들에게 신체적 혜택이 될 수 있다고 인정 받는다. 그러나 공인된 상부경추 카이로프랙틱 임상가 대부분은 특히 경추에 회전성 테크닉 사용을 삼간다.

몇 연구에서 경추 매니플레이션과 단순한 스트레칭 사이에서 골반-요추의 근긴장과 가동범위에 미치는 영향에 대한 상관관계를 연구하였다. 무작위적인 이중맹검 연구를 통해 양측성 경추 매니플레이션 후, 요추근육의 근긴장 현상이 뚜렷하게 감소되는 것을 발견하였다. 그러나 하부 경추 어져스트먼트($p < 0.01$)도 중요하게 근육 톤의 감소를 유도하고 이러한 발견은 상부경추 매니플레이션($p < 0.001$)과 비교되었다. 기능성 골반장애와 상부경추 어져스트먼트 사이에 연관성이 발견되었으며, 기능성 골반쟁애는 재발성 요통과 관련됨을 발견하였다.[48,50,57,58] 상부경추 서블럭세이션과 요통의 연관을 증명한 것은 아니지만, 경추와 요추 사이에 관련은 문헌화되어있다.

Anderson[139]은 상부경추 임상가의 진료실에서 500명의 접수된 환자를 검사하였고, 환추 외측변위의 정도와 4개의 증상 카테고리 사이에서 통계적으로 뚜렷한 상관관계가 없는 것으로 나타났다; 목통증, 두통, 요통, 내과적 증상. 그러나, 경추와 관련된 증상이 있는 환자는 요통환자 보다 비근골격계 증상을 가진 환자와 관련된 것으로 보였다. 상부경추 임상가들은 지난 60년 동안 임상적으로 이 부정적인 상관관계를 지적하였다. 그리고 이 연구결과는 놀라움이 아니었다. 부정렬의 정도는 다양한 증상의 타입과 심각도에 비례적이지 않다는 것으로 나타났다. 각 환자의 사례들은 개인마다 특이하고, 이것이 환자들은 심도있게 그리고 정량적 프로토콜로서 평가되어야 하는 이유다.

전신 건강 증세들 (Whole-Body Health Symptoms)

동료재검, 사례보고, 그리고 연구 보고서는 상부경추 치료를 통한 직접적인 그리고 간접적인 호전현상을 보여준 다음과 같은 다양한 질환들을 문서화하였다: 무미각증,[140] 후각상실증,[140] 아놀드키아리 기형(Arnold-Chiari malformation,[91,141,142] 천식,[118,143-146] 운동능력,[147] 주의력 결핍 장애,[111,118,148] 자폐증,[149-151] 안면신경마비,[152] 장 기능장애,[153-155] 뇌성마비,[156] 만성 피로 증후군,[142,157,158] 간헐성 경련증,[159] 낭성 활액증,[160] 제2형 당뇨병,[161] 발열,[162] 일반적인 건강 증진,[78-82] 청력 손실,[163] 난청,[164] 간세포암, HIV,[165,166] 고혈압,[167,168] 유아 복통,[110,169] 메니에르 증후군,[170,171] 정신 질환,[118,120,172-174] 다발성 경화증,[175-178] 야뇨증,[179] 중이염,[88,180] 파킨슨병,[177,181] 폐기능,[182] 반사성 교감신경성이영양증,[183] 쇼이에르만병,[130] 발작 장애,[120,118,179,184-186] 수면 장애,[89,118,120] 위장 장애,[187] 이명/현기증,[163] 뚜렛 증후군,[118,188] 삼차신경통,[189-196] 시력.[197] 이전 연구들은 사례연구에서부터 RCCTs까지 다양한 수준의 과학적 증거들과 관련되었다.

우울증 (Depression)

안 예비 연구는 우울증 증상 환자에 대한 Orthospinology 상부경추 치료의 효과를 평가하기 위해 실시되었다. 15명의 성인은 임상적으로 진단된 우울증 환자와 카이로프랙틱 임상가에 의해 진단된 상부경추 서블럭세이션 환자들이다. 이 연구에 참여한 카이로프랙틱 임상가 중 ⅔는 이 책의 저자들이다. 각 환자들은 치료받기 전 그리고 초기 Orthospinology 치료 2주 후에 The Beck Depression Inventory II가 주어졌다. 결과로 15명 중 11명(73%)의 환자에게 증상이 뚜렷하게 개선되었고, 2명의 환자는 최소한의 개선효과가 관찰되었다. 그리고 나머지 2명에게는 증세가 악화된 모습이 관찰되었다. 짝지은 표본의 비교에서 Orthospinology 치료는 우울증 증상이 개선된다는 가설을 지지하는 우울증 테스트 점수($t = 3.96$, $p<0.001$)를 보여주었다. 대규모적 연구는 이 주제에 대해 더 많은 정보를 위한 연구계획이 설정되었다. 그러나 카이로프랙틱 치료는 우울증 환자에게 "치료"로서 혼동되게 해서는 안된다. 서블럭세이션 치료는 신경계에 가해진 스트레스를 감소시키고 환자로 하여금 자신의 내부 및 외부적 환경에 적응할 수 있도록 하는 것이다.

삼차신경통 (Trigeminal Neuralgia)

Hinson[193-195]은 Grostic/Orthospinology 치료 효과 연구를 위해 신경통이 심한 상태인 환자 8명을 모집하였다. 환자는 모두 여성이었으며 모집 이전에 신경과 전문의로부터 삼차신경통을 진단 받았으며 그 중 5명은 신경외과수술에 실패한 환자들이었다. 환자의 나이는 47~79세이며 만성 삼차 신경통 증상의 범위는 1~15로 다양했다. 7명의 환자는 세계 두통 학회에서 명시된 삼차신경통에 대한 진단기준을 충족시켰다. 그리고 1명의 환자는 비전형적인 삼차 신경통의 특징을 보여주는 환자였다. 한 환자는 2년 동안 삼차신경통과 고주파절제(radiofrequency ablation)로 인한 이차적 반대측무감각통증으로 고생하였다(제15장 참조). 통증(VAS and SF-McGill), 우울증(Zung), 그리고 삶의 질(Rand SF-36)은 이 연구에서 4점으로 평가하였다; 2주의 기준선으로 전화 후 그리고 4주 그리고 8주간 치료. 모든 환자에게서 통증이 뚜렷하게 감소되는 것이 관찰되었다. VAS 평가에서 5.9에서 8주 후, 1.4로 감소하였다($p = 0.013$). 그리고 SF-McGill은 16.5에서 5.4포인트로 감소하였다($p = 0.022$). Zung의 우울증 평균 점수는 통계적으로 9에서 5.25로 감소하였다($p = 0.048$). 8명 중 5명 SF-36 역시 감소되었다. 모든 환자들은 통증 그리기에서 통증 분포 감소를 보여 주었다. 2명의 환자는 항경련제 약물 사용을 중지하였으며, 1명의 경우 약물 사용을 33% 감소하였고, 다른 1명은 66% 줄었으며 나머지 4명의 환자에게서는 변화가 없었다. 2명의 환자는 첫 번째 어져스트먼트에서 4일 내에 발작적 통증이 완벽하게 사라졌다. 그리고 삼차신경통은 재발되지 않았다. 귀통증으로 고생하던 1명의 환자는 첫 번째 상부경추 어져스트먼트 후, 귀통증이 재발되지 않았다.

면역계 기능 (Immune System Function)

RCCT는 HIV 환자의 CD4 수치를 평가했다. 이 연구는 작은 그룹으로 제한되었다(N=10), 하지만 데이터는 Grostic 상부경추 어져스트먼트를 받은 환자 CD4 수치에서 극적인 증가(48%) 현상을 보여주었으며, 거짓 상부경추 어져스트먼트(-7.96%)를 받은 사람들과 비교했다. 환자들의 혈액검사는 독립적인 의료센터에 의해 평가되어졌다. SF-36 설문 조사 데이터에 입증으로 활성화 및 제어된 그룹의 삶의 질에 대한 점수가 향상된 모습을 보여주었다. 제19장에서 의사와 환자 관계에 대한 위약효과의 역활에 대해 설명되어져 있으며 이 결과를 설명할 수 있다. 이 연구의 예비 데이터는 잠재적으로 고통받는 환자의 삶의 질과 면역 기능이 개선될 수 있는 가능성을 나타내는 것을 보여준다. 하지만, 카이로프랙틱 관리가 HIV 치료제라고 주장하는 것은 아니다. 카이로프랙틱 연구는 면역 시스템 기능 또는 환자의 일반적인 건강상태의 효과에 초점을 두는 것이 어느 특정한 질병과 장애를 대상하는 것보다 효율적 일 것이다.

한 정액연구는 무증상 환자 대상으로 혈청 티올 수치에 대한 단기 및 장기 카이로프랙틱 치료의 효과를 평가했다.[198] 혈청 티올은 DNA 복구 효소 활동의 대리 수치로서 인체의 건강상태 측정이다. 산화 스트레스는 DNA 손상을 유발시키고 북구활동을 억제한다. 이것은 환경적 영향으로 인해 발생한 DNA 병인을 제거함으로 손상되는 유전자를 보호하는 기전이다. 산화 스트레스는 DNA를 손상시키는 자유 레디칼을 생산하여 어떻게 인간이 노화되며 질병이 발생하는가에 대한 폭넓게 수렴된 이론이다. Campbell와 그의 동료들[198]의 연구는 카이로프랙틱 치료 후 무증세적 환자에게서 더 높은 티올 평균 수치가 발생한다는 것을 활성적 질병을 앓고 있는 환자와 비교하였다. 평균 혈청 티올 수치는 52~312주 카이로프랙틱 치료를 받은 그룹에서 가장 높은 수치를 보여 주었다.

문헌검토
Review of the Literature

2001년, Gleberzon[200]는 카이로프랙틱에 관련된 문헌인 "name techniques"를 검토하였다. 이 검토서는 상부경추 프로시저는 자신들의 이론을 주장하는 논문을 가장 많이 출판하였다. 많은 논문들이 검토 대상에서 제거되었지만 그래도 최대로 발표된 논문들이다. 아마도 다른 카이로프래틱 테크닉들도 동일한 주장을 할 것이다. 이 장에서는 상부경추 치료에 관한 연구 목록을 제공합니다. 사실, 독자는 이 장에서는 다른 카이로프랙틱 테크닉 치료의 방식에 관한 연구를 모두 검토하지 않았다는 점을 유의해야 합니다. 모든 책의 모든 내용은 카이로프랙틱 전문 분야의 과학적 근거에 관련된 적절한 모든 연구 검토에 공헌될 수 있다.

이 장에서 연구의 대부분은 단일 및 다중 사례 보고서, 관찰과 회고 연구 및 소수의 RCCTs로 구성되어 있다. 그러나, 예일 의과대학교의 내과학 부서에서 출판된 논문은 1991~1995년 사이에 발표된 5개의 주요 의료 저널을 검토 하였다.[201] 저자는 동일한 치료를 모두 평가한 집단 또는 사례 대조 연구의 RCCTs와 다수분석을 수집하였다. 그리고 관찰 연구와 RCCTs 사이에 아주 유사한 결과를 발견하였습니다. 이 연구는 사례 대조 연구는 과거에 평가되었던 것 보단 더욱 과학적 장점이 있다는 것을 보여주었다. 저자들은 아래와 같이 종결지었다.

> 훌륭하게 고안된 관찰연구(집단적이나 사례대조 고안이던)는 동일한 논제에서 무작위적이며 대조된 연구와 비교할 때 치료효과를 체계적으로 과대평가하지 않는다.

Knutson[202]은 상부경추 카이로프랙틱 치료의 주장에 대한 증거를 검사하는 동료재검서를 출판하였다. 그는 지지자들이 이 치료에 대한 약점을 보여주지 않는다고 지적하는 반면, 비판가들은 그 강점을 외면하려는 경향을 보였다. 그의 논문은 비판적 질문과 답과 함께 특수 상부경추 카이로프랙틱 치료의 주 논리를 검사하기 위해 노력하였다. 나는 상부경추 치료는 국민들의 건강을 위해 임상적 효율성을 문서화하는 연구 데이터에 놀라운 기록이 있다는 것에 대해 Knutson과 의견을 같이 했다. 그러나, 현 카이로프랙틱 치료 적용을 호전시키기 위해 더 많은 데이터가 필요하다. 마찬가지로, 이 학문에 대한 이해도를 높이고 통증 증후군부터 다양한 건강문제까지 환자의 건강에 영향을 주는 다양한 기전에 대한 더 많은 연구가 필요하다. 다음과 같은 Dr. John F. Grostic 언급은 21세기를 맞아 더욱 중요하다:

> 우리 전문분야의 가장 큰 문제는 우리 자신들에게 있다. 우리의 첫 번째 관심사는 우리 전문분야 내에 두어야 한다. 내 의견으로서 우리는, 우리가 하는 일들이 확실하다는 사실에 대한 과학적 증명을 발표할 수 있을 때까지, 우리와 다른 전문분야의 의료인들이 무엇을 하는지 비판할 권리가 없다.[203]

카이로프랙틱 철학
Chiropractic Philosophy

특수 상부경추 치료는 서블럭세이션을 평가할 때 기계적 접근에 기한다. 그리고 건강과 치유에 대한 생명학적 철학에 기인하여 어져스트먼트를 실행한다. 이것은 전통 카이로프랙틱 철학인, Stephenson의 주장인, "기계적으로 만들어진 기계는 기계적으로 서블럭세이션이 발생하며 이것은 기계적으로 어져스트먼트 되어야 한다"라는 말과 일치한다. Grostic 역시 다음과 같이 언급했다. "환추는 척추의 어느 부위보다도 가장 많은 쐐기, 원형, 하향면, 지레의 받침점, 지레를 갖고 있다"[204] 이것은 Giovanni Alfonso Borelli' 의 저서 *"DE Motu Animalium"*을 연상시킨다:

> 동물이란 몸이다. 그리고 그들의 생명력 작동은 움직임이거나 움직임을 요구하는 행동이다. 그러나 몸과 움직임들은 수학적 대상이다. 이러한 과학적 접근은 정확하게 기학적이다. 이와 유사하게 동물들의 움직임은 저울, 도르레, 레버, 못, 나선과 같은 기계적인 수단을 사용하여 이행할 수 있다.[205]

Borelli은 이탈리아의 생리학자이며 물리학자다. 그는 1680 저서는 척추생체역학에 관한 현대적 교재다. 그는 척추 생체역학의 아버지로 알려져 있다. 마치 Dr. Grostic이 정형적 상부경추 치료의 아버지처럼. 이 두 위대한 학자는 생체역학이 고려될 때 척추는 수학적 그리고 기하학적으로 연구되어야 한다는 것으로 이해했다. 그러나 '카이로프랙틱 철학은 인간은 단순한 기계가 아니다' 라는 사실을 이해했다. 카이로프랙터는 우리 몸에 내재하는 "본의의 지혜"가(제1장 참조) 인간이라는 기계를 신경계를 통해 작동시킨다는 사실을 인지한다. 히포크라테스는 이것을 "인체에 내재된 지혜(vis medicatrix naturae)"라고 하였으며 모든 힐링은 근본적으로 몸안에서 저절로 이루어진다고 언급하였다. 의사에게 치료가 되는 것이 아니다. 의사(즉, 외과, 내과, 정신과 또는 카이로프랙터)들은 오직 건강의 방해요소를 제거하는 것이다. 카이로프랙터는 질병을 "치유"한다고 주장하지 않는다. 그러나 척추 서블럭세이션 치료를 통해 신경학적 통합이 건강과 웰빙에 주는 영향은 과소평가되어서는 안된다. Dr. Grostic는 카이로프랙터의 역할, 어져스트먼트 그리고 본유의 지혜(인체에 내재된 힐링 능력)를 다음과 같이 언급한다:

> 존경하는 카이로프랙터 여러분, 다음과 같은 점을 강조 하고자 합니다. 이 중요한 포인트를 지나치게 강조되었다고 말할 수 없습니다. 아래의 사항들은 당신의 성공적 삶에 필수적인 요소입니다.
>
> 1. 방사선 영상이 정확하게 촬영되었는지 확인하세요.
> 2. 방사선 영상이 제대로 분석되었는지 확실히 하십시오.
> 3. 어져스트먼트를 정확하게 적용되었는지 확실히 하십시오.
>
> 이런 것들이 올바르게 실행되었다면, 추후 방사선 영상은 당신이 성취한 결과의 증거가 될 것입니다. 정확하게 이런 일을 실행하고, 정확하게 실행된 것을 알면, 그 때는 해야 할 일을 성취했다는 것을 확신하고 휴식을 취하세요. 그러면 본유의 지혜가 작동하여 건강을 위한 나머지 일들을 실행할 것입니다.[203]

역사적으로, 상부경추 카이로프랙터들은 어져스트먼트가 환자에게 직접적으로 도움이 되지 않는다고 관찰하였다. 이보다 치료된 상태가 유지되는 것이 관건이라고 말한다. 최적의 기능을 경험하기 위해서는 오랫동안 신경학적 장애가 해소되어야 한다. 불필요한 치료는 성공적인 환자의 결과를 위해서 도움이 되지 않는다는 것이 Orthospinology의 주장이다. 왜냐하면 의사는 "치료자"가 아니기 때문이다. 때로는 치료하지 않는 것이 필요하다. 이런 사고가 생명론자의 철학과 일치하는 것이다. 중요한 차이점은 "상부경추 치료는 질병치료가 아니다"라는 것이다. 그러나 서블럭세이션에 근거한 치료는 다양한 질환에 관련된 영향을 준다라는 사실은 밝혀졌다. 상부경추 치료는 척추 서블럭세이션을 진단하고 치료하는 것에 집중한다. 그리고 이것은 환자의 증세와 상관없는 것이다. 카이로프랙터는 임상적으로 그리고 문헌을 통해 환자는 척추 치료를 통해 그들이 증세가 있던 없던, 건강적 혜택을 받을 수 있다는 것을 지적한다.

무증세적 환자 (Asymptomatic Patients)

Hannon[206]은 정확하게 "무증상", "건강", "정상 또는 신체적 외상이 없는 사람"의 객관적 생리변화를 기록한 20여개의 카이로프랙틱 연구를 재검하였다. 거의 대부분의 연구에서 건강의 이익을 주제로 객관적 측정인 전조 증상에 대한 묘사는 없는 것으로 조사되었다. 이전에 논의되었던 혈청 티올 연구는 무증상적 카이로프랙틱 환자의 건강관리를 위한 목적으로 객관적 건강의 이익을 제공하였다.[198] 이 연구는 카이로프랙틱 치료에 증상의 유무의 관계없이 건강상의 이익을 위해 측정해야 한다고 한다. 이것은 카이로프랙틱 치료는 척추관련 통증 증상에 국소적 치료로 한정되어서는 안된다고 제안하였다. 카이로프랙틱 임상 실습 가이드라인에 관해 이사회는 카이로프랙틱 치료가 질병 또는 건강상태의 증상이 설명되지 않는 자들을 포함한 모든 사람들에게 혜택을 제공받을 수 있다고 명시되어 있다.[207]

한 연구에서는 나이가 동일한 미국 시민(aged $\geq$ 65 years) 을 상대로 5년 이상 "유지 관리"를 받은 카이로프랙틱 환자를 비교했다. 카이로프랙틱 환자들은 평균 개인 의료비 지출에 비해 (진료를 위한 병원 방문 수는 약 50 % 감소) 1/3밖에 지출하지 않았다. 카이로프랙틱 환자들은 흡연율도 낮았으며 비처방약 사용도 적었다. 95%의 카이로프랙틱 환자들은 그들의 카이로프랙틱 치료를 매우 가치 있는 것으로 믿었다. Rupert[209] 보고서에 의하면, 79% 환자들은 카이로프랙터로부터 유지관리를 권해졌으며 그 중 50%가 그 권고를 따랐다. 이같은 연구는 유지관리 방문의 횟수는 년 평균 14.4회인 것으로 나타났다. Coulter와 그의 연구원들은 카이로프랙틱 치료를 받은 노인환자를 카이로프랙틱 치료를 받지 않는 환자를 비교하였다.[210] 보고서의 의하면, 카이로프랙틱 치료를 받는 환자는 전반적으로 건강하였으며 병원입원 날 수가 적었다. 그리고 양로원 사용이 적었으며, 처방약 복용이 적었다. 운동은 더 많이 하고 그들의 사회생활은 더욱 활발했다.

서블럭세이션에 근거한 임상은 "치료를 많이 받을 수록 좋다"라는 치료에 근거하는 체계를 따르지 않는다. Orthospinology 테크닉에 근거한 임상가에게는 "유지관리(supportive care)"라는 말이 더 어울린다. 그것은 상부경추 치료는 예방목적으로 제공되는 치료가 아니기 때문이다. 객관적 징후가 있어야만 상부경추 치료의 필요성이 지적된다. 상부경추 치료의 일차적 핵심은 신경계를 자극하지 않는 것이라 주장한다. 오히려 이 치료는 신경계에 스트레스가 가해지고 있는 가를 진단하기 위해 환자의 척추를 모니터링하는 것이다. 그리고 존재한다면 필요할 때에만 치료를 제공하는 것이다. Orthospinology에 근거한 임상에서 유지관리는 임상에서 마다 다르다. 그러나 환자의 개인적 필요성에 근거하는 것이다. 매 2주마다 한번의 치료 또는 매 4개월 마다 한번의 치료가 될 수도 있기 때문이다. 그러나 평균적으로 환자는 매 6~8주마다 한번씩 검사되어진다.

비근골격계 증세들 (Nonmusculoskeletal Symptoms)

카이로프랙틱 임상에서 일차적 증세의 10.3% 만이 비근골격계 환자로 구성되어 있다는 것이 발표되었다.[211] 이러한 비근골격계 주호소 환자 비율이 가장 높은 (>17%) 카이로프랙틱 임상가들은 일반적으로 보험수가를 받지않는다. 그리고 인구 100,000명 이상 되는 도시에서 주로 개업하고 있다. 흥미롭게도, 이러한 임상가들은 가장 일반적으로 사용되는 카이로프랙틱 어져스트먼트 테크닉이 제한적이다. Leboeuf-Yde는 전 세계적으로 (385명의 카이로프랙터 그리고 5,607명의 환자) 카이로프랙틱 치료에 반응하는 비근골격계 환자에 대한 정보를 수집했다. 주관적으로, 자신들의 질환들이 호전되었다고 주장한 비근골격계 환자들의 질호소들은 알레르기, 천식, 호흡, 순환, 소화, 청력, 심장기능, 이명, 부비동염, 비뇨기장애, 그리고 다른 질환들을 포함했다. 모든 환자의 2~10%가 카이로프랙틱 치료에 긍정적인 반응을 나타냈다고 보고한다. 그리고 그러한 문제를 갖고 있다고 보고한 환자는 3~27%에 달했다. 가장 일반적으로 호전된 분야는 호흡(27%), 소화(26%), 순환(21%)으로 밝혀졌다. 상부경추 치료(교차비 1.4)는 이러한 결과에 영향을 주는 치료 테크닉이다.[212] 또 다른 연구에 의하면, 카이로프랙틱 치료를 받은 환자 21~25%가 비근골격계 문제에 긍정적인 치료효과를 얻었다는 사실을 발표하였다.[213]

이 장에서는 의료분야에서 상부경추 카이로프랙틱 치료의 역할을 주장할 임상적 및 과학적 효능에 대한 설득력 있는 이론을 제공하고 있다. 이 책은 상부경추와 서블럭세이션의 과학적 타당도에 관한 마지막 언급이 아니다. 연구는 프로젝트가 아니고 과정이기 때문이다. 상부경추 치료와 일반 카이로프랙틱 치료를 포함해서 매우 인상 깊은 많은 연구정보가 축적되었다. 하지만 여전히 더 많은 연구활동이 필요하다. 이것은 카이로프랙틱 치료의 임상적 효율성, 타당도, 신뢰도, 안전성 그리고 경제성과 함께 예술성을 발전시켜야 할 우리들의 몫이다. 그러나 카이로프랙틱 치료를 지지하는 과학적 증거를 일반 대증의학의 표준과 비교한다면, 이것은 상대적 논제일 뿐이다.

Duke 대학의 건강정책과 관리 분야의 교수님이신 Dr. David Eddy에 의하면, 일반 대증의학적 치료의 15%만이 확고한 과학적 증명에 근거한다고 말한다.[214] 이것에 대한 부분적인 이유는 의학 학술지에 발표되는 논문의 1%만이 과학적으로 타당하기 때문이다. 증명에 근거한 임상이라는 말은 21세기 의학계에서 가장 혼미스러운 말이다. 이 책은 알려진 사실 증거를 제공한다. 그리고 이것은 학습되어야 하고 그들이 제공하는 치료법에 영향을 주어야 한다. 더 많은 증거들이 밝혀져 치료의 효율성과 관련된 확고한 결론을 밝힐 노력이 필요하다. 그러나 "증거 불충분은 불충분의 증거가 아니다". 임상역학자 David Sackett은 증거에 근거한 치료법을 주장한다:

> 외적 임상적 증거는 전할 수 있다. 그러나 개인적 임상적 전문 의견은 대체할 수는 없다. 그리고 이것이 외적 증거가 모든 환자들에게 적용되는지, 만약 그렇다면, 어떻게 이것을 임상적 결정으로 통합해야 할지 결정하는 것이 전문가의 의견이다.[215]

임상가들은 카이로프랙틱의 과학, 철학 그리고 예술성을 균형있게 유지할 수 있도록 노력해야 한다. 과학이 없는 철학은 카리스마적인 연설가의 말뿐이다. 그리고 철학이 없는 과학은 연구를 위한 적절한 질문을 할 수 있는 지도와 방향감각을 잃게 된다. 과학과 철학에 예술이 없다면 실질적 적용성을 잃게 된다. 그러므로 그 가치를 제한하게 되는 것이다. 이 책은 상부경추 카이로프랙틱 치료의 과학, 예술, 그리고 철학의 통합과 상호간의존을 보여주려 노력한다.

요약
(Summary)

이 장은 상부경추 카이로프랙틱 치료의 임상적 그리고 과학적 효율성을 위한 설득력있는 논쟁을 제공한다. 풍부한 사례 보고서 그리고 연구는 서블럭세이션의 파괴적인 효과 그리고 상부경추 치료의 건강혜택의 가능성에 관한 놀라운 증거들을 보여준다. 상부경추 치료를 지지하는 논리적 논쟁들이 있다. 이러한 논쟁들은 각기 증거들로 지지된다. 어떤 증거들은 다른 것들에 비해 강력한 증거를 제시한다. 상부경추에 주어진 해부학, 생체역학, 신경학적 복잡성을 보면서 카이로프랙틱 치료의 상부경추 서블럭세이션을 어져스트하는 것은 매우 적절한 접근이다. 이 장은 카이로프랙틱의 일반적 철학 그리고 특히 상부경추 치료의 철학과 관련된 기본 개념을 다루었다.

참고문헌

1. Eriksen K. *Upper Cervical Subluxation Complex: A Review of the Chiropractic and Medical Literature*. Baltimore: Lippincott Williams & Wilkins, 2004.
2. Jackson BL, Barker W, Bentz J, et al. Inter- and intra-examiner reliability of the upper cervical X-ray marking system: A second look. *J Manipulative Physiol Ther* 1987;10(4): 57–63.
3. Jackson BL, Barker WF, Gambale AG. Reliability of the upper cervical X-ray marking system: A replication study. *J Clin Invest Res* 1988;1(1):10–3.
4. Rochester RP. Inter and intra-examiner reliability of the upper cervical X-ray marking system: A third and expanded look. *Chiropr Res J* 1994;3(1):23–31.
5. Sigler DC, Howe JW. Inter- and intra-examiner reliability of the upper cervical X-ray marking system. *J Manipulative Physiol Ther* 1985;8(2):75–80.
6. Sansone M, Wooley JR, Grannis GH. Inter- and intra-examiner reliability of upper cervical X-ray marking system. *J Manipulative Physiol Ther* 1986;9(4):285–6.
7. Eriksen K. The Sigler and Howe study? *Vector* 1999;2(4).
8. Grostic JD, Marshall WG. Accuracy of an upper cervical measuring system: A validity study. *Proceedings of the international conference on spinal manipulation*, Chicago, IL, 1992.
9. Owens EF. Line drawing analyses of static cervical X-ray used in chiropractic. *J Manipulative Physiol Ther* 1992; 15(7):442–9.
10. Harrison DE, Harrison DD, Troyanovich SJ. Reliability of spinal displacement analysis on plain X-rays: A review of commonly accepted facts and fallacies with implications for chiropractic education and technique. *J Manipulative Physiol Ther* 1998;21(4):252–66.
11. Rochester RP, Owens EF. Patient placement error in rotation and its effect on the upper cervical measuring system. *Chiropr Res J* 1996;3(2):40–53.
12. Sweat RW. Atlas orthogonal computerized X-ray analysis program. Paper presented at: 6th Annual National Subluxation Conference; October 10–11, 1998; Sherman College of Straight Chiropractic, Atlantic City, NJ.
13. Seemann DC, Gregory RR. A critique of a critique of vectored adjusting. *Upper Cervical Monograph* 1981;3(1):8–9.
14. Hart JF. Effect of patient positioning on an upper cervical X-ray listing: A case study. *J Chiropr Res* 1988;5(1):19–21.
15. Seemann DC, Dickholtz M. Range of motion at the atlanto-occipital joint: Lateral flexion and side slip. Paper presented at: 11th Annual Upper Cervical Spine Conference; November 19–20, 1994; Life College, Marietta, GA.
16. Jackson BL, Barker WF, Pettibon BR, et al. Reliability of the Pettibon patient positioning system for radiographic production. *J Vertebral Subluxation Res* 2000;4(1):3–11.
17. Harrison DE. Repeatability over time of posture, radiograph positioning, and radiograph line drawing: An analysis of six control groups. *J Manipulative Physiol Ther* 2003;26(2):87–98.

18. Palmer T, Denton K, Palmer J. A clinical investigation into upper-cervical biomechanical stability: Part I. *Upper Cervical Monograph* 1990;4(10):2–7.
19. Gregory RR. How to adjust the atlas subluxation complex. *Upper Cervical Monograph* 1974;1(3):4.
20. Hart JF. Persistence of vertebral misalignments detected on radiographs of the cervical spine during chiropractic care: A case study. *J Vertebral Subluxation Res* 1997;1(4):1–5.
21. Grostic JD, DeBoer KF. Roentgenographic measurement of atlas laterality and rotation: A retrospective pre- and post-manipulation study. *J Manipulative Physiol Ther* 1982;5(2):63–71.
22. Spencer JM. Interobserver reliability of pre and post X-ray measurement of the Grostic upper angle. Paper presented at: 11th Annual Upper Cervical Spine Conference; November 19–20, 1994; Life College, Marietta, GA.
23. Eriksen K, Owens EF. Upper cervical post X-ray reduction and its relationship to symptomatic improvement and spinal stability. *Chiropr Res J* 1997;4(1):10–7.
24. Eriksen K. Cervical corrections resulting from orthogonally based upper cervical care and its impact on patient outcome: A prospective, multisite trial. (Submitted for IRB approval)
25. Rochester RP. An outcome based analysis of the validity of the chiropractic upper cervical model and the supine leg check for the management of neck and back pain: A preliminary investigation. (Submitted for publication)
26. Owens EF. The annual biomechanics conference on the spine: A review of basic chiropractic research at the University of Colorado from 1969 to 1985. *Chiropr Res J* 1996;3(3):34–51.
27. Suh CH, Smith CG. The implementation of a three-dimensional computerized X-ray analysis routine into the life upper-cervical technique. Paper presented at: 14th Annual Upper Cervical Spine Conference; November 22–23, 1997; Life University, Marietta, GA.
28. Kukurin GW. Chiropractic and spinal manipulative therapy: A critical review of the literature. *Am Chiropr Assoc J Chiropr* 1985;22(6):41–9.
29. Knutson GA. Case studies of upper cervical adjusting errors: The possibility of chiropractic iatrogenesis. *Chiropr Res J* 1996;3(3):20–4.
30. Phillips RB. Plain film radiology in chiropractic. *J Manipulative Physiol Ther* 1992;15(1):47–50.
31. Mootz R, Hoffman L, Hansen DT. Optimizing clinical use of radiography and minimizing radiation exposure in chiropractic practice. *Topics Clin Chiropr* 1997;4(1):34–44.
32. Ammendolia C, Bombardier C, Hogg-Johnson S, et al. Views on radiography use for patients with acute low back pain among chiropractors in an Ontario community. *J Manipulative Physiol Ther* 2002;25(8):511–20.
33. Harger BL, Taylor JA, Haas M, et al. Chiropractic radiologists: A survey of chiropractors' attitudes and patterns of use. *J Manipulative Physiol Ther* 1997;20(5):311–4.
34. International Chiropractors Association. *Recommended Clinical Protocols and Guidelines for the Practice of Chiropractic*. Arlington, VA: International Chiropractors Association, 2000.
35. Council On Chiropractic Practice. *Clinical Practice Guideline: Vertebral Subluxation in Chiropractic Practice, Number 1.* Chandler, AZ: Council On Chiropractic Practice, 2003.
36. Eriksen K. Long-standing axis odontoid fracture in patient presenting with acute low back pain. *Clin Chiropr* 2005;8(2):81–92.
37. Spano N. Static palpation of muscle imbalance as compared to radiographic evaluation of c-1. *J Straight Chiropr* 1995;1(1):24–7.
38. Eriksen K. Comparison between upper cervical X-ray listings and technique analyses utilizing a computerized database. *Chiropr Res J* 1996;3(2):13–24.
39. Jende A, Peterson CK. Validity of static palpation as an indicator of atlas transverse process asymmetry. *Eur J Chiropr* 1997;45:35–42.
40. Hart J. Comparison of X-ray listings and palpation listing of the upper cervical spine. *J Vertebral Subluxation Res* 2000;4(1).
41. Steinle L, Steinle N. Examination of relationships between atlas lateral displacement, atlas rotational malposition and supine leg length disparities: A correlation study of 1,102 cases. Paper presented at: 15th Annual Upper Cervical Spine Conference; November 21–22, 1998; Life University, Marietta, GA.
42. Hinson R, Brown SH. Supine leg length differential estimation: An inter- and intra-examiner reliability study. *Chiropr Res J* 1998;5(1):17–22.
43. DeBoer KF, Harmon RO, Savoie S, et al. Inter- and intra-examiner reliability of leg-length differential measurement: A preliminary study. *J Manipulative Physiol Ther* 1983;6(2):61–6.
44. Fuhr AW, Osterbauer PJ. Interexaminer reliability of relative leg-length evaluations in the prone, extended position. *Chiropr Technique* 1989;1(1):13–8.
45. Nguyen HT, Resnick DN, Caldwell SG, et al. Interexaminer reliability of activator methods' relative leg-length evaluation in the prone extended position. *J Manipulative Physiol Ther* 1999;22(9):565–9.
46. Eriksen K, James KA. Pilot study: Electromyography, temperature differential device, supine leg length deficiency and their correlation with the occipito-atlanto-axial subluxation complex. Paper presented at: 11th Annual Upper Cervical Spine Conference; November 19–20, 1994; Life College, Marietta, GA.
47. Eriksen K, James KA. A randomized controlled double blind study of specific upper cervical chiropractic care. Paper presented at: 12th Annual Upper Cervical Conference; November 18–19, 1995; Life College, Marietta, GA.
48. Hinson R, Pfleger B. Pre- and postadjustment supine leg-length estimation. *J Chiropr Education* 2000;14(1):37–8.
49. Eriksen K. Pre and post supine leg length evaluation after upper cervical adjustment: A prospective double-blind crossover trial. (submitted for IRB approval)
50. Knutson GA. Incidence of foot rotation, pelvic crest unleveling, and supine leg length alignment asymmetry and their relationship to self-reported back pain. *J Manipulative Physiol Ther* 2002;25(2):110E.
51. Knutson GA, Owens EF. Leg length alignment asymmetry in a non-clinical population and its correlation to a decrease in general health as measured by the SF-12: A pilot study. *J Vertebral Subluxation Res* 2004(Nov. 1):1–5.
52. Knutson GA, Owens E. Erector spinae and quadratus lumborum muscle endurance tests and supine leg-length alignment asymmetry: An observational study. *J Manipulative Physiol Ther* 2005;28(8):575–81.
53. Latimer J, Maher CG, Refshauge K, et al. The reliability and validity of the Biering-Sorensen test in asymptomatic subjects and subjects reporting current or previous nonspecific low back pain. *Spine* 1999;24(20):2085–9.
54. Knutson GA. Thermal asymmetry of the upper extremity in scalenus anticus syndrome, leg-length inequality and response to chiropractic adjustment. *J Manipulative Physiol Ther* 1997;20(7):476–81.
55. Knutson GA. Moderation of postural distortion following

upper cervical facet joint block injection: A case study. *Chiropr Res J* 1998;5(1):28–34.
56. Sherwood KR, Brickner DS, Jennings DJ, et al. Postural changes after reduction of the atlanto-axial subluxation. *J Chiropr Res* 1989;5(4):96–100.
57. Seemann DC. Bilateral weight differential and functional short leg: An analysis of pre and post data after reduction of an atlas subluxation. *Chiropr Res J* 1993;2(3):33–8.
58. Seemann DC. Anatometer measurements: A field study intra- and inter-examiner reliability and pre to post changes following an atlas adjustment. *Chiropr Res J* 1999;6(1):7–9.
59. Lennon J, Shealy N, Cady RK, et al. Postural and respiratory modulation of autonomic function, pain, and health. *Am J Pain Mgmt* 1994;4(1):36–9.
60. James KA. Thermocouple scanning device intra-examiner and inter-examiner reliability study. Paper presented at: 10th Annual Upper Cervical Spine Conference; 1993; Life College, Marietta, GA.
61. James KA. Correlation of scanning palpation and Grostic cervical X-rays with a thermocouple temperature measuring device. Paper presented at: 13th Annual Upper Cervical Spine Conference; November 16–17, 1996; Life College, Marietta, GA.
62. James KA. Inter- and intra-examiner reliability in interpretations of readings from a thermocouple temperature measuring device. Paper presented at: 14th Annual Upper Cervical Spine Conference; November 22–23, 1997; Life University, Marietta, GA.
63. Berti AA. Thermocouple heat differential instrument examination and findings in correlation with the supine leg check and X-ray findings. *Upper Cervical Monograph* 1993;5(3):7–8.
64. Wiedemann RL. Case studies of surface EMG tested at C1 and C3 pre and post adjustment along with correlated pre and post X-rays. Paper presented at: 11th Annual Upper Cervical Spine Conference; November 19–20, 1994; Life College, Marietta, GA.
65. Sweat RW, Robinson GK, Lantz C, et al. Scanning palpation of the cervical spine interexaminer reliability study. *Digest Chiropr Economics* 1988;30(4):14–8.
66. Sweat RW. Documentation of scanning palpation at the occiput, atlas and axis area. Paper presented at: 12th Annual Upper Cervical Conference; November 18–19, 1995; Life College, Marietta, GA.
67. Sweat RW, Lalka M. Scanning palpation. Paper presented at: 14th Annual Upper Cervical Spine Conference; November 22–23, 1997; Life University, Marietta, GA.
68. Grostic J, Glick D, Burke E, et al. Chiropractic adjustment reversal of neurological insult. *Proceedings of the International Conference on Spinal Manipulation*, May 1992.
69. Glick D, Lee F, Grostic J. Documenting the efficacy of chiropractic care utilizing somatosensory evoked potential (SEP) testing: Post spinal adjustment changes in SEPs duplicating those observed. *Proceedings of the International Conference on Spinal Manipulation*, 1993.
70. Collins KF, Pfleger B. The neurophysiological evaluation of the subluxation complex: Documenting the neurological component with somatosensory evoked potentials. *Chiropr Res J* 1994;3(1):40–8.
71. Collins KF, Pfleger B. Significance of functional leg length inequality upon somatosensory evoked potential findings. Paper presented at: 11th Annual Upper Cervical Spine Conference; November 19–20, 1994; Life College, Marietta, GA.
72. Glick DM. The effective utilization of somatosensory evoked potentials in the evaluation and management of upper cervical subluxations: Two case examples. Paper presented at: 11th Annual Upper Cervical Spine Conference; November 19–20, 1994, Life College, Marietta, GA.
73. Glick DM. Utilizing stochastic resonance to identify electrical potentials that may be generated during the course of an upper cervical adjustment. Paper presented at: 12th Annual Upper Cervical Conference; November 18–19, 1995; Life College, Marietta, GA.
74. Kessinger R, Pfleger B. Changes in cervical flexion/extension following upper cervical specific chiropractic care. Paper presented at: 15th Annual Upper Cervical Spine Conference; November 21–22, 1998; Life University, Marietta, GA.
75. Kessinger RC, Boneva DV. The influence of upper cervical specific chiropractic care on lumbar range of motion. Paper presented at: 17th Annual Upper Cervical Spine Conference; February 3–4, 2001; Life University, Marietta, GA.
76. Whittingham W, Nilsson N. Active range of motion in the cervical spine increases after spinal manipulation (toggle recoil). *J Manipulative Physiol Ther* 2001;24(9):552–5.
77. Kessinger R, Boneva D, White PB. Bone mineral density changes following upper cervical care. Paper presented at: 9th Annual Vertebral Subluxation Research Conference; October 13–14, 2001; Sherman College of Straight Chiropractic, Spartanburg, SC.
78. Hoiriis KT, Owens EF, Pfleger B. Changes in general health status during upper cervical chiropractic care: A practice-based research project. *Chiropr Res J* 1997;4(1):18–26.
79. Owens EF, Hoiriis KT, Burd D. Changes in general health status during upper cervical chiropractic care: PBR progress report. *Chiropr Res J* 1998;5(1):9–16.
80. Hoiriis KT, Burd D, Owens EF. Changes in general health status during upper cervical chiropractic care: A practice-based research project update. *Chiropr Res J* 1999; 6(2): 65–70.
81. Brown SH, Salminen B, Hinson R, et al. Comparison of radiographic analysis for three upper cervical specific techniques. Paper presented at: 15th Annual Upper Cervical Conference; November 21–22, 1998; Life University, Marietta, GA.
82. Wallace HL, Dickholtz M. Rand 36 as an outcome measure in NUCCA practice. Paper presented at: 13th Annual Upper Cervical Spine Conference; November 16–17, 1996; Life College, Marietta, GA.
83. Saks BS, Halan M, Hoiriis KT, et al. A clinical study of the effectiveness of upper cervical chiropractic adjustments on non-specific cervicalgia: A pilot study. Paper presented at: 12th Annual Upper Cervical Conference; November 18–19, 1995; Life College, Marietta, GA.
84. Woodfield C, Wallace H, Smith M, et al. A comparison of outcome and process measures to determine the effectiveness of an upper cervical chiropractic correction. Paper presented at: 14th Annual Upper Cervical Spine Conference; November 22–23, 1997; Life University, Marietta, GA.
85. Dickholtz M, Woodfield C. Atlas correction of patients with neck and back pain using the NUCCA technique. Paper presented at: 16th Annual Upper Cervical Spine Conference; November 20–21, 1999; Life University, Marietta, GA.
86. McCoy M, Paez P. Response to specific upper cervical adjustment in a patient with multiple neuromusculoskeletal complaints: A case study. Paper presented at: 17th Annual Upper Cervical Spine Conference; February 3–4, 2001; Life University, Marietta, GA.
87. Sweat RW, Sweat MH. Improved cervical function with

atlas orthogonal adjustments: A pilot study in preparation for a federal research proposal. Paper presented at: 9th Annual Vertebral Subluxation Research Conference; October 13–14, 2001; Sherman College of Straight Chiropractic, Spartanburg, SC.
88. Cowin R, Bryner P. Hearing loss, otalgia and neck pain: A case report on long-term chiropractic care that helped to improve quality of life. *Chiropr J Aust* 2002;32(4):119–30.
89. Knutson G. Vectored upper cervical manipulation for chronic sleep bruxism, headache and cervical spine pain in a child. *J Manipulative Physiol Ther* 2003;26(6):e16.
90. Licata F, Miller M. The treatment of herniated nucleus pulposus in the cervical spine using atlas orthogonal chiropractic technique. *Conference Proceedings of the Chiropractic Centennial Foundation*, July 1995.
91. Brewer DJ. Nerve interference in the cervical spine. Paper presented at: 12th Annual Upper Cervical Conference; November 18–19, 1995; Life College, Marietta, GA.
92. Robinson GK. Reabsorption of a herniated cervical disc following chiropractic treatment utilizing the atlas orthogonal technique: A case report. Paper presented at: 14th Annual Upper Cervical Spine Conference; November 22–23, 1997; Life University, Marietta, GA.
93. Eriksen K. Management of cervical herniated disc with upper cervical chiropractic care: A case study. *J Manipulative Physiol Ther* 1998; 21(1):51–6.
94. McAlpine JE. Subluxation induced cervical myelopathy: A pilot study. *Chiropr Res J* 1991;2(1):7–22.
95. Dobson GJ. Structural changes in the cervical spine following spinal adjustments in a patient with os odontoideum: A case report. *J Vertebral Subluxation Res* 1996;1(1):37–40.
96. Reynolds C. Reduction of hypolordosis of the cervical spine and forward head posture with specific upper cervical adjustment and the use of a home therapy cushion. *Chiropr Res J* 1998; 5(1):23–7.
97. Kessinger RC, Boneva DV. Case study: Acceleration/deceleration injury with angular kyphosis. *J Manipulative Physiol Ther* 2000;23(4):279–87.
98. Glick DM. Conservative chiropractic care of cervicobrachialgia. *Chiropr Res J* 1989;1(3):49–52.
99. Feeley KM. Conservative chiropractic care of frozen shoulder syndrome: A case study. *Chiropr Res J* 1992;2(2): 31–7.
100. Peet J. Brachial plexus injury in an infant with Down's syndrome: A case study. *Chiropr Pediatr* 1994;1(2):11–4.
101. Hoiriis K, Jordan J. Response of frozen shoulder syndrome to care by upper cervical chiropractic adjustments: A multiple case study. *Conference Proceedings of the Chiropractic Centennial Foundation*, Washington, DC, July 1995.
102. Gutmann G. Blocked atlantal nerve syndrome, in infants and small children. *Man Med* Springer-Verlag, 1987.
103. Biedermann H. Kinematic imbalance due to suboccipital strain in newborns. *J Man Med* 1992;6(5):151–6.
104. Killinger LZ. Torticollis: A chiropractic case study. *Palmer J Res* 1995;2(2):23–6.
105. Knutson GA. Chiropractic correction of atlantoaxial rotatory fixation. *J Manipulative Physiol Ther* 1996;19(4): 268–72.
106. Bolton PS, Bolton SP. Acute cervical torticollis and Palmer upper cervical specific technique: A report of three cases. *Chiropr J Aust* 1996;26(3):89–93.
107. Biedermann H, Koch L. Zur differntialdiagnos des KISS-syndroms. *Man Med* 1996;34(3):73–81.
108. Knutson GA. Abnormal upper cervical joint alignment and the neurologic component of the atlas subluxation complex. *Chiropr Res J* 1997;4(1):5–9.
109. James KA. Upper cervical chiropractic care for spasmodic torticollis cases. Paper presented at: 15th Annual Upper Cervical Spine Conference; November 21–22, 1998; Life University, Marietta, GA.
110. Biedermann H. Manual therapy in children: With special emphasis on the upper cervical spine. In: Vernon H, ed. *The Cranio-Cervical Syndrome*. Oxford: Butterworth-Heinemann, 2001:207–30.
111. Hospers L. EEG and CEEG studies before and after upper cervical or SOT category II adjustment in children after head trauma, in epilepsy and in "hyperactivity". *Proceedings of the National Conference on Chiropractic and Pediatrics*, November 1992.
112. Knutson GA. Atlas laterality/laterality and rotation and the angular acceleration of the head and neck in motor vehicle accident. *Chiropr Res J* 1996;3(3):11–9.
113. Mathis P. Specific upper cervical adjusting in the supine position. *Chiropr Res J* 1993;2(4):1–5.
114. Whittingham W, Ellis WB, Molyneux TP. The effect of manipulation (toggle recoil technique) for headaches with upper cervical joint dysfunction: A pilot study. *J Manipulative Physiol Ther* 1994;17(6):369–75.
115. Killinger LZ. Chiropractic treatment of cervicogenic headaches: A brief report. *Palmer J Res* 1994;1(2):48–50.
116. Knutson GA, Jacob M. Possible manifestation of temporo-mandibular joint dysfunction on chiropractic cervical X-ray studies. *J Manipulative Physiol Ther* 1999; 22(1):32–7.
117. Brown S. Case study: Use of an upper cervical specific chiropractic technique in a subject with chronic migraines. Paper presented at: 130th Annual Meeting of the American Public Health Association; November 11, 2002; Philadelphia, PA.
118. Elster EL. Upper cervical chiropractic care for a nine-year-old male with Tourette syndrome, attention deficit hyperactivity disorder, depression, asthma, insomnia, and headaches: A case report. *J Vertebral Subluxation Res* 2003(Jul 12):1–11.
119. Elster EL. Upper cervical chiropractic care for a patient with chronic migraine headaches with an appendix summarizing an additional 100 headache cases. *J Vertebral Subluxation Res* 2003(Aug 3):1–10.
120. Elster EL. Treatment of bipolar, seizure, and sleep disorders and migraine headaches utilizing a chiropractic technique. *J Manipulative Physiol Ther* 2004;27(3):E5.
121. Hoiriis KT. Case report: Management of post-surgical chronic low back pain with upper cervical adjustment. *Chiropr Res J* 1989;1(3):37–42.
122. Vaillancourt PJ, Collins KF. Case report: Management of post-surgical low back syndrome with upper cervical adjustment. *Chiropr Res J* 1993;2(3):1–16.
123. Robinson SS, Collins KF, Grostic JD. A retrospective study: Patients with chronic low back pain managed with specific upper cervical adjustments. *Chiropr Res J* 1993; 2(4):10–6.
124. Sweat R. Correction of multiple herniated lumbar disc by chiropractic intervention. *J Chiropr Case Reports* 1993; 1(1):14–7.
125. Oliverio AB. Review of the literature adjusting only the cervical spine and its effect on low back pain. *Chiropr Res J* 1994;3(1):3–6.
126. Hoiriis KT, Pfleger B, McDuffie FC, et al. Design and implementation of a randomized controlled clinical trial of chiropractic care versus drug therapy for sub-acute low

back pain. *Chiropr Res J* 1997;4(2):50–63.

127. Knutson GA. Rapid elimination of chronic back pain and suspected long-term postural distortion with upper cervical vectored manipulation: A novel hypothesis for chronic subluxation/joint dysfunction. *Chiropr Res J* 1999;6(2): 57–64.
128. Kessinger RC, Boneva DV. A new approach to the upper cervical specific, knee-chest adjusting procedure: Part I. *Chiropr Res J* 2000;7(1):14–32.
129. White B, Kessinger RC. The upper cervical spine and chronic lumbar disc degeneration with muscular atrophy. Paper presented at: 17th Annual Upper Cervical Spine Conference; February 3–4, 2001; Life University, Marietta, GA.
130. Edenfield BA. A case report: Upper cervical chiropractic care for an adult patient with Scheuermann's disease and back pain. Paper presented at: 17th Annual Upper Cervical Spine Conference; February 3–4, 2001; Life University, Marietta, GA.
131. Hoiriis KT, Pfleger B, McDuffie FC, et al. A randomized clinical trial comparing chiropractic adjustments to muscle relaxants for subacute low back pain. *J Manipulative Physiol Ther* 2004;27(6):388–98.
132. Eriksen K. Correction of juvenile idiopathic scoliosis after primary upper cervical care: A case study. *Chiropr Res J* 1996;3(3):25–33.
133. Basu KS, Blankenship NK. Chiropractic and scoliosis: A case study. *Chiropr Res J* 1999;6(2):71–6.
134. Brown M, Vaillancourt P. Case report: Upper cervical adjusting for knee pain. *Chiropr Res J* 1993;2(3):6–9.
135. Eriksen K. Orthogonally-based upper cervical practice survey study. Paper presented at: 9th Annual Vertebral Subluxation Research Conference; October 13–14, 2001; Sherman College of Straight Chiropractic, Spartanburg, SC.
136. Pollard H, Ward G. A study of two stretching techniques for improving hip flexion range of motion. *J Manipulative Physiol Ther* 1997;20(7):443–7.
137. Pollard H, Ward G. The effect of upper cervical or sacroiliac manipulation on hip flexion range of motion. *J Manipulative Physiol Ther* 1998;21(9):611–6.
138. Nansel DD, Waldorf T, Cooperstein R. Effect of cervical spinal adjustments on lumbar paraspinal muscle tone: Evidence for facilitation of intersegmental tonic neck reflexes. *J Manipulative Physiol Ther* 1993;16(2):91–5.
139. Anderson RT. A radiographic test of upper cervical chiropractic theory. *J Manipulative Physiol Ther* 1981;4(3): 129–33.
140. Filosa DA. A remission of anosmia and ageusia following chiropractic adjustments. *Res Forum* 1988;4(2):43–5.
141. Smith JL. Effects of upper cervical subluxation concomitant with a mild Arnold-Chiari malformation: A case study. *Chiropr Res J* 1997;4(2):77–81.
142. Block JE. *A Horse and Buggy Doctor Caught in the 21st Century*. Leathers Publishing, 2001.
143. Killinger LZ. Chiropractic care in the treatment of asthma. *Palmer J Res* 1995;2(3):74–7.
144. Peet JB, Marko SK, Piekarczyk W. Chiropractic response in the pediatric patient with asthma: A pilot study. *Chiro Pediatr* 1995;1(4):9–13.
145. Peet JB. Case study: Eight year old female with chronic asthma. *Chiropr Pediatr* 1997;3(2):9–12.
146. Hunt JM. Upper cervical chiropractic care of a pediatric patient with asthma: A case study. *J Clin Chiropr Pediatr* 2000;5(1):318–21.
147. Schwartzbauer J, Kolber J, Schwartzbauer M, et al. Athletic performance and physiological measures in baseball players following upper cervical chiropractic care: A pilot study. *J Vertebral Subluxation Res* 1997;1(4):33–9.
148. Sweat MH. Attention deficit disorder. Paper presented at: 12th Annual Upper Cervical Conference; November 18–19, 1995; Life College, Marietta, GA.
149. Aguilar AL. Can chiropractic care effectively alter the behaviors exhibited in autistic children? Paper presented at: 12th Annual Upper Cervical Conference; November 18–19, 1995; Life College, Marietta, GA.
150. Aguilar AL, Grostic JD, Pfleger B. Chiropractic care and behavior in autistic children. *J Clin Chiropr Pediatr* 2000;5(1):293–304.
151. Khorshid KA, Sweat RW, Zemba DA, et al. Clinical efficacy of upper cervical versus full spine chiropractic care on children with autism: A randomized clinical trial. *J Vertebral Subluxation Res* 2006(Mar 9):1–7.
152. Kessinger R, Boneva D. Bell's palsy and the upper cervical spine. *Chiropr Res J* 1999;6(2):47–56.
153. Eriksen K. Effects of upper cervical correction on chronic constipation. *Chiropr Res J* 1994;3(1):19–22.
154. Marko SK. Case study: The effect of chiropractic care on an infant with problems of constipation. *Chiropr Pediatr* 1994;1(3):23–4.
155. Hunt JM. Upper cervical chiropractic care of an infant with irregular bowel function: A case study. *J Clin Chiropr Pediatr* 2000;5(1):312–4.
156. Collins KF, et al. The efficacy of upper cervical chiropractic care on children and adults with cerebral palsy: A preliminary report. *Chiro Pediatr* 1994;1(1):13–5.
157. Woodfield C. Progress report on chronic fatigue syndrome (CFS) study. Paper presented at: 14th Annual Upper Cervical Spine Conference; November 22–23, 1997; Life University, Marietta, GA.
158. Woodfield C, Dickholtz M. The effect of upper cervical chiropractic corrections on patients with chronic fatigue syndrome. Paper presented at: 15th Annual Upper Cervical Conference; November 21–22, 1998; Life University, Marietta, GA.
159. Hoiriis KT. Clonus resolved. Paper presented at: 11th Annual Upper Cervical Spine Conference; November 19–20, 1994; Life College, Marietta, GA.
160. Hunt JM. Upper cervical chiropractic care and the resolution of cystic hygroma in a twelve-year-old female: A case study. *J Clin Chiropr Pediatr* 2000;5(1):315–7.
161. Webster SK, Dickholtz M, Woodfield C, et al. Acute effect of NUCCA cervical adjustment on patients with diabetes type II. Paper presented at: 17th Annual Upper Cervical Spine Conference; February 3–4, 2001; Life University, Marietta, GA.
162. Peet JB. Adjusting the febrile pediatric patient. *Chiropr Pediatr* 1996;2(3):11–2.
163. Kessinger RC, Boneva DV. Vertigo, tinnitus, and hearing loss in the geriatric patient. *J Manipulative Physiol Ther* 2000;23(5):352–62.
164. Jenson CD, Lee G. Remission of hepatocellular carcinoma in a patient under chiropractic care: A case report. *J Vertebral Subluxation Res* 1998;2(3):125–30.
165. Selano JL, Hightower BC, Pfleger B, et al. The effects of specific upper cervical adjustments on the CD4 counts of HIV positive patients. *Chiropr Res J* 1994;3(1):32–9.
166. Freedman SI. Two case studies of HIV positive patients receiving "specific" chiropractic care utilizing knee-chest specific adjustment technique on C1-C2 vertebrae only. Paper presented at: 12th Annual Upper Cervical Conference; November 18–19, 1995; Life College, Marietta, GA.
167. Goodman R. Hypertension and the atlas subluxation com-

plex. *J Chiropr Res Clin Invest* 1992 8(2):30–2.
168. Knutson G. Significant changes in systolic blood pressure post vectored upper cervical adjustment vs resting control groups: A possible effect of the cervicosympathetic and/or pressor reflex. *J Manipulative Physiol Ther* 2001;24:101–9.
169. Killinger LZ, Azad A. Chiropractic care of infantile colic: A case study. *J Clin Chiropr Pediatr* 1998;3(1):203–6.
170. Boneva D. Two case studies: Meniere's disease and cervical spine trauma post upper cervical specific chiropractic care. Paper presented at: 15th Annual Upper Cervical Spine Conference; November 21–22, 1998; Life University, Marietta, GA.
171. Burcon MT. Upper cervical protocol for ten Meniere's patients. Paper presented at: 9th Annual Vertebral Subluxation Research Conference; October 13–14, 2001; Sherman College of Straight Chiropractic, Spartanburg, SC.
172. Thomas MD, Wood J. Upper cervical adjustments may improve mental function. *J Man Med* 1992;6:215–6.
173. Burroughs GH. The relationship between upper cervical subluxations and learning disabilities. Paper presented at: 12th Annual Upper Cervical Conference; November 18–19, 1995; Life College, Marietta, GA.
174. Genthner GC, Friedman HL, Studley CF. Improvement in depression following reduction of upper cervical vertebral subluxation using Orthospinology technique. *J Vertebral Subluxation Res* 2005(Nov 4):1–4.
175. Kirby SL. A case study: The effects of chiropractic on multiple sclerosis. *Chiropr Res J* 1994;3(1):7–12.
176. Killinger LZ, Azad A. Multiple sclerosis patients under chiropractic care: A retrospective study. *Palmer J Res* 1997;2(4):96–100.
177. Elster E. Eighty-one patients with multiple sclerosis and Parkinson's disease undergoing upper cervical chiropractic care to correct vertebral subluxation: A retrospective analysis. *J Vertebral Subluxation Res* 2004(Aug 2):1–9.
178. Elster EL. Upper cervical chiropractic management of a multiple sclerosis patient: A case report. *J Vertebral Subluxation Res* 2001;4(2):22–30.
179. Prax JC. Upper cervical chiropractic care of the pediatric patient: A review of the literature. *J Clin Chiropr Pediatr* 1999;4(1):257–63.
180. Peet JB. Case study: Chiropractic results with a child with reoccurring otitis media accompanied by effusion. *Chiropr Pediatr* 1996;2(2):8–10.
181. Elster EL. Upper cervical chiropractic management of a patient with Parkinson's disease: A case report. *J Manipulative Physiol Ther* 2000;23(8):573–7.
182. Kessinger R. Changes in pulmonary function associated with upper cervical specific chiropractic care. *J Vertebral Subluxation Res* 1997;1(3):43–9.
183. James KA. Upper cervical chiropractic care in two cases: Reflex sympathetic dystrophy (RSD) and dysautonomia. Paper presented at: 16th Annual Upper Cervical Spine Conference; November 20–21, 1999; Life University, Marietta, GA.
184. Goodman RJ, Mosby JS. Cessation of a seizure disorder: Correction of the atlas subluxation complex. *J Chiropr Res Clin Invest* 1990;6(2):43–6.
185. Duff BA. Documented chiropractic results on a case diagnosed as myoclonic seizures. *J Chiropr Res Clin Invest* 1992;8(3):56–7.
186. Pistolese RA. Epilepsy and seizure disorders: A review of literature relative to chiropractic care of children. *J Manipulative Physiol Ther* 2001;24(3):199–205.
187. Peet JB. Case study: Three year old female with acute stomach problems. *Chiropr Pediatr* 1997;3(1):10–1.
188. Trotta N. The response of an adult Tourette patient to life upper cervical adjustments. *Chiropr Res J* 1989;1(3):43–8.
189. Grostic JD. Dentate ligament-cord distortion hypothesis. *Chiropr Res J* 1988;1(1):47–55.
190. Hinson R. Upper cervical neurology and trigeminal neuralgia. Paper presented at: 16th Annual Upper Cervical Spine Conference; November 20–21, 1999; Life University, Marietta, GA.
191. Weigel G, Casey KF. *Striking Back: The Trigeminal Neuralgia and Face Pain Handbook,* 2nd ed. City: Trigeminal Neuralgia Association, 2004.
192. Hinson R. A model of cervical spine involvement in trigeminal neuralgia. Paper presented at: Annual Meeting of the Society of Neurosciences; November 2000; New Orleans, LA.
193. Hinson R. Chiropractic management of trigeminal neuralgia: Outcomes for pain and depression. Paper presented at: 6th Biennial Congress of the World Federation of Chiropractic; May 21–26, 2001; Paris.
194. Hinson R, Brown S. Chiropractic management of trigeminal neuralgia: A preliminary study. Paper presented at: 130th Annual Meeting of the American Public Health Association; November 11, 2002; Philadelphia, PA.
195. Hinson R. Chiropractic management of facial pain. Paper presented at: 4th Biannual Conference of the Trigeminal Neuralgia Association; November 2002; San Diego, CA.
196. Ierano JJ. Upper cervical chiropractic management of trigeminal neuralgia: A series of case reports. Paper presented at: 8th Biennial Congress of the World Federation of Chiropractic; June 14–18, 2005; Sydney, Australia.
197. Kessinger R, Boneva D. Changes in visual acuity in patients receiving upper cervical specific chiropractic care. *J Vertebral Subluxation Res* 1998;2(1):43–9.
198. Campbell CJ, Kent C, Banne A, et al. Surrogate indication of DNA repair in serum after long term chiropractic intervention: A retrospective study. *J Vertebral Subluxation Res* 2005(Feb 18):1–5.
199. Cross CE, Halliwell B, Borish ET, et al. Oxygen radicals and human disease. *Ann Intern Med* 1987;107(4):526–45.
200. Gleberzon BJ. Chiropractic "name techniques": A review of the literature. *J Can Chiropr Assoc* 2001;45(2):86–99.
201. Concato J, Shah N, Horwitz RI. Randomized, controlled trials, observational studies, and the hierarchy of research designs. *N Engl J Med* 2000;342(25):1887–92.
202. Knutson GA. An examination of the premises for chiropractic specific upper cervical technique. *J Vertebral Subluxation Res* 2005(Feb 7):1–7.
203. Dr. John F. Grostic, personal records. (Courtesy of Dr. Richard Grostic.)
204. Stephenson RW. *Chiropractic Textbook*. Davenport, IA: Palmer School of Chiropractic, 1927:233.
205. Borelli GA. *De motu animalium*, Rome, Italy, 1680.
206. Hannon SM. Objective physiologic changes and associated health benefits of chiropractic adjustments in asymptomatic subjects: A review of the literature. *J Vertebral Subluxation Res* 2004(Apr 26):1–9.
207. Council on Chiropractic Practice. Clinical Practice Guideline: *Vertebral Subluxation in Chiropractic Practice*, number 1. Chandler, AZ: Council on Chiropractic Practice, 2003.
208. Rupert RL, Manello D, Sandefur R. Maintenance care: Health promotion services administered to US chiropractic patients aged 65 and older, part II. *J Manipulative Physiol Ther* 2000;23(1):10–9.
209. Rupert RL. A survey of practice patterns and the health promotion and prevention attitudes of US chiropractors.

Maintenance care: Part I. *J Manipulative Physiol Ther* 2000;23(1):1–9.
210. Coulter ID, Hurwitz EL, Aronow HU, et al. Chiropractic patients in a comprehensive home-based geriatric assessment, follow-up and health promotion program. *Topics Clin Chiropr* 1996;3(2):46–55.
211. Hawk C, Long CR, Boulanger KT. Prevalence of nonmusculoskeletal complaints in chiropractic practice: Report from a practice-based research program. *J Manipulative Physiol Ther* 2001;24(3):157–69.
212. Leboeuf-Yde C, Pedersen EN, Bryner P, et al. Self-reported nonmusculoskeletal responses to chiropractic intervention: A multination survey. *J Manipulative Physiol Ther* 2005;28(5):294–302.
213. Leboeuf-Yde C, Axen I, Ahlefeldt G, et al. The types and frequencies of improved nonmusculoskeletal symptoms reported after chiropractic spinal manipulative therapy. *J Manipulative Physiol Ther* 1999;22(9):559–64.
214. Smith R. Where is the wisdom. . . ? *BMJ* 1991;303(6806): 798–9.
215. Sackett DL. Editorial: Evidence-based medicine. *Spine* 1998;23(10):1085–6.

용어 풀이
Glossary

95% confidence interval: 특정한 측정에서 자료점 95%를 포함하는 예측된 수치범위를 말한다. 이 예측된 수치는 자료 점들의 샘플을 통해 계산되어진다.

상부경추 학회[Academy of Upper Cervical Chiropractic Organizations(**AUCCO**)]: AUCCO 단체를 창립하기 위한 첫 번째 모임은 Dr. Hal Crowe에 의해 준비되었으며 1994년 6월 11일 조지아 주, Jekyll Island에서 모임이 이루어졌다. 이 학회설립 위원들은 Scott Bender, Julie Brantley, Hugh Crowe, Hal Crowwe, Keith Crowe, Keith Denton, John Dunn, Richard Kersey, Hohn Pinto, Roderic Rochester, Steve Sheilk, Mattheew Sweat, Michael Thomas 그리고 Fred Vogel 박사님들을 포함한다.

일상생활 질문지(activities of daily living questionnaires): 환자의 요통, 경부통 또는 일반적 건강상태가 어떻게 환자의 일상생활에 영향을 주는지, 환자가 직접 작성하는 질문지.

어져스트먼트(adustment): 신경학적 또는 생체역학적 장애를 호전시키거나 또는 회복시키기 위한 목적으로 척추 서블럭세이션 치료를 위해 카이로프랙틱 전문가에 의해 손으로 또는 기구를 사용하여 가해지는 힘 (Orthospinology 어져스트먼트 참조).

어져스트먼트 벡터(adjustment vector): 어져스트먼트 과정 중 사용하는 트러스트의 정도와 방향.

사전 수가미지불 경고 용지(Advanced Beneficiary Notice form): 미국 고령구호의료보험 규정에 카이로프랙틱 치료 수가가 지불되지 않을 수 있어 환자가 부담해야 하는 사실을 알려주는 용지로서, 카이로프랙틱 치료를 받기 전에 서명해야 한다.

약물 부작용(adverse drug events): 예상치 못한 또는 위험한 약물 부작용. 약물 부작용 발생은 갑작스럽게 나타날 수 있거나 또는 많은 시간이 지난 후에도 발생할 수 있다.

ALARA: 환자에게 X-ray를 사용할 때 주의를 경고하는 개념 "as low as reasonably achievable"의 약자.

압통측정계(algometer): 압통의 역치 또는 통증 내성을 측정하기 위해 사용하는 기구. 이 기구는 킬로그램 또는 파운드로서 측정하는 압력계와 1 cm 직경의 고무로 만들어진 스타일러스로 구성되어있다.

압통계(algometry): 압력으로 인해 발생하는 통증에 예민성 특정.

미국카이로프랙틱협회[American Chiropractic Association(**ACA**)]: 카이로프랙틱 의사(D.C.)를 대변하는 전문인들의 단체이다. 이 단체는 카이로프랙틱 의학을 보호하고, 학문을 발전시키며, 그들의 권리를 보존해주며, 카이로프랙틱 환자를 위한 카이로프랙틱 서비스의 법적 권리를 보존하는 임무를 수행한다. ACA의 목적은 의료계에 리더쉽을 발휘하고 건강과 웰네스를 위한 카이로프랙틱 의학에 긍정적 이미지를 보존하는데 주력하는데 있다. 이 단체는 의료법 제정에 영향력을 발휘하고, 카이로프랙틱 치료의 과학성과 신뢰성을 높이고, 또한 카이로프랙틱 전문의들의 성공적 임상을 위한 역동적 전략을 수행하는 임무를 수행한다.

자세분석기(anatometer): 상부경추 치료 전과 후에 관찰되는 자세변화를 분석하는 기구.

각도요인(angles factor): Heigh factor를 결정하기 위해 복합된 4가지 요인 중 하나. 이 요인은 환추 외측변위의 방향과 정도 사이에 관계 그리고 lower angle 측정을 설명한다.

Anisomelia: 해부학적 단족

Anosmia: 후각 소실

AP open-mouth view: 환자의 상부경추, C1과 C2의 영상을 관상면에서 정확하게 얻기 위해 환자의 입을 크게 벌리고 X-ray의 중심선을 입 중앙 부위에 조사하면서 얻어지는 영상.

관절(articulation): 두 뼈가 만나면서 구성되는 관절.

환추-축추 회전성 고착(atlantoaxial rotatory fixation):상부경추에서 관찰되는 비정상적 현상으로서 축추 위에 있는 환추가 뚜렷하게 회전되어 관절간 운동성의 제한점을 넘어 고착된 상태

환추-축추 회전성 서블럭세이션(atlantoaxial rotatory subluxations): 상부경추에서 관찰되는 비정상적 현상으로서 축추 위에 있는 환추가 뚜렷하게 회전되어 관절간 운동성의 제한점을 넘어 고착된 상태. 그리고 환추의 외측 하부 관절면이 축추의 외측 상부 관절면을 넘어 변위된 상태.

환추와(atlas fossa): 상부경추 전문 카이로프랙틱 의사들에 의해 사용되는 특수 용어로서 유양돌기 전방과 하악지의 후방의 해부학적 위치를 설명한다.

환추 외측변위(atlas laterality): 두개골 중앙선과 환추면 선 사이에 형성된 예각을 측정하여 정량화 할 수 있는 관상면에서 두개골과 환추 사이에 상대적 배열 관계.

환추/치돌기 요인, 또한 lower-angle 요인(atlas/dontoid factor, aka lower-angle factor): Height factor를 구하기 위해 함께 추가되는 4 요인 중 하나. 이 요인은 어져스트먼트의 벡터를 결정할 때 환추-축추의 외측 부정열을 설명한다.

환추-치돌기 관계(atlas-odontoid relationship): 치돌기 또는 축추의 질량 중심과 환추 사이에 관상면에서의 배열관계.

환추 Orthogonal 치료기(atlas orthogonal instrument): 경추 X-ray 분석을 통해 얻어진 척추배열 관계에 근거한 특수 카이로프랙틱 어져스트먼트를 실행하기 위해 고안된 테이블에 장착된 치료기.

Atlas Orthogonality(AO): 이 단체는 연구활동과 어져스트먼트를 위해 사용되는 기구를 개발하기 위한 목적으로 Dr. Roy Sweat에 의해 1981년에 설립되었다. AO 테크닉은 최초 Grostic 테크닉을 변형하였으며 또한 Cartesian Coordination 시스템 용어로 변화시켰다. AO 어져스트먼트는 압력을 조절하는 에큐테이터를 사용하며 금속 스타일러스를 사용하여 기계적 임폴스를 발사하는 테이블에 장착된 치료기를 사용한다.

환추면 선(atlas plane line): Nasium X-ray에서 얻어진 영상에서 환추의 후궁과 외측괴가 만나는 두 점을 연결한 선으로서 수평축에서의 환추의 위치관계를 분석한다.

환추 회전(atlas rotation): 환추면 선(환추 관상면)을 두개골 중심선(두개골 시상면)을 비교할 수 있는 Vertex 또는 Base posterior 영상으로부터 회전성 배열관계 측정.

환추 횡돌기 접촉(atlas transverse process contact): 두상골 또는 어져스팅 스타일러스를 환자의 목 부위에 접촉시키는 부위로서 어져스트먼트의 힘이 환추의 횡돌기를 통해 가해진다. 이 접촉점은 세밀하게 선택되어야 하며 환추 횡돌기의 깊이(약 3/4인치) 그리고 벡터힘의 각을 고려해야 한다.

위축(atrophy): 영양결핍 또는 신경손상으로 장기 또는 인체의 부분이 위축되는 현상.

축추 원형(axis body circle): Nasium 영상에서 축추의 상부 관절면을 설명하며 4개의 점으로 맞추어진 서클부분으로서 각 환자마다 특이한 기하학적 모습을 가지고 있다. 이 서클은 어져스트먼트를 위한 특별한 벡터를 결정하기 위한 C/A 요인과 높이요인에서 사용된다.

기저함몰[basilar invagination(or basilar impression)]: 후두골과 상부경추의 기형적 현상으로서 상부경추가 후두골의 바닥부위의 경계를 넘어 두개골 안으로 삽입되는 현상.

벤트 스타일러스(bent stylus): 어져스트먼트 치료기의 부분으로서 높거나 또는 posterior 치료방향을 위해 귀 또

는 유양돌기 주위 환추 접촉을 가능하게 하기 위한 기구. 이 기구는 견고하기 때문에 벡터 방향은 유지된다.

양측성 체중편차(bilateral weight deviation): 인체의 중력중심이 중립자세에서 체중이 동일하게 분배되지 않은 상태. 이러한 현상은 카이로프랙틱 상부경추 서블럭세이션 복합체과 관련되었다는 사실이 연구를 통해 시연되었다.

C/A 요인(C/A factor): Heigh 요인을 측정하기 위해 사용되는 4 요소 중 하나다. 임상연구는 이것이 평균적으로 전체의 약 70%를 의미한다는 것을 밝혔다. 이 요소는 환추와 축추 관절면의 기하학적 차이점을 설명한다(후두과와 축추과).

Cartesian coordination system: 좌표를 뜻하는 최초의 점을 가로지르는 선으로부터 한 점의 거리를 표하는 시스템. 이 시스템은 한 면에서 또는 삼차원 공간에서 두 선을 가질 수 있다.

중심선(central ray): 일차적 X-ray의 기하학적 중심. 일차적 빔은 콜리메니션으로 제한되며 X-ray튜브에서 발사되는 유용한 방사선이다.

두개골 중심선〔central skull line(CSL)〕: 두개골의 시상면을 의미하는 nasium X-ray에서 구성되는 선.

Cephlo-centroscope: John F. Grostic, D.C에 의해 개발되었고 특허권을 받은 템플렛이로서 두개골 중심선을 설정하기 위해 사용된다. 환추 외측변위를 측정하기 위해 환추면을 가로 지른다.

뇌혈관 사고(cerebrovascular incident): 뇌 혈액공급 장애(중풍)

Certifiend Chiropractic Radiological Technician (CCRT): 카이로프랙틱 방사선 테크니션 과정을 수료한 카이로프랙틱 전문 보조인. 이 고정을 위한 조건은 주마다 다르다. 카이로프랙틱 Orthospinology 학회로부터 수료증을 수여받은 전문보조인은 방사선 물리학, 안전 그리고 정확한 카이로프랙틱 상부경추 X-ray 촬영을 위해 요구되는 환자 배치에 관해 교육을 받게 된다.

경추 후만(cervical kyphosis): 경추의 비정상적인 만곡으로서 정상적인 전만현상에 반대되는 현상이다. 외상, 질병, 의인성 또는 선천적 요인에 의해 발생할 수 있다.

경추 추궁판절제술(cervical laminectory): 외과적 절차로서 척추의 후면을 구성하고 있는 추궁판의 부분을 제거하는 수술. 이 외과적 절차는 척추 또는 신경근에 가해진 압력을 제거하기 위해 실행된다.

경추 척추증(cervical spondylosis): 노화, 외상 또는 다른 요인들과 연관될 수 있는 질환으로서 디스크, 면과절 또는 다른 관절 조직들이 퇴화하여 골극을 형성한다. 골극현상은 척추관의 전면 또는 추간공에 형성되어 척추 또는 신경에게 압박을 줄 수 있다. 이 현상은 경부와 어깨 통증, 두통, 신경증상과 척수증을 유발시킬 수 있다. 흔히 후종인대가 골화될 수 있으며 황색인대 비대현상이 발생하여 척추관을 좁게한다.

Cervical spondlyotic myelopathy: 심각한 경추 척추증은 디스크, 면과절, 그리고 후종인대 비대 현상과 같은 퇴행성 변화를 포함한다. 경추에서 이러한 변화는 척추관을 좁게하여 척추에 압박을 가하게 하여 목이 경직되고 팔에 통증을 유발시키며 손에 감각이 소실되며 팔과 손 그리고 다리에 약화현상을 유발시킨다.

경추 협착증(cervical stenosis): 경추 척추관이 좁아지는 현상

구상돌기(cervical uncinate process): C3에서 C7까지 경추 추체의 양쪽 상부면에 있는 돌출된 부분으로서 추체 하부 면과 접촉된다. 이 부위는 흔히 골극 비대현상이 발생하는 위치로서 추간공을 침입하고 신경학적 장애를 유발시켜 spondylosis uncovertebralis 이라고 한다.

Chiari malformation(CM): 소뇌의 구조적 결손으로서 대후두공의 크기가 정상인보다 작을 때 발생할 수 있다. 소뇌와 뇌줄기는 아래쪽으로 밀려내려 갈 수 있다. 결과적으로 소뇌에 가해지는 압력은 뇌척수액의 순환을 폐쇄시킬 수 있으며 다음과 같은 다양한 증세가 발생할 수 있다: 어지럼증, 근무력증, 무감각, 시각장애, 두통 그리고 균형과 조절능력 장애. CM에는 3 종류가 있다. 가장 일반적인 종류는 Type I이며 증세가 없을 수 있다. 그리고 다른 문제로 검사받을 때 우연히 발견된다. Type II (Arnold-Chiari Malformation이라고 한다)은 흔히 척수막류(myelomeningocele)가 발생한다. 이것은 척수관을 형성하는 척추부위가 융합되지 않을 발생하는 이분척추(spina bifida)의 한 형태로서 척수가 융합되지 않은 공간을 통해 탈출하는 것이다. 이 현상은 부분적으로 또는 전체적으로 장애가 발생한 아래부위에 마비현상이 발생할 수 있다. Type III는 CM에서 가장 심각한 형태로서 심각

한 신경장애를 유발시킨다. CM과 관련된 다른 질환은 수두증(hydrocephalus), 척수공동증(syringomyelia) 그리고 척추측만증이다.

Chiropractic iatrogenesis: 카이로프랙틱 치료로 인해 유발된 합병증 또는 추가적인 문제.

Chord angle: 외측 영상에서 관찰된 모습으로서 머리/환추/치돌기가 앞쪽으로 이동한 각도.

Collimation: 특정한 부위에 X-ray 광선이 집중되도록 조절하는 금속판 사용.

Computed aided digitization: 디지타이저에 의해 선택된 점들의 좌표 위에 근거해 측정하기 위한 컴퓨터 사용 분석기.

카이로프랙틱 임상 심의회[Council on Chiropractic Practice(CCP)]: 1995년 카이로프랙틱 임상 심의회(CCP)가 설립되었다. 연구 활동과 그리고 다양한 노력을 통해 환자를 위한 효과적이고 안전한 카이로프랙틱 임상과학을 발전시키는 역할을 담당한다.

COX-2 inhibitor drugs: 비스테로이드성 소염제로서 염증 치료를 위해 처방된다. 이 약물은 COX-2 효소를 선택적으로 차단시키어 통증과 염증을 유발시키는 화학적 메신저(prostaglandins) 발생을 방해한다. COX-2 효소만 선택적으로 폐쇄시키고 COX-1 효소는 아니기 때문에 이러한 약물들은 전통적인 비스테로이드성 진통소염제와는 다르다. 그러나 COX-2 억제제는 이러한 약물을 복용하는 환자들의 심장혈관에 위험성을 증가시킨다.

Davis' s Law: 연부조직은 가해지는 요구에 따라 변화된다.

Demyelination: 수초가 손상되거나 파괴되는 탈수초 현상.

Densmeter: Orthospinology 분석기의 부분으로서 환추와 축추의 치돌기 사이에 관계를 측정한다. 환추 외측변위와 함께 이 측정은 두개골과 치돌기 사이에 관계를 계산하며 nasium 영상에서 리스팅이 결정된다.

Dentate ligament-cord distortion hypothesis: 1972년 Dr. John D. Grostic에 의해 최초로 소개된 가설로서 1988년 출판되었다. 이 가설은 상부경추의 서블럭세이션이 치상인대에 변화를 줄 수 있는가를 보여준다. 이 현상은 척수를 비틀어지게 하며 신경학적 기능 변화를 준다는 가설이다.

치상인대(dentate ligaments): 척수의 양쪽 연막에서부터 21개가 돌출되고 지주막을 통과하고 경막과 융합된다. 이 인대들은 치아처럼 구성되었으며 척추관 내에 척수의 위치를 고정시킨다.

Dentatomy: 치상인대를 절제하여 척추에 긴장을 감소시키는 수술; 척수 전반적인 부위에 스트레스를 분배시킨다.

Diarticulometer: Dr. John F. Grostic에 의해 개발된 금속판으로서 후두골-환추 그리고 축추-환추 사이에 관절면의 기하학적 상태를 측정한다.

Diplomate of the American Chiropractic Board of Radiology(DACBR): 카이로프랙틱 방사선학은 주위 카이로프랙틱 임상가들의 요청에 따라 방사선 검사를 리딩해주는 카이로프랙틱 전문분야다. 카이로프랙틱 방사선 전문의는 클리닉에서 주위 카이로프랙틱 임상가들을 위해 방사선 상담을 제공한다(개인 클리닉, 종합병원 그리고 대학교육병원). 카이로프랙틱 방사선 전문의로서의 수료증은 미국 카이로프랙틱 방사선학 위원회(American Chiropractic Board of Radiology)가 제공하는 교육프로그램을 성공적으로 수료하고 검정시험을 거친 카이로프랙틱 임상가에게 수여한다. 현재 10개의 카이로프랙틱 대학이 이 프로그램을 제공하고 있으며 3년간의 수련의 과정을 거쳐야 한다. 이 카이로프랙틱 전문의 과정은 카이로프랙틱 의상에게 만 주어지며 모든 지응원자들은 자격시험을 통과해야한다.

DOC(Digital X-ray analysis for the Orthospinologist in chiropractic): 1993년 Dr. Roderic P. Rochester에 의해 개발된 컴퓨터 X-ray 분석기로서 Orthospinology 치료를 위해 사용되는 방사선 분석이다.

Double marking system: Orthospinology X-ray 분석법으로서 좌우 표시판을 사용하고 환자 이름 기록을 위한 표시판 위치로 오른쪽과 왼쪽을 분별하기 위해 사용되는 방법이다.

경막(dura mater): 지주막과 연막 외부에서 뇌와 척수를 쌓고 있는 견고한 섬유성 막.

Dysafferentation: 중추신경계로 향하는 변화된 구심성 임풋의 상태로서 증가된 통각신경 그리고 감소된 기계수용체 인풋의 불균형으로 나타난다.

근긴장이상(dystonia): 비정상적 자세를 유발시키고 또는 재발적으로 비틀어지게 하는 근수축 현상.

외경막 부착(epidural attachment): 섬유성 조직으로서 뇌경막이 척추에 부착시키는 조직. Roger Hinson, DC, John D. Grostic, DC 그리고 다른 학자들은 환추와 축추 부위에서 경막의 부착현상을 보여주는 증거들에 대해 논의한다.

사골(ethmoid): 안와와 코의 천장부위 사이에 있으며 두개골 바닥의 전방면을 형성하는 두개골 뼈. 이 뼈는 vertex 영상에서 두개골 중심선을 구성하기 위해 사용되는 두개골의 전면 중심점을 찾기 위해 표시되며 Orthospinology 방사선 분석에서 사용된다.

섬유근육통(fibromyalgia): 관절를 감싸고 있는 근육과 연부조직의 만성적 통증, 피로감 그리고 인체 특정한 부위에 압통점들이 나타나는 증후군.

First-class lever: 두 개의 힘 사이에 받침대가 있는 지렛대(예, 시이소)

Focal film distance(FFD): 방사선이 방출되는 엑스레인 튜부의 중심점과 필름 사이에 거리.

Focal Spot: X-ray가 형성되는 엑스레인 튜부의 부위.

대후두공(foramen magnum): 두개골 바닥부위에 있는 큰 구멍으로서 두 개강에서 척추강으로 통과한다.

Forward head posture: 머리가 경추 기저부위에서 앞쪽으로 나와 있는 상태로서 목과 어깨, 상부 흉추 그리고 다른 부위에 근긴장을 증가시킨다.

관상면[frontal (coronal) plane]: 인체를 전후로 나누는 면으로서 시상면과 직각을 이루는 인체의 장축에 평행되는 면.

기능성 골반 변위[functional pelvic distortion(FPD)]: 골반자세변위를 설명하는데 사용하는 용어로서 상부경추 서블럭세이션 복합체와 관련된 근육의 불균형으로 인해 발생한다. 이러한 현상은 단족을 유발시키는 원인이 된다.

미간(glabella): 코 바로 위 부위, 눈썹 사이 부위.

Glabella bar: Nasium 영상 촬영에서 환자 위치를 바로 잡는 중, 필름에 상대적인 머리의 회전을 피하기 위해 머리 고정대 중심을 잡기 위해 사용되는 배열막대.

Global well-being scale: 10 cm 길이의 시각아날로그척도로서 환자의 건강상태를 보고하는데 사용될 수 있다. 최고 건강상태는 10 등급이다.

Grasshopper: Dr. Cecil Laney에 의해 고안된 최초의 테이블에 장착된 기구.

중력(gravity): 지구의 중심부로 움직이는 또는 물건의 움직을 유발하는 자연적 힘. 모든 물질에 수직으로 작용하는 불변의 힘.

Grostic Chiropractic Presentation Inc.: Dr. John F. Grostic이 사망한 후, T.O. Humber, J.K. Humber 그리고 Roy Sweat 박사님들에 의해 1965년 조지아주, 아틀란타 시에 설립되었다. 이 단체는 1976년까지 Dr. Grostic의 연구 노력을 지속하였던 단체.

Grostic, John F: Orthogonal에 근거한 상부경추 카이로프랙틱 치료의 아버지이며 Grostic 테크닉 개발자.

Grostic Procedure: John F. Grostic 박사에 의해 개발된 카이로프랙틱 테크닉으로서 X-ray 분석을 통해 두개골과 경추의 배열을 측정하여 상부경추 서블럭세이션으로 인한 신경학적 기능장애를 발견하고, 회복시키는 방법을 제공한다.

Grostic table: Grostic 그리고 Orthospinology 테크닉에서 사용하는 낮은 테이블로서 견고한 유양돌기 지지대를 갖추고 있다. 이 지지대는 올리고, 내리고 그리고 또한 숙여지도록 할 수 있으며 손으로 직접 치료할 때 사용된다.

Hand adjusting: 상부경추 서블럭세이션을 치료하기 위해 손, 팔, 어깨 그리고 몸의 자세를 사용하여 카이로프랙틱 어져스트먼트를 구사하는 몇 단계로 구성된 시스템이다.

Handheld instrument: 카이로프랙틱 치료를 미리 결정된 방향으로 구사하기 위해 손으로 사용하는 치료기이다. 이 치료기는 대부분 전동식으로 트러스트를 구사한다.

Hand set: 어져스트먼트를 구사하기 위한 손과 팔의 위치를 잡아주는 7 단계로 구성된 과정이다.

Head clamps: 그리드 카비넷에 부착된 기구로서 X-ray에 상대적인 환자 머리의 중심을 잡기 위해 사용된다.

Health: 단순히 질병이 없는 상태 뿐 아니라 최고의 신체적, 정신적 그리고 사회적 건강상태.

Heigh factor: 4 요인들의 총계: 평면선, 환추/치돌기(또는 large lower-angle), 그리고 각도요인. Dr. John F. Grostic에 의해 어져스트먼트 벡터의 Y-축 결정하기 위해 고안되었다. 그리고 어져스트먼트 받기 위해 옆으로

누어있는 환자의 환추 횡돌기 위치에서 얼마나 멀리 머리 쪽으로 또는 꼬리 쪽으로 측정해야 하는지 설명하기 위해 처음엔 "인치"로서 계산되었다. 임상가는 자신의 흉골절흔 (episternal notch)이 미리 측정된 부위에 가있도록 하면서 환추 횡돌기 위에 손이 접촉되도록 한다. 양쪽 팔의 적절한 각도는 미리 예정된 벡터로 어져스트먼트의 힘을 조성한다. Orthospinology 치료기를 사용할 때 이 수치는 각도로 변환되어 스타일러스는 어져스트먼트의 힘을 가하기 위해 적절한 각도로 향한다.

탈출(herniation): 폐쇄된 공간 또는 인체로부터 조직이 돌출되는 현상.

HIO(hole in one): 1931년 Dr. B.J. Palmer께서 발표한 상부경추 테크닉.

Histodynamics: 역학적 기능 활동에 의해 세포구조에 발생되는 영향을 공부하는 의학.

Holding the adjustment: 검사 후 추가적인 어져스트먼트가 요구되지 않는 환자를 설명하는데 사용되는 용어.

Hyper: 과도한 상태를 의미

Hypo: 결핍된 상태를 의미

영상회전(image rotation): 필름에 상대적으로 해부학적 구조가 회전될 때 X-ray에서 나타나는 현상으로 영상을 왜곡되게 한다. 좋은 예로서 안와 내측면의 누골에서 부터 유양돌기 외측면을 양쪽과 비교해 볼 때 nasium 영상에서 볼 수 있다. 측정된 수치가 작은 쪽이 image rotation이 발생한 곳이다 그리고 측정가 차이가 4 mm 이하가 될 때 수용할 수 있는 X-ray가 된다 .

염증(inflammation): 자극, 외상 또는 감염에 의해 나타나는 반응으로서 통증, 발적, 부종, 그리고 때로는 기능 소질로서 나타난다.

사전동의(informed consent): 판단력이 흐리지 않은 정상적인 사람 그리고 적절한 연령에 있는 사람이 치료에 동의하겠다고 서명하는 서류를 말하는 법적 용어이다.

Innate intelligent: 항상성을 유지하기 위해 끊임없이 변화되는 내적 그리고 외적 환경에 생리적으로 반응하여 스스로 치유하는 인체 본유의 능력.

Instrument adjusting: 손잡이 용이나 테이블에 장착된 기구로서 카이로프랙틱 어져스트먼트의 힘을 유발시키는 치료기.

Interexaminer: 동일한 실체를 여러 검사자들이 측정하여 비교하는 검사.

국제카이로프랙틱협회〔Internaional Chiropractic Association(**ICA**)〕: 1926년 Dr. B.J. Palmer에 의해 설립된 세계카이로프랙틱협회.

Into the kink misalignment: 환추 외측변위와 lower angle이 동일한 쪽에 나타나는 상부경추 부정열의 2 일반적 카테고리 중 하나. 이 패턴은 상부경추 서블럭세이션의 33%를 차지한다.

Intraexaminer: 동일한 실체를 한 검사자가 여러번 측정하여 비교하는 검사.

관절음(joint cavitation): 관절 치료 중 발생하는 관절음으로서 관절 내에 압력이 동일화되는 과정에서 발생한다.

Kicking up the plane line: 잘못된 어져스트먼트 후에 나타나는 환추 외측변위 쪽 환추 평면선이 올라가는 현상을 설명하기 위해 사용되는 상부경추 카이로프랙틱 임상가들에 사용되는 부정적 용어다.

Kinematics: 역학의 한 분야로서 질량과 힘에 관여하지 않는 순수한 운동성을 연구하는 학문.

Kinesthesia: 근육, 건 그리고 관절 움직임에 대한 감각.

후만(kyphosis): 흉부에 나타나는 정상적인 척추의 만곡으로서 뒤쪽으로는 돌출되고 앞쪽으로 오목한 만곡. 이러한 만곡은 경추에서는 비정상이다.

Laney torque specific table: Dr. Ceil Laney, DC에의해 개발된 카이로프랙틱 어져스트먼트 테이블으로서 torque과 상관없이 Grostic 수기 어져스트먼트를 재현시키기 위한 치료 테이블이다.

Lateral cervical view: 측면에서 촬영한 경추 X-ray 영상.

Lead foil compensation filters(LFCFs): 지난 50여년 동안 Grostic 상부경추 임상가들에 의해 사용된 필터로서 X-ray 필름의 질을 높이고 방사선 노출을 감소시키기 위해 사용되었다. LFCFs는 인체의 두께와 밀도의 차이점을 보상함으로서 방사선 영상을 일정하게 호전시킨다. Lateral, nasium 그리고 vertex view를 위해 사용될 수 있다. 이러한 필터는 다양한 납종이로 구성된다(약 0,003인치의 두께) 그리고 콜리메이터 앞에 부착된다.

Leg Length inequality(LLI): (i) 두 다리의 길이가 동일

하지 않은 상태(해부학적 단족). (ii) 근육 불균형으로 인해 발생하는 기능성 골반 서블럭세이션에 의해 유발되는 다리 길이의 비대칭적 상태.

Lever: 한 받침대가 축이 되는 견고한 막대로서 세 번째 적용된 힘에 의해 둘째 점에 있는 물체를 움직이기 위해 사용된다.

L-frame: X-ray 기계의 다양한 부품을 지지해 주는 금속 구조로서 X-ray 튜브를 움직이고 회전시킬 때 정확한 배열을 유지시켜준다.

Linear measurement: 두 점 사이에 가장 가까운 거리를 기록하는 것으로 X-ray 영상에서 보이는 해부학적 구조를 연구하는데 사용될 때 영상의 확대 또는 뒤틀림 오류를 분석한다.

Listing: 환추, 치돌기, 축추 극돌기 그리고 lower angle 외측변위 뿐 아니라 또한 환추와 축추 극돌기 회전 회전으로 구성된다. 또한 리스팅은 height factor, rotational factor 그리고 resultant angle을 포함한다. 이 정보는 Orthospinology 어져스트먼트를 실행하는데 필요하다 그리고 리스팅 카드에 기록된다.

전만(lordosis): 경추와 요추 부위에 관찰되는 정상적인 만곡이다. 만곡은 앞쪽으로 볼록하고 뒤쪽으로 오목하다.

Lower angle: Orthogonal 상부경추 카이로프랙틱 전문 임상가들이 사용하는 용어로서 환추 평면선과 C2에서 C7의 척추관을 뜻하는 선 사이에 구성된 acute angle을 설명한다.

Maintenance care: 완치된 후, 최상의 상태를 유지하기 위해 카이로프랙틱 치료.

Manipulation: 라틴어 manus로부터 근거한 말로서 "손"이라는 의미가 있다. (i) 손으로 움직이고, 변화시키고, 조정하며 또는 어져스트하는, (ii) 기능을 호전시킬 목적으로 손을 사용하여 빠른 속도와 낮은 힘을 사용하는 트러스터를 통해 생리적 공간경계를 넘어가는 관절 움직임을 유발시킨다. (iii) 불공평한 방법으로 개인을 또는 구릅을 자신의 이익을 위해 조정하는.

유양돌기(mastoid process): 흉쇄유돌근, 두판상근, 두최장근의 정지점으로서 측두골 아래쪽으로 돌출되는 끝 부분이다.

Mastoid support: Orthospinology 또는 Grostic 어져스팅 테이블의 머리 부위이며 상부경추 어져스트먼트를 위해 환자의 유양돌기가 접촉되는 견고한 부분이다.

Mechanoreceptive afferentation: 말초 기계수용체로부터의 신경신호를 구심성 신경경로를 통해 중추신경계로 향하는 전송하는 과정.

Mechanoreceptive dysafferent: 말초 기계수용체로부터 신경신호를 신경경로를 통해 신경경로를 통해 전송되는 신경신호의 불균형 또는 감소.

기계수용체(mechanoreceptor): 특수 신경수용체-피부, 인대, 관절 그리고 근육에서 발견되며 기계적 압력 또는 변화에 의해 흥분된다.

Medical iatrogenesis: 합병증 또는 부작용을 유발시킨 의학적 치료.

Meniere's disease: 불란서 귀전문의(Meniere, 1799-1862). 최초로 Meniere disease 이라고 알려진 어지럼증인 현기증의 형태를 설명했다. 그리고 현기증 유발 위치가 반고리뼈관이라는 것을 확인했다.

Microdynameter: 1960년대에 판매되었던 전기 검류계로서 인체에서 발생한 전류를 측정하여 질병의 전조증으로 인한 인체의 화학적 변화를 측정할 수 있다고 생각되었던 진단기.

Myelopathy: 척추 또는 골수 질병

Nasium view: 카이로프랙틱 임상가들이 사용하는 AP 경추 X-ray 영상으로서 두개골에 상대적인 환추, 축추 그리고 하부 경추의 배열을 측정한다.

Nation Upper Cervical Chiropractic Association, Inc. (NUCCA): 1966년 4월 16일 Dr. Ralph Gregory와 그의 동료들에 의해 설립되었으며 상부경추 특수 치료법 교육과 발전을 위한 목적으로 설립되었다.

National Upper Cervical Chiropractic Research Association (NUCCRA): 상부경추와 관련된 연구를 목적으로 1971년에 설립되었다. NUCCRA는 1973년 *Upper Cervical Monograph*를 출판하기 시작했다.

Neck pain disability index: 환자가 기입하는 질문서로서 환자의 경부통이 어떻게 일상생활에 영향을 주는가를 평가한다. 이 질문서는 문서화 방법의 타당성 그리고 제공된 치료의 효과를 제공한다.

Nervie interference: 정상적 신경신호 전달(신경 에너지) 장애를 뜻하는 카이로프랙틱 전문 용어.

Nervoscope: 척추 양쪽 체온의 작은 차이점을 측정하는 진단기. 이 진단기는 1924년 Dossa D. Evans에 의해 개발되었고 B.J. Palmer에 의해 사용하도록 권해진 "neurocalometer" 후에 개발된 진단기.

Neuraxis: 능뇌, 중뇌, 간뇌, 척수로 구성된 중추신경의 신경축

Neurocalograph: Otto Schiernbeck에 의해 개발되었으며 neurocalometer로 하여금 결과를 그래프 프린트로 만들어주는 기술.

Neurocalometer: 1924년 Dossa Evins에 의해 발명된 열측정기로서 양쪽 척추 주위 근육 사이에 체온 차이를 비교할 수 있다.

Neutral zones: 척추간 관절 가동범위의 중앙부위로서 움직임에 저항이 없는 부위.

Nocebo phenomenon: 질병이 발생할 것이라고 생각하는 기대감이 실제로 질병을 유발시킬 수 있다는 것을 제안하는 가설.

Nociception: 통각과 관련된 신경학적 기전

Nociceptors: 통각에 의해 자극되는 신경수용체로서 2개 형태의 구심성 섬유를 포함한다. Type A는 보호반응 위해 요구되는 통증 또는 열 자극을 즉각적으로 전송하는 속도가 매우 빠른 신경섬유다. Type C 섬유는 체성, 화상, 박동성 통증, 만성통증 감각과 관련되며 자극 전송이 서행적인 섬유다.

Nonsteriod anti-inflammatory drugs(NSAIDs): 이 약물은 인체의 특정한 화학 메신저(프로스타글래딘스) 생산을 억제함으로서 염증을 감소시킨다. 프로스타글래딘스는 자연 화학물질로서 염증반응과 관련된다. 그러나 특정한 프로스타글래딘스는 위산으로부터 위벽을 보호하는 중요한 역할을 한다. 위벽의 자연적 상태를 보호하고 건강하게 유지하는데 중요한 역할을 한다. 위장에서 프로스타글래딘 생산을 방해함으로서 비스테로이드성 소염제는 위궤양과 출혈을 유발시킬 수 있다.

Numeric rating scale(NRS): 통증의 심각도를 등급하는 시스템으로서 환자가 통증의 수치를 선택할 수 있다. 이 시스템은 11-점 등급으로 나누어진다. 예를 들어 0-10 등급에서 10은 참을 수 없는 통증을 의미하고 0는 무통 현상을 말한다. 연구결과는 이런 통증 등급은 타당하며 치료 후에 나타나는 결과를 문서화하는데 사용될 수 있다는 것을 시연했다.

Numonics digitizing tablet: Numonic 회사에 의해 개발된 전자기 테이블렛은 컴퓨터에 디지털 점 좌표를 임풋시키기 위해 사용되며 정확도는 0.001 인치이다.

Odontoid factor: 4 factor 중 하나로서 heigh factor를 계산하기 위해 사용된다. 환추 /치돌기 또는 large lower angle factor으로서 알려져 있으며 Orthospinology 또는 Grostic 방법으로 치료할 때, 어져스트먼트 벡터를 위한 환추와 축추 사이에 관계를 설명한다.

Odontoid laterality: 두개골의 시상면에 대한 축추의 질량 중심 각에서 배열 측정.

Opposite angle misalignement: 상부경추 부정열의 일반적 종류 중 하나로서 환추 외측변위와 lower angle이 서로 반대측에 있다. 이러한 패턴은 사례 중 67%를 차지하며 카이로프랙틱 상부경추 서블럭세이션의 사인을 보여준다.

Orthogonal alignement: Orthospinology 또는 Grostic 분석으로 환추 외측변위, C1 회전, 환추 평면선, lower anlge 그리고 C2 극돌기 측정이 0일 때의 경추의 배열상태를 말한다. 관상면에서 머리와 경추는 수직이다 그리고 환추의 평면선은 두개골 기저와 평행이 된다. C2 극돌기는 축추의 중심선에 있다.

Orthogonally based upper cervical care: 건강, 척추기능, 척추정열 사이에 관계를 이해하는 카이로프랙틱 임상가의 특수치료. 상부경추 전문 카이로프랙틱 임상가들은 John F. Grostic, D.C. 박사가 개발한 분석법을 통한 상부경추 서블럭세이션 복합체 분석, 측정 그리고 어져스트먼트에 특수 교육을 수료한 임상가들이다.

Orthoprotractor instrument: Al Wernsing, D.C.에 의해 1934년에 개발된 기구로서 X-ray를 통해 서블럭세이션의 각을 측정하는 기구이다. 두 번째 orthoprotractor는 후에 개발되었으며 X-ray에서 선을 그어야 할 필요가 없게 된다.

Orthospinology analysis instrument: John F. Grostic, D.C.에 의해 고안되었으며 X-ray를 통해 상부경추의 배열을 측정하기 위해 개발되었다.

Osseous asymmetry: 중심선에서 비교할 때 좌우 뼈구조의 불규칙 모습. 인체 내 정열상태를 측정할 때, 이것은 중요한 일이다. 측정가의 최대 정확성과 타당성을 위해 비대칭성이 가장 적은 구조를 선택해야 한다.

Osteopathy: 의료 전문분야로서 분리된 독립적인 의학이었지만 대증적 일반의학으로 합병 흡수되었다. 이 분야의 의료인들은 일반의학 처럼 다양한 전문분야로 전문화된다. 그러나 그들은 교육과정을 수료한 후 Doctor of Osteopathy(DO) 학위를 받게된다. 이들의 임상은 일반의학적 방법을 사용하나 소수의 DO들은 osteopathic manipulative therapy라고 하는 수기치료를 한다.

Oxidative stress: 동물 세포내에 산화물질이 증가된 상태로서 free radical 이라는 물질이 생산되어 세포의 퇴화현상을 유발시킨다.

Pain rating scales: 자신들이 느끼는 통증을 설명하는 방법으로서 numeric rating scale 또는 vsual analog scale과 비교한다. 연구결과는 이러한 방법이 치료 후 환자의 통증의 호전 결과를 문서화하는데 타당하다는 사실을 밝혔다.

Palpation: 환자의 몸을 손 이나 또는 손가락을 사용하여 인체의 특정 부위나 장기를 느끼면서 실행하는 이학검사.

Perpendicular: 주어진 선이나 면에 직각으로 만나는 선과 면.

Physiological short leg: 구조적으로 발생하는 단족이 아니고 근신경 불균형으로 인한 비대칭적 다리 길이. 기능적 골반 비틀림(functional pelvic distortion)이라고도 한다.

Pia mater: 뇌와 척수를 감싸고 있는 수막 중 가장 안쪽에 있으며 매우 섬세하고 매우 풍부한 혈관을 포함하고 있는 섬유성 수막이다.

Placebo phenomenon: 비활동적인 약물이나 또는 거짓치료를 받았을 때, 환자는 활동적인 치료를 받았다고 믿을 때 증세가 호전되거나 생리적 변화가 발생하는 현상.

Plane line factor: 4 구성 요인 중 하나로서 heigh factor를 결정하는데 사용된다. 환추의 평면선을 따라 카이로프랙틱 어져스트먼트의 벡터 힘을 배열시키기 위한 목적이다. 다른 3 heigh factor 구성 요소는 골격의 기형학적 구조 그리고 상대적 구조모습에 의해 결정되는 이 요인으로부터 추가되거나 또는 감하여 진다.

편평두개저(platybasia): 두개골의 발달장애로 인한 기형으로서 두 개와 후면의 기저부위가 위로 돌출되어 편평해 지는 현상이다.

Postadjustment X-ray: 골격의 배열 또는 기능의 변화를 측정하기 위해 어져스트먼트 후 촬영되는 X-ray.

자세분석(posture analysis): 해부학적 구조 위치 측정을 한 평면 또는 다 차원원적 자세에서 비교하는 것. 이 평가는 전형적으로 기립자세에서 AP 방향에서 그리고 측면에서 이루어진다.

Anterior head carriage: 외측면에서 관찰할 때, 머리가 흉추의 수직적 축에서부터 앞쪽으로 나와 있는 형태를 말한다. 흉추의 수직축을 Y 축으로 하는 삼차원 좌표 시스템을 사용하여 머리는 + Z 축 병진된 상태를 말한다.

Head rotation: 앞과 그리고 뒤에서 관찰할 때, 머리는 수직축에서 비틀림을 말한다. 두개골 수직축을 Y 축으로 하는 삼차원 좌표 시스템을 사용하면서 머리는 Y 축에서 회전된 것을 말한다.

Head tilt: 앞과 그리고 뒤에서 관찰할 때, 수평축을 중심으로 머리가 회전된 자세를 말한다. 삼차원 좌표 시스템을 사용하면서 머리는 Z 축을 중심으로 회전된 것을 말한다.

Head translation: 수평축에서 머리가 평행으로 이동한 자세를 말한다. 삼차원 좌표 시스템을 사용하면서 머리는 Y 축에서 회전된 것을 말한다. 제 1 흉추에서 시작하는 삼차원 좌표 시스템에서 X-축에서 평행적인 움직임은 lateral head translation 이라고 한다. 그리고 Z-축에서 머리의 평행적 움직임은 anterior 또는 posterior translation 이라고 한다. Anterior head translation은 anterior head carriage라고도 한다.

Normal posture: 일반적으로 인체의 기립자세의 모습을 말한다. 중력으로 인한 모든 골격과 연부조직에 최소한의 힘이 가해지는 자세를 말한다. 앞쪽 또는 뒤쪽에서 관찰할 때, 눈과 눈 사이 점, 턱, 양쪽 어깨, 골반 사이 중심점에서 두 발 사이에 중심점을 지나는 수직선에 있는 중립적 모습을 말한다. 측면에서 관찰할 때, 환추 점, T1과 T2 그리고 S1; 고관절 그리고 발목의 전면부위 점들이 수직선상에서 관찰되어야 한다.

Posture board: 여러 개의 수평적 지침 선과 환자의 기립자세를 평가하기 위해 사용되는 중심점과 만나는 수직선으로 이루어져 있으며 벽에 부착된 보드를 말한다.

Posture Pro software: 컴퓨터 자세분석기에 있는 소프트웨어 프로그램으로서 1991년 캔사스 주의 오버랜드 파크에 있는 Joseph Ventura, DC에 의해 개발되었다.

Practice-based research: 비판적 사고와 과학적 방법으로 특정한 카이로프랙틱 치료법을 평가하고 결과를 출판하기 위해 임상가들이 주도하는 연구활동.

Pressure pain threshold(PPT): 압력계를 사용하여 특정한 부위에 서서히 압력(약 1 kg/sec)을 환자가 최초의 불편함과 또는 통증이 감지되는 순간.

Prestress: 환추의 횡돌기에 두상골 또는 어져스팅 스타일러스로 접촉하여 어져스트먼트를 실행하기 전에 연조직에 작은 힘(1-3 파운드)을 적용하는 것.

Projection distortion: 삼차원적 물체를 이차원적 평면에 영상을 얻으려 할 때 피할 수 없는 왜곡되는 영상을 의미한다.

고유수용성(proprioception): 몸과 인체 부위의 움직임과 위치 감지

Prostaglandins: 강력한 홀몬과 같은 물질로서 다양한 포유동물 조직에서 발생된다. 이 물질은 arachildonic acid로부터 유리되며 혈압조절, 평활근 수축, 염증 조절과 같은 다양한 범위의 생리적 기능을 중개한다.

Radiation hormesis: 저용량의 이온화 방사선은 인체와 다른 생물에 유익한 영향을 줄 수 있다는 이론.

Radiolucent: X-ray가 쉽게 통과할 수 있는 물체

Radiopaque: X-ray가 쉽게 통과할 수 없는 물체

무작위대조임상실험(randomized control clinical trial): 검사하는 치료법의 타당성을 평가하기 위한 연구방법으로서 거짓 대조군과 사실적 치료를 받고 있는 구릅 사이에 평균효과를 비교한다. 이 연구의 주제는 각 구릅에게 무작위적으로 할당되어져 검사 전 그들은 서로 유사한 특성을 가지게 된다. 그리고 구릅들은 동일하다. 관찰자 또는 검사 의료진들은 어느 구릅이 평가되고 있는지 알지 못하고 있다.

가동범위(range of motion, ROM): 관절 또는 과절들에게 발생하는 병진 그리고 회전 움직임의 양.

Rectilinear force: 작업을 성취할 수 있는 직선의 방향을 갖고 있는 에너지.

신뢰도(reliability): 측정의 재현성.

Restoration principle: 환자가 최상의 임상반응을 얻기 위해 부정열 척추는 반듯이 정상적 모습으로 회복되어야 한다는 원리.

Resultant angle: 어져스트먼트 기구가 작동하는 경로를 결정하기 위해 필요한 3 부분 중 하나. 이것은 수평면에 상대적으로 어져스트먼트 벡터를 각도로서 계산되어진다.

Revised Oswestry chronic low back pain disability index: 환자에 의해 기입되는 질문지로서 환자의 요통이 어떻게 일상생활에 영향을 주는지 정량화한다. 이 형식은 제공되는 치료의 효과와 지침선을 문서화하는 타당한 방법이다.

Roentgen: 이온화 방사선을 측정하는 용어로서 독일 물리학자 Wilhelm Rontgen의 이름을 사용했다.

Rotational factor: Heigh factor와 함께 이것은 어져스트먼트 실행 중 (치료기를 사용하던 수기로 실행하던) 작동되는 경로를 결정하기 위해 필요한 2 요인 중 하나다. Heigh 그리고 rotation factor에 추가적으로 resultant angle은 어져스트먼트 치료기의 벡터 방향의 재현시키기 위해 필요하다.

Sagittal atlas plane line (S-line): Lateral 경추 영상에서 관찰되는 환추 시상면에서의 상태를 뜻하는 선이다. 이 선은 1/4인치 정도 떨어진 두 점사이, 환추 후궁의 하부면 두 점으로 구성된다. 첫째 점은 환추 후궁과 외측괴가 만나는 점에서 약간 후면이다.

시상면(sagittal plane): 인체를 좌우 반으로 나누는 면으로서 전면에서 후면으로 그리고 상부에서 하부로 이어지는 면을 말한다.

척추 측만증(scolisis): 관상면에서 측정되는 최소한 10° 이상의 외측 만곡을 말한다.

제2형 지렛대(second-class lever): 막대에서 먼쪽에 인풋이 가해지며 아웃풋은 막대에 중앙에 위치하고 그리고 받침대는 인풋이 가해지는 반대쪽에 있는 지렛대.

Settle back: 수기 어져스트먼트를 위한 준비과정에서 임상가는 미리 결정된 방향으로 어져스트먼트를 가하기 위해 골반과 어깨를 적절하게 기우리는 안정된 자세.

Sham adjustment/treatment: 직접적인 물리적 또는 생리적 반응을 유발시키지 않을 것으로 사려되는 연구에서

맹검 환자에게 주어지는 무해한 치료.

SOAP: subjective, objective, assessment 그리고 plan의 약자. 환자를 대할 때 간단한 정보를 기입하는 임상가를 위한 방법이다.

Society of Chiropractic Orthospinology, Inc.: 1977년 Grostic Presentations, Inc의 전 위원들에 의해 결성되었으며 John F. Grostic, D.C.의 위업에 근거한 상부경추 카이로프랙틱 교육을 진행하는 학회.

Specific adjusting machine(SAM): 1948년 Arden Zimmerman, D.C.에 의해 개발된 테이블에 장착된 첫 번째 카이로프랙틱 테이블로서 Toggle 어져스트먼트를 위해 만들어졌다.

Spinal Manipulative Therapy: 척추와 관련된 장애 치료를 위해 사용되는 척추 교정치료.

Spinal mobilization: 물리치료사에 의해 사용되는 치료법으로서 가동범위를 회복시키기 위한 관절 가동술이며 관절 가동범위의 paraphysiologic 공간으로 진입시키기 위해 힘을 가하지 않는다.

Spinography: 생체역학적 분석 목적을 위해 기립자세에서 촬영하는 척추 X-ray.

Steele's rule of third: 환추 위치에서 신경관은 추구 치돌기, 척수 그리고 공간으로 각각 1/3씩 나누어져 있다.

Stereo views: 동일한 물체에 2개의 X-ray로 촬영하면서 중심선을 한 영상에서 약간 대조되게 한다. 이 방법은 각 한쪽 눈으로 각 X-ray를 동시에 보게하여 뇌로 하여금 삼차원적 영상을 구성하게 한다.

Subluxation: 척추가 정상적 배열관계를 벗어나(그리고 운동성) 신경학적 기능에 영향을 주는 상태.

Subluxation based care: 카이로프랙틱 임상가로서 척추 서블럭세이션을 회복시킴으로서 구조적 그리고 신경학적 기능 호전에 일차적 치료목적으로 집중하는 카이로프랙틱 임상을 말함.

Supine leg check: 상부경추 신경학적 장애로 인해 발생하는 기능성 단족을 관찰하기 위해 고안된 카이로프랙틱 진단법으로서 환자를 supine 자세를 취하게 한 상태에서 다리길이의 비대칭적 모습을 관찰한다.

Table mounted instrument: 테이블에 장착된 기계적 장치가 조절가능한 지지대에 연결되어 선택된 벡터에서 카이로프랙틱 어져스트먼트를 실행하기 위해 고안된 특수 테이블.

Table placement: 카이로프랙틱 어져스트먼트를 실행하기 위해 측정값에 따라 환자의 유양돌기를 지지할 수 있도록 취하는 자세.

Thermocouple scanning: 각 척추 마디와 관련된 신경학적 불균형으로 인한 양측성 열감 변화를 측정하기 위해 목에서부터 머리까지 체온을 감지하는 진단.

The work: John F. Grostic, D.C.의 연구에 근거한 카이로프랙틱 임상을 설명하기 위해 사용하는 용어.

제3형 지렛대(third class lever): 인풋이 아웃풋 하중보다 높은 곳에 있는 지렛대(예, 삽)

Thrust: 환자의 접촉점에 조절된 방향의 힘을 손으로 또는 기구를 사용하여 빠르게 적용하는 행위.

Toggle Recoil: HIO 테크닉에서 사용되는 어져스트먼트로서 환추 또는 축추에 실행된다. 이 테크닉은 환자의 목에 빠른 가속의 힘으로 실행한 후 치료손을 빠르게 반동시키는 테크닉이다.

Torque: Grostic 또는 Orthospinology 수기 어져스트먼트 중 팔을 빠르게 회전시키는 테크닉을 말한다. 또는 Laney 테이블에 장착된 치료기로부터 여러 벡터로 향하는 트러스트의 두 번째 단계의 방향을 말함. 이 과정 중 발생하는 힘을 설명하는 것은 아니다. 발생하는 힘은 공전력이 아니기 때문이다. 팔의 공전 방향 또는 Laney 테이블에 장착된 치료기로부터 여러 벡터로 향하는 트러스트의 두 번째 단계는 축추 극돌기가 어져스트먼트 과정 중 반듯이 움직이어야 하는 방향으로 이름을 부친다(예 superior 또는 inferior).

삼차신경 신경통(trigeminal neuralgia): 삼차신경의 한 개 또는 두 가지가 연관되는 강열한 발작적 신경통; 이 질환은 인간에게 가장 통증이 심한 질환 중 이라고 알려져 있다.

Upper cervical articular asymmetry: 후두골과 환추 그리고 축추 사이에 관절구조의 구조적 차이를 말한다(예, 한쪽 후두과가 짧거나 깊게 발육된).

Upper cervical biomechanics: 목의 상부 척추부위에 해당하는 물리학적 그리고 움직임에 대한 학문.

Coupled motion: 전체 움직임과 연결되는 두개 또는 여러 마디에서 발생하는 특정한 움직임. 예를 들어, 머리 회전은 척추의 회전 뿐 아니라 척추 마디에 lateral flexion과 translation 현상이 삼차원적으로 발생한다.

Upper cervical diplomate: AUCCO 그리고 Sherman 카이로프랙틱 대학에서 공동 주최하는 프로그램으로서 카이로프랙틱 임상가들에게 300시간의 상부경추 서블럭세이션 중심 치료의 특수 분야를 교육시킨다.

Upper cervical subluxation complex: 상부경추 부정열로서 신경계에 스트레스와 장애를 유발시킨다. 이 현상은 방사선 분석을 통해 측정된 atlas laterality가 최소한 3/4도 관련된다(다른 부정열 요인들 중에). 임상적 징후는 자세 그리고 기능적 골반 비틀림, 척추 주변 근육의 체온 비대칭, 근연축, 그리고 특정한 통증 증후군을 포함한다.

타당성(validity): 측정하려 하는 것을 측정하는 시스템과 관련되며 신뢰성을 의미한다. 그러나 측정은 신뢰할 수 있으나 타당성은 없을 수 있다.

Concurrent validity: 연구되고 있는 측정이 다른 타당한 방법과 일치할 때.

Discriminant validity: 모델 또는 측정이 다른 구릅 사이에 부별할 수 있을 때.

Predictive validity: 결과를 예견할 수 있는 모델의 능력.

Trial validity: 특정 시스팀이 치료 후 예견될 측정물체의 변화를 관찰할 수 있는 능력을 시연할 때.

Vernier adjusting table: 1936년 Dr. Wernsing에 의해 고안된 카이로프랙틱 테이블. 테이블의 몸체와 헤드피스는 여러 각도로 굴곡시킬 수 있도록 고안되었다.

Vertex X-ray: 카이로프랙틱에서 사용하는 특수 X-ray 영상으로서 환추의 회전변위를 측정하고 때로는 축추를 분석하는데 사용된다.

Visual Analog Scale (VAS): 통증의 심각 정도를 등급하는데 사용하는 시스템으로서 환자는 100 mm 정도 긴 선에 수직적 표시를 그린다. 이 선의 끝 부위는 "무통" 그리고 선의 오른쪽 끝 부위엔 "참을 수 없는 통증" 이라고 적혀있다. 연구결과는 이러한 등급은 타당하고 치료 후 결과를 문서화하는데 사용할 수 있다는 것을 시연하였다.

Vitalism: "생명력"은 살아있는 생물 안에서 매우 활동적이다. 그래서 물리적 또는 화학적 현상으로 만 설명할 수 없다는 철학이다.

Work: 힘이 물체를 성공적으로 움직였을 때 성취된다. 성취된 양은 힘이 가해진 방향으로 움직인 거리로 곱한 양이다(W=FD).

X-ray turn table chair: 모든 방향으로 쉽게 움직일 수 있는 의자로서 X-ray 촬영에서 환자의 바른 자세를 위해 사용된다.

찾아보기

I 가

가동범위(ROM) 141, 313
가벼운 촉각 216
각도 factor 109
각도기 스코프(protractor-scope) 92
간질 263
감각경로(sensory pathways) 223
감각유입(dysafferentation) 216
거시적 절개(macroscopic dissection) 212
결과연구(outcome studies) 124
결합조직 연결구조(connective tissue bridge) 211
경련성 강직(spastic rigidity) 213
경련성 사경(spasmodic torticollis) 278
경막의 부착물(epidural attachments) 210
경추 lateral view 촬영에 대한 잠재적인 배치 오류(potential placement errors for the lateral cervical) 60
경추 온도측정 분석(thermographic break analysis) 141
경추 전방전위증(cervical spondylosis) 213
경추 촉진(cervical palpation) 150
경추 추간판탈출증(cervical herniated disc) 277
경추 편타현상과 관련된 질환(Whiplash-Associated Disorder, WAD) 158
경추 후궁절제술(cervical laminectomies) 281
경추골절(cervical fractures) 282
경추굴곡 217
경추늑골(cervical rib) 286, 287
경추성 두통(cervico-genic headache) 211
고막장근(중이) 229
고주파절제(radiofrequency ablation) 316
골극 282
골극의 돌출(osteophytic protrusion) 213
골밀도 313
골반대 216
골반비틀림 163
골연화증(orthospinologyteomalacia) 285
골지건기관(golgi tendon organs) 222
골형성부전증(osteogenesis imperfecta) 285
공간 지남력(spatial orientation) 81
관절 기둥(articular pillar) 303
교망상척수로(촉진중추) 217
구개범장근(이관 기능) 229
국제 상부경추 카이로프랙틱 연구협회[National Upper Cervical Chiropractic Association (NUCCA)] 39
극돌기 끝(spinous tip) 84
근골격계 증세(musculoskeletal symptoms) 314
근긴장 216
근방추(muscle spindles) 219
근육 수용기들(muscle receptors) 219
근육병(myelopathy) 215
긍정적 정신자세(positive mental attitude) 294
기능성 골반변위(functional pelic distortion, FPD) 127
기능적 단족(LLI) 127

I 나

난원공 229
날카로운 헤드피스(sharp headpiece) 110
낮은 요소(low factors) 254
내측 운동계(medial motor system) 234
녹내장 263
높이 요인(height factor, HF) 110, 181
뇌간 경로(brainstem pathways) 233
뇌저동맥부전(basilar insufficiency) 287
뉴모닉스 디지타이징 태블릿(Numonics digitizing tablet) 93
느린 통증섬유 226
느슨한 성근조직(loose areolar tissue) 209

I 다

단족검사(SLC) 127
대둔근 220
대퇴골두 289
대퇴전자 현상(the trochanteric phenomenon) 289
덮개막(tectorial membrane) 268
도수치료 277
동적 표면 근전도 검사(dynamic surface electromyography examination) 148
두개경막척추인대(craniale durae matris spinalis ligament) 210
두개골 중심선(central skull line) 101
두개저함입(basilar invagination) 285
두개척추(craniovertebral) 221
디지타이징 태블릿(magnetic digitizing tablets) 93

❙ 라

레버리지(leverage) 110
류마티스 관절염 162
리스팅 카드(listing card) 110

❙ 마

머리 고정대(head clamps) 49
머리 기울기(head tilt) 83
면역계 기능(immune system function) 316
무감각(numbness) 213
무증세적 환자(asymptomatic patients) 318
미간 막대(glabella bar) 49
미국 상부경추 카이로프랙틱 협회(National Upper Cervical Chiropractic Association) 217

❙ 바

바로 누운 자세에서 단족 검사(supine leg check) 24
발달 해부학(developmental anatomy) 267
방사선 분석(radiographic analysis) 21
방사선 분석방법 124
방사선 영상 평가(radiographic assessment) 307
방사통 217
방향성 수정(vectored adjustment) 113
배열 막대(alignment rod) 49
벡터 힘(vectored force) 303
병리학적 평가(pathological assessment) 73
복저부 복합체(ventrobasal comple) 226
분절화되지 않은 기형(nonsegmentation anomalies) 285
비근골격계 증세들(nonmusculoskeletal symptoms) 319
뼈의 비대칭(osseous asymmetry) 124

❙ 사

사경(torticollis) 263, 278
사골 양분하기(bisecting the ethmoid) 101
사전동의서(informed consent) 156
삼두근 장두 수축 192
삼차 신경(trigeminal nerve) 227
삼차신경통(trigeminal neuralgia) 230, 316
상부 경추 불안정(upper cervical instability) 286
상부경수(upper cervical cord) 209
상부경추 관절의 비대칭(upper cervical articular asymmetry) 283
상부경추 서블럭세이션 복합체(Upper Cervical Subluxation Complex) 129
상부경추 어져스트먼트 216
상부경추 카이로프랙틱 학회(Academy of Upper Cervical Chiropractic Organizations) 40
상안와열 229
생체역학 286
서블럭세이션 28
섬유골이형성증(fibrous dysplasia) 285
세계카이로프랙틱협회(International Chiropractic Association) 311
세포구축학(cytoarchitecture) 229
소뇌와 전정척수로(the celebellum and vestibulospinal pathways) 231
소뇌편도(cerebellar tonsil) 287
소아의 Supine 단족검사 271
소후두직근(RCPm) 211
손 자세 절차(hand-set procedure) 183
수정된 상부경추 어져스트먼트술(modified upper cervical adjusting technique) 272
스캐닝 경추 촉진(scanning cervical palpation) 151
스타일러스 깊이 조정(setting the stylus depth) 203
승모근 220
시도 타당성(trial validity) 113
시상 가중와 통합(thalamic summation and integration) 231
시상 경추 곡선(sagittal cervical curve) 75
시상 경추만곡의 회복(sagittal cervical curve restoration) 76
시상면 환추 평면선(sagittal atlas plane line) 100
신경관의 용량(neural canal capacity) 237
신경근 자극(nerve root irritation) 238
신경자원들(neural pool) 231
신경해부생리학 209
신뢰도(reliability) 113
신뢰성 연구(reliability studies) 144
신생아복통(infantile colic) 263
신장-압박 견인(extension-compression traction) 78
십자인대(cruciate ligaments) 268
쐐기(wedge) 257

❙ 아

아놀드 키아리 기형(Arnold-Chiari malformation) 287
아치 만들기(building the arch) 183
안면 감각마비(numbness) 231
알레르기 263
암실 작업(dark room procedure) 50
야뇨증 263

어져스트먼트 실행(conducting the adjustment) 203
어져스트먼트(adjustment) 25
어져스팅 힘(adjusting forces) 206
연결 운동(coupled motion) 244
연부조직 순응도 측정기(Tissue Compliance Meter, TCM) 152
연수망상척수로(억제중추) 217
열전대 스캐닝 313
온도측정 141
외측병진운동(lateral translation) 254
우울증(depression) 316
운동감각 216
운동과 건강(exercise and health) 293
원시 경절(primitive sclerotome) 285
위치감각 216
유양돌기 지지대(mastoid support) 250
융합척추(block vertebra) 285, 287
음파 디지타이저(sonic digitizer) 92
의학적 의인(medical iatrogenesis) 161
이미지 회전(image rotation) 116
이중 탐색자 온도측정기(dual probe thermometry) 142
일상생활 활동(ADLs) 141

Ⅰ 자

자세 뒤틀림(postural distortion) 312
자연살세포(natural killer cell) 293
자유면(free border) 286
잠재성 척추피열(spina bifida occulta) 286
저각(lower angle) 83
전각(운동영역) 210
전신 건강 증세들(whole-body health symptoms) 315
절단면의 편측 상승(kicking up the plane line) 303
정골의학(osteopathy) 3
정맥총(venous plexus) 209
정원공 229
정적촉진 313
정형외과 베개(orthopedic pillows) 292
제2경추 편측성 수정하기(correcting for axis odontoid laterality) 102
주동손의 두상골 192
중간섬유(median fiber) 211
중심 두개골 선(central skull line) 303
중심선 줄(central ray string) 49
중앙 방사선(central ray) 289
중이염 263
중추신경계(신경축; neuraxis) 209
중추신경계의 조직역학(histodynamics of the central nervous system) 213
지렛대 토크의 힘(leverage torque action) 199
지렛대(lever) 257
지지치료(supportive care) 291
지표(indicator) 303
진동감각 216
집중력결여과행동장애(ADHD, Attention deficit hyperactivity disorder) 263

Ⅰ 차

척골기저동맥순환부전(vertebrobasilar insuffi-ency) 153
척수 긴장(spinal cord tension) 210
척수 해부학(spinal cord anatomy) 209
척수공동증(syringomy-elia) 287
척수성경수증(CSM) 215
척수소뇌로(spinocerebellar tracts) 224
척추 가동범위 검사 프로토콜(spine range-of-motion examination protocol) 149
척추 매니플레이션 치료(Spinal Manipulation Therapy, SMT) 157
척추 자극(spinal irritation) 2
척추돌기(zygapophyseal) 95
척추어져스트먼트 2
척추후궁(laminae of vertebrae) 210
천식 263
체성감각 수용기(somatosensory receptors) 217
체성감각유발전위(SSEPs) 141, 313
초점(focal spot) 48
촉진으로 살피는 것(palpatory scanning) 290
추간판탈출 282
추후 방사선 평가(post X-ray assessment) 309
추후 방사선과 관련된 결과들(outcomes related to post X-ray reduction) 304
축농증 263
축추 극돌기 (axis spinous process) 81
축추 치돌기 편위(axis odontoid deviation) 81
출산손상(birth trauma) 263
측두-두정 봉합선(temporal-parietal sutures) 82
측두골 229
측면 부정렬(misalignment) 67
측정의 신뢰도(measurement reliability) 308
치상돌기(dentrite pro-cess) 210

치상인대(dentate ligaments) 212

▌카

카이로프랙틱 교육(chiropractic education) 7
카이로프랙틱 임상 위원회(Council on Chriopractic Practice) 75, 311
카이로프랙틱 임상(Clinical Chiropractic) 7, 311
카이로프랙틱 철학(chiropractic philosophy) 317
카이로프랙틱 학문 7
컴퓨터 방사선(computed radiography, CR) 51
콩알뼈(두상골, pisiform) 276

▌타

타당도(validity) 113
탈구심성(dysafferentation) 235
탬플릿(template) 82
토크 캠(torque cam) 203
토크(torque) 198
통증 경로들(pain pathways) 226
통증측정(algometry) 152
퇴행성 관절염 162
퇴행성 변화인대 282
튜브 스탠드를 위한 천장 트랙과 바닥 트랙(ceiling track and floor track for tube stand) 46
튜브 암(tube arm) 48
튜브(tube) 48

▌파

편도염 263
편측마비 263
편측변위 81
편평두개저(platybasia) 276
평형감각부전(dysequilibrium) 218
포스포러스 이미지 플레이트(phosphorus image plate) 51
표면 근전도(sEMG) 141, 146, 313
표준 경사측정기(inclinometer) 149
피부온도측정과 자세의 다양성(themographic and postural variation) 290
필터를 보상하는 레드포일(lead foil compensating filters) 52

▌하

해부학적 단족(anatomical leg length inequality) 288
해부학적 프로그래밍(anatomical programing) 51
해상도(resolution) 221
핵낭섬유 220
헤드피스(headpiece) 83
형태분석(pattern analysis) 143
환추 laterality 81
환추 orthogonality 39
환추 시상면 선(sagittal plane line) 84
환추 외측괴(lateral mass) 84, 210
환추 외측변위 67
환추 평면선(atlas plane line) 99
환추 횡돌기의 위치(location of the atlas transverse process) 73, 275
환추 후궁의 복미측(ventrocaudal side) 211
환추-축추 회전성 고정(atlan-toaxial rotatory fixation AARFs) 278
환추-축추의 회전성 서블럭세이션(atlantoaxial rotatory subluxation) 278
환추-후두 회전 부정렬 상태 측정하기(measuring atlanto-occipital rotatory misalignment) 103
환추의 횡돌공(transverse foramina) 300
환추의 횡돌기 192
회귀억제(recurrent inhibition) 234
회전 요소(rotational factor, RH) 181
횡돌기 뿌리(transverse process root) 82
후 환추후두막(posterior atlanto-occipital membrane) 286
후각(감각영역) 210
후궁 아래 접촉점(the inferior posterior arch attachment points) 300
후궁관절복합체(posterior arch-facet) 76
후두 환축추 서블럭세이션 (occipito- atlanto-axial subluxation) 81
후두골 - 환추 회전변위(occipito-atlantal rotation) 23
후신경궁(posterior neural arch) 76
후연(posterior margin) 210
후종인대 282
후환추후두막(posterior atlanto-occipital membrane; PAO막) 211
휘어져 있는 안쪽(into the kink) 110
흉골절흔 192

▌기타

distortion-related CNS lesions) 234
SOAP 노트 163